Warlow's **Stroke** Practical Management

Warlow
脑卒中诊疗学

原著　[澳] Graeme J. Hankey
　　　[英] Malcolm Macleod
　　　[美] Philip B. Gorelick
　　　[新加坡] Christopher Chen
　　　[美] Fan Z. Caprio
　　　[瑞士] Heinrich Mattle
主译　李天晓　段光明　贺迎坤

中国科学技术出版社
·北京·

图书在版编目（CIP）数据

Warlow 脑卒中诊疗学：原书第 4 版 /（澳）格雷姆·J. 汉基 (Graeme J. Hankey) 等原著；李天晓，段光明，贺迎坤主译 . -- 北京：中国科学技术出版社，2025. 1. -- ISBN 978-7-5236-1117-3

Ⅰ . R743

中国国家版本馆 CIP 数据核字第 2024BV7343 号

著作权合同登记号：01-2024-1340

策划编辑	丁亚红　孙　超
责任编辑	韩　放
装帧设计	佳木水轩
责任印制	徐　飞

出　　版	中国科学技术出版社
发　　行	中国科学技术出版社有限公司
地　　址	北京市海淀区中关村南大街 16 号
邮　　编	100081
发行电话	010-62173865
传　　真	010-62179148
网　　址	http://www.cspbooks.com.cn

开　　本	889mm×1194mm　1/16
字　　数	1235 千字
印　　张	51
版　　次	2025 年 1 月第 1 版
印　　次	2025 年 1 月第 1 次印刷
印　　刷	北京盛通印刷股份有限公司
书　　号	ISBN 978-7-5236-1117-3/R·3372
定　　价	598.00 元

版权声明

译者名单

主　译　李天晓　段光明　贺迎坤

副主译　朱良付　薛绛宇　王子亮　白卫星　栗超跃　李　立

译　者（以姓氏笔画为序）

王子亮　孔令华　卢韬源　白卫星　朱良付　刘　耀　刘文波

许岗勤　李　立　李　浩　李天晓　李玉成　李钊硕　杨博文

吴立恒　何艳艳　汪勇锋　张广林　张鸿运　陈中灿　邵秋季

赵同源　赵黎明　胡　森　段　林　段光明　贺迎坤　秦　晋

栗超跃　顾建军　常晓赞　蔡栋阳　薛绛宇

内容提要

本书引进自世界知名的 WILEY 出版社，由澳大利亚的 Graeme J. Hankey 联合 Malcolm Macleod、Philip B. Gorelick、Christopher Chen、Fan Z. Caprio、Heinrich Mattle 等世界知名神经病学学者精心编著。著者结合新近的临床研究和实践经验，对脑卒中常见的临床问题做了全面且系统的回答，既有对脑卒中认识的历史变迁，又有前沿的研究成果，对药物治疗方案和外科手术的细节也做了深入阐述。全书共 20 章，编排简洁，阐释明晰，图文并茂，非常适合从事脑血管疾病诊疗工作的同道在临床实践中借鉴参考，是一部不可多得的临床实用工具书。

补充说明　书中参考文献条目众多，为方便读者查阅，已将本书参考文献更新至网络，读者可扫描右侧二维码，关注出版社医学官方微信"焦点医学"，后台回复"9787523611173"，即可获取。

译者前言

2022 年是 COVID-19 大流行的第 3 年。3 年来，从事脑血管病特别是急性脑卒中的医务工作者，勇挑重担，急性脑卒中的临床救治并未因此受到影响。国家卫生健康委员会脑卒中防治工程委员会的数据表明，随着优质医疗资源不断下沉，脑卒中"五大关键技术"（急性脑梗死溶栓及取栓、颈动脉支架、颈动脉内膜切除、脑动脉瘤夹闭、脑动脉瘤介入栓塞）正在全国县级以上医院日渐推广。更为可喜的是，国内多家医院在急性脑卒中、颅内动脉狭窄、颈动脉狭窄等领域联合进行科学研究，相关结果在国际知名期刊发表，让世界听到了中国声音。

本书引进自世界知名的 WILEY 出版社，是由澳大利亚的 Graeme J. Hankey 联合 Malcolm Macleod、Philip B. Gorelick、Christopher Chen、Fan Z. Caprio、Heinrich Mattle 6 位世界知名的神经病学学者，精心编著的一部恢宏巨著。著者结合最新的临床研究和实践经验，对脑卒中常见的临床问题做了全面系统的回答，既有对脑卒中认识的历史变迁，又有最新的研究成果，对药物治疗方案和外科手术的细节也做了深入阐述。

本书是我们团队组织翻译的第三部脑血管病专著，前两本分别是《牛津脑血管神经外科经典病例》和《脑血管疾病多学科评估与治疗》，分别由中国科学技术出版社于 2021 年和 2022 年出版。希望通过这些国际经典专著的中文翻译版与国内广大脑血管病工作者共同学习、提高，造福更多患者，为"健康中国"尽绵薄之力。

为了进一步提升学术水平，恳请国内读者对书中欠妥之处提出宝贵意见。

河南省人民医院介入治疗中心主任、主任医师
河南省脑血管病医院常务副院长　　　　李天晓
郑州大学教授、博士研究生导师

致　谢

我们衷心感谢诸多作者为不断更新、修订和提供新章节所做的工作。

我们感谢 WILEY 出版社对该项目所做的贡献，以及 Gill Whitley 的热忱帮助。

我们还要感谢家人的理解和支持；感谢患者、同事和导师对我们的启发和谆谆教导；感谢学生们的不断提问。

感谢 Charles Warlow、Jan Van Gijn、Peter Sandercock、John Bamford、Martin Dennis、Graeme Hankey、Joanna Wardlaw、Peter Langhorne、Cathie Sudlow、Gabriel Rinkel 和 Peter Rothwell 等，之前他们共同撰写了本书的早期版本。

献 词

致 Strong 和 Angela：感谢你们坚定不移的支持；还有 Tim、Gem、Tess 和 Stella，感谢你们为我所做的一切。

Fan Z. Caprio

致 Charles Warlow 教授：正是他的激励才使得我和其他许多人成为一名脑卒中临床试验专家。致我的妻子 Vidula Verma，感谢她嫁给我。

Christopher Chen

致先父 Harold L. Gorelick：感谢他的创新精神、常识、人生成就和对家庭的热爱。

Philip B. Gorelick

致患者、老师和同事们：正是他们教会了我所知道的一切；感谢 Lindsay、Calum 和 Magnus，感谢他们的支持和包容。

Malcolm Macleod

致 Charles Warlow 教授：他不仅是一位伟大的神经学家，还是一位伟大的水手。

Heinrich Mattle

目 录

第1章 导论

Introduction

Graeme Hankey　Malcolm Macleod　Philip Gorelick　Christopher Chen　Fan Caprio　Heinrich Mattle　著

李天晓　贺迎坤　张鸿运　译

一、第1版概述

(一) 本书的目标和范围

我们将自己视为在常规的临床实践中照顾脑卒中患者的实践型和实用型医生。这本书是为像我们这样的人准备的：神经科医生、老年科医生、脑卒中医生、放射科医生和普通内科医生。但它不仅适用于医生，也适用于护士、治疗师、管理人员和其他任何需要关于脑卒中所有相关问题实用指导的人，从病因到服务组织，从预防到专业治疗，从治疗的任何方面到护理的任何方面。换句话说，它适用于在临床实践中必须应对脑卒中的任何人。这不是一本给空头理论家的书，他们通常没有实践，也很难见微知著。或者，也许，它特别适合他们，以便他们可以被带回现实世界。

这本书采用了以问题为导向的方法。按照脑卒中患者可能出现的问题顺序进行讨论。这是脑卒中吗？它是一种什么样的脑卒中？是什么原因造成的？可以做些什么呢？如何在短期和长期内支持患者和护理人员？如何防止再次发生？如何更好地组织脑卒中服务？与在尘土飞扬的书架上徘徊的传统教科书不同，没有"学科"章节。病因学、流行病学、病理学和其他只是解决问题的工具，因此在需要时使用它们，而不是孤立地讨

论。例如，为了预防脑卒中，我们需要知道脑卒中的频率（流行病学）、脑卒中的类型（病理学）、导致脑卒中的原因（病因学），以及支持治疗干预的证据（随机对照试验）。临床医生大多是在"需要知道"的基础上工作的，因此当出现问题时，他们需要从脑海中、从同事那里获取信息，而我们希望他们也能从这本书中获取信息。

(二) 一般原则

要解决一个问题，显然需要相关信息。临床医生和其他人不应该根据突发奇想、常理或最近一个病例做出决定，尽管大多数人会这样做，至少在某些时候，包括我们自己在内。最好是根据可靠含义的合理标准来搜索有用信息，将其整理成合理的顺序，进行审查，并做出可在病床边使用的总结。如果一个人没有时间做这件事：谁来解决每一个问题？那么你就必须去搜索别人的系统评价，或者在本书中找到答案。优秀的临床医生总是凭直觉做这一切，尽管最近这个过程被冠以"循证医学"的称号，现在甚至是"以患者为中心的循证医学"！在本书中，我们尽可能地使用了循证医学的方法。因此，当对一个风险因素或一种治疗方法的系统性综述可用时，我们会引用它，而不是只采用我们或我们的朋友所做的单一研究，以及符合我们的偏见的结果。但是很多时候没有好的证据，甚至根本没有任何可用的证

据，当然也没有系统评价。那该怎么办？当然不是大多数医生都被训练的那样："永远不要犯错，如果你错了，永远不要承认！"如果我们不了解情况，我们会这么说。但是，就像其他临床医生一样，我们可能不得不做出决定，即使我们不知道该做什么，而其他人也不知道该做什么。我们不能总是采取"如果你不知道该做什么，就不要做"的策略。在整本书中，我们将尝试指出没有证据或证据不足的情况，并描述我们做了什么，以及将继续做什么，直到有更好的证据；毕竟正是这些模糊的实践领域需要被标记出来，并进一步研究。此外，在临床实践中，我们所有人都向尊敬的同事征求意见，不是因为他们可能知道我们不知道的事情，而是因为我们想知道他们在困难的情况下会做什么。

（三）方法

我们都被教导要先看科学论文的"方法"部分。如果方法不好，那么继续阅读就没有意义了。顺便说一句我们觉得有些医学期刊仍然将"方法"部分的字体设置得比论文的其他部分小是非常奇怪的。因此，在进一步阅读之前，也许我们应该描述一下我们采用的方法。

现在，任何一个人都不可能写出一本关于脑卒中的综合性书籍，让人觉得这本书是由对整个主题有亲身经验的人写的，因为问题的范围太广了。因此，一本我们作为实践者想要的和我们希望其他人也这样做的脑卒中书，必须由一群人来写。我们认为，与其把一本庞大的多作者著作放在一起，不如一起写一本书，采用一种特定的方法（如果你愿意的话，以证据为基础）的书，并以连贯的信息结尾，这样对我们自己和读者来说都会更好，信息更丰富。毕竟大家一起工作了很多年，对脑卒中的看法是趋同多于分歧，所以一起写一本书应该不会太难。

就像医学和生活中的许多事情一样，在 1993 年日内瓦举行脑卒中会议之际，这本书从几杯酒开始，获得了最初的动力。当时，我们决定这本书是全面的（但不至于引用所有已知的参考文献），必须涵盖所有脑卒中领域，以及谁将开始编写哪个部分。几个月后，在我们聚在一起进行一般性讨论之前，初稿得到了全体成员的书面详细评论——再次喝了几杯，但这次是在 1994 年的斯德哥尔摩脑卒中会议上。干劲儿十足后，第二稿被分发给每个人征求意见，试图提高清晰度，消除重复并尽可能多地消除残余的"神经教条、神经幻想和神经占星术"。最后的讨论是在 1995 年的波尔多脑卒中会议上进行的，当时的酒更多的是为了放松和庆祝，因为我们已经看到了结局。1996 年 1 月，我们在家里更新了手稿，并进行了最后的改进，然后将全部内容交给了出版社。

这个过程很可能比传统的多作者单独编写的书籍所花费的时间更长。但它肯定更有趣，我们希望结果能提供一个统一而连贯的主题观点。我们希望这是一本讲述"如何做"的书，或者至少是一本讲述"我们如何做"的书。

（四）使用本书

这不是脑卒中百科全书。现在或将来会有许多更全面的书籍和专著可供参考。这也不是一本真正需要从头到尾阅读的书。相反，它是一本我们希望在卒中单元和卒中中心使用的书，以帮助阐明各个不同阶段的脑卒中管理，无论是在个体患者层面还是在一般患者层面。所以我们希望把它放在手边，当出现问题时可以参考：如何识别和处理吞咽困难？应该做血管造影吗？血浆纤维蛋白原升高是脑卒中的原因吗？脑卒中病房应该有多少张病床？等。如果一个问题根本没有得到解决，那么我们就想知道它，以便在下一版中处理。如果有的话，这显然将取决于销售、出版商和足够多的志同道合的欧洲脑卒中会议，让我们继续前进。

如前所述，我们已尽可能有选择地去引用参考文献。一方面，我们希望读者能够接触到相关的文献，另一方面，我们不希望文本被参考文献所淹没，特别是那些不可靠的作品。为了有选择性，我们试图引用最近循证系统评价和描述重要工作的经典论文。如果你想在我们所引用的参考文献列表中深入挖掘，你可能会发现其他的参考文献。

最后，我们在整本书中大量传播了实践要点和其他格言的内容。这些我们都准备至少在1996年初签署。当然，随着越来越多的证据出现，其中一些实践观点将变得过时。

（五）为什么现在写一部关于脑卒中的书

脑卒中在某种程度上是医学上的"灰姑娘"领域，至少相对于发达国家最常见的3种致命疾病中的另外两种——冠状动脉粥样硬化性心脏病（下称"冠心病"）和癌症而言，是这样的。但时代正在变化，特别是在过去10年中，脑卒中已被提上政治议程，研究可能在冠心病研究的顺流中扩大，预防（如果不能治疗）脑卒中的治疗方法已经存在，制药行业也对此给予了更多关注。似乎关于脑卒中的信息太多了，很多从业者开始不知所措了。因此，现在是尝试梳理所有这些信息、消化这些信息，然后根据现有最佳证据和研究写下脑卒中管理的实用方法的好时机。这是把我们知道的和不知道的、我们做什么和为什么做的内容放在一起的原因。

二、第2版概述

无论是因为我们喜爱每年欧洲脑卒中会议的"脑卒中书"晚宴而无法放弃它们，还是我们认为确实有很多更新内容要做，我们在第1版的4年后开始着手编写第2版。许多人似乎很喜欢这本书，并认为它很有用，这无疑给了我们巨大的鼓励。我们保持了与第1版引言中所述相同的格式、作者和原则。首先是让我们所有人再次阅读整本书，并收集了其他作者对每章的新评论和批评意见。然后重新编写我们各自的部分，并将它们分发给所有其他作者，以听取他们的进一步评论（他们也毫不避讳地给出了评论）。我们在2000年初准备了最后的发言。

自第1版问世以来，电子邮件和互联网的广泛使用是一个巨大的技术进步。甚至比以往任何时候，我们真的能够一起写材料；一位作者完成初稿，几秒钟内通过附件发送到世界各地，另一位作者补充想法，并将整个附件通过电子邮件发送给第一作者，可能还会抄送给其他作者征求意见，如此循环，直到它变得完美。当然，我们并不总是对所有的事情都持一致意见。毕竟，我们希望读者能够感受到脑卒中研究的不完美和充满挑战的发展边缘，其中必然存在分歧。如果我们都知道该为脑卒中患者做些什么，就不需要随机对照试验来帮助我们做得更好，如果有的话，这是不切实际的情况。因此，在存在不确定性的地方，以及我们意见分歧的地方，我们都试图说明这一点。但是，总的来说，我们还是准备标明实践要点。

在第2版中，我们已经纠正数量惊人的印刷小错误，希望不再犯同样的错误。我们将所有的X线片都放在正确的位置，改进了一些数字，删除了一些重复内容，重新排序了一些章节，增加一些副标题来引导读者，使急性缺血性脑卒中部分更有指导性；改进了索引，整体上整理了整篇文章。现在应该更容易跟踪颅内静脉血栓形成，作为对学者批评的回应，我们扩充了脑白质疏松症的部分，尽管它不是脑卒中的原因或后果。我们还引入了所谓的"浮动引用"的引文，换句话说，随着新信息的出现，已发表的作品会不断地被改变和更新。科克伦图书馆就是一个明显的例子，它每3个月更新1次，可以通过光盘和互联网获得，没有页码，出版年份始终是当前年份。因此，我们在2000年引用了这样的"浮动引用"。但我们知道，直到2001年及其后几年，这本书才会被大量阅读，那时读者将不得不去看看当时的科克伦图书馆，而不是2000年出版的那本。这同样适用于每6个月更新一次的新《英国医学杂志》系列"临床证据"，以及任何可能定期更新的网站，这些网站仍然非常值得读者浏览。

令我们惊讶的是，有很多关于脑卒中的新信息要了解。与4年前相比，由脑卒中护理专家组成的有组织的脑卒中服务的概念已经扎根，并使得对"脑发作"患者的评估越来越迅速。坐等 24h 或更长时间以查看患者是否会发生短暂性脑缺血发作或脑卒中，然后再等待 24h 进行脑部计算机体层扫描（computed tomography，CT）以排除脑出血的策略已不太适用。如今，我们必须在脑卒中患者一到医院就对他们进行评估和扫描，也许对少数患者进行溶栓，并让更多的患者进入临床试验，开始对缺血性脑卒中患者使用阿司匹林，并让多学科团队参与其中，所有这一切都在症状出现后的 24h 内完成。尽管康复技术的证据基础是落后的，但通过第 1 版出版时尚处于初级阶段的科克伦图书馆，现在可以通过方便、定期更新的电子访问系统查阅大多数脑卒中急性干预措施和二级预防策略。导管血管造影正在让位给无创成像。磁共振技术已然领先于其如何应用于常规临床实践的证据。无论好坏，栓塞脑动脉瘤正在取代夹闭。尽管令人失望，制药行业仍然顽强地寄希望于急性缺血性脑卒中的"神经保护"。高同型半胱氨酸血症和感染是目前流行的缺血性脑卒中危险因素，它们可能会经受住时间的考验。因此，在第 2 版中，我们试图捕捉所有这些进步和退步，并将它们置于脑卒中病理生理学的最新理解，以及如何管理它的最佳证据的背景下。当然，这是一项不可能完成的任务，因为新事物总是在眼前。但是，医学的"突破"需要时间才能成熟，也许需要几年的时间，直到证据变得无懈可击并逐渐被一线临床医生接受。我们可以在接下来的几年里坐下来做我们认为"正确的事情"，直到下一个"突破"再次改变我们对世界的看法。

我们希望这本书中的想法和建议在 99% 的时间里都是足够的，至少在未来 4 年里是这样，那时读者将会看到第 3 版。

三、第 3 版概述

从第 2 版开始，6 年过去了，在此期间，脑卒中研究和实践发生了很多事情，其中两位作者

正面临退休，所以是时候出版我们亲切地称之为"这本书"的第 3 版了。也许是因为原作者疲倦，或者越来越无法深入报道我们想报道的内容，或者是因为想确认我们的继任者，我们招募了 4 位年轻的新作者，他们都与我们密切合作过多年，我们在早期版本中承认了他们的帮助——Gabriel Rinkel、Peter Langhorne、Cathie Sudlow 和 Peter Rothwell。但是，即使在他们的帮助下，重写也不得不与所有那些远没有那么有趣的事情竞争。如今，为了满足管理者、监管机构和其他热衷于跟踪和衡量我们的一举一动的人的要求，我们不得不做这些事情。也许没有必要写这样的书，至少在某些方面，甚至在出版之前就已经过时了。但是，在互联网上搜索"脑卒中"，并不能得出一个使用现有最佳证据描述脑卒中患者管理的连贯说明。所以，在 Blackwell 出版社的帮助和鼓励下，这本书终于出版了第 3 版。

我们像以前一样写了这本书，在所有章节最终以现在可以阅读的形式编写之前，大多数作者都对大部分章节进行了评论。同样，读者必须猜猜谁写了什么，因为我们都可以在某种意义上声称参与本书的大部分内容。章节的安排略有变化，但早期版本的忠实读者不会觉得这令人不适，他们仍然会在或多或少熟悉的地方找到他们想要的东西，我们希望索引一如既往得到改进。我们所有人都标明了实践要点，我们的日常临床实践应该反映这些要点。我们都有一些不确定因素，随着研究的深入，这些不确定因素将逐渐得到解决，更多的不确定因素也将随之显现。这个版本最大的变化是采用了编号参考系统提供的节省空间，以及颜色方案从淡绿色到各种紫色色调的变化。

与第 2 版一样，发生了很大的变化，更新的内容比我们最初预期的要多，我们对脑卒中的了解已经有所进步。与 20 世纪 90 年代相比，神经保护更不可能成为缺血性脑卒中的有效治疗方法，我们仍在争论溶栓，氯吡格雷不能被常规推荐，颈动脉支架仍有待被证明其价值，脑出血的

常规清除绝对不是一个好主意，而激素替代疗法远不能预防血管疾病，实际上其似乎增加了风险。但从积极的方面来看，脑和血管成像有了很大的改善，现在很清楚在二级预防脑卒中和降低胆固醇方面必须降低多少血压。颈动脉手术现在可以针对一些真正需要的人，不建议用于可能需要或不需要的人。栓塞已或多或少地取代了颅内动脉瘤的夹闭，这是一个由介入神经放射科医生和神经外科医生大力领导的大型试验在实践中带来的惊人变化。现在需要紧急关注的不仅仅是急性脑卒中，还必须快速评估和管理短暂性脑缺血发作，以尽量降低脑卒中的早期高风险。脑卒中治疗在世界各地不断改善，脑卒中已被提上政治议程，因为我们已经成功地把它从一直强调心脏而不是大脑的"心血管"疾病的标签中脱离出来。越来越多的人参与到脑卒中研究中，现在这个领域比我们在20世纪70年代刚入行时更拥挤且竞争更激烈。

会有第4版吗？我们不知道；这将掌握在剩下的作者手中，因为Charles Warlow和Jan van Gijn逐渐退休，或者至少不需要为了跟上所有脑卒中文献而进行不懈努力，对其进行评论，吸收任何有价值的东西，然后将其置于积极的临床实践中。除非他们能够积极将研究与他们自己的临床实践联系起来，否则没有人能写出关于脑卒中的好文章。我们希望，我们不是空谈的理论家；我们努力实践我们所宣扬的。

四、第 4 版概述

这一版看到了一位新的作者补充"换岗"。前两版分别于1996年和2001年出版，由Martin Dennis、Jan van Gijn、Graeme Hankey、Peter Sandercock、John Bamford、Joanna Wardlaw撰写。

第3版于2007年出版，Gabriel Rinkel、Peter Langhorne、Cathie Sudlow和Peter Rothwell加入了写作团队，这对该书的出版起到了推动作用。所有3个版本都是牛津、爱丁堡和乌得勒支的循证脑卒中医学合作培训和研究的产物，受Charles和Jan的启发和领导。自第3版以来，Charles和Jan已经退出脑卒中医学，并且已经不再从事本书的编撰。

同时，忠实的读者和前三版的出版商要求本书的遗产得以延续。因此，来自世界各地的国际脑卒中专家团队聚集在一起，更新了原始章节，并增加了专门针对认知和康复的章节。感谢我们的合著者，并相信从第3版到第4版的过渡是无缝且令人满意的。

第 2 章　脑血管病知识的发展

Development of knowledge about cerebrovascular disease

Jan van Gijn　著

李天晓　贺迎坤　张鸿运　译

20 世纪初，Oppenheim 的神经病学教科书中关于脑血管疾病一章的开篇是"我们对脑循环障碍及其表现的各个方面的知识都缺乏"[1]。100多年后，尽管取得了相当大的进展，这一说法仍然成立。事实上，Oppenheim 感叹的主要原因是，病理解剖学的局限性，在某种程度上还是存在。诚然，我们现在的观察方法不再像当时那样局限于死者。它们已经得到了极大的扩展，首先是血管造影，然后是脑成像和脑血流和代谢的测量，最近是通过无创的血管成像方法（如超声和磁共振血管成像）。然而，我们的观察仍然主要是解剖学上的，以及事件发生后的。只有在极少数情况下，我们才能重建脑卒中的动力学。至少在出血性脑卒中中，急性期的脑计算机断层扫描（computerized tomography，CT）或磁共振成像（magnetic resonance imaging，MRI）可以大致指示血管破裂的位置（尽管清楚确切的原因），以及溢出的血液侵入脑实质或蛛网膜下腔的程度。关于缺血性脑卒中，我们的认知增长较慢。

"脑血栓"一词在 20 世纪 70 年代之前无处不在，这表明我们当时的理解是多么的不足[2]。梗死闭塞，目前已知更常见于动脉病变而非心脏病变，可以通过非侵入性血管造影技术或通过灌注成像来在早期阶段检测到，但血栓的来源通常仍不明确。此外，我们还学会了区分除动脉粥样硬化血栓以外的许多脑梗死原因，如动脉夹层、线粒体细胞病变和烟雾血管综合征，但这些疾病的确切发病机制仍不清楚。

因此，我们怀着谦卑而非胜利的心情回顾过去。在每个时代，脑卒中问题都由最优秀的人才用当时最好的工具来解决。当然，过去的许多想法都是错误的，我们自己的许多想法大概也是如此。尽管我们坚信循证医学，但我们自己的一些的观念，甚至大部分观念将无法经受住时间的考验。我们的知识在最近几年可能有了很大的增长，但它仍然只是未知海洋中的一个孤岛。

一、观念的缓慢改变

医学史，就像世界历史上的国王和王后一样，通常用一串日期和名字来描述。通过这些日期和名字，我们可以从一个发现跳到另一个发现。当我们描述文明开始时的医学时，这种可识别的进步之间的间隔以世纪为单位来衡量，但在我们现在的时代是以几年为单位来衡量的。这给人的感觉是，我们正在目睹令人眼花缭乱的知识爆炸。然而，这一观点还需要一些限定。首先，任何一代人对历史的看法都是短视的，因为他们高估了最近事态发展的重要性。因此，瑞典科学院在授予诺贝尔奖之前，往往要等上好几年，有时甚至几十年，直到科学发现经受住了时间的考验。医学奖也有例外的时候，早期的荣誉并不总是得到证实：Wagner-Jauregg 对神经梅毒的疟疾治疗（1927 年）不再被视为一个里程碑，而 Moniz 的前额叶白质切除术奖（1949 年）似乎不再合理；但至少他还介绍了脑血管造影术，尽管这种手术现在越来越少地用于诊断。我们只能希望，由 Hounsfield（1979 年诺贝尔生理学或医学奖）引入的 X 线和 CT，我们的后代一样认为是重要的。

如果回顾医学的进步，另一个重要的警示是，大多数发现进展缓慢。William Harvey 于 1628 年发表的血液循环理论[3]，在整个 17 世纪后期一直是激烈辩论的主题。即使新的见解很快被同行科学家接受，但是这些见解可能还需要几十年的时间才能渗透到医疗从业人员的行列中。提及某个发现的特定日期可能会造成一种错误印象，即这种医学思维的变化几乎是在一夜之间发生的，就像引入单一的欧洲货币一样。在大多数情况下，这与事实相去甚远。一个恰当的例子是腔隙性梗死的概念被医学界接受的速度极慢，尽管它在病理生理学、治疗和预后方面具有潜在的深远影响。最早的病理学描述可以追溯到 1840 年前后[4, 5]，但在神经科学界及其教科书开始关注之前，它采用了 20 世纪 60 年代 C. Miller Fisher 的临床病理相关性（图 2-10）[6-8]。直到 20 世纪 80 年代的脑成像新技术提供了即时的临床和解剖学相关性，所有执业神经科医生都了解了腔隙性梗死，此时距首次描述大约过了 150 年。最好接受这样一种观点，即新知识的缓慢传播是不可避免的，这个问题一直存在。早期病理学家之一 Franciscus Biumi 在 1765 年感叹道："很难在成年人中插入新的观点，也很难去除根深蒂固的观点"[9]。在当代知识的背景下，新思想被接受和付诸实践的速度有多慢，通常可以从教科书中推断出来，尤其是由全职临床医生而不是由研究大脑的神经科医生撰写的教科书。因此，我们偶尔会引用旧教科书来说明医生关于脑卒中理论的发展。

一个相反的问题是，一项新的发现甚至是一种新的时尚可能会被解释为超出其应有的限制，并作为一种扭曲的观念持续数十年。以近一个世纪前发现的维生素 B_1 缺乏作为热带多发性神经病的病因为例；几乎从定义上被认为无法治愈的神经疾病可以通过简单的营养补充剂治愈，这一观点对医学界产生了巨大影响，即使在一些工业化国家，维生素 B_1 仍然被广泛用作几乎所有神经症状的万灵药。

所以广义上讲，医学史有两种，一种是前沿研究的历史，一种是整个医学界的历史。只要看到当前知识的事后发展，就很容易辨别。实际上，新的想法往往只是在新一代医学科学家身上逐渐浮现，而不是普通观念的灵光一现，只出现在单个个体上。因此，对脑卒中历史的描述并不总是相同的[10, 11]。此外，许多重要的原始资料也不容易解释，不仅因为它们是用拉丁语写的，而且因为"新的观察"有时仅在后来的历史学家通过回顾性的方法识别出来，而当时的作者并不重视它们[12]。

二、大脑的解剖结构及其血供

在希波克拉底时代（公元前 460 年至公元前 370 年）之前，希腊医生就将智力和思想归功于大脑，尽管另一个希腊医学流派将智力归于心脏。公元 1 世纪，卡帕多西亚的 Aretaeus 观察到脑损伤会影响身体对侧的运动[13]；对侧头部受伤后单侧抽搐也让其他人得出了同样的结论[14]。然而，脑卒中或"中风"（希腊语为"被击倒"）被定义为大脑的全身性而非局灶性疾病：运动和感觉突然停止，而呼吸和脉搏却保持不变。它的发病机制是根据体液理论来解释的，该理论假定了 4 种体液之间的微妙平衡：血、黏液、黑胆汁和黄胆汁。在这些解释中几乎没有涉及解剖学。因此，脑卒中通常归因于大脑血管中的黏液或黑胆汁积聚，阻碍了精神的流通；这些精神（希腊语中的 pneuma）代表一种由血液携带的空灵形式的能量，由肝脏（自然灵气）以原始形式产生，随后由心脏（生命灵气）精炼，更重要的是由大脑底部的血管网络（精神灵气）提炼[15]。帕加马的 Galenus（131—201 年），一位多产的作家和动物实验者，其观点在 17 世纪之前一直主导着医学[16]，他将希腊语 "karos" 与 "脑卒中（apoplexy）" 区分开来，因为呼吸在前一种情况下不受影响[17]。像 Avicenna（980—1037 年）这样的著名伊斯兰医生试图调和 Galenus 教义与亚里士多德关于心脏为心灵的观点[18]。在西欧，直到 1453 年君士坦丁堡陷落，希腊文化才得以复兴。这些阿拉伯文本在 Galenus 和希波克拉底的文本之前被翻译成拉丁文[19]。所有这些理论都没有解剖学的证实。人体解剖因其神圣内涵而被排斥。16 世纪之前已知的任何人类大脑插图都是 Galenus 猜想的粗略示意，而不是尝试复制大脑本来的结构。结果，许多突然发作的非神经系统疾病被错误地归类为 "脑卒中"。

1543 年，伟大的文艺复兴时期解剖学家 Andries van Wesele（1514—1564 年）将自己的名字拉丁化为 Andreas Vesalius，在画师 Johan Stephaan 和巴塞尔的印刷商 Oporius 的帮助下，在他的著名著作《人体构造》（De humania corporis fabrica libri septem）中绘制了第一幅精确的大脑图画[20]。同年，哥白尼发表了《天体运行论》，宣布以太阳而非地球为宇宙中心[21]。Vesalius 很大程度上忽略了大脑的血管，尽管他撤回了早期的一幅画（图 2-1），该画描绘了 Galenus 在猪和牛身上发现的大脑底部的血管网，并且从那时起就被外推到人脑中[22, 23]。在他之前，Berengario da Carpi 也否认了血管网的存在[24]。Vesalius 被传统思想的同时代人猛烈抨击，认为他是 Galenus 教条的破坏者。最初，他并没有深入攻击 Galenus 的中心生理学原理，即血液可以通过心脏左右心室之间的隔膜，从而使血液和空气混合并消除 "烟垢"。相反，他赞扬了造物主将开口做得如此之小，以至于没有人能发现它们。这是理论的力量，如何误导最好奇的头脑的另一个著名例子。直到后来，在 1555 年版的《人体构造》中，他才坚定地声明室间隔是紧密闭合

的。1628 年，通过 William Harvey（1578—1657 年）对循环的描述，体液理论受到了致命的打击[3]；他的理论为认识血管在脑卒中发病机制中的作用奠定了基础。

Thomas Willis（1641—1675 年）之所以被人们铭记，并不是因为他创造了 "神经病学" 这个术语，也不是因为他的医疗化学理论，一种现代化的体液医学，也不是因为他在司法绞刑后成功复活 Ann Green[25]，而是因为他在 1664 年首次发表了关于大脑解剖学的文章[26]，尤其是他对大脑底部血管相互连接的描述（图 2-2）[27]。在他之前，Fallopius、Casserio、Vesling 和 Wepfer 都至少观察到了血管环的一部分[28-31]，Casserio 和 Vesling 甚至有插图[32]。但毫无疑问，Willis 在一段说明他精通进行尸检和验尸实验（来自死后翻译）的段落中，展现他掌握了这些血管吻合的功能意义[33]。

我们在其他地方已经证明，头动脉，即颈动脉和椎动脉，是相互沟通的，而且它们在不同的地方都是相互影响。如果是这种情况，它们中的许多应该同时停止或收缩，然而血液进入头部，只通过一条动脉，无论是颈动脉还是椎动脉，它很快就会流过所有部分；事实上，我们已经通过实验充分证明了这一点，因为墨水被喷射到一个血管的主干中，很快就充满了所有的血液通道，污染大脑。我曾经解剖一具遗弃的尸体，尸体的右侧动脉，包括颅骨内的颈动脉和椎动脉，变得骨质和不通畅。尽管患者没有被疾病困扰，但血液不能从那侧排出。

似从 1659 年起，Frederik Ruysch（1638—1731 年）和 John Hunter（1728—1793 年）[34, 35]就开始将有色液体注入血管，这一想法似乎来自 Christopher Wren（1632—1723 年）[25]。Wren 还为 Willis 的书制作了蚀刻版画（现在他因是圣保罗大教堂和 1666 年伦敦大火后建造的许多其他教堂的建筑师而闻名）。

三、"脑卒中" 时会发生什么

根据古希腊医学的传统，Willis 的 "令人震

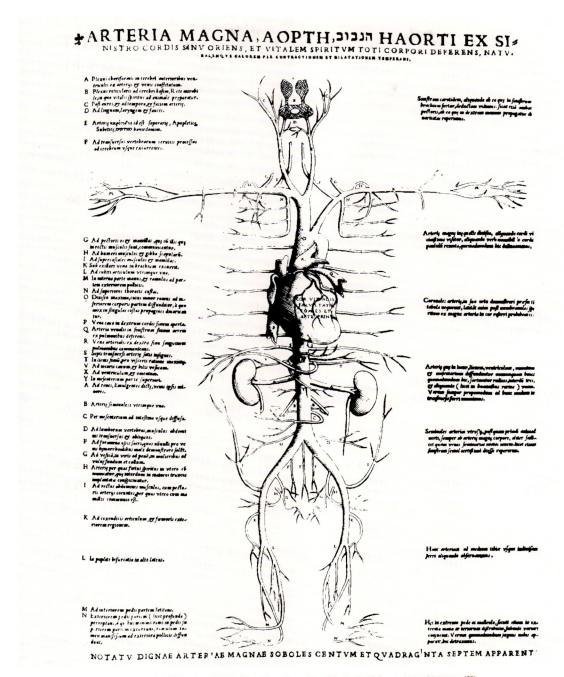

▲ 图 2-1　1538 年，Vesalius 的《人体构造》上的血管图版 [22]

图示颈动脉在大脑底部的血管网 "B" 中结束；标记为 "A" 的结构代表侧脑室中的脉络丛。牛体内有血管网；Galenus 认为它也存在于人脑中，这种观念贯彻在整个黑暗和中世纪，一直延续到文艺复兴早期。Leonardo da Vinci 还画了一个（人类？）大脑底部血管网 [231]。Vesalius 在 1543 年的图集中撤回了血管网的存在

惊的疾病"，即脑卒中，传统上被归因于脑室中 "精神灵气" 通路的某种不明确的阻塞，或者在 Harvey 时代之后的血流阻塞。然而，应该记住，内在 "神经能量" 的概念逐渐失去了地位。即使

是 18 世纪伟大的内科医生 Boerhaave，虽然清楚地认识到血管和心脏在脑卒中发展过程中的作用，但也提到了脑脊液阻塞 [36]。Willis 在死于脑损伤以外的其他原因的患者身上发现了 "骨质"

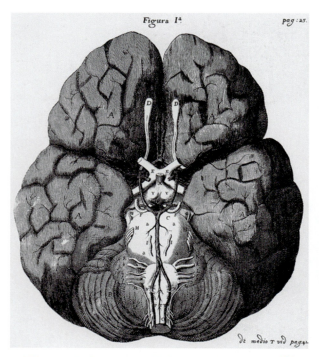

▲ 图 2-2　来自 Willis 的《脑解剖学》（1664 年）[26] 的大脑底部示意
图示左右颈动脉系统之间及这两个系统与后循环之间的相互联系（由 Christopher Wren 绘制）

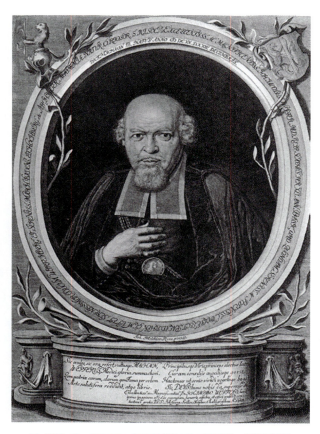

▲ 图 2-3　Johann Jakob Wepfer（1620—1695 年）

和"不通畅"的动脉，这可能是他对脑卒中的发病机制没有名言的原因。与他同时代的人，沙夫豪森的 Wepfer（1620—1695 年）和图卢兹的 Bayle（1622—1709 年），只是暂时认为脑卒中与"纤维体"有关[31]，或与脑动脉钙化有关[37]。

　　Johann Jakob Wepfer（图 2-3）不仅认识到动脉病变，而且将其分为阻止血液流入的动脉阻塞和血液渗入脑实质或脑室腔，这促进了对脑卒中认知的重大进步。然而，他的解释是，动脉阻塞和血液外渗阻碍了"精神灵气"向大脑的传输[12]。因此，他认为脑卒中是一种大脑全局性损伤的过程，而疾病的局部性质基本上没有被他注意到。Wepfer 描述的 4 例出血病例都是大出血，位于大脑底部或脑实质深处。对于明显偏瘫的病例，顺便提一下，这个术语可以追溯到拜占庭医生 Paulus Aegineta（625—690 年）[38]，Wepfer 遭到公众反对，但在沙夫豪森官员的支持下倡导尸检研究，一定是 1644—1647 年他在帕多瓦逗留受

到的启发[39]。这座自由主义的大学城，受到强大的国际化威尼斯共和国[40]的保护，免受保守派的影响，堪称医学复兴的中心。在那里，他学习了血液循环的知识，这是 William Harvey 在 1628 年提出的有争议的理论（他在帕多瓦学习了将近 50 年）。在他职业生涯的后期，Wepfer 还观察了患脑卒中恢复的患者，并指出最容易患脑卒中人群是"肥胖、面部和手呈青灰色、脉搏不均的人"。当 Wepfer 于 1965 年去世时，据推测是由于心力衰竭，他已安排进行尸检。结果显示主动脉和大动脉广泛动脉粥样硬化（图 2-4）[41]。

　　来自比萨的Domenico Mistichelli（1675—1715 年）通过观察锥体的交叉（图 2-5）[42]，清楚地解释了脑卒中瘫痪发生在脑损伤的对侧。帕多瓦医学教授 Giovanni Batista Morgagni（1682—1771 年）是认识脑卒中和许多其他疾病的解剖基础的里程碑人物。1761 年，Morgagni 发表了一系列

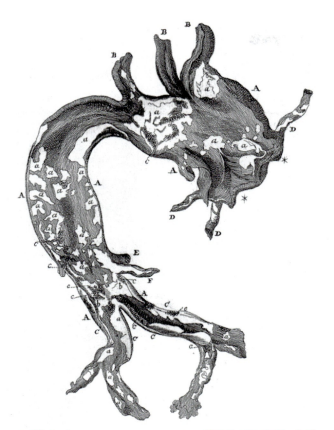

▲ 图 2-4 **Johann Jakob Wepfer**（死于 **1695** 年）主动脉和大动脉中的动脉粥样硬化病变
验尸研究是按照 Wepfer 生前的意愿进行的。这幅蚀刻作品被收集在他死后发表的一本关于头部疾病的观察集中[41]，这些观察是他一生的积累

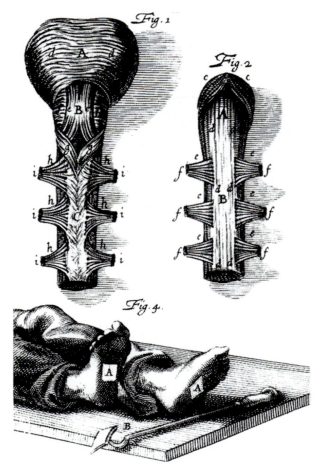

▲ 图 2-5 **Mistichelli** 关于脑卒中的书（**1709** 年）中的插图
他在其中展示了锥体的交叉，以及瘫痪侧腿的向外旋转[42]

令人印象深刻的临床病理学观察结果（出版时 79岁），其中他通过器官为基础的方法结束了系统（体液）疾病理论的时代，尽管甚至没有包括一个插图；该书的书名是《疾病的位置与病因》[43]。

Morgagni 将脑卒中分为"出血性脑卒中"和"浆液性脑卒中"（以及第 3 种形式，既不是浆液性的也不是出血性的）。10 年后，Portal（1742—1832 年）正确地强调了在生活中不可能区分这两种形式[44]。然而，如果认为"浆液性"（非出血性）脑卒中在当时被认为是血流受损的结果，那就错了，更不用说是血管的机械性阻塞。Matthew Baillie 甚至将动脉硬化与脑出血联系起来，而不是与浆液性脑卒中联系起来；在他的书中，他还提供了第一批描绘脑出血的蚀刻图（图

2-6）[45]。尽管我们引用了 17 世纪的科学家（如Bayle 和 Wepfer），他们将一些非出血性脑卒中病例与血流阻塞联系在一起，但在 18 世纪，医学观点往往倾向于"血管充血"，一种出血前状态，与推测的脑脊液过多有关。这种解释不仅由Morgagni[43] 提出，而且也由他的许多同时代人和追随者[44, 46, 47] 提出。John Cheyne（1777—1836 年）指出，对患"脑卒中"幸存了相当长一段时间的患者进行尸检时，可能会发现一个充满生锈血清的空洞，该空洞会污染邻近的脑组织，但他可能描述的是脑出血后的残留病变，而不是梗死[48]。

以 Morgagni 为代表的解剖学、基于器官的方法反映了意大利的实践，在该实践中，医生和外

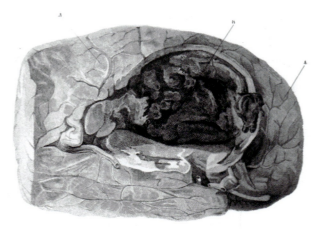

▲ 图 2-6 "脑卒中时会发生血液外渗"

来自 Matthew Baillie 的"版画系列"（1803 年）[232]。William Clift 蚀刻

科医生之间的分离远没有北欧那么严格，因为北欧的医学理论框架更为严密。欧洲思想学派的主角是莱顿的 Herman Boerhaave（1668—1738）和后来爱丁堡的 William Cullen（1710—1790），他们是当时最有影响力的临床教师。他们建立了一个疾病分类体系，该分类更多地基于受干扰系统的整体理论，而不是器官水平的实际观察，至少以 20 世纪的观点来看是这样[49]。或许我们自己的时代会被打上夸张简化主义的烙印！在荷兰—苏格兰学派的知识传统中，19 世纪初，Serres 提出了脑卒中的纯临床分类，有瘫痪和无瘫痪[50]；Abercrombie 提出，原发性脑卒中，丧失知觉和运动，有时伴有抽搐，第二种以头痛开始，第三种一过性身体一侧失去力量和语言[51]，以及 Hope 和 Bennett 提出的第四种，短暂性脑卒中、原发性脑卒中伴死亡或恢复缓慢、迁延性脑卒中伴部分恢复和复发及截瘫性脑卒中伴瘫痪[52]。

我们现在称为脑梗死的脑损伤直到 19 世纪才被发现，原因有几个。首先，对于通常在脑卒中后不久死亡的患者，不可能识别出缺血性软化。组织固定方法直到 18 世纪末才出现；Marie Antoinette 的医生 Vicq d'Azyr 是第一个使用酒精作为组织固定剂的人[53]，而甲醛固定剂直到一个世纪后才被使用[54, 55]。其次，很可能许多被诊断为死于脑卒中的患者实际上患有其他疾病。如果在我们这个时代，20%～30% 的疑似脑卒中患者的诊断是错误的[56-58]，那么在过去的几个世纪中，诊断的准确性可能并没有提高。

四、脑梗死（缺血性脑卒中）

在 Morgagni 的开创性著作之后，以器官为基础的医学方法迅速从意大利传播到其他国家。在法国，最早的支持者是外科医生。法国大革命后，由于医院护理的重组（不再由教会管理，而是由国家管理），以及需要培训大量新医生，以履行军事和民事职责，医学和外科手术之间的严格区别消失了[59, 60]。Léon Rostan（1790—1866 年；图 2-7）是巴黎 Salpêtrière 医院的一名医生，他清楚地认识到大脑软化本身是一种病理学实体，与出血不同，尽管他仍然没有发现发病机制。他的专著第一版出版于 1820 年[61]，没有插图。他描述的病变最常见于纹状体、丘脑或半卵圆中心，但也发生在大脑皮质、脑干和小脑。老年患者呈现黄绿色变色，而如果患者在事件发生后不久死亡，则病灶颜色为栗色或微红色，软化严重可能形成囊肿。在其他患者中，很难检测到硬度或颜色的任何变化。Rostan 将大脑软化与"脑卒中"区分开来，他不再用"脑卒中"这个词来概括脑卒中，而是将其视为出血性脑卒中的同义词。他认为大脑软化比脑出血更常见，虽然有些出血是继发于软化。

他认为临床上也可以与出血区分开来，首先是出现先兆的"短暂性"症状，例如，肢体无力和言语、视力或听力障碍，其次是逐渐发展为偏瘫，有时甚至昏迷。

虽然 Rostan 认识到大脑动脉"骨化"，但他只是暂时将这些病变与动脉系统阻塞导致的脑软化联系起来。无论如何，他对于原发性病变是某种炎症反应的普遍观点持质疑态度。毕竟，有发红和肿胀（红、肿），没有发热和疼痛（热、痛），以完成由 Celsus 在公元 1 世纪描绘的炎症的主要标志。与 Rostan 同时代的 Lallemand（1790—

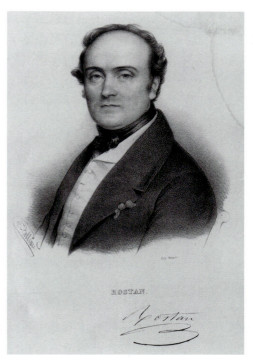

▲ 图 2-7　Léon Rostan（1790—1866年）

Cruveilhier（1791—1874年）[65-67]。一些关于大脑软化的作者意识到脑卒中可能是由"脑缺血"（与瘀血相反）引起的，不仅是由于失血，还因为血管压力降低，特别是在心脏病的情况下[47]。

理解大脑软化的一个令人费解的问题是，病变的颜色从灰白色到红色不等。维也纳的 Rokitansky（1804—1878 年）将脑软化症（如他所称）分为 3 种类型：①红色（出血性）软化、炎症性；②由充血和水肿引起的白色软化（与"浆液性脑卒中"同义）；③最常见的黄色软化，其发病机制尚不清楚[69]。柏林的 Virchow（1821—1902 年）（图 2-9）通过坚定地强调血管壁的变化而不是血液的变化，彻底改变了关于血管疾病的医学思想；席勒（Schiller）称之为"固体主义"

1853 年）更加直言不讳，并且毫无疑问地认为炎症是大脑软化的根源[62]。在 21 世纪受过训练的读者可能会觉得这很难理解，但他们应该意识到，从 18 世纪中期到 100 年后，"炎症"是各种疾病的一个相当常见的解释[49]。正如在我们这个时代，一些知之甚少的医学状况经常被解释为自身免疫性疾病，也许是错误的，长期以来，炎症似乎是解释脑组织液化的最合乎逻辑的"范例"[63]。

Abercrombie 在其后来的教科书[64]中提出了动脉疾病与"软化（ramollissement）"（许多英国作家继续称之为大脑软化，以尊重 Rostan）之间关系的另一种暗示。他将坏疽比喻为"循环障碍"，继发于"动脉骨化"。其他人也提出动脉阻塞是大脑软化的主要原因[65, 66]，但炎症理论继续受到少数拥护者的支持[67, 68]。同时，水彩和平版印刷等新的插图印刷技术使 19 世纪 30 年代前后的新一代病理解剖学家能够制作出插图丰富的图集，例如，Robert Hooper（1773—1835 年）、Richard Bright（1789—1858年；图2-8）、Robert Carswell（1793—1857 年）和 Jean

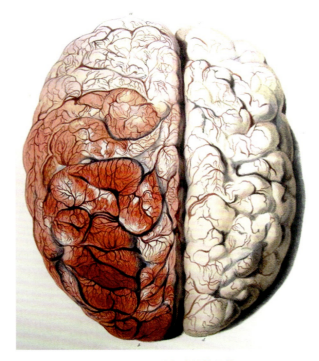

▲ 图 2-8　"大脑的软化"

来自 Richard Bright 的医疗案例报告（1827—1831 年）[65]。水彩画，由 Frederick Richard Say 绘制，由 William Say 雕刻。Bright 写道："与右半球相比，左半球脑回的平坦度和宽度非常显著，这是由于左侧大脑的软化状态所致。覆盖大脑的脑膜在左半球呈现出最不寻常的微小血管标本，它与似乎从血管中渗出的血液有轻微的变色，产生了此处所示的强烈红色。"患者为 28 岁男性，左侧无力，发病方式尚不十分清楚

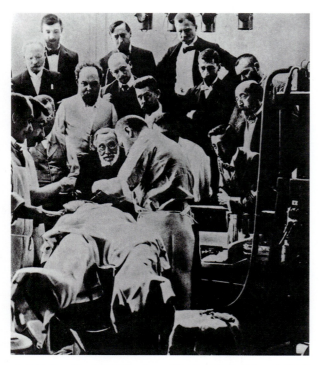

▲ 图 2-9　Rudolph Virchow（1821—1902 年），在柏林夏里特医院的尸检中坐着教学

对"体液学说"的最终胜利[10]。Virchow 还坚定地确定，动脉血栓形成不是由炎症引起的，而是由血管壁的脂质变性引起的，尽管他不得不创办自己的期刊才能发表论文[70, 71]。为了描述动脉壁的这些变化，Virchow 重新使用了 Lobstein[72] 最先使用的术语"动脉硬化"。Virchow 的学生 Julius Cohnheim 为医学词汇创造术语"梗死"（来自拉丁动词 infarcire，"to stuff into"），但严格地将其用于出血性坏死（"stuffing"，通过毛细血管受损壁将血液渗入缺血组织），而不是缺血性坏死[73]。

五、血栓形成和栓塞

Virchow 观察到动脉粥样硬化导致的血栓形成，以及心脏血栓导致的下肢坏疽患者的栓塞。"栓塞"这个词是他新创造的，至少用医学术语来说是这样。他推断这些事件是大脑软化的原因。

血管壁及其周围没有本质变化，或者表面上是次要的。我认为完全有理由声称这些凝块并非起源于局部循环，而是它们在远处被撕下并在血流中尽可能远地携带[70]。

事实上，早在一个世纪前，Boerhaave 的学生 Gerard van Swieten（1700—1772 年）就提出了心脏瓣膜上的赘生物与脑卒中之间的关系，他是奥地利皇后 Maria Theresa 的私人医生，也是维也纳医学院的创始人[74]。

许多观察结果表明，这些息肉偶尔会以赘生物的形式附着在心脏的肉柱上，然后可能会与它分离，并与血液一起被推进到肺动脉或主动脉及其分支中……如果它们被冲进颈动脉或椎动脉，可能会干扰大脑，或者如果它们完全阻断了动脉血进入大脑的所有途径，那么大脑的功能就会完全丧失。

在 Virchow 对动脉闭塞做出准确的病理描述后的一个多世纪里，"脑栓塞"一词几乎与心脏栓塞同义（顺便说一句，在许多当代教科书和论文中，它仍然是一个说明观念转变缓慢的例子）。直到 20 世纪 60 年代，至少在教学中，才很少考虑颅外动脉栓塞的来源。同样，"脑血栓"一词在临床思维中仍然根深蒂固，或多或少等同于无相关心脏病的脑梗死，这意味着在这些病例中，动脉粥样硬化闭塞的部位在颅内血管中。例如，这是第 6 版《神经系统脑病》（Diseases of the Nervous System）在 1968 年对这个问题的描述。

脑血管的进行性闭塞会损害它们供应区域的循环。其影响取决于血管的大小和位置，以及闭塞的发生率，特别是与侧支循环有关的情况。动脉粥样硬化对动脉的实际阻塞，无论是否有随后的血栓形成，都会导致血管供应的大脑区域软化。

"局部血栓"的概念持续了这么长时间，一定是因为它的简单性，而不是缺乏相反的观察结果。早在 1905 年，Hans Chiari（1851—1916 年）就引起人们注意颈动脉分叉区域的动脉粥样硬化发生率，并提出动脉粥样硬化物质的栓塞可能是大脑软化的原因[75]，不久之后 Hunter 描述了颈动脉闭塞和脑卒中之间的关系[76]。颅外动脉粥样硬化最终被认为是脑缺血的主要原因，这得益于另外两项发展。第一个是 C. Miller Fisher（1913—2012 年；图 2-10）的研究引起的关注，他重新强调了颈动脉分叉处的动脉粥样硬化在白种人患者中的影响[77]。他在临床上不仅将这些病变与对侧偏瘫联系起来，而且与同侧眼睛的单眼失明发作相关（见下文）[78]。第二个发展是影像学。Moniz 于 1927 年引入了通过直接穿刺颈动脉的脑血管造影[79,80]，但在导管血管造影[81]和后来的超声出现之前，脑卒中患者颈动脉分叉的成像并不常见。现在，通过 CT 或 MR 血管造影，至少在大脑中动脉主干或其中一个分支区域出现短暂或永久性损伤的患者中，可以证明颈内动脉起始附近的异常。越早对患者进行检查，就越有可能发现栓子在脑动脉树中受到影响的部位。20 世纪 80 年代和 90 年代的两项颈动脉内膜切除术的大型随机对照试验表明，在有症状的患者中识别颈动脉病变的治疗意义变得明确，这两项试验表明，严重狭窄的手术总体受益[82]。

在暂时或永久性颅内大血管闭塞的患者中，10%～25% 的患者在颈部或心脏中未发现栓塞来源[83,84]。病理学观察表明主动脉可能存在动脉粥样硬化病变[85]，已在大型尸检系列和存活期间的经食管超声心动图[86,87]中得到证实。当然，缺血性脑卒中不仅仅是由于大血管的栓子而引起的，但小血管疾病和非动脉粥样硬化性缺血原因的病史是最近才出现的。

在结束关于脑梗死、血栓形成和栓塞的章节之前，我们想简要提一下"脑血管意外"这个术语，它在 20 世纪中叶受到了一些不应有的流行。问题在于，有时该术语被用作脑梗死的同义词，而有时则泛指脑卒中。在当今这个时代这个词是思维模糊的一个非常具体的标志。我们只能引用 Schiller 的话[10]。

这个相当模糊和浮夸的术语肯定是出于减轻对患者及其亲属的打击的善意倾向，也是出于取代"脑卒中"的愿望，这一简洁的术语

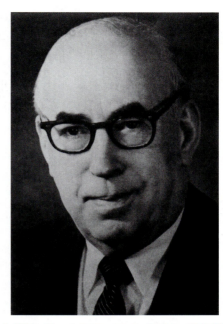

▲ 图 2-10　C. Miller Fisher（1913—2012 年）

听起来可能不科学，缺乏礼貌。"脑血管意外"（cerebrovascular accident，CVA）可以追溯到 20 世纪 30 年代初期——确切地说，是在 1932 年之间，当时《道兰医学词典》第 15 版中还没有这一术语，而 1936 年的下一版本中，它首次出现。

偶尔的医学生或初级医生仍然使用"CVA"一词，试图掩盖对特定患者脑血管事件确切类型的无知（同时避免与普通人分享"脑卒中"一词）他们应该找出真相或坦白不知道。

六、短暂性脑缺血发作

很难追溯我们现在所说的大脑或眼睛短暂性脑缺血发作（transient ischemic attack，TIA）的最初描述，因为代表局灶性梗死的症状与更普遍的非特异性症状（如晕厥或头痛）没有明确区分[88]。Wepfer 记录说，他曾见过患者在一天或更短的时间内从偏瘫中康复[31]。一个 18 世纪的记录用患者陈述被检索到，它没有被医学解释混淆，这使它像今天一样清晰。书的主题是 Jean-Paul Grandjean de Fouchy，写于 1783 年，享年 76 岁[89]，具体内容如下所示。

晚饭快结束时，我感到左眼上方的疼痛有点加重，就在那一刻，我无法说出我想要的单词。我听到了他们所说的话，想到了我应该回答的内容，但是我说的不是那些能表达我想法的词，或者如果我开始说，我就没有完成它们，我用其他词代替了它们。尽管如此，我的所有动作都像往常一样自由地移动着，我清楚地看到了所有物体，听到了正在说的话；在我看来，思维器官处于自然状态。这种发作几乎持续了将近 1min。

在 19 世纪中叶。一旦确立脑软化不是由炎症过程引起而是由脑动脉闭塞引起的。在接下来的几十年中，人们越来越频繁地认识到暂时性缺血发作[1, 90-94]。随着时间的推移，3 个主要理论被用来解释 TIA 的病理生理学，至少与动脉粥样硬化有关：血管痉挛理论、血流动力学理论和血栓栓塞理论[88]。

（一）血管痉挛理论

Raynaud（1834—1881 年）在其 1862 年的博士论文中描述了动脉痉挛作为四肢坏疽的原因[95]。其他人将他的血管痉挛理论外推到脑循环[96, 97]。Russell 在 1909 年写了一篇关于一位 50 岁农民的文章，他遭受了 3 次右臂和右侧面部刺痛和麻木的发作，排除血栓形成的可能性（"血栓一旦形成，就不会以某种方式破裂和消失"），而是引用了一种"局部晕厥"的现象，类似于 Raynaud 病或某些偏头痛的病例："一定有局部血管收缩，程度和范围不一，反反复复，断断续续"[97]。甚至 Osler 也加入了血管痉挛理论的潮流来解释失语症和瘫痪的短暂发作："我们有大量证据表明，动脉可能会进入痉挛状态，管腔闭塞，供应功能丧失"[94]。在 20 世纪上半叶，血管痉挛仍然是解释 TIA 最流行的理论，并为所谓的脑血管扩张药提供了理论依据。直到 20 世纪 80 年代，这些无用的药物在一些欧洲国家仍被广泛使用，不仅用于短暂性脑缺血发作，而且用于一般的"衰老"；在法国，它们是 1982 年第三大最常用的处方药[98]。

然而，在医学的前沿，血管痉挛理论在第二次世界大战后不久就衰落了，首先，是因为脑动脉是身体中反应最不敏感的动脉之一[99, 100]，其次，是因为出现了更可信的理论（见下文）。血管痉挛是蛛网膜下腔出血后脑缺血发病机制中的一个原因，还是与偏头痛相关，这仍然是一个有争议的问题。尽管如此，血管痉挛被认为可能是短暂性单眼失明发作的一个原因，这种发作频繁且刻板的印象，没有垂直分布[101]，甚至可能是与偏头痛无关的短暂运动或感觉障碍[102]。此类事件一定极为罕见。

（二）血流动力学理论

没有急性血管阻塞的"低血流"是脑缺血的原因，这一概念或许应该归功于 Ramsay Hunt，他将颈动脉狭窄或闭塞的症状与严重外周动脉疾病患者的间歇性跛行症状进行了类比[76]。但是，尤其是在 1951 年之后，当 Denny-Brown 提出 TIA 可能是由"大脑动脉环（Willis 环）的偶发性功能不全"[100]引起时，人们对 TIA 的血流动力学方面的兴趣被充分激发。事实上，尽管流入大脑的相对恒定的血液流量和腿部发生的大幅度波动（取决于他们的活动水平）并不协调，但"大脑间歇性跛行"的想法主要在外科界受到极大的欢迎。

临床研究未能支持血流动力学衰竭的概念。通过六甲铵和体位倾斜人工降低血压后，在 35 名患有 TIA 或颈动脉疾病的患者中，只有 1 名患者在晕厥发作前出现局灶性脑缺血症状，这表明是大脑整体而非局灶性缺血[103]。同样，伴有自然发生的低血压发作（如心律失常）的脑缺血，几乎总是晕厥而不是局灶性的[104]，而 TIA 患者的心律失常并不比对照组更常见[105]。一旦报道了第一次成功的颈动脉重建[106]，对血流动力学理论的信任导致越来越多的 TIA 患者接受颈动脉内膜切除术（通常称为"颈动脉解阻术"）的数量不断增加，尽管没有任何正式的有效性证明。这些进展在神经学界引起了广泛的关注[107, 108]。幸运的是，争议促成了精心设计的临床试验，这些试验在很大程度上确定了这种手术的作用[82]。

血流动力学理论不适用于大多数 TIA 患者，并不是说特殊患者不会遭受"痛苦灌注"[109]。在颅外动脉存在多个闭塞或狭窄的情况下，血流动力学储备可能非常差，以至于无法补偿收缩压的微小变化。此类触发事件，包括从坐姿变为站姿、转动头部、面部受热或注视强光[110, 111]。也许对于小部分患者来说，颅外 – 颅内旁路手术可以提供一些帮助，尽管随机试验在一组较大但相对未经选择的颈内动脉或大脑中动脉闭塞患者身上结果为阴性[112]。

（三）血栓栓塞理论

在 20 世纪 50 年代，C. Miller Fisher（图 2–10）不仅重新激发了一些有关脑卒中与颈动脉分叉处

粥样斑块病变之间关系的旧观察结果，而且还提供了证据表明其发病机制比通过固定的动脉狭窄来解释更为复杂。首先，他观察到一名患者在偏瘫之前，对侧眼睛出现短暂的单眼失明，即"错眼"[78]。其次，通过仔细的眼科观察，他看到在短暂性单眼失明发作期间，白色小体缓慢穿过视网膜动脉（图 2–11），白色外观和易碎的移动物质表明这些是栓子，主要由血小板组成[113]。这些发现得到了 Ross Russell[114] 的证实，而其他人则在视网膜血管中看到了动脉粥样硬化栓子，这些栓子没有移动但已经受到影响[115, 116]。

在对眼底进行这些直接观察后，其他（但更间接）的论据证实了动脉到动脉栓塞是 TIA 的一个重要原因。

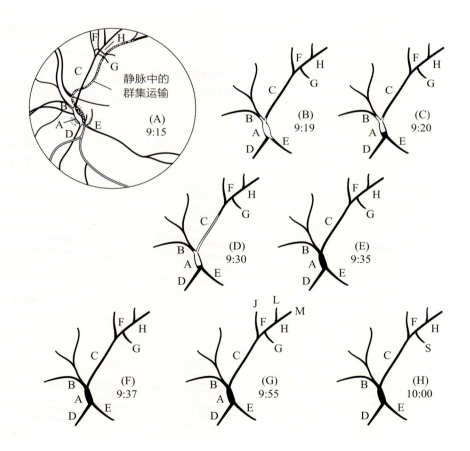

▲ 图 2–11　左眼短暂单眼失明发作患者的观察图（颞上象限除外）

发作是在上午 8 时 55 分开始，即观察开始前 20min。视网膜动脉中的血柱在一些地方被白色小体阻断，最初位于视网膜上动脉和下动脉的干部（A）；此外，视网膜上半部至少 6 个静脉分支的血管断裂成横带。视网膜动脉中的白色小体缓慢穿过颞上动脉（B 至 H）。在 C 时，视野上半部分的视力已经恢复。在 D 处，一小滴红细胞沿着白色 AB 段的一侧缓慢移动至鼻上动脉，颞下象限（E）的视力也恢复了。之后，当血管完全恢复后，视力恢复正常（H）（经 Lippincott Williams & Wilkins 许可转载，引自 Fisher，1959[113]）

- 在许多累及大脑中动脉皮质区的患者中，颈内动脉有相关病变，但只有极少数患者的狭窄程度足够严重，残留管腔为 1～2mm，即使假设没有侧支循环，血流也会在临界水平以下受损[117]。此外，狭窄是恒定的，但缺血发作是短暂的，没有证据表明心律失常是一个额外的因素。

- 在颈动脉内膜切除术中，可以看到新鲜易碎的血栓黏附在颈动脉分叉处的粥样斑块上，尤其是在近期发作的患者中[118]。

- 在同时出现眼部和脑部发作的患者中，这两种发作几乎从不同时发生[118]。

- 手动压迫颈动脉可能导致动脉粥样硬化栓子脱落进入脑循环[119]。

- 在同侧颈内动脉闭塞后仍患 TIA 的患者中，通常在颈总动脉或颈外动脉中存在额外的动脉粥样硬化病变，这些血管是重要的侧支通道，通过眼动脉的逆行血流供应大脑半球[120]。

- 血管造影术中发现无症状栓子闪烁[121]，而在开颅搭桥手术中发现纤维蛋白血栓穿过皮质动脉[122]。经颅多普勒监测发现有症状性颈动脉病变的患者中存在持续的高强度瞬态信号流（high-intensity transient signal，HITS），可能是小栓子[123]。

HITS 在颈动脉内膜切除术后消失[124]，其发生率取决于手术后的时间间隔[125]。

虽然动脉粥样硬化病变引起的动脉到动脉血栓栓塞似乎是解释 TIA 和缺血性脑卒中的最重要因素，但它不一定是唯一的因素，即使在单个患者中也不是。例如，栓子可能对长期灌注不足的血管具有特别的破坏作用。

七、脑出血

早在 1658 年，Wepfer[31] 就发现了血液外渗到脑实质，尽管我们之前评论说，他将血凝块视为"精神灵气"的障碍，而不是疾病本身，随后 Morgagni 也提出这一点[43]。并且在很大程度原因仍然模糊不清。1855 年，在测量血压之前，柯克斯观察到 22 名致命脑出血患者中有 17 名心脏肥大[126]。Charcot 和 Bouchard 于 1868 年检查了死于脑出血的患者的大脑，并将其浸入自来水中。他们发现了多个微小的突起，即所谓的粟粒状动脉瘤[127]。讽刺的是，Bouchard 野心勃勃，他曾经是 Charcot 的学生，在后来的几年里对他的老师产生了很大的敌意[128]。正是在这种敌对的气氛中，1892 年 Bouchard 作为评判专家等级的陪审团主席，他没有接纳 Charcot 的学生 Babinski[129]。Babinski 随后离开医学学术界并成为 Pitié 医院的院长，在那里他投入了大量时间研究临床症状，包括现在著名的"足趾征"（译者注：即 Babinski 征）[130]。Charcot 和 Bouchard 描述的动脉瘤是直径 0.5～2.0mm 的白色或棕色结节，附着在小动脉上，最常见于基底神经节。20 世纪初，Charcot 和 Bouchard 的理论受到攻击，有人提出脑血管的主要病变是动脉粥样硬化，这些扩张中的大多数根本不是真正的动脉瘤，而是由壁内膜撕裂引起的假性动脉瘤，而破裂也可能是由于血管壁的弱化而发生的，而之前没有形成动脉瘤[131]；还有一些"粟粒状动脉瘤"实际上可能是血管周围间隙（Virchow-Robin）中的血栓。

原发性脑出血发病机制的其他解释包括脑组织或其血管的原发性坏死。一些人认为动脉只有在既往发生梗死时才会扩张和破裂，从而剥夺了供血血管的正常支持[132, 133]。

高血压的频繁共存引发了多种理论，除了单纯的破裂。Rosenblath 推测肾毒素导致血管壁坏死[134]，Westphal 认为动脉痉挛是一个中间因素[135]，Schwartz 认为许多终末动脉分支变得可渗出[136]。20 世纪 60 年代，注射技术复兴了微动脉瘤的概念[137, 138]，尽管一些人仍然怀疑注射压力会人为地扩张或破裂血管壁[139]。

淀粉样血管病在 20 世纪上半叶首次被认为是原发性脑出血的原因[140-142]。这种类型的出血发生在白质和灰质的边界，而不是在与微动脉瘤相关的最常见出血部位的大脑深部区域。第一批此类患者出现在 20 世纪 70 年代[143, 144]。

20 世纪 70 年代，Hounsfield（1919—2004 年；图 2-12）发明了 CT，使得快速、可靠地将脑出

血与脑梗死区分开来成为可能（图 2-13）[145, 146]。

八、蛛网膜下腔出血

"脑膜卒中"的历史相对较短。直到滑铁卢战役 3 年前，人们才认识到这种疾病。在随后的 125 年中，出现了许多报道，其中结合了一些个人病例，并试图回顾当时全部的世界文献，最后

一篇是对 1125 名患者的概述 [147]。

（一）诊断

1765 年，Franciscus Biumi 首次明确描述了动脉瘤，尽管没有破裂，但他没有在大脑动脉环上而是在海绵窦（当时称为 Vieussens 的容器）中看到它 [9]。Morgagni 还提到动脉扩张可能是动脉瘤 [43]。

1812 年，John Cheyne 首次展示了由于"大脑前动脉破裂"导致大脑底部蛛网膜下腔出血致死（图 2-14），但当时并未发现动脉瘤是出血的源头 [48]。1 年后，Blackall 报道了一名 20 岁女孩的尸检结果，其中发现了出血和基底动脉动脉瘤 [148]。这个观察结果是巧合的，因为 Blackall 主要对她的"全身水肿"（全身性水肿或"水肿"）感兴趣。Hodgson 也检查了她的大脑，他在他关于血管疾病的书中指出，外渗的血液包含在蛛网膜下 [149]。Serres 并不知道这些报道，他在一份法

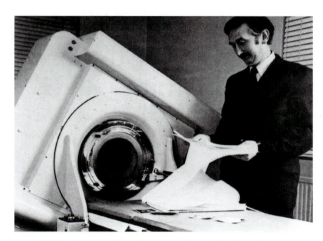

▲ 图 2-12　Godfrey N. Hounsfield（1919—2004 年）

英国工程师，1979 年因 CT 的发展，与美国物理学家 A. M. Cormack 一起获得诺贝尔生理学或医学奖

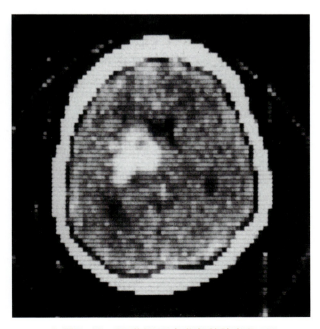

▲ 图 2-13　20 世纪 70 年代初的脑出血 CT

经 Wolters Kluwer 许可转载，引自 New and Scott，1975[233]

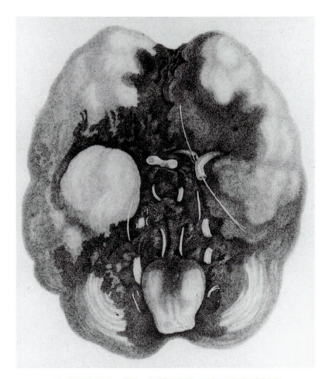

▲ 图 2-14　第一个蛛网膜下腔出血的解剖

探头已进入颈内动脉的近端并出现在假定的破裂部位；当时没有发现动脉瘤，但推测它位于颈动脉后交通动脉的起点或前交通动脉复合体（引自 Cheyne，1812[48]）

国期刊上发表了两个类似的观察结果[150]。需要指出的是，尽管第一批关于科学的期刊一般可追溯到 17 世纪中叶，但带有关于各种观察的文章的医学期刊直到 19 世纪初才出现[151]。

在英格兰，Richard Bright 是之前提到的在意大利开始的新"基于器官的医学"的拥护者之一[152]，在他的病理解剖图谱中附上了一张位于大脑中动脉分支上的豌豆大小的动脉瘤的插图（图 2-15）[65]。在接下来的几十年中，报告了一系列其他致命病例[153-156]。

动脉瘤是由动脉壁肌肉层缺陷引起的先天性畸形，这一错误观念于 1887 年首次提出[157]，随后被其他作家采纳[158, 159]，并在同时代的教科书和学生的脑海中长期存在。Turnbull 正确地指出梅毒是脑动脉瘤的一种极为罕见的病因[159]。尸检后诊断出的一系列动脉瘤往往为几厘米大的动脉瘤[160]，或者包括与心内膜炎相关的脓毒性动脉瘤[161]。

花了很长时间，临床特征才得以澄清。1852年，Brinton 观察到致命性破裂并非动脉瘤的唯一可能表现，其他表现为局部压迫、抽搐发作或"炎症"（当时是一个相当模糊的概念）[153]。Lebert 和 Bartholow 在 19 世纪 60 年代和 70 年代认为突发头痛可以做出诊断[155, 156]。Lebert 还观察到患者在死于颈内动脉后交通动脉起源处的动脉瘤破裂之前，其动眼神经的特征性麻痹[155]。的确，英国的 Hutchinson 和挪威的 Bull 曾 2 次对一位突然头痛和动眼肌麻痹的患者做出动脉瘤破裂的诊断[162, 163]，但显然这两个观察结果影响不大。

Quincke 于 1891 年引入了腰椎穿刺术[164]，最初仅用于脑积水患者的治疗，后来在蛛网膜下腔出血幸存的患者身上发现可用于"脑膜卒中"的诊断[165-167]。毕竟，这种情况一直被认为是致命的，因为它只有在患者死后才被发现。回想起来，"选择偏差"似乎很明显。但在我们的时代，关于脑室内出血也犯了同样的错误，直到 CT 在幸存者身上发现了脑室内出血。

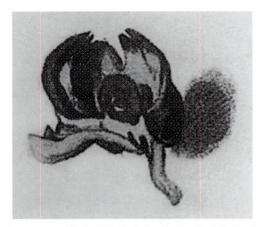

▲ 图 2-15　大脑中动脉分支之一的豌豆大小的动脉瘤（破裂），含有血栓

在第一次突发头痛发作 8 天后，该异常周围出现了大量新出血，导致这位 19 岁患者死亡（引自 Bright, 1831[65]）

1923 年和 1924 年，Charles Symonds（1890—1978 年；图 2-16）发表了两篇关于动脉瘤破裂的具有里程碑意义的文章[168, 169]，发现患者能够在动脉瘤破裂后存活下来。这一切都始于 1920 年，当时 Symonds 在国外做了一段时间的临时居民，为神经外科医生 Harvey Cushing（1869—1939 年）服务。Harvey Cushing 不久前从巴尔的摩搬到了哈佛大学和波士顿的 Peter Bent Brigham 医院。一名 52 岁女性因反复头痛和意识不清入院；检查时，她患有右侧动眼神经麻痹和视物模糊。对疑似肿瘤的右侧颞下减压显示最近凝结的血液延伸到整个大脑半球，显然来自颅底[168]。Symonds 认为是动脉瘤破裂导致[170]。当尸检确认诊断后（患者在术后第 2 天死亡），Cushing 命令 Symonds 在图书馆里回顾关于这个手术的一切："要么这是侥幸，要么这是有原因的"[171]。

接下来的进展是神经放射学。1933 年，Egas Moniz 首次报道了人生中第 1 例脑动脉瘤的血管造影结果[172]，距该技术首次应用已有 6 年[79]。在那些日子里，血管造影术是一种危险的过程（涉及颈动脉的外科解剖），以至于像 Cushing 这样的人，很少让他的患者在神经外科探查之前进行血管造影。即使在今天，在选择性导管介入的时代，风险也远远不能忽略。幸运的是，至少在

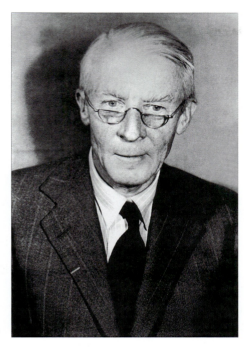

▲ 图 2-16　Charles Symonds 爵士（1890—1978 年）

诊断方面，通过 CT 或 MR 进行的微创或无创，已在很大程度技术上取代了导管血管造影。我们这个时代最大的飞跃是 CT 的出现[145]；这项技术可以精确定位出血范围，将动脉瘤性出血与非动脉瘤性出血区分开，并通过一系列研究，检测和区分最重要的并发症：再出血、迟发性缺血和脑积水。

（二）手术治疗

自 Ambroise Paré（1510—1590 年）时代至今，颈动脉结扎一直是颈部伤口患者止血的一种方法。一旦动脉瘤被认为是蛛网膜下腔出血的原因，就应该考虑将此手术作为降低再出血风险的方法[163]。如果患者在最后一刻没有拒绝，Hutchinson 实际上会在 1864 年进行手术，而不是在患者继续存活的 11 年后[162]。大约在 1886 年，Horsley 是第一个真正结扎颈动脉以治疗肿瘤性动脉瘤的人之一[160]。几十年来，颈动脉结扎仍然是唯一可能的手术干预措施，但大多数患者都选择保守治疗，因为这种手术的并发症相当多[173]。

1931 年，当时年仅 33 岁的爱丁堡神经外科医生 Norman Dott（1897—1973 年；图 2-17）为

破裂的动脉瘤进行了第一次颅内手术[174]。这或多或少是一种绝望的尝试，因为动脉瘤再次破裂 2 次，导致患者在最后一次发作后昏迷数小时，同时伴有一定程度的右侧无力和失语症。更复杂的是，患者是一位爱丁堡著名的律师，53 岁，是皇家儿童病医院董事会主席。但是，患者和年轻的神经外科医生都愿意冒这个风险[175]。Dott 将操作记录如下[175]。

采用左额入路，抬高紧张和水肿的大脑并识别基底结构是一件困难的事情，这些基底结构血迹斑斑且大部分嵌入血凝块中。发现左侧视神经，颈内动脉位于其外侧。该血管向上、向外和向后，直至其分叉成大脑中动脉和大脑前动脉。当这个点被清除顽固的凝块时，一道可怕的动脉破裂口填满了该点。借助紧贴出血点的抽吸装置，我们能够看到动脉瘤。它起源于分岔路口的上部，直径约 3mm，血液从半分离的眼底喷涌而出。与此同时，一位同事正在从患者的腿上获取新鲜的肌肉。将一小块肌肉准确地放置于出血点并牢牢固定在适当的位置，以阻止出血并压缩薄壁动脉瘤囊。就这样稳定地维持了 12min。随后小心地取出固定器械，没有发生进一步的出血。进一步清理血管，准备好薄的肌肉条并缠绕在血管上，直到厚厚的肌肉环嵌入动脉瘤和相邻的动

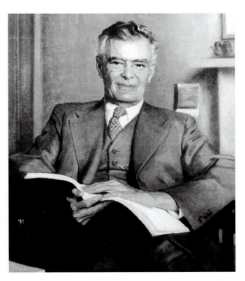

▲ 图 2-17　Norman Dott（1897—1973 年）

脉干（图 2-18）。

患者恢复得很好，几周后，Dott 写到，他的胜利感被小心地隐藏起来："Colin Black 先生的胫骨前肌似乎很好地粘在了他的颈内动脉上，他去度假了。"[175] 在后来的几年里，Dott 和他的患者一起去钓鱼了很多次，Black 先生的身体状况一直很好，直到他在手术后 11 年死于心肌梗死。不幸的是，在后来的情况下，直接进入动脉瘤的结果通常令人失望，如果不是致命的话，Dott 又重新采用结扎颈部的颈内动脉或者颅内的近端大脑前动脉的策略。

1937 年，Dandy 是第一位使用金属夹封闭已出血的动脉瘤颈部的人（图 2-19）[176]。然而，在一些患者中，夹子无法固定，在这些情况下，他常常不得不通过夹住动脉瘤两侧的载瘤血管来

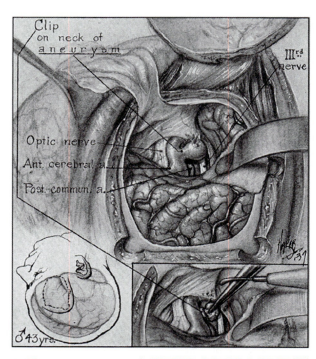

▲ 图 2-19　Dandy1944 年关于脑内动脉瘤的专著插图 [235]

颅内颈内动脉的典型动脉瘤，表现为囊颈狭窄，动脉瘤膨出，也是断裂点。插图显示了夹在动脉瘤颈部的夹子，动脉瘤本身因电灼而萎缩

进行所谓的夹闭。几十年后，Drake 设计了一种处理基底动脉瘤的技术，在此之前这种手术是非常困难的，但是他成功地将夹子固定在基底动脉瘤上 [177]。20 世纪 60 年代，弹簧夹开始使用，取代了 Dandy 使用的银色弹簧夹，这种弹簧夹可以在放置不理想时移除。然而，动脉瘤的直接手术仍然是危险的，动脉瘤手术疗效的对照试验结果也模棱两可。试图提高手术安全性的尝试，包括暂时性心脏停搏、低血压和深低温，尽管没有进行正式试验，但都没有取得多大成功。

20 世纪 80 年代，神经外科医生达成共识，动脉瘤的直接手术最好推迟到首次出血后的 12～14 天。当然，这种方案意味着，与此同时，一部分患者会出现反复出血或其他并发症。20 世纪 70 年代逐步引入用于动脉瘤手术的手术显微镜，使早期手术（3 天内）不仅可行而且很流行，尽管缺乏临床对照试验的证据。近年来，动脉瘤破裂患者的医疗管理也有所改善，尤其是预防迟

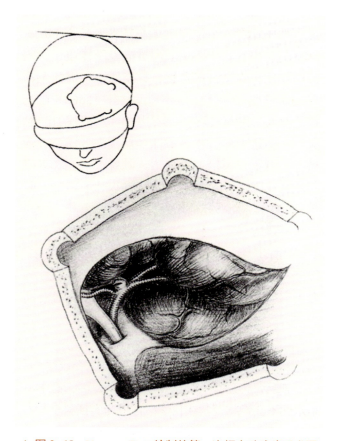

▲ 图 2-18　Norman Dott 绘制的第一次颅内动脉瘤手术图

通过左额瓣显露近端大脑中动脉瘤并用肌肉包裹（经 BMJ Publishing 许可转载，引自 Todd et al. 1990 [234]）

发性缺血。

20世纪80年代末，意大利神经放射学家Guglielmi开发了一种通过可拆卸铂线圈封堵动脉瘤的血管内方法，最初仅用于外科手术危险或不可能的动脉瘤[178, 179]。目前，只要动脉瘤可以通过血管内途径进入，"栓塞"已在很大程度上取代了外科手术。

九、治疗及其陷阱

做一名医生意味着总是在治疗。在遥远的过去，医疗管理是基于后来几乎总是被证明是错误的病理生理学概念，因此如果不是真的有害的话，治疗几乎总是无效的。这种可怜的情况在当今经常重复发生，比医生和外科医生意识到的要多。任何人阅读19世纪的脑卒中治疗措施（如出血、芥末膏剂、蓖麻油和松节油灌肠剂）都会觉得很有趣，应该读一下1950年后关于血管扩张药物疗效的论文或关于将大网膜移植到颅内腔的论文，以获得一种令人警觉的经验。

（一）数值方法

在比较不同的治疗方法之前，有必要找到将患者分组的方法，并以某种方式将疾病结果转化为数字。巴黎医生Pierre-Charles-Alexandre Louis[1787—1872年；他以命名胸骨角（Ludovici角）而被人们熟知]被普遍认为是将数值方法引入医学的人。事实上，他的贡献与其说是一种实用的方法，不如说是一个信条[180]。诚然，他对放血的经验主义评估有一个著名的例子：在47名接受放血治疗的肺炎患者中，有18人死亡，而未治疗的36名患者中只有9人死亡[181]。但Louis没有受过数学训练，无法估计这种大小的差异可能是偶然出现的。

一位数学家Jules Gavarret（1809—1890年）批评了Louis研究的分析和结论，尽管他同意这一设计[182]。更纯粹的数学概念是"平均人"的概念，这是Adolphe Quetelet（1796—1874年）提出的一种方法。

群体和平均水平，这些概念不仅引起了知名医疗专业人员的抵制，而且引起了他们的强烈反感。人们怎么能忽视每个人的独特特征，把这些特征强加给一个人为的"平均值"呢？人们怎么能相信标准化的治疗方案，就像相信标准化的鞋子一样？实验生理学的出现加剧了这种对立。Claude Bernard（1813—1878年）警告说，人们永远不会遇到自然界中的"平均值"，并且观察的分组将掩盖自然现象之间的真实关系[183]。同样Lister勋爵（1827—1912年）更多地依赖于他的防腐方法的理论基础，而不是实际的死亡率[184]。

直到20世纪，对疾病事件的计数仅限于人群研究[185]。流行病学的起源可以追溯到英国皇家学会的创始人之一William Petty爵士（1623—1687年）和John Graunt（1620—1674年）。他们一起收集数据来描述死亡率。1.5个世纪后，Edward Blackmore不仅报道了Plymouth的死亡病例，还报道了Plymouth的疾病事件[186, 187]。维多利亚时代的同行更进一步。William Farr（1807—1883年）曾在巴黎的Louis手下接受过培训，他将自己设计的疾病和职业分类与总登记处的人口统计联系起来。John Snow（1813—1858年）绘制了伦敦街头霍乱病例的发生图，并将其与当地水泵的位置联系起来；1854年霍乱流行期间，在布罗德街（Broad Street），Snow从水泵上取下手柄，这一著名的行动使这些研究达到了顶峰。顺便说一句，他后来专攻氯仿麻醉[188]。

直到第二次世界大战后才进行了第一次脑卒中流行病学研究。英国对社区脑卒中发病率进行了早期研究[189]。随后，美国（Framingham队列）、日本和芬兰报道了针对脑卒中风险因素的基于人群的研究[190-192]。

（二）临床试验

随机对照临床试验的引入预示着"循证医学"或"有组织的经验主义"时代的到来，因为医学不是永远不会像物理学或化学一样成为实证科学[193]。在具有里程碑意义的英国医学研究委员会试验链霉素治疗肺结核（随机分配给治疗组）之后，治疗试验中的随机分组逐渐获得认可[194]。

一些先行者已经使用了平行对照组。1753 年，James Lind（1716—1794 年）在 Louis（1787—1872 年）之前提出柠檬和橙子可以防止水手患坏血病[195]。进一步的步骤是引入机会，在实验组和对照组之间获得平衡。1898 年，Fibiger（1867—1928 年）使用隔日分配注射白喉血清[196, 197]，1931 年，Amberson 等掷硬币将肺结核患者分为接受黄金治疗的患者和对照组[198]。Amberson 的研究小组也对患者实施了盲法（或眼科医生更喜欢说的掩蔽法），正如 4 年前 Ferguson 等在普通感冒疫苗测试中所做的那样[199]。1944 年，呼吸科医生 Hinshaw 和 Feldman[200] 提倡对评估结果的人员进行掩蔽，并最终在 1948 年的 MRC 链霉素试验中实施。该历史性试验中的分配是通过随机化进行的。20 世纪 20 年代 R. A. Fisher 在农业中应用的随机分配的一个重要优点是，它确保了两组之间的平等和公正[201]。但该试验的主要研究者 Austin Bradford Hill 爵士（1897—1991 年）选择随机化的主要原因是，它同时确保了对参与试验的患者隐瞒分配计划[202, 203]。

　　脑血管疾病的临床试验也不例外，大多数方法错误在被识别之前必须被执行，因为正确的解决方案通常是违反直觉的。在 20 世纪 50 年代，抗凝药似乎是一种合理的治疗形式，可以防止（假定的）脑梗死幸存者进一步脑卒中。结核病试验的先驱 Bradford Hil 率先进行了两项此类试验，第一项试验在 142 名患者中进行，第二项试验在 131 名患者(排除高血压患者）中进行[204, 205]。治疗组和对照组之间的非致命性脑卒中发生率没有显著差异，而在使用抗凝药的患者中，致命性脑卒中发生率较高，可能是出血。从那时起，抗凝药在很大程度上被放弃用于预防脑卒中，除非有特殊的适应证（如心源性栓塞）。然而，至少花了 20 年时间，神经学界才意识到，抗凝药治疗脑缺血的试验规模太小，无论是单独试验还是集体的，都无法检测到更大的保护作用，除了其他缺点之外[206]。

　　具有讽刺意味的是，后来组织得当的临床试验证实，口服抗凝药（如华法林）在预防 TIA 和心房颤动患者的脑卒中方面非常有效[207]，但对于心率正常的 TIA 患者来说，由于脑出血过多，这是有害的[208]。同样，即使很难理解，也必须遵守临床试验的结果。

　　1956 年，Dyken 和 White 对急性脑卒中进行了第一次皮质类固醇干预试验。他们没有使用随机分组，而是根据患者的临床特征对患者进行分层，并发现治疗组的死亡率有升高的趋势（对照组为 13/17，对照组为 10/19），并最终确定了此类试验中的许多方法学问题[209]。颈动脉内膜切除术的首次试验将手术失误排除在分析之外[210]；随后，该行动迅速发展到令人担忧的程度，直到通过方法学上可靠的试验加以验证。阿司匹林在预防脑卒中方面的首次大规模试验引起了很大争议[211]，一方面是因为它的发起人选择了"脑卒中或死亡"作为结果事件，而不是单纯的脑卒中[212]；神经学家花了一些时间才意识到他们治疗的是患者整个人，而不仅仅是他们的大脑。此外，阿司匹林对女性无效的初步结论，现在是亚组分析风险的经典例子。

　　几乎不可避免的是，一旦适当的临床试验方法基本上被整理出来，新的问题就会出现，即政府的问题。在过去 10 年里，欧洲针对脑卒中的跨国药物试验数量停滞不前。造成这种情况的一个重要原因可能是 2004 年欧盟临床试验指令[213] 带来的法律法规负担增加。当然，在由销售药物或设备的商业公司赞助的临床试验中，严格的规则是必不可少的，因为结果可能会受到经济激励的影响，不仅是赞助商，还有参与者[214]。然而，尽管对学术研究进行同样昂贵的监测和报告强度可能不会导致学术临床试验的消失[215]，但这无疑是一个抑制因素。有一线希望的是，欧洲官僚机构可以被迫退缩，通过跨研究中心的网络简化试验管理也可能有所帮助[213]。

（三）测量结果：Gall 的幽灵

　　急性脑卒中试验中的绊脚石之一曾经是关于

结果测量的描述不清。最初，为此目的应用了所谓的"脑卒中量表"，类似于其他特定神经系统疾病的量表，例如，帕金森病或多发性硬化症。虽然"脑卒中量表"的目的是测量结果，这些量表只是神经系统检查的编纂，除了定位神经系统内的病变外，没有其他目的。通过这种诊断方法，分别评估了神经系统的不同功能，包括肢体力量、言语、视野等。这种简化、机械的大脑功能定义，反映了功能定域化论者在19世纪下半叶激烈的科学斗争中的立场，对方相信所谓的等势。"脑等位论"认为，大脑是一个统一的系统，脑组织的功能是无所不能和灵活的。因此，脑损伤会导致整体表现水平下降，但不会导致特定功能丧失。这个阵营的代表是法国生理学家Flourens，他通过对狗和鸽子的实验来支持他的观点[216]。解剖学家Gall和Spurzheim以某种奇怪的方式提出了另一种概念，即特定功能的定位[217]。他们认为，每一种智力和道德属性在大脑表面都有自己的位置（图2-20），这些能力的发展程度可以通过测量头骨上覆盖的突起来确定。然而，在Fritsch和Hitzig对麻醉犬进行刺激实验后，定位理论获得了认可，他们发现通过铂电极施加到大脑表面前部区域的微弱电流会导致身体另一半肌肉收缩[218, 219]。两个对立派别之间的冲突于1881年在伦敦举行的第三届国际医学大会上达到高潮[220]。德国生理学家Goltz代表等势理论学家向观众展示了1只犬，它的大部分大脑已经被移除，但它仍然保留了所有的感官，仍然能够移动所有的四肢、躯干和尾巴。后来，事实证明，病变的范围比声称的要小。同一天下午，Ferrier展示了2只黑猩猩，一只在切除听觉皮质后失聪，另一只在摘除对侧运动区后以偏瘫的步态跛行。（看到这一幕，Charcot跳了起来，惊呼："真是个患者！"）

功能定域化论者赢了这一天，但他们赢得太彻底了。大脑的大部分没有"主要的"运动、感觉或认知任务，而是用于连接和整合这些独立的"功能"。同样，日常生活由许多整合、难以分离

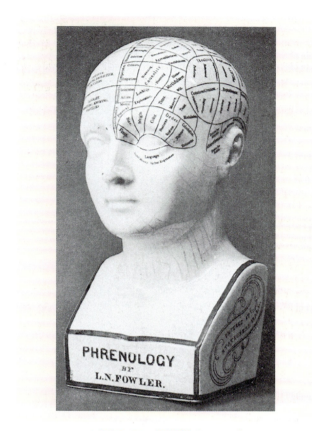

▲ 图2-20　颅相学（Fowler）

头骨的每个区域都应该代表一种心理功能，如"欢乐""形式感知"或"理想"

的任务组成。情绪、主动性和思维速度是人类生活的一些基本特征，可能会受到脑卒中的严重影响，但遗憾的是在"脑卒中量表"中被忽略了；毕竟，"个体"一词的意思是"不可分割的"。因此，尝试从单独的"积木"（图2-21）重建整个人类是不成熟的。分配给语音、肢体功能等的数字等级构成加剧了这种概念错误，就好像这些代表了真实的测量值，如英寸或千克[221]。

简而言之，患者不仅仅是其体征的总和。需要更高、更综合的测量水平；也就是说，量表不应在器官层面上衡量功能，而应在人的层面上衡量（残疾量表），甚至在社会互动层面上衡量功能（残疾量表，世界卫生组织最近更名为活动和参与评价量表）[222]。对患者而言，真正重要的是与他们想做或曾经能够做的事情相比，他们在生活中能做什么。

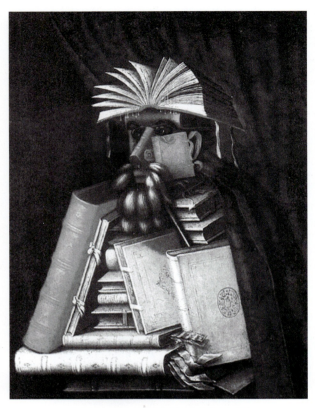

▲ 图 2-21　图书管理员（1566 年）

作者 Giuseppe Arcimboldo，（1530—1593 年），布面油画，97cm×71cm（经瑞典 Skokloster Castle 许可转载）

（四）Meta 分析和系统评价

在 20 世纪的最后 25 年，Richard Peto 及其同事 Tom Chalmers、Iain Chalmers 开发了一种方法来克服这样一个问题，即单个研究可能显示或不显示治疗患者与对照组相比存在显著差异，但差异的大小只能表示为置信区间（confidence interval，CI），CI 通常很宽。他们整理了给定领域的所有相关试验，通过这些试验可以组合每个试验中治疗组和对照组之间的差异[223]。关键假设是，如果给定的治疗对疾病的发生率或结果有任何实质性影响，那么这种影响的方向（不一定是大小）在不同情况下往往是相似的。如果将所有可用的研究结合起来，CI 可以大大缩小，并且可以避免评审者的偏见。正是由于这种方法，在几次小规模尝试后，卒中单元的好处才首次显现出来[224]。显然，迫切需要对有关脑卒中患者

护理各个方面的所有可用证据进行最新的系统评价。事实上，所有医疗干预措施都是如此。这一需求促成了科克伦协作组织协作，该组织包括一个脑卒中审查小组[225]。

系统评价的图形表示始于 1978 年，用简单的线条描绘 95%CI[226]。1982 年，Lewis 和 Clarke 提出了将单独的估计值组合成一个总体估计值的想法，位于图的底部[227, 228]。随后，Richard Peto 正方形的大小与试验的威力成正比，从而解决了小试验因其较大的 CI 而最为显著的悖论（图 2-22）[229]。这些图后来被称为"森林图"，可能是因为许多线条可能被视为树木[228]。

十、结语

尽管我们强调了脑卒中知识的许多进步，但我们的故事仍不合时宜，支离破碎。试图站在前人的立场上思考是极其困难的，因为要做到这一点，一个人的头脑应该清除自那以后获得的所有知识[230]。对于我们这些回顾 30 年的时间跨度很小的人来说，我们对那些现在知道的颈动脉夹层或颅内静脉血栓幸存的患者做出了什么诊断，仅举 2 个例子？只有天知道。同样，不久前，还无法区分出血和梗死；或者是其他一些未知情况下的出血，这些情况下的大脑看起来几乎正常；或其他脑部疾病引起的脑卒中；甚至心源性脑卒中。我们的叙述必然是轶事。实际上，科学的进步不是一系列的突破，而是一个缓慢而持续的过程，包括死胡同和偶尔的挫折。这也适用于我们在自己的职业生涯中目睹的几十年。当我们明天走进医院时，我们并不期望有什么耸人听闻的新奇事物，但是自从我们还是医学生以来，已经发生了很多变化。这不仅涉及医学知识的体系，还包括医学研究的方法。在疾病的治疗和预防方面，实证检验已经超越了病理生理学理论。变化的速度有点像太阳在天空中移动的位置：人们看不到它的移动，但在黎明和日落之间有一个戏剧性地掠过。我们期望在脑卒中研究中看到更多曙光。

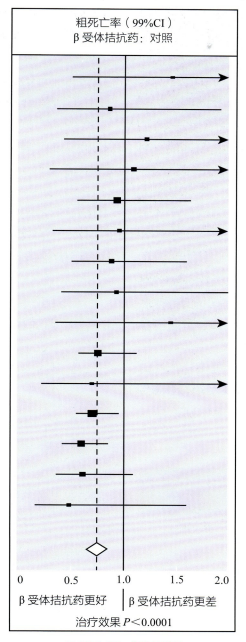

▲ 图 2-22 "森林图"

该图根据 Lewis 和 Ellis 1982 年的原始图重新绘制，该图首次结合了心肌梗死后 β 受体拮抗药的不同安慰剂对照临床试验的 95%CI[227]。这种现代变体将每个组件研究的结果显示为以每个研究结果的点估计为中心的正方形。一条水平线穿过正方形以显示其 CI。Meta 分析的总体估计及其 CI 位于底部，表示为菱形[228]（经 BMJ Publishing 许可转载，引自 Lewis and Clarke，2001[228]）

第3章　脑血管事件与病变位置*
Is it a vascular event and where is the lesion

Simon Jung　Heinrich P. Mattle　著
陈中灿　段光明　译

本章讨论了在评估疑似短暂性脑缺血（transient ischemic attack，TIA）或脑、脊髓或眼卒中的患者时，需要回答的几个问题中的前两个问题：它是脑血管事件吗？病变在哪个部位（表3-1）？我们将首先定义TIA和脑卒中的含义，然后阐述区分TIA和脑卒中与其他鉴别诊断的方法。

表 3-1　脑或眼部血管事件的诊断和后续管理中的评估过程	
是脑卒中、TIA还是脑部发作	第3章
大脑的哪个部分受到影响	第3章
哪些动脉供血区域受到影响	第4章
是否存在可识别的临床综合征	第4章
影像显示什么	第5章
什么疾病过程导致了脑血管事件	第6~9章
如果有的话，功能性后果是什么	第10~12章
什么治疗可以提高无残障的生存率	第13~20章

一、短暂性脑缺血发作、脑卒中和急性脑卒中综合征

TIA或脑卒中导致一种或多种局灶性神经系统症状的短暂或持续性表现。最常见的局灶性症状列于表3-2。

通常，局灶性症状表现为突然发作，并且症状在发作时最明显（或多或少）。

表3-3中列出的非局灶性症状很少是由TIA或脑卒中引起的（如果有的话）。相反，作为非局灶性症状的意识丧失可能是TIA或脑卒中的结果。

如果有的话，晕厥、头晕或全身无力等非局灶性症状很少是由局部脑缺血引起（即少见于TIA或脑卒中），但可能是由全身性脑缺血（如晕厥）和非血管性的神经及非神经原因造成的（如过度换气或其他焦虑表现）。

（一）短暂性脑缺血发作的定义

TIA的标准定义是一种临床综合征，其特征是局灶性脑或单眼功能急性丧失，症状持续不到24h，被认为是由于与动脉、心脏或血液疾病

---

* 注：识别和解释脑血管疾病的症状和体征为第3版章题名称。

表 3-2 局灶性神经和眼部症状

运动症状

- 身体一侧整体或部分的虚弱或笨拙（偏瘫、单瘫，有时只是手）
- 双侧同时无力[a]
- 吞咽困难[a]
- 失衡[a]

言语/语言障碍

- 理解或表达口语有困难
- 阅读（阅读障碍）或写作困难
- 计算困难
- 口齿不清[a]

感觉症状

- 身体一侧的感觉全部或部分改变

视觉症状

- 一只眼睛的全部或部分视力丧失
- 视野的 1/2 或 1/4 丧失视力
- 双侧失明
- 复视[a]

前庭症状

- 运动觉[a]

行为/认知症状

- 穿衣、梳头、刷牙困难、迷失方向（视觉空间—知觉功能障碍）
- 遗忘[a]

a. 作为一种孤立症状，这并不一定表明局部脑缺血，除非有相应部位的急性梗死或出血，或有其他明确的局灶性症状

表 3-3 通常与脑卒中/TIA 无关的非局灶性神经系统症状

- 全身无力和（或）感觉障碍
- 头晕目眩
- 眩晕
- 伴有或不伴有双眼视力受损的意识改变或丧失或晕厥的"黑矇"
- 大小便失禁
- 意识模糊
- 耳朵嗡嗡响（耳鸣）

相关的低血流、血栓形成或栓塞导致的脑或眼供血不足造成的。TIA 的标准定义是基于时间的定义[1, 2]（表 3-4）。

表 3-4 短暂性脑缺血发作的诊断标准

症状的性质

- 局灶性神经或单眼症状

症状的特征

- "阴性"症状，代表局灶性神经或单眼功能丧失（如虚弱、麻木、失语、视力丧失）；很少会出现"阳性"症状（如针刺、肢体颤抖、闪烁的视野异常）

症状的时间进程

- 突然发作，大致同时从身体的不同部位（如面部、手臂、腿部）开始，没有加剧或扩散（"进展"）；症状通常在几秒钟内达到最严重；症状会逐渐缓解，但完全消失通常在 1h 内，根据定义，通常是在 24h 内。仅持续几秒钟的非常短暂的发作，除了短暂性单眼失明之外是不常见的（注意：我们不知道短暂性单眼失明的发作有多短暂，并且由于属于短暂的缺血仍然被归类为短暂性单眼失明；也许 10s 左右）

相关症状

- TIA 通常在没有预警的情况下发生
- 前驱症状很少见，但可能反映出病因（例如，颈动脉夹层引起的颈部和面部疼痛，巨细胞动脉炎引起的头痛）；否则，前驱症状（如头痛、恶心或上腹不适）通常提示偏头痛或癫痫
- 在 TIA 期间和之后可能会出现头痛；应与偏头痛相区别
- 意识丧失几乎从来不会由 TIA 引起；它通常表明晕厥或癫痫

神经系统体征

- 症状恢复后，可能会发现一些体征，例如，反射不对称或足底伸肌反应，这些在功能上并不重要

脑 CT 或 MRI

- 扫描可能会在大脑的相关部位显示与脑缺血或梗死相符的密度改变的小区域，或者可能出现远离症状部位的低密度区域（CT）或增强的信号（MRI 上 T_2 加权像）

发作频率

- TIA 经常复发，但非常频繁的定型发作增加了部分癫痫发作的可能性（有时是由于潜在的结构异常，如动静脉畸形、慢性硬膜下血肿或脑肿瘤）或低血糖

因此，根据定义，TIA 是由于动脉、心脏和血液的血栓栓塞性疾病引起的大脑某部分的血流

量暂时减少所致。然而，可以想象，TIA 也可能由静脉疾病引起，导致大脑或眼睛的静脉回流暂时减少，但我们还不知道有脑静脉血栓形成伴 TIA 症状的任何患者[3, 4]。

1. 基于时间的定义

TIA 和缺血性脑卒中的症状持续时间是连续的（图 3-1）。TIA 基于时间标准定义的基本原理是，症状持续时间越长，脑卒中和脑卒中复发的风险越高[5-8]（图 3-2）。

如果症状在 24h 内已经消失，TIA 的标准定义允许异常但功能上不重要的局灶性神经系统体征（如反射不对称或伸足跖反应）持续超过 24h；这发生在大约 5% 的患者中[1, 2]。24h 症状持续时间的定义上限更多地与地球自转有关，而不是与生物学有关。事实上，局灶性神经系统症状持续时间增加是 TIA 后脑卒中早期 ABCD 预后模型中早期复发性脑卒中的 5 个主要预测因素之一，此外还有年龄、血压、临床特征和糖尿病（及症状持续时间）[6]。

有人建议，症状持续时间的下限应为 10min，因为持续时间少于 10min 的 TIA 与持续时间较长的 TIA 相比，脑卒中风险较低[7, 9]。当然，这种下限的定义与上限的定义同样是武断的，仍不确定局灶性发作到底时间有多短而仍然是 TIA。

目前尚不清楚短暂性脑缺血发作的时间有多短（并且仍然是 TIA）。

2. 基于组织的定义

在相当大比例基于时间定义的 TIA 患者中有证据表明，在短暂症状相关的大脑区域中存在 CT 或 MRI 脑成像信号强度改变的局灶区域[10-12]。MR 弥散加权成像（diffusion-weighted imaging, DWI）比 CT 或 MRI T_2 加权像更敏感，可识别多达 2/3 基于时间的 TIA 患者出现的相关异常（图 3-3）[11, 13-17]。

因此，一些人提出了 TIA 的修订定义，该定义仅限于经历短暂发作的局灶性神经功能障碍的患者，推测由局部脑缺血引起，但没有急性缺血或梗死的神经影像学证据[18-21]。

美国心脏协会和美国脑卒中协会脑卒中委员会在 2009 年提出了以下定义："由局灶性脑、脊髓或视网膜缺血引起的神经功能障碍的短暂发作，无梗死发生。"[22]

通过使用组织而不是时间标准，该定义将 TIA 视为一种病理生理实体。

最近一项关于 TIA 和脑卒中复发率的研究表明，组织阳性（脑卒中）和组织阴性事件（TIA）

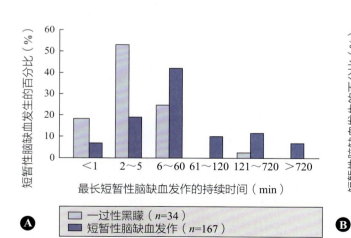

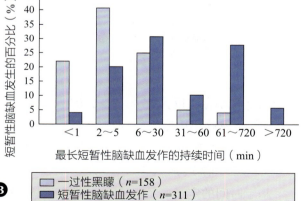

▲ 图 3-1　患者出现脑卒中前最长短暂性脑缺血发作持续时间的直方图

A. 一项牛津郡社区脑卒中项目中的 184 名 TIA 患者[101]；B. 一个医院转诊队列中的 469 名 TIA 患者（经许可转载，引自 Hankey GJ, Warlow CP, 1994[76]）

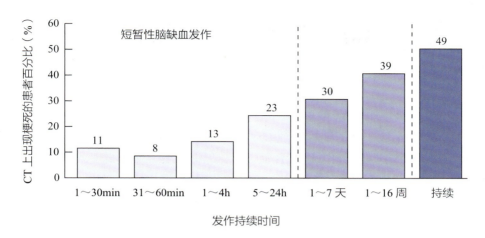

▲ 图 3-2 TIA 和缺血性脑卒中引起的局灶性神经系统症状持续时间及相关部位出现 CT 脑成像异常的患者百分比的直方图

经 BMJ Publishing 许可转载，引自 Koudstaal et al. 1992[45]

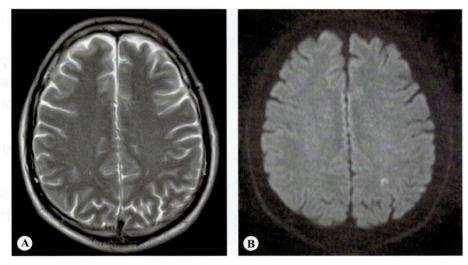

▲ 图 3-3 基于时间定义的 TIA 患者的脑 MRI

A. 有短暂性失语和左侧偏瘫而无残留症状的 62 岁患者的大脑 MRI（T_2 加权像），T_2 加权像未显示任何信号变化；B. 同一患者的 MRI（DWI）显示左角回中信号强度发生改变的非常微小的区域

之间的复发率存在巨大差异。在 3206 名患者中，7 天时的复发脑卒中率分别为组织阳性事件后为 7.1%（95%CI 5.5～9.1），组织阴性事件后为 0.4%（95%CI 0.2～0.7）（$P < 0.0001$）[23]。

基于时间的定义受到任意截止值的限制。另一方面，基于组织的定义受到成像模式的灵敏度和特异度的限制。

即使在使用更敏感的 MRI 寻找 DWI+ 病灶

的情况下，仍然存在一些问题。

• 灵敏度不是 100%，取决于成像的时间点（如果做的过早或仅在几天后进行，则灵敏度较低）和病变的部位（脑干和脊髓敏感性较低）。

• 结果可能是假阳性：已知 DWI+ 病灶可以在后续 MRI 检查时消失。

必须考虑到改变 TIA 的定义会对流行病学研究产生影响。例如，重新定义 TIA 可将 TIA 后

90 天时的脑卒中风险降低至约 1%，并将脑卒中后残疾率降低约 3.4%[24]。

（二）脑卒中的定义

根据 TIA 的定义，脑卒中的标准定义是基于时间的定义："以快速进展的临床症状和（或）局灶性体征为特征的综合征，有时是全身性的（适用于深度昏迷患者和蛛网膜下腔出血患者），出现脑功能丧失，症状持续超过 24h 或导致死亡，无血管来源以外的明显原因。"[25] 该定义包括脑梗死引起的脑卒中（缺血性脑卒中）、非创伤性脑出血和脑室内出血。尽管该标准定义还包括一些蛛网膜下腔出血患者，但我们建议不将其包括在标准定义中，因为在很大程度上，蛛网膜下腔出血的临床特征、病因、预后和治疗与其他类型的脑卒中完全不同。按照惯例，该定义不包括视网膜梗死、硬膜下出血、硬膜外出血、外伤性脑出血或梗死、感染或肿瘤；它也不包括有颅内静脉血栓形成和蛛网膜下腔出血的患者，这些患者有意识并且有头痛但没有异常的神经系统体征。因此，重要的是在讨论和文献中对于"脑卒中"要清楚哪些是包括在内，哪些不是。

在临床实践中，疑似脑卒中患者没有明显的局灶性神经功能缺损并不一定排除该诊断。这可能只是症状表现延迟的结果，因此这些体征已经消失，或者可能是这些体征相当轻微（但对患者来说在功能上很重要）并且被遗漏了。示例如下。

• 孤立的语言障碍被误解为混乱。

• 额叶或颞叶梗死未被注意或仅伴有轻微的神经心理缺陷。

• 在床旁检查时可能不会注意到的孤立的视觉空间障碍或知觉障碍（如穿衣失用症、地理迷失方向），至少在开始时[26]。

• 孤立的遗忘症或其他细微形式的认知功能障碍[27]。

• 由小脑卒中引起的躯干和步态共济失调，只有在要求患者坐起、下床和行走时才会明显（或可诱发）[28]。

在急诊室、繁忙的病房查房，紧急颈动脉内膜切除术后或冠状动脉搭桥手术评估期间，甚至任何时候，这些类型的缺陷都可能被遗漏（但不应被遗漏）。

根据 TIA 的基于组织的定义，脑卒中被定义为中枢神经系统组织的梗死[22]。

轻微脑卒中的定义

轻微脑卒中是具有轻微神经系统症状的脑卒中亚型。缺少一致的定义，但据分析，美国国立卫生研究院脑卒中评分（National Institutes of Health Stroke Score，NIHSS）得分为≤1 分或≤3 分最适合轻微脑卒中的定义[29]。

（三）短暂性脑缺血发作和脑卒中之间的重叠，以及急性脑卒中综合征（"脑发作"或"不稳定脑缺血"）的概念

由于急性脑卒中治疗仅限于脑卒中发作后的最初几个小时，因此对 TIA 和脑卒中的早期区分将是主要关注点，因为只有脑卒中患者才考虑接受急性脑卒中治疗。

基于组织的 TIA 和脑卒中定义允许在早期区分 TIA 和脑卒中，但由于成像方式的灵敏度低于 100%，因此存在上述限制。

然而，无论是基于组织还是基于时间的脑卒中定义，都不能预测症状是否会在最初的 24h 内自行消退。

当然，对于症状发病后 24h 内消退的患者，根据基于时间的定义，他们可以回顾性诊断为 TIA。然而，对于那些在发病 24h 内仍有症状的患者，无论有无相关体征，用"脑发作"或"急性脑卒中综合征"或"不稳定的脑缺血"等术语，来描述局灶性脑缺血的急性表现是恰当的[2]。这强调需要快速排除 TIA 和脑卒中的其他鉴别诊断（如低血糖症、脑肿瘤），确定脑卒中的病理和病因亚型和复发性脑卒中中的风险，并采用适当的治疗进行干预，包括局部脑缺血再灌注治疗，维持生理稳态，预防脑卒中并发症，早期预防复发性脑卒中和其他严重血管事件，以及早期康复[30]。在这种情况下，"时间就是大脑"。

不合时宜的术语"脑血管意外"应该被弃用，因为它误导性地暗示脑卒中是偶然事件，而且几乎对此无能为力。

二、脑血管事件的诊断

对疑似 TIA 或脑卒中患者的评估取决于症状出现后的时间。如果患者在脑卒中发作 3～8h(或基底动脉闭塞的情况下长达 24h) 内接受评估，主要重点是确定脑卒中的诊断、病理类型和严重程度，导致神经功能缺损的狭窄或阻塞的血管，是否需要早期再灌注或抗血小板治疗和（或）颈动脉内膜切除术。如果在这段时间之后对患者进行评估（或重新评估），重点就不是再灌注治疗，而是要确定并最小化复发性脑卒中的风险和脑卒中的不良后遗症和并发症。评估的时机也可能影响临床评估的可靠性和诊断的准确性[31]；局灶性

神经系统体征可能会随着时间的推移而消退，如果仅有的体征是视觉空间感知功能障碍，这可能会使诊断变得特别困难。但如果嗜睡和言语障碍等神经系统体征恢复，也可以使诊断更容易，因为可以从患者那里获得更多病史。

临床医生和患者之间的首次接触是进行适当病史采集和体格检查的关键机会，并从任何观察者、家人、朋友、患者的病历和救护人员那里获得相关信息（尤其是当患者由于语言障碍、意识障碍或只会说外语而无法清楚沟通时）[32]。未经筛查且有神经系统相关症状的患者被送往急诊室，脑卒中的先验概率约为 10%[33]。然而，在一些国家（如澳大利亚），救护人员负责照顾大多数因脑卒中住院的患者，他们能正确识别出约 3/4 的脑卒中患者[34]。但是，由于这些人员倾向于过度诊断卒中（不知道其他类似脑卒中症状的情况），因此基于一些核心临床特征（表 3-5 和表 3-6）

表 3-5 用于诊断脑卒中的院前筛查工具的比较				
评 估	FAST	LAPSS	CPSS	MASS
病史采集				
年龄＞45 岁		×		×
没有癫痫发作或癫痫病史		×		×
发病前，不坐轮椅或非卧床		×		×
血糖浓度为 2.8～22.2mmol/L		×		×
体格检查				
面部下垂	×	×	×	×
手臂移动	×	×	×	×
抓手		×		×
语言	×	×		×
识别脑卒中的标准				
存在任何身体评估项目	×	×	×	×
所有病史采集都回答是		×		×

FAST. 面部手臂言语测试；LAPSS. 洛杉矶护理人员脑卒中量表；CPSS. 辛辛那提院前脑卒中量表；MASS. 墨尔本救护车脑卒中筛查

表 3-6　用于诊断脑卒中的几种院前筛查工具评估运动和言语项目 [33-36]		
评估项目	正常反应	异常反应
面部下垂		
患者微笑或露出牙齿	双侧对称运动	一侧不动
手臂移动		
患者闭上眼睛并伸展双臂 10s	两臂均匀运动	与另一只手臂相比，一只手臂不动或垂下
抓手		
将双手分别放到患者的每只手里，并要求其抓紧双手	双手握力相同	单手无力或没有抓力
语言		
病人重复一句话	正常语言和发音	口齿不清或语言错误或无法说话

开发了几种院前筛查工具，以尽量减少假阳性诊断。这些包括：面部手臂语音测试（the Face Arm Speech Test，FAST）[35, 36]、辛辛那提院前脑卒中量表（the Cincinnati Prehospital Stroke Scale，CPSS）[37]、洛杉矶护理人员脑卒中量表（the Los Angeles Paramedic Stroke Scale，LAPSS）[33]、墨尔本救护车脑卒中筛查（the Melbourne Ambulance Stroke Screen，MASS）[34]。

事实证明，这些工具特别有助于"现场"快速评估脑卒中患者，并在向区域脑卒中中心传达可能患有急性脑卒中患者即将到来的信息方面特别有用。

（一）病史

当患者出现疑似短暂性脑缺血发作、"脑发作"或脑卒中时，首先要回答的问题是，它是否真的是脑血管事件。这始于并取决于一个可靠、仔细采集的临床病史。

首次对患者进行评估时，让患者和（或）目击者回顾症状发作时，记录他们自己的话，而不仅仅是您对他们的解释。这通常可以通过 3 个问题来实现。

- 什么时候发生的？
- 事情发生时你在哪里？
- 事情发生时你在做什么？

为了说明，让患者以另一种方式描述他们的症状是有价值的，特别是如果他们使用的术语相当模糊（如"头晕"或"头沉"）。此外，有时询问患者在症状出现时是否能够完成特定任务也很有用；例如，如果患者将手臂描述为"死去一样"，询问他们是否可以将手臂举过头顶至少会给出一个提示，即"死去一样"这个词是指运动障碍还是仅仅是一个感觉障碍。

某些术语的使用通常是由文化决定的，不能假设您对该术语的解释与患者的相同。如果您不确定，最合适的回答是"您的意思是什么"或"试着用另一种方式描述你的意思"。

病史采集应获取以下信息。
- 症状和体征的性质。
  - 涉及哪些类型（如运动、感觉、视觉）？
  - 涉及哪些解剖区域（如面部、上肢、下肢，是整个肢体还是部分肢体；一只或两只眼睛）？

– 症状是局灶性的还是非局灶性的（表3-2和表3-3）？

– 它们的特点是什么（即"负性的"，导致感觉、运动或视觉功能丧失；或"正性的"，导致肢体抽搐、刺痛、幻觉）？

– 功能性影响是什么（例如，无法站立、无法抬起上肢）？

- 神经系统症状的发作速度和时间过程。

– 它们是从什么时候开始的？

– 清醒时脑卒中："最后一次看到正常时间"是什么时候？

– 发病突然吗？

– 症状在发作时大概程度；它们是否在几分钟/几小时/几天内以逐步、缓和或渐进的方式转移或进展？还是在正常和异常功能之间波动？

- 是否有任何可能的起因？

– 患者当时和发病前在做什么？

- 是否有任何伴随症状？

– 头痛、癫痫发作、恐慌和焦虑、呕吐、胸痛？

- 是否有任何相关的过去或家族史？

– 以前有过TIA或脑卒中吗？

– 是否有高血压、高胆固醇血症、糖尿病、心绞痛、心肌梗死、间歇性跛行或动脉炎病史？

– 是否有血管或血栓性疾病的家族史？

- 是否有任何相关的生活习惯/行为？

– 吸烟、饮酒、饮食、体力活动、药物（尤其是口服避孕药、抗血栓药物、抗凝药和娱乐性药物，如安非他明或可卡因）。

（二）查体

查体的目的如下。

- 确认病史中预期的局灶性神经系统体征（如果有）的存在。

- 发现事件可能的病因解释（例如，心房颤动、颈动脉杂音、心脏杂音等），其中一些可能无法预料（如恶性高血压）。

- 确定检查的禁忌证（如起搏器-MR检查）。

- 预测护理和康复需求（例如，吞咽障碍、尿失禁、不能行动、先前存在的视力或听力下降）。

不需要复杂的神经病学知识来探究和识别脑血管事件的临床特征，正如护理人员和急诊室使用简单的评估工具准确识别脑卒中所强调的那样（见上文）。然而，需要一种系统的方法，以及对单独和成组（综合征）的症状和体征的潜在的差异性的认识（表3-7）[38, 39]。

NIHSS是一种分级神经系统检查，可用作系统性神经检查的模板，可评估神经功能障碍，例如意识水平、眼睛凝视、视野、言语和语言功能、注意力不集中、运动和感觉障碍，以及共济失调，从而有助于确保在疾病急性期进行合理彻底的神经系统检查。在衡量神经功能障碍和脑卒中严重程度的临床试验中，它执行速度快（花费不到几分钟）、有效且在神经科医生、非神经内科医生和非内科联络员中是可靠的[40]。然而，该量表最初是为对已被诊断患有脑卒中的患者进行治疗试验而开发的（以衡量损伤和中风严重程度）；它原本不是为诊断脑卒中并将脑卒中与其类似疾病区分开来而设计的，并且在这方面应用有限。

> 不需要复杂的神经病学知识来探究和识别脑血管事件的临床特征，但如果要准确记录症状和体征，以及脑卒中的诊断及其定位达到最佳，医生必须不断努力提高他们的临床能力。

（三）症状和体征的性质

TIA和脑卒中的症状和体征反映了受局部缺血或出血影响的大脑区域[39]。对于持续时间较短的事件（如TIA），症状还反映了患者在发作期间所从事的活动。例如，如果患者在短暂缺血事件期间没有说话或没有尝试说话或阅读，则不可能知道是否存在失语或失读症。同样，如果患

表 3-7　急诊室脑卒中识别（ROSIER）研究中疑似短暂性脑缺血发作（TIA）和脑卒中患者的神经系统症状和体征（细分为脑卒中或 TIA 患者和非脑卒中患者 [38]）

症　状	患者百分比（%）		OR
	脑卒中或 TIA（n=176）	非脑卒中（n=167）	
神经系统症状			
急性发作	96	47	27.6
无力			
面部	23	6	4.8
上肢	63	24	5.3
下肢	54	22	4.1
不协调			
肢体	5	2	2.2
语言	53	22	4.0
视觉障碍	11	7	1.7
感觉异常			
面部	9	7	1.3
上肢	20	16	1.4
下肢	17	11	1.6
眩晕	6	5	1.2
头晕	13	33	0.3
恶心	10	17	0.5
呕吐	8	13	0.6
头痛	14	17	0.8
谵妄	5	25	0.2
意识丧失	6	41	0.1
抽搐发作	1	10	0.1
神经系统体征			
无力			
面部	45	3	27.0
上肢	69	12	16.6

（续表）

症状	患者百分比（%）		OR
	脑卒中或 TIA（$n=176$）	非脑卒中（$n=167$）	
下肢	61	11	13.1
视野缺损	24	2	12.8
眼球运动异常 [a]	27	1	62.2
言语障碍 / 构音障碍	57	8	15.6
视觉空间遗忘	23	5	5.8
肢体共济失调	4	2	2.3
偏瘫 / 共济失调步态	53	7	14.5
感觉障碍			
面部	3	1	2.4
上肢	23	4	7.9
下肢	21	2	10.8

a. 凝视麻痹或眼肌麻痹

坐下，很可能不会注意到力量变弱的下肢。由于许多小时的清醒状态是睁着眼睛、直立姿势并经常说话或阅读，因此 TIA 患者所经历的大多数症状是运动、体感、视觉或语言功能也就不足为奇了（表 3-8）[41-43]。其他更短暂的行为，如吞咽和计算，报道较少。据推测，TIA 就像脑卒中一样，可以在睡眠期间开始，但如果他们在醒来之前已经缓解，患者将不会意识到。

在因脑部发作症状（定义为"明显突然发作的明显局灶性脑功能障碍"）入院的患者中，只有约 2/3 随后被诊断为脑卒中；1/3 是脑卒中假象[31]。增加脑卒中最终诊断概率的临床特征包括明确的局灶性神经系统症状病史 [优势比（odds ratio, OR）=7.2]，以及能够确定症状发作的确切时间（OR=2.6）（表 3-7）[38]。这与脑血管事件的常见临床标准（即突然出现假定的血管性病因的局灶性神经系统症状或体征）是一致的。一个基于 8 个独立且显著的脑卒中诊断预测因子（相对于非

表 3-8　短暂性脑缺血发作（TIA）期间的神经系统症状	
	百分比（%）
单侧无力、沉重或笨拙	50
单侧感觉症状	35
口齿不清（构音障碍）	23
一过性单眼失明	18
说话困难（失语症）	18
不稳定（共济失调）	12
头晕（眩晕）	5
同侧偏盲	5
重影（复视）	5
双侧肢体无力	4
吞咽困难	1
交叉运动和感觉丧失	1

来自牛津郡社区脑卒中项目中的 184 例明确的 TIA 患者[45]。许多患者有不止一种症状（如无力和感觉丧失），没有患者出现单独的构音障碍、共济失调、眩晕、复视或吞咽困难。该分析排除了单独的双侧失明，但后来被认为是 TIA[43]。

脑卒中）逻辑回归模型（表 3-9），在其派生的数据中产生了 83% 的正确分类（即内部有效）[38]。其他使用现代神经影像学的研究表明，急性面部无力、上肢移动和（或）异常言语的出现增加了脑卒中的可能性，而三者均不存在时则降低了脑卒中概率[44]。急诊室脑卒中识别（Recognition of Stroke in the Emergency Room，ROSIER）量表作为在急诊室中区分脑卒中与其假象的有效工具已被开发和验证[39]。它由 7 个项目（总分 –2 分~+5 分）组成，包括临床病史的鉴别要素 [意识丧失（得分 –1）、惊厥性癫痫发作（得分 –1）] 和神经系统体征 [面部、上肢或下肢无力、言语障碍和视野缺损（每个得分 +1）]。截断分数＞0 与推导数据（表 3-7）中 92% 的灵敏度、86% 的特异度、88% 的阳性预测值和 91% 的阴性预测值，以及测试数据中的相似值相关[39]。

没有任何一种症状或体征可以决定或排除脑卒中和短暂性脑缺血发作的诊断。

（四）意识水平障碍

意识可以定义为"对自我和环境的意识状态"。昏迷是指无意识。血管疾病可能是继代谢 / 中毒性疾病之后非创伤性昏迷的第二大常见原因；高达 20% 的脑卒中患者（但 TIA 患者除外）可能有一些意识障碍[38, 39, 42]（见第 11 章"意识水平下降"）。

1. 临床解剖

意识依赖于网状上行激活系统（ascending reticular activating system，ARAS）的正常功能，它与大脑皮质和皮质本身相连接。ARAS 是上脑干旁正中被盖、下丘脑区域和丘脑（主要是椎板内核）中神经结构的复杂的功能性而非解剖学

表 3-9　预测脑卒中诊断的逻辑回归模型[38]		
变　量	OR	95%CI
已知的认知障碍	0.33	（0.1~0.8）
可以确定确切的发病时间	2.59	（1.3~5.1）
局灶性神经系统症状的明确病史	7.21	（2.5~20.9）
任何异常血管发现 a	2.54	（1.3~5.1）
任何其他系统中的异常发现 b	0.44	（0.2~0.8）
NIHSS=0 c		
NIHSS 1~4	1.92	（0.7~5.2）
NIHSS 5~10	3.14	（1.03~9.6）
NIHSS＞10	7.23	（2.2~24.0）
这些体征可以偏向大脑的左侧或右侧	2.03	（0.9~4.5）
OCSP 分类可能	5.09	（2.4~10.7）

该模型给出了脑卒中的预测概率（范围 0~1）

a. 收缩压＞150mmHg、心房颤动、心脏瓣膜病或外周脉搏缺失

b. 呼吸、腹部或其他异常体征

c. NIHSS=0 被输入作为参考组（因此它没有系数）

OCSP. 牛津郡社区脑卒中项目；OR. 优势比；CI. 置信区间

分组。损害意识的局灶性病变可直接破坏 ARAS（即主要是幕下病变），或导致继发性脑干受压或变形的大的幕上病变（表 3–10、图 3–4）可导致 ARAS 功能障碍。此外，两侧大脑半球的皮质下或皮质区域的广泛功能障碍或损伤，也会降低意识并可能导致昏迷。

2. 临床评估

通过观察患者的自发活动，以及他们对语言、疼痛和其他刺激的反应来评估意识状态。Glasgow 昏迷量表（Glasgow Coma Scale，GCS）提供了一种描述意识水平的结构化方式，通常是标准救护车和护理观察表的一部分（表 3–11）。因为它是为头部受伤的患者而开发的，因此对于更广泛的而不是局灶的神经功能缺损更适用，在将其应用于脑卒中患者时需要小心。运动障碍必须在"正常"侧而不是运动障碍侧进行评估，并且是在上肢而不是下肢评估，运动反应可能主要来自脊髓。每个项目的子分数可能比总分更重要，因为特定的局灶性缺陷，特别是整体性失语症，会使总分不成比例地降低到警戒水平。

GCS 具有作为急性脑卒中初始预后指标的价值[46, 47]。随着时间的推移，它也可能在监测患者的神经系统状态方面具有价值。GCS 的任何恶化都提示要考虑是由于神经功能缺损的进展还是由于非血管因素，如感染、代谢紊乱或药物作用（见第 11 章"脑卒中后进展"）。然而，重要的是不仅要记录 GCS 评分（以及随着时间推移），而且要定性和定量地（以及随着时间推移）描述患者的神经损伤，因为 GCS 仅测量大脑许多重要功能中的 3 个，并且通常是患者在常规神经系统检查方面的明显变化但在 GCS 中没有。

> Glasgow 昏迷量表是一种对神经功能不敏感的测量方法，不应成为监测患者神经状态的唯一测量方法。

表 3–10　脑卒中后意识障碍的原因
皮质下结构（如丘脑）或脑干网状激活系统（如脑干出血）的原发性损伤
脑干网状激活系统的继发性损伤（例如，大的幕上出血或梗死伴小脑幕疝和水肿引起的中线移位）
罕见的双侧广泛性半球脑卒中
并存的代谢紊乱（例如，低血糖、缺氧、肾衰竭或肝衰竭）
药物（如镇静药）
与正常意识相区分，但伴发以下原因导致的反应性损害
• 闭锁综合征
• 无动性缄默症
• 意志缺乏症
• 严重的锥体外系运动迟缓
• 重度抑郁症
• 紧张症
• 癔症转换综合征
• 神经肌肉疾病引起的瘫痪

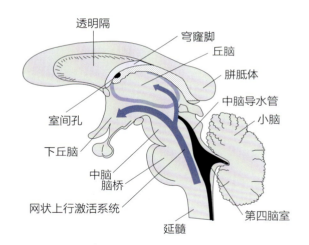

▲ 图 3–4　与意识有关的脑干区域（尤其是网状上行激活系统）的矢状面示意

3. 临床实践

脑卒中引起的几乎瞬间意识丧失提示蛛网膜下腔出血（见本章"是蛛网膜下腔出血吗"）或内在脑干缺血或出血。发病数小时内失去意识通常是由于大面积脑内血肿或小脑血肿或梗死压迫

表 3-11　Glasgow 昏迷量表	
睁眼反应	
E1	无睁眼
E2	疼痛刺激睁眼
E3	命令 / 声音睁眼
E4	自发睁眼伴眨眼
运动反应（未受影响肢体的最佳反应）	
M1	没有任何反应
M2	疼痛刺激时上肢伸展
M3	疼痛刺激时上肢屈曲
M4	疼痛刺激时上肢回缩
M5	上肢能定位面部疼痛刺激（至少达到下颌水平）
M6	活动服从命令
语言反应	
V1	无发音
V2	能发声但没有可识别的词语
V3	不恰当的词语 / 咒骂
V4	言语错乱
V5	正常交谈

分数应报告为 Ex、My、Vz，总分 = $x+y+z/15$

脑干所致。幕上梗死后早期意识障碍是不常见的。这是因为相关的脑水肿导致占位效应，因此中线移位和脑疝通常需要 1～3 天才能发展，尽管可能在 24h 内出现一些小脑幕疝的证据。尸检研究最初表明，在中线结构发生明显的横向和尾部（下）位移之前，需要整个大脑中动脉供血区域发生梗死。这些发现已在患者生命中的几项影像学研究中得到证实。这并不奇怪，意识水平是脑卒中后生存的最佳预测指标之一（见第 10 章 "患者预后" 中的 "个体患者结局的预测"）。TIA 期间意识丧失极为罕见，应积极寻找可能的解释，如低血压（例如，血管迷走性和反射性晕厥、

心律失常）、全身性疾病（如低血糖症）和全身性癫痫发作[48, 49]。即使在短暂的意识丧失之后出现局灶性神经系统体征，例如，偏瘫，它也更常见于癫痫发作导致的 Todd 瘫痪（见本章 "突发脑部局灶性症状的鉴别诊断"）[48]。如果在 TIA 期间确实发生意识丧失，它似乎与由椎基底动脉或双侧颈动脉闭塞性疾病引起的脑干（尤其是中脑和上脑桥或双侧丘脑病变）或双侧半球缺血有关[49, 50]。少数病例可能因为包括网状激活系统上脑干的小穿支动脉供应的区域缺血造成的。

基于以下原因，必须将意识障碍与反应性障碍区分开来。

"闭锁" 综合征是一种运动减退状态，通常不仅四肢严重瘫痪，颈部、下颌和面部也严重瘫痪。事实上，唯一保留的自主控制下的肌肉可能是那些与眼球垂直运动和眨眼有关的肌肉。所有这一切都伴随着清晰且常常是极其痛苦的存在意识的情况下发生。除了眨眼或上下移动眼睛外，患者无法通过语言或动作进行交流，但完全了解周围环境并试图做出反应。听力、视力和感觉经常被保留。腹侧脑桥通常有广泛的双侧病变，这会中断下降的运动束，以及脑桥的眼球水平运动中心，但动眼神经核和垂直眼球运动的下行通路与 ARAS 一起被保留（图 3-5）。认知功能正常，因此必须对患者的困境进行充分的解释。可能需要提醒工作人员适当考虑患者的正常认知和感觉，因为在这种状态下延长生存时间是有可能的[51, 52]。

> 需要定期提醒照顾闭锁综合征患者的亲属和工作人员，患者的感觉、认知功能和意识都正常。

无动性缄默症和意志缺乏症是对环境反应有限的状态，尽管患者在睁着眼睛并跟随物体时显得警觉（或至少清醒）。然而，与闭锁综合征相比，体格检查并未发现下行运动通路存在重大病

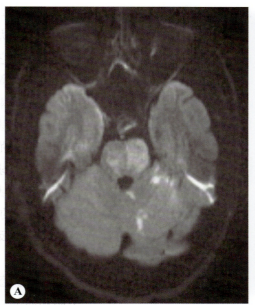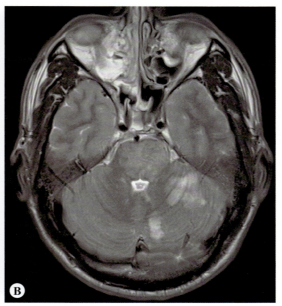

▲ 图 3-5 闭锁综合征患者脑桥梗死的 MRI

A. 弥散加权像；B. T₂加权像

变的证据。在最极端的情况下，无动性缄默症患者可能睁着眼睛躺着，眼睛跟随物体并在有害刺激后变得激动甚至偶尔说出适当的词（从而将这种状态与昏迷或持续植物人状态区分开来）；但除此之外，他们不会对环境做出反应。有时，可能会出现紧张的姿势。如果患者从这种状态中恢复过来，他们不记得了这些。意志缺乏症描述了一种不太严重的自发运动和言语减少的表现。此类患者通常表现出明显的情感平淡，但在足够的刺激下，他们可以被证明是有意识的并且具有相对保留的认知。双侧扣带回、尾状核和内囊前肢损伤时，可发生无动性缄默症和意志缺乏症，但这也可发生在尾状核单侧损伤时。尽管这些状态最常见于头部受伤后、前交通动脉瘤性蛛网膜下腔出血后或多发性梗死状态，但也可能发生在 Heubner 回返动脉单侧闭塞后。

（五）高级脑功能障碍

高级大脑功能可以分为"分散式"功能，即涉及大脑皮质的多个区域（例如，注意力、专注力、记忆力和高级社交行为），以及更"局部化"功能（例如，言语和语言、视觉空间功能和实

践）[27]。然而，很少有测试是绝对专门针对某一方面特定高级脑功能的。认知评估的本质意味着，将通过特定的检查即时确认采集的病史的各个方面相结合考虑通常是合适的。

熟练的检查者经常将他们的评估融入与患者的轻松对话中，使双方都更加愉快。简要认知评估的许多特征，如表 3-12[27] 所示，可以被修改以适应这种评估方式。确定患者的惯用手是很重要的，以提示哪个大脑半球是语言的优势侧。下面的描述假设左脑半球占优势。

1. 注意力和专注力

注意力和专注力是保持思想或行动连贯一致的能力。它们不是清醒的同义词。

(1) 临床解剖：注意力和专注力是"分散式"功能，这取决于新皮质（主要是前额叶、后顶叶和腹侧颞叶）、丘脑和脑干的整体活动。网状结构和其他脑干核团接收来自上行和下行通路的输入，然后有主要的上行束通向丘脑，特别是其髓板内核。

(2) 临床评估：注意力不集中会导致患者无法保持专注，而且他们经常被报道对周围的事物

缺乏兴趣，或者感到疲倦或容易分心。另一个常见的主诉是他们的记忆力有问题。这可能是真的，也可能不是，但从实践的角度来看，如果存在明显的注意力障碍，那么在解释其他高级功能（如记忆）的测试结果时需要格外小心，可以在床旁评估注意力和专注力（表 3-13）。

表 3-12　12min 认知评估的特征 [27]

方向
- 时间（天、日期、月份、季度、年度）
- 地点

注意力
- 连续 7s
- 倒数 1 年中的几个月

语言
- 参与对话并评估发音、流利度、音韵性错乱（如"草是绿色的"——布罗卡区病变）和语义性错乱（如"草是蓝色的"——外侧裂后损伤）
- 一些不常用物品的命名（如听诊器、笔尖、袖扣、手表盒）
- 理解（单个单词和句子）
- 重复（例如，祖母绿、茄子、周长、河马；没有"如果、和、但是"）
- 阅读
- 写作

记忆
- 顺行：5min 后测试回忆姓名和地址
- 逆行：询问最近的体育或个人活动

执行能力
- 字母（F）和类别流畅度（动物）：例如，尽可能多地命名以字母 F、A 或 S 开头的单词（每分钟 >15 个单词是正常的）和动物（15 个是低平均值，10 个表示肯定是功能受损）

实践
- 有意义的手势（如挥手、敬礼）
- Luria 三步测序测试（石头—剪刀—布）

视觉空间
- 画钟表和重叠的五边形

一般神经系统评估，特别注意
- 额叶体征（抓握、噘嘴、掌颏反射）
- 眼球运动
- 存在运动障碍
- 锥体束征

总体印象
- 思维迟缓
- 不恰当行为
- 情绪

表 3-13　注意力和专注力的床旁测试

- 数字跨度向前和向后 a
- 倒着背诵 1 年中的几个月或 1 周中的几天
- 数字 7s 的连续减法（需要注意计算能力完好）

a. 正常范围为向前：6±1；向后：5±1

（3）临床实践：应仔细评估出现注意力不集中的急性脑卒中患者，以排除潜在的局灶性神经障碍，例如，失语、视觉空间或知觉障碍、偏盲或遗忘症。如果他们真的注意力不集中，他们可能患有代谢性 / 中毒性脑病和潜在的可治疗病因（例如，低钠血症、低血糖、缺氧、尿毒症、脱水、败血症）。

2. 记忆

记忆功能可分为"外显"记忆（可有意识地回顾）和"内隐"记忆（与习得反应和条件反射有关）。外显记忆可能是"情节性的"（处理个人经历过的特定事件和情节）或"语义的"（处理关于事实、概念和词义的知识，如"脑卒中"是一种临床综合征）。情景记忆（个人经历的事件），包括顺行（新遇到的信息）和逆行（过去的事件）部分 [27]。工作记忆是指非常有限的容量，它可以让我们保留几秒钟的信息。

术语"短期记忆"和"长期记忆"被临床医生广泛使用，而神经心理学家通常使用不同的术语。在已知发病时间的脑卒中患者中，可能更容易区分顺行性遗忘（无法获得新的记忆）和逆行性遗忘（无法回忆以前学过的材料）。

（1）临床解剖：情景记忆依赖于海马—间脑系统、前颞叶的语义记忆和背外侧前额叶皮质的工作记忆[32]。

（2）临床评估：脑卒中患者通常处于记忆自然衰退的年龄（或同时患有阿尔茨海默病或血管性认知障碍）。因此，许多人在脑卒中前主诉记忆有问题，此外，重要的是确定是否真的存在记忆障碍（而不是失语或注意力和专注力障碍导致无法记录新信息）。如果是，就要确定脑卒中的直接结果。重要的是，要了解情节和语义记忆测试来假定完整的工作记忆。工作记忆的功能可以通过数字跨度测试与注意力一起检查（见上文）。情景语言记忆通过单词学习测试和视觉记忆通过面部识别进行测试。表 3-14 列出了评估记忆的建议方法。语义记忆可以通过事物命名和语言流畅性来测试（例如，在 1min 内命名动物，每分钟＞15 只动物属于正常）。

（3）临床实践：引起遗忘症的最常见脑卒中病变可能是内侧颞叶梗死（图 3-6）。由于原因通常是大脑后动脉或其分支之一的闭塞，因此患者可能同时患有视觉障碍（例如，偏盲或上象限盲、色盲、视觉失认）。单纯的遗忘综合征可能由累及乳头丘脑束或丘脑前中区（由极动脉和旁正中动脉供血）的血管病变引起 [如背中核前部（图 3-7）][53, 54]。一般情况下，右侧丘脑病变的语言记忆和左侧丘脑病变的视觉空间记忆相对少见，尽管遗忘症可能是单侧病变的广泛性记忆障碍。特别严重的遗忘症更可能发生在丘脑旁正中梗死，这通常是双侧的，因为在许多人左右旁正中动脉起源于同一干（图 3-8）[54]。在大多数丘脑失忆症病例中，还存在上中脑功能障碍的迹象，例如，嗜睡、垂直凝视麻痹，以及皮质脊髓和脊髓丘脑束征。

下文详细描述了短暂性全面遗忘综合征。

弥散加权 MRI 显示一位严重的完全遗忘症患者的急性双侧丘脑梗死和右侧丘脑亚急性出血。

3. 言语和语言

语言很难定义，但可以被认为是一种通过使

表 3-14 床旁记忆测试

先检查患者是否专心（表 3-13），以及语言功能是否足够（见下文和表 3-15）

情景记忆

顺行语言记忆

- 要求患者说出 3 个不同的物体（如"球、旗、树"或"波士顿、汽车、雏菊"）
- 确保患者已经记录信息（如有必要，最多重复 3 次）
- 如果患者可以立即命名对象，请患者在 3min 后重复 3 个对象

顺行视觉记忆

- 在杂志上给患者显示人脸像
- 确保他们已经认出这些人脸像
- 5min 后重新测试

逆行记忆

- 要求患者描述病房最近发生的事情，或亲戚的来访
- 询问患者生活中的重要历史事件和重大事件，如结婚日期
- 语义记忆

事物命名

语言流畅

要求患者在 1min 内尽可能多地命名动物

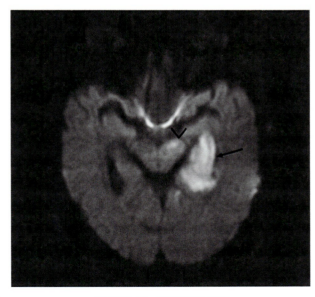

▲ 图 3-6 内侧颞叶梗死

MRI DWI 序列显示左内侧颞叶（箭）和大脑脚（箭头）的高信号强度区域，与梗死一致，原因是左侧大脑后动脉起始处闭塞

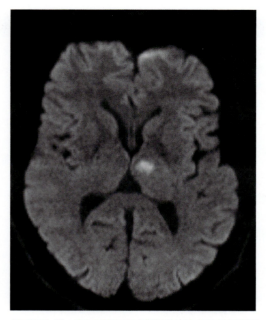

▲ 图 3-7　MRI 弥散加权像显示左侧丘脑梗死

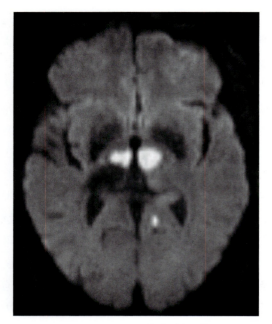

▲ 图 3-8　丘脑及丘脑旁梗死

用声音和常规符号来表达思想和情感的系统。它涉及言语的产生（或表达）和理解（或接收），以及阅读和写作。然而，值得注意的是，语言也包括内在言语，其紊乱几乎没有被研究过。

• 失语症 / 言语障碍：是一种获得性口语和（或）书面语言的产生和（或）理解的障碍。失语症的亚型包括说话（言语）失用症、失读症、失写症和失语症。

• 言语失用 / 运动障碍：是一种在没有构音障碍的情况下存在多种单一声音发音错误的综合征（其中存在持续的发音错误）。这是因为语音和发音所需的运动程序受损，尽管发音的能力完好无损（例如，类似于步态失调）。

• 失读症 / 阅读障碍：是无法阅读，存在几种阅读障碍亚型。例如，在纯失读症的情况下，患者不能逐字阅读，只能逐个字母阅读。

• 失写症 / 书写障碍：是一种获得性书写障碍，失语症的一种亚型。

• 命名障碍 / 命名困难：无法说出特定的名称。在血管事件的情况下，它通常是失语症的表现，但也可能是遗忘症。

• 构音障碍 / 构音困难：一种单一声音的发音障碍。

• 发音障碍：被定义为发出声音的障碍。

言语障碍和语言障碍不是同义词；言语涉及语言和发音，而语言涉及阅读和写作以及言语。

（1）临床解剖：一般而言，非流利（表达性，Broca's）失语症是一种综合征，包括最初的缄默症、言语失用症和经典的语法缺失模式（无法产生符合语法或可理解的言语，通常具有简化的句子结构、电报语音，以及语言错误时态、数字和性别的错误）。这可能是由于涉及后部、下部、优势额叶皮质和皮质下的病变所致。左岛叶区域最常表现为发音结构异常（失用症）。优势丘脑的病变也可能导致主要的非流利性失语。流利性（接受性，Wernicke's）失语症通常由累及颞叶皮质和皮质下的更后部的病变引起。由于优势半球内更广泛的病变，大多数脑卒中患者被统称为"混合性失语症"（或者，如果症状严重，则称为"完全性失语症"）。最后，常伴有右侧偏瘫和偏盲。

偶尔，非流利性失语症患者保留重复的能

力。这被称为经皮质运动性失语症，它通常是由局限于大脑前动脉区域的病变引起的，而弓状束则位于 Broca 区和 Wernicke 区之间 [见第 4 章"脑动脉供血"的 "前循环（颈动脉）系统"]。伴有正常重复的流畅性失语症（经皮质感觉性失语症）发生在左侧颞枕区脑卒中时。

构音障碍可能是小脑（共济失调）、锥体（痉挛）、锥体外（运动迟缓）或面神经（松弛）功能障碍的结果。构音不全可能是内囊双侧病变（不一定同时发生）或脑干两侧的单个病变引起的假性延髓麻痹的一部分。

伴有或不伴有书写困难的阅读障碍可能是由涉及枕叶内侧和胼胝体压部和优势半球的脑卒中引起的。通常有右视野缺损但无偏瘫，认为压部病变中断了视觉信息从正常左视野（右枕叶）向受损左半球语言区的传递。阅读障碍也可能是颞叶损伤（直接失读症）或非优势半球损伤（语音阅读障碍）的结果。

(2) 临床评估：首先要区分的是失语症 / 言语障碍（一种语言障碍）、构音障碍 / 构音困难（一种发音障碍）和发声障碍（一种发声障碍）。如果患者的讲话听起来"像个醉汉"，并且如果保留了理解和表达口语和书面语言的能力，那么就是构音障碍（或发音困难或言语失用）。如果主要困难是理解或表达口语或书面语言，如阅读困难（患者可以看到字母但无法理解它们）；书写困难，即使手的使用是正常的（通常不是这种情况）；或者难以造句，单词没有放在适当的位置，甚至使用非单词造句，那么就是失语症。表 3–15 列出了一个床旁测试方案，可以检测出大多数言语和语言问题。在日常临床实践中普遍倾向于低估失语症的感受部分，特别是如果检查者没有提及超出需要回答是 / 否答案或简单社交对话的问题。

(3) 临床实践："交叉性"失语症是一种语言障碍，发生于右手优势患者的右半球病变，约占此类患者的 4%。

据推测，一些右利手患者在语言方面具有混合的大脑优势，但其他原因包括双侧脑卒中（包

> 当缺乏其他症状和体征提示孤立的非优势半球功能障碍时，谨防将患者标记为言语障碍。

表 3–15 语言功能床旁测试

首先确保任何助听器都有电池，已打开电源，并佩戴合适、干净的眼镜；然后检查您是否使用患者的母语，如果不是，请使用口译员

即兴发言
- 考虑发声（流利或不流利）、清晰度和内容：在病史记录期间，针对指定的任务（如"描述你的环境"）

听觉理解
- 简单的是 / 否问题（例如，俄罗斯是莫斯科的首都吗？狗会飞吗？你会先穿鞋再穿袜子吗？）
- 使用普通物体发出一、二、三步的命令（注意不要使用非语言提示），例如，操作 3 支不同颜色的笔（注意不要要求患者使用明显虚弱或失用的肢体）

命名
- 要求患者命名物体、物体的部位、颜色、身体部位、名人的面孔（某些患病群体，尤其是对人的命名，可能会受到更严重的影响）
- 如果存在视觉失认症，请使用听觉 / 触觉呈现，如一堆钥匙

重复
- "West Register Street"（如果构音障碍则很难）
- "No ifs，ands，or buts"（如果失语则很难）

阅读
- 大声阅读，如读书或报纸
- 理解同一篇文章

写作
- 自发性写作（"你为什么来医院？"）
- 听写（"敏捷的棕色狐狸跳过懒惰的黑狗"）
- 抄写

发音
请患者说
- p/p/p/p/p/p（唇音，测试口轮匝肌）
- t/t/t/t/t/t（舌音，测试前舌）
- k/k/k/k/k/k（腭音，测试舌后部和上腭）
- p/t/k/p/t/k（测试声音的整体协调性）

括丘脑）和既往脑卒中。值得注意的是，许多右脑卒中的右利手患者在言语的情感方面表现出微妙的变化，如语调（韵律）。

孤立的构音障碍可能是内囊膝部或放射冠中腔隙病变的唯一表现。在这种情况下，皮质舌纤维会出现特定的损伤[55]。

外国口音综合征是一种罕见的后天性言语障碍，在这种情况下，说母语的人在听患者说他们的语言时描述听到了外国口音，但患者在脑卒中之前可能从未接触过任何其他语言或方言。这可能是由于无法对母语进行正常的语音和音位对比。该综合征最常与左侧大脑半球的小的皮质下梗死有关。

4. 视觉空间功能障碍

许多脑卒中患者对脑损伤对侧的刺激没有反应，也无法报告来自脑损伤对侧的信息。有两大类的忽视：个人内部（即关于患者自己的身体）和个人外部或地形（即关于周围环境）。脑卒中患者有多种不同类型和（或）严重程度的忽视，在许多情况下，躯体感觉缺陷和视觉感知障碍共同导致临床上明显的"忽视"，因此使用更广泛的"忽视"术语"视觉空间功能障碍"。表 3-16 提供了使用的术语表[56]。图 3-9 显示了一个失认症的病例，该患者否认存在左下肢无力[57]。图 3-10 为假肢妄想症（非归属）的病例，该患者否认身体左侧瘫痪下肢是自己的，甚至将左下肢归于另一个人。

(1) 临床解剖：视觉空间功能障碍在非优势半球的后顶叶病变中最为严重，特别是那些延伸到视觉关联区域的病变。在缺血性脑卒中患者中，病因可能是大脑中动脉或大脑后动脉闭塞[58]。虽然它可能发生在优势半球病变的情况下，当它发生时，检查通常会受到共存的语言障碍和无法使用惯用手的阻碍。

(2) 临床评估：亲属可能只会报告"混乱"或"穿衣困难"。如果从病史中怀疑有视觉空间问题，应在检查中仔细寻找。只需观察患者对环境的反应和执行任务的方式，如写字（图 3-11）、

表 3-16　描述视觉空间功能障碍的术语表

- **注意力不集中**：患者在检查期间的行为表明一侧无法对环境刺激做出适当反应，例如，病房内人的接近、噪声或活动
- **感觉或触觉消退**：当两侧同时且充分地受到刺激（即双同时刺激）时，患者未能在其身体的一侧感知到足够强度的触觉刺激（轻触），但是当每侧被单独刺激时都能记录到刺激
- **视觉注意力不集中或消退**：当相同的刺激同时出现在两个视野中时，患者未能在同一个视野（1/2 视野或 1/4 视野）中记录视觉刺激（如手指运动），但正常测试时患者没有视野缺陷
- **异处感觉**：患者始终将一侧的感觉刺激归因于另一侧的刺激；这与左右混乱有关，即患者在要求将肢体移动到另一侧时始终移动一侧的肢体
- **病感失认**：否认感觉运动偏侧综合征
- **疾病漠视**：对感觉运动偏侧综合征的冷漠 / 不关心
- **自体感觉缺失**：缺乏对身体部位的认识
- **假肢妄想症（非归属）**：对瘫痪肢体缺乏所有权
- **幻多肢症体验**：患侧肢体重复存在
- **拟人化**：给肢体起绰号并赋予它自己的身份
- **肢体憎恶症**：偏瘫患者对瘫痪肢体的病态厌恶或仇恨[56]

顶叶功能障碍所见的相关现象

- **实体感觉障碍**：无法识别放置在受影响手上的物体，但保留了皮肤感觉
- **图形识别障碍**：无法识别在受影响的手掌上绘制的数字，但保留了皮肤感觉
- **地理定向障碍**：患者在熟悉的环境中迷失了方向，尽管能够看到
- **穿衣失用症**：尽管没有明显的无力、感觉丧失、视觉或忽视问题；这偶尔会以孤立的形式出现，并且可能是由于身体形象、感觉和视觉注意力不集中的组合而发生的，而不是真正的失用症

临摹花（图 3-12）和画钟面（图 3-13）可以揭示。一个明显的例子是，如果患者（没有偏盲）在医生从一侧接近时没有注意到其存在，即使医生在与之交谈时也是如此。或者他们可能在被带到厕所后无法找到回到病床的路，这表明位置定向障碍。护士和治疗师通常比医生更有能力识别视觉空间问题，因此对他们进行培训以识别并报告给团队的其他成员非常重要。表 3-17 列出了应当

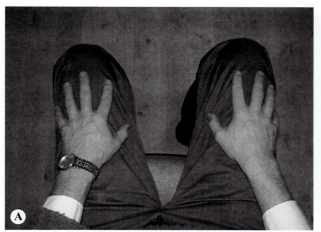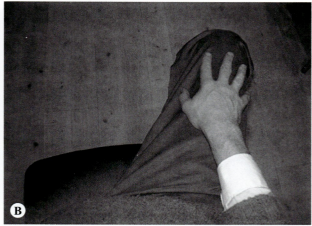

▲ 图 3-9 忽视和失认症

A. 显示正常情况下患者如何看待他们的上肢和下肢（脑卒中前）；B. 显示同一个人在右半球重度脑卒中后如何看待自己的上肢和下肢，从而导致左上肢和左下肢的忽视和失认

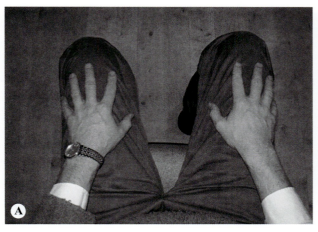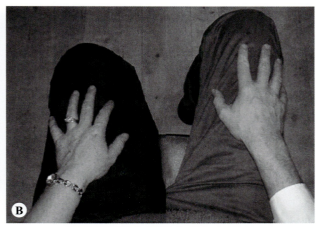

▲ 图 3-10 假肢妄想症（非归属）

A. 显示正常情况下患者如何看待他们的上肢和下肢（脑卒中前）；B. 显示同一个人在右半球重度卒中导致躯体障碍后如何看待自己的上肢和下肢（即该男子否认身体左侧瘫痪的上肢和下肢是自己的，甚至认为左上肢和左下肢属于另一个人，比如他的妻子。注意不同的左手，左手指上的婚戒，以及不同的左腿）

检查明显视觉空间功能障碍的床旁项目。

　　在许多可用的划消任务中，星形划消测验是易于使用并且可能是最敏感的（图 3-14）。使用两种或三种不同的测试可以提高检测视觉忽视的灵敏度，但这在急性脑卒中的情况下可能并不总是实用的[59]。这些视觉功能评估的许多方面需要医生做出主观判断，这可能是观察者间可靠性相对较差的原因。尽管已经描述了许多其他用于

识别和量化视觉空间功能障碍的测试，但评估测试的"金标准"通常被职业治疗师视为功能评估。

　　一位独居老人报告说，他一天早上醒来，以为"有什么东西在我身边"。他说感觉很暖和，紧贴在他的身体左侧。他以为他的猫钻到了他的床里，但是当他用右手触摸它时，他意识到那是他的左臂。他在夜间发生了右侧顶叶梗死。

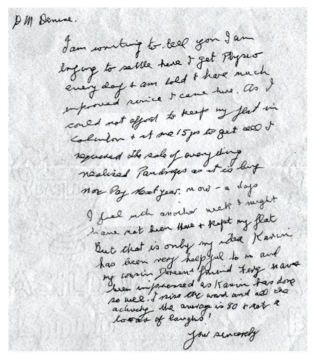

▲ 图 3-11　来自左侧视觉忽视患者的一封信

人们经常可以通过简单地观察患者对环境的反应，以及在病房周围执行任务的方式来推断患者视觉空间问题的存在。

（3）临床实践：当出现孤立的视觉空间功能问题时，即当它没有伴随更容易识别的"脑卒中"缺陷（如无力）时，患者的行为可能看起来非常奇怪，甚至被解释为精神疾病。

一位老人开车沿着一条街道行驶，却不知道自己正在刮擦左侧的一整排其他汽车，因此担心他的乘客将其送往医院。检查显示视野正常（当每只眼睛依次测试时），但左侧视觉注意力不集中（当同时测试每只眼睛的视野时）。当双臂同时被触碰时，左侧也有体感消退。脑 CT 显示右侧顶叶少量出血。

一位中年单身女士放假飞回家时变得"迷茫"。下飞机时，她跟跟跄跄地向左走，似乎无法按照指示牌前往海关检查点，在左手夹克口袋里也找不到护照。她最初因涉嫌酗酒或吸毒而被

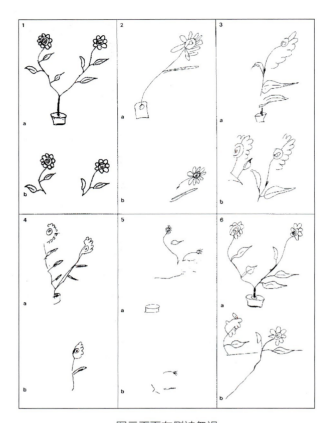

图示页面左侧被忽视

▲ 图 3-12　临摹花的异常

5 名患有右侧大脑半球病变的患者被要求临摹 1 中的图 a 和图 b。这些图说明了在进行复制任务中看到的变化。2：该患者主要忽略了页面左侧的信息。3：该患者忽略了物体的左侧部分，但将注意力转移到了放置在被忽略空间左侧的另一个物体的右侧。4：该患者画了花盆里两朵花的右侧，但完全忽略了两朵分开的花的左侧。5：该患者已将左侧视野中的物体转移到右侧视野，即两朵花都画在一根茎上。6：该患者在临摹分开的花时在左侧区域产生了"幻觉的"兔子；这被称为"视物变形症"

警方拘留，随后被送往精神病院。仅仅 1 周后，当她的左手因发生 TIA 影响力量时，才发现右侧顶叶梗死和右侧颈内动脉严重狭窄。

也许并不奇怪，有证据表明，对脑卒中有不同程度漠不关心的患者更有可能延迟就医[26, 28]。视觉空间问题是残疾和残障的主要原因，并阻碍患者的功能恢复（见第 11 章中"视觉空间障碍"）。

5. 运动障碍

失用症被定义为不能执行后天习得的运动，并且无法用无力、感觉丧失、不协调、注意力不

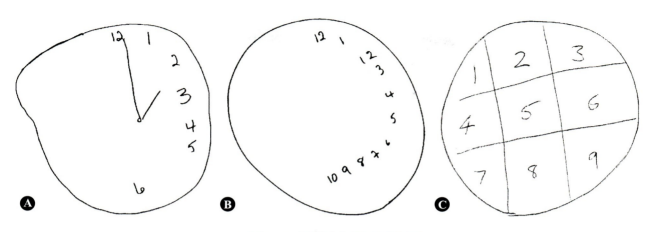

▲ 图 3-13　异常患者所画的钟面图

A. 一名脑卒中后左侧视觉空间障碍患者绘制的钟面图，显示钟面右侧数字拥挤而左侧被忽视；B. 一位没有脑卒中的神志混乱的老年患者绘制的钟面图。由于计划失败，出现右侧数字的拥挤。许多正常人在其他数字之前插入 12、3、6 和 9；C. 一位因脑卒中影响了双侧大脑半球的患者绘制的相当奇怪的钟面图

表 3-17　视觉空间功能的床旁测试
• 患者是否意识到并对其缺陷做出适当的反应
• 观察患者对环境的反应
• 观察患者执行特定任务的能力
• 检查感觉和视觉消退
• 复制一张简单的图片，如一朵花（图 3-12）
• 画一个钟面，把数字放进去（图 3-13）；这可能不是只针对视觉忽视，而是反映了其他认知问题，如痴呆
• 进行星形划消测验（图 3-14）

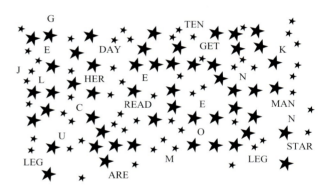

▲ 图 3-14　星形划消测验

图表放在患者面前，患者被要求划掉所有的小星星，而忽略大星星和字母（经 Thames Valley Test Company，Bury St Edmunds，Suffolk，UK. 许可转载）

集中和其他知觉障碍或无法理解命令来解释。穿衣和结构性失用最适合被视为视觉空间功能障碍，而不是真正的失用（见上文）。尽管在反复进行音位替代时，言语和语言治疗师可能会使用术语"言语失用"或"语言失用"，但在实践中，此类患者通常也有失语和（或）构音障碍的证据。

（1）临床解剖：人们认为，后天习得的动作（记忆痕迹）的过程主要位于左侧颞顶叶皮质，然后信息传递到左前运动额叶皮质，最后通过胼胝体前部到达右前运动额叶皮质（图 3-15）。左后半球的病变可能导致双侧失用（因为没有传递信息）；运动前区病变的患者通常与偏瘫有关，因此失用症可能仅在未瘫痪的肢体中明显；最后，

胼胝体病变可引起左肢孤立性失用，而右肢功能正常。

（2）临床评估：失用症应始终被认为是在床旁测试的缺陷程度（当一个人经常给患者相对简单的命令时）与在病房周围观察患者时更严重的功能受损程度（如穿衣、吞咽、说话）之间差异的潜在解释。患者难以模仿动作，模仿如何使用一个物品，甚至做出象征性的动作手势。然而，在其他时候，他们可能会被观察到做出执行动作所需的单独动作。一般来说，他们模仿动作的难度最大，模仿检查者的难度较小，实际使用物品

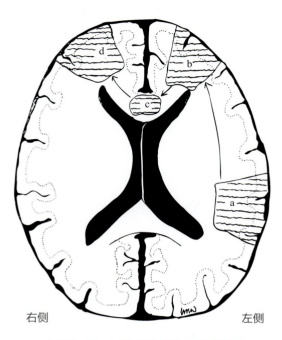

右侧　　　　　　　　　　　　左侧

▲ 图 3-15　可导致失用症的病变图示

a. 优势侧的颞顶叶皮质可能是习得的动作过程（记忆痕迹）的位置。由于未能将信息传递到两个额叶，这里的病变导致双侧失用。临床症状可能难以识别，因为命令的解释可能会受到感觉性失语症的影响。b. 虽然优势额叶的病变通常与表达性语言障碍有关，但理解力通常相对较少受到影响。失用症可能仅在左侧肢体表现明显，因为通常会出现右侧偏瘫。c. 胼胝体前部的病变可能会导致左肢孤立性失用，因为运动信息无法传递到右额叶，而右上肢和右下肢能正常运动。d. 非优势额叶的病变通常与临床上明显的失用无关，因为通常会出现左侧偏瘫

时的难度最小。动作的步骤越多，难度越大，因此测试越敏感。这些相对常见的问题有时被称为"意念运动性失用症"，当患者在执行一系列动作时遇到困难，即使个别动作可以正常进行，也可以与意念性失用症区分开来。然而，后者很可能很少以单一的形式发生，并且意念运动性失用症和意念性失用症之间的区别，对临床医生来说没有什么价值。表 3-18 推荐了筛查失用症的方法。

（3）临床实践：在脑卒中患者中，主要问题是确保患者理解命令，因为相关区域的病变往往会导致失语。尽管如此，80% 的失语症患者通过模仿测试（即没有口头命令）也有失用症的证据。因为失用症患者可能会反射性地执行他们在被要

表 3-18　实践中的床旁测试
四肢 要求患者 • 比画钢笔、梳子和牙刷的使用 • 模仿检查者使用相同的物品 • 使用实际的物品 **口面部** 要求患者 • 吹口哨 • 伸舌头 • 鼓腮 • 咳嗽 **连续动作** 要求患者 • 比画把地址写在信上 • 然后封口 • 然后在上面贴张邮票

求时无法执行的动作，因此，不应将其误解为协识脱离转换症的征兆。

（六）运动系统障碍

1. 临床解剖

运动皮质的特定区域在受到刺激时会导致特定身体部位的运动。这种功能定位传统上由人（或人体模型）[60] 描绘。虽然绝对神经解剖学关系可能不正确，但它仍可用作"备忘录"（图 3-16）。皮质脊髓束（图 3-17）从初级和更靠前的辅助运动皮质下降，纤维在放射冠中汇聚，然后纤维穿过内囊。传统观点认为，与头部有关的纤维通过前肢；与口、喉、咽有关的在膝部；与上肢有关的位于后肢的前部；而那些与下肢有关的则位于更靠后的位置。事实上，纤维几乎可以肯定地沿着斜行穿过内囊，逐渐更靠后地置于内囊的尾部（下方）部分，然后纤维进入脑干。在这里，起源于中央前回的纤维在进入延髓锥体（即锥体束）之前位于中脑大脑脚和脑桥基底部。

脑桥中的面神经核有一个头端部分，纤维从该部分支配上面部的肌肉，而核的更尾端部分则为下面部的肌肉提供纤维。至面神经的纤维尾环下降至远达延髓，并解释了为什么延髓锥体或内

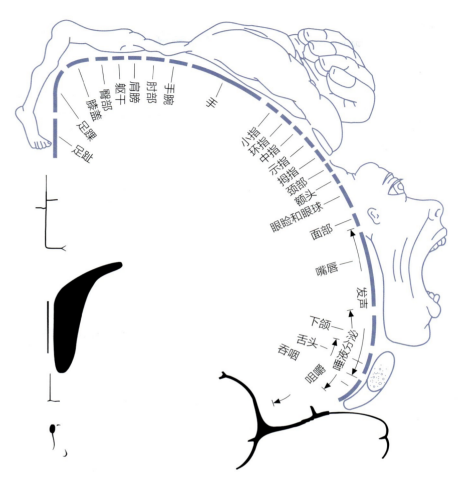

▲ 图 3-16 大脑半球运动皮质的分布构造的冠状面

引自 Penfield W，Rasmussen T，1950 [60]

侧延髓的病变可能与对侧上运动神经元型的面部无力有关 [61, 62]。皮质脊髓束中的大多数纤维在延髓下部交叉并位于脊髓的前外侧位置，尽管有不同的比例的纤维仍未交叉。这些未交叉的纤维投射到腹侧角内侧部分的运动神经元，支配轴向和近端肌肉，对应于躯干或两侧肢体的运动。未交叉的皮质脊髓纤维不能被借用来解释瘫痪肢体远端的残余功能，也不能解释对侧肢体的功能障碍。

2. 临床评估

运动症状通常被描述为"无力""沉重"和"笨拙"。它们通常伴有某种感觉症状，这可能导致诊断混乱，因为患者可能将单纯无力的肢体描述为"麻木"或"死亡"。不应简单地将诸如"沉重"和"麻木"之类的描述分别视为运动和感觉障碍的证据，并且通常需要更多的质疑。

在疑似 TIA 的患者中，单侧面部无力可能被低估了，因为除非他们在镜子中看到或被其他人看到，否则他们不会意识到自己有面部无力。如果有明确的口齿不清病史，但没有小脑或延髓功能障碍的症状，则怀疑面部无力是合理的，因为这可能导致构音障碍。但是，在接受患者或亲属对一侧面部无力的描述之前，应小心谨慎。应该问他们："哪一侧脸下坠了？"和"唾液是从嘴巴的一侧流下来的吗？"上运动神经元面部无力影响面部的下半部分，而由于前额肌肉的双侧神经支配，前额肌肉的功能相对保留。轻微的无力可能只有通过观察鼻唇沟的不对称性才能被发

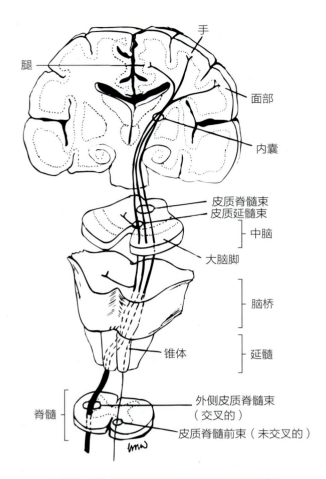

手
腿
面部
内囊
皮质脊髓束
皮质延髓束
中脑
大脑脚
脑桥
锥体
延髓
脊髓
外侧皮质脊髓束
（交叉的）
皮质脊髓前束（未交叉的）

▲ 图 3-17 皮质脊髓束和皮质延髓束的图示

现。如果检查者不确定是否存在面部无力，或者是否仅仅是正常的左右不对称，让患者尝试吹口哨可能是有用的，这种动作需要精细控制面部肌肉。轻微的上运动神经元面部无力可以通过情绪上产生的动作（如微笑）来克服。

患者有时会主诉"全身无力"。这应该被视为一种非局灶性神经系统症状，因为当它们严格意味着运动无力时很少这样被描述。它有时被用作描述"疲劳、疲倦、嗜睡和偶尔失去平衡"的术语。

对临床医生来说，体格检查的困难不在于张力增强、深部腱反射活跃和足底伸肌反应的重度偏瘫患者，而在于轻度神经功能缺损的患者。当客观上没有无力症状时，可以在手部检测到运动功能的细微异常。精细手指运动（或快速交替手

部运动）检查的损害是皮质脊髓功能的一项敏感的临床测试。这等同于患者报告的功能问题，在正常力量的情况下，患者通常难以完成精细的运动任务，例如，按动按钮或控制笔，因此可能将问题描述为"笨拙"。当然，他们更有可能在通常优势手注意到这一点。

精细手指或快速手部运动受损可能是皮质脊髓功能最敏感的临床测试方法。

闭目时伸出的内旋上肢的移动是很好的运动功能筛查测试方法（图 3-18）。然而，还有其他几个潜在的原因，包括本体感觉丧失，当手指想独立移动时，所谓的"钢琴演奏"或"假性手足徐动"；忽视，当有更大幅度的运动时，包括向上运动；或小脑功能障碍，当往往有较大幅度的

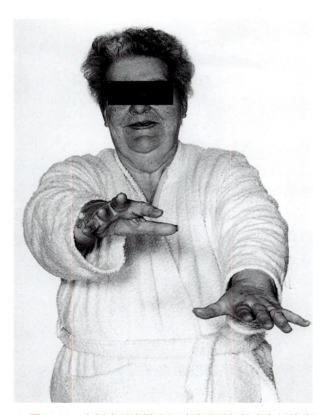

▲ 图 3-18 右侧皮质脊髓束运动障碍引起轻度左侧偏瘫的患者伸直的左上肢向下移动

振荡时，特别是当对上肢施加急剧的向下压力时。因此，作为运动功能障碍的筛查测试，它非常敏感但不是很特异，应与手指精细运动的检查结合使用。应在患者手掌朝上的情况下进行测试，如果发生不对称的内旋而没有向下移动，则可以将其视为非常细微的运动功能障碍的迹象。

影响下肢的轻微运动缺陷可能最好是通过下肢的移动（当仰卧患者的臀部弯曲以抵抗重力时）和用检查者的手快速敲击足来检测。此外，应仔细观察患者的步态。

> 闭目时伸出的手臂偏离水平方向，以及用检查者的手快速敲击足部，分别是对上肢和下肢运动功能的好的筛查测试方法，但都不是很特异。

传统上，单个肢体内的无力被认为具有定位价值，特别是当反重力肌肉（即肩外展肌；肘部、腕和手指伸肌；髋和膝屈肌；踝和足趾背屈肌和踝外翻肌）比对应的肌肉力量较弱的时候（即肩内收肌；肘部、腕部和手指屈肌；髋关节和膝关节伸肌；踝关节和足趾屈肌和踝内翻肌），这通常被描述为无力的"锥形分布"。有人提出，这种模式只是抗重力肌肉的内在更大力量，以及高张力影响的一种作用，实际的无力模式在中枢或外周病变导致肌肉无力的患者中同样常见[63]。深腱反射被认为是更有定位价值[63]，尽管用于评定腱反射的两种标准量表的观察者间可靠性可能并不比"一般的"（kappa＜0.35）好[64]。

虽然运动功能障碍的解剖范围对于临床解剖关联性很重要，但损害严重程度在急性期有助于确定预后、干预措施（如溶栓）的潜在风险和益处，以及患者功能上的治疗和康复。有几种量化运动无力严重程度的方法，例如，医学研究委员会（Medical Research Council，MRC）量表（表 3-19）、NIHSS 和斯堪的纳维亚神经脑卒中量表（Scandinavian Neurological Stroke Scale，

表 3-19 使用医学研究委员会量表量化运动无力

5 级：肌肉正常收缩可抵抗全部阻力
4 级：肌肉力量降低，但肌肉收缩仍能抵抗阻力活动关节
3 级：肌肉力量进一步降低，使得关节在检查者的阻力完全消除时只能抵挡重力进行活动。例如，开始上肢从侧面垂下时，肘部可以从完全伸展变为完全屈曲
2 级：只有在消除重力阻力的情况下，肌肉才能运动。例如，只有当上肢保持在水平面上时，肘部才能完全屈曲
1 级：仅在肌肉中看到或感觉到运动的痕迹或闪现，或在肌肉中观察到肌束颤动
0 级：没有观察到运动

SNSS），它们对无力的分级有操作性定义，并且有相当好的观察者间可靠性[40]。此外，描述患者能和不能执行的一些动作（例如，拿着一杯水、梳理头发），有助于了解患者的问题并在康复期间设定适当的治疗目标。而且，为了评估变化，询问患者或注意他们能做什么会很有帮助（例如，仅抵抗重力伸展手指，在 15s 内步行 10m）；然后可以很容易地观察到恶化或改善，即使无力程度具有相同的 MRC 等级。

> 注意力应集中在无力的解剖范围和功能影响上，而不是仅仅试图用运动量表对严重程度进行分级。

伸肌跖反射只是伤害性脊柱屈曲反射的一部分，其完整形式（Babinski 征）涉及髋部、膝部和踝部的屈曲及脚趾的伸展（图 3-19）[65]。未能意识到这一点也许可以部分解释该体征的可靠性相当差。虽然 Babinski 征的存在意味着皮质脊髓束的病变，但它并不是一成不变的，尤其是在没有足部无力的情况下。

虽然吞咽涉及运动和感觉系统，但这里将提

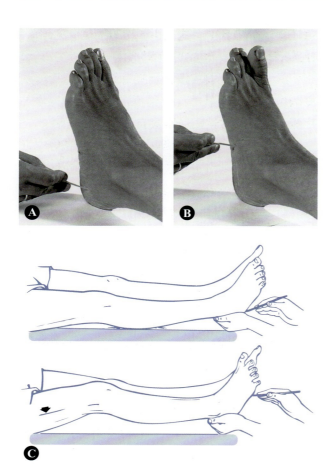

▲ 图 3-19　Babinski 征

A 和 B. 这个病例是通过划足背外侧而不是足底诱发，以避免自动退缩；C. Babinski 征涉及踇长伸肌与弯曲下肢的其他肌肉同时收缩：胫骨前肌、腘绳肌（箭）和阔筋膜张肌（经 BMJ Publishing 许可转载，引自 van Gijn, 1995[65]）

到它。单独的呕吐反射不能充分检查第 Ⅸ 对和第 Ⅹ 对脑神经，也不是判断吞咽能力的良好指标（见第 11 章中"吞咽问题"）[66]。用小木棒分别测软腭两侧的感觉，观察上腭抬高情况，嘱患者咳嗽。未能充分对抗声带会导致一些空气逸出，这应该提醒医生患者可能有吞咽困难。

3. 临床实践

> 大多数脑卒中患者有运动症状或体征。

无力通常影响身体的一侧：单独的面部、手臂或腿（单肢轻瘫或单瘫），每个肢体整体或部分，或这些症状的组合（轻偏瘫或偏瘫）。内囊和腹侧脑桥的损伤往往会导致上肢和下肢同样严重（成比例）的轻偏瘫 / 偏瘫。同时很少伴有其他神经系统症状和体征，单纯运动性脑卒中（见第 4 章中"脑卒中临床分类"）。当出现上肢单瘫（单独的上肢无力），或无力主要影响面部、手或手指时，更可能是由于皮质（解剖学上功能所在之处）而不是皮质下（功能集中之处）病变[67]。当无力仅涉及手时，它通常被称为"皮质手"。它可能由运动皮质上手切迹的小损伤引起，并可能与桡神经损伤相混淆。然而，如果这样的患者试图握拳，则可以注意到手的背屈，这与桡神经麻痹（Wartenberg 征）不同。然而，单独的上运动神经元面肌无力似乎缺乏定位价值，它肯定会发生在内囊膝部和脑桥中的非常小的梗死。

当无力局限于或主要位于腿部时，病变最有可能但并非总是涉及大脑前动脉供血或矢状静脉窦的引流区域（见第 4 章中"脑动脉供血"）[68]。交叉无力（即面部一侧和对侧肢体无力）表示脑干病变或双侧病变（例如，两侧大脑半球或一侧大脑半球和对侧脑干）。截瘫、三肢瘫痪和四肢瘫痪都更常见于脊髓而非脑部疾病（参见本章中"闭锁综合征"）。

当双侧运动体征同时出现时，特别是如果不存在脑神经麻痹或交叉感觉障碍（指向脑干病变），并且没有涉及感觉或反射水平提示脊髓病变，那么心源性栓塞（即导致 2 个或更多病变）、某种多灶性动脉病（如血管炎）、Willis 环异常（见第 4 章中"脑动脉供血"）或全身性低血压（导致双侧分水岭梗死；见第 4 章中"脑动脉供血"）必须加以考虑。很少有低血压导致双臂瘫痪（"桶中人"综合征），出现大脑前动脉和大脑中动脉交界处双侧梗死。

虽然大多数导致面部无力的脑卒中会导致典型的上运动神经元模式，但也有一些例外，如果相关的肢体无力很轻微，可能会导致错误诊断为贝尔麻痹（急性特发性周围性面神经麻痹）。最明显的例外是影响面神经核的脑干卒中。有时，由于核上病变而导致下面部非常严重无力的患者也会出现上面部的一些无力，尤其是在卒中后的最初几天。这可能反映了上面部（前额）肌肉双侧神经支配的个体差异。

> 第Ⅶ对脑神经核的病变累及面部的上下部分；这种形式并不总是由于贝尔麻痹导致的。

有时患者似乎某时刻有（或据报道有）严重的偏瘫（通常是左侧），但很快就会移动"瘫痪"的肢体。这可能被误解为协识脱离转化症[69]。然而，这种模式也可以在所谓的内囊预警综合征或渐重小血管TIA[70]中看到，尽管在这些病例中，发作似乎更加离散（见第6章中"从症状、体征和临床综合征到病因"）。它也可能发生在血流动力学明显的颈内动脉狭窄的患者中，可能是由于远端灌注压的细微变化。然而，大多数患者似乎表现为注意力不集中或忽视，甚至是失用。在似乎是广泛的非优势半球卒中恢复的患者中，随着注意力不集中或忽视开始恢复，看似严重的偏瘫可能会迅速改善，在预测最终的功能恢复结果时需要牢记这一事实。

> 观察患者是否可以坐起来、下床和行走总是很重要的，前提是对患者或医生没有风险，无论在床上进行测试时运动障碍情况如何。严重的运动障碍可能是由于忽视而不是无力所致，严重的步态共济失调可能与运动缺陷完全无关。

吞咽困难是急性脑卒中的常见特征，如果处理不当，也是并发症的重要原因（见第11章中"吞咽问题"），但其神经解剖学定位价值有限。

运动障碍如偏瘫、单侧扑翼样震颤、偏侧舞蹈症和局部肌张力障碍，发生在约1%的TIA和

急性脑卒中患者中，这是由于对侧（很少见同侧）丘脑底核、纹状体或丘脑深部小血管病变所致。TIA也可能伪装成阵发性运动障碍，并且对侧腹侧脑桥的脑干梗死可能引起不自主的强直性肢体痉挛。这些异常运动通常会自发消退。

有时，患者会在脑卒中发作前或TIA（"肢体颤动TIA"）期间描述四肢抽搐。与局灶性运动癫痫相区别可能很困难（见第3章中"突发脑部局灶性症状的鉴别诊断"）[48, 71]。然而，与癫痫发作相反，这些发作可能是由姿势改变（从平躺到坐立或站立）、颈部过度伸展、走路、咳嗽、开始或增加抗高血压治疗引起，并且可以通过坐下或躺下迅速缓解，所有这些都表明这些发作是由于"低血流量"而不是栓塞所致（见第6章中"从症状、体征和临床综合征到病因"）。这与严重的颈内动脉狭窄或闭塞有关（图3-20）[71]，发作通常在颈动脉内膜切除术后停止。脑内分水岭梗死中也报告了这种情况（见第4章中"脑动脉供血"）。

在脑卒中的鉴别诊断中有时需要考虑的其他疾病是格林巴利综合征、单发性神经病变、猝倒发作、猝倒症和运动神经元疾病（见第3章中"突发脑部局灶性症状的鉴别诊断"）。

（七）躯体感觉系统紊乱

从外围传递到大脑的感觉信息大致有两种类型。浅感觉（也称为皮肤或外感觉）包括轻触、疼痛和温度模式。深感觉和本体感觉分别是指深层压力和关节位置感觉。这些感觉输入的合成和评估发生在皮质水平。辨别感觉是指立体感、两点辨别力和图形感觉。感觉异常是一种积极的感觉现象（如针刺感），推测是由于感觉束或后角细胞的部分损伤而发生的，它们变得过度兴奋（可能类似于轻快的反射），从而在自发或正常刺激诱发的一连串冲动之后产生异位冲动。

1. 临床解剖

主要的感觉通路如图3-21所示。浅感觉的冲动在脊髓丘脑束中传送，该神经束在脊髓背角形成突触，在大约相同的脊髓水平处穿过中线，然后通过脊髓外侧和脑干上升。携带来自面部的

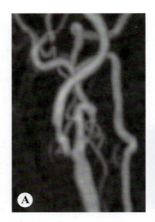
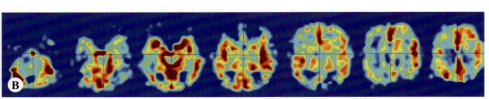

▲ 图 3-20　A. MR 血管造影显示右颈内动脉重度狭窄；B. MR NOVA 显示右颈内动脉血管区域的 CO_2 反应性降低。患者出现数次左腿抽搐，仅发生在直立位，也称为"肢体颤抖 TIA"

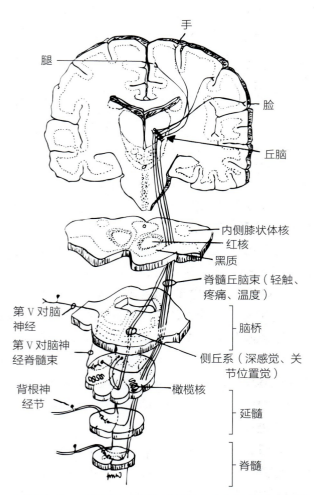

▲ 图 3-21　背根进入脊髓和感觉皮质之间的主要感觉通路示意

类似感觉冲动的纤维进入同侧的下行（或脊髓）三叉神经核并穿过上颈脊髓的中线。然后它们通过延髓向内侧上升，靠近内侧丘系，并分开以加入脑桥中脊髓丘脑束的内侧部分。与深部感觉相关的纤维主要位于脊髓的同侧后柱中。十字交叉发生在延髓尾端，之后纤维通过脑干内侧丘系上行。携带来自面部的类似感觉冲动的纤维进入脑桥中的初级三叉神经核，并在该水平穿过中线，形成与内侧丘系相邻的三叉神经系统。

所有这些上行纤维都向大脑中部汇聚，主要投射到丘脑核团的后组，特别是腹后外侧核（躯干和腿）和腹后内侧核（脸、舌、手指）。丘脑损伤通常涉及所有感觉方式，尽管深层感觉可能比浅层感觉更受影响。丘脑可能有两个主要的投射部分，第一个投射是中央后或初级躯体皮质，在那里有躯体代表区，腿最高，面部最低。皮质中的感觉区域与运动小人的区域相匹配（图 3-16）。第二个投射位于与外侧裂和岛叶上部相邻的区域。这里有较少分散的定位，但一般来说，面部是在喙侧，而腿是在尾侧。有趣的是，对该区域的刺激可能会产生双侧症状。局限于顶叶的病变通常会影响更高级别的"辨别"功能（即本体感觉、两点辨别感觉、实体感觉），而不影响主要的感觉方式（如疼痛、温度），但有时主要的感觉方式会受到影响，引发"假丘脑"综合征。

2. 临床评估

脑卒中引起的躯体感觉症状通常被患者描述为麻木（"就像我去看牙医后的麻木一样"）、刺痛或死亡感觉；在洗澡或淋浴时偶尔会失去温度感，并且很少有疼痛（至少在发作时）。通常，患者发现很难以准确分类的方式描述不寻常的感觉，并且描述似乎因文化而异。然而，感觉障碍的分布，通常涉及面部和上肢，或手和下肢，或面部、上肢和下肢，将障碍标记为涉及中枢神经而不是周围神经系统。困难在于孤立的感觉障碍，这些障碍仅限于肢体的一部分或面部的一部分，可能起源于中央或外周。

人们普遍认为，感觉系统的形式检查是神经系统检查中最不可靠部分的其中之一（见下文）。经常没有可检测到的感觉丧失。因此，一般来说，即使在没有检查到缺陷的情况下，也应注意感觉症状。事实上，在假设患者能够交流并且没有忽视的情况下，他们有感觉丧失而没有感觉症状的唯一情况是，当存在有限的辨别问题而不是基本感觉功能问题时（由于顶叶病变），这在临床实践中并不常见。相反，需要注意对非常短暂的感觉症状的解释，这可能是在正常经验的范围内，尽管临床医生不应不加批判地接受患者对感觉症状的常见解释，即"神经受压"或"躺在气流中"。

> 感觉系统的形式测试是神经系统检查中最不可靠的部分。然而，医生应始终适当注意感觉症状，即使检查没有缺陷。

理想情况下，应该以标准方式检查浅感觉，使用一缕棉花（轻触）、音叉的侧面（低温）和合适的针（即不是帽针或皮下针）或其他使用后可以丢弃的尖锐物品（疼痛）。本体感觉可以在患者的上肢伸展、手指张开、眼睛闭合的情况下进行评估。以"假性手足徐动症"或"钢琴演奏"的方式发现患者上肢的移动。这可以通过要求患者在眼睛保持闭合时用示指触摸他的鼻尖来放大；那些本体感觉受到干扰的人的手指会反复错过目标。该筛查测试将评估近端和远端关节周围的本体感觉，但移动也可能是由于运动缺陷或忽视/注意力不集中造成的。因此，如果可能，应始终尝试传统的方法来测试远端指间关节的关节位置感。如果出现表达性失语，有时值得让患者用手势指示运动方向。如果没有其他影响腿部的缺陷（如小脑性共济失调），闭目站立试验（Romberg 试验）可用于评估腿部的位置感。

3. 临床实践

单纯感觉卒中的腔隙综合征通常由外侧丘脑梗死或出血引起[72]。运动障碍可能涉及所有形式，或者可能不影响疼痛和温度感觉。如果延伸到内囊，可能会发生感觉运动卒中（见第4章中"脑卒中临床分类"）。

Déjerine-Roussy 综合征是由更广泛的外侧丘脑梗死引起的，包括轻度对侧偏瘫、明显的偏身感觉障碍、偏瘫、实体感觉缺失，以及经常出现的阵发性疼痛/感觉过敏和舞蹈手足徐动症。最初的病例是梗死延伸到内囊和壳核，尽管这种综合征的大部分特征是由于丘脑腹后核受累所致（见第4章中"脑动脉供血"）[53]。单独的中枢性疼痛可由躯体感觉通路的任何水平的损伤引起的。然而，根据我们的经验，大多数在疾病开始时身体弥漫性疼痛的患者往往会出现非器质性/功能性障碍，而严重局部疼痛的患者肢体疼痛往往患有其他疾病，例如，颈部或腰部的神经根受压，如果疼痛在上肢或手部，甚至会出现心肌梗死。然而，我们看到过偶尔有丘脑梗死或出血的患者在发病后2～3天会在对侧肢体产生不舒服的感觉。

一些患者有局限性感觉综合征，会影响身体的不同部位的异常。最常见的是口唇综合征，口周区域（有时是双侧）和同侧手掌存在感觉异常。在一些患者中，足部也可能受累（手–口–足综合征），并且在手和足中，某些手指可能会受到影响，而其他手指则不会受到影响（假根性分布）。尽管大多数感觉通路水平的病变都可以产生这些模式，但丘脑腹后核的病变最有可能。据认为，来自面部（特别是嘴唇部分）、手和足的感觉投射在这个核的腹侧部分是按照躯体特定部位排列的，并且指尖具有特别大的代表区域，拇指的代表区域更内侧，小指更外侧。躯干和四肢近端的投射区域相对较小，位于更靠背的位置。然而，通过放射冠和感觉皮质的类似投射区域也可能出现，因此这些区域的病变也可能导致口 - 唇综合征。孤立的假根性分布缺陷（最常见于拇指和示指）可能更常见于皮质损伤，因为任何给定大小的脑卒中都会影响比丘脑更受限制的解剖区域的纤维。脑桥中部病变可能会出现双侧症状，因为来自口、上肢和下肢的感觉纤维再次在内侧丘系中以躯体特定部位形式排列。

低于一侧躯干一定水平的疼痛和温度感觉障碍通常是脊髓疾病的征兆，但这可能发生在对侧外侧延髓的缺血性病变中。这被认为是由于来自脊髓丘脑外侧束内不同身体部位的纤维的定位所致。虽然患者通常也有对侧面部感觉丧失，但在恢复阶段这种感觉会消失，只留下假性脊髓感觉丧失。还值得注意的是，导致部分 Brown-Séquard 综合征的颈髓梗死可能是由于双侧椎动脉夹层所致[73]。

（八）视觉系统紊乱

当试图评估脑血管疾病患者发生的视觉障碍时，需要考虑眼睛对视觉刺激的接收；视觉信息从眼睛到枕叶皮质和视觉关联区域的传递，以及枕叶皮质中视觉信息的解释。此外，还有本节包含的有关瞳孔反应和眼球运动的内容。

1. 视觉

(1) 临床解剖：视觉通路中不同部位的病变会产生高度特征性的异常（图 3-22）。

一过性黑矇（字面意思是"短暂失明"）和短暂性单眼失明是可互换使用的术语，用于描述一只眼睛的暂时性视力丧失。短暂性单眼失明可能由眼动脉、睫状后动脉或视网膜中央动脉分布

区域的短暂性缺血引起。对称地影响视交叉的血管病变（当人们可能检测到双颞侧偏盲时）很少见。事实上，唯一值得注意的血管病变是 Willis 环的大动脉瘤。

同侧视野缺损（即双眼视野相应部分的视力丧失）表示视交叉后病变（图 3-23）。由于外侧膝状体核内的局部结构特点，外侧膝状体核的病变可能导致同侧水平扇形色盲（即涉及眼球垂直而不是水平中线的节段性缺陷），但这些很少单独发生。视辐射作为内囊的最靠后结构，从外侧膝状核穿过。该水平受累可能是广泛的大脑中动脉供血区梗死所致偏盲的原因之一。辐射似乎不受单个穿支动脉梗死的影响。外侧膝状体核和距状皮质之间的下视射局限病变，其中纤维在侧脑室的颞角上方摆动并深入颞叶（Meyer 环），会导致同侧的上象限盲，而顶叶上视辐射的病变导致同侧的下象限盲。在纯解剖学基础上，人们可能会预料到发生下象限盲相当常见，因为传统上认为大脑中动脉供应上视辐射而不是下视辐射通过的区域。然而，在一些患者中，大脑中动脉供血区比标准"地图"（见第 4 章中"脑动脉供血"）上明显向后延伸得多，因此大脑中动脉病变通过中断从颞叶和顶叶汇聚到枕叶的视辐射而导致同侧偏盲[74]。此外，来自颈动脉系统的穿支动脉供应视束和外侧膝状体核（见第 4 章中"脑动脉供血"）。在其他患者中，大脑后动脉可能通过后交通动脉获得血液供应，因此与大脑中动脉一样，受到颈内动脉栓塞的影响。然而，也许最可能的解释是，在许多患者中存在真正的视野丧失和视觉注意力不集中的混合情况。

如果一侧的整个距状裂皮质或视束受损，就会出现完全的同侧偏盲，包括黄斑视力。当这是一个孤立的特征时，它很可能是由于枕叶的病变，而当这是一个梗死时，它通常是由于大脑后动脉的闭塞。栓塞可能是最常见的原因，但需要考虑巨细胞动脉炎和偏头痛。大脑后动脉供血区梗死确实会出现黄斑视力保留而完全偏盲的情况。

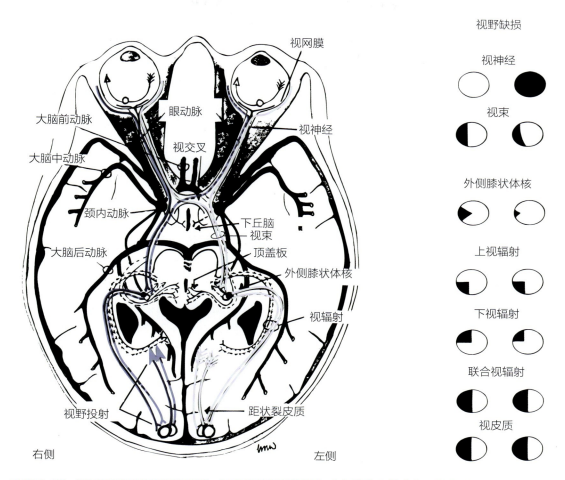

▲ 图 3-22　视觉通路及其血管供应图，以及视觉通路沿线各个部位的血管病变可能导致的视野缺损
视网膜上的箭所代表的视野与叠加在视觉皮质上的箭头和箭尾相对应。深紫色代表来自左侧同侧半视野的视觉通路，浅紫色代表来自右侧同侧半视野的视觉通路。动脉以纯黑色显示

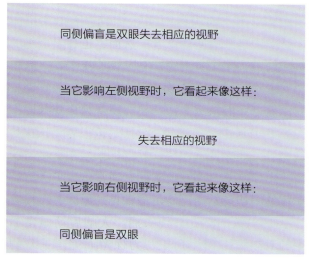

▲ 图 3-23　同侧偏盲

传统的解释是，梗死局限于外侧皮质表面，而黄斑皮质得以幸免，因为它从大脑中动脉的末端分支获得了足够的侧支供血（见第 4 章中"脑动脉供血"）。理论上，如果两只眼睛的缺陷不协调，则很可能是由于视束的病变，而如果缺陷完全一致，则病变可能位于距状裂皮质。然而，在常规临床实践中很难做出这种区分。

视觉失认症是指初级视觉感知完好，但患者在不借助其他感官方式（如触摸）的情况下无法识别物体。面容失认症是指患者无法识别熟悉的面孔，即使他们可以描述它们。单纯的形式是非常罕见的，但如果患者否认认识他们的近亲，可能会导致巨大的痛苦。大多数导致视觉失认的

病变位于优势枕叶的前部（所谓的视觉关联区）和角回，尽管大多数面容失认病例发生在双侧病变。

（2）临床评估：许多患者很难描述视觉症状，特别是当他们恢复之后。因此，明确患者的意思非常重要。例如，"熄火"一词可用于表示双侧失明和意识丧失，一些报告双眼"视物模糊"的患者实际上是在试图描述复视。我们发现确定视觉障碍的功能严重程度很有用，例如，他们是否无法找到自己的路，或无法识别面部（短暂性单眼失明或同侧偏盲都不会发生这种情况）。

在血管性短暂性单眼失明中，症状通常无诱因地出现，但偶尔可能因强光或白光、姿势改变、运动、热水浴或饱餐而诱发，特别是在患有严重同侧颈动脉疾病的患者中。一般来说，血管性短暂性单眼失明期间的视力丧失是无痛的（尽管有些患者确实主诉眼睛内部或上方有钝痛或麻木）并且非常迅速。可以将其描述为窗帘或百叶窗从上方落下，或者较少见的是从下方向上方。视力丧失可能仅限于视野的上半部分或下半部分，并且较少见于鼻子周边和（或）颞侧区域（在这种情况下，怀疑视力丧失是或曾经是双眼存在的，即同侧偏盲）；也可能以弥漫性、收缩性或片状丢失的方式出现。短暂性单眼失明可能会通常以一种固定的方式复发，但视觉障碍的面积可能各不相同，取决于视网膜的哪一部分缺血。

从血管解剖学的角度来看，一个常见且非常重要的临床问题是试图区分短暂的同侧偏盲和短暂性单眼失明。一个最重要的问题是患者在发作期间是否轮流覆盖每只眼睛。对于没有任何残余视觉障碍患者，遮盖一只眼睛并询问是否会重现先前经历的症状会很有用。在覆盖"好眼"后，短暂性单眼失明（"坏眼"）患者将什么也看不见，而同侧偏盲患者在剩余的一半视野中仍能看到一些东西。另外，当患者在短暂性单眼失明期间覆盖受影响的眼睛时，由于另一只眼睛的视力正常，他们往往不会注意到任何视觉障碍。根据我们的经验，询问患者是否看到一半的东西通常会

引起混淆，如果患者曾经发作过，最好让他们看着你的脸并描述他们可能看到的东西。

> 当患者主诉单眼短暂失明时，不要认为失明是单眼；它可能是同侧的偏盲。询问患者在视力丧失期间他们是否轮流遮盖每只眼睛，如果是的话，视物障碍是否出现在双眼或一只眼睛中（如果是后者，是哪只眼睛）。

患者可能无法识别单独的同侧偏盲，或者他们可能简单地将其描述为"视物模糊"或"阴影"。即使他们在有症状期间轮流覆盖每只眼睛，仍然可能无法真正确信，因为同侧偏盲不一定分裂黄斑视力，并且可能被患者解释为仅一只眼睛的视力丧失。其他症状的存在可能会有所帮助，例如，如果有同侧的视觉和脑部症状，则视觉问题可能是偏盲，而如果它们是对侧的，则意味着是短暂性单眼失明。

由于嗜睡、失语或卧床的事实，可能难以正式测试急性脑卒中患者的视力（如使用 Snellen 图表），但至少应该尝试使用手持视力表或简单地使用日常书面材料。脑卒中患者多为老年人，常伴有青光眼、老年性黄斑变性、白内障、糖尿病视网膜病变等眼部疾病。在早期阶段识别这些情况很重要，因为它们很可能使康复变得更加困难。事实上，白内障摘除后视力的提高可能会影响脑卒中后遗症患者能否独立（和安全）的生活。

由于枕叶皮质的黄斑区域非常大，并且该皮质的侧支血液供应非常好，即使是完全同侧偏盲的患者也很少会出现视力本身显著下降的情况，这也可以通过视觉系统的解剖学结构来解释。黄斑传出纤维的一半投射到同侧视觉皮质，另一半投射到对侧视觉皮质。由于只有一半的黄斑传出纤维是维持正常视力所必需的，因此只有视觉通路的双侧病变才会降低视力。这解释了只有双侧而不是单侧大脑半球或枕叶卒中才会影响视力[75]。

老年患者在没有自己干净的眼镜的情况下很少尝试，更不用说完成视力测试。

如果视力丧失持续存在（即超过几个小时），并且眼底检查显示全部或部分视网膜苍白（由于视网膜神经节细胞混浊肿胀），则诊断为视网膜梗死（图 3-24）。在视网膜中央动脉阻塞的病例中，其他发现可能包括传入性瞳孔缺陷，视网膜动脉或小动脉中的栓塞物质，以及中央凹上的樱桃红色斑点（由于正常视网膜中央凹病变加重造成，此处缺乏神经节细胞，在异常苍白的视网膜上形成突起）（图 3-25）。

如果眼睛发红且疼痛，伴有固定、半散大、椭圆形瞳孔和混浊/蒸汽状角膜，则可能诊断为急性青光眼（见本章中"短暂性单眼失明的鉴别诊断"）（图 3-26）。巩膜外血管充血、角膜混浊、虹膜新生血管（虹膜红肿）和反应迟缓的瞳孔中等散大提示眼睛前段慢性缺血，这可能是由于颈动脉闭塞性疾病或小血管疾病造成的，尤其在糖尿病患者中。这是所谓的缺血性眼病（图 3-27）[76]。由于缺血性眼病是一个渐进的慢性过程，因此通常也称为慢性缺血性眼病。

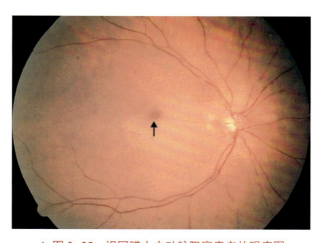

▲ 图 3-25 视网膜中央动脉阻塞患者的眼底图

图示中央凹上的樱桃红色斑点（箭）。樱桃红点是正常的中央凹（没有神经节细胞），因为周围梗死的视网膜已经失去了红色而显得苍白，所以看起来更加明显

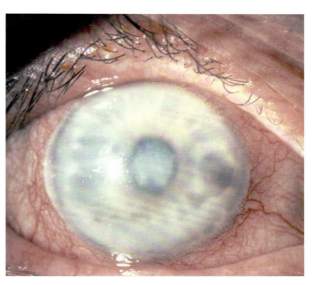

▲ 图 3-26 急性青光眼患者的眼睛

患者眼睛巩膜充血、角膜混浊和椭圆形瞳孔

如果存在急性发作的视野缺损，例如，绝对或相对的下侧偏盲、下鼻段缺失或中央暗点，并且如果检眼镜显示视神经乳头的一部分或全部肿胀（可能与颅内压升高时出现的情况无法区分）、视神经乳头附近火焰状出血和静脉扩张（图 3-28），则可能诊断为前部缺血性视神经病变（见本章"短暂性单眼失明的鉴别诊断"），然后视神经乳头变得苍白。

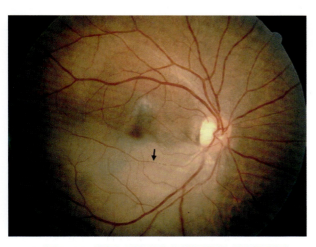

▲ 图 3-24 颞下支视网膜动脉闭塞患者的眼底图

图示视网膜下半部分因视网膜梗死导致视网膜神经节细胞混浊肿胀而变得苍白。颞下支小动脉变细并含有导致栓塞的物质（箭）

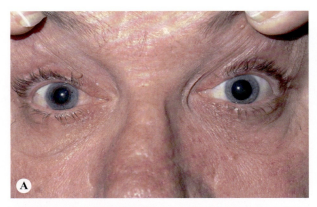

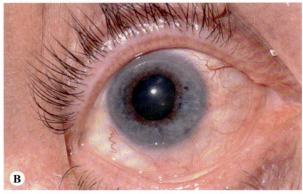

▲ 图 3-27　缺血性眼病

A 和 B. 右眼缺血性眼病；注意巩膜外血管充血、角膜混浊、虹膜新生血管（虹膜红肿）和眼睛外部检查中瞳孔扩大，这表明由于颈动脉闭塞性疾病导致的慢性眼睛前段缺血（经许可转载，引自 Hankey GJ，Warlow CP，1994[76]）

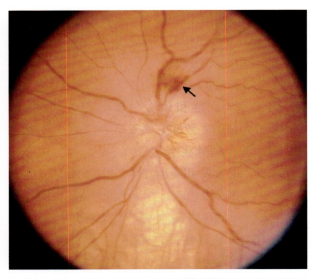

▲ 图 3-28　由于巨细胞动脉炎导致的睫状后动脉闭塞造成前部缺血性视神经病变患者的眼底图

注意视神经盘水肿和火焰状出血（箭）

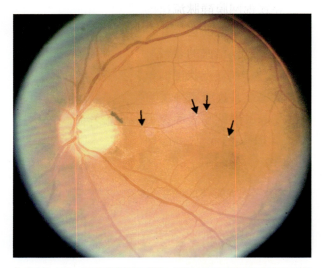

▲ 图 3-29　睫状视网膜动脉（箭）中金橙色胆固醇晶体（Hollenshorst 斑块）的眼底图

睫状视网膜动脉仅存在于大约 1/3 的人口中。它起源于睫状后短动脉的一个分支，供应黄斑

眼底镜检查可能会发现视网膜栓子，但不一定有症状（有 1%~2% 的 50 岁以上人口可能有无症状的视网膜栓子）。最常见的类型是明亮的橙色或黄色胆固醇晶体，源自近端动脉的溃疡性粥样斑块。虽然胆固醇晶体实际上是白色的，但它们呈现橙色或金色，因为它们薄而鱼鳞状的外形允许血液从其上方和下方通过，从而产生其特有的折射外观（图 3-29）。大多数晶体由于体积小、结构薄、扁平且缺乏黏附性，所以可迅速通过视网膜小动脉，很少阻塞较大的血管，尽管大块晶体在被分解和冲走之前可能会短暂阻塞视网膜中央动脉，产生短暂性单眼失明。

纤维蛋白、血小板或脂肪物质的白色栓塞不太常见。它们有各种大小，更有可能出现症状。

钙栓子是白色角晶体，往往由钙化性主动脉瓣狭窄引起，它们可能永久阻塞视网膜中央动脉（筛板后面）或视神经乳头附近的视网膜分支小动脉中的某一支。其他不太常见的栓子类型包括微生物（脓毒症）、脂肪和肿瘤细胞。Roth 斑是被出血包围的非常小的白色梗死，被认为是由脓毒症栓子引起的，但现在似乎更有可能是视网膜毛细血管破裂和血细胞被挤出所致。虽然观察者之间和观察者内部检测视网膜栓子的一致性很高（kappa 分别为 0.73 和 0.63），但对栓子类型的一系列定性评估的一致性要差得多。

视网膜小动脉狭窄、局灶性不规则 / 收缩和扭曲、动静脉离断和漏出液的蓬松白色斑块（"棉毛斑块"，被认为代表视网膜内层的小局灶性梗死），表明长期存在高血压。如果视神经盘水肿和视网膜出血也存在，这表明恶性高血压，但现在不常见（图 3–30）。

非创伤性急性神经系统疾病患者的视网膜出血（没有高血压或糖尿病性视网膜病变导致的其他改变）是出血性脑卒中的有力证据。它们通常是由传递到远端视神经鞘的颅内压突然增加引起的，导致视网膜静脉流出的暂时性阻塞。随后的视网膜静脉压升高会导致视网膜静脉和毛细血管继发性出血。出血的表现取决于其部位。视网膜深层有小点和斑点状出血；浅层（神经纤维）出现线性出血；边缘磨损的"指纹状"出血发生在视网膜前或视网膜表面；视网膜和内界膜之间有

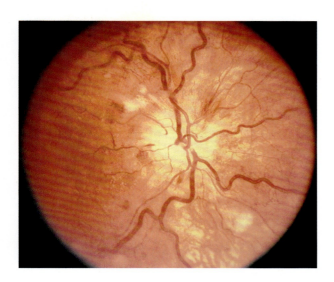

▲ 图 3–30　视网膜小动脉狭窄和曲折、动静脉离断、视网膜出血和视神经盘水肿的眼底图
这些是恶性高血压中所见的高血压性视网膜病变的特征

大的透明膜下出血（大的圆形出血，有液平面）。大约 20% 的蛛网膜下腔出血患者可见透明膜下出血和其他类型的视网膜出血（见本章中"是蛛网膜下腔出血吗"）。

视野评估必须根据患者的整体状况进行调整。重要的是，医生要有一套方法，不要仅因为患者昏昏欲睡、失语、认知障碍或不能坐起来而无法通过正面进行"正式"测试而放弃。运动性测试（即使用移动物体、摆动手指等）检测功能障碍的灵敏度低于静态方法，例如，数手指或比较每半边视野的颜色。

如果患者能够理解和交流，首先应该让他们描述在他们面前看到的东西，也可使用与测试视力相同的文字，最好单独测试每只眼睛。然后，在每只眼睛的每个视力象限中依次举起手指，并要求患者数数，或者为了提高灵敏度，使用末端带有红球的大头针。这将检测到偏盲或象限盲。最后，进行双侧手指同时移动以寻找视觉注意力不集中的证据。使用自动视野测量法检查视野非常累人，且在紧急情况下几乎没有价值。事实上，它可能会产生与非器质性疾病相关的奇怪的缺陷。但是，如果以后对驾驶资格有疑问时可能需要这样做。

尽管由于患者昏昏欲睡、言语障碍、认知障碍或不能坐起来，使用传统的正面方法测试视野通常是不可能的，但可以使用其他方法来确定是否存在异常。

如果由于某种原因，患者不能听从命令，则需要使用相当粗暴的刺激来确保在视野完好的情况下引发和识别反应。例子包括观察在一个半视野内移动颜色鲜艳的物体是否有任何反应，让同事从一侧接近患者，或者当威胁性刺激（如快速移动的手指）靠近患者眼睛时，观察患者是否眨眼（需要注意相关的气流不仅仅是刺激角膜反射）。偏盲几乎总是与同侧眨眼反射丧失有关，

尽管反过来并不总是如此。如果患者不是失语并且床边有团队成员，请患者依次指向团队中的每个人。对这些测试中的任何一个不对称反应表明存在视野缺陷、注意力不集中、忽视或以上这些的组合。鉴于这些困难，视野评估观察者间的可靠性相对较差是不足为奇的（表 3-31）。

(3) 临床实践：一些患有一侧或双侧颈内动脉严重狭窄或闭塞的患者在暴露于阳光或白光下时，可能会出现一只或两只眼睛的视觉障碍。从受累眼睛的视野边缘到视野中心的视野模糊、变暗、或收缩会在几分钟而不是几秒钟内产生。物体看起来像摄影底片一样漂白，或者可能有暗点或全部的视觉丧失；垂直方向的视力缺陷是最不寻常的。这种单眼或双眼失明的短暂发作被推测是由于脉络膜循环中的低血流量造成的。与栓塞引发的短暂性发作相比，它们的发作通常较慢，并且视力恢复也较缓慢。太阳镜可能是一种有效的对症治疗方法。

皮质盲是一种尽管眼睛和前部视觉通路正常，但患者却没有视力的综合征。双眼所有视野突然、自发和同时变暗或视力丧失的病例，被认为是由于基底动脉或大脑后动脉闭塞引起的双侧枕叶（视觉皮质和视辐射）缺血/梗死导致的。如果视觉症状在老年患者中单独出现（没有局灶性脑缺血、癫痫发作或意识减退的相关症状），并且如果它们在 24h 内消退，则可能是由于枕叶 TIA 造成的[43]。然而，当青少年和年轻人出现相同症状时，检查不太可能揭示其原因，长期预后可能是良性的。

偶尔情况下，当缺陷持续存在时，必须将真正的皮质盲与非器质性视力丧失区分开来。最好用视动性眼震仪或带有垂直条纹的长条材料（如围巾或卷尺）来检测，因为如果有视觉功能，就不可能自动抑制眼球震颤。有时，患者否认真正的双侧失明（Anton 综合征），这意味着与初级视觉皮质相邻的有关区域受累，但其他发病机制与否认左侧偏瘫或一般失认症一样不清楚。也许与大脑右半球结构至关重要。

幻视可能会出现在病变累及枕叶、颞叶和顶叶皮质，以及眼睛、视神经通路和大脑脚的脑卒中患者中（见第 11 章中"视觉问题"）。那些继发于枕部病变的最常见表现，包括基本（未定形的）视觉感知、光和颜色的感觉、简单的几何图形和运动。涉及联合皮质的颞后部病变会导致更复杂的（已定形的）视幻觉，包括可能含有物体、图片和人的面部和场景。中脑高位病变，特别是黑质网状部和丘脑病变可引起所谓的 Lhermitte "大脑脚幻觉"，该幻觉是纯视觉的，在形式和颜色上看起来很自然，四处走动像动画片一样，通常被认为是不真实、不正常的现象（即保留了洞察力）。然而，更常见的是，幻视是由于偏头痛或局灶性癫痫（在这种情况下，幻觉通常是未定形的）、精神病或左旋多巴等药物的不良反应等非血管疾病引起的。微视症是物体看起来比正常小的错觉，而视觉重复是图像在去除刺激后持续或复发的错觉，这些现象可发生在顶叶病变时。

视力受损区域的闪烁的灯光、流星、火花或其他刺激现象，偶尔会在视网膜或视神经缺血期间出现，但更常见的是偏头痛或青光眼的特征。

2. 瞳孔

(1) 临床解剖：瞳孔的大小取决于接受交感神经系统传入的瞳孔扩张神经纤维和接受副交感神经系统传入的瞳孔收缩神经纤维的肌紧张冲动的平衡。交感神经纤维从下丘脑同侧下行，通过与脊髓丘脑束相邻的脑干外侧。它们在颈部脊髓的外侧灰柱中占据更中心的位置，并通过第一胸神经根离开。然后纤维穿过肺尖进入交感神经链，向上通过颈部与颈动脉相关联。与出汗有关的纤维在颈上神经节中分离，然后与颈外动脉的分支一起行进。其他纤维进入颈内动脉表面的颅腔。纤维通过长睫状神经支配瞳孔，而那些供应睑板肌的纤维则被加入到第 Ⅲ 对脑神经中。

视网膜接收到光后，冲动在视神经中传递。经过视交叉后，它们在两个视束中传导至双侧动眼神经副核（Edinger-Westphal 核，第 Ⅲ 神经核复合体的一个特殊的部分）。副交感神经与第

Ⅲ对脑神经相伴离开并与它一起进入眼眶（图3-31）。在那里，它们在睫状神经节中形成突触，从而产生支配瞳孔括约肌和睫状肌的短睫状神经。外侧膝状体前方的病变可导致瞳孔对光反射丧失。

（2）临床评估：患者意识到自己的瞳孔异常是非常罕见的，但其他人可能会注意到。只是偶尔情况下，患者会注意到他们的瞳孔是不等大的，他们通常会认为一个是放大的，而不是一个更常见的异常收缩。真正瞳孔散大时，患者可能会因亮度异常和难以集中注意力而感到苦恼。如果可能的话，应该检查瞳孔对光直接的和间接的反应及其调节。

脑干和颈动脉分叉前其他部位的下行交感神经通路中断会导致完全的同侧霍纳综合征，即瞳孔缩小、上睑下垂和患侧面部无汗。颈内动脉病变（如颈动脉夹层，见第7章中"动脉损伤"）通常不会出现面部无汗。有时，短暂的霍纳综合征是颈动脉夹层的唯一线索。

（3）临床实践：老年人瞳孔大小不等（瞳孔不等大）的原因有很多，大多数不是血管性的。也许最常见的方法是使用滴剂治疗青光眼，但任何局部炎症（如虹膜炎）都可能是原因。此外，高达20%的正常人群可能会出现生理性瞳孔不等。因此，在有任何其他体征（如上睑下垂）的情况下评估瞳孔大小不等是必要的。

> 老年脑卒中患者可能正在使用瞳孔收缩药治疗青光眼，这可能会导致瞳孔大小不等。

由于第Ⅲ对脑神经核复合体内纤维的功能分离，中脑血管病变引起的第Ⅲ对脑神经麻痹可能会保留瞳孔反应，该反应保持对光正常。另外，在中脑广泛损伤的昏迷患者中（由于内在疾病或继发于来自上方的压力），瞳孔将既固定又散大

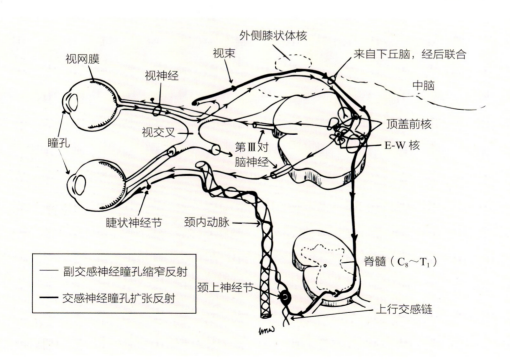

▲ 图 3-31　瞳孔大小的神经性调节：涉及瞳孔收缩（—）和瞳孔扩张（—）的副交感神经和交感神经通路轮廓图
第Ⅲ对脑神经核复合体包括与瞳孔的副交感神经支配有关的动眼神经副核（Edinger-Westphal 核）；Perlia 中线核，与会聚和调节有关；外侧核，支配上睑提肌、上直肌、下斜肌、内侧直肌和下直肌。血管病变可能导致外侧核缺血（导致眼外肌麻痹），但不影响来自动眼神经副核的瞳孔收缩纤维

或处于中间位置（4～5mm），取决于是否涉及交感神经和副交感神经纤维。如果没有药物过量（如阿片类药物）的证据，昏迷患者的双侧"针尖样"瞳孔提示脑桥存在广泛病变。这被认为是由于交感神经纤维的损伤和副交感神经纤维的刺激所致（仅交感神经纤维的损伤通常不会导致如此强烈的瞳孔收缩）。尽管如此，瞳孔会对强光做出反应，虽然这可能很难观察到。

3. 外部眼球运动和眼睑

（1）临床解剖：眼外肌维持来自每个视网膜图像的融合。中脑的动眼神经（第Ⅲ对脑神经）复合体支配内侧、上、下直肌和下斜肌。滑车神经（第Ⅳ对脑神经）也起源于中脑，支配上斜肌，脑桥中的外展神经（第Ⅵ对脑神经）支配外直肌。其他重要的结构包括有效连接细胞核的内侧纵束（medial longitudinal fasciculus，MLF）；旁正中脑桥网状结构，有时称为脑桥外侧凝视中心；中脑内侧纵束的头端间质核，它产生眼球运动的垂直的和扭转的力量（图 3-32）。小脑和前庭核对于控制眼球运动也很重要。

共轭眼球运动的核上控制与脑卒中患者有关。自主眼球运动在中央前回前方的额眼区域开始，而反射性视觉追踪运动则涉及枕叶皮质和视觉关联区域。来自这些区域的纤维不直接支配动眼神经核，而是它们的传入是由旁正中脑桥网状结构和内侧纵束的头端间质核整合而成。

上睑提肌由中线动眼神经核的上部支配，上直肌也是如此。因此，眼睑的运动与眼球垂直运动密切相关。上、下睑板肌通过第Ⅲ对脑神经接受交感神经支配。它们有助于睁眼，当它们瘫痪时（如在霍纳综合征中），睑裂变窄（但没有完全上睑下垂，如第Ⅲ对脑神经麻痹或中央核第Ⅲ对脑神经麻痹所见）。

眼球震颤是一种不自主的双相眼震荡，发生在前庭通路和小脑的病变中。在血管疾病患者中，可能存在迷路缺血或脑干前庭核缺血，任何相关体征的形式在定位病变方面可能比试图分析眼球震颤本身更有用处，即核病变，可能还有其

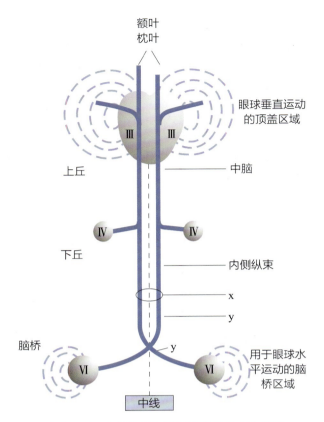

▲ 图 3-32 内侧纵束在控制共轭凝视中的作用

共轭凝视需要第Ⅲ、第Ⅳ和第Ⅵ对脑神经核和脑干神经的协同作用。内侧纵束连接这些细胞核，并为来自额叶眼区（用于自主眼球运动 – 扫视）和枕叶（用于反射运动）的传入，以及用于眼球垂直运动的顶盖区域和用于眼球水平运动脑桥区域的传入提供通路。"x"表示导致典型双侧核间性眼肌麻痹的病变部位，通常与多发性硬化有关。血管病变（"y"）更常导致单侧核间性眼肌麻痹，大概是它们更可能涉及脑桥旁正中穿支动脉的血供区域而不是脱髓鞘斑块所致，因此更可能偏向中线。相反，外侧脑桥的病变可能会阻止同侧侧向凝视，并且可能存在眼睛共轭偏差不在病变的一侧

他脑干障碍的体征。

（2）临床评估：涉及额叶皮质的半球卒中将导致无法进行对侧自主共轭凝视。由于不受中风影响的大脑半球完整的额眼区域无对抗作用，所以存在向脑卒中病变侧凝视的共轭偏差。这通常会在 1～2 周内恢复。患者通常昏昏欲睡，因此无法评估反射性追踪运动，尽管如果病变局限于额叶，人们可能会期望这种运动会被保留。如果患者有急性脑桥病变，虽然病变的一侧可能不会出现共轭偏差，但这种病变不太可能恢复。

当患者主诉复视时，以下问题有助于确定出现问题的部位。

- 当一只眼睛闭上时是否会出现复视（单眼复视），还是仅在双眼睁开时（双眼复视）？
- 图像是并排分开（水平），一个在另一个之上（垂直），还是彼此成一定角度（倾斜）？
- 图像在哪个注视方向上被最大限度地分开？

如果患者有意识、善于交流和合作，则可以用正常方式测试眼球运动。但是，如果患者不能听从命令，就很难做到这一点。在这种情况下，应观察每个方向的自发运动，以确认没有凝视麻痹。人们还可以通过在不同的视野中做一些"有趣的"动作来刺激患者朝各个方向看，例如，让他们跟随检查者的脸，而不是手指或笔。这还有一个好处，就是检查者可以不断地强化"注意我的鼻子"这个命令。

> 通过在不同的视野中做一些"有趣的"动作，可以刺激患者朝各个方向看，例如，他会跟随检查者的脸，而不是手指或笔。

脑干或小脑起源的眼球震颤可能最好通过要求患者注视并跟随移动目标来检查。一些不规则的眼球"颤动"在正常人移动眼睛时会经常被看到，特别是在侧向凝视的极端情况下。后天的摆动性眼球震颤（即存在正弦波形的情况下）与脑桥和延髓的被盖病变有关。上跳性眼球震颤与脑桥或小脑病变有关，下跳性眼球震颤与延髓或颅颈交界处的病变有关。中央和外周病变都可能出现扭转或旋转成分。会聚性回缩性眼球震颤（有节奏的振荡，其中眼球相对于彼此缓慢外展，随后快速内收，通常伴随着眼睛快速有节奏地回缩到眼眶中）被认为是中脑疾病的表现；这实际上是一种眼球水平运动障碍，而不是真正的眼球震颤。

许多相关的疾病，可能是由于眼球跳动（随意的）障碍，与小脑疾病有关。这些包括视辨距障碍（在尝试注视时眼球出现过度移动）、眼球扑动（在没有跳跃间隔的情况下偶尔出现眼球快速水平振荡的爆发）和所谓的方波急跳。

(3) 临床实践：孤立的短暂性复视可能是脑干缺血事件的征兆，但也可能是由于其他原因，如重症肌无力。然而，与脑干或小脑功能障碍的其他症状相关的短暂性复视，例如，单侧或双侧运动或感觉障碍、眩晕、共济失调或构音障碍，通常表示椎基底动脉循环中发生的 TIA。

单眼复视通常是由于眼内疾病导致光线分散到视网膜上（例如，角膜疾病、白内障、玻璃体积血）或功能性（非神经性）障碍。枕部病变发生后该症状很少有报道，但并不是眼外肌麻痹的原因。尽管有时声称它是多发性硬化症的特征性征兆，但血管疾病可导致核间性眼肌麻痹（眼球内收失败，外展时出现眼球震颤），因为内侧纵束在内收眼球的一侧的参与（图 3-32）。同侧（患者无法看向的一侧）旁正中脑桥网状结构缺血时，可能会导致无法在一侧进行共轭水平凝视。同侧内侧纵束的额外受累（尝试注视另一侧时同侧眼球内收失败）可能导致所谓的"一个半综合征"，其中唯一剩余的眼球水平运动是对侧眼球的外展。

蛛网膜下腔出血发作时的动眼神经（第Ⅲ对脑神经）麻痹通常表明来自颈内动脉的后交通动脉起源处的动脉瘤破裂。颈内动脉，较少见颈动脉分叉处、大脑后动脉、基底分叉处或小脑上动脉的动脉瘤。第Ⅲ对脑神经麻痹也可能发生在未破裂的动脉瘤（可能是由于扩张）或蛛网膜下腔出血后数天，这是由于延迟性脑缺血导致同侧大脑半球肿胀所致。大多数情况下，瞳孔散大且无反应，但在某些患者中却能幸免。

外展神经（第Ⅵ对脑神经）麻痹，在急性期通常是双侧的，可能在蛛网膜下腔出血后成为颅内压升高的假的定位征象，这是由于颞岩部的神经牵拉或间脑向下经小脑幕疝导致。有时，后循环动脉瘤可能由于直接受压而导致第Ⅵ对脑神经麻痹。

> 如果患者出现突然的剧烈头痛并被发现有第 Ⅲ 对脑神经麻痹，则后交通动脉瘤破裂的可能性很大。

偶尔会遇到无法睁眼的患者。如果双侧上睑下垂与垂直凝视麻痹有关，并且没有重症肌无力的迹象，则可能是由于第 Ⅲ 对脑神经核性麻痹（背侧，中线）或右半球大面积病变（"脑性上睑下垂"）[77]。"脑性上睑下垂"必须与眼睑痉挛和眼睑张开失用症区分开来，在这种情况下，患者无法按指令睁眼但可以自发睁眼（即眼睑功能障碍是偶发性的，可能因眼睑闭合而诱发，通常发在锥体外系疾病患者中）。

眼球浮动通常仅在意识水平受损和广泛的脑桥疾病时出现。眼球自发的快速向下运动之后就缓慢移回到原来的位置。之所以会发生这种情况，是因为此类患者的眼球运动有飘动的倾向，但在没有任何水平注视的情况下，唯一可能的运动是在垂直平面内。

视震荡是运动的错觉或环境的振荡。患者可能会主诉静态物体左右摆动或上下摆动。这可能发生在眼球震颤或任何其他眼球运动的强直异常，但这些有时很难去证明。这种症状虽然不常见，但可能非常令人痛苦和致残。

视觉倾斜是环境瞬时倾斜或倒置的错觉。这可能发生在小脑缺血时。

（九）听力、平衡和协调障碍

1. 临床解剖

"头晕"可能是指头晕眼花、不平衡、感觉模糊、精神不清晰或明显的眩晕，必须要求患者准确解释他所说的"头晕"是什么意思。

眩晕是运动（通常是旋转）或位置的主观或客观错觉。它是外周或中央前庭小脑系统功能障碍的症状。

平衡失调是由于前庭、感觉、小脑、视觉或运动功能受损而导致站立或行走时的不平衡感，因此可能是由于身体许多部位的神经系统病变所致。

共济失调（源自希腊语，意为"缺乏秩序"）是四肢协调失调（肢体共济失调）、坐姿（躯干共济失调）或步态（步态共济失调）的不平衡。它通常与小脑或脑干中与小脑连接的疾病有关。然而，丘脑的病变，特别是在丘脑膝状体动脉供应的后外侧区域内，可能会出现孤立的对侧共济失调，尽管更常见的是额外的运动和（或）感觉障碍[53]。最可能的解释是腹外侧核接收来自小脑、前庭和脊髓丘脑系统（如齿状核—红核—丘脑束）的传入。在没有明显运动障碍的情况下，患者无法站立甚至不能无支撑地坐立的相关病症被称为不能站立，并且与后外侧丘脑的病变有关。

突然的单侧听力障碍，伴有或不伴有同侧耳鸣，是耳蜗、前庭耳蜗神经或耳蜗核团功能障碍的症状。双侧听力障碍可以是中枢性的，但通常伴有几种最严重的脑干病变或颞叶双侧病变的症状。

上行和下行纤维束与脑干脑神经核的关系如图 3-33 所示。

2. 临床评估

当患者主诉有错觉的运动感时，首先是将旋转性眩晕或视轴倾斜与较不具体的症状（如晕厥）区分开来，然后将病变定位于脑干（中央）或前庭蜗神经或迷路（外围）[78, 79]。为了尽可能准确地明确患者的实际感觉，通常必须提出直接的问题，如"这是一种旋转的感觉还是只是头晕目眩？"包含主观或客观运动错觉的描述；例如，旋转或转动，通常令人不舒服，使患者感到恶心并且无法站立，表示眩晕的含义。头晕、摇晃、游泳的感觉、在空中行走感、奇怪的头部感觉或晕厥（通常伴随着恐慌、心悸或呼吸困难的感觉），没有运动的感觉异常，都是非特异性的，可能由多种全身性紊乱（通常是低血压、恐慌或呼吸过度）引起。诱发因素和先兆症状可能具有诊断价值，也可能是发病方式（无论是突然的

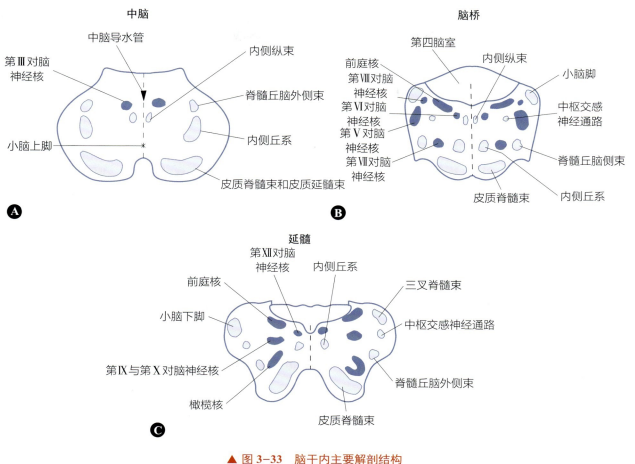

▲ 图 3-33 脑干内主要解剖结构
A. 中脑；B. 脑桥；C. 延髓

还是渐进的）、持续时间，以及存在任何相关症状，例如耳聋、耳鸣和耳痛或耳胀。事实上，与其说是眩晕的特征，不如说是发作的相关特征，有助于定位病变。例如，眩晕伴有脑干功能障碍的特征，如复视和面部与四肢感觉障碍，若听力正常，表明是中枢原因；而由突然运动和体位变化引发并伴有听觉或耳部症状的眩晕则指向外围原因[49]。

不稳定性是脑卒中/TIA患者相当常见的症状，但除非它与明显的局灶性症状或无力或共济失调的残留神经系统体征相关，否则很难确定患者是无力、不协调、眩晕、晕厥前兆还是焦虑，或者实际上是这些症状的组合。有时询问患者是否感觉头部或腿部不稳，或者是否是视觉问题会很有帮助。患者经常主诉在旋转性眩晕时身体不稳，但在眩晕停止后明确询问是否存在持续的不稳定性是有用的，阳性反应表明是中枢问题而不是外周问题。

累及小脑或其关联结构的脑血管疾病最常见的表现是躯干共济失调。传统上认为四肢的体征需要累及同侧小脑半球而不是中线结构，因此在床旁检查四肢时通常没有小脑体征。如果不检查患者的步态，则可能会忽略该问题。如果疾病是轻微的，要求患者快速转身可能是检测异常最敏感的方法。还值得询问一下失去凝视的影响，例如，在黑暗中、在淋浴中或进行闭目直立试验。大多数共济失调综合征在失去凝视时会变得更糟，但明显的平衡丧失应该想到本体感觉紊乱（即感觉共济失调）。

> 如果不检查患者的步态，可能会漏诊小脑病变。

对正在缓解的偏瘫时必须小心，因为此时可能会出现类似小脑的体征，这可能只是皮质脊髓控制受损的表现。这在试图区分纯运动性脑卒中和共济失调性偏瘫的腔隙综合征时最为相关（见第 4 章中 "脑卒中临床分类"）。

3. 临床实践

许多患者主诉头晕，无论是在脑卒中发作前后还是在其他时间，但仅这个术语太不精确而无法定位，即使在颈动脉和椎基底动脉区域之间也是如此，尽管后者可能更常见。体位性低血压、血管活性药物、心律失常（老年人都常见）引起的弥漫性脑缺血可能会导致其他感觉体验，如头晕、头晕眼花、模糊的或晕倒感，还伴有焦虑状态、惊恐发作和过度通气。这些症状没有定位价值，不应被认为是脑卒中 /TIA 的指征。

应强烈抵制将任何 "头晕" 发作（尤其是在老年人中）标记为椎基底动脉缺血或更严重的功能不全的倾向 [49]。经常看到患者在转动脖子时说有头晕，然后进行了颈椎 X 线片显示一些退行性变化（在老年人群中极为常见），然后被医生告知这些颈部退变正在 "限制" 血液供给大脑。支持这一理论的工作很少，主要是基于对精心挑选的患者的尸检或动态动脉血管造影。此外，最初在此原则下描述的许多患者有明显的脑干和枕叶局灶性功能障碍。人们认为从颈椎内部和周围的结构到前庭系统有相当多的本体感受传入，因此对于绝大多数有这些非局灶性症状的患者，这些术语只会引起对即将发生的脑卒中的过度焦虑，并转移人们对头晕的更可能和潜在可治疗的病因分析的注意力。

当眩晕是由头部运动引起的孤立现象时，并且是严重而短暂的，那么它几乎总是外周而不是中枢功能障碍的症状。良性阵发性位置性眩晕的

相对常见情况在本章 "突发脑部局灶性症状的鉴别诊断" 中描述。另外，中枢性孤立性眩晕似乎比传统认为的更为常见，高达 11% 的孤立性小脑卒中伴有单纯的眩晕 [80]，在 275 例椎基底动脉卒中的研究中，59 例患者中，有 23 例（39%）之前的 TIA 报道了孤立性眩晕 [81]。首次发作的急性自发性眩晕患者的多向性眼球震颤不受凝视抑制、无法在没有支撑的情况下站立以及 "头部脉冲测试" 阴性，意味着是一个中枢而非外周过程 [78, 79]。头部脉冲测试是一种简单的临床测试，包括高加速度头部旋转 [82]；对于严重的单侧前庭性无力，正常的前庭眼反射被眼球错位所取代，随后是一系列对检查者来说很明显的矫正性眼跳 [82]。

急性前庭综合征，其特征是快速发作的眩晕、恶心 / 呕吐、步态不稳、头部运动不耐受和持续数天至数周的眼球震颤，可能起源于外周前庭或中枢。在一项对 101 例急性前庭综合征患者的前瞻性分析中，最初 48h 内进行的初始 MRI 中有 12% 为假阴性 [83]。然而，正常水平头脉冲测试、偏心凝视时的方向改变的眼球震颤或反向偏斜的出现诊断脑卒中的敏感性为 100%，特异性为 96%。

突发性听力损失可能由外伤、鼓膜破裂、病毒和其他感染、毒性和代谢紊乱以及缺血引起 [84]。然而，由于血管疾病导致的孤立性突然单侧听力损失（没有眩晕或其他脑干功能障碍）的比例尚不清楚，因为在死后对颞骨和迷路进行组织病理学检查不是常规的，如果是的话，它通常在任何听力损失发生后很长时间后进行，以至于临床细节尚不清楚。尽管如此，仍有一些组织病理学证据表明血管疾病导致迷路梗死。对于孤立的短暂性耳聋是否是由内听动脉区域的 TIA 引起的，存在着更大的不确定性，但我们不明白为什么有时情况并非如此。

类似脑卒中的急性小脑综合征可能是由药物毒性、韦尼克脑病和克 - 雅脑病（Creutzfeldt-Jakob 病）引起的（见本章中 "突发脑部局灶性

症状的鉴别诊断"）。

（十）症状的发作速度和时间进程

患有 TIA 或脑卒中的患者通常将神经系统症状描述为突然出现，没有预警，并且在发作时程度不一。然而，患者经常被症状吓到，并且对于症状发生所需的确切时间（s vs. min）知道的可能不是很准确。如果身体的多个部位（如面部、手臂和腿）受到影响，症状通常几乎同时在每个部位开始，而不是从一个部位到另一个部位加剧或扩散（"行进"），后者是一种更典型的局灶性癫痫模式[48]或偏头痛先兆[85]，但一些 TIA 或脑卒中患者也报告了症状的不断进展。

> 因为发病的突然性将事件标记为脑血管事件，所以询问患者当时在做什么是有用的；如果他们醒着并且不记得，发病可能不是那么突然。

遇到的不太常见的其他模式：症状可能会在几分钟或几小时内稳定发展，它们可能会在几个小时内以口吃 / 逐步的方式发展，偶尔它们可能会在几天内继续增加。在最后一种情况下，几乎不可能确定这是由于原发疾病继续发展，还是由于其他因素，例如，脑水肿、感染或代谢紊乱造成的。毫不奇怪的是，对于广泛使用的术语"卒中进展"（见第 11 章中"脑卒中后进展"）[86, 87]，没有一致的定义。当然，面对不断进展的功能缺陷，可能根本无法绝对确定诊断是否真的是脑卒中 /TIA，诊断不确定性的程度将影响确定临床诊断所需检查的程度。

（十一）可能的诱因

除了给出症状突然发作的印象之外，询问患者（或目击者）在症状发作时他们在做什么也可以支持血管事件的诊断。

• 剧烈的体力活动和性交已知与出血性脑卒中，尤其是蛛网膜下腔出血有关。然而，除了个别病例报告外，没有证据表明此类活动会导致

TIA 和缺血性脑卒中。

• 由于分流方向的改变，Valsalva 动作（憋气）可能触发卵圆孔未闭患者的反常栓塞。

• 姿势改变、颈部转动、暴露于明亮或白光、弯腰、用力或打喷嚏、运动、热水浴或吃得过饱，可能会在患有严重颈动脉和椎基底动脉闭塞性疾病，以及大脑和眼部侧支循环受损的人中引发大脑和眼部缺血症状。当然，其中一些刺激也可能引发非血管症状，例如，由于低血糖（大量碳水化合物餐后）和癫痫发作（暴露于明亮的闪光灯后）引起的症状。

• 某些情况可能容易发生动脉夹层，例如，颈部手法操作、道路交通事故和头部受伤。从创伤到最初的神经系统症状通常会延迟几天或几周（见第 7 章中"动脉损伤"）。

• 药物滥用越来越普遍，它不仅限于最年轻的年龄组（见第 7 章中"药物和毒品"），因此对于特定询问和毒理学筛查的阈值应该相对较低。

• 由于全身性低血压、局灶性动脉狭窄 / 闭塞 / 压迫和不良侧支循环的共同作用，在开始使用降压药或增加降压药剂量后不久出现的症状应该提高了所谓"低流量"脑卒中 /TIA 发生的可能性（见第 6 章"从症状、体征和临床综合征到病因"）。类似的论点也可能适用于从全身麻醉中醒来时出现的症状，尽管可能存在其他因素，例如血管内血栓形成，特别是如果这些症状与后循环有关时。显然，接受心脏或颈动脉手术的患者具有特殊的风险，应在手术前向他们解释这一点（见第 7 章中"围术期脑卒中"）。

• 由于腿部或骨盆静脉系统的反常栓塞、子痫引起的颅内出血或颅内静脉窦血栓形成（见第 7 章中"妊娠和产褥期"），妊娠和产褥期是健康年轻女性易患脑卒中的时期。

• 偏头痛与脑血管疾病之间存在复杂的关系，这将在本章中"突发脑部局灶性症状的鉴别诊断"和第 7 章中"偏头痛"中详细讨论。

• 有一些证据表明，前一年发生的重大"生活事件"可能会增加脑卒中的风险（见第 6 章中"缺

血性脑卒中的危险因素"）。

（十二）伴随症状

任何伴随的症状都可能有助于确定发病机制是否为血管性的。

1. 头痛

大约 1/6 的脑部或眼部 TIA 患者、约 1/4 的急性缺血性脑卒中患者、约 1/2 的非创伤性脑出血患者，以及几乎所有的蛛网膜下腔出血患者都会出现头痛 [88-92]。头痛也经常作为基底动脉闭塞的早期症状。

皮质缺血比小而深的腔隙性梗死更常引起头痛（见第 6 章中"从症状、体征和临床综合征到病因"）[88, 90, 92]。鉴于缺血性脑卒中的发生率是出血性脑卒中的 4 倍，头痛对出血性脑卒中的预测值约为 33%，而"无头痛"对缺血性脑卒中的预测值约为 86%。与缺血性事件相关的头痛的原因尚不清楚。有人提出，这是由于脑缺血期间活化的血小板释放血管活性物质如血清素和前列腺素所致。其他可能性包括侧支血管的扭曲或扩张，以及颅内伤害性传入神经的机械刺激。极少数情况下，颈外动脉供血区域栓塞会导致头皮缺血，从而导致疼痛。而且，有些头痛可能是由于焦虑和肌肉紧张引起的。

头痛可能不仅是血管事件的结果，也是事件潜在原因的标志。任何 50 岁以上的人出现脑部或眼部缺血的头痛需要立即考虑巨细胞动脉炎（见第 7 章中"炎症性血管病"）。同样，发病前或发病前后头部、面部、眼睛或颈部一侧的剧烈疼痛，高度提示颈动脉或椎动脉夹层 [93]，甚至可能是夹层的唯一症状（见第 7 章"动脉损伤"）[94]。伴有局灶性神经体征的头痛的其他原因包括偏头痛、脑膜炎和颅内静脉血栓形成，但这些诊断通常还有其他线索 [95]。

2. 癫痫发作

大约 2% 的脑卒中患者在发病时有癫痫发作（见本章中"突发脑部局灶性症状的鉴别诊断"、第 6 章中"从症状、体征和临床综合征到病因"和第 11 章中"癫痫发作"）；大约 50% 是全身

性发作，50% 是部分性发作 [96]。这些在脑内或蛛网膜下腔出血中比在动脉缺血性脑卒中中更常见 [96]。然而，它们是颅内静脉梗死的特征（见第 7 章中"脑静脉窦血栓形成"）[3]。癫痫发作可能表明脑卒中对大脑皮质的刺激或损伤，并且与癫痫进一步发作的风险增加有关。

脑卒中后癫痫发作可能会恶化急性脑卒中治疗的结果。脑卒中发作后最初 24h 内的癫痫发作和早期癫痫发作是预后较差和死亡的独立预测因素，并且在一个 805 例急性脑卒中系列中，与急性血管内治疗后 1.6 倍的不良结果风险和 2.2 倍的死亡风险相关 [97]。脑卒中后早期癫痫发作的危险因素是出血、较高的基线 NIHSS、低龄、感染、糖尿病、TIA 病史、皮质受累和脑分水岭梗死。

癫痫发作不仅可能使脑卒中复杂化，而且是脑卒中风险增加的标志。展望将来，从诊断癫痫开始，被诊断为新发特发性癫痫的老年人（＞60 岁）发生继发性癫痫的风险几乎是没有癫痫病史的同龄人的 3 倍 [98]。回顾过去，自患者确诊脑卒中，约 3% 的急性脑卒中患者既往有癫痫发作史，其中 1/3 患者在确诊前一年首次发作 [96]。因此，诊断为新发特发性癫痫的老年人（＞60 岁）应筛查脑卒中的危险因素并进行适当治疗。

3. 呕吐

在 TIA 期间呕吐非常罕见，即使在脑卒中患者中也不常见，至少在发作时如此。如果确实发生，则提示有蛛网膜下腔出血（见本章中"是蛛网膜下腔出血吗"）、颅后脑卒中（在某些情况下是由于眩晕，并且可能是因为直接累及第四脑室底后区的"呕吐中枢"），或导致颅内压升高的大的幕上卒中。脑卒中发作后 2h 内呕吐是颅内出血的高度预测因素。偶尔情况下，脑干缺血患者会出现大量呕吐，伴发很少或没有眩晕及伴有其他临床症状。

4. 颈项强直

脑膜刺激征是指由于蛛网膜下腔血液或炎症对颈部脑膜的刺激，引起被动或主动的颈部屈曲

对疼痛的抵抗。脑膜刺激征引起的颈项强直是蛛网膜下腔出血的常见症状和体征，但不会立即发生；它需要 3～12h，并且在深度昏迷患者或轻微蛛网膜下腔出血患者中可能根本不会发生（见本章中"是蛛网膜下腔出血吗"）。

5. 畏光

蛛网膜下腔出血后患者通常会在几天内畏光和烦躁，这可能是由于血液对脑膜的刺激（见本章中"是蛛网膜下腔出血吗"）。

6. 呃逆和腹痛

呃逆是短暂的强烈吸气活动，涉及膈肌和肋间吸气肌，同时抑制相应的肋间呼气肌。声门关闭几乎在膈肌收缩开始后立即发生，产生特有的声音和不适感。呃逆通常会在几分钟后自行消退。如果呃逆持续数天，可能表明潜在的延髓（在迷走神经核和孤束区域）或呼吸肌的传入或传出神经的结构或功能障碍或膈肌刺激。呃逆在延髓外侧梗死患者中很常见，但也可能发生在与呼吸系统调控相关的任何延髓区域的病变中。神经源性呃逆很少单独发生，通常有相关的脑干或长束体征（见第 11 章中"呃逆"）。

如果脑卒中患者还主诉腹痛，他们可能患有肠道或内脏缺血，特别是如果有迹象表明心源性栓塞是脑卒中的根本原因时（如心房颤动）。

7. 胸痛、心悸和气短

脑卒中 /TIA 发作时的胸痛和（或）心悸提示可能同时存在急性冠状动脉综合征（此外，由于同时发生炎症以及脑和冠状动脉粥样斑块破裂）和心律失常（作为心脏缺血的后果和作为脑栓塞的可能来源）（见第 6 章中"来自心脏的栓塞"）。胸痛和（或）气短的其他相关原因包括主动脉夹层、肺栓塞和肺炎。

8. 恐慌和焦虑

肢体力量、语言或视力的突然丧失是一种可怕的经历，通常会在患者和护理人员中引起相当大的焦虑和恐慌。患者可能因此过度换气，进而出现晕厥前或感觉症状，包括双侧口周和远端肢体麻痹，甚至单侧感觉症状。在这些情况下，尝

试区分原发性（脑卒中 /TIA）和继发性（恐慌 /焦虑）症状非常重要。明确症状出现的时间也很重要，例如，与明显发生在神经系统症状之后的类似症状相比，脑卒中 /TIA 之前或同时发生的心悸不太可能是恐慌和焦虑的结果。

（十三）既往病史

多次询问以前的神经系统症状很重要。许多患者在 TIA 或脑卒中后几天告诉我们在他们第一次咨询时由于多种原因没有记起之前的 TIA。有时这是因为焦虑，当然也有少数患者在发病期间受到意识改变或遗忘症的影响。其他人可能不希望向他人披露此类信息，以免对其就业或驾驶状况产生潜在影响。医生有责任利用所有可用的信息资源，以敏锐的洞察力、高度敏感性和严格保密性来探究这些可能性。有时详细的既往发作史有助于确认另一种诊断，如局灶性癫痫或偏头痛，而详细的药物史可以确定以前使用阿司匹林或确定在其他被遗忘的事件后给予了华法林。

我们建议仔细检查局灶性神经系统症状列表，见表 3-20。

表 3-20 脑血管疾病症状列表
• 您有没有被告知你患有脑卒中、轻微脑卒中、短暂性脑缺血发作或脑发作？如果是这样，这是什么时候发生的，您能描述发生了什么吗
• 您有没有突然发生这些情况
– 一只眼睛看不见或失明
– 有超过几秒钟的复视没有
– 是否有语言混乱、口齿不清或说话困难
– 是否有面部、上肢或下肢无力或失去知觉
– 有出现笨拙的上肢或下肢吗
– 走路不稳
– 有旋转（头晕）的感觉吗
– 失去意识
• 症状持续了多长时间
• 您还有这些症状吗
• 您是否就这一事件看过医生，如果是，是谁，您被告知了什么，您是否被送入医院
• 您正在服用什么药物（特别是阿司匹林、氯吡格雷、双嘧达莫、华法林、新型抗凝药）

具体询问以下内容也很重要。

- 常见的血管危险因素（如高血压、高脂血症、糖尿病、吸烟）。

- 血管疾病的其他表现（如心绞痛、腿部间歇性跛行）。

- 心脏病（如心脏瓣膜病或心肌病），许多外行人认为中风是心脏病发作的一种形式。

- 提示血栓形成趋势的指标，如先前无法解释的深静脉血栓形成。

- 血管炎的线索，如关节痛、皮疹、肾脏问题（见第 6 章"从症状、体征和临床综合征到病因"和第 7 章"自身免疫性疾病和全身性血管病"）。

（十四）生活方式、行为和家族史

相关且可能改变的生活方式因素，包括烟草、酒精、饱和脂肪、盐、消遣性药物消费和身体活动。脑卒中或心肌梗死的家族史是缺血性脑卒中的一个危险因素，至少部分归因于高血压的家族倾向（见第 6 章"缺血性脑卒中的危险因素"）[99, 100]。

三、突发脑部局灶性症状的鉴别诊断

对短期（表 3-21）和长期（表 3-23）快速发作的局灶性脑部症状有宽泛的鉴别诊断。表 3-22 和表 3-24 显示了这些可能性的实际频率。

由于局灶性神经缺血引起的神经症状持续时间是连续的[45]，因此在症状发作后 24h 内接受评估且仍有局灶性神经症状的患者暂时归类为"脑发作"（"急性脑卒中综合征"或"不稳定脑缺血"）。表 3-25 概述了根据症状持续时间考虑鉴别诊断的另一种方法。

> 脑发作（TIA 和脑卒中）的前 5 种鉴别诊断是"5S"：癫痫发作、晕厥、败血症、硬膜下血肿和躯体化症状。

如果有明确的（来自患者或护理人员）突然发作（或醒来第一次注意到）的局灶性脑功能障

表 3-21 短暂性脑缺血发作的鉴别诊断（根据转诊模式按照频率进行的大致排序）

- 晕厥
- 偏头痛先兆（伴或不伴头痛）
- 迷路障碍
- 部分（局灶性）癫痫发作
- 过度通气、焦虑或惊恐发作、躯体化障碍
- 颅内结构性病变
  - 脑膜瘤
  - 肿瘤
  - 巨大动脉瘤
  - 动静脉畸形
  - 慢性硬膜下血肿
- 短暂性完全性遗忘症
- 急性脱髓鞘（多发性硬化）
- 跌倒发作
- 代谢紊乱：低血糖、高血糖、高钙血症、低钠血症
- 单神经病 / 神经根病
- 重症肌无力
- 猝倒

碍病史，症状持续超过 24h，则脑卒中的临床诊断（区分"脑卒中"和"非脑卒中"）的准确率超过 95%。如果患者是老年人或患有其他血管疾病或危险因素，则尤其如此，因为患有血管疾病的老年人的风险，即脑卒中的先前（或预先测试）概率高于没有血管疾病证据的年轻人。然而，脑卒中诊断的准确性也受在社区中评估时机、检查者的经验和信心，以及其他鉴别诊断的可能性的影响（表 3-24）[31, 35, 102-104]。例如，如果在症状发作的最初几个小时内无法获得明确的发病史或症状的性质，则诊断脑卒中（与非脑卒中相比）可能非常困难，因为患者是无意识的、模糊的、遗忘的或有言语障碍。尤其是在这些患者中，持续性局灶性神经功能障碍可能不是由脑卒中引起，而是由癫痫发作（发作后）、败血症、脑炎、脑脓肿、脑肿瘤、头部外伤或慢性硬膜下血肿引起[103]。

单纯性脑卒中不常见的症状或体征，例如，视神经盘水肿和不明原因的发热，也应该对诊断提出质疑。此外，持续的局灶性神经功能缺损可

表 3-22　向牛津郡社区脑卒中项目通报的所有 512 例疑似短暂性脑缺血发作（TIA）患者的最终诊断	
确认的短暂性脑缺血发作	209
事件（即第一次）	184
普遍性（即以前有过发作）	11
孤立的双侧失明 a	14
非短暂性脑缺血发作	303
偏头痛	52
晕厥	48
可能的 TIA b	46
"奇怪的转身" c	45
孤立性眩晕	33
癫痫	29
短暂性完全性遗忘症	17
孤立性复视	4
跌倒发作	3
颅内脑膜瘤	2
其他	24

引自 Dennis et al，1989[101]

a. 在对这些患者进行随访并注意到，他们与明确的短暂性脑缺血发作患者的预后相似后，将孤立性双侧失明归类为短暂性脑缺血发作[43]

b. 具有短暂的局灶性神经系统症状的患者可能被诊断为短暂性脑缺血发作，其临床特征不足以明确诊断为确定的短暂性脑缺血发作或其他任何疾病

c. "奇怪的转身" 用于描述无任何可识别情况（如孤立和短暂的混乱）所导致的仅有非局灶性症状的短暂发作

能是由于先前的脑卒中引起，新的临床表现则可能是由非血管问题引起的，如肺炎（见第 11 章 "发热和感染"）。在缺乏有关症状发作和进展速度的信息的情况下，这有助于在过去的病史和体格检查中寻找其病因的间接线索，并有助于随着时间的推移继续评估患者是否有新的体征出现如发热，以及评估大多数非致命性脑卒中的症状改善情况。

表 3-23　脑卒中的鉴别诊断（根据转诊模式按照频率的大致顺序）
• 全身性疾病或癫痫发作，导致先前的脑卒中明显恶化
• 癫痫发作（发作后 Todd 麻痹）或非惊厥性癫痫发作
• 结构性颅内病变
– 硬膜下血肿
– 脑肿瘤
– 动静脉畸形
• 代谢性 / 中毒性脑病
– 低血糖
– 非酮症性高血糖
– 低钠血症
– Wernicke-Korsakoff 综合征
– 肝性脑病
– 酒精和药物中毒
– 败血症
• 功能性 / 非神经性（如癔症）
• 偏瘫型偏头痛
• 脑炎（如单纯疱疹病毒）/ 脑脓肿
• 头部损伤
• 周围神经病变
• 高血压脑病
• 多发性硬化
• 克 – 雅（Creutzfeldt-Jakob）病
• 肝豆状核变性（威尔逊 Wilson 病）

脑血管事件的诊断通常在床旁进行，而不是在实验室或放射科。这取决于在适当的临床环境（通常是具有血管危险因素的老年患者）中突然出现局灶性神经系统症状的病史，以及排除可能以类似方式出现的其他疾病。

（一）偏头痛

1. 短暂性脑缺血发作

偏头痛不被认为是 TIA，因为严重血管事件的临床特征（表 3-26）和预后非常不同[105]。经典偏头痛（先兆偏头痛）通常始于可能有偏头痛家族史的年轻患者。发作始于先兆，通常包括局灶性脑功能障碍的阳性症状，这些症状在 5~20min 逐渐发展，持续时间不到 60min[85, 106]。最常见的

类脑卒中	Nor 等 [39]（n=59）	Hand 等 [38]（n=109）
癫痫发作	8（14%）	23（21%）
败血症	8（14%）	14（13%）
代谢性 / 中毒性脑病		12（11%）
占位性颅内病变	7（12%）	10（9%）
肿瘤	4（7%）	
硬膜下血肿	3（5%）	
晕厥 / 晕厥前兆	13（22%）	10（9%）
急性混乱状态		7（6%）
前庭功能障碍（迷路炎）	3（5%）	7（6%）
急性单神经病		6（5%）
功能性 / 躯体化症状	7（12%）	6（5%）
痴呆		4（4%）
偏头痛		3（3%）
脊髓损伤		3（3%）
其他	13（22%）	3（3%）

表 3-24　最近两项关于疑似 TIA 和脑卒中患者的研究的最终诊断 [38, 39]

先兆由同侧、单侧的或中央视觉症状组成，例如，闪光、曲折线、新月形、闪烁或强化暗点，这些症状逐渐"增强"、扩展并在视野中移动。躯体感觉或运动障碍，例如，一个或多个肢体的感觉异常或沉重感，也可能出现在几分钟内以"行进"的方式发展和蔓延（例如，几分钟时间刺痛从手到手臂再到脸到舌头）。这一系列的进展毫不拖延地从一种伴发症状到另一种伴发症状，例如，从视觉症状到感觉异常，然后到失语，是偏头痛的特征，但也可能发生在脑缺血时[107]。然而，有时症状是阴性的，包括"盲区"（通常是同侧的偏盲），很少有色觉丧失。头痛和恶心通常会在局灶性神经系统症状之后立即或在不到 1h 内出现，但在一些患者中，它们先于神经系统症状出现，而在另一些患者中，它们同时发生。通常有相关的畏光和声音恐惧症，这显然有助于区分偏头痛发作和 TIA。头痛通常持续 4～72h[85]。

经历过经典偏头痛的患者出现相同的先兆，但没有头痛（头颅性偏头痛先兆）并不罕见，尤其是随着年龄的增长（也称为"无头痛的偏头痛先兆"或"晚年偏头痛伴随症"）[108]。这不应造成与 TIA 的混淆。然而，当一名既往没有典型偏头痛病史的年长患者（＞40 岁）在首次出现典型偏头痛先兆的局灶性神经功能障碍的短暂症状后出现诊断困难，但没有任何相关的头痛。与 TIA 患者相比，伴有这些晚年偏头痛的患者预后良好，脑卒中和其他严重血管事件的风险较低[105]。

一名 69 岁的前全科医生因疑似眼部 TIA 被心脏病专家转诊，这一诊断让他有些警觉。他在 59 岁时出人意料地患上了心肌梗死，从那时起一直在服用 β 受体拮抗药和阿司匹林。关于发作，

表 3–25 按症状持续时间对突发性局灶性神经系统症状的鉴别诊断			
	短暂性脑缺血发作	脑发作	脑卒中
偏头痛	+++	++	+
癫痫			
部分发作	+++	++	+
Todd 瘫痪	+++	++	+
短暂性完全性遗忘症	+++	++	−
结构性颅内病变			
硬膜下血肿	++	++	++
肿瘤	+	++	++
动静脉畸形 / 动脉瘤	++	++	+
代谢性 / 毒性疾病			
低血糖	+++	++	+
高血糖	+++	++	+
低钠血症	++	++	+
高钙血症	++	++	+
肝性脑病	+	++	++
韦尼克脑病	+	++	++
高血压脑病	+	++	++
后部可逆性脑病综合征	+	++	++
中枢神经系统感染			
脑炎	+	++	++
脑脓肿	+	++	++
硬脑膜下积脓	+	++	++
克 – 雅病	−	−	+
进行性多灶性白质脑病	−	−	+
迷路障碍			
前庭神经炎	+	++	++
梅尼埃病	++	−	−
良性阵发性位置性眩晕	++	−	−
良性复发性眩晕	++	+	−
心理障碍			
过度换气	+++	−	

（续表）

	短暂性脑缺血发作	脑发作	脑卒中
惊恐发作	+++	−	−
躯体化 / 转换障碍	+++	++	++
头部受伤	+	+	++
多发性硬化症	+	+	++
神经肌肉疾病			
单神经病	++	++	++
神经根病	++	++	++
重症肌无力	++	++	+
运动神经元病	−	−	+

+++. 常见或频繁；++. 经常在忙碌的临床工作中或重要的、可治疗的情况下遇到；+. 不经常；−. 罕见的

表 3-26	有助于将其与 TIA 区分开来的偏头痛先兆特征

- 数分钟内逐渐发作（通常）
- 阳性神经系统症状（如视觉闪烁），而不是失明
- 症状在几分钟内从一个点到另一个点或从一个症状到另一个症状的强化和"传播"
- 症状在 20～60min 逐渐消退
- 头痛（通常是单侧的和搏动的）和恶心通常会随之而来（但并非总是如此）
- 起病于青壮年
- 偏头痛家族史很常见
- 再次发作通常是固定的类型

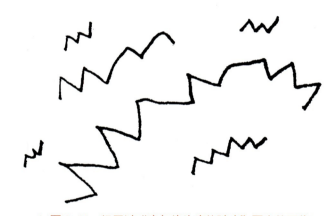

▲ 图 3-34 经历过"晚年偏头痛伴随症"医生的画作
他写了以下说明："这些锯齿线出现在两只眼睛的发作中，更多地出现在视觉中心的左侧而不是右侧，有时在两侧。线条闪烁，大约每秒 6 次；它们是无色的。有时一行内会出现一个刺眼的白点，它也会打开和关闭。"

他现在已有 9 次，第一次发生在 2 年多以前，但频率已经增加了。每次发作都从视野中心左侧或右侧的一个小亮点开始。他通过依次覆盖每只眼睛来验证它发生在两只眼睛中。在 1～3min 的过程中，亮点会逐渐扩大并变成模糊区域，直至视线中心变得模糊；不透明区域的边界由非常明亮和闪烁的形状组成：锯齿线、星星和火花（图 3-34）。这种现象会持续大约 15min；如果他想看，他就认不出中间的字了。最终，视觉障碍会在几分钟内消失。发作时他从未出现头痛或其他症状，之后能够恢复正常活动。他不记得自己早年曾遭受过类似的发作或偏头痛。这是偏头痛，不是 TIA。

有关神经系统症状的缓慢发作、扩散和加剧的详细病史，特别是如果在同一发作期间呈阳性和是视觉方面的或涉及多个血管区域，则提示偏头痛的诊断 [85, 105]。仔细询问儿童时期或月经相关的头痛以及偏头痛家族史，可能提示偏头痛的易

感性。如果患者年轻（即约小于40岁），心脏正常且没有其他动脉疾病的临床表现，则症状很可能不是由动脉粥样硬化血栓形成引起的TIA。或许这可以解释为什么疑似TIA的年轻女性患者，无论是否有偏头痛家族史，似乎都没有比其他同龄女性更高的脑卒中风险。在这一组中，血栓形成和血管炎性疾病的可能性很小，但在大多数情况下，这些患者可以放心，他们没有"脑卒中"。由于偏头痛患者脑卒中的绝对风险非常低，因此不需要任何潜在的危险或昂贵的检查或预防性治疗（见第7章"偏头痛"）[109, 110]。

没有令人信服的证据表明，在有偏头痛先兆的患者中，动静脉畸形或动脉瘤的发生概率高于偶然发生的概率。然而，由于此时脑膜瘤和可能的动静脉畸形公认的出现症状的倾向，妊娠期间首次发生偏头痛可能需要特别关注[111]。在这组患者中，我们建议仔细进行临床检查，寻找单次发作后遗留的局灶体征，如果发作是多发性和定型的，特别是如果大脑的同一侧通常有参与，则在婴儿出生后进行低阈值MRI。

在老年患者中，特别是那些首次发作非头痛性偏头痛，并且如果神经系统症状不是阳性视觉症状的患者，则与TIA的区分可能要困难得多。从纯粹实用的角度来看，如果怀疑这次发作是TIA，调整任何血管危险因素并推荐阿司匹林似乎需要小心谨慎。尽管用于降低血压和胆固醇的药物，以及阿司匹林等抗血小板药物并非没有风险或成本，但其中一些（如普萘洛尔和阿司匹林）也可以预防偏头痛。

TIA或脑卒中发作时也可能出现神经系统症状的扩散和强化。因此，如果有偏头痛病史的患者出现以前从未发生过且患者不熟悉的新型先兆，则应像TIA或脑卒中那样进行检查和治疗。

2. 脑卒中

有时，以前经历过的先兆和其他不显著的偏头痛发作会持续数天或更长时间，即所谓的偏头痛脑卒中（见第7章"偏头痛"）。同时发生脑卒中和偏头痛可能有以下原因。

- 巧合，因为毕竟这两种情况都很常见，一般成年白种人中偏头痛的患病率约为10%，缺血性脑血管疾病的患病率约为0.8%。
- 因果关系，或者偏头痛可能通过使血小板活化、小动脉收缩和脱水而让人易患脑缺血，或者脑缺血可能引发偏头痛发作。
- 误诊，例如由于血栓栓塞被误认为偏头痛，动脉夹层可能导致头痛和神经功能障碍。
- 两者都是疾病的表现，例如，卵圆孔未闭、动静脉畸形或线粒体疾病（见第6章"来自心脏的栓塞"、第7章"线粒体病"和第8章"脑血管紊乱和畸形"）[112-114]。

一位全科医生69岁的妻子从十几岁起就患有典型的偏头痛。她的发作总是从视觉强化光谱开始，在接下来的10min内发展为偏盲（左侧或右侧）。大约30min后，视物障碍会消失，然后会出现剧烈的抽痛性头痛、恶心和呕吐。她一直认为强光是潜在的触发因素。由于有青光眼家族史，一位配镜师建议她使用Humphrey视野计检查她的视野。她发现令人不舒服的闪烁白光，在检查结束时，她意识到她的右视野有典型的偏头痛性视物障碍。头痛异常剧烈，她直接上床睡觉。当她在6h后醒来时，头痛已经消失，但右侧偏盲仍然存在。当天晚些时候的脑部CT显示最近有左枕部梗死。尽管进行了详细调查，但没有发现脑卒中原因的其他解释。偏盲持续存在，推测这是偏头痛脑卒中。

（二）癫痫

1. 短暂性脑缺血发作

部分性（局灶性）癫痫发作可与TIA区分开来，因为它们通常会引起突然的感觉或运动症状，并很快扩散或"行进"到邻近的身体部位（表3-27）[48]。尽管TIA（肢体颤抖TIA）[71]中可能出现刺痛和肢体抽搐等阳性症状，但它们往往同时出现在所有受影响的身体部位（即面部、上肢和下肢一起出现），而部分性癫痫发作的症状在1min左右从一个身体部位扩散到另一个身体部位[参见偏头痛先兆，其任何扩散通常持续

表 3-27	有助于将其与 TIA 区分开来的部分性癫痫发作的特征
• 常见于青壮年，但也有既往皮质卒中患者
• 可能会出现先兆症状（如上腹不适），这是癫痫发作的开始
• 发作几秒钟或 1 ~ 2min
• 通常有阳性神经系统症状
• 发生数秒的游走或"扩散"
• 几分钟后症状迅速消失
• 对该事件不能记起
• 可能存在癫痫家族史
• 再次发作通常是固定的类型，通过抗癫痫治疗可减少发作（如有必要）

几分钟（见本章"突发脑部局灶性症状的鉴别诊断"）]。负性运动症状，如发作后轻瘫或 Todd 瘫痪，在部分运动性癫痫发作或部分发作的全身性癫痫发作后得到很好地识别，但这应该从病史中明显看出，除非患者睡着了或者失语并且没有目击者（见本章"脑血管事件的诊断"）。

鉴别困难出现在非常罕见的患者中，癫痫发作实际上会在放电期间引起短暂的"负性的"症状。然后必须依赖其他因素，例如，患者的年龄、任何过去的癫痫发作史以及症状的性质。例如，短暂的言语停止（与语言发出混乱的失语相反），其特征是突然停止说话，通常伴随着漫无目的的凝视和随后对情节细节的遗忘，通常是癫痫而不是缺血。短暂性失语和罕见的双侧失明或遗忘有时也可能是癫痫。

有时很难区分癫痫发作和 TIA[71]。有时它需要在多次访问中对患者（和目击者）进行长期和仔细地观察并与之互动。诊断不应仓促，因为患者可能有多种不同原因的发作。最初，重要的是向患者解释诊断的不确定性，以及为什么需要建立精确的诊断，排除结构性颅内病变（脑成像），并建议患者不要开车或将自己置于如果再次发作会对自己或他人构成危险的地方。癫痫诊断的线索可以通过仔细、有针对性的病史获得，特别是关于以前的癫痫发作和神经功能缺

损出现前即刻的任何症状（例如，上腹不适和嗅觉或味觉幻觉可能是由于涉及颞叶或额叶的初始部分感觉癫痫发作引起的）。发作间期脑电图（electroencephalogram，EEG）可以是正常的，但在每天有几次癫痫发作的患者中通常不正常。动态或遥测脑电图需要熟练和仔细的分析，因为可能会误诊为癫痫。然而，伴随的发作视频记录可能非常有用。

如果怀疑部分性癫痫反复发作，应进行脑部MRI 以寻找在 CT 上太小而无法看到的局灶性结构病变，例如，颞叶内侧硬化、错构瘤或肿瘤，通常位于额叶或颞叶。然而，在部分性癫痫持续状态患者中曾报道过可能被误认为脑 MRI 的缺血区域的短暂异常，尽管这些异常往往不符合正常的血管分布并随着时间的推移而消退。

一名 64 岁的女性描述了她的右上肢和下肢在 6 周内大约 20 次针刺样发作。每次发作持续约 5min，然后没有相关症状。仔细询问后，她说这种感觉从右足开始，然后在大约 1min 里"像水一样顺着我的下肢"蔓延到整个下肢和上肢。每次发作都是一样的。脑 CT 显示左顶叶有神经胶质瘤。诊断为继发于神经胶质瘤的部分感觉性癫痫发作。

2. 脑卒中

癫痫发作是脑卒中误诊的最常见原因之一[35, 38, 39, 104]。通常的情况是患者出现发作后精神错乱、意识模糊、昏迷或偏瘫（Todd 瘫痪），而之前的癫痫发作没有目击者或无法识别[104]。Todd 瘫痪是指局灶性运动癫痫发作后可能出现的局灶性功能障碍。一般来说，这种功能障碍通常会很快消退（在几分钟内），但在先前有脑损伤（如早期脑卒中）的患者中，神经功能障碍可能会持续数天，或者可能会出现永久性恶化，从而与复发性脑卒中区分开来非常困难。如果在瘫痪持续的急性期进行脑 MR 扫描，通常有助于区分脑卒中和 Todd 瘫痪。在癫痫发作的情况下，磁共振血管成像（magnetic resonance angiography，MRA）通常显示对侧大脑半球部分的反应性高

灌注。

值得注意的是，脑干卒中患者有时会出现不自主的痉挛样运动[115]。这些运动在性质、频率和触发因素上各不相同，包括肌束状、颤抖、抽筋样、强直阵挛的和间歇性抖动动作。发作通常包括上肢近端和远端的短暂阵挛性收缩，发作持续 3～5s[115]。其发病机制尚不确定，但可能与皮质脊髓束缺血或出血有关。它们不应被误解为去大脑的姿势或癫痫发作。

（三）短暂性完全性遗忘症

暂时性完全性遗忘症不被认为是 TIA，因为它的预后要好得多。这是一种非常典型的临床综合征，通常发生在中年或老年人身上[116]。突然出现记忆障碍，通常被报告为精神错乱[117]。在几个小时内，患者无法记住任何新事物（顺行性遗忘症），并且通常无法回忆过去几周或几年内更远的事件（逆行性遗忘症）。个人身份、个性、解决问题的能力、语言或视觉空间功能没有丧失，患者可以进行复杂的活动，例如驾驶汽车（表 3-28）。患者看起来很健康，但重复问同样的问题，必须被不断地提醒他刚刚问过或做过的事情。除了头痛之外没有其他症状（偏头痛在暂时性完全性遗忘症患者中比在对照组中更常见，并且有一些理论上的理由表明偏头痛与其发病机制有关）[118]。

表 3-28 有助于将其与 TIA 区分开来的短暂性完全性遗忘症的特征

- 老年人
- 突然发作
- 顺行和逆行记忆障碍
- 重复提问
- 能够在不丢失个人身份认知的情况下识别熟悉的人和地点
- 会出现头痛
- 无局灶性神经系统症状或体征
- 除了几小时到 1 天的时间内完全恢复之外，发作本身都会留下一个明显的遗忘间隙
- 反复发作是不常见的，如果发生，可能是由于偏头痛或部分性癫痫发作
- 没有目击者的情况下就很难做出诊断

在女性中，发作主要与诱发情绪的事件、焦虑病史和病态人格有关。在男性中，它们更频繁地发生在躯体诱发事件（如跳入游泳池）之后[116]。

发作之后，顺行记忆恢复正常，但患者无法记住失忆期间发生的任何事情。逆行性遗忘症会随着恢复而减少，但会在暂时性完全性遗忘症期间留下短暂的逆行性记忆间隙。复发并不常见，每年大约 3%。

早期的报告倾向于将暂时性完全性遗忘症视为 TIA 的一种，当然，也确实会遇到患有纯遗忘性脑卒中的患者（见本章"脑血管事件的诊断"）。然而，仔细的病例对照研究表明，暂时性完全性遗忘症组的血管危险因素的发生率和随后的脑卒中或心肌梗死发生率要低得多，并且实际上与同年龄的一般人群中的相似[116, 119, 120]。

暂时性完全性遗忘症患者和对照组之间的癫痫患病率总体没有差异，但重要的少数（7%）暂时性完全性遗忘症患者继续发展为癫痫，通常在 1 年内发病。这些患者的"暂时性完全性遗忘症"发作往往较短，持续时间不到 1h，并且在就诊时已经经历过不止一次发作。必须推测，在这些少数"暂时性完全性遗忘症"病例中，病因从一开始就是颞叶癫痫发作。正因为如此，在一次暂时性完全性遗忘症发作后通常允许驾驶，但在多次发作后不允许驾驶。

在暂时性完全性遗忘症发作期间，功能成像（如灌注 CT）显示内侧颞叶或基底节区短暂双侧低灌注，以及单侧左盖和岛叶低灌注[121]。然而，尚不清楚这种灌注问题是原发性事件还是继发于这些区域的脑代谢活动减少或其他因素。暂时性完全性遗忘症发作期间的 MRI 弥散加权像显示，在不同比例的患者中，单侧或双侧的钩回—海马区域出现与水肿一致的短暂信号异常[120, 122, 123]。由于动脉血栓栓塞或静脉淤滞导致的缺血已被认为是一种潜在的机制[120, 124, 125]。还假设不同的压力诱因可能会触发兴奋性神经递质（如谷氨酸）的释放，然后通过扩散抑制暂时关闭内侧颞叶区域的正常记忆功能，进而导致脑灌注下降。

（四）结构性颅内病变

虽然结构性颅内病变常引起局灶性脑功能障碍，但症状和体征通常会在数天或数周甚至数月内进展，但并不像脑卒中或 TIA 那样突然。5%～10% 最初根据病史和检查被诊断为急性脑卒中的患者在脑成像上发现有结构性颅内病变，如硬膜下血肿、肿瘤或动静脉畸形[38, 39]。表 3-29 列出了对暂时性神经系统症状的可能解释。

表 3-29　颅内结构性病变患者短暂神经系统症状的可能解释
• 部分性癫痫发作
• 扩散抑制（有些人认为在偏头痛中发生）
• 血管"盗血"，导致肿瘤附近的局灶性脑缺血
• 肿瘤包裹血管或直接压迫血管
• 突出组织或锥状作用对血管的间接压迫（通常是终末前事件）

1. 非创伤性脑出血

非外伤性脑出血几乎总是会导致长期或永久性的局灶性神经功能障碍，尽管有个别报道称神经功能障碍在几天甚至 24h 内消失。然而，有时需要非常努力地调查以从病史中确定症状的持续时间。例如，"我在 24h 内好转"并不一定意味着"我完全恢复到正常"，这就是我们在定义 TIA 时所指的内容。如果不及早进行脑 CT 成像检查，肯定会在症状出现后 10～14 天其特征性变化将消失，脑出血可能被误诊为 TIA 或缺血性脑卒中（见第 5A 章"第 1 步：排除颅内出血"）[10]。幸运的是，在梯度回波 MRI 序列上可以模糊地看到脑内出血，表现为低信号（黑色）环或点。

一名 77 岁的男子站在自家花园中，突然出现右上肢无力和步态不稳。他没有头痛或呕吐。他坐了下来，在 3h 内"好转"，但仔细询问后发现他的上肢大约 3 天没有恢复正常。8 天后脑部 CT 显示左壳核有少量溶解性出血。这在持续时间或病理学上都不是 TIA。

2. 硬膜下血肿

慢性硬膜下血肿（subdural hematoma，SDH）[126]（见第 8 章"硬膜下血肿"）可能会导致短暂的局灶性神经系统症状，例如，偏瘫、偏身感觉消失、失语和言语停止。SDH 可能很少出现局灶性神经系统体征的突然发作，然后持续存在，因此类似于脑卒中[39]。通常患者在数天至数周前有意识模糊状态和轻微神经系统症状病史。如果有任何证据表明亚急性发作的局灶性神经症状和体征、持续性头痛，神经功能障碍导致的神志混乱和嗜睡比预期的多，或渐进或波动的临床过程，应怀疑 SDH。虽然 SDH 发生在所有年龄组，但在老年人、酗酒者和接受抗凝药或有出血性疾病的患者中更为常见。大约 50% 的患者回忆起头部受伤，这可能是轻微的。SDH 是一种罕见的腰椎穿刺、自发性或外伤性颅内低血压并发症。

在急性期，脑 CT 通常显示硬膜下腔单侧高密度影，同侧脑沟消失，以及导致中线移位和脑室系统扭曲的占位效应（图 3-35）。在 7～21 天有一个过渡阶段，在此期间，CT 上的凝血从一个高信号区域演变为一个等信号区域。这很容易被忽略，特别是如果硬膜下血肿是双侧的，此时几乎没有中线移位或不对称的脑室受压。此后，血肿变为低密度，因此更容易看到。MRI 在检测硬膜下血肿方面比 CT 更敏感。（有关 CT 和 MRI 中血液显像的更多详细信息，请参见第 5A 章。）在少数情况下，硬膜下血肿可能是偶然发现的，TIA 可以归因于更普遍公认的因素，例如颈动脉疾病。

3. 脑肿瘤

偶尔，也许如果肿瘤内出血，可能会突然出现由脑肿瘤引起的局灶性神经功能缺损，尽管这通常持续超过 24h[127, 128]。当结构性病变导致部分性和非惊厥性癫痫发作，伴有或不伴有发作后，Todd 瘫痪，或似乎并非起源于癫痫的间歇性局灶性神经系统症状（所谓的"肿瘤发作"）时，会出现更大的诊断困难[38, 39, 44]。与这些肿瘤发作相关的临床特征通常是局灶性抽搐或颤抖、纯粹

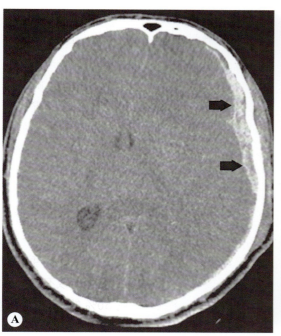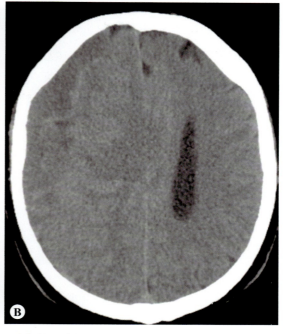

▲ 图 3-35　硬膜下血肿急性期脑部 CT

A. 脑部 CT 平扫显示急性左侧硬膜下血肿为硬膜下腔的高密度区域（箭）；B. 脑部 CT 平扫显示右侧慢性硬膜下血肿为硬膜下腔的低密度区域

的感觉现象、意识丧失和孤立性失语或言语停止 [127]。随着时间的推移，一种更明显的癫痫综合征往往会出现（图 3-36）。当然，在对进展性神经功能缺损的患者进行鉴别诊断时，考虑颅内肿瘤总是很重要的，特别是如果进展速度相对较慢（数天、数周或数月）并且有近期头痛或癫痫发作、视神经盘水肿的病史或任何原发性颅外恶性肿瘤的证据。在实践中，大多数疑似脑卒中的患者被证实患有脑肿瘤，实际上其局灶性神经功能缺损（如偏瘫）在数周至数月内逐渐发展（图 3-37）。

视神经盘水肿在急性脑卒中中非常罕见。

容易出血的脑肿瘤有胶质母细胞瘤、脉络丛乳头状瘤、脑膜瘤、神经母细胞瘤、黑色素瘤、肾上腺瘤、淋巴瘤、子宫内膜癌、支气管癌和绒毛膜癌（见第 8 章 "其他"）。CT 可能会显示不

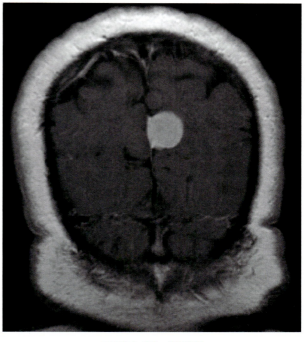

▲ 图 3-36　脑膜瘤

增强 MRI 显示患者的左侧凸面脑膜瘤，该患者有右侧面部无力和失语的短暂发作

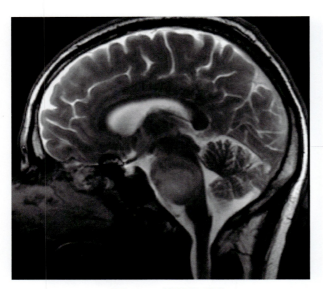

▲ 图 3-37　脑干胶质瘤

脑干胶质瘤患者的 MRI T$_2$ 加权像，并逐渐发展为构音障碍、步态不稳和吞咽困难

常见位置的脑内出血或与大量周围水肿相关的脑出血或多处出血，或者可能显示其他转移瘤沉积物（图 3-38）。如果肿瘤内没有出血，CT 通常会显示低密度区域（由于脑水肿），边界不精确，有一定的占位效应，导致脑沟消失或脑室受压。如果血脑屏障被破坏，这通常发生在脑肿瘤患者中，那么静脉注射碘化对比剂会渗入肿瘤，并在 CT 上显示为弥漫性或外周增强的区域（图 3-38）。脑梗死后最近 1～2 周可见一个相似但又与众不同的脑回增强，也是由于血脑屏障的破坏（图 3-39）。这会使解释变得困难，尤其是在仅进行对比增强扫描的情况下。

　　如果临床检查和 CT 不明确，应对患者进行临床随访（因为肿瘤通常会恶化），并在数周至数月内（取决于患者的进展）进行 CT 或 MRI 随访，以观察病变是否已经消退，如果是肿瘤，以观察是否继续生长。

4. 动脉瘤和动静脉畸形

　　颅内动脉瘤和脑动静脉畸形（见第 8 章 "脑血管紊乱和畸形" 和第 9 章 "蛛网膜下腔出血的基本概述"），特别是海绵状血管畸形，可导致类似于 TIA 或缺血性脑卒中的短暂局灶性神经功能

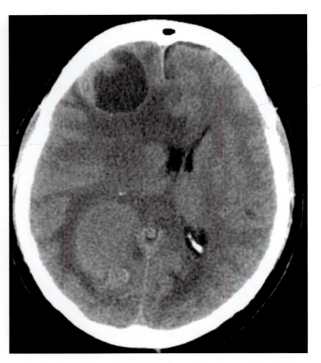

▲ 图 3-38　脑部 CT 平扫显示由于黑色素瘤转移出血而导致的高密度区域

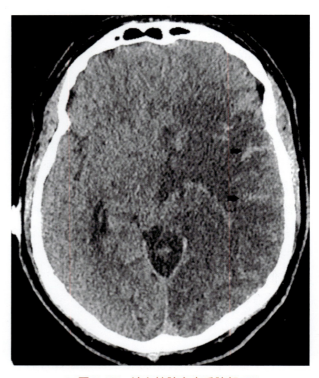

▲ 图 3-39　缺血性脑卒中后脑部 CT

缺血性脑卒中后 8 天的脑部增强 CT 平扫显示左侧大脑中动脉支配范围的低密度区域，以及由于血脑屏障破坏导致的高密度脑回形态（箭）

障碍，甚至是短暂的单眼失明[129, 130]。在苏格兰血管内血管畸形研究中，局灶性神经功能障碍约占有症状的动静脉畸形表现的7%（Rustam Al-Shahi Salman，个人交流）。可能的解释是，这是由动脉瘤内血栓栓塞（见第7章"动脉损伤"）、部分性癫痫发作、少量脑实质内出血（例如海绵体畸形）和静脉高压造成的。动静脉畸形周围的血管盗血不是明确的机制。在许多海绵状血管瘤病例中，无法确定某些听起来不像癫痫的短暂性局灶性神经系统发作的原因，早期成像显示没有新鲜出血或影像检查做得太晚（或在已知病例中根本没有做）；考虑到患者知道患有可能出血的颅内病变的压力，有心理原因并不令人奇怪。

虽然动脉瘤和动静脉畸形是脑内出血的更常见原因之一（见第8章"脑血管紊乱和畸形"），但它们也可能导致局灶性神经系统症状和体征，这是其占位效应和周围结构受压的直接后果，例如后交通动脉瘤导致第Ⅲ对脑神经麻痹。

可能需要脑CT（有或无对比剂）、MRI或动脉内脑血管造影来进行诊断。只是偶尔情况下，临床上可能会怀疑动静脉畸形，例如，如果有斯特奇－韦伯综合征或遗传性出血性毛细血管扩张症的皮肤表现证据、有蛛网膜下腔出血的既往史，或者颅内杂音[129]。

（五）代谢和中毒性疾病

由代谢或中毒性病变引起的脑病通常表现为癫痫发作或亚急性意识改变，很少有局灶性神经系统体征（可能只有全身性反射亢进，伴有或不伴有足底伸肌反射）。然而，有时表现可能是急性的，伴有局灶性神经系统症状和体征，因此可能类似于脑卒中或TIA[38, 39]。代谢性脑病的病因包括低血糖、高血糖、低钠血症、高碳酸血症和缺氧。

1. 低血糖

低血糖可能会导致短暂和永久的局灶性神经系统症状和体征，这些症状和体征可能在没有任何特征性肾上腺素能症状的情况下发生[35, 104, 131, 132]（见第11章"代谢紊乱"）。患者几乎总是接受降

血糖药物治疗，但其他可能性包括人为的低血糖、胰岛素瘤、艾迪生病、垂体功能减退症、甲状腺功能减退症、败血症、晚期恶性肿瘤、肝衰竭、饥饿或包括低血糖不良反应的药物。这些症状在个体中往往是固定发生的，最有可能发生在饭前（即早餐前或夜间，禁食一段时间后）、运动后或摄入糖和淀粉后2～3h；服用葡萄糖后可缓解。发作时血糖通常低于2.5mmol/L，但到患者就诊时，血糖可能会自发恢复或服用葡萄糖后恢复正常。特别是如果糖尿病患者在清晨出现疑似脑卒中，则必须考虑低血糖并迅速给予适当的治疗，尽管所有疑似脑卒中的患者都应强制进行血糖评估。

一名63岁的男性在因胃溃疡进行部分胃切除2个月后，因腹痛、腹泻和肠梗阻体征被送入外科病房。在等待检查期间，他接受了静脉输液治疗，没有口服任何药物。入院5天后，他变得焦躁不安。2h后，发现身体左侧无力。神经科住院医师发现患者左侧偏瘫和感觉迟钝，包括面部，意识完全正常。初步诊断为缺血性脑卒中，但第二天早上护士发现他没有反应。重复检查时，没有疼痛睁眼，上肢伸展是最明显的运动反应，也没有言语反应。瞳孔正常，但不能诱发眼头反射。葡萄糖水平为1.5mmol/L。服用100ml 50%葡萄糖后，他很快就恢复了。

应评估所有疑似脑卒中患者的血糖浓度。

2. 高血糖

高血糖的高渗本身可导致脑血流量的局部减少、局灶性神经功能障碍、局灶性癫痫、脑卒中样综合征和脑梗死[133]（见第11章"代谢紊乱"）。这些问题通常随着血糖恢复正常而消退。

3. 低钠血症

低钠血症最常见的神经系统表现是注意力或意识水平降低，还可能出现长束征（6%）、震颤（1%）、幻觉（0.5%）、肌阵挛和癫痫发作

（3%）。出现局灶性症状（如长束征）的原因尚不清楚。症状通常对纠正低钠血症有反应，但应谨慎行事，以尽量减少发生中央脑桥髓鞘溶解的风险。当然，脑卒中，特别是蛛网膜下腔出血，可能是低钠血症的原因（见第 11 章"代谢紊乱"），许多病例是医源性的（如使用静脉输液、利尿药和卡马西平）。鉴于许多脑卒中患者是吸烟者，如果血清和尿液渗透压水平提示抗利尿激素（antidiuretic hormone，ADH）分泌不当综合征，则应考虑支气管癌。

4. 高钙血症

高钙血症的常见神经系统表现是精神症状或脑病，通常伴有头痛，有时伴有癫痫发作。偶尔会发生脑梗死。一个建议的机制是血管痉挛，但尚未确定。

5. 肝性脑病

急性或亚急性肝性脑病不太可能被误诊为脑卒中或 TIA。文献中的 1 个病例报告描述了 1 名女性因左肩手术而进行全身麻醉后出现左侧偏瘫，在转到康复医院时被发现患有轻度肝性脑病 [134]。获得性（非威尔逊）肝脑变性可表现为构音障碍、共济失调和意向性震颤，以及四肢上运动神经元体征，尽管通常有进行性恶化的病史。问题是常规肝功能检查可能正常，但血清氨升高，其他肝功能检查可能异常（如凝血酶原时间）。

6. 韦尼克脑病

韦尼克脑病有时会被误认为是脑卒中，因为罕见的复视（由于外展和共轭凝视麻痹以及眼球震颤）、共济失调和精神错乱突然发作，无论是单独出现，还是更常见地以各种组合出现 [135]。这是由于硫胺素缺乏引起的，主要（但不限于）见于酗酒者和营养不良的老年人。

诊断可能很困难，因为由于最近的酒精中毒或科萨科夫（Korsakoff）精神病，症状发作的病史可能不清楚，在这种情况下，保持性记忆的损害程度相对于其他警觉和反应灵敏的患者的其他认知功能损害不成比例。检查诊断的指标是周围

神经病变（超过 80% 的患者存在）、体位性低血压（自主神经病变）、心血管功能紊乱（心动过速、劳力性呼吸困难、轻微心电图异常）和受损的气味辨别能力（由于丘脑背内侧核损伤，处于疾病的慢性阶段）。在硫胺素给药后数小时内红细胞转酮醇酶活性（单磷酸己糖支路的一种酶，需要焦磷酸硫胺素作为辅因子）显著降低和动眼神经疾病显著改善（但其他疾病，如遗忘症、多发性神经病和失明除外）支持该诊断；转酮醇酶通常在 24h 内达到完全正常。眼麻痹在几天内对硫胺素没有反应，应该引起对诊断的怀疑。内侧丘脑和导水管周围病变可在脑 MRI 上显示。

如果韦尼克脑病是一种诊断可能性，进行抽血（用于红细胞转酮醇酶、硫胺素和葡萄糖水平检测），然后立即用硫胺素治疗 [200mg 静脉注射，每天 3 次，持续至少 5 天，然后每日口服 100mg（直到体征和症状没有改善）和葡萄糖输注（因为低血糖会诱发韦尼克脑病）][136]；不要浪费时间等待血液检测结果回来。

7. 高血压脑病

虽然由恶性或加重期高血压引起的脑病现在很少见，但最常见于有既往高血压病史的患者，尽管仅在舒张压超过约 150mmHg 时才会发生。然而，它也见于以前血压正常的患者，他们的脑自动调节正常，很容易被血压快速升高超过，有时舒张压不超过 100mmHg（即与以下疾病有关，如先兆子痫、急性肾炎、嗜铬细胞瘤、肾素分泌肿瘤、摄入拟交感神经药物和三环类抗抑郁药、摄入酪胺和单胺氧化酶抑制剂、头部损伤、格林 – 巴利综合征，或脊髓疾病患者的自主神经过度活跃，以及双侧颈动脉内膜切除术后压力感受器反射消失）。其原因被认为是由于脑血流自动调节的破坏导致的广泛脑水肿。病理标志是视网膜和肾脏阻力血管中的纤维素样坏死。临床表

现通常以亚急性发作的头痛、恶心、呕吐、意识模糊、意识状态下降、视物模糊、癫痫发作和局灶性或全身无力为主。可能有局灶性神经系统体征和高血压性视网膜病变（包括视神经盘水肿）（图 3-30）。

高血压脑病有时可能被误认为是颅内静脉血栓形成（特别是在妊娠期）或动脉缺血性脑卒中，特别是如果对症状的发作有疑问（即患者是否神志不清或迟钝）并且血压只是中度升高的时候。即使血压严重升高也可能是脑卒中的结果和原因，但在这些病例中，不太可能有任何终末器官损伤的证据，如视网膜病变（见第 11 章 "脑卒中后的高血压和低血压"）。

治疗的目的应该是在数小时而不是数分钟内平稳降低血压。确实，血压急剧下降会导致缺血性脑卒中（见第 4 章 "脑动脉供血"）。

8. 可逆性后部脑病综合征

可逆性后部脑病综合征（posterior reversible encephalopathy syndrome，PRES），也称为可逆性后部白质脑病综合征，是一种临床神经放射综合征，与高血压脑病和子痫有许多临床和影像学相似之处，但通常没有高血压终末器官损害的证据，并且预后通常非常好[137]。患者出现皮质盲、头痛、精神功能改变（嗜睡、昏迷）和癫痫发作，脑部 MR 通常在两侧大脑半球的后部区域显示非常广泛的白质异常，典型的水肿（图 3-40）。众所周知，大脑的前循环比后循环具有更好的自动调节能力，这似乎是后循环供血的大脑区域被单独影响的原因。

该综合征与许多免疫抑制疗法（例如，环孢素、顺铂、他克莫司和静脉内免疫球蛋白疗法）、血管炎和药物戒断（如可乐定）有关。已经描述了几个没有典型后脑分布的病例（后部脑病综合征），在某些病例中，白质变化持续存在。病理生理学尚不确定，但内皮功能障碍（有时由细胞毒性疗法引起）、血脑屏障破坏和血管源性水肿

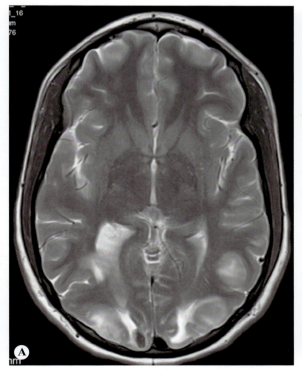
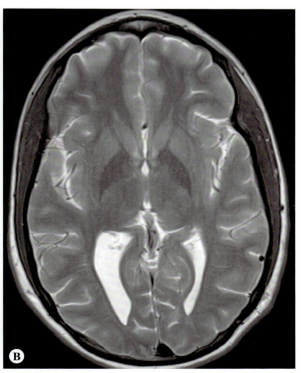

▲ 图 3-40　可逆性后部脑病综合征患者的脑部 MRI

A. 后部白质脑病综合征的 MRI T$_2$ 加权像。患者有癫痫发作和视物障碍。B. 1 个月后，患者无残留视物障碍，脑部 MRI 正常

被认为是其中的一个因素，如在高血压脑病中。事实上，PRES 和高血压脑病可能是同一种综合征，但病因不同。

通过消除病因（如停止使用细胞毒性药物和降低血压）和控制症状（抗癫痫药物）的治疗，临床上和 MRI 上的异常通常会（但并非总是）相当迅速地得到改善。然而，这种情况并不总是可逆的，仅限于大脑的后部区域或白质，我们同意其他人的观点，即 PRES 是用词不当[137]。

9. 肝豆状核变性

肝豆状核变性又称威尔逊病，可能很少表现为急性脑卒中样问题[138]。

（六）中枢神经系统感染

1. 脑炎、脑脓肿和硬膜下积脓

如果有局灶性神经功能障碍的患者出现意识状态改变和发热，则需要考虑脑部（脑膜脑炎、脑脓肿、进行性多灶性白质脑病或硬膜下积脓）或身体其他部位（例如，肺炎、尿路感染、静脉血栓性静脉炎、败血症）的局灶或者多发感染（甚至可能需要经验性治疗），特别是如果社区中感染 [如人类免疫缺陷病毒（human immunodeficiency virus，HIV）] 的患病率很高[102, 139]。事实上，在先前脑卒中导致局灶性神经功能障碍的患者中，随后的全身感染可能导致神经功能失代偿和神经功能障碍明显恶化，从而导致对复发性脑卒中或初始脑卒中"扩大"的错误诊断。患者也可能有全身不适（发热、不适、嗜睡）和局灶性神经系统症状的亚急性演变史，以及癫痫发作、脑膜炎，或诱发疾病，如鼻窦炎、乳突炎、中耳炎、肺炎，或存在先天性心脏病。当然，可以相信脑卒中的诊断是正确的，脑卒中的原因是感染（见第 7 章"感染"）。

脑电图、脑 CT、MRI 和脑脊液通常具有特征性的异常。例如，寄生虫感染的囊尾蚴病患者可能会有脑卒中一样的表现，但患者可能生活在流行病区，CT 通常显示囊肿内有钙化区域，以及散在的实质钙化病灶。在单侧硬膜下积脓中，

脑电图显示广泛的单侧皮质活动抑制和持续 2s 的局灶性 δ 波，CT 显示不均匀的透镜状或半月状脑外病变，具有占位效应。然而，早期 CT 可以正常，可能需要 MRI 来识别硬膜下积脓。同样，脑脓肿的脑 CT 或 MRI 通常显示不在特定血管区域的低密度病变，静脉造影后周围环状增强；但有时表现是急性的，脓肿的典型 CT 表现可能会延迟数周出现。放射学上也很难区分额颞叶单纯疱疹病毒性脑炎和大脑中动脉供血区梗死（图 3-41）。

> 如果患者有局灶性神经系统体征、全身不适并伴有发热并且 CT 看起来正常，则需要通过 MRI、脑电图及（如果安全的话）脑脊液检查，来排除脓肿、硬膜下积脓和脑膜脑炎。

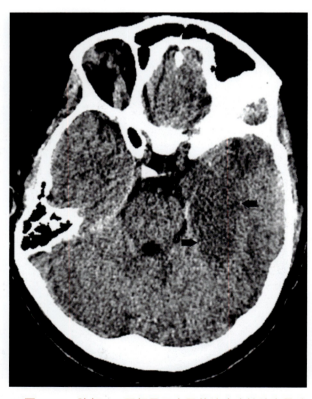

▲ 图 3-41　脑部 CT 平扫显示由于单纯疱疹性脑炎导致的左侧颞叶（箭）低密度区域

2. 克 – 雅病

散发性克 – 雅病通常同时表现为快速进展（数周内）的痴呆和肌阵挛，可能伴有视觉、锥体和小脑功能障碍的症状和体征。然而，克 – 雅病可能偶尔会出现急性脑卒中样综合征（图 3–42）[140, 141]。

由于症状逐渐进展，随后进行了 MRI 检查，并被诊断为克 – 雅病（Creutzfeldt-Jakob）。

如果脑卒中患者恶化并发展为肌阵挛或痴呆，请考虑散发性克 – 雅病，并进行 MRI、酒精分析和脑电图检查。

（七）迷路障碍

1. 前庭神经元炎（迷路炎）

这可能是严重急性眩晕的最常见原因[142-144]。伴有恶心、呕吐、眼球震颤和共济失调，但没有耳聋或耳鸣。急性症状通常持续数天，随后可能

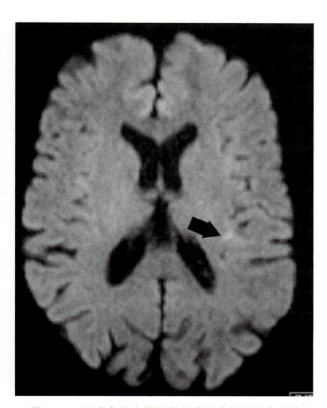

▲ 图 3–42　具有急性失语体征的患者左侧大脑中动脉支配区域的高信号 MRI 弥散加权像

出现数周或数月的位置性眩晕。病毒感染前庭神经干上部的证据很少。轻微的小脑卒中和多发性硬化症显然可以引起非常相似（即使不相同）的临床综合征，而诊断只能通过 MRI 来揭示[80]（见第 3 章"脑血管事件的诊断"）。小脑梗死引起眩晕最常累及的动脉分布区域是小脑后下动脉区域的内侧支，其次是小脑前下动脉区域。小脑上动脉或多支小脑动脉区域梗死的患者很少出现孤立的自发性长期眩晕。

2. 梅尼尔病

梅尼尔病的特征是反复出现相当严重的旋转性眩晕，有时会导致向一侧摔倒，这种情况可以突然发作并持续几分钟到几天[145]。不同程度的恶心和呕吐、单侧（最初的）低沉的耳鸣、感觉神经性耳聋以及耳朵的饱胀感或压力感几乎总是存在的。它通常开始于中年。第一次发作时可能会出现诊断困难，此时听觉症状可能很轻微或不存在，并且冷热测试正常。在这些病例中，小脑梗死是一种可能的鉴别诊断（见第 3 章"脑血管事件的诊断"）。

3. 良性阵发性位置性眩晕

良性阵发性位置性眩晕的特点是反复发作的眩晕和眼球震颤，仅在头部突然改变位置后才会出现，例如，抬头、在床上翻身、将头转向受影响的耳朵、躺下、弯腰和伸腰[143]。眩晕通常很严重，但持续时间很短，肯定少于 1min，通常少于 15s。听力正常。可能有近期头部外伤、病毒性疾病、镫骨手术或慢性中耳疾病的病史，但许多病例是特发性的。在大多数病例中，原因是耳石症，耳石膜脱落的颗粒在后半规管的内淋巴中自由漂浮。一个不太常见的原因是嵴帽沉石病，其中碎屑被卡在壶腹帽并由于其过度负荷而导致位置性眩晕。根据病史并使用 Dix-Hallpike 试验可确定诊断。很少涉及外侧或前半规管。

4. 良性复发性眩晕

青壮年患者不伴有耳蜗或神经系统症状的自发性眩晕发作持续 20min 至数小时，被称为"良性复发性眩晕"。这种情况的人口统计学和诱因

与偏头痛非常相似，并且发作可能对标准的偏头痛预防药物有反应，这表明它可能是偏头痛的一种变异，但确切的病理生理学仍不确定[146]。

（八）心理障碍

心理因素可能会导致主观症状，例如，惊恐发作期间的偏瘫，通常需要将其与疾病（如 TIA 或脑卒中）、生理因素（如生理性震颤）、行为（如过度休息），以及文化或外部的因素（如薪酬和国家福利）引起的症状区分开来。当没有疾病病理学时，很容易提出症状一定是"不真实的"，并且它是心因性的，而且是由于转换障碍所致。转换障碍是一个精神分析概念，描述运动或感觉神经症状的发生（除了引起痛苦的疼痛和疲劳之外），疾病不能解释，也不能伪装（为了明确的经济或物质利益而模拟），并且被认为与心理因素有关[69]。无论症状的原因是什么，那些无法由疾病解释的症状可能与由疾病引起的症状一样，甚至更令人痛苦。被误认为 TIA 和脑卒中的最常见的心因性症状是功能性无力和感觉丧失[104]。

（九）功能性无力

功能性无力的患者可能会在观察他们的行为时表现出不一致。例如，他们进入诊室或检查开始时的步态，可能与他们离开诊室或检查结束时的步态不同。此外，他们在必须穿上或脱下衣服时的无力，可能与他们在执行另一项功能性任务时的无力不一致，如当他们必须从包里拿东西时。

如果患者主诉单侧下肢无力，功能性无力的 Hoover 征是在对照研究中发现的唯一具有良好敏感性和特异性的测试[147]。它依赖于这样一个原理，当弯曲对侧髋部抵抗阻力时，我们会伸展髋关节。它可以通过两种方式执行。

髋关节伸展：当对侧髋部弯曲抵抗阻力时，寻找自主髋关节伸展（通常很弱）和非自主髋关节伸展（应该是正常的）之间的差异。在检查非自主髋关节伸展时，要求患者将注意力集中在他们的正常下肢上，这一点很重要。

髋关节屈曲：检查"无力"下肢的髋关节屈曲，同时将手放在正常足跟下。感觉正常下肢没有向下的压力。

类似的原理可用于检查髋外展的无力，最初可能很弱，但如果与"正常的一侧"同时检查，则会恢复正常。

这些检查虽然有用，但应谨慎解释，因为以下原因。

• 由于注意力现象（与疼痛而不是无力有关），直接检查与间接检查相比，受影响髋关节的疼痛可能会导致更严重的无力。

• 皮质忽视会导致 Hoover 征阳性。

• 由于夹板效应，正常人的测试可能呈轻度阳性。

• 没有一项检查其效用的研究是采用盲法的，也没有提到忽视问题。

"塌陷性"和"让步性"无力通常出现在功能性无力患者身上，前一刻肢体有力，下一刻则无力。这不应该被描述为"间歇性用力"，因为不可能直接评估患者的用力程度。在这种情况下，通常可以在鼓励的情况下暂时获得正常的力量，如对患者说："数到 3，不要让我向下推……"，或者逐渐增加施加在肢体上的力量，轻轻地开始，并在不知不觉中达到正常力量。无法理解指令、相关关节疼痛、身体普遍不适，以及一些患者错误地渴望"说服医生"可能是有问题的。这些担忧已在少数有效性研究中得到证实，这些研究发现该体征在区分功能性症状和疾病相关症状方面效果不佳[69]。但是，我们在日常实践中的印象是，这是一个很好的判别测试，并且比 Hoover 征更可靠。

1. 功能性感觉障碍

功能性感觉障碍可作为症状报告或由检查者首先检测到。虽然已经描述了许多功能性感觉体征，但似乎没有一个是特异性的，因此不应粗心地使用它们来进行诊断。

• 患者可能会描述在下肢或上肢末端、肩部或腹股沟处的感觉丧失。

• 偏身感觉综合征是一种障碍，通常被患者认为是"身体一侧有点不对劲"或感觉"被切成两半"。它通常分布不匀，并且强度可变。同侧眼睛经常伴有间歇性视物模糊的症状（视疲劳），有时还会出现同侧听力问题。

• 由于肋间神经的皮支与对侧重叠，因此中线感觉完全分裂被认为是一种功能性体征，因此器质性感觉丧失应该距离中线 1cm 或 2cm。然而，中线分裂也可能发生在丘脑卒中。同样，患有疾病的患者不应报告将音叉放置在左侧胸骨或额骨与右侧相比有感觉差异，因为这些骨头是一个单一的单元并且必须作为一个整体振动。但这些体征似乎在疾病患者中很常见，因此不推荐使用[69, 148]。

• 要求患者"感觉到触摸时说是，没有感觉到时说无"，以查看他们在触摸受影响区域时是否说"无"，这很难解释，因为患者可能会说"无"，意思是"没有那么多"。

• 虽然经常被认为是在左侧，但一项系统评价发现，功能性运动和感觉症状仅存在轻微左侧优势[149]。

• 精神性淡漠（La belle indifférence）是一种对症状或残疾的性质或影响缺乏明显关注，对于区分患者是否在努力表现出快乐，以有意识地试图避免被贴上抑郁或人为的标签没有任何价值，因为他是故意编造症状，从而并不在意。

> 功能性运动和感觉症状的诊断取决于表现出阳性的功能体征及缺乏疾病体征。这些大多数体征都与不一致有关，无论是内部的（如Hoover 征表明下肢力量的差异）还是外部的（如管状视野缺陷与光学定律不一致）。然而，尽管不一致可能是这些体征具有功能性的证据，但这并不表明它们是有意识或无意识地产生的，阳性的功能性体征并不排除患有疾病的可能性。

2. 头晕

惊恐发作在身体上可表现为头晕、害怕尴尬和可能发生的无法逃离某地的情况（如超市）。然而，引起头晕的焦虑和场景的恐惧性回避或头部姿势并不一定表明是心因性病因。例如，生理性前庭对某些视觉刺激（如图案线条或强光）的敏感性（有时称为视觉眩晕），可能会引起在拥挤的地方也会出现的症状。要求患者过度换气以查看是否会重现症状可能看起来很简单，但这对于因疾病引起头晕的患者通常是假阳性。

人格解体和现实解体也可能被患者描述为"头晕"。如果这种感觉一直存在，患者可能患有人格解体障碍（一种慢性分离形式）。

3. 言语和吞咽症状

发音障碍是最常见的功能性言语主诉。临床表现通常是耳语或声音嘶哑，最初被患者认为是喉炎，但随后持续数月或数年。必须始终考虑痉挛性内收肌或外展肌发声困难的可能性。功能性构音障碍典型地类似于口吃或极其缓慢且难以中断的长时间犹豫。言语可能是电报式的，仅由句子中的主要动词和名词组成。在其极端形式中，患者可能会变得沉默。然而，这些类型的言语障碍也可见于疾病患者。

找词困难是任何有明显疲劳或注意力集中问题的人的常见症状，并可能加重任何功能性构音障碍。然而，真正的言语障碍作为更严重的功能性症状是罕见的。

咽炎或功能性吞咽困难也很常见。患者通常主诉有"喉咙里有个球"的感觉，检查未发现原因。

4. 视觉症状

如果患者将眼睛会聚然后再次放松，则会出现间歇性视物模糊，这种情况通常会恢复正常。其中一些患者有会聚或调节痉挛，有会聚反射短暂过度活跃的趋势，无论是单侧还是双侧。在这种情况下，侧向凝视受限有时可以类似于第Ⅵ对脑神经麻痹，但瞳孔缩小揭示了该诊断。自主性眼球震颤似乎是大约 10% 的人群所拥有的"天赋"。

其他地方详细描述了功能性视力问题的测试[150]。对主诉完全失明的患者进行简单的床旁测试是要求他们签自己的名字或将手指放在眼前（他们应该能够做到）。他们可能对旋转鼓引起的威胁和视觉运动性眼球震颤有正常反应。一只眼睛的视力下降可以通过"雾化测试"进行评估，其中将不断增加度数的镜片放置在"正常的"眼睛前面，直到患者只能用他们的"不正常的"眼睛看东西。

螺旋或管状视野很常见，通常无症状。在寻找管状视野时，请记住在两个距离处测试视野。功能性偏盲患者曾被描述为双眼睁开的同侧偏盲，与此不一致的是，一只眼出现单眼偏盲，而另一只眼出现完整的视野。单眼复视或多视可能是功能性的，但可能是由眼部病变引起的。

（十）头部受伤

头部受伤可能导致脑卒中，脑卒中也可能导致头部受伤。如果没有来自患者和相关人员（目击者、家庭成员、救护人员、家庭医生）的详细发病史，就很难确定发生了什么。例如，头部受伤可能会导致颅内出血，如果患者因受伤而失忆并且没有外部头皮受伤证据，则可能会被误认为是原发性脑卒中。由于动脉夹层，头部受伤也可能导致缺血性脑卒中（见第 7 章"动脉损伤"）。相反，脑卒中会导致跌倒，进而导致头部受伤，如果 CT 显示颅内出血，可能会漏诊原发性脑卒中事件。脑成像可能会阐明原因；头部损伤导致的颅内出血在额部和颞前部区域更常见，浅表和多发，并且可能伴随出血延伸到蛛网膜下腔和相关的颅骨骨折（见第 9 章"蛛网膜下腔出血的机制"）。人们经常可以在 CT 和 MRI 中看到头皮软组织肿胀和脑挫伤，并且 MRI 也显示了剪切性损伤。

（十一）多发性硬化症

多发性硬化症患者通常在 30 岁或 40 岁时出现局灶性神经系统症状（与脑卒中好发于 70 岁和 80 岁患者相反）。起病通常是亚急性的，症状会持续数天甚至数周。诊断很少有困难，因为这些患者通常很年轻，没有任何血管疾病或危险因素，症状经常呈阳性或阴性，神经系统体征通常多于症状（与 TIA 和脑卒中相比，这两种疾病往往有症状多于体征），有些可能在中枢神经系统的其他部位有疾病的证据，这些疾病是无症状的，但很容易通过临床检查或脑 / 脊髓 MRI 检测到。此外，可能有多发性硬化症典型的既往发作史，如视神经炎或横贯性脊髓炎。然而，有时症状确实似乎突然开始，因此可以类似于 TIA 或脑卒中[151]。

脑成像上病变的位置和形状通常具有相当的特征性（图 3-43），即在大脑或小脑半球和脑干的白质、胼胝体，以及与侧脑室颞角相邻处的散发圆形或椭圆形病变，不对应于特定脑动脉供应的区域。此外，脑脊液通常显示升高的免疫球蛋白 G（immunoglobulins G，IgG）和寡克隆带，这些在血清中不存在。尽管在许多这样的病例中，寡克隆带也存在于血清中（见第 7 章"自身免疫性疾病和全身性血管病"），但是，这些特点都不是特异性的。例如，在急性脑卒中患者中可能发现寡克隆带，特别是与贝赫切特综合征（白塞病）、系统性红斑狼疮和结节病相关的血管病变。

（十二）神经肌肉疾病

1. 单神经病和神经根病

TIA 和仅影响手或上肢的脑卒中必须与腕部正中神经病变（腕管综合征）、肘部尺神经病变、桡神经麻痹或颈神经根病相鉴别[38, 152]。这是因为周围神经和神经根损伤偶尔会导致持续的局灶性感觉或运动症状突然发作（或突然意识到，可能从睡眠中醒来），这可能与"假性脑卒中"相混淆（由于在对侧的中央前回或中央后回、辐射冠或丘脑中的小病变引起）（见本章"脑血管事件的诊断"）。同样，与急性多发性神经病相关的急性四肢轻瘫和颅脑多发性神经病（如格林 - 巴利综合征及其 Miller-Fisher 变异）有时可能被误认为脑干卒中[153-155]。然而，体征 [即皮节或神经分布区域的下运动神经元体征和（或）疼痛感觉丧失] 与颅内皮质 / 皮质下病变的体征不同，后者往往与上运动神经元体征和（或）辨别力丧失 /"皮质"感觉（如关节位置感和两点辨别能

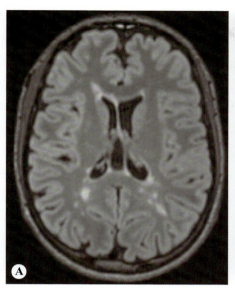
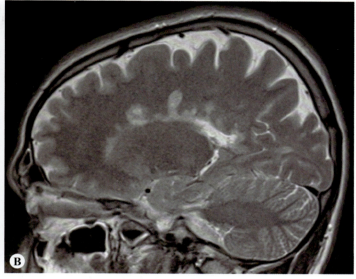

▲ 图 3-43 多发性硬化症

A. 液体衰减反转恢复脑部 MRI 显示患者典型的脑室周围白质病变（白色区域）；B. 同一患者矢状位的 T₂ 加权像

力）有关。然而，有些患有"皮质手综合征"（见本章"脑血管事件的诊断"）的患者不存在这些显著特征。神经传导研究通常会发现外周单神经病，除非问题非常严重，但它们对更近端的神经根问题的帮助较小，除非明显没有 F 波。

2. 重症肌无力

虽然重症肌无力的症状通常是逐渐出现的，但也有发展相当快的情况，有时是由感染（通常是呼吸道）、药物或情绪不安引起的[156, 157]。如果眼睛的肌肉（上睑提肌和眼外肌）首先受到影响（导致上睑下垂、复视、构音障碍或吞咽困难），而面部、下巴、喉咙和颈部则不太常见，这可能会被误认为是脑干血管事件，但无力往往会持续存在（如果不治疗）并波动，随着时间的推移而增加。过度疲劳可以通过要求患者维持症状相关肌肉的活动来证明。相反，短暂休息后，或对静脉注射 10mg 依酚氯铵或肌内注射新斯的明（1.5mg）做出反应后，肌肉力量会提高。前一剂阿托品 0.5mg 静脉注射不仅可以抵消副交感神经过度刺激，还可以作为运动效应的安慰剂对照。然而，由于假阳性（如运动神经元疾病）和假阴性（约 10% 的病例）结果相当普遍，并且很少发

生不良反应，除非无法进行神经生理测试或要求快速诊断，否则不进行依酚氯铵试验。抗乙酰胆碱受体或抗 MuSK 抗体的存在证实了大多数患者的诊断，但在那些紧急出现疑似脑卒中的患者中，检测结果需要的时间太长而不能获得有用的结果。

3. 运动神经元病

令人惊讶的是，据说患有延髓运动神经元病（motor neuron disease，MND）的患者经常发生脑干卒中。这可能是因为运动神经元病症状有时似乎开始得惊人地快，而且在早期，可能会出现只是轻微的构音障碍，没有任何运动神经元病的典型特征。然后往往会进行脑部 CT 或 MRI 并显示脑白质疏松症，这与脑卒中有关，尽管这一发现在运动神经元病年龄组中很常见。更有用的检查是肌电图，它可以揭示不能由脑卒中引起的去神经支配的亚临床证据。此外，运动神经元病患者的病情继续恶化，这与脑卒中患者完全不同。

（十三）重要的非局灶性疾病

1. 晕厥或短暂的意识丧失

晕厥或短暂的意识丧失可能是最重要的意识受损的非局灶性综合征，以区别于 TIA 和脑卒中，在最近的一项研究中，因疑似脑部发作而到

急诊室就诊的患者约占 1/5[39]。在另一项研究中，至少有 2 名神经科医生旨在验证全科医生和医院急诊医师对 TIA 的诊断，最常被误诊为 TIA 的情况是意识、精神状态和平衡的短暂障碍[158]。与神经科医生相比，全科医生认为"精神错乱"和"无法解释的跌倒"更常与 TIA 相符，而"下面部麻痹"和"单眼失明"则更少与 TIA 相符。

晕厥被定义为由于流向大脑的血流量突然下降而导致的意识丧失和姿势紧张[159-162]。有时这可能会突然发生，没有任何征兆（例如，由于主动脉瓣狭窄、完全性心脏传导阻滞），但更常见的是发作之前有下列感觉：头晕目眩、昏厥或头晕（不是旋转性眩晕）、双侧视野变暗或视力丧失（不要与孤立性双侧失明混淆）、声音似乎很遥远、全身无力，以及肾上腺素能活动的症状（如恶心、冷热感觉和出汗）[48]。在发作期间，患者面色苍白、出汗、湿冷、瘫软，而不是癫痫发作时的发绀和僵硬。脉搏消失或难以摸到（但不能作为依据），患者可能会出现尿失禁。如果患者平躺而不是直立（靠某人或障碍物），那么意识会在几秒钟内恢复，并且很少有精神错乱或难以回忆起预警症状（除非有头部外伤）。昏迷期间的其他特征可能包括多发病灶、心律失常、肌阵挛性抽搐（尤其是直立的患者）、转头、口腔自动症、扶正运动（持续抬起头或坐起）、眼球运动（眼球向上或横向偏移），以及视觉和听觉的幻觉，所有这些都可能导致错误的癫痫诊断。

通常没有局灶性神经系统症状，除非血压下降发生在颈部存在严重的闭塞性动脉疾病，或由于先前的脑卒中而导致脑自动调节受损。诊断的关键是来自目击者和患者的可靠的病史，必要时使用电话询问[160-162]。做出正确的诊断很重要，因为某些原因非常严重（如阿–斯综合征发作），如果误诊为 TIA，可能会导致患者无法获得有效且可能挽救生命的治疗（如起搏器）。

2. 跌倒发作

跌倒力发作（即突发性跌倒）是指突然失去姿势张力的跌倒，导致患者（通常是中年或老年妇女）倒在地上而没有明显的意识丧失、眩晕或其他感觉。跌倒在没有警告的情况下发生，并且不是由姿势变化或头部运动引起的。尽管没有受伤，但患者可能在跌倒后无法立即站起来，这可能是因为意外。最常见的鉴别诊断是椎基底动脉缺血，但这通常有一些预警，即患者将要跌倒，有脑干症状，如眩晕或复视，四肢无力持续存在[49, 163]。在新英格兰医学中心后循环登记处，没有 1 名患者将跌倒发作作为后循环缺血的唯一症状[50]。

跌倒发作也被归因于晕厥、癫痫、枕骨大孔或第三脑室区域的肿瘤、前庭疾病、黏液性水肿、年老，甚至潜意识内疚。在绝大多数情况下，找不到原因，尽管跌倒发作可能持续存在，但患者似乎没有脑卒中或其他血管事件的高风险，因此这些跌倒被称为"隐源性跌倒发作"。极少数情况下，患者可能在大脑双侧前动脉区域出现矢状旁运动皮质/皮质下缺血[164]。

3. 猝倒症

猝倒症的特征是由于情绪引起的双侧肌肉张力突然丧失、无力和反射消失的短暂发作，并且对于嗜睡综合征具有高度特异性[165-167]。虽然白天过度嗜睡通常在猝倒发作前几个月开始，但高达 10% 的患者首先发生猝倒。笑声是最常见的诱因，但其他形式的情绪和体育活动也可能引发猝倒症。触发猝倒并将其与其他类型的肌肉无力区分开来的 3 种典型情况是：听和讲笑话时、大笑时和生气时。严重的发作会导致除呼吸肌以外的完全瘫痪，而更多常见的局部发作会导致患者掉落物体或坐下或停止行走。不到 1% 的发作会导致单侧无力，因此可能与 TIA 混淆。瞬间发作是常见的形式，它们通常持续不到 1min。长时间的发作可能与幻觉有关。在极少数情况下，猝倒几乎是连续的（"猝倒持续状态"）。尽管发现下丘脑外侧的下丘脑分泌素缺乏是嗜睡症的原因，但猝倒的原因仍不清楚。

4. 5– 羟色胺综合征

5– 羟色胺综合征是由过度刺激中枢和周围

神经系统 5- 羟色胺受体（5-HT$_{1A}$ 和 5-HT$_2$）引起的一系列剂量相关的毒性症状。这是与使用 5- 羟色胺受体药物（例如，5- 羟色胺前体、5- 羟色胺激动药、5- 羟色胺释放药、5- 羟色胺再摄取抑制药、单胺氧化酶抑制药、一些草药和抗偏头痛药物，如舒马曲坦和双氢麦角胺）相关的血清素浓度增加的结果。临床表现包括精神状态改变、神经肌肉异常和自主神经过度活跃[168]，这可能被误认为脑卒中（伴有或不伴有感染等并发症），因为发病非常迅速，患者有反射亢进和阵挛（通常下肢比上肢明显）。

（十四）神经影像学在诊断突发性局灶性神经系统症状中的作用

1. 短暂性脑缺血发作

对疑似 TIA 患者进行脑成像的主要目的是在 TIA 诊断不确定的情况下，在 MR DWI 上识别相关的局灶性缺血性病变，并排除任何潜在的颅内结构性病变，以及可能像 TIA 表现的罕见的脑内出血[10, 169–171]。此外，急诊影像检查应始终包括 CT 或 MRA，以排除症状缓解后的持续性血管闭塞，并寻找有症状的动脉狭窄。

我们使用 MR DWI 和颅内动脉和颈部血管的 MRA 对患有（可能短暂的）"脑发作"的患者进行成像。这是因为 DWI 不仅可以帮助确认诊断[170]，还可以帮助将缺血定位到一个或多个动脉区域，从而区分颈动脉和椎基底动脉缺血，有时还可以在临床不确定的病例中与心脏栓塞相区分。当考虑进行颈动脉手术时，这一点尤为重要。然而，关于 TIA 患者脑成像成本效益的数据有限[169, 172]。

2. 脑卒中

脑卒中的诊断仍然主要是临床诊断，脑成像的主要作用是排除非血管结构病理学作为症状的原因，并确定潜在的血管病理学（见第 5 章）和病因（见第 6~9 章）。CT 或 MRI 的选择将取决于所问的检查问题，本地检查的可能性，患者的病情、意识模糊或不安程度，以及成本和有效性。

如果 CT 可用，根据以最低成本产生最高质量调整寿命年（quality adjusted life year，QALY）的成像策略是立即用 CT 检查所有患者，因为 CT 实用、快速（扫描大脑仅需几分钟）、广泛可用，易于在患者中使用，价格实惠，一旦发生颅内出血就可以准确识别（见第 5A 章 "第 1 步：排除颅内出血"），对疑似蛛网膜下腔出血进行成像至关重要（本章 "是蛛网膜下腔出血吗"）[10, 169]。延迟 CT 的策略会降低 QALY 并增加成本。然而，CT 有其局限性。如果在脑卒中后 10~14 天未进行 CT 检查，则脑出血将被误解为缺血性脑卒中[169]；脑卒中延迟就医或无法获得 CT 检查，将导致多达 3/4 的脑出血病例无法被识别，并可能导致许多人接受不适当的治疗（例如抗血小板药物或颈动脉血管重建术）。

尽管 CT 显示许多中度和重度脑卒中患者在事件发生后 2~7 天扫描时有缺血性脑卒中的阳性特征，但在 CT 上很难识别 3~6h 的早期缺血迹象（见第 5A 章 "第 1 步：排除颅内出血"）。此外，许多轻度脑卒中患者在 CT 上从未出现明显的梗死，无论他们何时进行扫描。脑卒中急性脑 CT 评估研究（The Acute Cerebral CT Evaluation of Stroke Study，ACCESS）旨在提高对脑梗死早期征兆的识别[169]，在该研究中，全球范围内尽可能多的医生和放射科医师通过互联网解释典型的脑卒中 CT。

MRI DWI 的优势在于它可以在脑卒中后几分钟内以亮白色病变（"白灯泡"）显示缺血性变化，因此比 CT 或传统 MRI 显示更多的缺血性脑卒中[10, 11, 170, 173, 174]。它还能在数周后显示出更多的缺血性脑卒中，因此对于在脑卒中后长达 8 周的患者中有阳性发现而识别缺血性脑卒中特别有用[15]。对于检查急性出血，使用 MR 质子密度图像，液体抑制反转恢复（fluid attenuation inversion recovery，FLAIR）和磁敏感加权成像（susceptibility-weighted imaging，SWI）序列至少与 CT 一样敏感[175, 176]。在亚急性期，当高密度信号在 CT 上逐渐降低时，MR FLAIR 和 T$_2$* 序列图像（可能还有 SWI）更适合检测血液[177]。

然而，MRI 的局限性在于难以在急性特别是严重的脑卒中中常规使用。它比 CT 更不常用；由于扫描时间较长，需要患者更多的合作；非常嘈杂，让精神错乱的患者感到不安。大约 1/4 的脑卒中患者无法接受 MRI 检查，因为他们病得太重或精神错乱，或者眼内或脑内有金属异物或起搏器。

（十五）脑电图在诊断突发性局灶性神经系统症状中的作用

随着神经影像检查的日益普及，怀疑 TIA 或脑卒中患者的脑电图适应证现在非常有限。当 TIA 的临床诊断存在疑问并且可能有局灶性癫痫发作时，脑电图可能会有所帮助。然而，虽然大约 1/3 的临床确诊癫痫患者在清醒的发作间期脑电图中始终存在癫痫样放电，但在某些情况下重复睡眠剥夺记录中大约有一半会出现这种情况[178]，当诊断有疑问时，我们对于检查的敏感性和特异性知之甚少。

脑电图在持续存在神经系统体征的患者中的作用是帮助排除许多可能类似于脑卒中的疾病，特别是当脑成像正常时。例如，非惊厥性癫痫持续状态可表现为突然的精神混乱状态，而在克 - 雅病和单纯疱疹性脑炎中，临床上恶化并伴有新的局灶性神经系统体征，脑电图可能具有特征性异常（尽管并非所有患者都始终如此）。但值得注意的是，在脑电图记录期间发生的局灶性癫痫发作中，只有一小部分（约 1/4）可以通过无创的体表脑电图检测到。

急性脑卒中，至少在相当大的半球皮质和皮质下脑卒中患者，常见的异常脑电图表现是正常皮质节律的局部减少和存在局部慢波异常。然而，局灶性脑电图减慢不是特异性的，仅表明病变的存在和在哪一侧。尽管有人提出脑电图可能有助于区分小深部（腔隙）和皮质梗死，但临床特征和脑 CT 或 MRI 扫描是更有效的工具。正常的脑电图可能有助于确认由腹侧脑桥病变引起的闭锁综合征的诊断（见本章"脑血管事件的诊断"），

并且还可以为躯体化障碍的诊断提供一些支持，至少如果临床功能障碍是广泛存在的时候。

四、短暂性单眼失明的鉴别诊断

短暂性单眼失明和一过性黑矇是描述完全相同症状的两个不同术语，一只眼睛视野的整体或部分视物模糊或丧失。它通常由视网膜缺血引起（通常是由于心脏和眼睛之间的动脉粥样硬化血栓形成或来自心脏的栓塞引起的），有时是由前视神经缺血引起的（通常是由于睫状后动脉疾病；见本章"短暂性单眼失明的鉴别诊断"）[179, 180]。然而，由于预后和治疗不同，还有其他重要的短暂性单眼失明原因需要鉴别（表 3–30）。如果在急性发作期间不对患者进行检查，许多情况并不常见而且经常无法识别（这当然很难实现）。

在做出血管性疾病必要性的结论之前，短暂性单眼失明患者应考虑进行合格的眼科检查，以排除原发性眼部疾病。

（一）视网膜疾病

1. 视网膜偏头痛或"血管痉挛"

有先兆的偏头痛（经典偏头痛）通常由"阳性的"双眼视觉症状引起。然而，在已知偏头痛的患者中偶尔会出现短暂的单眼视觉症状，随后出现脉搏性头痛，并被归类为"视网膜偏头痛"[181-187]。

血栓栓塞引起的短暂性单眼失明根据症状与视网膜偏头痛区分开来；前者的特点是突然出现"负性的"单眼视觉现象（失明），疼痛较轻，通常仅持续几分钟，而后者的特点是逐渐累积的短暂性单眼视觉障碍（即暗点或失明），这通常是不完整的，可能与持续长达 1h 的"阳性"视觉症状（如闪烁），以及搏动性头痛或眼眶痛有关。然而，有时很难区分视网膜缺血和视网膜偏头痛，特别是在没有任何头痛的老年患者中。有人建议，非侵入性检查，如颈动脉超声，可能有助于区分两者，即症状侧颈内动脉狭窄提示视网膜缺血（由于动脉到动脉栓塞），而没有颈动脉疾病更倾向于视网膜偏头痛。然而，这只是间接的

表 3-30 短暂性单眼失明的原因

视网膜疾病（本章"短暂性单眼失明的鉴别诊断"）
- 血管
  - 动脉粥样硬化血栓栓塞或其他动脉疾病（如影响近端颈内动脉的夹层和影响睫状后动脉的巨细胞动脉炎）
  - 来自心脏的栓塞（第 6 章"来自心脏的栓塞"）
  - 低视网膜动脉灌注压
  - 视网膜偏头痛
- 视网膜灌注高阻力
  - 颅内血管畸形
  - 视网膜中央或分支静脉血栓形成
  - 眼内压升高（青光眼）
  - 颅内压升高
  - 血液黏度增加（第 7 章"血液系统疾病"）
  - 恶性高血压（本章"短暂性单眼失明的鉴别诊断"）
  - 视网膜出血
- 视网膜脱离
- 副肿瘤性视网膜病
- 光幻视
- 摩尔氏闪电纹
- 脉络膜视网膜炎

视神经疾病（本章"短暂性单眼失明的鉴别诊断"）
- 前部缺血性视神经病变
- 恶性高血压（本章"短暂性单眼失明的鉴别诊断"）
- 视神经盘水肿
- 视神经炎和乌托夫征
- 发育不良性缺损

眼睛 / 眼眶疾病（本章"短暂性单眼失明的鉴别诊断"）
- 玻璃体积血
- 可逆性糖尿病白内障
- 晶状体半脱位
- 眼眶肿瘤（如视神经鞘脑膜瘤）

证据。

患者被描述为由假定的血管痉挛引起的频繁的（每天 1～30 次）、固定的短暂的（持续少于 3min）单侧视力丧失。发作期间的眼底检查显示视网膜动脉收缩和在细而缓慢移动的血柱中存在分割。视网膜血管的口径随着视力的恢复而恢复。个别患者对钙通道阻滞剂有反应。然而，由

于确实没有血管痉挛的证据，我们必须非常谨慎地解释这些看似非常罕见的患者的检查结果。

尽管颈动脉狭窄程度相似，但短暂性单眼失明患者的预后好于患有大脑 TIA 的患者[188]。原因仍然不确定，但不太可能是某些短暂性单眼失明病例真的是视网膜偏头痛。

因此出现了一个问题，我们如何定义视网膜偏头痛？它是基于临床症状和体征、检查结果、对治疗的反应还是预后的诊断？传统上是根据临床病史诊断的，但这可能是非特异性的，并且很少可能在发作期间检查患者以查看是否存在血管痉挛。任何颈动脉疾病都可能是偶然的，当然对治疗的反应和预后在必须做出诊断时几乎没有帮助。因此，我们无法提供任何确定的答案。

2. 动静脉畸形

前颅窝和中颅窝硬脑膜动静脉畸形很少引起短暂性单眼失明。当出现这种情况时，这可能是因为与血液从眼动脉分流相关的视网膜动脉压的短暂降低。

3. 视网膜中央或分支静脉血栓形成

视网膜中央静脉或视网膜分支静脉血栓形成有时表现为短暂性单眼失明发作[179]。视觉损失往往是片状的，而不是全部的。眼底镜检查表现具有特征性：视网膜静脉充血和多发视网膜出血（图 3-44）。

4. 闭角型青光眼

这通常出现在 50 岁以上的远视人群中。周边虹膜与小梁网的结合减少了房水的流出，进而增加了眼内压并降低了脉络膜、视网膜和视神经乳头的灌注压。瞬态单目可能会出现视觉障碍，尤其是在瞳孔散大时光线不足的情况下。起病通常是亚急性的。视力可能会下降，视物模糊、有雾感或烟雾感，患者可能会看到灯光周围的光晕。一些患者在发作期间主诉对光敏感，并且大多数（但不是全部）有眼痛，这可能会放射到头部的一侧。症状可能会持续几分钟到几小时。眼睛疼痛和在某些光照条件下反复发作是有用的诊断线索，红眼、混浊角膜和椭圆形瞳孔也是诊断

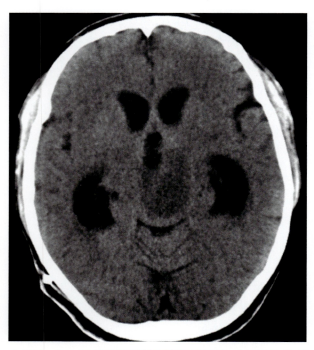

▲ 图 3-44　CT 脑部扫描显示脑干星形细胞瘤导致阻塞性脑积水

线索（图 3-27）。大多数（如果不是全部）短暂性单眼失明患者都应检查眼压，但在青光眼患者中，在疾病发作间期并不总是升高。

5. 视网膜和其他眼内出血

轻微的视网膜出血可能会导致一只眼睛的视力突然下降，并在数小时内消失。眼底镜检查应能明确诊断，尤其是在瞳孔散大的情况下。同样，玻璃体和前房积血也可能导致短暂性单眼失明，可以从病史中寻找可疑的病因。例如，视网膜前出血可能发生在体力消耗、性活动或 Valsalva 动作期间。

6. 副肿瘤性视网膜病变

暴露于强光时，出现持续数秒至数分钟的无痛单眼的中央视野变暗、强烈的视觉眩光和光敏性，不仅表明由于短暂的视网膜缺血引起的光感受器功能障碍，而且还表明副肿瘤性视网膜病变。患者还可能会出现短暂的奇异眼内症状（由眼内现象引起的正常光感知改变，类似于眼球机械压缩导致的对光的主观感知——光幻视）。眼底镜检查通常显示变细的视网膜小动脉，视网膜

电图显示异常的视锥细胞和视杆细胞介导的反应，血清中可能发现抗视网膜抗体。在随后的几个月中，会出现进行性视力丧失，在此期间，通常会出现小细胞肺癌。

7. 光幻视

光幻视是在黑暗环境中由眼球运动引起的闪光和有色斑点，并且在没有发光刺激的情况下发生。它们可能与许多不同部位的视觉系统疾病一起发生，例如，恢复期的视神经炎，这可能是视神经运动的机械效应的结果。然而，像每个孩子都发现的那样，对正常眼球的猛烈敲击产生的机械压力也可能通过刺激视网膜而诱发光幻视。扫视后，健康的暗适应闭眼也可能出现光幻视（轻光幻视）。

8. 摩尔闪电纹

在黑暗的环境中，老年人经常在一只眼睛的颞叶视野中经历反复、短暂、刻板、垂直的闪光，这是由眼球运动引起的。这些被称为摩尔闪电纹并且是良性的症状。人们认为，随着年龄的增长，后玻璃体可能会塌陷并从视网膜上脱离，从而导致持续的玻璃体视网膜粘连。与眼球运动相关的机械力对黄斑和视网膜施加牵引力，并诱发光感（火花或闪光的主观感觉）。

9. 脉络膜视网膜炎

由脉络膜视网膜炎或视网膜色素变性引起的黄斑疾病有时会导致强光下的视力丧失。

10. 中心性浆液性视网膜病变

这通常会影响年轻男性。在数小时到数天的时间里，中心视力变得模糊，伴发不同程度的变形（视力缺陷、扭曲的视力）、微视（物体由于光感受器的分离而显得比实际尺寸小）、色盲（物体看起来不自然的颜色）、中央暗点和增加的远视。它持续数天至数周，通常在 4～8 周恢复。

急性期的视力范围是 6/6～6/60，平均为 6/9。在眼底镜检查中，在视网膜色素上皮和黄斑区外段之间有透明液体的积聚，使视网膜抬高并导致后极部视网膜脱离限定区域。诊断由荧光素血管造影证实。通常，荧光素会进入水泡并染色其内

容物，从而确定一个或多个泄漏点。

（二）视神经障碍

1. 前部缺血性视神经病变

前部缺血性视神经病变（anterior ischemic optic neuropathy，AION）是由于睫状后动脉供血区发生缺血，睫状后动脉是眼动脉的分支，供应视神经前部、脉络膜和视网膜外层。由于视神经乳头靠近两条睫状后动脉主要区域之间的动脉交界区，当全身血压下降、眼压升高或局部有小动脉闭塞性疾病时，视神经乳头特别容易缺血。不太常见的是，AION 由来自心脏或近端动脉至睫状后动脉或供养视神经前部的小动脉的栓塞或原位闭塞引起，如巨细胞动脉炎（图 3-45）和其他类型的血管炎，如结节性多动脉炎（见第 7 章 "自身免疫性疾病和全身性血管病"）。睫状后动脉的动脉粥样硬化是另一个推测的原因，因为 AION 患者的高血压和糖尿病患病率增加，随后发生脑血管和心血管事件的风险增加，但我们不知道这些动脉粥样硬化闭塞的任何组织学证据。

视神经乳头缺血的临床特征是一只眼睛突然出现无痛性视力丧失 [189]。这可能涉及整个视野，但在下半部分往往更严重，因为视神经乳头的上段更容易缺血。在早期阶段，血液循环可能非常不稳定，以至于轻微的姿势变化可能会对视力丧失的程度产生深远的影响。视力丧失往往是严重的、非进行性的和长期的，但它可能是短暂的（并表现为短暂的单眼失明），也可能会持续数小时或数天。在由巨细胞动脉炎引起的 AION 中，几天内视力丧失可能在两个眼睛中依次发生，很少几乎同时发生。正常视力不排除 AION，几乎任何部分的视野都会受到影响。

视力丧失的常见模式是上下半视野缺损（一只眼睛的视野的上半部分或更常见的下半部分缺失）、下鼻段缺失和中央暗点。视神经乳头起初可能看起来正常，但在几天内变得苍白和肿胀，通常伴有从视神经乳头边缘放射的小火焰状出血（缺血性乳头病）、静脉扩张，偶尔会因缺血性变化而在周围的视网膜中出现棉絮斑。肿胀可

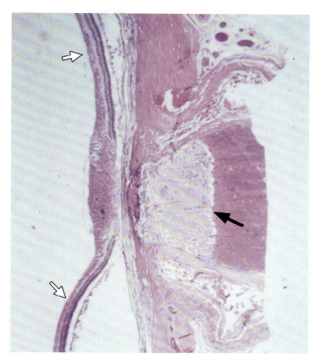

▲ 图 3-45　由巨细胞动脉炎引起的前部缺血性视神经病变的显微照片
箭表示梗死的视神经乳头（引自 Dr. JF Cullen, Western General Hospital, Edinburgh）

能仅涉及视神经乳头的一个节段，或者可能在一个节段中比在另一节段中更明显。视神经乳头肿胀部分归因于受损血管中血浆的泄漏，部分归因于沿受损神经纤维的轴浆运输停滞。视神经乳头肿胀本身可能与颅内压升高无法区分，但后者的视力通常正常。在大约 1/2 的因巨细胞动脉炎而患有 AION 的眼睛中，视神经乳头肿胀呈白色外观。然后，肿胀消退，继而出现视神经萎缩，视神经乳头表面的小血管变细。视力恢复的预后是可变的。许多患者恢复了良好的中心视力，但留下了与神经纤维束丢失相对应的弓形和扇形视野缺损。在其他患者中，视力丧失可能是完全和永久性的。

2. 恶性高血压

部分恶性高血压患者因视神经乳头缺血而出现短暂性单眼失明。相关的头痛、癫痫发作、脑病、肾功能不全、高血压和高压导致的特征性眼

底镜下表现都指向该诊断（图 3-30）。

3. 视神经盘水肿

任何原因导致视神经盘水肿（图 3-46）的患者可能会出现短暂的视物模糊或浑浊，伴有或不伴有幻觉。慢性视神经盘水肿的视力丧失通常是姿势性的，发生在患者从椅子上起身（或弯腰）时，可能仅累及一只眼睛，也可能累及两只眼睛。视觉丧失通常是"灰色"而不是"黑色"，并且持续几秒钟而不是几分钟。

可能的解释是由于视神经周围蛛网膜下腔的脑脊液压力升高，导致视神经乳头引流静脉压力升高，继发于眼眶血流相对减少导致的短暂性视神经缺血。视神经盘水肿患者的视模糊或失明发作应进行紧急检查和采取适当的措施，因为永久性视力丧失最终会逐渐或突然发生。

4. 视神经炎和乌托夫征

由于多发性硬化症导致的急性和慢性视神经脱髓鞘患者，在运动期间可能会出现一只或两只眼睛的视力暂时下降（乌托夫征），或与温度升高、情绪压力、光照增加、进食、饮水、吸烟和月经等其他原因有关[189, 190]。病理生理学尚不清楚，但据信继发于体温升高或血液电解质水平或 pH 变化的脱髓鞘神经纤维中的可逆传导阻滞起了作用。眼底镜检查可能正常，但如果视神经乳头发炎，视神经乳头会肿胀，看起来类似于视神经盘水肿。

5. 视神经乳头异常

短暂的单眼视觉障碍有时与升高的视神经乳头有关，而没有增加颅内压。例子包括先天性视神经乳头异常，如玻璃疣或后部葡萄肿。

（三）眼眶疾病

眼内介质或眼压的短暂变化，如玻璃体飞蚊症、玻璃体积血、前房积血、晶状体半脱位、可逆性白内障（糖尿病患者）和青光眼，可能导致短暂的单眼视觉障碍。这些情况大多数可以通过合格的眼科检查排除。

眶内肿块，如视神经鞘脑膜瘤，可能会产生凝视诱发的短暂性单眼失明；失明仅限于凝视受

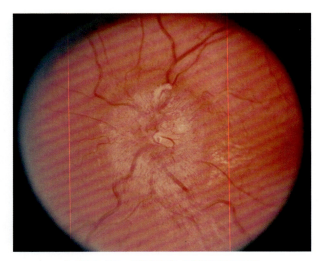

▲ 图 3-46　视神经盘水肿的眼底照片

注意充血、肿胀的视神经乳头，失去生理性视杯，视神经乳头边缘模糊和视网膜静脉充血

影响方向的凝视期间（通常是受影响眼睛的外展），并且视力通常在眼睛移回原来位置后约 30s 恢复正常。视力丧失可能是由于流向视神经本身周围血管的流量减少所致。

（四）角膜和眼睑疾病

1. Fuch 角膜内皮功能障碍（角膜滴状赘疣）

在七八十岁时，角膜内皮细胞可能会因基底膜（后弹力层）的异常赘生物（称为角膜滴状赘疣）而出现缺陷和功能障碍。然后角膜上皮可能无法将液体泵出角膜，患者主诉视物模糊（由于角膜水合作用）。它往往发生在早晨，随着时间的推移逐渐变清亮，并且由于泪液蒸发导致角膜变干净。由于眼内手术导致的内皮细胞丢失，可能会出现类似的症状。

2. 上睑下垂

间歇性上睑下垂（如重症肌无力）可导致短暂的单眼视力丧失。

五、提高临床诊断的可靠性

相对于每位向家庭医生呈现出明确 TIA 的患者，还有更多的患者因其他疾病而出现短暂的神经系统症状。例如，在牛津郡社区脑卒中项目（Oxfordshire Community Stroke Project，OCSP）

中，512 例患者由其家庭医生或医院医生转诊，诊断为"可能的 TIA"，其中 317 例（62%）被 OCSP 神经科医生认为没有患 TIA（表 3-22）[101]。这个问题并非家庭医生和初级医院医生所独有。来自同一科室的 8 名资深和感兴趣的神经科医生交替对 56 例患者进行面诊，他们就大脑 TIA 诊断达成了观察者间一致性。结果显示，两位神经科医生都同意 36 例患者有 TIA，12 例没有 TIA，但他们不同意大约 8 例患者的诊断（kappa=0.65；对于完全一致性，kappa=1.0）[191]。

> 即使是对脑血管疾病感兴趣的有经验的神经科医生，在 TIA 的诊断中也表现出相当大的观察者间差异。这并不意味着缺乏技能，而是在症状和体征的临床评估中固有的。有时，可得到的信息不允许人们就事件是否是 TIA 得出"正确答案"，在这种情况下，人们最终会根据概率来确定。

脑卒中诊断（与非脑卒中）的观察者间一致性具有中等至良好的可靠性（kappa=0.77）[31]。

与诊断脑卒中或 TIA 与非血管事件的高度观察者间一致性相关的临床特征是突然的言语改变、视力丧失、复视、麻木或刺痛、瘫痪或无力以及非直立性头晕（kappa=0.60）[44]。

几项研究表明，临床医生对病史中即使是孤立的因素的解释也可能有所不同，例如力量丧失、感觉丧失、"视物模糊或朦胧"和头痛[31, 192]。在评估疑似脑卒中患者时，大多数临床病史项目的观察者间一致性为中等至良好（血管危险因素的 kappa 统计范围为 0.44～0.69），但神经系统检查的各种特征的观察者间一致性要低得多（表 3-31）[31, 192, 193]。

（一）临床分歧的原因

有几个因素会增加临床分歧的可能性。

对于疑似 TIA 患者，主要问题是引出和解释在采集病史时症状已恢复的发作事件的病史。例

如，由于大多数 TIA 的症状会在 15～60min 消退，因此诊断几乎总是完全基于临床病史，由于多种原因可能不太清楚，如患者可能已经忘记出现的症状（因为记忆力差或延迟就医）；症状可能已被记住，但难以描述（如短暂的同侧偏盲）；或者患者可能已经被发作吓坏了，以至于他更专注于直接结果而不是疾病的确切性质。所有这些问题在老年人中更为常见。对于疑似脑卒中的患者，临床评估的观察者间可靠性受到多种因素的影响，例如，症状出现的时间，症状发作后很早和很晚评估往往会导致患者间、观察者间的可靠性更差[31]。

另一个问题是，普遍接受的脑卒中和 TIA 定义缺乏关于哪些"局灶性"症状不可接受的具体细节。在 TIA 的情况下，可接受的症状持续时间的下限是多少？持续时间少于 5s 的突发局灶性神经功能障碍，尤其是感觉障碍是否属于 TIA？

只有当有效、可靠和普遍接受的精确标准可用时，才能实现诊断的一致性。在 TIA 的特殊情况下，很难确定任何单一诊断标准的有效性，因为除了可能的预后之外，没有判断它的金标准。例如，对孤立性双侧失明患者进行随访，发现其预后与 TIA 患者相似，这意味着孤立性双侧失明也是一种 TIA[43]。孤立性构音障碍患者的预后是否相似是一个重要的研究问题。

对诊断标准进行更广泛和一致的考虑、讨论和应用，可以提高诊断准确性和观察者间的一致性，并可能改善患者的管理和护理[192]。然而，随着诊断标准变得更加特异性，敏感性被牺牲，因此越来越多的真正的 TIA 可能会被排除并且被不予处理。相反，如果标准变得不那么特异，可能会出现过度诊断 TIA 的趋势，但这也会产生不利后果，例如，失去工作、驾驶或飞行员执照、金钱和自尊，并导致不适当的检查和许多不必要的药物处方。

评估者的经验和信心也提高了脑卒中临床评估的观察者间可靠性[31]。

检查的体征	*Kappa* 值		
	Lindley 等 [193]	Shinar 等 [192]	Hand 等 [31]
意识水平	0.60	0.38	0.70
精神错乱	0.21	NS	0.45
痴呆	NS	0.34	NS
上肢无力	0.77	NS	0.65
手无力	0.68	0.58（R）0.49（L）	0.72
下肢无力	0.64	NS	0.57
面部无力	0.63	0.51（R）0.66（L）	0.50
手部感觉丧失	0.19	0.50（R）0.32（L）	0.49
上肢感觉丧失	0.15	NS	0.49
失语 / 语言问题	0.70	0.54	0.66
构音障碍	0.51	0.53	0.41
视觉空间功能障碍	0.44	NS	0.41
偏盲	0.39	0.40	0.46
小脑体征 / 共济失调	0.46	0.45	NS
脑神经麻痹	0.34	NS	NS
眼外运动障碍	0.30	0.77	NS

表 3-31　脑卒中患者神经系统体征的观察者间一致性

NS. 未说明

（二）减少观察者间差异的策略

获得准确和有用的病史所需的临床技能列于表 3-32，预防或减少临床分歧的策略列于表 3-33。如果在了解诊断标准（表 3-5）的情况下应用这些原则，则诊断不一致应会变为最小。如果在病史结束时对诊断仍有不确定性，那么旨在检测血管疾病和危险因素的一般检查和特殊调查可能会提供有用的间接证据（表 3-34）[38, 39, 44]。如果患者年轻且没有血管危险因素，与老年患者相比则由脑血管疾病引起的事件的概率可能会大大降低，这些老年患者有多种血管危险因素、已确诊血管疾病的临床证据（如颈动脉或股动脉杂音、无外周脉搏）或其他部位有症状的血管疾病（如心绞痛、间歇性跛行），即确保你利用了所有可用的临床证据。

在判断某个事件是短暂性脑缺血发作还是脑卒中时，请利用在详细病史和检查后可获得的所有临床证据，包括全身的和神经学的证据。

如果病史由第二位医生独立获得，随后对症状及其解释进行比较，可能会大大提高诊断的可靠性。尤其是教学医院，在应用这种功能强大但价格昂贵的诊断"仪器"方面处于特权地位，但

表 3–32　获得准确和有用的病史所需的临床技能

能力
- 获得理解
- 获得信息
- 有逻辑性的面谈
- 倾听
- 仅在必要时打断
- 观察非语言性暗示
- 建立良好的关系
- 解释面谈内容
- 用通俗易懂的语言讲故事
- 按时间顺序讲述故事
- 使故事"人性化"

像这样
- 2006 年 11 月 26 日晚上 7 点，这位 85 岁的寡妇和她女儿正站在厨房的餐桌旁削土豆皮，她突然不说话了，右手拿着的土豆削皮器掉了下来，人摔倒在地上。从那以后，她无法起床，也无法说话或移动右臂或右腿

不要像这样
- 这位女士突然出现语言障碍和右侧偏瘫

表 3–33　预防或减少临床分歧的策略

- 在合适的咨询环境中评估患者，即安静的房间，尽可能减少干扰
- 可用的必要设备：检眼镜、血压计等，办公桌上的电话以联系目击者（以澄清病史）或同事（以获得建议）
- 澄清和确认关键点
- 重复病史或检查的关键内容
- 结合目击者、资料和必要时适当的测试来证实重要的发现
- 让"不知情"的同事也去看病人（如在病房教学会议上）
- 记录证据和推论，明确区分两者，准确报告患者所说的内容，然后是您的解释（例如，"患者主诉右上肢和右下肢沉重"而不是"患者主诉右侧无力"或"患者主诉右侧偏瘫"）
- 应用医学的艺术和社会科学，以及医学的生物科学
- 确保您有足够的时间进行整个问询

表 3–34　影响脑卒中或短暂性脑缺血发作事件可能性的临床特征（即背景）

很可能是血管事件，几乎是确定的
- 心房颤动和风湿性心脏病
- 频繁的颈动脉分布区域短暂性脑缺血发作和症状侧颈动脉
- 分叉处的局灶性长而响亮的杂音
- 提示感染性心内膜炎的病史和体征（即发热、碎裂出血、心脏杂音）
- 近期心肌梗死（最近 3～4 周）

可能是血管，但不太明确
- 心房颤动和非风湿性心脏瓣膜病（但少数心肌颤动性脑卒中患者有原发性脑出血作为脑卒中的原因）
- 任何地方的动脉杂音（如颈动脉、眶动脉、主动脉、股动脉）
- 人工心脏瓣膜，服用抗凝药（但有些脑卒中是出血性的，有些短暂性脑缺血发作与并存的颈动脉疾病有关）

不太可能是血管性的（特别是如果神经系统症状是短暂的）
- 40 岁以下，无症状性血管疾病，无血管危险因素，无血栓家族史或早发性血管疾病，心脏正常

即便如此，除了偶尔诊断非常困难的病例外，它仍然是不现实的。然而，医院里的这些人通常可以获得的是在症状出现后较早时间看过患者的转诊医生的说明，请你务必仔细阅读并检查所描述的任何患者没有报告给自己的症状。这其中隐含着所有临床医生的责任，他们记录病史，用患者或目击者自己的话记录下来，而不是简单地记录他们自己的解释。

使用简单语言写的检查表，提高了观察者间的可靠性，并且可能对计算机辅助诊断和进一步的研究有用。然而，尽管清单可能会鼓励更彻底的病史采集，仍然需要正确解释症状。护理人员已成功使用非常短的检查表来诊断超急性脑血管事件（表 3–6）[33, 34, 36, 37, 44]。

体征（表 3–31）相对较差的观察者间一致性并不是脑卒中患者所特有的。DWI 等 MRI 技术的出现变得越来越普遍，可以显示迄今为止未见但

最近相关的缺血性病变，也提高了 TIA 和轻微缺血性脑卒中诊断的敏感性、特异性和可靠性[170]。

六、是蛛网膜下腔出血吗

蛛网膜下腔出血（subarachnoid hemorrhage, SAH）是指当大脑表面附近的血管破裂时，血液自发性外渗到蛛网膜下腔。它是一种状况，而不是一种疾病，它有很多原因（见第 9 章 "蛛网膜下腔出血的基本概述"）[194, 195]。虽然，正如我们将看到的（见第 5A 章 "第 1 步：排除颅内出血"），缺血性脑卒中和脑出血之间的临床区别是不可靠的，我们必须依靠影像学，但蛛网膜下腔出血的临床特征是相当明显的；至少这种类型的脑卒中可以在临床上以合理的信心进行诊断。但是，几乎所有病例都需要进行确认性调查。

（一）临床表现

蛛网膜下腔中的血液是一种脑膜刺激物，无论来源，都会引起典型的临床反应。患者通常会主诉头痛、畏光、颈部僵硬和恶心，他们也可能会呕吐。精神错乱、不安和意识受损也很常见（表 3-35）。

1. 诱发因素

通常情况下，没有明显的诱发因素[196]。在 OCSP 中的 33 例蛛网膜下腔出血患者中，6 例（18%）发生在休息时（没有发生在睡眠时），13 例（39%）发生在中等强度活动期间，6 例（18%）发生在剧烈活动期间，如举重和性交，其他 8 名患者的发病活动未知[197]。在最近的一系列研究中，较高比例（高达 50%）的动脉瘤性蛛网膜下腔出血发生在体力活动期间[198]。性活动不仅可能导致蛛网膜下腔出血[199]，而且更常见的是相对无害的头痛，无论是否为偏头痛[200]。

2. 头痛

头痛是蛛网膜下腔出血的主要临床特征。它是大约 1/3 患者的唯一症状[198, 201]，但几乎每个患者的某个阶段都会出现此症状[202, 203]。相反，在全科机构中突发头痛患者的前瞻性系列中，蛛网膜下腔出血是 4 例患者中 1 例患者的发病原因，并且

表 3-35　蛛网膜下腔出血的诊断

主要症状
- 头痛
  - 通常突然出现，在几秒钟内达到最大，程度严重，位于枕部或眶后
  - 持续时间：几小时（可能是几分钟，我们不知道）到几周
- 恶心
- 呕吐
- 颈部僵硬
- 畏光
- 意识丧失

神经系统体征
- 无（经常）
- 脑膜炎（几个小时后）
- 局灶性神经系统体征：第 III 对脑神经麻痹（主要是后交通动脉瘤）、言语障碍、偏瘫（动静脉畸形、脑出血）
- 眼底中的玻璃体下出血
- 发热
- 血压升高
- 意识改变

10 例患者中只有 1 例患者突发头痛是唯一症状[201]。

1/4 的突发性剧烈头痛患者有脑动脉瘤破裂，如果突发性头痛是唯一症状，则是 1/10。

在蛛网膜下腔出血中，头痛通常呈弥漫性且很难定位，但随着血液进入脊髓蛛网膜下腔，往往会在数分钟至数小时内扩散到头后部、颈部和背部。有时头痛在眼睛后面最为严重。患者经常将头痛描述为他们所经历过的最严重的头痛，但有时会轻一些。发病的突然性是最典型的。

3. 发病和消失的速度

头痛突然出现，典型地是在一瞬间，"就像头部受到打击" 或 "头内部爆炸"，在几秒钟内达到最大值。一个潜在的陷阱是患者有时可能会使用 "突然" 一词来描述持续半小时或更长时间的头痛发作，这可能取决于采集病史的时间间

隔。即使头痛真的在几秒钟或几分钟内出现，这也不是动脉瘤破裂所特有的，甚至一般来说也不是蛛网膜下腔出血所特有的。原因是在全科机构中，特殊形式的常见头痛超过了罕见疾病的常见形式，此处是指动脉瘤破裂。这是风险悖论的众多例子之一。另一个更引人注目的例子是，大多数患有唐氏综合征的孩子都是由30岁以下的母亲所生，尽管年长母亲的风险更高。同样，大多数缺血性脑卒中患者并非严重高血压等。鉴于动脉瘤性出血的发病率约为每年每10万人中10人，平均而言，拥有2000人执业的家庭医生将会每5年只遇见一名此类患者。

具有常见头痛综合征罕见表现（即突然发作的偏头痛）的患者，可能多于具有罕见头痛综合征的常见表现（即蛛网膜下腔出血突然头痛）的患者。

> 头痛患者不仅会出现在全科医生处，还会出现在事故和急诊科，他们占所有就诊人数的1%左右。患有严重神经系统疾病的比例从所有头痛患者中16%到专门转诊到神经科医生的突发头痛患者的75%[204]。

在没有任何其他问题的患者中，"突发"头痛的确切发作速度（秒或分钟）对于医院医生区分动脉瘤性出血与无害的头痛或非动脉瘤性中脑周围出血几乎没有帮助（见第9章"蛛网膜下腔出血的机制"）。发病速度的预测值（分别为几秒、1～5min）可以从两个数据集计算得出。首先，动脉瘤破裂引起的蛛网膜下腔出血是非动脉瘤性中脑周围出血的9倍[205]，在医院系列中，这两种形式的蛛网膜下腔出血加起来是无害性头痛的2倍[206]。其次，50%的动脉瘤性蛛网膜下腔出血患者、35%的非动脉瘤性中脑周围出血患者和68%的良性"霹雳样头痛"患者，几乎是立即出现头痛；对于1～5min的发作，这些比例分别为19%、35%和19%[198]。如果为了简单起见，我们

忽略了因其他严重（非出血性）脑部疾病而突发头痛的患者，如颅内静脉血栓形成[207]，一个简单的计算得出一个令人失望的结论，即在几秒钟内发作正确预测动脉瘤出血的正确率只有55%，而在5～10min发作的头痛只能正确预测30%的无害头痛。

蛛网膜下腔出血的头痛通常持续1～2周，有时甚至更长。我们不确定头痛的持续时间有多短，并且仍然是由蛛网膜下腔出血引起的。但是，我们还没有遇到任何人是因为经过证实且在1h内消退的蛛网膜下腔出血导致的头痛。然而，由于没有解决这个问题的前瞻性研究，仍然可以想象这种情况可能会发生，因此对于任何突然异常严重头痛且持续时间超过，我们说的1h患者，最好考虑是否是蛛网膜下腔出血。

简而言之，没有单一或联合的头痛特征可以在早期可靠地区分蛛网膜下腔出血和无害类型的突发性头痛。将大多数患者转诊到医院进行简短会诊（如果扫描结果为阴性，则应包括CT和延迟腰椎穿刺）的不适和成本，可能会被因避免错过破裂的动脉瘤和患者随后因再次出血或其他继发并发症而入院的潜在灾难抵消。

> 头痛没有特征可以在早期可靠地区分蛛网膜下腔出血和无害类型的突发性头痛。因此，虽然大多数突发剧烈头痛的人没有出现蛛网膜下腔出血，但都必须进行检查以排除这种诊断。

双相性头痛可能发生在由椎动脉夹层引起的蛛网膜下腔出血患者中（见第9章"蛛网膜下腔出血的机制"）。首先，严重的枕部头痛从颈后部放射，随后在数小时或数天后突然加重头痛但属于更弥漫性的类型。

通常认为，动脉瘤性蛛网膜下腔出血患者既往有一次或多次突发性头痛（"前哨性头痛"）的病史，这通常归因于动脉瘤最终破裂的"警告性

渗漏"。然而，"轻微泄漏"的概念并没有真正成立（见第 9 章"个人和遗传对蛛网膜下腔出血的影响"）。

> 动脉瘤性蛛网膜下腔出血患者是否经常有先前且未被识别的"警告性渗漏"是值得怀疑的。无论如何，必须教育医生在任何报告突然严重头痛的患者中考虑蛛网膜下腔出血。

4. 呕吐

呕吐（和恶心）在一开始时很常见，这与其他鉴别诊断（如偏头痛）相反，偏头痛更常见于在头痛开始之后出现呕吐。

5. 颈部僵硬

脑膜炎是指对被动或随意的颈部屈曲的疼痛抵抗，主要是由于蛛网膜下腔血液或炎症对颈脑膜的刺激。在仰卧位患者中，可以通过将双手放在患者头后引出这种体征，当尝试将头部从枕头上抬起时，患者不允许颈部弯曲，因此检查者抬起患者的头部、颈部、肩膀离开床时，患者仿佛就像一块木板。相比之下，颈部的被动旋转很容易实现。

颈部僵硬是蛛网膜下腔出血的常见症状和体征，但不会立即出现；它需要 3～12h 才能出现，并且在深度昏迷的患者或轻微蛛网膜下腔出血的患者中可能根本不会出现 [208]。因此，它的缺失不能排除突发性头痛患者蛛网膜下腔出血的诊断。

Babinski 征（髋关节和膝关节屈曲以响应颈部向前屈曲）也与蛛网膜下腔的血液有关，但其在这种情况下的敏感性和特异性尚不清楚。数小时或数天后，背部和腿部的疼痛及僵硬可能会继发于蛛网膜下腔出血，因为血液会刺激腰部骶神经根。

6. 畏光

蛛网膜下腔出血后患者通常会在几天内出现畏光和烦躁。

7. 意识丧失

一大群推定为动脉瘤性蛛网膜下腔出血的患者中有 50% 发生意识丧失，这些患者身体状况良好，可以进入医学治疗的临床试验 [209]。由于这些数字不包括 10% 左右在家中或在送往医院途中死亡的蛛网膜下腔出血患者 [210]，或 20% 到达医院并在最初 24h 内死亡的患者 [211]，因此很可能至少 60% 的蛛网膜下腔出血患者在发病时或发病后不久就会失去知觉。患者可能会恢复警觉和方向感，或者可能会保持不同程度的嗜睡、精神错乱、激动或迟钝。可能会出现急性精神混乱状态并被误解为心理起源（做鬼脸、吐口水、发出吸吮或亲吻的声音、结巴、唱歌、吹口哨、大喊大叫和尖叫）[212-214]。

意识障碍可能是由于以下原因造成：蛛网膜下腔大量血液和突发性脑脊液压力升高使脑血流减少，或蛛网膜下腔出血的并发症，如血肿或脑积水引起的脑移位，或全身血压或动脉氧浓度下降。

8. 癫痫发作

由于蛛网膜下腔和任何脑内血液对大脑皮质的刺激或损伤，癫痫发作（部分或全身性）可能会偶尔在发病时或随后发作。在 OCSP 中，33 例蛛网膜下腔出血患者中有 2 例（6%）在发病时有癫痫发作，但后来都没有癫痫发作 [96]。来自其他研究系列的数据表明，大约 10% 的蛛网膜下腔出血患者发生癫痫，大多数发生在蛛网膜下腔出血的第 1 天，但 1/3 的患者直到 6 个月后才首次癫痫发作，1/3 甚至超过 1 年后才发作 [215-218]。蛛网膜下腔出血后癫痫的唯一独立预测因素是脑 CT 上的大量脑池积血和再出血 [216]。

9. 玻璃体下出血

大约 20% 的动脉瘤破裂患者会发生眼内出血，并且通常也可能使非动脉瘤性蛛网膜下腔出血或颅内出血变得复杂。出血是由脑脊液压力持续增加引起的，视网膜中央静脉在穿过视神经鞘时阻塞，进而导致视网膜静脉充血 [219]。大多数情况下，出血出现在动脉瘤破裂时，特别是在后来没有动脉瘤再出血证据的情况下。视网膜前层（玻璃膜下）出现线状血丝或火焰状出血，通常靠近视神经乳头（图3-47）；1/3位于外围[220]。如果出血量大，视网膜前出血可能会延伸到玻璃体（Terson综合征）。患者可能会主诉大的棕色斑点遮挡了他们的视线。

10. 局灶性神经体征

当动脉瘤压迫脑神经或出血进入脑实质导致脑内血肿时，可能会出现局灶性神经系统体征（见第9章"蛛网膜下腔出血的基本概述"）。因此，有时，动脉瘤破裂的临床表现可能与因脑出血或脑梗死导致的脑卒中综合征无法区分，特别是在很少或没有血液进入蛛网膜下腔的情况下。

11. 全身特征

急性期可能出现发热、高血压、白蛋白尿、糖尿和心电图（electrocardiographic，ECG）变化。前2～3天发热很少超过38.5℃，但之后可能升至39℃以上，可能是由于蛛网膜下腔内血液分解产物的积聚所致，脉搏不会同时升高[221]。

> 蛛网膜下腔出血引起的发热和并发感染引起的发热的重要区别在于脉率；它在前者中保持不成比例的低速，而随着后者上升。

高血压是蛛网膜下腔出血的公认危险因素[222]；1/4～1/3的患者有高血压病史[209, 223]。入院时，约50%的动脉瘤性蛛网膜下腔出血患者血压明显升高。不幸的是，许多因任何原因到事故和急诊科就诊的患者都发现了高血压，这使得在这种情况下血压读数的预测价值非常低。在许多患者中，这种升高的血压是一种反应性现象，而不是长期高血压的标志；通常血压会在几天内恢复正常。血压变化可能有助于抵消因脑脊液压力升高和后期缺血导致的脑灌注减少，蛛网膜下腔出血后常见心律失常和心电图异常（见第15章）[224]。该机制无法解释，但被认为是持续的交感神经刺激，可能是由岛叶皮质功能障碍引起，

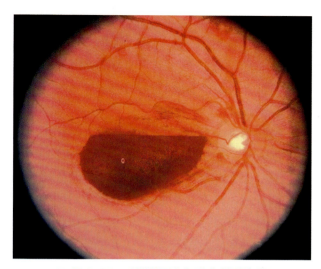

▲ **图3-47　玻璃体下出血患者的眼底图**
在视网膜前层出现边界清晰的砖红色血液线性条纹或火焰状出血，邻近视神经乳头并从视神经乳头向外扩散

导致可逆的结构性神经源性心肌损伤，如收缩韧带、局灶性心肌坏死和心内膜下缺血。

（二）鉴别诊断

剧烈头痛的突然发作不仅可能由蛛网膜下腔出血引起，还可能由其他几种情况引起，例如脑膜炎或脑炎、脑出血（特别是颅后窝出血）、脑室阻塞、颅内静脉血栓形成、血压快速升高，最后是各种令人担忧但无害的情况。相关特征，如女性、癫痫发作、意识丧失或局灶性症状、呕吐或发作时劳累，增加了动脉瘤性蛛网膜下腔出血的可能性[198]，但这些特征的预测价值没有多大帮助。只有在睡眠中突然出现头痛才提示睡眠头痛（见下文）。

1. 急性颈部疼痛与假性脑膜炎的区别

假性脑膜炎可能是蛛网膜下腔出血、脑膜炎、颅后窝肿块和小脑扁桃体下疝的一个特征。然而，它会随着昏迷加深而特征性地消失。颈部疼痛或僵硬的其他原因包括骨骼损伤（即创伤或关节炎）和颈部韧带拉伤、锥体外系强直、全身感染，如肺炎、颈部淋巴结炎、腮腺炎、扁桃体炎和上叶肺炎。然而，通常很容易将假性脑膜炎与这些其他急性颈部疼痛疾病区分开来。例如，

颈椎引起的疼痛不仅可以在颈部和后脑勺感觉到，而且在肩部和上肢也可以感觉到，它通常由颈部的某些运动或位置而不是屈曲引起或加剧，并且通常有对颈椎节段的触诊压痛。

2. 脑膜炎

脑膜炎是一种急性发热性疾病，通常在 1 或 2 天内呈现亚急性症状，伴有全身性头痛、假性脑膜炎、畏光和发热。然而，如果发现患者意识模糊或昏迷，伴有明显的颈部僵硬且无可查的病史，则可能难以与蛛网膜下腔出血区分开来。脑膜炎诊断的线索包括高热、心动过速和紫癜性皮疹（脑膜炎球菌性脑膜炎）。如果患者完全清醒且没有局灶性神经系统体征，若怀疑脑膜炎，应立即进行腰椎穿刺。但如果患者病得很重，应立即给予抗生素和类固醇，即在静脉穿刺血培养后但在进行脑 CT 之前，如果没有看到血液或颅内肿块，则应进行脑脊液检查。

3. 小脑卒中

小脑卒中通常会引起突发的剧烈头痛，尤其是出血性头痛，还会出现恶心和呕吐，但通常伴有神经系统症状和体征，如眩晕、构音障碍和步态不稳，这有助于将其与蛛网膜下腔出血区分开来。但如果病灶较大，患者可能因脑干直接受压或第四脑室的脑脊液流出受阻而出现昏迷，导致脑积水和颅内压升高，或可能出现假性脑膜炎而没有明确脑干功能障碍的体征。在纳入 100 例初步诊断为蛛网膜下腔出血的患者的连续系列研究中，8 例患有小脑血肿（另外 7 例患有幕上脑出血）[225]。小脑血肿的诊断需要紧急头颅 CT 确诊，腰椎穿刺肯定不应该做；事实上，对于意识不清的患者，腰椎穿刺之前几乎总是先应该进行脑 CT，即使没有占位病变的局灶体征和颅内压升高的临床证据（如视神经盘水肿）。

4. 脑出血

超过 50% 的自发性脑出血患者在发作时会出现头痛，尤其是那些有表浅脑叶出血的患者，但头痛通常不像蛛网膜下腔出血那样突然发作[88]。此外，局灶性神经功能缺损几乎总是存在，但它

们也可能发生在 20%～30% 的动脉瘤性蛛网膜下腔出血中，其中出血向脑实质内扩散[226]。相反，一些脑出血，尤其是深部出血，局灶性神经体征不太明显，很容易被误认为是蛛网膜下腔出血。始终需要 CT 行脑部扫描。

5. 脑室内出血

脑室内出血，可能出现在脑室内或室管膜内层下方，或从脑出血延伸（即尾状核出血或室管膜下血管畸形破裂进入脑室内系统），可能与蛛网膜下腔出血相似。此外，脑室内出血可能与蛛网膜下腔出血一起发生，通常来自动脉瘤破裂，最常见于前交通动脉复合体。患者出现突发性剧烈头痛、意识模糊、呕吐或昏倒并失去意识[227]。再次强调，在抢救生命中进行诊断需要脑 CT 或 MRI 检查。

6. 颈动脉或椎动脉夹层

颈内动脉壁的夹层可能会导致一种相当独特的头痛综合征，它是同侧的，涉及前额、眶周区域、面部、牙齿或颈部，并且有灼热或跳动的感觉（见第 7 章 "动脉损伤"）。头痛可能与同侧霍纳综合征或单眼失明有关，并伴有对侧局灶性神经系统症状或体征。椎动脉壁的夹层通常会导致后颈上部和枕骨疼痛，通常在一侧，并且可能与后循环缺血的症状和体征有关，例如外侧延髓综合征。颅内动脉的透壁夹层可导致蛛网膜下腔出血（见第 9 章 "蛛网膜下腔出血的基本概述"）。

7. 急性阻塞性脑积水

脑脊液流动的任何急性阻塞都会通过颅内压的快速升高引起头痛。头痛通常是双侧的，并随咳嗽、打喷嚏、用力或头部运动而加剧。间歇性阻塞性脑积水可能导致严重的阵发性头痛。第三脑室胶体囊肿是该综合征的典型病因；有时不止一名家庭成员受到影响[228]。头痛可能会导致意识水平下降[229]。如果没有做出及时诊断，结果可能是致命的[228]。脑 CT 或 MRI 通常可以识别出问题的病变（图 3-48）。

8. 偏头痛

偏头痛有时会突然出现（"突发性"偏头痛），

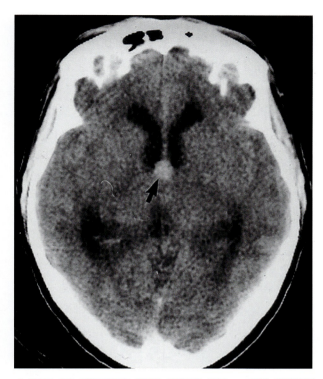

▲ 图3-48 第三脑室（箭）室间孔（Monro孔）处的肿瘤脑CT

图示阻塞性脑积水

严重且呈衰竭感，单侧或全身性，并伴有畏光、易怒、轻度精神错乱、厌食、轻度发热、眼外肌麻痹（眼肌麻痹性偏头痛）或脑干症状干扰（基底偏头痛），因此被误认为是蛛网膜下腔出血。然而，偏头痛患者通常有对诊断帮助较小的家族史，并且头痛通常是单侧的和跳动的，与蛛网膜下腔出血头痛相比，起病速度不快且持续时间短[85]。与蛛网膜下腔出血不同，呕吐往往在偏头痛发作时就开始了，蛛网膜下腔出血通常发生在头痛发作时或发作后不久。

9. 特发性刺痛性头痛

已经描述了3种特定类型的突然剧烈刺痛性头痛：冰锥样疼痛、"刺痛和颠簸综合征"和眼痛[230,231]。疼痛主要在太阳穴或眼眶，但有时在头部其他部位[232]。偏头痛患者特别容易受到影响[232]。诱发因素（很少出现）可能是姿势变化、体育锻炼或头部运动。由于这些疼痛是短暂的和刺痛的，它们不太可能与蛛网膜下腔出血的头痛

相混淆。其机制仍未知。

10. 爆炸头综合征

50岁以上的人可能会出现以头部突然发出噪音和恐惧感为特征的集中发作，尤其是在睡意蒙眬[233,234]。原因是不确定的。

11. 咳嗽性头痛

特发性咳嗽性头痛被定义为在没有任何颅内疾病的情况下，由咳嗽或其他Valsalva动作引起的头痛，但不是由长时间的体育锻炼引起的[235,236]。它可能是由大脑中的静脉结构扩张引起的。这是一种突发性头痛，持续1s至30min，多为双侧和后侧，不早于50岁开始，多见于男性，不伴有其他神经系统表现，并且经常用吲哚美辛有效。这些临床特征使其能够与颅后窝病变进行鉴别诊断，尤其是小脑扁桃体疝（Chiari-I型畸形），尽管颅颈MRI检查有助于排除这种情况。

12. 睡眠性头痛

入睡后2~6h，睡眠性头痛会在半夜弄醒患者；它通常是弥漫性和双侧的，或在颈部[237,238]。它几乎仅在中年发生，女性的发病率是男性的2倍。患者通常会在10min到3h内下床走动直到疼痛消退。通常，发作是反复的，从每周1次到每晚6次不等。没有已知的促发因素，没有畏光、畏声或恶心，也没有伴随的自主神经特征，例如丛集性头痛或慢性阵发性偏头痛。

13. 创伤后头痛

头部受伤后，经常会出现头痛；这可能是搏动的，并且由于头部运动、颠簸、咳嗽、打喷嚏和用力而变得更严重[230]。通常，随着软组织和任何骨组织损伤的消退，头痛会逐渐消失。在一个纳入200例因头部受伤而入院的患者的系列研究中，只有83例在1天左右后仍有头痛；这83例中只有22例（占所有患者的11%）有自发主诉，有3例需要用镇痛药[239]。

如果有头部外伤病史，不应将创伤后头痛的诊断与蛛网膜下腔出血相混淆，但患者可能失忆且可能没有目击者，在这种情况下，急性颅脑损

伤继发性出血进入蛛网膜下腔可能与自发性蛛网膜下腔出血相混淆。

如果颅脑外伤的情况不明确，并且有合理的可能性是自发性颅内出血造成了事故，因此头部损伤，无论患者头部受伤严重程度如何，只要情况允许患者都应尽快进行脑 CT 检查。

14. 性交性头痛和原发性劳力性头痛

急性、严重、爆炸性枕部或全身性头部疼痛，通常发生在性高潮时或剧烈运动期间（分别为性交性头痛和原发性劳力性头痛），可能类似于蛛网膜下腔出血[200, 240, 241]。如果没有特异和敏感的询问，可能不会得到性交（或自慰）期间的发病史。有利于诊断的要点是既往有类似的性活动或劳力性头痛史，意识没有改变，头痛持续时间短（几分钟到几小时），没有脑膜刺激征，如颈部僵硬或腰痛，以及患者走动时没有坐骨神经痛。这些头痛可能发生在生活中的任何时候，并不一定会在患者每次经历性高潮或剧烈运动时发生。如果患者在首次突然性交性头痛后不久就出现，则无法在没有脑 CT 和腰椎穿刺的情况下排除蛛网膜下腔出血。如果患者反复发作，病史也是有特点的，则很少需要调查。

15. 对单胺氧化酶抑制药药物的反应

服用经典单胺氧化酶抑制药（monoamine oxidase inhibitor，MAOI）的人，其中最常用的是苯乙肼和反苯环丙胺，在摄入拟交感神经剂、红酒或酪胺含量高的食物（如成熟奶酪、腌鲱鱼、野味和酵母提取物）后，可能会突然出现剧烈头痛。这是因为 MAOI 不可逆地阻断了 MAO 异构体（A 和 B）在肝脏（A）和肠壁（B）中代谢膳食酪胺的能力。服用经典 MAOI 和口服酪胺的组合会引发危险的高血压。头痛往往发生在头部的枕骨区域，并与血压迅速升高有关。它可以通过 α 受体拮抗药酚妥拉明来缓解。

16. 嗜铬细胞瘤

嗜铬细胞瘤患者会出现急性加压反应；在大约 80% 的发作中，他们主诉头痛[242, 243]经常伴有心悸或出汗[244]。头痛通常是突然发作的、双侧的、剧烈的和搏动性的。它似乎与血压快速升高有关，约 75% 的患者持续时间不到 1h，但可能持续几分钟到几个小时。由于脑水肿或有时脑出血，一些患者可能在发作期间昏倒并失去意识或出现局灶性神经系统体征。劳累、紧张、情绪不安、担心或兴奋可能会引起发作[243]。

诊断取决于第一次询问病史时的临床疑问（这可能很困难，因为这种情况非常罕见），并通过发作期间在 3 个 24h 尿液标本中发现儿茶酚胺（甲氧基肾上腺素和香草扁桃酸）的排泄增加或升高的血浆游离甲氧基肾上腺素或去甲变肾上腺素水平来确定[245]。血糖通常在发作时升高，这是与低血糖发作的有用的区别，低血糖发作可能会像嗜铬细胞瘤，因为肾上腺素会在低血糖时二次释放。肿瘤可能出现在从颈部到骨盆和阴囊的交感神经链发育线上的任何一个部位。

头痛也可能反映高血压的特发性激增，与嗜铬细胞瘤或任何其他可识别的疾病无关[246]。

17. 枕部神经痛

枕部神经痛的特征是颈后部和枕大神经或枕小神经分布的枕部区域出现疼痛或阵发性戳痛（图 3-49）。它可能很少出现非常剧烈的症状，如蛛网膜下腔出血[247]，但通常有受影响区域的感觉减弱或感觉迟钝（C_2 分布区），枕大神经干与上项线交叉点的局灶性压痛，以及对神经干压痛区附近局部麻醉药浸润的治疗反应。

18. 良性"霹雳性头痛"

"霹雳性头痛"不是一个真正的疾病，而是一个方便的术语，用于描述无法分类的各种突发性、严重、全身性头部疼痛，有时伴有呕吐[248]。它可能会持续 1 天左右。临床上，该综合征不能与蛛网膜下腔出血可靠地区分，但在女性、癫痫发作、发病时意识丧失、局灶性神经系统症状（如复视）、呕吐或头痛前劳累的情况下，动脉瘤

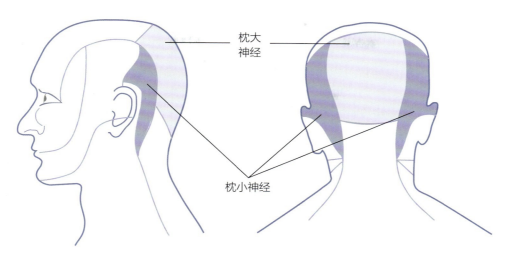

▲ 图 3-49　显示枕大神经和枕小神经感觉支支配的解剖分布图

性蛛网膜下腔出血的概率会增加[198]。因此，诊断主要是通过排除，主要是蛛网膜下腔出血。这些患者中约有 50% 有典型偏头痛或紧张型头痛病史（逐渐发作）。

　　预后是良好的；对 71 例住院患者的 3 年随访发现，12 例患者出现相同的复发，同样没有蛛网膜下腔出血的证据，而近 50% 的患者出现更明显的偏头痛或紧张性头痛[249]。93 例此类患者在全科机构中被确定并进行中位数为 5 年的随访，没有人再次患有蛛网膜下腔出血；8 例患者出现霹雳样头痛反复发作，13 例患者出现新的紧张性头痛或偏头痛[250]。

　　头痛在临床上很常见，但"爆炸"性头痛并不常见。如果突然发作的头痛持续数小时，没有任何体征可以明确排除蛛网膜下腔出血。

（三）确认蛛网膜下腔出血诊断的检查
　　鉴于临床特征相对非特异性，检查对于蛛网膜下腔出血的诊断至关重要[251]。
1. 脑计算机断层扫描或磁共振扫描
　　所有近期疑似蛛网膜下腔出血的患者（即最近几天内，图 3-50）最初都应进行紧急脑 CT 或

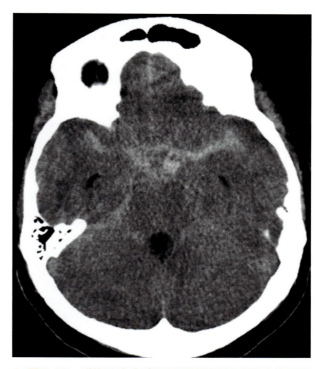

▲ 图 3-50　胼缘动脉瘤破裂导致蛛网膜下腔出血患者的 CT

MRI 以确定。
　　• 蛛网膜下腔是否有血；
　　• 任何蛛网膜下腔出血或脑内或脑室内出血的部位及可能的原因；
　　• 是否存在任何并发症，如脑积水；
　　• 任何腰椎穿刺禁忌证，例如，脑水肿或血肿

伴脑移位，或大面积小脑梗死，但影像学检查无明显血液；

• 以及是否有任何其他颅内异常可以解释这些症状和体征。

蛛网膜下腔出血中 CT 的敏感性取决于蛛网膜下腔血量、扫描仪的分辨率、放射科医师的技能，以及症状出现后进行 CT 的时间。最初几天敏感性最高，此后随着蛛网膜下腔的血液被吸收而下降（图 9-19）。事实上，术语"再吸收"可能并不总是适合描述这个过程，扩散和沉降是其他解释。蛛网膜下腔积血的 CT 证据可以很快消失。如果在蛛网膜下腔出血发病后 1～2 天进行脑 CT，超过 95% 的患者将显示出渗血[206]。但随后在脑 CT 上发现蛛网膜下腔血液的机会急剧下降，第 7 天降至 50%，第 9 天降至 20%，并且 10 天后几乎为 0%。[252, 253]

> 如果在蛛网膜下腔出血发病后 1～2 天进行脑 CT，超过 95% 的患者会出现渗血。

当然，外行可能会忽略微量的蛛网膜下腔血液。根据脑池中的血液量和扫描前的延迟，脑池缺失或消失（等密度）或皮质沟缺失，可能是蛛网膜下腔血液存在的唯一线索。

> 如果怀疑蛛网膜下腔出血，但脑部 CT 显示正常，仔细观察脚间池、环池、四叠体池、前交通动脉和小脑后下动脉区域、侧脑室后角和皮质沟。如果这些部位存在血液，它可能是等密度的或略微高密度的，因此通常低密度的脑池和脑沟可能很难看到并且看起来"不存在"。

颅内动脉瘤出血不仅会导致蛛网膜下腔出血，还会导致脑内出血，这在 CT 平扫上很容易看到，并且通常比蛛网膜下腔出血持续时间更长，因为在 CT 上看到的实质内血液的再吸收发

生在数天到数周，而不是几天[252]。然而，小的脑内出血也可以在几天内很快消退。在动脉瘤出血后存活到医院的未经选择的患者中，约有 1/4 在 CT 上有脑内出血[226, 252]。

具有质子密度成像、FLAIR 和 SWI 的磁共振成像对于蛛网膜下腔出血的急性检测至少与 CT 成像一样敏感[175, 176]。在亚急性期，当 CT 扫描的高密度逐渐降低时，具有 FLAIR 和 T_2* 成像（可能还有 SWI）的磁共振更适合检测血液[177]。

然而，MRI 的局限性在于它难以用于严重脑卒中，患者可能有进行 MRI 的禁忌证，并且进行 MRI 的持续时间通常比 CT 的时间长。

2. 计算机断层扫描显示蛛网膜下腔出血的假阳性证据

蛛网膜下腔出血的假阳性诊断可能在 CT 脑部扫描中做出，如昏迷和脑死亡的患者（即在扫描时没有脑血流）。CT 不仅显示脑水肿，还显示蛛网膜下腔中的高密度物质，代表充血的蛛网膜下腔血管中的血液（图 3-51）[254-256]。在 CT 平扫中作为蛛网膜下腔出血的假阳性标志的天幕和基底池密度增加，在红细胞增多症[257]、化脓性脑膜炎[258]、硬膜下血肿[259, 260]、脑胶质瘤病[261] 和自发性颅内低血压[262] 中都有描述。

3. 腰椎穿刺

根据荷兰的一项连续系列研究，在突发性头痛发作后 12h 内进行 CT 的阴性预测值为 97%[206]。换言之，有一小部分（约 3%）突发头痛且 12h 内 CT 正常，脑脊液中确实有黄染，随后血管造影证实了动脉瘤破裂。因此，任何突发性头痛且 CT 正常的患者都需要进行腰椎穿刺，即使大多数患者的结果都是正常的。

> 如果病史提示蛛网膜下腔出血且 CT（早期进行，几天内）正常，请务必进行腰椎穿刺。通常，脑脊液也会正常，但偶尔在这种情况下，异常的脑脊液会提供蛛网膜下腔出血的唯一证据。

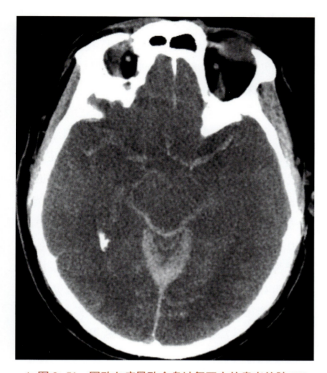

▲ **图 3-51　因败血症导致全身缺氧死亡的患者的脑 CT**
可以看到全脑水肿，脑池脑脊液空间消失。这些空间因静脉
淤滞而表现为高密度，这可能错误地提示蛛网膜下腔出血

没有事先进行脑 CT 的腰椎穿刺对脑出血患者具有潜在危险[263]。即使在没有局灶性体征或意识水平下降的患者中也可能发生脑疝[264]。一旦决定做腰椎穿刺，下一个要求就是把它做好。这比看起来要困难得多。在抽取脑脊液之前，第一条规则是等到头痛发作后至少 6h，最好是12h。这种延迟是绝对必要的，因为如果早期获得的脑脊液被证明是带血的，那么就绝对不可能区分以前存在的血液（真正的蛛网膜下腔出血）和通过针头引入的血液（带血的针头）。在脑脊液中预先存在血液的情况下，胆红素将在蛛网膜下腔出血发病的间隔内形成，从脑脊液中红细胞的分解开始（见下文），当然不是用创伤性针头。蛛网膜下腔出血的假阳性诊断几乎与漏诊一样具有破坏性，因为尽管对动脉瘤进行了阴性检查，但保险公司必然会保持警惕。永远不要相信一位同事，无论多么资深，他会告诉您"进针如此顺利，血液不可能是创伤性的"。即使是最顺利的

穿刺也会刺中静脉。此外，众所周知，"三管测试"（连续试管中红细胞减少）不可靠[265]。对所有脑脊液带血的患者立即进行 CT 或 MRA 也不是一个好主意，尽管有些人提倡用这种方法来规避"带血穿刺"问题：预计每 50 名成年人就会出现一个小的（＜5mm）未破裂动脉瘤，并且在大多数情况下应该不予治疗。

人们普遍认为，通过在 3 个连续的试管中收集脑脊液并计算每个试管中的红细胞数量，能可靠地区分蛛网膜下腔出血和创伤性"血性"穿刺。

将患者留在急诊室或让他们在症状发作后6～12h 住院可能是一个现实中的问题。但是，没有其他选择。如果在头痛发作期间红细胞进入脑脊液，则在此期间将发生足够的溶解以形成胆红素和氧合血红蛋白[208]。这些色素在离心后使脑脊液呈黄色（黄变），这是与外伤性穿刺区别的关键特征；至少 2 周后，这些色素几乎总是可以检测到的[266]。胆红素是两者中最重要的色素，因为它只能在体内形成，而血红蛋白可以在长时间无人看管的试管中分解成氧合血红蛋白。

腰椎穿刺应在 CT 阴性后进行，但要等到头痛发作后至少 6～12h 后进行。

至少两个试管应该装满脑脊液，另外还有一个试管供微生物实验室使用，以防出现细胞增多症（毕竟可能是脑膜炎？）。如果脑脊液看起来很清澈，不要忘记测量脑脊液压力，因为突然的头痛可能是高颅内压的第一个表现。在拔出针头、妥善处理并确保患者感到舒适后，请仔细查看脑脊液。大概有 4 种可能。
• 脑脊液有血迹。

- 无色但不透明。
- 很清楚，但有一些颜色（主要是黄色或粉红色）。
- 它非常清亮。

因此，液体本质上具有两种性质：颜色和清晰度。清晰度仅指是否可以透过管子看到，与颜色无关（一杯好的 Burgundy 胭脂是红色但清澈）。

每份脑脊液标本均应送至临床化学实验室。如果是无色的，细胞应该被计数。如果没有或只有少数（＜100 个）红细胞，则排除最近的蛛网膜下腔出血。如果没有白细胞，压力正常，就可以送患者回家了。如果脑脊液有血迹，请要求实验室立即以适当的速度将其离心下来，并在他们这样做后给您打电话。您自己去实验室查看离心后的上清液，并在明亮的光线下将其与类似试管中的水在白色背景下进行比较，这可能是非常规但绝对必要的。如果上清液为黄色，则可以确定蛛网膜下腔出血的诊断，当然，原因仍然需要确定。

> 带血的脑脊液应立即离心；如果上清液是黄色的，这证明有出血。黄变几乎总是在蛛网膜下腔出血后 12h 至 2 周之间被发现。

当然胆红素的存在可以通过第 2 天的分光光度法来确认。如果有人有任何疑问，甚至上清液看起来晶莹剔透，当然应该进行这项测试，尽管许多神经科医生仅通过肉眼检查就可以自信地排除黄变[267]。标本应存放在黑暗之中，最好用锡箔包裹，因为日光中的紫外线成分可以分解胆红素，不仅在黄疸的新生儿体内，在试管中也是如此。

分光光度法可以确认胆红素的存在[268]。在大多数情况下，这伴随着氧合血红蛋白，但仅氧合血红蛋白的存在与蛛网膜下腔出血的诊断无关。虽然分光光度法的敏感性和特异性尚未在一系列疑似蛛网膜下腔出血且 CT 阴性的患者中得到证实[269]，但它是目前可用的最佳技术。

4. 突发性头痛病史的晚期表现

在临床实践中，遇到患者描述在 3 周（或更长时间）前突然发作严重头痛的情况并不少见，听起来很像蛛网膜下腔出血，几小时或几天后消失。如果患者在突发性头痛发作后 2 周或更长时间就诊，正常 CT 的诊断价值非常有限，而 MRI 更敏感。腰椎穿刺显示脑脊液晶莹剔透，分光光度法无胆红素发现，只要间隔不超过 1 周，一般足以排除蛛网膜下腔出血。最初 CT 呈阳性时，脑脊液在 2 周内总是呈黄色[266]，但有人指出，在早期 CT 为阴性的 5% 蛛网膜下腔出血患者中，黄变可能不会持续很长时间[269]。事实上，有报道称 1 名动脉瘤破裂患者不仅在第 7 天 CT 正常，而且在次日脑脊液也正常[270]。

对于晚期就诊的患者，如果伴有意识丧失或者患者病情严重数日，则动脉瘤破裂的可能性相当大，并且这是很适合血管造影的病例，至少行 CT 或 MRA。一些令人印象深刻但罕见事件的病例报告，使区分非出血性爆炸性头痛患者与动脉瘤破裂患者的问题不必要地变得复杂化。有一份关于致命性动脉瘤破裂的报道，其中 1 名先前有头痛发作的患者中，含铁巨噬细胞的存在被解释为早期出血的证据[271]。这种解释是有问题的，因为患者在 2 次发作中存活了几天。第 2 种病例报告，如来自不同地方的 2 名患者，提及突发性头痛患者的脑血管造影可发现动脉瘤，CT 和腰椎穿刺检查阴性，并伴有动脉狭窄[272, 273]。手术时周围没有出血迹象，在这两种情况下都发现了动脉瘤，但据称动脉瘤突然扩大，没有破裂。尽管不断增长的动脉瘤可能偶尔会引起头痛，但更可能的解释是，在所有成年人中，有百分之几的人会发展为无症状动脉瘤，并且不加选择地使用血管造影必然会发现其中的一些（见第 15 章 "早期管理"）。如果假设在前面引用的两个病例报告中动脉瘤是偶然的，偏头痛可能解释头痛和动脉狭窄（血管痉挛）。节段性和完全可逆的血管痉

挛已在患有严重头痛但没有动脉瘤的患者中得到
证实[274]，甚至在患有原发性劳力性头痛的患者
中证实[275]。如果 CT 或更好的 MRI 和脑脊液在
疾病发生后 1 周内均正常，则不必要行有潜在危
险的血管造影术。

如果患者突然出现剧烈头痛，并且在不到 1
周的时间内进行了 CT 和腰椎穿刺，并且完
全正常，没有颅内出血的证据，则不需要进
行脑导管造影。

第 4 章　累及血管供血区 *

Which arterial territory is involved

John C.M. Brust　著

王子亮　汪勇锋　译

当表现为急性脑卒中综合征的患者被诊断为脑血管事件（与非血管性比较）时，临床医生需要基于一种体系来给该事件进行更深入细化的归类。尽管基于时间的分类方式已经被提出推广，但脑梗死与 TIA 的区分比较随意，且并没有病理生理依据 [见第 3 章"短暂性脑缺血发作、脑卒中和急性脑卒中综合征（'脑发作'或'不稳定脑缺血'）的定义"]。同样，通过数天或数周内症状是否消失来进行脑卒中分类也无法传递有用的病因信息。

近年来医学文献较多聚焦于脑卒中潜在病因的分类，但即使完成影像检查及其他诊断研究后，确定脑卒中病因的能力依然有限。

脑卒中亚分型有可能完善医护人员的临床工作；他们中的许多人对脑损伤引起的功能后果（如护理和康复）比对根本原因更感兴趣。此外，就脑血管病的整体管理及总的社会负担而言，亚分类也可能是有帮助（表 4-1）。脑卒中医生、临床专家及健康服务管理者等需求的多样性，也可以解释为什么仍没有一种通用的亚分类方法。

表 4-1　脑卒中及短暂性脑缺血发作患者亚分类的潜在益处
• 经济、高效地帮助查找脑卒中及短暂性脑缺血发作病因
• 帮助制订即刻的支持性护理及康复计划
• 改善生存、功能结果及复发的预判
• 临床研究的分层以减少异质性并增加证实亚组治疗获益的可能性大
• 有助于临床研究结果进入医生个人的临床实践中
• 为混杂于个体单元的病例提供更为敏感的评估，以用于比较审计及缩小目标
• 协助审计管理

作为一种应用于全部患者终生的亚分类方法，它不需要考虑年龄、失能及地理区域，且临床数据必须是核心组成，因为每位临床医生都会用到它。然后获取适合个体情况的调查数据来提炼。完善临床病史及检查后医生会获得脑病灶位置、受影响血管区域，以及可能的潜在病因（如心房颤动）等信息。这些信息被组织进一种模式，以用来完善亚分类的水准。

---

*. 利用血管及脑解剖演化出的一种基于临床的亚分类方法

传统的神经病学教育总是关注于首要的责任病灶。邻近脑组织及动脉病变的脑卒中也可能出现相同的血管病类型。病灶定位及病因均依赖临床症状及诊断检查，尤其是影像检查。当然不管是临床发现还是检查，灵敏度及特异度均不是100%，而且取决于观察者之间及观察者变异性、假阳性、假阴性及规则的例外。

即使在磁共振 DWI 上也不是所有病灶都能看到，DWI 病变性质似乎并不能为临床数据提供额外的预后信息 [1, 2]。尽管影像对颅内出血及蛛网膜下腔出血的亚分类有用（见第 5、8、9 章），但截至目前它仍未能提供一种有用的框架来进行缺血性脑卒中及 TIA 分类。原因包括脑供血血管变异（见本章"脑动脉供血"）；并不是所有脑卒中患者尤其是发病早期，即使采用最成熟的影像技术也不会都呈现可靠的效果；不同中心的技术差别；推广问题；全球性的医保基金限制、缺乏横断成像结果相关的数据。

下面将主要复习血管相关解剖，然后再描述系统连接的血管解剖和临床检查特点，以辅助病灶定位并提供病因分类的依据。

一、脑动脉供血

（一）概述

脑循环是一个动态系统，并且个体之间及个体内部有较大变异（如大脑半球之间及甚至随时间变化）；动脉粥样硬化及其他血管疾病作为这个系统的一部分，有可能对血管供应模式造成复杂且不可预测的影响 [3-5]。此外，早期病变影像上可能并不容易显示，除非应用大功率 MRI 技术，即使病灶可看见但大小也可能随时间变化（图 4-1）[6]。所以，通过病灶位置及大小，将脑梗死归因于可能的特定发病机制通常是错的 [7, 8]。特定血管的闭塞可能在临床上表现不同。认识到这些不确定性，本节的目的是关联每一血管解剖部位通常的症状和体征，但临床工作中遇到的不总相同。

脑梗死的发病机制不能单纯由它的位置及大小决定。

脑血管解剖主要分为两部分：前循环（颈动脉）系统和后循环 [椎基底（vertebrobasilar,

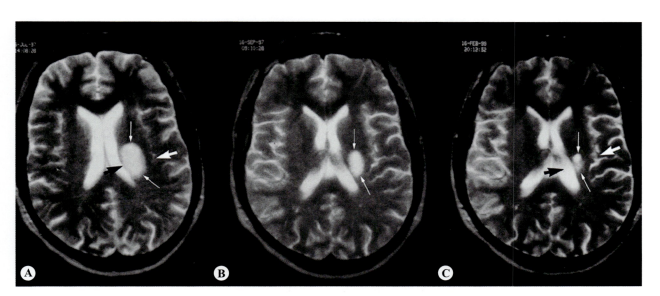

▲ 图 4-1 影响右侧上下肢单纯运动性脑卒中患者连续的 T$_2$ 加权像 MRI 头部扫描

A. 第 1 天；B. 2 个月；C. 脑卒中后 19 个月。左侧深部小梗死随着时间推移变小（细白箭）。可看到急性期病灶有肿胀。毗邻的左后侧脑室（黑箭）及外侧裂（粗白箭）轻度受压，并随着时间而减轻。19 个月时病灶处出现负占位效应，侧脑室及外侧裂变宽

VB）] 系统。除了基底动脉、前交通动脉及无名动脉，大脑前动脉及大脑中动脉都是成对的，每章只描述 1 根血管，除非成对血管两侧差异较大。

各个系统都由 3 部分组成，颅外动脉、颅内大动脉及皮质小动脉（直径而言）和穿支动脉。这些动脉有不同的结构及功能特点，这也意味这些动脉供血区内脑梗死也大多由不同原因导致（表 4-2）。

• 颅外血管（如颈总动脉）有 3 层结构（内膜、中膜及外膜）并承担容量血管作用（图 4-2A）这些血管间的解剖通道数量有限。

• 颅内较大血管（如大脑中动脉）有潜在的重要解剖吻合，遍布大脑软脑膜表面，同样在颅底部通过大脑动脉环和脉络膜循环（见后）。与颅外血管相比，这些颅内大动脉血外膜更薄、弹力组织也少（图 4-2B）。中膜也更薄，但内弹力层却更厚（随着血管直径减少，这些变化逐渐发生）。所以与颅外直径相似的血管相比，这些颅内血管更僵直。

• 小深穿支动脉（如豆状核纹状体动脉）及软脑膜皮质穿支动脉大都是终末动脉，伴随很有限的潜在吻合。它们是主要的阻力血管（图 4-2C）。

• 动脉系统任意部位的阻力都是和血管密集度成反比的，基本上灰质（皮质及皮质下）的阻力是白质的 4 倍。

（二）前循环（颈动脉）系统

1. 颈总动脉

左侧颈总动脉（common carotid artery，CCA）通常主动脉弓左侧直接发出，而右侧颈总动脉从无名(头臂干)动脉发出(图 4-3 及第 6 章图 6-2)。颈总动脉在颈部前 1/3 上升通过，并在甲状软骨水平分为颈内动脉（internal carotid artery，ICA）及颈外动脉（external carotid artery，ECA）。颈总动脉与上行交感神经纤维紧密伴行。因此，颈总动脉病变（肿瘤、夹层或是血栓栓塞）可能导致同侧眼交感神经瘫（霍纳综合征）并累及面部的泌汗神经。颈总动脉损伤或是腔内形成血栓可

表 4-2　颅内动脉功能特点
• 主干血管（如大脑中动脉） 有大脑动脉环、颅外动脉连接及软脑膜侧支等潜在的解剖学吻合 所以，栓塞后缺血面积有显著的不同 栓塞和原位血栓形成是导致血管闭塞最可能的原因 • 皮质分支动脉 潜在解剖吻合软脑膜侧支 所以闭塞导致的缺血范围会有适当变化 栓塞是导致闭塞最可能的原因 • 深穿支动脉 解剖吻合有限 所以闭塞后缺血范围有限 颅内小血管病变是最主要的闭塞原因

能导致颈动脉痛，一种以动脉全程压痛及涉及同侧额颞区域的疼痛为特点的综合征。颈总动脉也是可能放射损伤的部位（见第 7 章 "肿瘤和治疗效果"）。

颈总动脉病变（肿瘤、夹层或是血栓栓塞）可能导致同侧眼交感神经瘫（霍纳综合征）并累及面部的泌汗神经。

2. 颈动脉分叉

颈动脉分叉通常在甲状软骨水平，但精确位置可能有几厘米的误差（图 4-4）。它包括颈动脉体（见后）。颈内动脉通常位于颈外动脉后方。颈动脉体及颈动脉窦神经由颈外动脉供血。分叉处是白种人最常见的动脉粥样硬化部位之一，整个部位可闻及杂音（见第 6 章 "从症状、体征和临床综合征到病因"）。但却没有办法听诊区分杂音来自颈内动脉、颈外动脉或者两者兼有。大多数人的颈动脉超声可显示到分叉及颈内 / 颈外动脉远端几厘米，但部分人高分叉只能显示颈总动脉。

颈动脉体可感受到动脉氧分压（arterial partial pressure of oxygen，PaO_2）、血流量、动脉

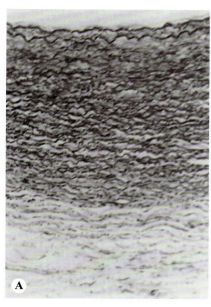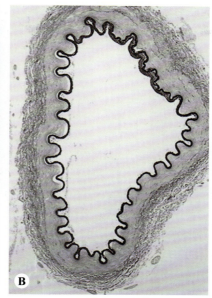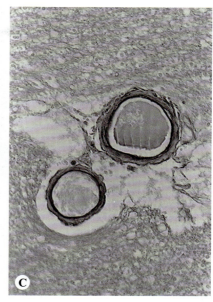

▲ 图 4-2　脑血管分类

A. 颈总动脉分叉上的颈内动脉 [弹性 van Gieson（elastic van Gieson，EVG）染色 ×120]。顶部的内膜在这张照片上几乎看不见，位于一个边界不清的内部弹性层内。相对较厚的中膜富含弹性组织。这个外膜薄且边界模糊；B. 大脑中动脉横断面（EVG×50）。内膜几乎看不见，位于内弹力层褶皱的内侧面。中膜和外膜都比颅外直径相当的动脉薄。中膜实际上弹性组织很少。没有明确的外弹性层；C. 一对基底节穿支动脉（EVG×250）。这些血管中有一个模糊的内弹性层，中膜由 2～3 层平滑肌细胞组成，小动脉没有内弹性层（引自 Dr. Alistair Lammie，Department of Neuropathology，University of Wales College of Medicine）

pH 等指标增加，以及氧分压、血液温度的减少。它对脉搏、血压及低氧通气驱动有调节作用[9]。血管壁膨胀可增加颈动脉窦神经放电，进而增加呼吸深度频率及外周血管阻力。颈动脉窦敏感可能是老年人虚脱未被认识到的原因，而且和分叉处结构性病变没有相关性[10]。

3. 颈外动脉

颈外动脉分支（咽升、甲状腺上、舌、枕、面、耳后、颌内及颞浅）大多有意义，因为它们与颈内动脉颅内分支有潜在吻合（自然原生或是经外科手术），也会受巨细胞动脉炎累及（见第 7 章 "炎症性血管病"）。动脉研究中颅外分支的出现将颈外动脉与颈内动脉区分开。当颈内动脉颅外段闭塞或者严重狭窄时，同侧颅内循环血流主要通过颈外 - 颈内动脉侧支吻合维持（见后）。当颈外动脉起始处狭窄，尤其是当同侧颈内动脉闭塞或重度狭窄时，颈外 - 颈内动脉吻合支断续失灌注可能出现短暂性单眼失明。触及颞浅动脉搏动减弱或消失，说明同侧颈总动脉或颈外动

脉闭塞，相反的是，当同侧颈内动脉闭塞时搏动增强。

4. 颈内动脉颅外段

颈内动脉颅外段起自颈内动脉分叉，在通过颅底部破裂孔之前，它上行通过颈部至颞骨岩部颈动脉管。在岩骨段，发出鼓室支和翼管动脉，可能与颈外动脉分支颌内动脉有吻合。当颈内动脉病变导致神经系统症状时，机制可能是动脉—动脉栓塞、远端低灌注，或是局部动脉血栓形成导致动脉闭塞。临床表现从短暂性同侧皮质及视觉障碍导致的偏瘫、偏深感觉障碍、偏盲到更显著的高级皮质功能障碍。临床表现的变异性不仅取决于侧支血流的出现，也与严重脑血管反应受损导致脑卒中及 TIA 风险增加有关[11, 12]。颈内动脉闭塞并不一定都有症状；在一系列 994 例连续尸检中，54 例有颈内动脉闭塞，仅有 42 例（78%）解剖证实有同侧脑梗死，其中 20% 的闭塞无任何症状[13, 14]。

分叉外的颈内动脉颅外段近心端通常受粥样

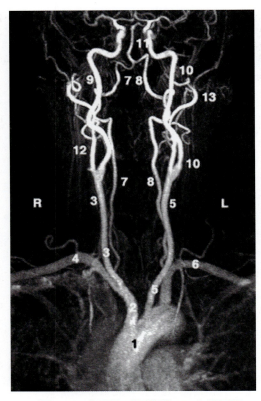

▲ 图 4-3　前后位对比增强 MR 血管成像

图示大血管起自主动脉弓处，颈动脉及椎动脉颈部走行，前后动脉系统颅内连接。R. 右；L. 左；1. 主动脉弓；2. 无名动脉；3. 右侧颈总动脉；4. 右侧锁骨下动脉；5. 左侧颈总动脉；6. 左侧锁骨下动脉；7. 右侧椎动脉；8. 左侧椎动脉；9. 右侧颈内动脉；10. 左侧颈内动脉；11. 基底动脉；12. 右侧颈外动脉；13. 左侧颈外动脉（也可见第 6 章图 6-2）

硬化斑块影响。症状出现主要因为动脉粥样硬化斑块不稳定或是破溃导致动脉—动脉栓塞，少数因为闭塞低灌注[15]（见第 6 章 "动脉粥样硬化和大血管疾病"）。其他涉及颅外段的病因包括动脉夹层（主要是外伤性也可以自发性；见第 7 章 "先天性动脉病"）；假性动脉瘤（夹层导致），也可能是栓子源（见第 7 章 "动脉损伤"）；肌纤维发育不良（见第 7 章 "先天性动脉病"）；扁桃体感染继发的局灶性动脉炎（见第 7 章 "感染"）。

交感神经纤维位于颈内动脉表面并受上述情况的影响。眼交感神经麻痹应避免面部的发汗纤维，因为它们与颈外动脉分支伴行。围绕颈内动脉起始处的是喉上神经和舌下神经，它们可能在手术过程受损分别导致声音嘶哑及舌肌无力（见

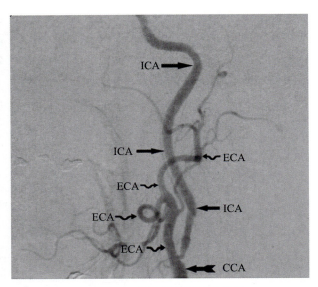

▲ 图 4-4　侧位颈动脉导管造影

ECA. 颈外动脉及其分支（弯箭）；ICA. 颈内动脉（直箭）；CCA. 颈总动脉（带尾箭）

第 17 章 "颈动脉内膜切除术用于症状性颈动脉狭窄" 及图 17-31）。

5. 颈动脉虹吸段及海绵窦段

通过颅底部后，下一段是 S 形的颈内动脉虹吸段，主要位于海绵窦静脉丛中，并毗邻走行于窦侧壁的脑神经Ⅲ、Ⅳ、V_1、V_2 和Ⅵ。这也有一些小分支（最重要的是脑膜垂体干）可能与颈外动脉吻合。比较明显先天变异的是永存三叉动脉，它从颈内动脉进入海绵窦处发出并连接基底动脉，通常位于小脑上动脉及小脑前下动脉之间。

动脉粥样硬化也会影响虹吸段，可能作为栓塞源、血流阻碍或少数导致完全血管闭塞的原因。这些导致的症状和源自颈动脉近心端病变相似。动脉粥样硬化程度也与颈动脉分叉没有必然联系，当虹吸段闭塞发生时通常是来自近心端的栓子堵塞而不是原位血栓形成[15]。

海绵窦血栓通常出现在因面部或静脉窦感染患者身上，它典型的表现为不同程度的眼肌麻痹、眼睛肿胀（结膜水肿）及眼球突出（有时双侧，因为静脉丛跨中线沟通）（图 4-5）[16]。海绵窦水平段的颈内动脉动脉瘤相对常见，且可能表现为

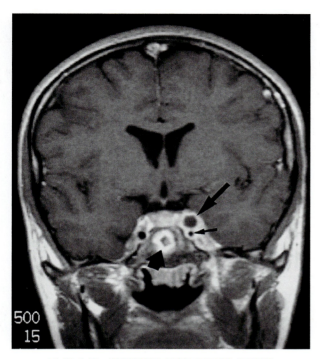

▲ 图4-5 钆增强的冠状位 MRI T$_1$ 加权像

左侧海绵窦内血栓形成。血栓（长箭）与颈内动脉流空信号（短箭）分离。因感染，蝶状窦可见强化（宽箭）。患者发热，结膜水肿及动眼神经部分麻痹

动眼神经功能障碍。窦内的动脉破裂会导致颈内动脉海绵窦瘘，表现为搏动性突眼、眼肌麻痹及视觉清晰度下降（见第8章"脑血管紊乱和畸形"）。

6. 颈内动脉床突上段

这短短的颈内动脉床突上段位于蛛网膜下腔紧邻动眼（Ⅲ）脑神经。这里最重要的分支就是眼动脉，它通过视神经进入眼眶内。连同它的分支（泪腺、眶上、筛板、眼睑），眼动脉可能是与颈外动脉最重要的吻合连接（图4-6）。

短暂性单眼失明（黑矇弱视）可能是栓子经颈内动脉进入眼动脉导致[17]（见第3章"脑血管事件的诊断"）。但没有证据表明大部分这样的患者的栓子源是颈内动脉疾病或是心源性或大动脉性；而眼动脉局部动脉粥样硬化可能是很多患者的病因。视网膜中央动脉闭塞（通常考虑栓塞性）及缺血性视神经病变通常表现为固定的功能缺失，但令人吃惊的是后者极少伴随颈内动脉闭塞出现，推测是因为充分的侧支代偿血流。

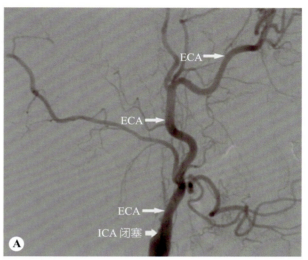

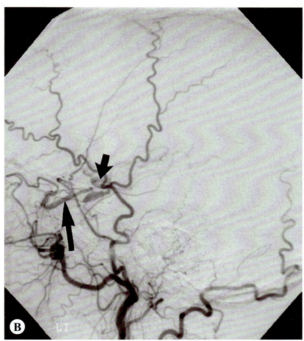

▲ 图4-6 颈内动脉床突上段选择性动脉内导管血管造影

A. 选择性动脉内导管血管造影侧位显示左侧颈内动脉闭塞（短箭）及充盈的颈外动脉（长箭）；B. 颅内（侧位）显示来自颈外动脉的眼动脉（长箭）逆向血流，为远端颈内动脉（短箭，颈动脉虹吸段）侧支代偿供血

同侧眼部及大脑半球出现缺血发作是严重颈内动脉狭窄或是闭塞的强烈指示。但症状极少同时出现。颈内动脉闭塞时，远心端血栓形成范围通常到眼动脉水平时结束[18]。颈内动脉床突上段也可能被炎症/感染过程累及，如颅底部蛛网膜下腔内结核性脑膜炎。床头上段远端的重度狭窄

或闭塞通常表现为烟雾综合征（moya-moya 综合征，见第 7 章 "烟雾病"）。

这也有一些小的穿支血管为下垂体、下丘脑及视交叉供血。其他血管通过前多孔质向内囊膝部、部分后肢及苍白球供血。

7. 后交通动脉

颈内动脉下一个分支通常就是后交通动脉（posterior communicating artery，PCoA）。起自颈内动脉背外侧后，走行于动眼神经后上方与大脑后动脉会合（图 4-7）。后交通动脉分出小分支来给基底节供血。

后交通起始处动脉瘤可表现为痛性眼肌麻痹，经常却不总伴有瞳孔固定放大，或伴随蛛网膜下腔出血（见第 9 章 "蛛网膜下腔出血患者的体格检查特征"）。部分患者双侧后交通动脉缺失，意味着与大脑动脉环完整的患者相比，他们后循环病变导致的神经功能缺失会更加显著（见后）。

8. 脉络膜前动脉

在末端分叉分出大脑前动脉及大脑中动脉之前，颈内动脉经常发出脉络膜前动脉（图 4-8）；脉络膜前动脉偶尔也会从大脑中动脉近端主干或是后交通动脉发出。作为小动脉，它为脉络丛和其他不固定区域供血，这些区域主要有苍白球、前海马、内囊后肢下部、中脑前部（包括大脑脚）[19-21]。它与视束伴行，并向外侧膝状体和视辐射前部发出分支。它可与脉络膜后动脉（大脑后动脉分支）有吻合。

> 眼部及同侧半球缺血发作同时存在是对颈内动脉严重狭窄或闭塞的强烈指示。

脉络膜前动脉闭塞原因有很多；当梗死局限于内囊后肢，本身的动脉粥样硬化疾病比来自近端的栓塞可能性大。脉络膜前动脉极易受颈内动脉化疗影响 [22]。脉络膜前动脉区域内脑梗死典型症状有对侧肢体瘫痪及偏身感觉缺失，后者通常保留本体感觉。分离性运动忽视（受影响肢体自

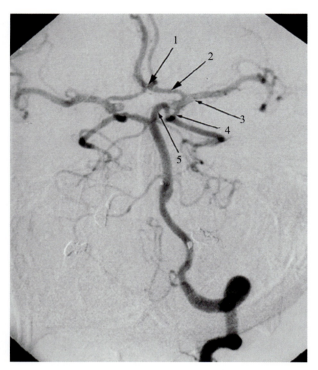

▲ 图 4-7　通过颅内动脉导管造影演示大脑动脉环组成（前后位）

双侧颈内动脉造影患者左侧椎动脉选择性超声动脉造影充盈整个大脑动脉环。组成有：1. 前交通动脉；2. 大脑前动脉；3. 大脑中动脉；4. 后交通动脉；5. 大脑后动脉

发性的使用不足，尽管力量接近正常）通常出现在右侧内囊后肢梗死之后，而这里也是由脉络膜前动脉供血 [23]。脉络膜前动脉供血区内大的梗死会附带有视野缺损症状。这种可能是同侧偏盲（原因是视束缺血），但这种特征性模式是同侧水平扇形弱视，主要原因是累及丘脑外侧膝状体。与脉络膜前动脉闭塞相关的认知障碍主要包括失语、健忘、失用、空间忽视及执行功能受损 [24, 25]。

9. 颈内动脉末端

颈内动脉分叉处，主干延续分支通常是大脑中动脉，同时与较小的大脑前动脉、后交通动脉形成大脑动脉环的前部（图 4-7）。这里不是动脉粥样硬化常见部位，但颈动脉夹层的上缘可达此处（见第 7 章 "动脉损伤"）。它也是动脉瘤形成的常见位置（见第 9 章 "神经影像学模式和发现"）。

10. 大脑动脉环

在胚胎期，颈内动脉的一大分支为大部分

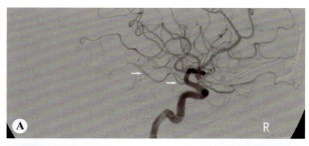

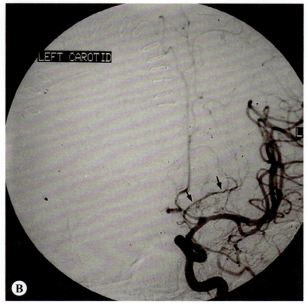

▲ 图 4-8　颈动脉导管造影
图示脉络膜前动脉（箭）。A. 侧位；B. 前后位

枕叶的供血。后来的后交通动脉及大脑后动脉后交通段（P2）由这个分支演变而来。这些大多连接了由基底动脉演化来的大脑后动脉交通前段（P1）。大脑动脉环的组成血管及其起源分支（如大脑前动脉、大脑后动脉、前交通动脉及后交通动脉）均是在妊娠期 6～7 周形成。此时，大脑后动脉及大脑后动脉 P1 段通常直径接近，且为大脑后动脉 P2 段供给贡献相同。接近 80% 20 周内的胎儿存在这种过渡构型，但接下来的 20 周里（尤其是妊娠期 21～29 周，恰好与枕叶的快速生长期一致）这些将会改变。成年期大脑后动脉 P1 段变得比后交通动脉更粗大，结果这种成人构型使得枕叶的血供主要由后循环提供。然而也有少数人后交通动脉更粗大，这样枕叶主要通过颈动脉系统获得血供，这就是所谓的胚胎构型。这种

"短暂构型"永存于少于 10% 的成人中 [26, 27]。

据报道，50%～80% 的正常个体中存在大脑动脉环变异，而脑血管患者中这种变异更为普遍 [27, 28]。这种异常的分布可以在一项关于 994 例尸检的研究中发现（图 4-9）[27]。在这项研究中大脑动脉环前部发育不全占 13%，后部发育不全占 32%，前后均不良占 36%。当大脑后动脉 P1 段或大脑前动脉 A1 段发育不良时，通常远端分支血管会异常起源。这些解剖因素的存在导致颅内大血管的供血面积出现一定的变化，同时使脑循环能够在较多近端动脉病变而灌注压变化做出反应 [29]。并不奇怪的是，一元论并不能解释所有特殊的临床症状，原因就是大脑动脉环特殊变异的存在。

11. 大脑前动脉

在前床突水平，大脑前动脉作为中等分支血管从颈内动脉分叉处发出。大脑前动脉近心端（A1）跨过视神经或交叉及胼胝体向内前侧走行，并进入双侧大脑半球裂隙，并通过前交通联通（图 4-10）。在前交通动脉段（A2）以远的，双侧大脑前动脉在半球纵裂并行并向后延续为 A3 段，前胼周动脉及胼缘动脉。其他分支包括眶额动脉、额极动脉，前、中、后额内动脉，旁中央动脉、顶上动脉及顶下动脉。前胼周动脉可以和来自大脑后动脉后胼周动脉吻合。潜在的最小及最大供血区见图 4-11。

大脑前动脉区内梗死继发于蛛网膜下腔出血并发的血管痉挛（见第 15 章）。大脑前动脉区内孤立的脑梗死相对较少，可能因为对侧大脑前动脉通过前交通动脉侧支供血。大多数大脑前动脉脑梗死是因为心源性栓塞或是颈内动脉狭窄或闭塞导致的动脉—动脉栓塞 [30, 31]。东亚人群中，大脑前动脉夹层或动脉粥样硬化是更为常见的机制 [32, 33]。双侧大脑前动脉梗死应提示搜寻近期破裂的前交通动脉瘤。双侧脑梗死也可能是血栓栓塞，这种情况见于双侧大脑前动脉通过前交通动脉由同侧颈内动脉供血，或是极少数情况下远端分支跨越纵裂中线供血 [34]。

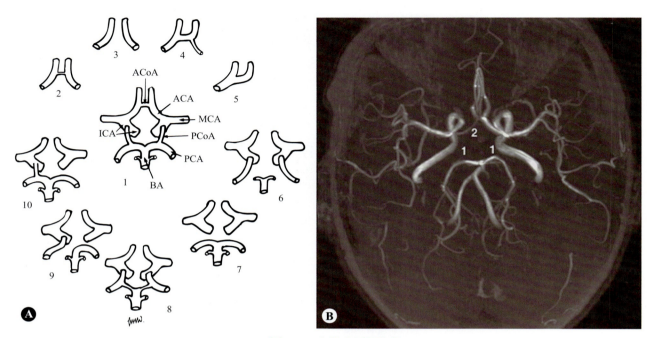

▲ 图 4-9　大脑动脉环变异

A. 中间是完整大脑动脉环（1）。它有 21 种变异。这些涉及大脑前动脉（ACA）和前交通动脉（ACoA）如上部示（2～5），有些累及后交通动脉（PCoA）见下部示（6～10）。环的前部侧支代偿差的占人群的 24%，没有侧支代偿的占 7%。最常见的变异是后交通动脉直接发自颈内动脉（6 和 9），发生率约 30%。BA. 基底动脉；PCA. 大脑后动脉；MCA. 大脑中动脉。B.MR 血管成像显示双侧后交通动脉缺失（1）及左侧大脑前动脉发育不良（2）

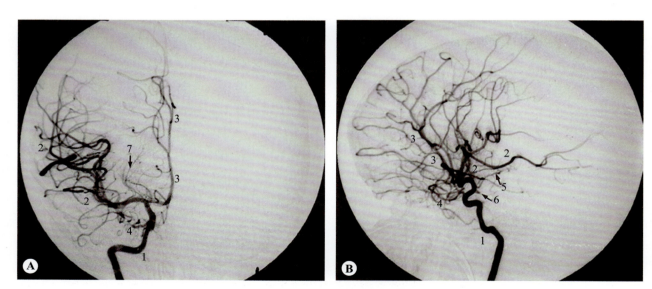

▲ 图 4-10　颅内前循环颈动脉选择性超声导管造影

A. 前后位；B. 侧位。1. 颈内动脉；2. 大脑中动脉及其分支；3. 大脑前动脉及其分支；4. 眼动脉；5. 脉络膜前动脉；6. 后交通动脉残端（正常变异）；7. 豆纹动脉

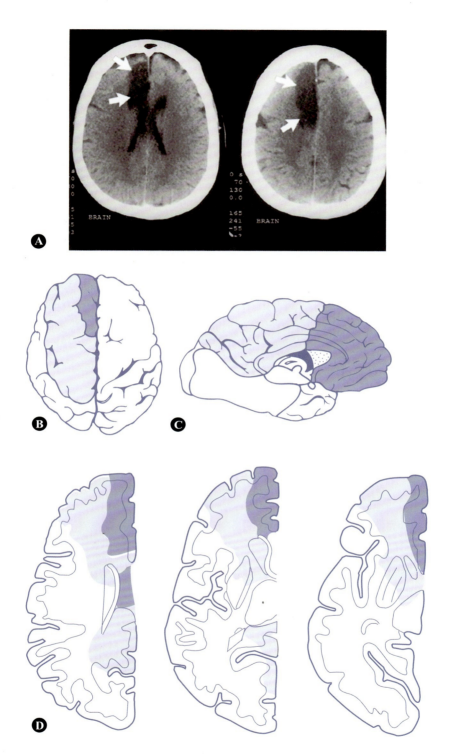

▲ 图 4-11　大脑前动脉区域内脑梗死

A. CT 轴位横断面，大脑前动脉供血区脑梗死典型表现（箭）；B. 半球上外侧面；C. 内侧面。大脑前动脉供血面积在个体之间及半球内有很大的变异性（B 和 C）。在大型病理研究中深紫色区域展示的半球上外侧面（B）及内侧面（C）皮质，是由大脑前动脉唯一供血区。淡紫色表示了在某些患者身上大脑前动脉供血的最大范围；D. 大脑前动脉颅内供血区也有相同程度的变异，为 3 个不同水平面上大脑前动脉最小供血面积（深紫色）及最大供血面积（淡紫色）（经 Dr. A. van der Zwan 许可转载，引自 Van der Zwan A. The Variability of the Major Vascular Territories of the Human Brain, MD dissertation, 1991, University of Utrecht）

双侧大脑前动脉供血区内梗死需提示寻找前交通动脉瘤。

下肢无力表现比上肢显著且远端更为明显。累及上肢常常意味着缺血区域扩展至内囊，但某些情况下，这可能是一种因运动辅助区域受累出现的运动忽视形式[30, 35, 36]。这些一般没有感觉缺损，即使有也很轻微，但有报道称 1 例女性局限性旁中央小叶脑梗死，出现对侧下肢远端单纯感觉缺失不伴有肌力减弱[37]。当运动损伤是双侧，大脑前动脉脑梗死需要与脊髓或脑干病变鉴别。1 例右侧大脑胼周动脉狭窄的女性在对侧下肢出现抖动型 TIA[38]。

其他大脑前动脉供血的额叶脑梗死特点主要包括尿失禁、意志力丧失，奇怪的是也会有躁狂、社交去抑制。抓握反射会被引出。语言紊乱伴有自发输出的减少但持续重复，可能意味着经皮质性失语，但是与来自意志力丧失的干扰鉴别也是困难的。严重的意志力丧失——不动性缄默症常反映了双侧病灶（前交通动脉破裂后并不罕见）、先天性 A1 段缺失或是先天性奇数（单）大脑前动脉[39, 40]。大脑前动脉闭塞也可表现为失用症或是其他联络离断症状[41]。累及胼胝体可能导致同侧手部意念性失用症、失写症、触觉命名性失语[42]（见第 3 章 "脑血管事件的诊断"）。额小脑束中断可导致对侧肢体共济失调，类似于小脑功能障碍。当皮质脊髓束受损时，会出现类腔隙梗死综合征，表现为同侧共济失调及小腿轻瘫（见后）[43]。遗忘症也可能遇到，尤其在前交通动脉瘤破裂后。异手症主要指双手动作分离变化，主要原因是位于额叶内侧面和（或）胼胝体的病变[44-46]。一名双侧大脑前动脉梗死女性出现了利用行为（强迫性使用看到的事物）及双侧颞叶切除综合征（Kluver-Bucy syndrome；性欲亢进及贪食）[47]。双侧梗死可能与帕金森样步态（可能与尾状核受累有关）及模仿动作（模仿行为）有关[48]。右侧大脑前动脉 A2 段闭塞的一名女性出现了卡普格拉综合征（妄想性错认）[49]。

12. Heubner 回返动脉

这根动脉是大脑前动脉容易发生变化的分支；存在时，它通常从前交通会合处或会合远处发出[50]。它为尾状核头、内囊前肢下部及下丘脑供血（图 4-12）。单侧闭塞时会出现面部及上肢瘫且合并构音障碍[51]。对侧 Heubner 回返动脉重度狭窄与反复轻瘫性 TIA 进展为持续的偏瘫（内囊预警综合征）有关[52]。无动性缄默或意志力丧失（见第 3 章 "脑血管事件的诊断"）也可能出现但通常与双侧病变有关。

13. 大脑前动脉：深穿支动脉（内侧纹状）

大脑前动脉 A1 段及前交通动脉有数量不定的小分支进入，它们进入前穿质为前纹状体、内囊前肢上部及前连合供血。它们也可为视交叉及视束供血[53]。和回返动脉一样，内侧纹状动脉闭塞可导致面部及上肢力弱。

14. 大脑中动脉：主干

大脑中动脉起始段（M1）在颞叶上表面及

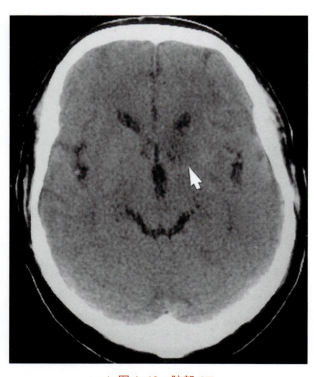

▲ 图 4-12 脑部 CT
Heubner 回返动脉闭塞导致的典型位置的梗死（箭）

额叶下表面之间，向外侧走行至外侧裂侧面（图4-10）。豆状动脉多起于大脑中动脉主干近心端（见后）。

原位粥样硬化斑块及血栓形成可发展为闭塞，但这种情况在白种人中并不常见，而东亚人更为普遍（见第6章"动脉粥样硬化和大血管疾病"）。其他闭塞机制包括栓子堵塞，近端大量血栓延续（如来自颈内动脉）或不常见的颅内动脉夹层[54, 55]。大脑中动脉主干闭塞几乎都是症状性的，但一些皮质侧支代偿良好的年轻人症状不明显。大部分病例闭塞发生在主干近端并累及豆纹动脉，导致大脑中动脉深部及皮质缺血。比较典型表现是对侧力弱及感觉缺失，伴有偏盲、失语或视空间紊乱。如果来自大脑前动脉及大脑后动脉皮质侧支血供较好，缺血冲击倾向于出现在皮质下结构，于是导致了外囊梗死（见后）。当大脑中动脉主干远端闭塞但豆状核纹状体区域并未出现脑梗死，下肢可能会相对避免，因控制下肢的纤维起自的皮质区域血供通常有大脑前动脉供血[56]。

15. 大脑中动脉：深穿支动脉（豆纹动脉）

从大脑中动脉主干呈直角发出，6～12根豆纹动脉进入前穿质。它们分为三组：内侧组、中间组及外侧组。它们为壳核、尾状核头外侧及部分苍白球供血（图4-13）。某些情况下，尤其是外侧组起自大脑中动脉皮质分支或上下干[57]。

当大脑中动脉主干血栓或栓子堵塞豆纹动脉起始处时，梗死会呈弧形（轴位视角）纹状体囊梗死（图4-14，见第6章图6-20、"从症状、体征和临床综合征到病因"）[58]。高达一半的病例都是栓塞所致。其他病例包括颈内动脉和大脑中动脉主干的动脉粥样硬化疾病[59]。造影研究显示这种大脑中动脉主干闭塞模式可能是短暂的，因为栓子可能破碎[54]。乏力症状比感觉缺失更重，同时上下肢症状严重程度相同。皮质功能障碍也是症状性的，但通常轻微的且很快缓解。皮质症状的发病反映了存在CT或MR显示的皮质缺血病灶。其他解释主要包括皮质传出纤维阻滞，直

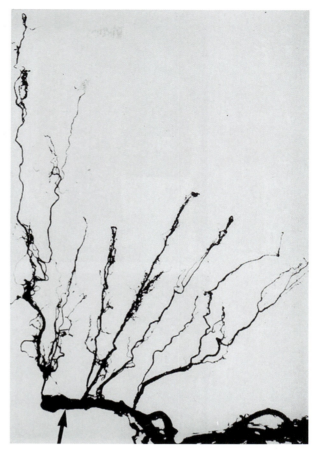

▲ 图4-13 尸检结果显示起自大脑中动脉主干的深穿支动脉

接阻断了皮质下—皮质的通路，或累及皮质下有助于言语功能的结构。偏盲并不常见。

单一豆纹动脉闭塞会出现腔隙性脑梗死（图4-15），且毗邻的穿支动脉之间没有功能性吻合[58]。（"腔隙性脑梗死"是一种病理术语，明确地说，放射学上等同最准确的是指"小的深部梗死"）。从大脑中动脉主干发出的大多数单一深穿支血管闭塞是因为局部原位小血管病[60]（见第6章"颅内小血管病变"）。豆纹动脉在个体之间有一定的变异，一般来说最外侧分支的供血面积最大。此外，个体化的梗死体积主要取决于闭塞的实际位置，如闭塞位置越接近深穿支动脉近心端，梗死面积也大。研究倾向于不去关注直径大于1.5cm小的深部梗死，这种大小限定值主要源自病理学研究，而这种放射学上的相同的腔隙可能会导

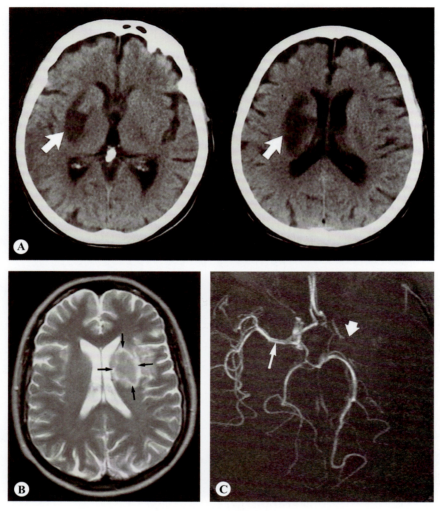

▲ 图 4-14 外囊梗死

A. CT 轴位上典型的右侧外囊梗死表现（箭）；B. MRI T$_2$ 加权像显示左侧外囊梗死（箭）；C. 同一患者的 MR 血管造影，可见左侧大脑中动脉近心端血流缺失（宽箭）。正常血流如左侧大脑中动脉所示（窄箭）。患者近期有前壁心肌梗死，推测左侧大脑中动脉近心端可能是栓子（也可见第 6 章图 6-20E）

致漏报[61]。当急性期影像和接下来尸检结果直接比较时，尸检上病灶明显小于脑部影像上表现[62]。单一腔隙也可呈现出经典"腔隙综合征"中的表现（见本章"脑卒中临床分类"）。但 80% 的腔隙性脑梗死临床上都是静默的（或至少临床上未认识到），且这些大多数发生在豆状核[61]。

> "腔隙性脑梗死"是个病理学术语，确切的放射学等同物应指的是"小而深的梗死"。

幕上多发腔隙性脑梗死，就是所说的腔隙状态，可引起假性延髓麻痹，伴或不伴碎小步态，一种表面看起来像帕金森病的异常步态[63, 64]。重要的是区分腔隙状态与扩张的血管周围间隙，这种间隙通常出现在高血压患者基底节区，而且在 MRI 系列很难区分（图 4-16）。这些并不是由梗死导致的，而且并没有相关可以令人信服的临床表现。

16. 大脑中动脉：皮质支

在侧裂里，大脑中动脉 M2 段分成上下干。

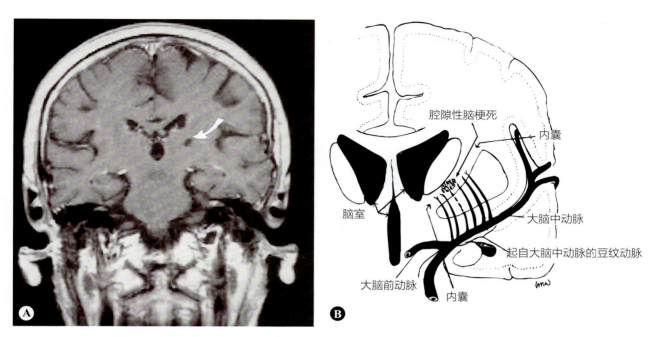

▲ 图 4-15　腔隙性脑梗死

A. MRI T$_1$ 加权像冠状位上可见单一深部穿支血管闭塞导致深部小梗死的典型表现（弯箭）；B. 代表此患者，并演示了潜在可能的血管过程（冠状位）；一根豆纹动脉闭塞（虚线）

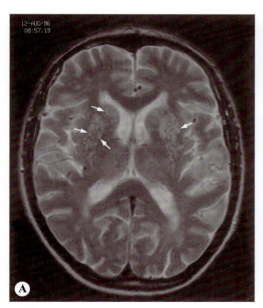

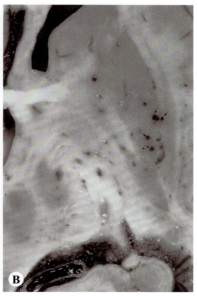

◀ 图 4-16　血管腔隙表现

A. MRI T$_2$ 加权像脑扫描（箭）；
B. 病理标本

上干上达至眶额部、前额部、中央前沟、中央沟、前顶叶及后顶叶分支，而下干下行为角回、颞枕部、前、中、后颞部及颞极支。但这种模式也有很多变异。这些分支可能的最大及最小供血面积见图 4-17[3]。在它们起源开口处，管腔直径通常 1mm 左右，但当它们与大脑前动脉、大脑后动脉皮质支吻合时，直径会小于 0.2mm。大脑中动脉分支之间几乎没有侧支吻合。

大脑中动脉分支不常受局部动脉粥样硬化疾病影响，但它们可能受血管炎、淀粉样血管病及

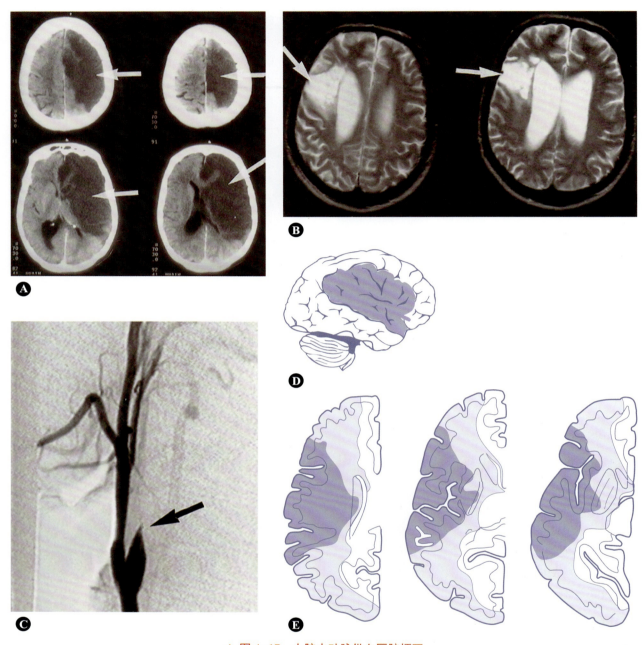

▲ 图 4-17　大脑中动脉供血区脑梗死

A. 患者大脑中动脉主干闭塞导致大脑中动脉大面积脑梗死（箭）CT 典型表现；B.MRI T$_2$ 加权像大脑中动脉分支闭塞典型表现（箭）；C. 与图 B 同一患者，是交通事故导致的颈内动脉近端夹层（箭）的年轻人。选择性动脉超声 DSA 造影显示颈内动脉近端平滑的笔尖样完全闭塞，典型夹层；D. 大脑中动脉脑供血范围在个体间及大脑半球内有很大的变化。在大型病理研究中，深紫色区域是半球外侧面皮质，大脑中动脉的唯一供血区 [3]；E. 大脑中动脉颅内供血区也有相同程度的变异，为 3 个不同水平面上大脑中动脉最小供血面积（深紫色）及最大供血面积（淡紫色）（经 Dr. A. van der Zwan 许可转载，引自 Van der Zwan A. The Variability of the Major Vascular Territories of the Human Brain, MD dissertation, 1991, University of Utrecht）

霉菌性动脉瘤影响。大脑中动脉分支缺血的主要原因是栓塞或继发于近心端血管病变低血流量 [54, 65, 66]。上干闭塞常见临床表现与大脑中动脉主干闭塞相似，但面部和上肢的肌力及感觉障碍要比下肢更重。下干闭塞可出现同侧偏盲或上象限盲及流畅性失语（在优势半球）或空间忽视（非语言半球）。或许有小部分患者可能没有力弱，但高水平辨识感觉功能会受影响。相似的模式也可能发生在大脑后动脉闭塞后。大脑中动脉分支区域的梗死面积太小以至于很难和皮质萎缩区分。因此，可能会出现非常局限的临床症状，如孤立的上肢无力[67]。

额顶盖部病灶会引起构音障碍及对侧面瘫；当双侧病变时，会出现双侧面瘫且不能说话和咀嚼（Foix-Chavany-Marie 综合征）[68]。左侧孤立的肩部瘫痪继发于涉及右侧大脑中动脉皮质分支脑梗死[69]。

但大量经典神经病学文献涉及了各种局限于大脑中动脉特定区域脑实质缺血或出血的综合征（大多包括一些高级皮质功能紊乱），但血管解剖变异使得很难确定它们实际的大脑中动脉分支闭塞位置[70]。因此，很多报道都不涉及脑卒中急性期症状。

17. 大脑中动脉：髓质穿支动脉

髓质穿支动脉从半球表面的大脑中动脉远端分支发出，一般长度为 20～50mm，下行为皮质下白质供血（如半卵圆中心），朝着侧脑室呈向心性辐射状[71]（图 4-18）。这些都是功能性终末动脉，它们的末端位置构成了部分内分水岭区（本章"脑动脉供血"）。

孤立的半卵圆中心急性脑梗死被认为不常见，但随着 MR 弥散成像的更广泛的应用，对它的认识也越多[72]。大多数为小梗死（直径<1.5cm），源自单一髓质穿支动脉闭塞。它的临床表现谱和大脑中动脉深穿支闭塞（如豆纹动脉）相似，均为经典的腔隙综合征，以单纯运动脑卒中、单纯感觉脑卒中及共济失调性轻瘫为主。在这些病例中，极少有大血管病变及心源性栓塞的证据。这个区域大点的脑梗死与面积更大的大脑中动脉皮质脑梗死症状相似，这些梗死主要有比下肢表现更明显的上肢及面部肌力感觉障碍，失语或视空间障碍，当视辐射受累时会有同侧偏盲。这些内分水岭区的梗死，尤其是多发病灶，通常与大血管疾病相关（颈内动脉/大脑中动脉

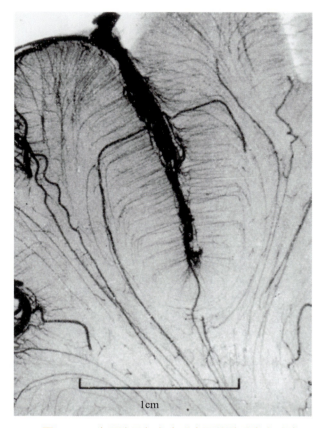

1cm

▲ 图 4-18 病理演示起自皮质表面的髓质穿支动脉
引自 Dr. Nigel Hyman, Taunton, UK

闭塞或狭窄）[72, 73]。这些皮质梗死模式的解释与那些外囊的梗死一样。

（三）后循环（椎基底动脉）系统

椎基底动脉系统的发育与前循环系统完全不同，在孕育期伴随着更多变化。椎基底动脉系统的动脉变异可能对缺血的发生起到作用[74, 75]。

1. 椎动脉颅外段

右侧椎动脉（vertebral artery，VA）是右侧锁骨下动脉（起自无名动脉）的第一根分支，而左侧椎动脉是左侧锁骨下动脉（直接起自主动脉弓）第一根分支（图 4-3 和图 4-19）。V1 段是指椎动脉起始处到 C_5 或 C_6 水平的横突孔处。V2 段是指从 C_5/C_6 水平到 C_2 水平的横突孔段。V3 段绕着 C_1 弓形穿行于寰椎与枕部之间。颅外的较大分支主要是单一的脊髓前正中动脉，由双侧椎动脉吻合形成。

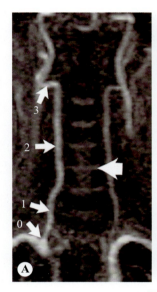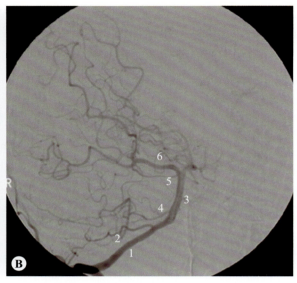

▲ 图 4-19　椎基底动脉系统造影演示

A. 前后位 MR 血管成像显示颅内段椎动脉。数字指的是动脉节段：0. 起始处；1. 颈前段；2. 横突孔段；3. 水平段。大箭显示的是椎间盘；B. 侧位动脉超选导管造影图。1. 椎动脉远端；2. 小脑后下动脉；3. 基底动脉；4. 小脑前下动脉；5. 小脑上动脉；6. 大脑后动脉

椎动脉起始处可被动脉粥样硬化影响，斑块可在椎动脉内或是由锁骨下动脉斑块覆盖，可以是原位闭塞或是成为栓子源[76, 77]。它也可能被炎症疾病累及，如大动脉炎（第 7 章 "炎症性血管病"），或被局部动脉夹层影响（见第 7 章 "动脉损伤"）。颈椎病压闭椎动脉经常被认为症状性椎基底动脉供血不足的原因，但是事实上，这种症状（通常不是局部的）及颈椎关节腔的放射学改变在老年人中很普遍，而少有令人信服的因果关系。但长时间保持或出现不寻常的颈部姿势时，夹层和血栓形成也发生在椎动脉[78, 79]。

2. 椎动脉颅内段

V4 段是指颅内段直至两根动脉在桥延沟处汇合形成中间的基底动脉（图 4-19）。当椎动脉穿过硬脑膜，外膜及中膜厚度减少伴有显著中膜及外膜弹力板减少。椎动脉分支为延髓供血。

椎动脉闭塞可无症状或延髓外侧及小脑半球下部的大片梗死。单侧或双侧椎动脉严重动脉粥样硬化狭窄可导致 TIA，表现为视物模糊或视力缺失、眩晕、运动诱发的共济失调、低血容量或血压降低[80]。动脉粥样硬化是狭窄或闭塞的常见原因之一[81, 82]。椎动脉颅内段夹层也可表现为蛛网膜下腔出血（见第 7 章 "动脉损伤"）。当椎动脉起始处近心端的锁骨下动脉存在显著的血流动力学狭窄时，锁骨下动脉盗血就会发生。这种情况下，对侧椎动脉血流方向正常但同侧椎动脉为逆向血流，这种逆向血流通过椎动脉进入腋动脉。受影响上肢的血压会更低。患侧上肢运动增加脑干被盗血量，可导致神经症状。椎动脉逆向血流一般在超声及造影检查中发现，通常无神经症状[83]。

> 椎动脉逆向血流患者通常无神经系统症状，症状性锁骨下动脉盗血患者很少见。

3. 小脑后下动脉

小脑后下动脉（posterior inferior cerebellar artery，PICA）常起自椎动脉颅内段，但有高达 25% 缺失（图 4-19 和图 4-20）。有时椎动脉直接延续为 PICA 而末端不与基底动脉连接。PICA 的小分支为延髓外侧供血，但更多情况下由椎动

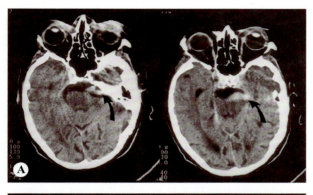

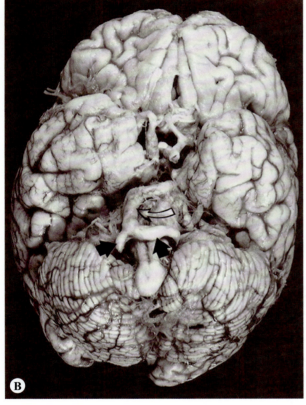

▲ 图 4-20　小脑后下动脉

A. CT 轴位示冗长扩张基底动脉平行于桥小脑角（弯箭）。这种状态时患者出现三叉神经痛；B. 2 年后该患者死于脑干小脑大面积梗死，尸检显示椎动脉（实箭）及基底动脉（空白箭）

脉直接分支提供[80, 84]。PICA 分支分为内侧、外侧两组，内侧支主要为小脑蚓部及毗邻的小脑半球供血，外侧支分布于小脑扁桃体及枕骨下小脑半球皮质表面。

延髓外侧梗死会出现延髓背外侧综合征（Wallenberg 综合征），主要症状有同侧霍纳综合

征（下行交感纤维），对侧肢体（脊髓丘脑束）及同侧面部（下行三叉神经束）痛温觉缺失，眩晕，恶心呕吐及眼球震颤（前庭神经核），同侧肢体共济失调（小脑下脚），同侧腭咽喉部麻痹导致的构音障碍，构音障碍、吞咽困难（疑核）[85]。PICA 供血区内梗死会产生眩晕、共济失调（步态及肢体）、眼球震颤及头痛，也可能出现同侧轴位侧倒，患者看来似乎他们被谁推到一边[86]。PICA 梗死后出现的孤立性眩晕通常很难与外周病因导致的前庭功能障碍，除非患者在排除任何转动成分后仍有共济失调或头部影像上相应位置上确有梗死[84, 87, 88]（见第 3 章"脑血管事件的诊断"）。（摆头试验有利于外周性眩晕被眼扫描仪捕获记录；偏侧凝视及斜视时方向变化有助于中枢性病灶出现眼震[89]。）仅局限于 PICA 内侧或外侧分支的梗死通常导致的损害更少[86, 90]。

延髓内侧梗死可导致除面部外的对侧偏瘫，对侧本体感觉及辨别觉，同侧舌肌瘫痪；脊髓前正中动脉及毗邻椎动脉闭塞是常见责任血管[91]。双侧延髓内侧梗死可导致四肢瘫及舌肌瘫痪[92]。

4. 基底动脉

基底动脉有短旁中央支（穿支），为脑桥基底部或中线旁供血及大脑脚旁正中侧供血。脑桥基底部及大脑脚被盖处外侧由成对的短旋支、长旋支供血，其中长旋支也为小脑半球供血。单一旁中央动脉闭塞会导致脑干内部梗死，而旁中央动脉闭塞源于基底动脉斑块堵塞了穿支动脉开口或是本身的小血管病变[93]。脑干病变的特征是双侧长传导束性肌力或感觉症状或交叉性（如左侧面部与右侧肢体）肌力或感觉症状，还有眼震及眼球运动不协同（病灶影响到第 III 对、第 IV 对及第 VI 对脑神经）或核间性眼肌麻痹（病变影响到内侧纵束）[94, 95]。共济失调的出现主要是累及小脑脚[96]。累及网状激活系统会导致木僵或昏迷。有些脑神经损伤并不是单侧大脑半球脑梗死影响的（如单侧耳聋或咽肌麻痹）[97, 98]。在脑桥以上水平，单侧皮质延髓 / 皮质脊髓束受累可出现"腔隙综合征"，如单纯面部、上肢及下肢无力或共

济失调性偏侧轻瘫[99, 100]。双侧皮质延髓 / 皮质脊髓束受累可导致闭锁综合征，除了眼球运动（有时只能眼球垂直运动）外脑神经及肢体全瘫，仍保留意识清醒及自主呼吸[101]。

"基底动脉尖综合征"发生时栓子冲入基底动脉末端，导致双侧脑干上部结构及大脑后动脉供血区脑梗死[102]。多种表现有瞳孔反射改变、核上性麻痹导致的垂直凝视、眼睑下垂，眼睑退缩，嗜睡，幻觉，非自主活动如偏身抽搐，视觉异常如皮质盲（枕叶受累及），以及遗忘状态（累及颞叶或丘脑）。

延长迂曲扩张基底动脉（冗长扩张）（图 4-21 和图 6-5）经常不被认知[103, 104]（见第 6 章 "动脉粥样硬化和大血管疾病" 及第 9 章 "蛛网膜下腔出血的机制"）。并发症包括直接压迫脑干导致

混合了脑神经及长传导束症状；层流紊乱，局部血栓及旁中央支或长旋支开口闭塞；源自原位血栓的远端栓塞，基底动脉轮廓的改变导致穿支动脉起始处扭曲；破裂导致蛛网膜下腔出血。

5. 小脑前下动脉

小脑前下动脉（anterior inferior cerebellar artery，AICA）起自基底动脉近端（图 4-19 和图 4-20），在为小脑前部供血区前，它先发出分支为延髓上部及脑桥基底部供血。多数人的内听动脉也是从 AICA 发出的，但也可能直接起自基底动脉，偶尔也会发自上动脉或后下动脉。内听动脉实际上是终末动脉，它在耳道内为第Ⅶ及第Ⅷ对脑神经供血，在进入内耳后分为耳蜗动脉及前庭动脉为组成迷路的听神经及前庭供血[105]。

孤立的 AICA 闭塞并不常见，会导致小脑、

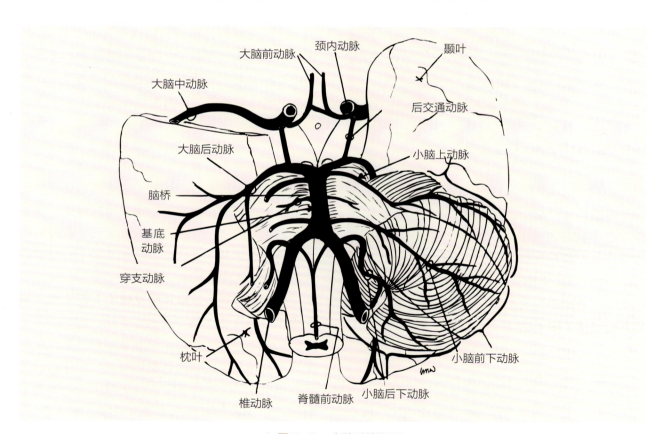

▲ 图 4-21 小脑动脉供血

脑干、小脑、颞叶及枕叶下表面前下位。图中左手侧小脑半球为展示颞叶及枕叶下表面而切除。为小脑供血的 3 对主要动脉有：小脑前下动脉、小脑上动脉（基底动脉分支）、小脑后下动脉（椎动脉分支）。基底动脉穿支血管为脑桥供血。延髓内侧由脊髓前正中动脉供血，外侧则由椎动脉分支供血。大脑后动脉为颞叶后内侧及枕叶供血。小脑上表面（未示）主要由小脑上动脉供血

脑桥梗死，伴有耳鸣、眩晕、恶心、同侧霍纳综合征、同侧核性面瘫、构音障碍、眼震、同侧三叉神经感觉缺失，同侧肢体小脑性共济失调[106, 107]。内听动脉缺血会出现单耳突聋或眩晕，上述症状单独或同时出现[108-110]（见第 3 章 "脑血管事件的诊断"）。

6. 小脑上动脉

小脑上动脉（superior cerebellar artery，SCA）起自基底动脉末端即将分叉前（图 4-19 和图 4-20），为中脑背外侧、小脑上脚、小脑半球上表面供血。梗死累及 SCA 整个供血区会引起同侧霍纳综合征及肢体共济失调，对侧脊髓丘脑束感觉缺失及上运动神经元性面瘫，有时也会有对侧第 IV 对脑神经瘫。单纯 SCA 区域梗死少见，它经常伴随着基底动脉末端区域的其他梗死，而且预后较差[111]。仅累及小脑半球的 SCA 区域脑梗死预后较好[112, 113]。病例中，头痛、肢体及步态共济失调、构音障碍、眩晕及呕吐等表现比较明显[114]。与小脑后下动脉及小脑前下动脉区域内梗死相比，SCA 区域内梗死出现眩晕的较少[90]。栓塞（心源性或动脉—动脉）可能是导致 SCA 区域完全或部分梗死最常见的原因。

小脑血供主要由之前所述的 3 组长旋动脉提供：PICA、小脑前下动脉及小脑上动脉。PICA 为下表面供血，AICA 为前表面供血而 SCA 为上表面及小脑幕表面供血（图 4-20）。领域内梗死通常由血栓栓塞导致，但这些动脉系统也有穿支动脉并且它们之间缺乏吻合。小的深部梗死也可能继发于非闭塞性大血管动脉粥样硬化疾病引起的低血流量（图 4-22）。

> 当眩晕、恶心及呕吐表现显著时，小脑梗死可能会被误诊为 "迷路炎"、前庭神经炎甚至上消化道疾病。

7. 大脑后动脉

双侧大脑后动脉（posterior cerebral artery，PCA）是基底动脉的末端分支（图 4-19 和图 4-20）。PCA P1 段位于基底动脉与后交通动脉之间；P2 段位于后交通动脉与中脑后方。P1 段发出中脑旁中央小动脉及丘脑—下丘脑动脉（丘脑穿通动脉）为中脑内侧及丘脑供血。30% 的人上述血管从一侧共干发出（Percheron 动脉）；双侧中脑梗死可源于单侧大脑后动脉近心端闭塞。P2 段发出的丘脑膝状动脉为丘脑外侧供血，发出脉络膜后动脉为部分外侧膝状核供血。绕过游离的幕内侧缘后分为两部分，总共 4 个主要分支。前面部分发出颞叶前、后动脉，为颞叶下表面供血。后部分发出矩状动脉、顶枕动脉为视觉皮质及顶枕内侧皮质供血。后胼周动脉通常是顶枕动脉分支，并向前走行，与发自大脑前动脉的前胼周动脉有潜在吻合。这些分支潜在的最大及最小供血范围如图 4-23 所示。胚胎发育早期，颈内动脉通过后交通动脉向大脑半球后部大部及脑干供血。部分成年个体中这种模式是持续存在的，伴退化的基底动脉—大脑后动脉连接，约 30% 单侧或双侧大脑后动脉血流由颈内动脉通过后交通动脉提供[26, 27]（见本章 "脑动脉供血"）。

大脑后动脉起始处闭塞通常与 PCA 本身的动脉粥样硬化病变以及心源性或近端动脉性栓塞。栓子可停留在基底动脉分叉处然后破碎[102, 115-117]。在东亚人中，PCA 本身动脉粥样硬化要比栓塞更常见[118]。很多情况下 PCA 区域内梗死病因不能确定[119]。因为大脑中动脉主干闭塞，缺血可发生在 PCA 供血区深部及表面。

深穿支闭塞可导致丘脑及脑干上部缺血，如后所述。那些患者除视觉缺损外，偏瘫症状与大脑中动脉区域内大面积梗死很相似[120, 121]。视野缺损是 PCA 梗死最常遇到的症状。同侧偏盲中黄斑避免原因解释为来自大脑中动脉的侧支代偿血流为枕极供血[122]。较大的局限脑梗死会导致同侧扇形视野。双侧枕叶梗死会导致皮质盲，有时会伴有失明病觉缺失（安东综合征）及遗忘症（迪德 - 博塔佐综合征）[123]，也可能出现上下偏盲[124]。多种视觉失认如述[125, 126]。当视觉影响

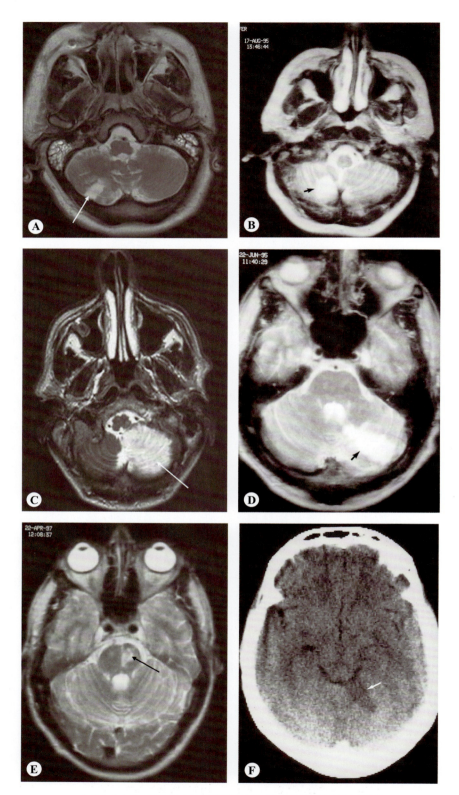

▲ 图 4-22　MRI 与 CT 的拼接图显示各类小脑梗死（箭）

A. 小脑后下动脉供血区内小脑皮质梗死；B. 右侧小脑半球皮质单一小梗死（PICA 内侧分支）；
C. 左侧 PICA 供血区皮质梗死；D. 左侧小脑皮质梗死（小脑上动脉外侧分支）；E. 脑桥正下方
的脑干梗死（基底动脉穿通动脉分支）；F. CT 显示左侧小脑上动脉脑梗死（小脑上动脉颞侧分支）

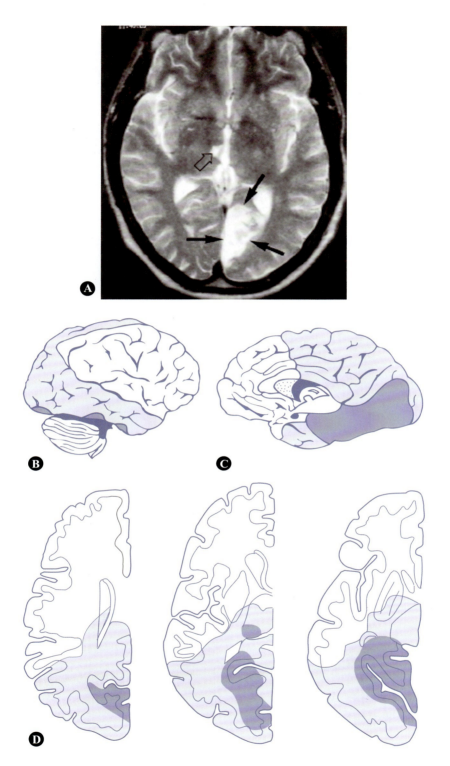

▲ 图 4-23　大脑后动脉供血区脑梗死

A. MRI T₂ 加权像上典型大脑后动脉梗死表现（箭）；B 和 C. 个体之间及大脑半球内大脑后动脉供血区变化很大。在大型病理研究中，深紫色区域显示了半球外侧及内侧皮质通常右侧大脑后动脉供血[3]。淡紫色区域是部分患者中大脑后动脉最大的供血范围；D. 大脑后动脉的颅内供血区有相似程度的变化，为 3 个不同水平面上大脑后动脉最小供血面积（深紫色）及最大供血面积（淡紫色）（经 Dr. A. van der Zwan 许可转载，引自 Van der Zwan A. The Variability of the Major Vascular Territories of the Human Brain, MD dissertation, 1991, University of Utrecht）

不很严重时，色觉障碍（辨别、命名）会出现。PCA 区域内缺血有时会产生阳性视觉现象，这种现象与偏头痛出现的闪光暗点完全不同[127]。同侧未受损视野内可出现奇异的错觉或幻觉[128]。视觉持续，如看一个物体几次即使持续注视，可以持续看到物体的后像（视觉暂留）[129]。

大脑后动脉区域内脑梗死也可导致语言功能障碍，可能与累及丘脑（见后）或投射纤维有关。失读但不伴有失写通常是由于语言优势半球 PCA 闭塞导致（见第 3 章"脑血管事件的诊断"）。失读不伴失写是否是后胼胝体离断导致仍有争议。遗忘症的发生是因为累及颞叶或丘脑[130, 131]（见第 3 章"脑血管事件的诊断"）。非语言优势半球 PAC 区域脑梗死扩大到顶叶会出现结构性失用或偏侧忽视。PCA 梗死相关的其他神经心理学损害包括颜色命名或匹配、写作、计算、实践、语义性痴呆及执行障碍[132-134]。

8. 丘脑动脉血供

丘脑会被 1/4 后循环脑梗死累及，无论是孤立的穿支动脉闭塞或大动脉血栓形成或动脉—动脉栓塞后有其他结构共同的脑梗死。丘脑血供来自四组动脉，它们被叫作不同的名字[135]（图 4-24）。不同于其他腔隙脑梗死，丘脑的腔隙性梗死相关的临床症状很广泛，以至于定位困难[136, 137]。

9. 丘脑—丘脑下动脉

丘脑—丘脑下动脉（如所说旁正中，丘脑穿通及后内视动脉）起自近端（P1）PCA[138]。它们直径通常为 200～400μm，为丘脑及中脑上部供血。30% 人群中为丘脑供血的双侧分支共干（Perchero 动脉）并起自一侧 PCA[139]。它们为丘脑后内侧供血，包括后背内侧核及板内侧核。单侧梗死的典型症状包括急性意识水平减退、记忆力障碍及向上凝视损害，伴有轻微或不伴有肌力及感觉障碍。

神经心理学异常与皮质症状难于区分，它们有宽泛的非脑卒中差别的诊断。共干血管闭塞出现的双侧梗死症状与单侧脑梗死相似，但通常更

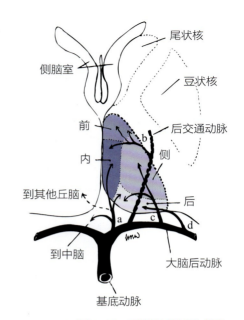

▲ 图 4-24　丘脑的动脉供血图

图示前、内、外及后神经核，这些分支如下。a. 丘脑 - 丘脑下动脉（旁正中，丘脑穿通及后内视动脉。除了丘脑，中脑供血分支及约在 30% 为对侧大脑半球丘脑供血的分支共干）；b. 极动脉（丘脑结节，前内视）；c. 丘脑膝状动脉；d. 脉络膜后动脉

为严重[140]。嗜睡可能持续数周，推测可能与累及板内核及网状激活系统喙侧纤维。部分病例累及下丘脑可出现持续病理性睡眠，它在觉醒康复治疗后仍持续存在[141]，无动性缄默可发生（见第 3 章"脑血管事件的诊断"）。很多人的旁正中动脉为丘脑前部结构供血，这些病例中记忆损伤会较严重[142]。

> 丘脑 - 丘脑下动脉缺血导致的神经心理学异常很难与皮质症状区分，因它们也有宽泛的非脑卒中差别诊断。

10. 极动脉

极动脉（也称为丘脑结节动脉和前内侧视动脉）通常起自后交通动脉，但约有 30% 的人后交通动脉缺失，所以血供由丘脑-丘脑下动脉供血。极动脉为前内侧及前外侧区供血，包括背外侧核、网状核、乳头丘脑束及部分腹外侧核。这些

核团与额叶有重要连接，背外侧核与额叶中部连接。来自极性梗死损害主要是神经心理方面的，患者易有情感淡漠及缺乏自主活动。典型的左侧梗死会导致失语，主要表现为非流利型，命名能力差，但保留理解力和复述，并且损伤了学习语言区域[143]。右侧梗死导致半边忽视综合征及视空间处理。极性梗死，尤其是双侧，会导致急性失忆[144]。

11. 丘脑膝状动脉

5～6 支分支起自大脑后动脉较远端，就像大脑中动脉豆纹动脉，直径通常 400～800μm。它们为腹后外及腹后内神经核供血，如特殊感觉中继核，它梗死会引起纯感觉性脑卒中[145]（见第4章"脑卒中临床分类"）。这样将会有完全偏侧感觉缺失或部分症状如手和嘴（手-口），手、足、口（手-足-口）及假性脊神经根感觉缺失[146, 147]（见第3章"脑血管事件的诊断"）。这种病变涉及所有模式，会有本体感觉豁免或痛温觉豁免[148]。如扩大至内囊，会出现感觉运动性脑卒中[149]（见第4章"脑卒中临床分类"）。偏侧共济失调是由于阻断了齿状核-红核-丘脑通路投射至腹外侧核的纤维。共济失调性轻偏瘫是发生的梗死影响到进入丘脑的十字形小脑传出纤维及毗邻的皮质脊髓束[150]。Dejerine-Roussy 综合征包括病灶对侧显著的偏身感觉障碍、发作性疼痛及痛觉过敏（通常延迟发生）[151, 152]。与后循环动脉粥样硬化疾病脑梗死相比，内在的小血管病所致脑梗死更容易导致纯感觉缺失，而后循环脑梗死会产生额外症状，如共济失调和轻偏瘫[145]。

内侧及外侧脉络膜后动脉（posterior choroidal artery，PChA）也从大脑后动脉发出，它们为丘脑枕部及后部、膝状核、前部核供血。累及 PChA 导致视野缺损（同侧上或下象限盲，极少有同侧水平扇形视野），伴或不伴偏侧感觉缺失。有些病例也会有相关的神经心理学损害，如经皮质失语及记忆紊乱[153]。

（四）动脉分水岭区

动脉分水岭区被定义为两支或多支毗邻动脉脑部交汇区域（见第6章"从症状、体征和临床综合征到病因"）。这些区域尤为容易受血流动力学压力影响，例如低血压及局部或半球脑低灌注压。有2种类型分水岭区域：①两个动脉系统功能吻合结合处，如位于大的脑动脉之间软脑膜表面或脉络膜循环系统间的脑基底部；②位于无吻合的动脉系统结合处，如半卵圆中心内深穿支与软脑膜髓质穿支。

在前者中，分水岭区位于在两个动脉系统压力相等点。所以当一侧动脉压力变化时会导致分水岭区域向弱压动脉侧移动（图4-11、图4-17和图4-23）。后者中，分水岭区可能或多或少固定在大脑半球（图4-25）。两种分水岭区在小脑中都存在。

大多数分水岭区倾向于发生在大脑半球对称可预测的位置。因此，这些区域的梗死更可能是血流动力学的而非起始处的栓塞，如低血流而不是急性动脉闭塞。如图4-11、图4-17、图4-23和图4-25所示，但两种分界区在不同个体间及个体内有相当数量的变化，因此不可能总是定义分水岭区梗死典型的 CT 或 MRI 模式[5, 7]（见第6章"从症状、体征和临床综合征到病因"）。

> 并非总是能够识别与分水岭梗死相关"典型"CT 或 MRI 的模式。

皮质分水岭区脑梗死可由很多原因（不只是低血流），而深或内分水岭区的最容易受低血流影响[154]。相反，皮质梗死的首选诊断是远端区域栓塞，而皮质下梗死首先考虑穿支动脉本身疾病[3, 72, 73]。

二、脑卒中临床分类

（一）概述

传统的脑血管神经病学教育是基于普遍假设之上的，特定的症状和体征源于限定区域的脑损伤，这些区域通过合理可预测的模式接受它们的

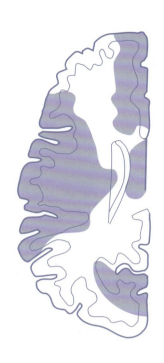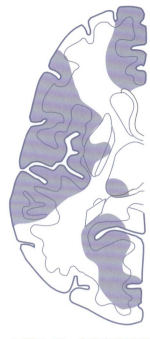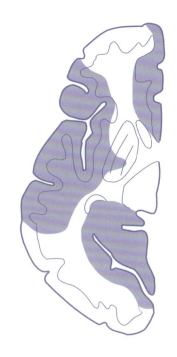

▲ 图 4-25　内分水岭区变化

在大型病理研究中，淡紫色显示了在 3 个水平面上大脑前动脉、大脑中动脉及大脑后动脉最小供血范围 [3]（图 4-11D、图 4-17E 和图 4-23D）。这些毗邻的非阴影区代表了这些供血区间的分水岭区变化（经 Dr. A. van der Zwan 许可转载，引自 Van der Zwan A. The Variability of the Major Vascular Territories of the Human Brain, MD dissertation, 1991, University of Utrecht）

血供。事实上，大部分经典的血管综合征并不常发生（至少以它们的单纯模式不常发生），即使它们发生，也很少有尤为明确的病因。此外，经典描述几乎都是与缺血脑卒中有关的，而不是出血性脑卒中。

> 尽管众所周知，许多"经典"血管综合征在日常临床实践中很少发生。

基于临床的分类方法尝试区分前循环（颈动脉）脑卒中及后循环（椎基底动脉）脑卒中，但两个区域内很多症状是重合的（表 4-3）。颅内循环模式之间（包括前后循环）有显著的不同，如结构、先天性吻合、血管病理、以及由主干动脉、皮质支动脉及小深穿支动脉提供灌注的脑功能区（表 4-2）。

也有充分的证据表明，这些分组的预后不同

（见第 10 章"患者预后"）。一个病例可以更深入细分限定于那些深部皮质下区域（小的穿支血管供血），限定于皮质表浅区域（由软脑膜分支动脉供血），以及同时累及深部和皮质结构（意味着整个区域由主血管供血）。

（二）腔隙综合征

1. 临床症状

单一深穿支动脉区域内缺血可导致限定区域内梗死，如所说"腔隙"（见第 6 章"颅内小血管病变"）（图 4-26）。专业地讲，它应被描述为缺血性腔隙，因为相似大小的组织破坏也可由小出血导致。术语"腔隙"病理学上指的是充满脑脊液的小洞（3～15mm）。术语会变得让人困惑 [155]。如一位研究者定义，"腔隙性脑卒中"指的是"与小的皮质下或脑干病灶有关的、伴有典型的症状和体征临床脑卒中综合征" [156]。术语"腔隙性梗死"指的是"具有临床脑卒中症状的腔隙类型，这种潜在的病灶在脑部影像上表现为梗

表 4-3　这些供血区内会有哪些神经系统问题			
	可能的动脉供血区		
	前循环	两者之一	后循环
言语障碍	+		
单眼视力缺失	+		
单侧无力 a		+	
单侧感觉障碍		+	
构音障碍 a		+	
共济失调 b		+	
吞咽困难 b			+
眩晕 b			+
双侧视力丧失 b			+
双侧视力缺失 b			+
双侧无力			+
双侧感觉障碍			+
交叉感觉 / 肌力缺失			+

a. 通常推测为前循环，却在腔隙综合征情况下见到
b. 孤立情况下，这些症状通常不被认为提示脑血管事件
无论神经症状是短暂的还是持续的，不管是否有异常的神经体征，很难分辨是哪个动脉区域受累及，因为通常症状并不针对某一特定动脉供血区。动脉解剖和侧支循环的变化，相同功能可以分布在两个动脉区域（例如皮质脊髓束在大脑半球由前循环供血，脑干内的由后循环供血）

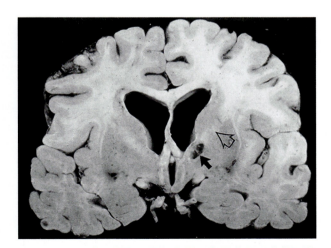

▲ 图 4-26　脑冠状位尸检标本展示位于内囊（空箭）的腔隙（实箭）

死"[156]。临床上表现明显的急性腔隙性梗死会随时间发展成为腔隙。MRI 几乎全部使用 T_1 加权

像证实了腔洞的演化过程[157]，但仅 20% 使用了 FLAIR 或 T_2 加权像[158]。缺乏临床症状的脑卒中时，这些在 T_2 或 FLAI 加权像上的病灶很难与白质高信号（white matter hyperintensities，WMH；"白质缺血"）区分，而白质高信号通常反映了弥漫性小血管病[159]。不出意外的是，很多基于影像的研究中对腔隙性病灶的定义和描述存在着相当大的变化[160]。

白质高信号与腔隙有共同的危险因素及小血管病变。白质缺血及残障研究（leukoaraiosis and disability Study，LADIS）证实白质高信号及腔隙随着时间的推移而进展，进展率与白质高信号及腔隙的基线数量相关，也与是否存在血管危险因素有关[161]。

大部分腔隙发生在"非富集"区域，如豆状

核，并不引起脑卒中症状。其他腔隙发生在关键位置（如内囊及脑桥），因为这些地方有临床上具体的上行或下行神经束，结果会出现因解剖上的小病变而导致广泛的临床症状（见第 3 章"脑血管事件的诊断"）。但与累及皮质病变相比，这些病变不太可能引起急性高级认知或视觉功能紊乱。

一些和病理或影像上腔隙相关的症状被认为经典的腔隙综合征[162-165]。这些症状可推测解剖定位及血管病变（见第 6 章"从症状、体征和临床综合征到病因"）。

(1) 纯运动性脑卒中：纯运动性病变和腔隙的相关性早在 20 世纪就被注意到[166]。纯运动性脑卒中（pure motor stroke，PMS）被定义为一侧面部、上肢及下肢完全或不完全麻痹，不伴有感觉体征、视野缺损、失语及失忆。脑干病变的病例中偏瘫不伴有眩晕、耳聋、耳鸣、复视、小脑性共济失调及粗大眼震[162]（表 4–4）。表现为纯运动性脑卒中的梗死可能定位于运动神经束密集区；运动皮质病灶完全扩张累及面部、上肢及下肢，这种模式极有可能影响到涉及感觉、认知或视觉功能的神经通路。这种界定适合于单一脑卒中急性期最大的病灶，但不适合于短时间内的脑卒中，这种脑卒中开始伴有其他症状但很快消失。

> 腔隙综合征患者应无失语、无视觉空间障碍、无视野缺损，脑干功能无明显障碍，无嗜睡，除非合并有非血管性疾病。

在早期报道的 9 例尸检的纯运动性脑卒中病例中，6 例腔隙在内囊，3 例在脑桥。从那时起，病例报道了伴有皮质脊髓束附近其他位置腔隙的纯运动性脑卒中，这些位置有放射冠、大脑脚及延髓椎体束[167]。伴有症状更轻微局限的纯运动性梗死（如面部和上肢无力或下肢无力）与小的深部梗死有关[62, 168]。整个上肢或下肢受到影响，这些病变通常位于放射冠或放射冠与内囊之间区域，这些地方神经纤维与内囊或脑桥相

表 4–4　腔隙综合征
定义
• 单根血管事件中最大面积梗死
• 无视野缺损
• 无高级认识功能障碍
• 无脑干障碍体征 a
分类
• 纯运动性脑卒中
• 纯感觉性脑卒中
• 共济失调性轻偏瘫（包括构音障碍 – 手笨拙综合征和同侧共济失调及小腿轻瘫）
• 感觉运动性脑卒中
• 作为纯运动，感觉或感觉运动脑卒中，相关梗死必须累及至少 2～3 个区域，包括面部、上肢及下肢，尤其提到累及上肢应为整个肢体而不是仅只有手

a. 有些脑干症状也可能由腔隙梗死导致

比相对更为松散[62, 169]。

损害越局限，它越可能源自皮质病灶。不到 1/4 的孤立上肢或下肢运动损伤的脑卒中是腔隙性梗死，但腔隙性梗死更可能引起孤立的面部无力[67, 170]。

术语"内囊预警综合征"指的是豆纹动脉区域内反复出现的 TIA，典型症状是对侧轻瘫。症状对药物治疗后仍反复，据报道约 40% 的人会有 10 天内脑卒中风险[171]。

> 缺损只涉及整个上肢和面部（臂 – 面部），或整个上肢和下肢（臂 – 腿），应被视为部分腔隙综合征；局限性更强的缺损（如仅手）更有可能是皮质（或外周）起源的。

(2) 纯感觉性脑卒中：纯感觉性脑卒中（pure sensory stroke，PSS），对应纯运动性脑卒中的感觉，发生率更低[163, 172, 173]。感觉缺失通常累及面部、上肢及下肢，如第 3 章"脑血管事件的诊断"注意到的，丘脑病变可出现局限性症状如手和嘴（手 – 口）和手、嘴、足（手 – 口 – 足）[174]。

导致纯感觉性脑卒中的病变大多位于丘脑腹后侧核，而且是最小的症状性深部梗死[175]。

感觉缺失可涉及痛温觉而本体感觉及辨别觉保留，或者相反的分离也能发生[148]。约 1/5 丘脑腹后侧腔隙梗死患者会出现"丘脑性中枢痛"，它伴随有异常疼痛（丘脑综合征），通常脑卒中后数周及数月内出现并发展[176,177]。

（3）同侧共济失调和小腿轻瘫、构音障碍—手笨拙综合征和共济失调性偏瘫：同侧共济失调和小腿轻瘫包括下肢无力，尤其是足踝及足趾，Babinski 征阳性及同侧上下肢辨距障碍[164]。构音障碍手笨拙综合征包括发音困难及一侧手动作笨拙，但约 2/3 患者早期会有锥体束功能障碍，表现在同侧下肢同时有共济失调步态[165]。另外 1/3 患者有粗大眼震、锥体束无力，以及与提到的术语"共济失调性轻瘫"相关的小脑症状，这个术语同样用于那些同侧共济失调和小腿轻瘫[178]。相关腔隙病灶位于脑桥，随着腔隙位置变化，不同病例的无力症状归因于累及被脑桥核相对分散运动纤维[137]。构音障碍—手笨拙综合征伴随着对侧脑桥及内囊病灶[179,180]。同侧共济失调及小腿轻瘫也会出现在大脑前动脉梗死中[43]。所以这些症状的解剖预测性少于纯运动性脑卒中及纯感觉性脑卒中。

（4）感觉运动性脑卒中：感觉运动性脑卒中（sensorimotor stroke，SMS）伴有严重的偏瘫及偏深感觉缺失，归因于影响到后丘脑及内囊后肢的腔隙性梗死[149]。这个症状也可能与仅影响到内囊后肢或放射冠的深部小梗死有关。这些病变不仅影响到下行的皮质脊髓束，也影响到上行的丘脑皮质感觉投射[149]。CT 或 MRI 影像上显示导致感觉运动性脑卒中的梗死要比其他腔隙梗死要更大，即使可能位于单一穿支动脉供血区[181,182]。CT 上阴性表现的感觉运动性脑卒中，MRI 发现了位于延髓内侧的病变[183]。

2. 脑部病灶

术语"腔隙综合征"容易被误解。非深部小梗死的脑卒中可导致腔隙综合征，而深部小梗死

可引起变化广泛的症状和体征。137 例患者中，无论腔隙综合征（面部、上肢及下肢或都包括的纯肌无力或感觉缺失，共济失调性轻偏瘫，构音障碍—手笨拙综合征，或同侧共济失调及小腿轻瘫）还是"轻度皮质卒中综合征"（面部、上肢或下肢无力或感觉缺失，失语或忽视，多个肢体无力伴有高级皮质障碍或同侧偏盲），21/93（23%）皮质综合征患者有急性腔隙性梗死且 7/44 腔隙综合征患者有急性皮质梗死[184]。在一项包括 87 例急性腔隙综合征患者的研究中，非腔隙性梗死病灶占 16.6%（包括 39% 纯运动性卒中患者）；其他病变包括心因性梗死、早期脑内出血及硬膜下血肿[185]。小出血导致的腔隙综合征约占 5%[167]。

6 例仅下肢轻瘫患者中，2 例内囊后肢深部小梗死，2 例在放射冠，1 例在额叶后部皮质下，仅有 1 例皮质梗死[186]。

纯偏侧舞蹈既不伴肌无力又不伴感觉缺失，由对侧丘脑梗死引起[187]。"精神分裂症样精神病"与右侧丘脑腔隙性脑梗死有关[189]。

腔隙对认知损害的贡献度是有争议的。当病变影响到大脑关键功能区时，就会发生认知或行为改变。例如，短期记忆缺失不伴有失语、运动损害或感觉缺失，继发于右侧内囊膝部和丘脑前部腔隙性梗死[189]。当认知进展性减退伴有多发腔隙或不正常影像（白质疏松症）但不伴有"关键区域内梗死"，不太明确的是因果关系。那些尸检会发现淀粉样斑块及神经纤维缠结，如阿尔茨海默病，这种血管病变的程度与认知减退关系不确定[190]。SMART-MRI 研究显示脑室周围白质病变及腔隙性梗死的存在与进展伴随着脑萎缩的进展[191]。LADIS 研究及 SPS3 试验发现，影像上可辨别的腔隙的发生与认知减退相关[192,193]，并提供证据表明腔隙与脑小血管病至少有助于认知损害的发生[194]。术语"皮质下血管性痴呆"更为适用于那些尸检证实为小血管病或腔隙，而这些病变在阿尔茨海默病病理中并不存在。这种患者在尸检的老年痴呆中并不常见[190]。然而，尸

检研究更倾向于疾病晚期 [195]。

识别纯血管性痴呆的体内策略包括使用匹兹堡化合物 B（pittsburgh compound B，PiB），它可以结合沉积的 β 淀粉并可以被正电子发射断层扫描（positron emission tomography，PET）检测到，而几乎所有晚期阿尔茨海默病患者都存在这种 β 淀粉 [195]。45 例可疑的"皮质下血管痴呆"（基于血管性痴呆 DSM-IV 标准加上 MR 上严重的白质高信号亮度，以及局灶性运动症状或步态异常），2/3 患者的 PiB 结合试验阴性。与 PiB 阳性病例比较，PiB 阴性患者有更多的腔隙而较少的海马萎缩。他们在记忆测试中表现比阳性患者更好，但在执行功能测试中同样受损 [196]。这个发现提示"皮质下血管性痴呆"比之前怀疑的更为普遍。仍不能确定的是在没有阿尔茨海默病病理情况下，多大范围的腔隙性疾病会引起认知损害。

3. 血管病变

尸检研究显示小的无症状腔隙大多是血管壁增厚（透明样变）闭塞血管导致的，这种病变通常影响到直径 <100μm 的血管；而更大的腔隙大都是小血管微动脉粥样硬化斑影响到直径 400μm 左右血管导致的 [197]（见第 6 章"颅内小血管病变"）。一些病例，尤其是那些由于基底动脉穿支血管闭塞出现的脑桥梗死，可能是因为穿支动脉开口被基底动脉粥样硬化斑块闭塞导致的 [198]。

与尸检研究相比，高分辨 MRI 确认小血管粥样斑 [分支动脉粥样硬化斑块疾病（branch atheromatous plaque disease，BAD）] 是腔隙最常见的病因 [199]。BAD 相关的腔隙多为狭长状，从实质延伸至基底表面，而透明样变相关腔隙更小且圆形或椭圆形。BAD 病灶更容易伴随着广泛的动脉粥样硬化病变 [200]。症状进展和功能恶化更多可能是因为 BAD，伴随着的静默性腔隙则可能性更少 [201]。导致腔隙的穿通动脉在起始位置、形状及分支数量上有很大变化；一些起自主干的血管可能是导致 MRI 弥散成像上密集串珠状腔隙的原因 [202]。

但栓塞机制也可能导致腔隙，流行病学证据显示颈动脉重度狭窄及心源性栓塞也有较低栓塞发生率 [203-209]（见第 6 章"颅内小血管病变"）。一些影像研究表明继发于内皮功能障碍的水肿，以及血脑屏障破坏也有一定作用 [60, 205]。

如前所述，"腔隙综合征"并不能可靠区分是否脑部病变累及前（颈动脉）循环或是后（椎基底动脉）系统 [210]。深部小梗死可引起特定的脑干综合征（如对侧轻偏瘫加同侧脑神经麻痹或眼球运动障碍），但血管性病灶可能不同，动脉粥样斑块覆盖穿支动脉开口比前循环更常发生 [198]。

（三）后循环综合征

1. 临床综合征

定位良好的脑干病灶导致以人命名的临床综合征是"经典神经病学"完整的一部分（如 Weber、Millard–Gubler、Wallenberg）；然而实践中那些综合征很少见到单纯模式。事实上，由于血管发育异常概率更高、单根血管供血区域变化更大，特定血管病变的临床后果较前循环普遍更难预测。此外在 MRI 面世前，临床放射学的关联性是困难的，因为与幕上区域相比颅后窝的 CT 表现更差；而与前循环梗死相比，后循环导管造影更少完成，因为它很少引起治疗方案改变（如血管外科）[211]。因此，目前后循环综合征（posterior circulation syndrome，POCS）是相对粗放的分型，伴有很多局部解剖及病因学异质性（见第 6 章"从症状、体征和临床综合征到病因"）。

提示病灶在后循环分布的临床综合征见表 4-5。其他症状和体征也会出现但定位价值低如霍纳综合征（可以在颈动脉脑卒中和椎基底动脉脑卒中都出现）、眼震、眩晕（孤立眩晕很少与脑卒中有关）、构音障碍（运动通路的任何病灶均可导致）及听力障碍 [212, 213]。偶尔其他类型的 POCS 可与高级脑功能有关（如失语或失认），原因是变异的幕上区域有大脑后动脉供血 [120, 121, 214]（见本章"脑动脉供血"）。

当床旁诊断 POCS 时，考虑是否累及以下区域是有用的。①远端区域，如基底动脉尖以远（视野缺损，脑高级功能障碍）；②中间区域，如

表 4–5　后循环综合征

梗死面积最大时，所有如下
- 同侧脑神经（第Ⅲ～Ⅻ对）瘫（单发或多发）伴有对侧运动和（或）感觉缺失
- 双侧运动和（或）感觉障碍
- 眼球共轭运动障碍（水平或垂直）
- 小脑功能障碍不伴有同侧锥体束受损（如同侧轻偏瘫）
- 孤立的偏盲或皮质盲

如果大脑后动脉供血区受累，除了上述症状外，更高级别的脑功能障碍（如失语，失认）也可能出现

基底动脉（运动缺损，第Ⅲ～Ⅶ对脑神经麻痹）；③近端区域，如椎动脉（交叉性运动感觉缺失、下部脑神经麻痹）。3 个区域内的梗死机制不同 [81, 214-217]。累及不止一个区域，尤其是有连续或相关的唤醒水平波动，需要猜测到基底动脉闭塞 [218, 219]。让患者坐下或站立是重要的；不能识别躯干或步态共济失调会导致定位错误。

2. 脑部病变

基于社区的研究中，10%～18% 的 POCS 患者会有颅内出血 [220-222]。临床综合征与脑部影像的相关性如表 4-6 所示。"不匹配"的病灶包括一些幕上的深部小梗死。这些大部分研究都是基于 CT 的，因此一些患者的脑干梗死未被观察到也是有可能的。MRI 显示特定的脑干综合征与深部

小梗死有关，而深部小梗死也反映了单一基底穿支动脉区域的缺血 [181]。93 例孤立同侧偏盲都伴有 1 个血管性病灶，80 例（96%）归因于大脑后动脉闭塞 [222]。

3. 血管病变

在一项基于大型医院的注册研究中，32% 后循环梗死是由于大动脉闭塞，14% 是动脉—动脉栓塞，24% 心源性栓塞，14% 归因于穿支动脉问题 [216]。至少在白种人群中，椎动脉和基底动脉颅内段的动脉粥样硬化，比颈内动脉颅内段或大脑中动脉更为普遍。所以如前所述，位于前循环的单一穿支血管闭塞导致的深部小梗死主要原因是这些血管本身的病变，而在后循环主干动脉中的动脉粥样硬化病变可闭塞穿支动脉开口，这个过程就是所说的"基底动脉分支闭塞"（见本章"脑卒中临床分类"）。椎基底动脉形态的原因，栓子最可能堵塞在椎动脉远端或基底动脉上部。

（四）全前循环综合征

1. 临床综合征

全前循环综合征（total anterior circulation syndrome，TACS）（表 4-7）的临床特征是对侧偏瘫及感觉缺失，同侧偏盲加上影响脑半球引起的高级脑功能障碍。"全"在这个语境意味着大部分幕上脑功能被影响到；这并不意味着整个前循环区域都梗死了。术语"全大脑中动脉综合征"

表 4-6　临床放射与后循环综合征相互关系				
研　究	数　量（例）	匹配梗死（例）	无病灶（例）	不匹配梗死（例）
Bamford[220]a	81	19（23%）	60（74%）	2（2%）
Lindgren 等 [221]a	32	12（37%）	20（62%）	0
Anderson 等 [222]a	36	16（44%）	16（44%）	4（11%）
Wardlaw 等 [224]b	13	8（62%）	5（38%）	0
Al-Buhairi 等 [230]b	71	32（45%）	39（55%）	0
Mead 等 [231]b	212	105（50%）	86（41%）	21（10%）

a. 基于社区研究，首次脑卒中
b. 基于医院研究，首次脑卒中及再次脑卒中

表 4-7 全前循环综合征

梗死面积最大时，所有如下
- 病灶对侧偏瘫或轻偏瘫及偏身感觉缺失
- 病灶对侧偏盲
- 高级脑功能障碍（如失语、视空间障碍）

在其他分类中使用。意识损害经常发生。

2. 脑部病变

基于社区的研究中 19%～25% 的 TACS 患者有颅内出血[220-222]。临床综合征与脑部影像的关联如表 4-8 所示。后循环区域内缺血也可导致 TACS[120, 121, 223]；这样的患者通常偏瘫相对较轻，偏瘫的发生是由于累及发自 PCA 近端且为中脑上部供血的小穿支动脉（见本章"脑动脉供血"）。

3. 血管病变

TACS 模式的病损通常归因于大脑中动脉近端主干闭塞且深部和表面区域均有梗死。有时皮质区域梗死的范围并没有太大，推测可能因为有效的软脑膜侧支代偿（见第 6 章"从症状、体征和临床综合征到病因"）。相同的解释也适用于外囊梗死（见本章"脑动脉供血"）。一项血管造影研究报告 20 例 CT 研判为半球大面积梗死患者中，14 例大脑中动脉闭塞，6 例同侧颈内动脉闭塞或重度狭窄[54]。其他研究发现大于 1/3 非出血

性 TACS 患者有同侧颈内动脉闭塞或重度狭窄，其他很多都有心源性栓塞[55, 204]。

（五）部分前循环综合征

1. 临床综合征

这些综合征的梗死范围小于 TACS，也不符合腔隙综合征的特定标准，因为存在高级皮质功能缺损或运动 / 感觉缺失是很有限定的解剖学术语。部分前循环综合征的临床特征见表 4-9 所示。

2. 脑部病变

基于社区的研究中 6%～13% 部分前循环综合征的患者有脑内出血[220-222]。临床综合征与脑部影像的关系如表 4-10 所示。大部分不匹配梗死的患者要不有多发深部小梗死，而这些小梗死与临床综合征可能有关或无关，要不有孤立的大脑后动脉梗死。尽管 PCA 梗死大多是因为椎基底动脉系统栓塞，但高达 15% 患者 PCA 血供由颈动脉系统提供（见本章"脑动脉供血"）。

3. 血管病变

在一项针对 25 例 CT 上中度（1.5～3cm）梗死患者的血管造影术研究中，14 例大脑中动脉闭塞，6 例颈内动脉闭塞，5 例没有明显的造影血管病变[54]（见第 6 章"从症状、体征和临床综合征到病因"）。其他关于非出血性 PACS 研究发现约 1/4 患者有同侧颈内动脉重度狭窄或闭塞，高

表 4-8 临床放射与全前循环综合征相互关系

研 究	数 量（例）	匹配梗死（例）	无病灶（例）	不匹配梗死（例）
Bamford[220]a	55	52（95%）	0	3（5%）
Lindgren 等[221]a	54	35（65%）	15（28%）	4（7%）
Anderson 等[222]a	68	44（65%）	10（15%）	12（18%）
Wardlaw 等[224]b	33	31（94%）	0	2（6%）
Al-Buhairi 等[230]b	64	40（62%）	15（23%）	9（14%）
Mead 等[231]b	94	69（73%）	7（7%）	18（19%）

a. 基于社区研究，首次脑卒中
b. 基于医院研究，首次脑卒中及再次脑卒中

表 4-9 部分前循环综合征

梗死面积最大时，所有如下

- 运动 / 感觉缺损 + 偏盲
- 运动 / 感觉缺损 + 新的高级脑功能障碍
- 高级脑功能障碍 + 偏盲
- 纯运动 / 感觉缺损范围小于腔隙综合征（如单肢轻瘫）
- 单独新的高级脑功能障碍（如失语）
- 当不止一种类型缺损出现，它们一定都反映了脑半球的损害

达一半是因为心源性栓塞[204, 208]。

（六）病因不明综合征

医生偶尔也会遇到难以分类到 4 种主要脑卒中症状的患者。例如，患者既往有脑卒中，或痴呆状态，或因周围血管病截肢。这样的患者不好确定哪些神经症状是近期脑卒中导致的。觉醒水平的减退，如排除代谢紊乱则更倾向于幕上大面积病变或是脑干卒中。

脑部影像可帮助主要的分类，对于临床实践和研究也有价值，尤其是考虑到很多分组患者表现时。当然，重要的是确保梗死在解剖上符合症状和体征，并与症状发作的年龄适合。

（七）急性脑梗死分类

很多脑卒中的分类是基于临床亚型。例如，

牛津郡社区脑卒中项目把脑梗死分为 4 个主要类型，如之前讨论过的[224]。543 例脑梗死患者中，92 例（17%）有"全前循环梗死（total anterior circulation infarct，TACI）"，累及皮质及皮质下；185 例（34%）有"部分前循环梗死（partial anterior circulation infarct，PACI）"，病变更局限且大部分累及皮质；129 例（24%）有椎基底动脉区域"后循环脑梗死（posterior circulation infarct，POCI）"；137 例（25%）有"腔隙性脑梗死（lacunar infarct，LACI）"，且证实在深穿支动脉区域内。

OCSP 等分类早于"超急性"药物 [重组组织纤溶酶原激活药（recombinant tissue plasminogen activator，rt-PA）] 或机械干预的广泛应用，这需要基于更即时可靠的脑成像诊断。基于 OCSP 综合征的脑卒中亚分型印象往往需要被修正，尤其"超急性期"[6, 225]。一种更广泛使用的急性缺血性脑卒中分类是基于可能的病因并且被 Org 10172 在急性脑卒中治疗试验研究（TOAST 研究）的研究者使用，它分为大血管动脉粥样硬化、心源性栓塞、小血管病变，"其他确定的病因"（如血管炎或凝血症）及"不确定病因"[226]。像分类基于的临床亚型一样，症状早期的病因推测可能不被后期的诊断检查证实。在一项使用 TOAST 方案的研究里，当根据所有可用

表 4-10 临床放射与部分前循环综合征相互关系

研　究	数　量（例）	匹配梗死（例）	无病灶（例）	不匹配梗死（例）
Bamford [220]a	106	47（44%）	56（53%）	3（5%）
Lindgren 等 [221]a	61	21（34%）	24（39%）	16（26%）
Anderson 等 [222]a	75	25（33%）	31（41%）	19（25%）
Wardlaw 等 [224]b	43	29（67%）	7（16%）	7（16%）
Al-Buhairi 等 [230]b	121	78（64%）	39（32%）	4（3%）
Mead [231]b	441	213（48%）	143（32%）	85（19%）

a. 基于社区研究，首次脑卒中

b. 基于医院研究，首次脑卒中及再次脑卒中

的研究结果在 3 个月时诊断回顾时发现，初期的（发病 24h 内）临床亚型印象仅在 62% 病例中证实[227]。然而，无论脑梗死最有可能是大血管病变、小血管或心源性栓塞，rt-PA 的使用都是合适的，而机械取栓则基于血管造影。rt-PA 治疗方案依赖于 NIHSS 评分，而评分量化脑卒中严重性并独立于血管或病因亚型[228]。

实践中，脑卒中的早期作用诊断基于临床亚型，接下来的修订基于影像。病因亚组的分配需要进一步研究完善[229]。

第5章 影像学在急性脑卒中的作用
What is the role of imaging in acute stroke

第5A章 神经影像学
Neuroimaging

Marwan El-Koussy 著

秦 晋 朱良付 吴立恒 译

在确定脑卒中的临床诊断和确定最有可能受影响的大脑和血管区域后（见前文），下一步是确定潜在的病理生理过程，即缺血或出血，是否是动脉或静脉起源，排除假性脑卒中，并确定与脑卒中管理相关的其他影像学发现。明确脑卒中的病理类型对于优化患者管理、有效治疗、良好预后和有效二级预防至关重要。

在日常生活中，大多数患者都具有脑卒中常见原因的一种：大约80%是由动脉粥样硬化血栓形成并发症引起的缺血性脑卒中（见第6章"动脉粥样硬化和大血管疾病"）、颅内小血管疾病（见第6章"颅内小血管病变"）或来自心脏的栓塞（见第6章"来自心脏的栓塞"）；约15%发生脑出血（intracerebral hemorrhage，ICH）（见第8章）；或蛛网膜下腔出血（见第9章）。

少数人的脑出血有不常见的潜在原因，蛛网膜下腔出血的反常表现，表现为"脑卒中"的肿瘤（见第3章"突发脑部局灶性症状的鉴别诊断"）或不常见的缺血性脑卒中，如静脉梗死（见第7章"脑静脉窦血栓形成"）。重要的假性脑卒中包括（偏瘫）偏头痛或癫痫持续状态。因此，尽管大多数脑卒中是由常见的原因引起的，但重要的是要考虑不常见的原因。如果临床表现或影像有反常表现，那么寻找合理的解释至关重要。

影像学在评估出现急性脑卒中症状的患者中有着重要作用。最近来自美国心脏协会与美国脑卒中协会（American Heart Association and American Stroke Association，AHA/ASA）的共识定义，TIA为局灶性脑、脊髓或视网膜缺血引起的短暂性神经功能障碍，无急性梗死[1]。

目前静脉溶栓或血管内治疗设定的治疗时间窗是基于大规模的人群研究[2]。这些试验没有考虑到个体化患者多因素的变化，例如，动脉的解剖结构、侧支循环的状态和脑血管储备。这些因素会极大地影响个体的临床结果。当前的趋势是使用现代神经影像学来解决所有这些问题，为每位患者制订更加个性化的治疗决策，而不是基于人群的治疗决策。

一、脑卒中影像学

先进的成像技术革命性的改变了脑卒中管理的方法。现代神经影像学是基于一种无创的多模式方法，可以快速诊断、评估组织活力、血管状态和脑灌注，从而有利于患者的管理、治疗决策和临床结果。神经成像的主要目的是快速提供可靠的信息来指导再灌注治疗的决策，不会因延误造成损害。

急性脑卒中成像可以使用 CT 或 MRI 进行，选择主要取决于可用的基础设施，以及脑卒中团队的经验（图 5A-1）。更常用的技术是 CT，它是大多数医院全天候可用的成像。获得的信息必须足以在支持血管内机械（如 MR CLEAN）[3]，以及急性缺血性脑卒中静脉溶栓治疗的最新研究指导下做出治疗决策。一些机构拥有 24/7/365 的 MRI，更倾向于 MRI 而非 CT，因为 MRI 提供了额外的信息（如早期发现缺血和后循环脑卒中）。

在 CT 或 MRI 扫描之前，（神经）放射科医生需要获得相关的临床信息，包括发病症状、临床表现（包括 NIHSS 评分）和患者的相关病史（如使用抗凝药、出血性疾病、疑似恶性肿瘤、外伤、急性剧烈头痛和近期痫性发作）或任何并发疾病（如肾衰竭、糖尿病和感染）。否则影像检查可能无法以最佳方式获得所需信息，并且可能会产生误导（或不正确）的报告。

扫描可能难以解释（尤其是逐渐增加的可用 MRI 序列越来越复杂），可能用于错误的患者，或以错误的方式用于正确的患者。因此，识别巧合和不相关的发现，或未能识别重要的病理学，任何一种情况都可能导致对患者有害的步骤，浪费工作人员的时间和潜在的大量金钱。技术是来帮助我们的，而不是相反的。

理想情况下，每位疑似脑卒中的患者应在就医后立即进行扫描。缺血性脑卒中的急性治疗和适当的二级预防需要排除出血和假性脑卒中。预防复发性脑出血需要知道导致原发脑出血的原因，并且避免使用增加出血风险的药物。早期影像学检查，无论是 CT 还是 MRI，均有助于快速做出正确诊断，简化患者管理，优化治疗措施，改善临床结局，减少住院天数，降低相关成本，因此具有显著的社会经济影响[4]。

- 理想情况下，每位疑似脑卒中的患者应在就医后即能行影像扫描。
- 急性脑卒中影像学检查的主要目的是区分出血性和缺血性脑卒中。
- CTA 或 MRA 的横断面血管成像对于帮助进一步的治疗决策非常重要，例如，决定静脉内和动脉内/血管内治疗。
- 如果可行的话，使用 CT 或 MRI 灌注采集是一个受欢迎的补充。

（一）计算机断层扫描

早在 45 年前的报道之后，CT 已经革命性改变了脑卒中的诊断、治疗和二级预防。最初的报道已经快速证明了这种技术在区分引起急性局灶

成像	CT	MRI
组织	NCCT	DWI、FLAIR、SWI
血管	CTA	TOF、CE-MRA
半暗带	CTP	PWI
BBB 被破坏		后强化 T_1
后处理约 5min		

▲ 图 5A-1　急性脑卒中的影像学［根据其在诊断中的作用，常见的横断面技术（CT 和 MRI）］

性神经系统症状原因的脑出血和梗死（以及其他疾病，如肿瘤）的价值。随后报道了脑出血和缺血性脑卒中患者的CT阳性结果，以及梗死脑组织和脑出血病变过程中的密度变化[5-7]。最初，按照今天的标准，扫描的整体质量很差：低分辨率、长扫描时间和简单的处理算法，所有这些都限制了发现缺血早期小梗死和细微变化。此外，大面积梗死引起的占位效应很容易与肿瘤或其他占位性病变混淆[6,7]。

非增强CT（noncontrast CT，NCCT）和CTA的结合是目前最先进的急性脑卒中成像技术。非增强CT很容易排除急性脑出血。标准的脑卒中CT由全脑的轴向图像组成，通常以连续螺旋采集的方式获得，从颅底开始，到顶点结束，以0.5～1个间隔通过大脑半球和以较薄的部分（0.25～0.5cm）通过颅后窝进行重建。颅后窝的图像经常出现"骨硬化"伪影，这明显降低了其检测脑干梗死的能力。一台20世纪80年代中期最先进的扫描仪采集了整个大脑的10个切片，并在大约10min内生成了图像。21世纪10年代中期的现代螺旋CT扫描仪能在10s内生成相同的图像集。

CTA和CT脑灌注成像（cerebral perfusion imaging with CT，CTP）都是在肘前静脉以相对较高的速率（通常为5ml/s）注射碘对比剂期间使用现代多层CT扫描仪进行快速、动态、螺旋采集。在CTA采集之后，将数据多平面重建为动脉的轴向、冠状、矢状或三维"血管造影"图像。在血管内治疗试验成功后，将CTA添加到脑卒中方案已成为决定支持或反对侵入性血管内干预的强制性措施。CTA提供有关动脉状态的可靠信息（图5A-2）；无论是闭塞（缺血性脑卒中）还是出血性，如动脉畸形/动脉瘤（出血性脑卒中）。根据最近支持缺血性脑卒中血管内治疗（包括机械血栓切除术）的研究[3]，除了非增强CT外，还强烈建议进行CTA，这与21世纪前10年早期和中期的建议不同，后者指出"对于急性脑卒中，通常只需要简单的常规CT脑部

扫描，无须静脉注射对比剂。"CTA采集必须覆盖从主动脉弓到顶点的范围。CT灌注是一个受欢迎的附加，因为它可以诊断早期缺血；帮助定义梗死核心和半暗带及排除假性脑卒中（例如痫性持续状态）。CTA与数字减影血管造影（digital subtraction angiography，DSA）[8]的一致性达到99%，并且在诊断近端闭塞方面非常可[9]。对于≥50%的狭窄检测，CTA的灵敏度为97.1%，特异度为99.5%[10]。

CTA应用广泛且快速，通常是急性脑卒中血管造影成像的一线方式。扫描包括以相当高流速静脉注射单次碘化对比剂期间进行螺旋采集，流速通常为4～5ml/s。CTA生成源图像，这些图像经过多种后处理技术，包括多平面和表面阴影显示法以及容积重组技术。与DSA相比，对于大型颅内动脉闭塞，它有98.4%的灵敏度、98.1%的特异度和98.2%的准确度，具有较高的可靠性[11,12]。此外，CTA可以区分接近闭塞和完全闭塞（图5A-3），并且通过观察血管不规则性和较少见的夹层膜对动脉夹层的诊断也非常有帮助[13]。CTA已被广泛用于对侧支充盈进行分类从而产生了多种分级系统[14,15]。

CTP是一种能够实现快速"电影"扫描的技术（图5A-4）。现代多层CT扫描仪可以获得"全脑灌注"。该技术需要通过泵注射器进行碘化对比剂的静脉推注。然后处理原始数据，有时需要在单独的工作站上处理，以生成实际的灌注图。这可能会需要几分钟。CT灌注成像比MR灌注成像更容易获得，并且可以在普通CT脑扫描相同检查期间进行。灌注参数与MR灌注参数非常相似，本文稍后将对此进行描述。CTP可以提供灌注参数的定量测量和作为设置定义梗死核心和半暗带阈值的工具具有吸引力。许多研究小组对CTP进行了广泛研究，提出了许多建议的定义梗死核心和半暗带的阈值[16]。

EXTEND-IA的研究人员最近进行的一项关于血管内治疗与单用阿替普酶治疗近端动脉闭塞的脑卒中患者疗效研究，利用CT灌注来评估

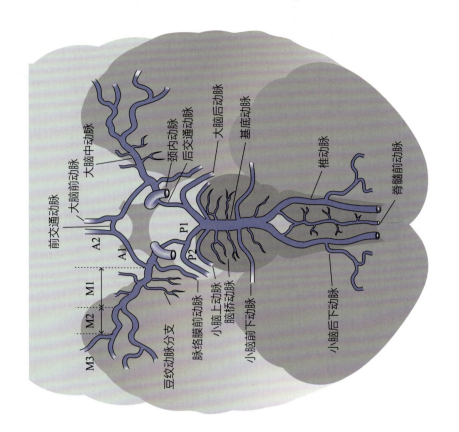

▲ 图 5A-2　供应大脑的主要动脉

A. 正位视图；B. 头尾位视图

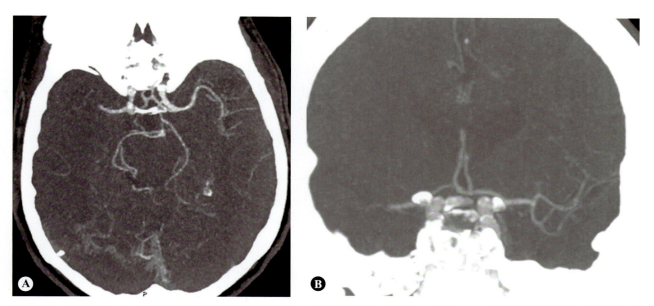

▲ 图 5A-3 患者，女，82 岁，左侧偏瘫，NIHSS 6 分；症状出现后 9h 进行 CT 检查。CT 血管造影轴向（A）和冠状（B）"最大密度投影"重建清楚显示右侧大脑中动脉 M1 段闭塞

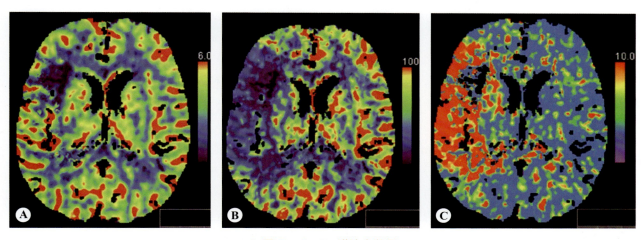

▲ 图 5A-4 CT 灌注参数图

A. 脑血容量；B. 脑血流量；C. 平均通过时间。请注意，在脑血容量图上可以看到最小的灌注异常，通常与最终的梗死面积有很好的相关性

可挽救组织。与单独使用阿替普酶相比，使用 Solitaire FR 支架取栓器进行早期血栓切除术，可改善再灌注、早期神经功能恢复和功能结局[17]。

此外，一些中心利用 CTP 源数据生成颅内动脉的 CTA 图像[18]；这种技术省去了额外的推注 CTA 对比剂。然而，这种 CTA 方法遗漏了颅外颈动脉的信息，这将非常有助于了解脑卒中背后的病理生理学和规划介入的路径。

常规脑 CT 扫描使患者暴露于相当于 10 个月的平均背景辐射[19]。相比之下，胸部 X 线片相当于大约 2 天的背景辐射。辐射暴露仍然是脑卒中 CT 方案中的一个相关问题，包括 CT 血管造影和灌注 CT 系列。在我们研究所非增强头颅 CT、CTA 和 CTP 的平均剂量分别为 36mGy、3.8mGy 和 220mGy。这相当于大约瑞士每年平均暴露量的 2 倍。请注意 CTP 产生高剂量。因此，正确地选择脑卒中患者行 CT 检查是临床最重要的一步。此外，必须优化扫描参数以将辐射剂量降低到必要的最小值[20]。在 CTA 和 CTP 中使用的静脉碘化对比剂存在导致对比剂肾病的风险，尤其是在肾功能不全或糖尿病患者中。然而，Krol 及其同事的一项研究表明，无论基线肌酐水平如何，在接受 CTA 的脑卒中患者中对比剂肾病的发生率较低[21]。

（二）磁共振成像

MRI 在 20 世纪 80 年代初期首次作为临床工具使用。与 CT 相比，无论是购买还是运行，该设备的使用范围都较小，而且价格更高。MR 的优势不仅在于其优越的软组织对比度，还在于其可无创成像血管和评估脑血流；提供弥散和磁敏感成像以阐明脑缺血的发病机制。进一步的技术如光谱学和功能成像（不经常在急性环境中使用），可以指导解决如何试验性治疗可能改变缺血过程和阐明大脑恢复机制。

急性期行 MRI 有几个限制条件。

• 患者必须被放置在类似管状结构内，这给患者的观察和交流，以及必要的药物或麻醉药的监测和管理带来了困难。

• 每个系列（序列）需要 2～5min，在此期间患者必须保持静止。由于需要执行多个序列，整个扫描大约需要 15min，因此比 CT 要长。

• 多达 20% 的此类急性脑卒中患者可能因医学原因不适合进行 MRI，因为他们有幽闭恐惧症、病重、呕吐或无法保护他们的气道，或者有 MRI 的禁忌证。大约 20% 的脑卒中患者在使用 MR 扫描仪时会变得缺氧[22-24]。不建议让不能保护气道的脑卒中患者行任何时长的仰卧[25]。

• 许多脑卒中患者因扫描仪的噪声和振动而激动、困惑和害怕，因此在扫描期间移动，这可能会显著降低图像质量。

• 在唯一一项实际记录下来的研究中，大约 1/3 的急性脑卒中患者在扫描时需要某种形式的物理干预（安慰、呕吐时的帮助、给氧等），并且 20% 扫描的患者没有完成所有序列[23]。鉴于

这些限制，轻度脑卒中患者在 MRI 扫描过程中更加合作并且扫描的比例较多（＞95%）[26]。

尽管存在上述限制，但 MRI 扫描仪在脑卒中中的使用逐渐增多，因为序列变得更快[27]，并且随着其设计的发展（如更宽的孔径），便于在扫描仪内接近患者，因此对患者和临床医生更友好。

1. 磁共振技术

常规用于急性脑卒中的 MRI 序列包括以下内容（图 5A-1）。

• 轴向平面中的 DWI 是第一个用于检测早期缺血性变化的序列，这是由于细胞毒性水肿内"分隔"细胞内水[28]的扩散受限所致。DWI 最早可以在症状出现后 11min 检测到缺血性变化，显示为明亮（高信号）区域[29]。MRI 扫描仪根据弥散非加权像（b=0）和弥散加权像（b=1000）计算所谓的"表观弥散系数"（apparent diffusion coefficient，ADC）图。

• T_2 加权像（T_2-weighted，T_2WI）或最近的 FLAIR 轴向图像对水肿敏感，因此通常在症状发作后数小时将梗死显示为明亮信号。FLAIR 具有抑制脑脊液信号的优势，因此可以更好地观察脑室周围和外周或皮质病变。

• 时间飞跃法磁共振血管成像（time-of-flight MR angiography，ToF-MRA）不需要联合给药，并利用动脉内自旋的流动信息来准确显示颅内动脉。因此，血液逆流（如椎基底动脉系统中锁骨下动脉盗血）可能会产生闭塞的假象。

• 梯度回波（Gradient-echo，GRE）T_2* 或磁敏感加权像（susceptibility-weighted imaging，SWI）是强调具有强边界或顺磁效应的材料（包括钙和血液降解产物）的技术。这些序列用于可视化大的出血和微出血，检测血栓并评估氧合状态和侧支循环。

• 如果怀疑有动脉夹层，则需要对动脉进行额外的脂肪抑制 T_1WI 轴向和冠状扫描[30]。

• 静脉注射对比剂（钆）两次；一个推注用于灌注加权像（perfusion-weighted imaging，PWI），

另一个用于从主动脉弓到顶点的首次通过对比增强磁共振血管成像（contrast-enhanced MR angiography，CE-MRA）。

• 在 PWI 和 CE-MRA 之间采集增强后 T_1WI 序列，以检测亚急性增强缺血（局部破坏血脑屏障）或其他鉴别诊断，例如，活动性脱髓鞘斑或肿瘤。

• CE-MRA 提供了动脉的"真实管腔造影"，然而，来自主动脉弓的颈动脉起源的可视化可能会因呼吸或邻近静脉充盈的伪影而降低。

2. 磁共振血管造影

在我们的脑卒中 MRI 方案中，通常使用两种血管造影技术。

第一种技术是 TOF-MRA，它相当耗时（大约 5min）；然而，它不需要注射对比剂并提供高空间分辨率来可视化颅内动脉，尤其是使用三维 TOF 变体。TOF 覆盖的体积受血管饱和伪影的限制，因此该技术更适合评估颅内而不是颅外动脉。TOF 提供有关动脉内血流的信息，该信号取决于流向和通过成像平面的速度。因此，TOF-MRA 倾向于高估狭窄的程度及狭窄的长度，主要是在存在湍流、缓慢或反向血流的情况下。远端脉管系统可能无法准确显示。然而，与 DSA 和 CTA 相比，TOF-MRA 对颅内狭窄闭塞病变具有可接受的灵敏度[12, 31]（灵敏度 84%～87%，特异度 85%～98%）[12]。

第二种常用的 MRA 技术是 CE-MRA，从主动脉弓到颅内血管，最好是到顶点。CE-MRA 钆对比剂通过颈动脉和颅内动脉提供"真实管腔造影"（类似于 CTA）。由于与血流无关，因此观察到更少的由湍流和缓慢流动引起的伪影。CE-MRA 比 TOF 更快并且提供更大的覆盖范围。因此，CE-MRA 对颈动脉狭窄或夹层的评估比 TOF 更准确[32]。这种技术的缺点之一是在颈总动脉和椎动脉起源处会有伪影，这是由于呼吸或静脉重叠引起。动脉充盈的质量取决于患者的心输出量。

3. 灌注磁共振

MRI 灌注成像即 PWI，可以通过两种方式来检查脑微循环的通畅性，使用内源性对比，即流动血液的磁性，又称动脉自旋标记（arterial spin labeling，ASL）或通过静脉注射钆来确定大脑中血流的减少。ASL 有几个亚型，并且仍在不断发展，因为仍然存在严重的技术限制，特别是对于血管狭窄或闭塞的情况。

ASL 将允许对静脉注射对比剂有禁忌证（如肾衰竭）的患者进行灌注成像，并提供定量的脑血流量（cerebral blood flow，CBF）图[33]。ASL 序列已被证明至少等同于 PWI，并且可用于扩散加权像的不匹配概念[34, 35]。血管选择性 ASL 具有识别侧支流模式的额外优势[36]。尽管如此，这种技术在急性脑卒中治疗中的效用是极其有限的。

第二种技术，PWI 或所谓的"动态磁敏感对比（dynamic susceptibility contrast，DSC）"是用于急性脑卒中环境的技术；扫描需要很短的时间（通常为 90s），但后处理步骤需要一些延迟。该序列基于 T_2^*GRE 技术，因此对静脉内钆产生的动态磁敏感性差异敏感，导致其颅内通道期间的信号丢失（图 5A–5）。产生的灌注参数图的主要问题之一是缺乏使用各种软件包计算参数的数学模型的标准化[37]。在最近的一项研究中，学术程序优于商业灌注软件[38]。这些问题由自动化软件解决方案和脑卒中成像专家联盟解决，例如 STIR[39]。

在实践中，可以从对比剂通过大脑时产生的浓度时间曲线计算出多个灌注参数。大多数这些参数产生"半定量"（相对），而不是"定量"（绝对）灌注值。一般来说，"半定量"措施比"定量"措施需要更少的处理强度[40, 41]。几种数学技术，包括基于所谓"动脉输入函数"信息的"反卷积"，通常用于产生具有生理基础的定量血流动力学指标。参数一般可以分为：①时间图，例如，达到最大值的时间（反卷积后的 T_{max}）、达峰时间（time to peak，TTP）和平均通过时间（mean transit time，MTT）；②脑血流量；③脑血容量（cerebral blood volume，CBV）图。关于 PWI 物

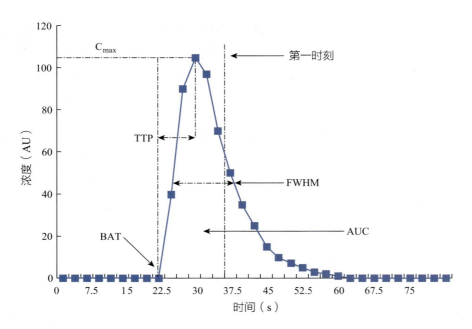

▲ 图 5A-5　脑动态磁敏感加权灌注成像曲线图

对比剂通过大脑通道而获得的动态磁敏感加权灌注成像曲线显示可以从曲线中提取的不同参数，以估计脑灌注的各个方面。FWHM. 半高全宽；第一时刻：曲线沿时间轴的"平衡点"；C_{max}. 最大浓度值（又称峰高）；TTP. 从对比到达 C_{max}（也称为反卷积后的 T_{max}）；BAT. 丸剂到达时间；AUC. 曲线下面积；AU. 任意单位（引自 Dr. Trevor Carpenter，Edinburgh）

理的更多细节超出了本章的范围，可以在几篇关于灌注 MRI 成像技术的结构良好的综述论文中找到[42]。

4. MRI 的禁忌证

患者在进入磁场之前都应进行磁兼容性筛查，但此处提到的关键禁忌证有助于避免不适当的转诊，如大多数（尤其是较旧的）心脏起搏器、颅内动脉瘤夹和人工耳蜗植入物（见 www.mrisafety.com 有关特定制造商的设备和 MRI 兼容性的详细信息），以及明确的眼内金属异物。颅内动脉瘤弹簧圈不是禁忌证。金属假体、眼睛或大脑以外的异物、一些脑室腹腔分流术、一些人工心脏瓣膜和妊娠前 3 个月都是相对禁忌证。MR 部门要提前了解，以便单个患者的情况可以检查并为患者量身定制扫描。言语障碍患者可能需要在检查之前对其眼眶和胸部 X 线片进行检查，以排除任何眼内金属异物和起搏器。

此外，现代金属植入物或设备（如心脏设备，包括心脏起搏器）的一些制造商生产"MRI（有

条件）安全"植入物。使用此类设备的患者通常必须非常谨慎地进行检查。必须严格遵守制造商的指导方针和预防措施（包括磁场强度限制，以及扫描时间和特定吸收率的限制）。在紧急情况下，必须联系制造商。由于急性脑卒中在临床中的紧急工作流程，所有这些关于植入物或体内其他未知、可能是金属异物的细节都无法在短时间内弄清楚，在这种情况下，最好进行 CT。有时，即使对于"MRI 安全"的患者（那些没有 MRI 扫描禁忌证的患者），脑卒中医生也会面临 MRI 扫描仪的临时有限可用性。在这种情况下，建议先对脑卒中患者进行 CT 扫描，并且仅在不清楚的情况下（例如，临床怀疑脑干缺血或未知的脑卒中症状发作）进行简短的 MRI 扫描，仅用 DWI 和 FLAIR 成像以回答这些问题。

随着临床专科对影像科的需求压力不断增加，一些简单的操作可能有助于加快和促进脑卒中患者到 CT 或 MRI 扫描仪的路径，并且维持临床医生和（神经）放射科医生之间的良好关系。

- 始终尽早并尽可能详细地提出 CT/MRI 扫描请求。

- 如果患者无法移动、无法转移或站立，请将他放在手推车上。

- 如果患者无法独立，由于大多数放射科护士很少（并且那里的少数护士越来越多地参与介入程序），当患者在放射科时，派护士护送照顾患者。

- 临床医生和放射科医生之间的良好沟通极大地帮助了这种重要的关系，从而帮助了患者。

- 向放射科医生提供反馈总是值得鼓励的。

- 定期召开临床放射学会议（每周或每两周一次）是建立良好沟通渠道、确保相关反馈并确保所有人有效合作，为患者提供最佳诊疗的一种非常好的方式。

（三）其他脑缺血成像的方法

单光子发射计算机断层成像（single photon emission CT，SPECT）是一种灌注成像技术，其中使用旋转伽马相机或专用 SPECT 扫描仪获得大脑的横截面图像，并通过计算机重建静脉注射放射性同位素后输送的辐射数据。有多种同位素可供选择，如六甲基丙烯胺肟（hexamethyl propylene amine oxime，HMPAO）（Ceretec®），它可以对灌注区域进行成像，因此可以及早识别异常灌注区域，或者 Xenon-133，后者能够定量地测量局部脑血流量[43]。SPECT 可在脑卒中发作后数小时内显示适当的低流量区域，甚至高达 60% 的 TIA 患者在 24h 发病[44]。然而，SPECT 的设备并不广泛，扫描时间也长（20min 或更长），因此躁动的脑卒中患者可能会引起运动伪影问题，而且同位素价格昂贵。

PET 可以显示从葡萄糖代谢到神经受体密度的各种生理过程，从而可以研究大脑的正常工作以及病理学的后果[45]。缺血性脑卒中的 PET 研究提供的证据表明，缺血性半暗带确实存在于人类中，并且半暗带的神经组织可以存活长达 48h[46]。他们还提出大脑区域神经元的脑血流量低于传统上的阈值被认为会产生不可逆损伤（每

100g 脑组织＜9ml/min），并可能能够在溶栓成功再灌注后恢复[47-49]，虽然可能每 100g 大脑不低于 8.4ml/min[50]。使用 ^{18}F- 氟索唑等 PET 示踪剂表明，在给定的缺血性损伤后，白质的存活时间可能比灰质长[51]。对同一患者的 PET 和 MR DWI/PWI 进行比较表明，DWI/PWI 的"不匹配"区域是可行的（脑氧代谢率正常），但氧提取率是可变的[52]，只有一半的患者对应于 PET 定义的"半暗带"（缺血但存活）体积具有不匹配体积。这种可变性有助于解释扩散／灌注不匹配与梗死变化之间缺乏明确的相关性。因此，许多先前的 PET 发现正在被越来越新的 MRI 技术所证实。尽管如此，因 PET 成像设备和同位素非常昂贵，扫描时间较长，患者须保持静止。故 PET 看来仍然是一种临床应用有限的研究工具，至少在脑卒中方面可预见的将来是这样的。

此外，床边成像技术，如近红外光谱（near infrared spectroscopy，NIRS），允许在血管造影和再通过程中连续监测大脑皮质的氧合变化[53]。

判读的 4 个步骤

CT/MRI 判读的主要步骤

(1) 排除颅内出血。

(2) 定义不可逆转损伤的梗死核心和可挽救的缺血半影的位置和范围。

(3) 可视化血管状态、血栓长度和形态，获取侧支循环状态信息。

(4) 分析可能影响治疗决策的进一步信息。

二、第 1 步：排除颅内出血

（一）出血性脑卒中

出血性脑卒中（即原发性脑出血）约占脑卒中的 15%。与缺血性脑卒中相比，此类患者更可能出现整体意识丧失、呕吐和头痛。已知基底节、丘脑、脑干或小脑出血有时延伸至心室系统的患者有未控制的高血压病史，这表明高血压出血（图 5A-6）。此外，重要的是区分出血性梗死、梗死内或梗死周围的点状出血，通常没有广泛的

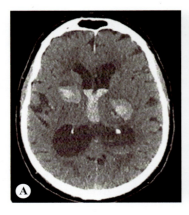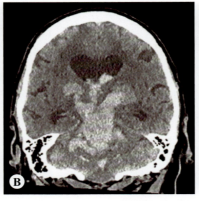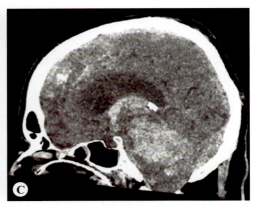

▲ 图 5A-6　非增强 CT 扫描

A. 轴向切片重建；B. 斜冠状重建；C. 矢状重建。右侧基底节、左侧丘脑和小脑半球广泛的急性脑内出血。这些是高血压出血的典型位置。注意血液延伸到脑室

占位效应，以及对周围组织有显著占位效应的大型脑出血。始终建议行 CTA 以检测出血源（如果存在）。

（二）脑出血计算机断层扫描表现

1. 近期脑出血

与正常脑实质（35HU）相比，急性脑出血在非增强 CT 上呈高密度（衰减 / 密度 / 白度更高），通常为 60～90HU[54]。衰减增加立即发生，可能是由血红蛋白含量和静态血液（或凝块）的致密性引起的。一旦血液停止流动，它的衰减就会增加，在 CT 上出现高密度。无论是在蛛网膜下腔、脑实质的血液，还是在阻塞大的颅内动脉、皮质静脉或静脉窦的栓子或血栓中，都是如此。

血凝块的高密度区域通常边界清楚且趋于均匀，一些大血肿中出现血液细胞流体水平除外，这一发现有时与凝血障碍（包括医源性和酒精相关）或脑淀粉样血管病有关[55, 56]。对于脑淀粉样血管病（见后面部分），出血往往很大，而不是斑片状和弥漫性，可能有血液细胞流体水平，并同时或依次发生在多个部位。脑出血通常是外围的（即涉及皮质），并且可能突破到大脑表面。随着时间的推移，脑出血越来越多地被低密度（低衰减）边缘包围，这是由水肿和压缩脑缺血性坏死共同引起的。水肿与血凝块一起产生不同程度的质量效应，这取决于它们的大小和部位，压缩和破坏相邻的大脑结构。如果它们很大，脑出血可通过小脑幕裂孔导致颞叶突出，压迫重要的脑干结构或大脑镰下方的同侧矢状旁皮质，同侧侧脑室受压和对侧侧脑室扩张。有时急性脑出血和梗死中的广泛出血性转化是很难区分的。

2. 所有最近的出血是否都显示在计算机断层扫描上

假设 CT 是在正确的时间范围内进行的，没有明显的伪影并由经验丰富的放射科医生观察，所有大到足以导致临床为明显脑卒中的急性脑出血都会被看到。在一小部分贫血患者中，尽管担心由于血红蛋白含量降低而在 CT 上可能不会出现高密度，但所有脑出血仍然很容易看到[57]。由颅后窝周围致密骨引起的光束硬化伪影使得难以检测该区域的脑出血，这可以通过额外的薄片切片间隔或非常快速的扫描技术来消除。另一个考虑因素是等密度硬膜下血肿（图 5A-7），特别是在没有或几乎没有占位效应的情况下。仔细检查大脑皮质以及它是否到达内部颅骨，可以帮助发现这个实体，并且静脉注射对比剂可能会使血肿的边缘更加明显。

阅片的经验非常重要。当来自不同学科的医生对脑卒中患者的 CT 进行审查时，有相当一部分脑出血被忽视或错误诊断。与（神经）放射科

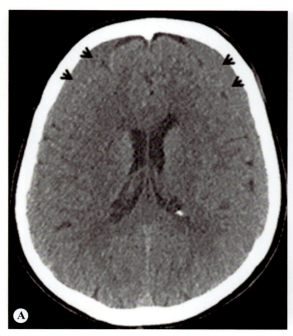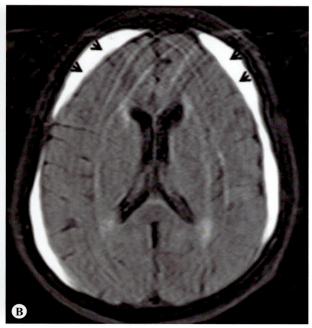

▲ 图 5A-7　患者，女，84 岁，失语 21h，NIHSS 评分为 0

注意双侧亚急性硬膜下血肿（黑箭）在非增强 CT 上是等密度（A），在 FLAIR MRI 序列上清晰可见明亮信号（B）

医生相比，内科医生仅可检测到 17%，神经科医生 40%，普通放射科医生 52%[58]。错误是在某些扫描中忽略了一些明确的出血，并将基底神经节钙化（在老年人中很常见）误认为出血。

如果扫描技术和判读得当，在急性期使用静脉对比剂可能会有所帮助。动脉期（CTA）扫描有助于检测出血源头（如动脉瘤或动静脉畸形）并检测活动性出血（图 5A-8）。临床结果最重要的预测因素之一是脑出血的体积、脑室内血液的存在、Glasgow 昏迷评分（Glasgow Coma Scale，GCS）和患者的年龄。持续出血和血肿扩大通常发生在脑出血的早期阶段，并且与不良预后密切相关。其识别的一个重要标志是 CTA 源图像上可见急性脑出血内的 CTA 静脉对比剂外渗，一种被称为"点征"的标志。Demchuk 及其同事的 PREDICT 研究证实了这一观察结果[59]。

只有在怀疑有静脉卒中或肿瘤出血时才进行静脉期增强 CT。肿瘤出血并不常见，但可能是肿瘤的首发症状。尽管脑出血（如果很大）可能会消除潜在的较小肿瘤的任何迹象，通常有一些

潜在肿瘤的迹象，例如，与没有潜在肿瘤的同龄脑出血相比，低密度区域相对更多。与出血相关（偶尔）的原发性脑肿瘤包括胶质母细胞瘤、少突胶质细胞瘤、淋巴瘤、神经母细胞瘤、脉络丛乳头状瘤和脑膜瘤。伴有出血的继发性脑肿瘤更为常见，但仍然相对罕见，包括黑色素瘤、绒毛膜癌和甲状腺癌、肾癌、肺癌和乳腺癌。如果怀疑有转移灶出血，静脉注射对比剂可能会很有用，因为它可能会在脑部其他部位出现小转移灶，这在非增强 CT 中不可见，从而确定诊断。建议在出血消退后进行 CT 随访，甚至更好的 MRI 造影，最好允许有足够的时间延迟（可能为 2～3 个月），以评估肿瘤或小血管畸形。

- 在 CTA 或 MRA 上没有明显出血源的非典型脑出血，例如，动静脉畸形或动脉瘤，最好用 DSA 进一步明确。
- 如果在急性期无法检测到出血源，则应在 2～3 个月后（出血消退后）进行增强 CT 或 MRI 检查随访，以排除潜在的病理，如肿瘤。

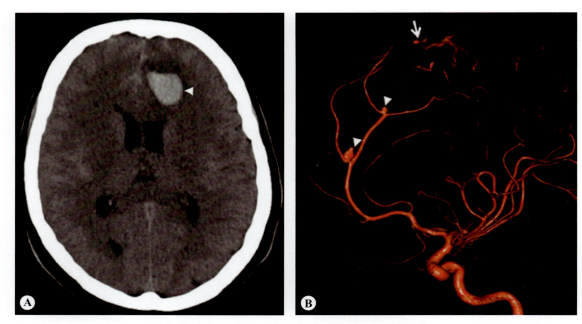

▲ 图 5A-8　患者，女，49 岁，意识水平急剧下降

在非增强 CT（A）上，注意非典型左侧额叶脑出血和液平（A 中箭头）和由于动静脉畸形引起细微的邻近蛛网膜下腔出血（B 中箭），以及大脑前动脉有关的两个与流量相关的动脉瘤（B 中箭头），如图所示 DSA（B）的三维重建

3. 脑出血计算机断层扫描表现随时间的变化

由于血红蛋白分解脑出血的密度随着时间的推移而降低，脑出血可以在 5～7 天与大脑等密度。但是，即使等密度且难以与周围实质区分开来，相关的肿块效应通常也很明显，尤其是对于较大的血肿。脑出血通常在 1～3 周时与正常脑实质相比呈低密度，因此在非增强 CT 上可能会将其与低密度梗死混淆（图 5A-9）。在这个阶段有一个有用的线索是一些脑出血会被薄的高密度边缘包绕（图 5A-10）。

通常，大的脑出血在变为等密度或低密度之前可能会保持高密度数周，而小的脑出血会更快地变为低密度。这就是为什么尽早行 CT 是鉴别小的出血和梗死至关重要的原因[26, 60]。CT 出现太晚的患者可能需要 MRI 来区分缺血性和出血性脑卒中并确定其原因。

4. 血肿出现较晚

脑出血的再吸收通常在数周至数月后完全吸收（取决于脑出血的大小），可能会留下一个含有脑脊液密度的液体狭缝状小腔。小的（<2cm

直径）脑出血可能会消失，完全没有异常。大中型脑出血经常会留下真空效应，例如同侧侧脑室或相邻脑沟的扩大[61-63]。在脑出血变为等密度之后的任何阶段，它可能看起来与陈旧性梗死相同[60]。然而，有两个 CT 特征强烈提示出血而非梗死：①急性脑出血将神经束推开导致的狭缝状形状，当脑出血消退时，神经束塌陷留下一个狭缝状的洞，与梗死相反，梗死会破坏大部分穿过它的纤维束，从而留下一个更圆的洞；②病灶边缘含铁血黄素或类胆红素的高衰减薄边缘，有时称为"假性钙化"[62]（图 5A-10），在 CT 上相当于 MRI 上的低信号（图 5A-14）。

5. 磁共振成像上出血的表现

MRI 上脑出血的出现受血红蛋白分解产物的顺磁特性支配，因此 MRI 信号随时间变化（图 5A-11）。对血红蛋白的氧状态特别敏感的序列可检测脑出血，如 GRE T_2*- 或 SWI 序列。这两个序列在检测急性血液方面至少与非增强 CT 一样敏感[64]。用于弥散加权或灌注成像的平面回波成像序列是次优的替代方案。新渗出的红细胞含有

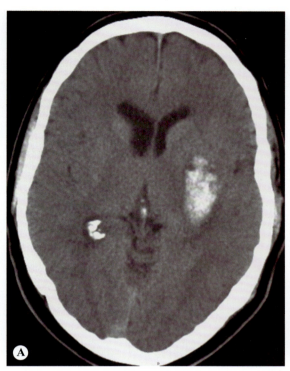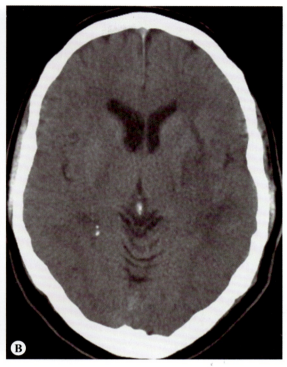

▲ 图 5A-9　CT 扫描脑出血外观随时间的变化

A. 脑卒中发作后约 8h，左侧基底节（大的白色区域）出现高密度病变（新鲜血液）；B. 脑卒中后约 3 周高密度病变已经消失，留下一个低密度的病灶，具有一些持续的占位效应（注意左侧侧脑室的轻微消失），如果没有事先扫描，很容易被误认为是梗死。最终诊断为脑出血；CT 血管造影未发现任何潜在的结构性原因

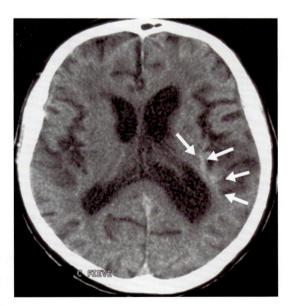

▲ 图 5A-10　CT 上陈旧性出血的表现

该扫描是在突然左侧偏瘫发作 4h 后进行的。患者 10 年前曾有过脑卒中（右侧偏瘫）。注意左侧外侧裂后部的高密度（白色）线性区域（箭）和左侧侧脑室的空泡效应（左侧侧脑室大于右侧）。高密度区域是含铁血黄素，表明先前的脑卒中是脑出血。新的脑卒中病变位于右半球（本节未显示）

氧合血红蛋白，它不是顺磁性的。这导致几乎没有立即的信号变化，虽然病变可能是可见的，但在最初的几个小时内可能很难与梗死或其他一些肿块病变区分开来。在 GRE T_2* 序列或 SWI 上，有时在 DWI 上，病灶边缘可能有锯齿状低信号（低强度）带；然而，它须由经验丰富的（神经）放射科医生解读。在某些情况下，低信号频带很小，如果只进行 DWI，就很容易被忽视。

随着时间的推移，脑出血外观变化的时间过程在不同的序列上可能比最初认为的变化更大[63]。一般来说，模式如下，但会随着使用的序列，以及可能与患者和脑出血相关的因素而变化（图 5A-12）。

• 一旦形成足够的脱氧血红蛋白，脑出血在 T_1 加权像上显示中央暗区（低信号），在 T_2 加权像上显示明显的暗区。

• 由于高铁血红蛋白在红细胞中形成，T_1 加权

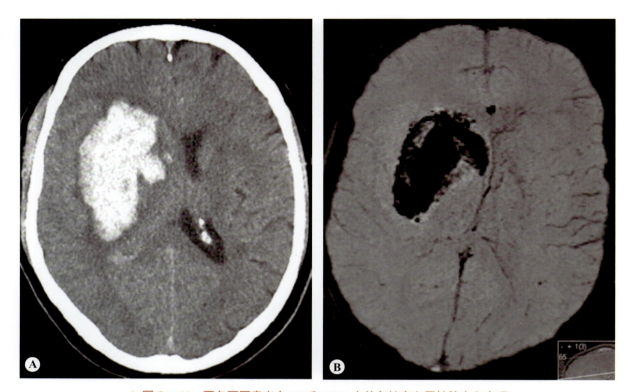

▲ 图 5A-11　两名不同患者在 CT 和 MRI 上的急性高血压性脑出血表现

请注意，急性出血在非增强 CT（A）上呈高密度（亮），在磁敏感 MRI 加权像（B）上呈低信号（暗）

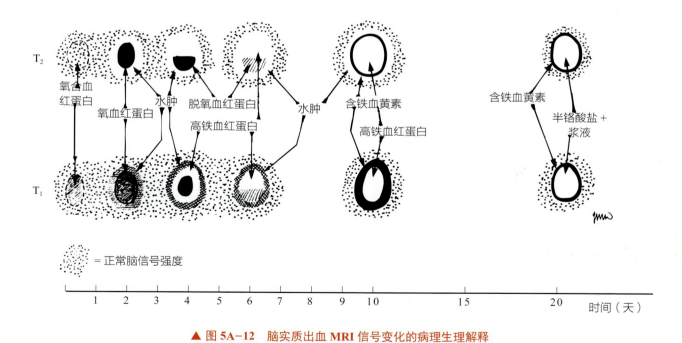

▲ 图 5A-12　脑实质出血 MRI 信号变化的病理生理解释

MRI 上脑实质出血表现的变化图。上排显示 T_2 加权像的典型外观，下排显示 T_1 加权像。正常的大脑由斑点背景表示。在一定程度上，变化的确切外观和时间取决于磁铁的场强。需要记住的最重要的事情是，细胞内脱氧血红蛋白在 T_1 和 T_2 上呈暗色，胞外高铁血红蛋白在 T_1 和 T_2 上呈亮色，而含铁血黄素在 T_1 和 T_2 上呈暗色。原始出血后，含铁血黄素会在血肿边缘持续存在数年

像上的出血变亮，而 T_2 加权像上的出血最初保持黑暗（图 5A-13）。

- 随着红细胞溶解，高铁血红蛋白变成细胞外和脑出血液化，T_2 加权像上的病变变得与 T_1 加权像上一样亮。

- 几周后，T_1 和 T_2 加权像上的病灶中心变亮，T_2 加权像边缘非常暗，T_1 加权像中度暗。

- 最终，T_2 上明亮"洞"周围的暗边（含铁血黄素）是唯一剩下的特征（图 5A-14）。

这些信号的确切时间和程度主要取决于出血位于大脑的哪部分（无论是轴内还是轴外），异常凝血、血细胞比容，以及序列的精确技术，有时还取决于所用扫描仪的磁强度。与传统的 T_1 和 T_2 加权自旋回波图像相比，GRE T_2^* 和 SWI 对血红蛋白分解产物的存在要敏感得多[65]。

最近提出了一种在 MRI 上记忆脑出血信号变化的简化方法（图 5A-15）。

6. 磁共振上是否无限期地可见出血

含铁血黄素是脑出血周围的组织切片中可识别的两种主要血红蛋白衍生色素之一，代表吞噬细胞溶酶体内的铁蛋白胶束的聚集。另一种色素是类胆红素，它在化学上与胆红素相同，并且由于血红蛋白在氧张力降低的环境中分解而局部形成。含铁血黄素是铁磁性的，因此在 MRI 上可见，而血红素没有特殊的磁性，在 MRI 上不可见。因此，含铁血黄素在 GRE-T_2^* 和 SWI

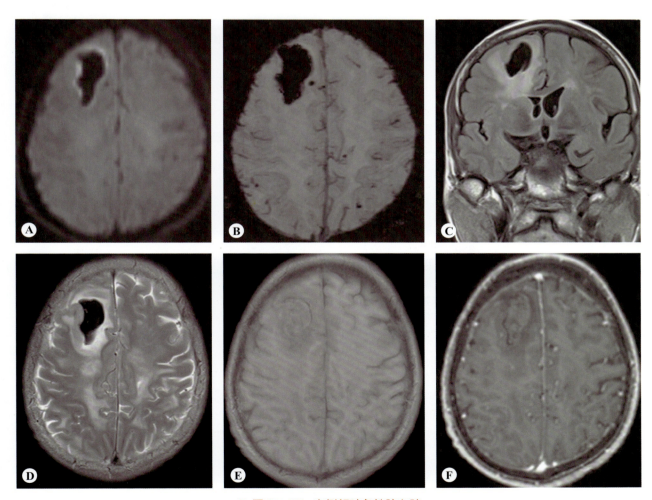

▲ 图 5A-13　右侧额叶急性脑血肿

A. 弥散加权像；B. 敏感性加权像；C. FLAIR；D. T_2 加权像；E 和 F. 对比剂给药前后的 T_1 加权像

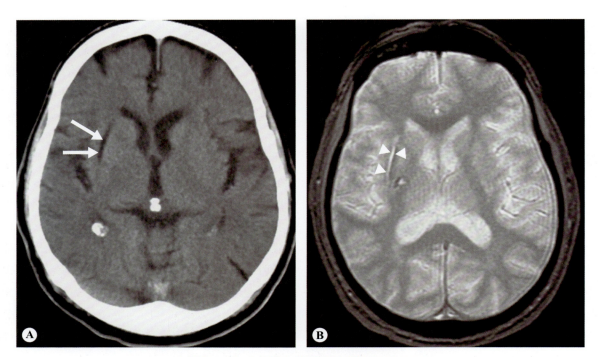

▲ 图 5A-14 1 年前左侧偏瘫患者脑 CT 和 MRI

A. CT 显示右侧基底节（箭）低衰减狭缝状空腔；B. MRI 梯度回波图像显示低信号边缘（箭头），表明含铁血黄素证实病变是脑出血

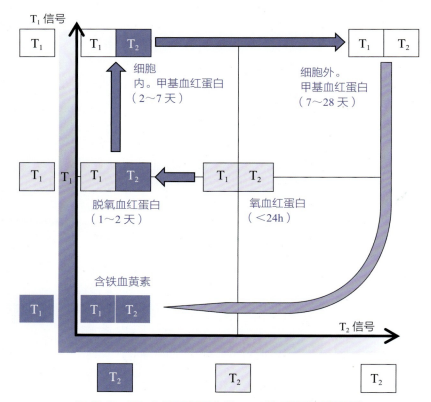

▲ 图 5A-15 血肿逐渐变化的 MRI 信号的发展简化图

改编自 Radiopaedia: https://radiopaedia.org/cases/evolution-of-mri-signal-characteristics-of-intracranial-haemorrhage-diagram

上的沉积在初始出血后的数年内仍然可见，例如在创伤性脑损伤、血管病（如高血压或脑淀粉样蛋白血管病）中的微出血（microbleeds/microhemorrhage）的情况下，或作为表面沉积到脑回面，即表面钙化区域在 GRE-T_2* 和 SWI 上给出类似于含铁血黄素的信号下降，因此可能会引起混淆。较新的定量技术（如定量磁化率映射）可能会在不久的将来解决这个问题[66]。

三、第 2 步：定义梗死核心和缺血半暗带

如果排除了出血，则可以开始寻找缺血性脑卒中的证据。确定不可逆转损伤的"梗死核心"的范围和确切解剖位置，是指导进一步治疗的首要步骤。梗死核心的细胞毒性水肿表现为非增强 CT 上组织密度降低（低密度变薄或低密度），几小时后出现局部肿胀。对于组织含水量每增加1%，观察到组织密度降低 2.6HU[67]。因此，最初超急性期的早期低密度是非常微妙的，未经训练可能会忽略。这种"稍暗的薄壁组织"导致皮质

髓质分化的局灶性丧失，内囊的清晰度模糊，岛状带状皮质的清晰度丧失（图 5A-16）。这些早期缺血的 CT 征象在症状发作后的前 3h 内具有40%～60% 的灵敏度，并且具有特异度、阳性和阴性预测值分别为 85%、96% 和 27%。检测缺血引起的低密度的最早时间约为 45min。

一项对 15 项研究的 Meta 分析中，梗死征象增加了功能不良结果的风险（任何早期梗死征象的 OR=3.11，95%CI 为 2.77～3.49）[68]。直到症状出现后 12～24h 才在 CT 上看到明确的梗死征象是不常见的[69, 70]。此时可以看到梗死引起局灶性肿胀，邻近皮质沟消失，脑室系统受压，以及后来出现中线移位甚至脑疝，尤其是在广泛（所谓的"恶性"）梗死的情况下（图 5A-17）。有时在非增强 CT 上几乎看不到逐渐变化的亚急性梗死，所谓的"雾化"效应（图 5A-18）。

不同血管区域的栓子来源各不相同，最常见的是心脏和动脉来源的组合[71]（图 5A-19）。

在 MRI 上，DWI 是定义梗死核心（infarct core，IC）的工具。DWI 检测到细胞内水分子的

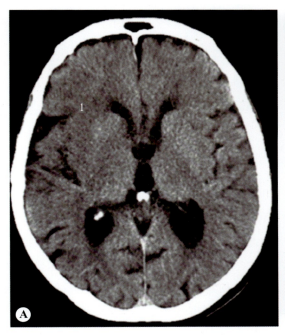
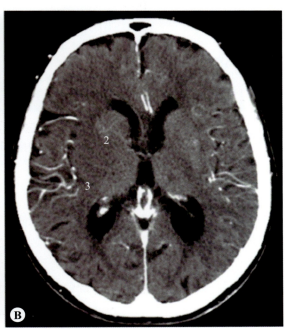

▲ 图 5A-16　非增强和增强后缺血早期 CT 征象

A. 非增强 CT；B. 增强 CT。注意岛带（1）、豆状核（2）和内囊后支（3）的细微低密度和皮质髓质分化丧失。这些变化在增强后图像上更明显

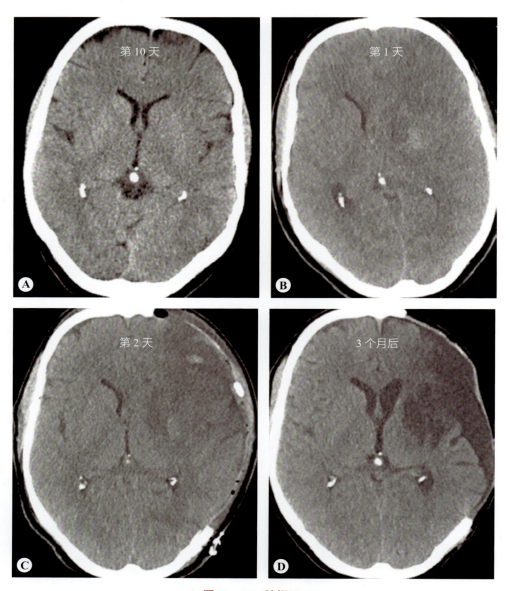

▲ 图 5A-17 脑梗死 CT

A. 缺血的早期 CT 征象在急性期的非增强图像上几乎看不到；B. 注意第 2 天梗死明显肿胀；C. 进行减压开颅手术；D. 3 个月后注意到实质的大量体积损失

运动或扩散受限，从而导致细胞内水增加（细胞毒性水肿阶段）[28]（图 5A-20）。这种受限扩散在 DWI（b1000）图像上被视为明亮信号，在相应的自动计算的 ADC 图上被视为低信号（图 5A-21）。ADC≤620×10⁻⁶mm²/s 已被提议作为识别梗死核心的阈值（灵敏度 69% 和特异度 78%）[72]。DWI 在识别早期缺血性变化和脑干卒中方面比非增强 CT 更敏感[73]（图 5A-22）。

DWI 上梗死的分布、大小和信号强度提供了有关缺血性变化程度和来源的信息（图 5A-23）。

然而，一些扩散受限的区域可能显示出这些变化的逆转，因此被认为是半暗带的一部分，可能处于细胞毒性水肿的可逆阶段[74]。尽管如此，在接受静脉溶栓治疗的病例中，只有不到 1% 的病例观察到 DWI 完全逆转，因此这种现象非常罕见，不会影响治疗决策。大约 2% 的治疗病例

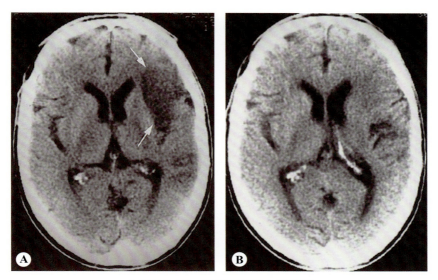

▲ 图 5A-18　脑部 CT 显示"雾化"

A. 右侧偏瘫发作 3 天后，左侧顶叶皮质和邻近白质（箭）出现明显梗死（低密度区）；
B. 在发病 14 天后，由于"雾化"，左前顶叶区域最近的梗死几乎不可见，它现在与正常大脑等密度，没有占位效应

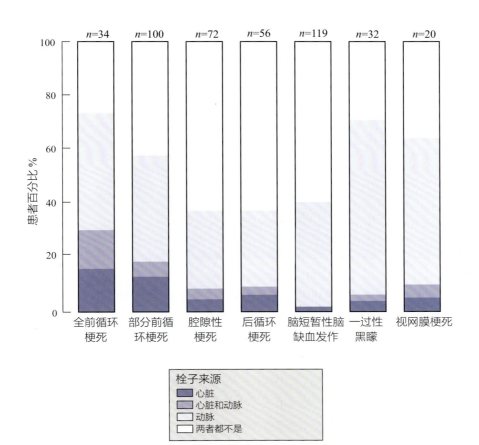

▲ 图 5A-19　不同缺血性脑卒中亚型、眼部和大脑半球短暂性脑缺血发作患者各种栓子来源的频率

引自 Dr. Stephanie Lewis，Edinburgh

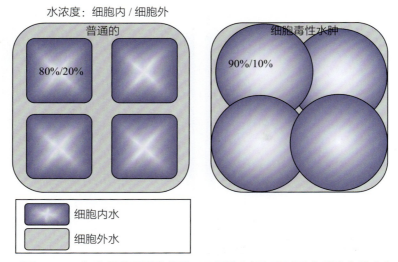

▲ 图 5A-20　与细胞毒性水肿相比，正常状态下细胞内和细胞外水的分布

急性缺血会导致能量衰竭，并且连续更多的水被困在细胞内，导致它们膨胀（细胞毒性水肿）；"划分"

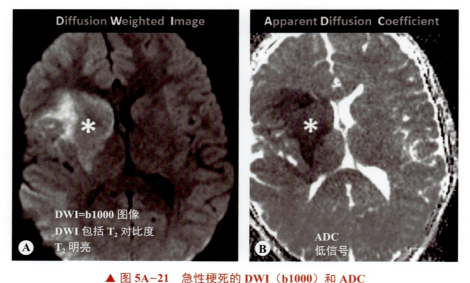

▲ 图 5A-21　急性梗死的 DWI（b1000）和 ADC

A. 急性梗死在 DWI（b1000）图像上显示为明亮信号；B. 自动计算的 ADC 将急性缺血中的"真实"扩散限制显示为低信号区域

可能会出现一过性 DWI 逆转[75]，DWI 可以区分新发急性脑卒中和慢性梗死患者，在这些患者中，尚不清楚神经系统状态恶化是否可能是由于并发疾病导致先前的脑卒中症状暴露或出现新的脑卒中（图 5A-24）。区别基于梗死的 ADC 信号，该信号在第 3~4 天达到最大下降，然后（伪）在第 7~10 天正常化，在慢性阶段进一步增加[76, 77]（图 5A-25）。DWI 和 ADC 信号的变化率因患者而异，取决于血管状态（闭塞、再灌注和侧支循环）（图 5A-26）。

DWI 阴性脑卒中可能在 6%~10% 的病例中更常见于后循环或腔隙性脑梗死[78]。尽管如此，DWI 在检测脑干梗死方面比 CT 具有更高的灵敏度，由于射束硬化伪影，在 CT 上无法检测到脑

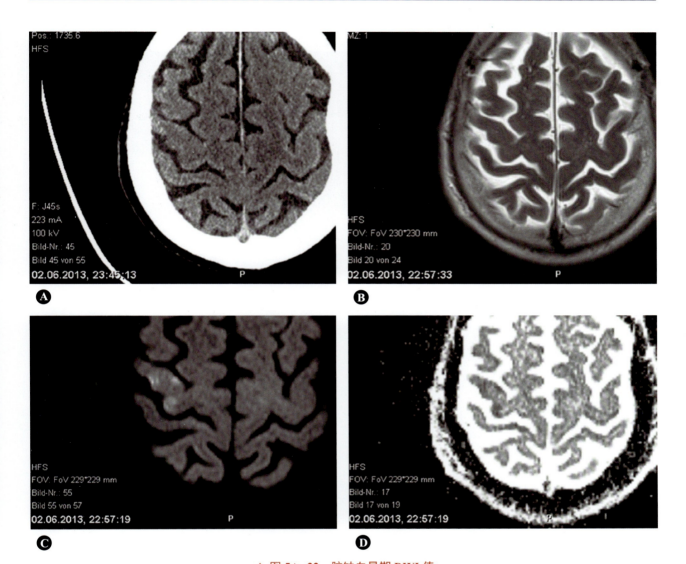

▲ 图 5A-22 脑缺血早期 DWI 值

患者出现左臂麻痹；注意早期 CT（A）虽然在 DWI（C）和 ADC（D）扫描后约 1h 获得，但没有明显异常，显示小的缺血为明亮的 DWI 和低 ADC 信号。T₂ 加权像也是阴性（B）

干梗死。

在非增强 CT 或 DWI 上检测到的梗死核心范围可以通过目测评估，例如，使用 Alberta 脑卒中项目早期 CT 评分（Alberta Stroke Program Early CT score，ASPECTS）[79] 或使用滴定法。对于前循环脑卒中，超过 1/3 的脑卒中发生广泛梗死大脑中动脉区域，体积＞70ml[80] 或在前 3h 内 ASPECTS 评分下降至 7 分或以下是不良临床结果的预测因素，因此会对溶栓患者的选择产生负面影响 [70, 79, 81]。ASPECTS（图 5A-27）是一种评分方法，对于早期缺血性变化的任何证据，从总共 10 分中减去 1 分。通过评估深部基底神经节和皮质下白质中预定义区域的灰白色交界处的损耗来定义缺血性变化。正常的头部 CT 在 ASPECTS 评分上是 10 分。在具有良好、可靠的观察者之间，ASPECTS 评分已被证明在是可重复的 [82]。类似的概念被考虑用于后循环中风。因此，脑干梗死患者尤其是那些影响锥体束，以及影响超过 1/3 小脑半球的大面积梗死（导致第四脑室受压和脑积水）的预后更差 [83]。

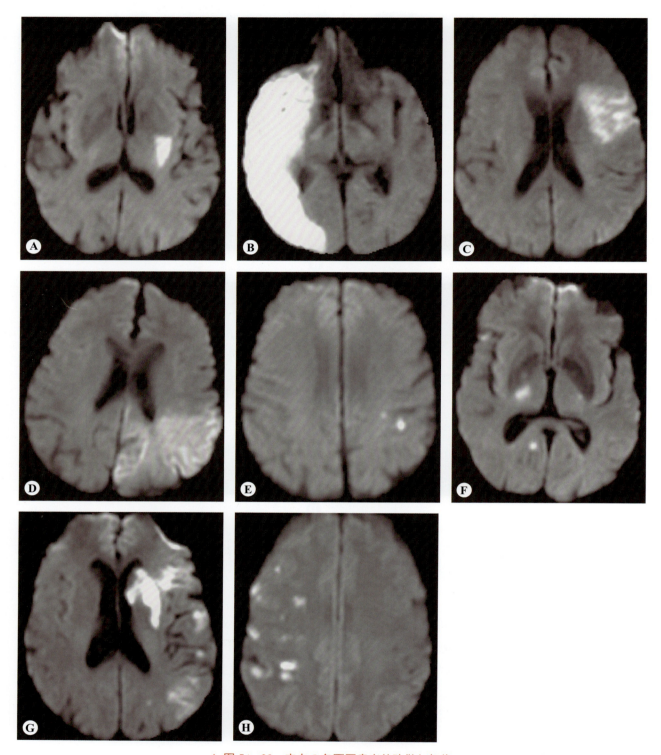

▲ 图 5A-23　来自 8 名不同患者的弥散加权像

这些患者均在脑卒中后 12h 内扫描。注意各种病变大小、分布和信号强度。一些病变定义非常清晰且呈高信号（A 和 B），而另一些病变定义不太明确且仅略微高信号（C、D 和 F）；有些是单焦点的（A 至 D），而另一些是多焦点的（E 至 H）（引自 Dr. Carly Rivers，University of Leeds）

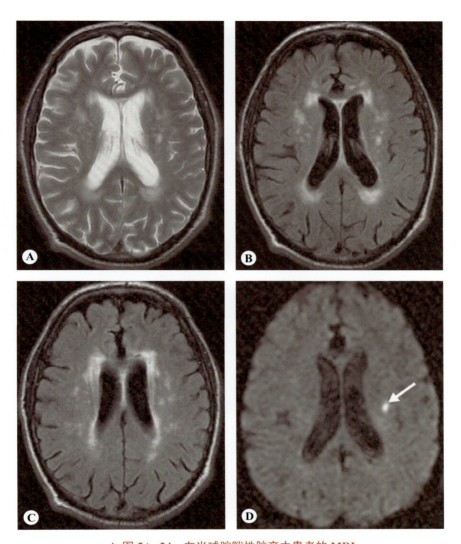

▲ 图5A-24 左半球腔隙性脑卒中患者的MRI

A. T$_2$加权像；B和C. 相邻FLAIR MRI显示双侧侧脑室附近的白质中多个信号增强区域（半卵圆中心）。由于白质疾病如此之多，很难确定哪一种是最近的梗死；D. 但是，在弥散成像中，最近的梗死因信号增加而明显（箭）

我们经常遇到发作时间不明的醒后脑卒中患者。在此类患者中，T$_2$WI/FLAIR MRI上明显的高信号缺血被认为对脑中水含量增加敏感的核心标志物，并表明血管源性水肿，这是在血脑屏障局部破坏后发生的[84]。数据表明，在T$_2$WI和FLAIR上出现明亮信号的梗死可能分别发生在中风发作后6h和4.5h。这个观察1.5T MRI扫描仪更准确[85]。一些作者提出了所谓的"不稳定梗死核心"的概念[86]。如果再灌注，这种梗死核心更容易出现并发症（如严重出血或水肿）。根据

DEFUSE研究[PWI和（或）DWI病变≥100ml]（详见下文）[87]，这种不稳定核心的标准包括FLAIR高强度梗死和恶性错配征。

半暗带成像

缺血半暗带[88]，"处于危险中的组织"代表严重低灌注[脑血流量12～20ml/(100g·min)]可逆性受损的实质遭受神经元沉默，因此也会导致神经功能缺损（图5A-28）。如果及时再灌注，这种功能性损伤可以逆转，否则将会有越来越多的半暗带被吸收到梗死核心。因此，我们需

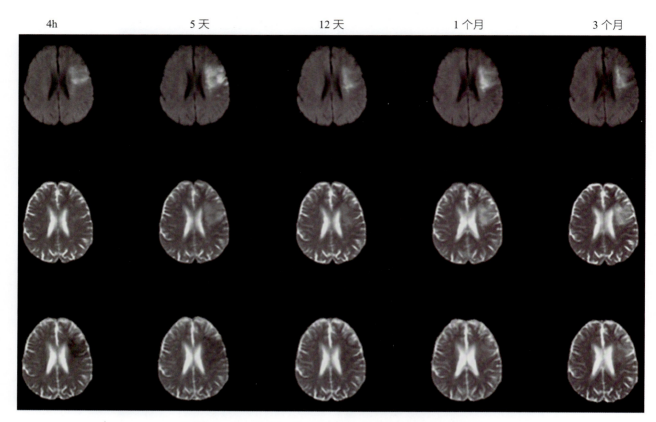

▲ 图 5A-25　DWI、T₂ 加权像和 ADC 信号随时间的演变

磁共振成像上出现梗死。右侧偏瘫后外观随时间变化的典型顺序。第一行：弥散加权像；中间行：T₂ 加权像；底行：ADC。请注意，缺血性病变在 4h 时弥散成像呈高信号（ADC 呈低信号），但在 T₂ 上直到 5 天才可见。另请注意，12 天的扫描表明，由于雾化，病变在 3 个月时远小于其真实范围（引自 Dr. S. Munoz-Maniega, University of Edinburgh）

要将半暗带视为一个动态过程[89]。了解这种可挽救大脑的范围，可能有助于指导急性脑卒中治疗的选择，如溶栓治疗[90]。将梗死核心与半暗带和周围的良性低血症 ["组织无风险"；脑血流量＞20ml/（100g·min）] 区分开来需要应用 CT 或 MR 灌注成像（分别为 CTP 或 PWI）。

半暗带脑血流量减少触发能量依赖性自动调节机制，以维持恒定的脑血流量，实现小动脉和动脉的最大扩张，同时补充侧支，从而导致脑血容量的代偿性增加。这种效应伴随着灌注时间延长（例如，平均通过时间、达峰时间和达最大值时间）（表 5A-1）。在近端动脉闭塞中延长的通过时间导致红细胞在透氧毛细血管中停留的时间更长，从而增加局部毛细血管的氧气提取。当达到最大血管舒张时，氧气提取分数增加。当所有

这些代偿机制在梗死核心失效时，脑血容量下降之后是脑血流量下降、侧支循环不良、组织氧合减少，最后是细胞死亡。因此，脑血容量下降是梗死的标志，并且仅在超急性脑卒中中与弥散受限相关[91]。

CT 和 MR 灌注技术越来越多地用于快速识别具有持续半暗带的脑卒中患者，这些患者被认为是再灌注治疗理想的候选者[7]。但我们必须记住，缺血半暗带是一个动态过程。因此，我们获得的灌注图像只提供了脑灌注不足和缺血的瞬间图像。

许多研究试图确定灌注阈值，以区分活组织和梗死组织。对于 PWI，最近在大型脑卒中试验中使用了延迟＞6s 和＞10s 的达最大值的时间，例如，DEFUSE2，分别定义半暗带和梗死核心的

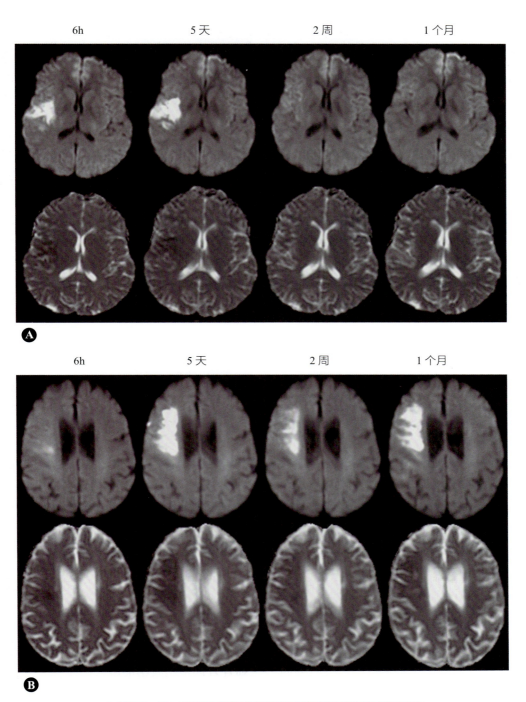

▲ 图 5A-26　弥散加权像中两名患者梗死外观变化率的差异

A. 弥散性高信号（上排）和 ADC 低信号（下排）在 2 周后消退；B. 弥散性高信号和 ADC 低信号仍然存在

阈值[22]。TTP 和 MTT 在确定扩散 / 灌注不匹配方面也是达最大值的时间的良好替代品。在 CTP 中，CBV（梗死核心的阈值为 2.0ml/100g）和平均通过时间（有梗死风险的组织的相对平均通过时间为 145% 的阈值）之间的不匹配定义了缺血半暗带[23]。一项研究只是警告不要使用单一的灌注参数阈值，因为不同的灌注参数可以提供有关缺血组织复杂生理学的互补信息[93]。几乎所有的

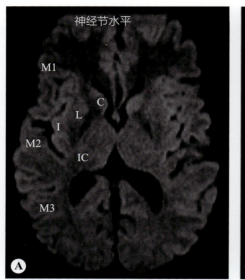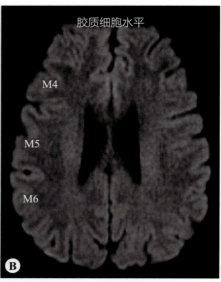

▲ 图 5A-27 Alberta 脑卒中项目早期 CT 评分（Alberta Stroke Program Early CT score, ASPECTS）

ASPECTS 是 10 点定量地形 CT 扫描评分。需要所有可见基底节或节上结构的切口来确定是否涉及某个区域。该异常应该在至少两次连续切割中可见，以确保它是真正的异常，而不是体积平均效应。皮质下结构，包括尾状核（C）、岛状丝带（I）、内囊（IC）、豆状核（L）。皮质区域包括大脑中动脉皮质，其中包含前大脑中动脉皮质（M1）、岛带外侧的大脑中动脉皮质（M2）、后大脑中动脉皮质（M3）；M4、M5、M6 是 M1、M2 和 M3 的前部、侧部和后部大脑中动脉区域，位于基底神经节的头端

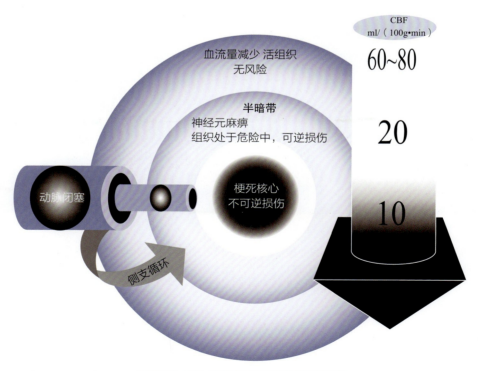

▲ 图 5A-28 脑血流量下降的简化模型

低灌注组织细分为中央梗死核心，周围半暗带被良性供血减少包围

表 5A-1 CT 或 MR 灌注研究中低灌注实质中的关键灌注参数

	时间参数（MTT、TTP、T_{max}）	脑血容量	脑血流量
缺血半暗带	+	+/N	-
梗死核心	++	-	--

（改编自参考文献 [92]）
脑血容量是给定脑容量单位（ml/100g）的血液总量
脑血流量是每单位时间（100g/min）通过给定单位脑容量的血液量
平均通过时间（MTT）是血液通过给定大脑区域的平均传输时间，以 s 为单位。中心体积原则定义为脑血流量＝脑血容量/平均通过时间
T_{max}. 达最大值时间；TTP. 达峰时间
+. 轻度增加；++. 显著增加；N. 正常；-. 轻微下降；--. 明显下降

前循环脑卒中病例都在最初的 3h 内出现不匹配，在最初的 6h 内下降至 75%，发病后 12～18h 下降至 50%[24]。

目前，许多脑卒中中心使用扩散灌注不匹配（diffusion-perfusion mismatch，DPM）概念来定义缺血半暗带区（图 5A-29）。半暗带的存在及其逆转都与改善的临床结果相关。DPM 是 DWI 和 PWI 显示的病变范围之间的差异，可能代表缺血半暗带。PWI 参数达最大值时间＞6s 最常用作

阈值，用于识别严重灌注不足的脑组织，如果不能实现充分的再灌注，这些脑组织可能会发生不可逆的梗死[94]。

如果半暗带（灌注不足）占缺血核心（DWI 上的扩散限制区域）体积的至少 20%，则 DPM 被认为是显著的[34]。

DEFUSE 研究确定了几个 DPM 配置文件。"目标不匹配特征"（小 DWI 病变、大 PWI 病变）是良好结果的预测指标。"恶性不匹配特征"（大

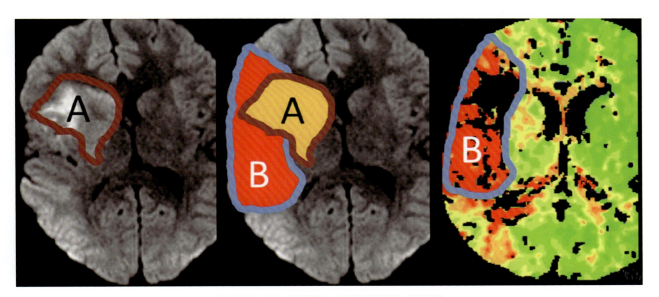

▲ 图 5A-29 "扩散－灌注不匹配"的概念
在这种相当实用的方法中，DWI（区域 A）代表梗死核心，时间灌注图（如达最大值时间或达峰时间）代表显著低灌注区域（区域 B）。这两个区域之间的差异（B-A），即"扩散—灌注不匹配"，代表缺血半暗带区

DWI 病变、大 PWI 病变）与不良结果，以及再灌注后广泛水肿和出血的风险相关。

然而，DPM 概念可能是对缺血性大脑中发生的动态、复杂过程的过度简化，再加上关于如何提取灌注数据的不确定性。越来越多的近期研究表明，没有"明显不匹配"的患者也可能受益于现代脑卒中治疗，不应拒绝再灌注治疗。

可以想象，不匹配方法可用于延长治疗时间窗。越来越多的证据表明半暗带持续到脑卒中后 24h，这可能适合溶栓或其他治疗 [46]。

除了灌注阈值和扩散—灌注失配概念之外，还有其他信息需要考虑到，例如：①已知不同的大脑区域具有不同的缺血敏感性这一事实。敏感性最高的区域包括尾状核、壳核和岛状带，以及额叶的选定区域，包括额中回、中央前回、中央旁小叶和皮质下白质 [91]；②功能强大的大脑区域的战略性梗死，即使很小，也可能比战略性较差的大脑区域的较大梗死对临床结局的影响更大。

- 在非增强 CT 上可以看到梗死的范围，在 DWI 上甚至更好。这种评估是通过视觉评估（目测）或使用 ASPECTS 评分来完成的。
- "不匹配概念"是临床实践中用于快速识别缺血半暗带的实用方法。通常需要灌注 CT 或 MRI 进行评估；然而，可以从 FLAIR 或 SWI 图像中提取几个间接 MRI 征象。
- 脑卒中病因的早期澄清（例如，易损颈动脉粥样硬化斑块或其他可治疗的原因）对于治疗管理至关重要。

四、第 3 步：血管成像

CT 和 MR 血管造影都能有效地可视化颅内和颈动脉，并指导进一步的患者管理（图 5A-30）。以下评论要点很重要。①闭塞部位这是最重要的，因为大血管闭塞会导致严重的神经功能障碍，甚至最终导致不良的临床结局。据报道，颈内动脉远端、大脑中动脉近端和基底动脉闭塞的

死亡率分别为 41.7%~53%[95-97]、27%~78%[98, 99] 和 92%[100]。②侧支循环分析。这一点特别重要，因为软脑膜侧支的丰富程度是最终梗死体积和临床结局的预测指标 [14]。以前的报道表明，神经元丢失的速度很大程度上取决于侧支的状态，侧支可以在闭塞开始后的数小时内保持稳定的半暗带 [101]。③必须记录串联闭塞或狭窄以及潜在的动脉病变、血管炎；④必须记录可能影响血管内介入技术的解剖变异或其他特性（例如，动脉襻、成角的动脉起源）。

由于现代多排 CT 扫描仪的螺旋采集，CTA 是一种更广泛使用、更快速的技术。虽然 MRA 技术，即 TOF-MRA 和 CE-MRA 需要更多时间，但它们提供的诊断结果与 CTA 相当，而 TOF 不依赖于静脉注射钆的优点。表 5A-2 中将 CTA 与 MRA 的优势与 DSA 的优势进行了比较。

（一）动脉夹层

文献回顾表明，MRI 和 MRA 等 MR 技术在诊断颈动脉和椎动脉夹层方面与 CTA 技术相对相似 [102]。脂肪抑制 T_1 加权 MRI 仍然是动脉夹层病例中显示高信号（明亮）壁血肿的固定序列 [30]（图 5A-31）。在超急性病例中，附壁血肿在这些 T_1 图像上不会显得清晰明亮。在这种情况下，建议添加 T_2 加权脂肪抑制系列，以帮助识别或排除附壁血肿 [31, 102]（图 5A-32）。在分析解剖时，最重要的是评论关于夹层是否延伸到硬膜内，从而造成蛛网膜下腔出血的风险。动脉闭塞远端的动脉壁增强，即所谓的"颈动脉环征"可以表明最近（<1 周）动脉闭塞 [103]。动脉夹层导致受累血管显著狭窄或闭塞可能导致缺血性脑卒中。解剖的演变如图 5A-33 所示。

（二）血栓 / 血栓成像

血栓可以在 CT 平扫上显示为动脉中密度增加（衰减或白度），代表所谓的"致密动脉征"，这是缺血性脑卒中的早期间接征兆 [67-69]。它主要见于颅内动脉的较大近端段，包括大脑中动脉的 M1~M2 段或基底动脉 [70, 71]、大脑后动脉 [72, 73]。

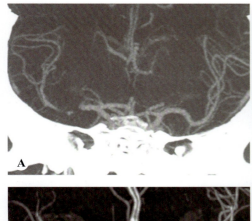
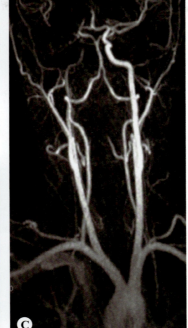

◀ 图 5A–30　不同患者的右侧大脑中动脉脑卒中
一名患者的 CTA 冠状面重建（A）和 TOF-MRA 的三维重建（B）显示 M1 段闭塞。在另一名患者中，CE-MRA（C）显示右侧颈内动脉和大脑中动脉闭塞

表 5A-2　脑卒中成像中使用的横断面血管造影技术的优缺点		
	MRA	CTA
优点	• 没有静脉注射对比剂（仅限 TOF） • 从主动脉弓到颅内血管的血管成像（CE-MRA）	• 广泛可用，快速 • 灵敏度接近 DSA • 量化血管疾病负担（如狭窄程度、凝块长度、斑块特征） • 没有流动或运动伪影
缺点	• TOF 对流动和运动伪影敏感 • TOF 高估狭窄 • CE-MRA 依赖于静脉注射对比剂；然而，CE-MRA 的过敏反应和肾源性系统性纤维化的风险低；对比剂肾功能不全的毒性 • MRI 的禁忌证（如金属、设备、幽闭恐惧症）	• 依赖于静脉注射对比剂；过敏反应风险，肾毒性 • 辐射暴露 • 没有关于血流速度或方向的信息

改编自参考文献 [31, 92]

有几种情况可能类似于"致密动脉征象"，包括血细胞比容增加、脱水和血管钙化，例如动脉粥样硬化[76]。与对侧或其他脑动脉相比，这种动脉密度增加的不对称性通常有助于增加该标志的敏感性（图 5A-34）。总的来说，这是非常具体的[68]；然而，在 PROACT 试验中，只有约 1/3 的大脑中动脉分支闭塞患者在血管造影中观察到致密的大脑中动脉征，其灵敏度约为 33%[77]。最近的 CT 研究表明，对超过 8mm 的血栓（在普通 CT 上被视为"致密动脉征"）进行静脉溶栓治疗，没有机会成功地使动脉再通[104]。

由于其顺磁效应，血栓在 MRI 的 T$_2$* GRE

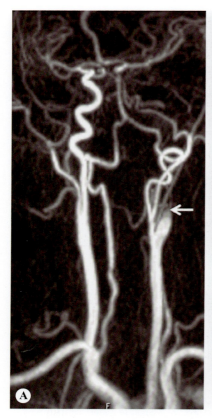
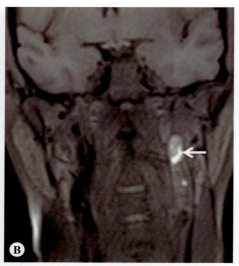
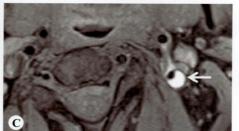

▲ 图 5A-31　颈动脉夹层典型病例

A. CE-MRA 显示左侧颈内动脉火焰状闭塞（箭）；B. 冠状面有明亮的附壁血肿（箭）；C. 轴向脂肪抑制的 T_1 加权像

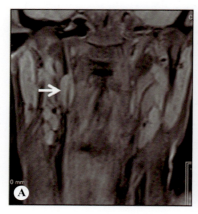
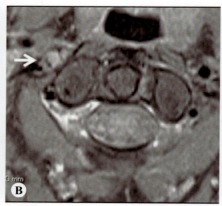
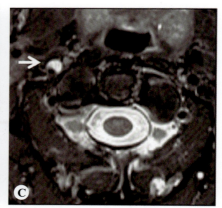

▲ 图 5A-32　右颈动脉夹层

A. 右颈动脉夹层的新鲜附壁血肿（箭）在冠状和轴向上几乎没有描绘；B. 脂肪抑制的 T_1 加权像与相邻软组织的信号几乎相同；C. 血肿在脂肪抑制的 T_2 加权像上最清楚

序列上清晰可见，表现为卵形或管状信号丢失区域（图 5A-34）。SWI 序列进一步加剧了这种磁场效应。Haacke 及其同事将这项技术引入临床实践，在检测颅内动脉血栓方面非常强大，对大脑中动脉闭塞的灵敏度高达 97%[105]。SWI 提供了

关于血栓长度和配置的（如直的、弯曲的、分支的）；这有助于指导和规划血管内介入治疗。已经表明，使用机械血栓切除技术进行再通的成功不取决于血栓的长度，而是取决于血栓的构造[106]。仅 7% 的大脑中动脉脑卒中在 SWI 上观

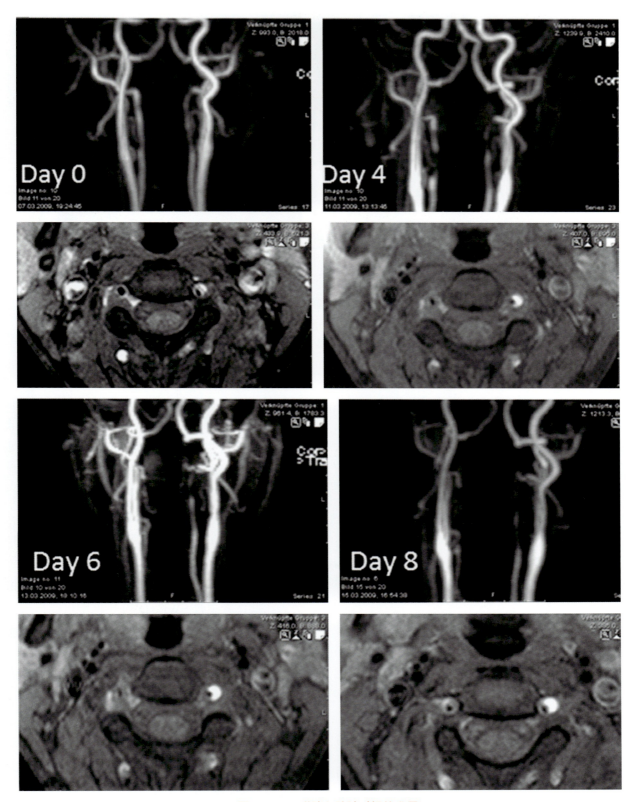

▲ 图 5A-33　附壁血肿随时间的发展

这里使用椎动脉的双侧解剖来说明。上排描绘了 CE-MRA 的管腔变窄，最下面一行描绘了脂肪抑制 T_1 加权像上的双侧附壁血肿。请注意在这短时间内管腔逐渐变窄

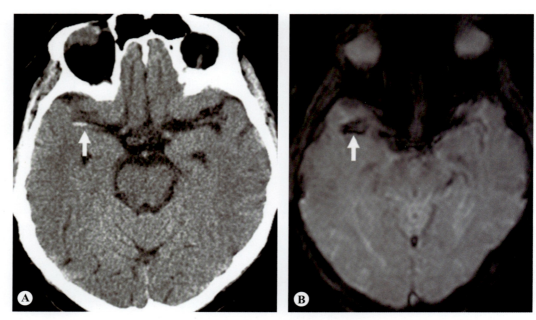

▲ 图 5A-34　T₂*GRE MRI 序列和 CT 显示的血栓

A. 右侧 M1 段的闭塞血栓（箭）在非增强 CT 上显示为高密度结构；B. 在 T₂* GRE MRI 序列上显示为黑色。后者是 PWI 采集源图像的一部分

察到急性脑卒中阶段存在多个或碎片血栓，这意味着我们通常必须处理一个单一的闭塞血栓[107]。然而，有多个或碎片血栓的病例临床预后稍差，可能是由于较差的侧支。MRI 上可见动脉血栓/栓子在 FLAIR 图像上为明亮（高强度）信号[108]（图 5A-35）。

> • 强烈建议在脑卒中患者的初始影像学评估期间进行血管成像（CTA、MRA），特别是对于血管内再通的候选者。应获取头颈部 CTA/MRA 以确定脑卒中机制并预防未来的脑卒中。
> • CT 或 MRI 上凝块/血栓评估，包括对其位置、形态和长度的评估，对于规划治疗和决定静脉内治疗和血管内治疗至关重要。

（三）其他"船舶标志"

SWI 不仅能描绘血栓，还能显示额外的相关血管征象。缺血组织中的氧提取增加，包括半暗带导致脱氧血红蛋白的局部增加，进而导致所谓的血氧水平依赖性（blood oxygen level-dependent，BOLD）效应，该效应通常用于功能性

MRI 技术。在急性大血管闭塞 SWI（以前称为"静脉 BOLD"成像）中，在低灌注区可见突出的低信号静脉。这些在深部白质（"刷子征"）中可见于外周（"皮质血管征"或"软脑膜血管的异常可视化"）。两者统称为"多个低信号血管区域"（图 5A-36）。

在 SWI 广泛用于临床脑卒中 MRI 常规之前，T₂* GRE 成像描述了相同的发现，在完全再通后观察到皮质血管征的逆转，并与良好的结局相关。一些作者主张 SWI＞DWI 不匹配可能指示半暗带，因此不需要 PWI＞DWI 不匹配；然而，这一发现无法得到其他研究小组的证实[109]。FLAIR 高信号分支也可代表缓慢或逆行侧支血流，称为"常春藤征"，通常表明近端动脉闭塞，被认为是与 MRI 上较小的缺血性病变体积和较轻的临床相关的有利预后标志[108]（图 5A-37）。

（四）对侧支成像

急性缺血性脑卒中的突然症状发作只是血管闭塞发作的近似表现。在脑血流量一定阈值以下观察到临床症状。在脑血流水平高于导致不可逆

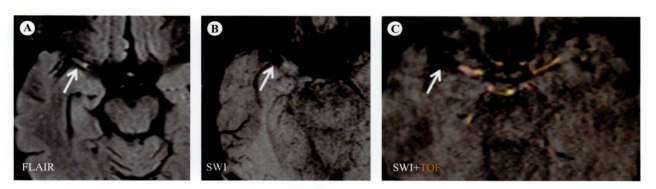

▲ 图 5A-35　描绘 MRI 上显示的凝块 / 血栓
A. 血栓在 FLAIR 上被视为亮信号；B. 在 SWI 上具有暗信号；C. 融合 SWI 和 SWI 图显示 TOF 上的流量信号消失

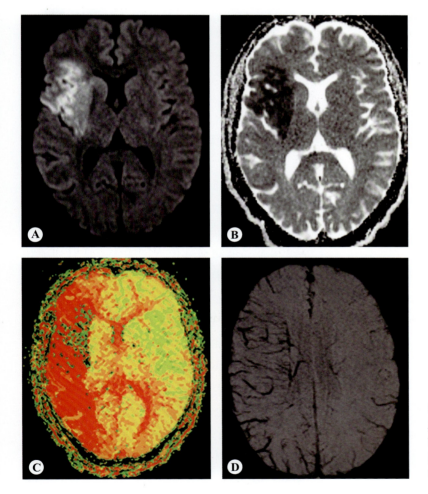

◀ 图 5A-36　SWI 上突出的皮质静脉
典型的右侧大脑中动脉脑卒中，DWI 上弥散改变（A），ADC 图上弥散受限（B），灌注图 TTP 上广泛低灌注（C）。注意低灌注区域SWI（D）上突出的深色皮质静脉

梗死的水平时，可能需要数小时才能发生梗死，因为组织活力取决于多种因素，包括脑血流下降的程度和持续时间、侧支的状态以及受影响的大脑区域的耐受性。

因此，侧支血流是决定血管闭塞后症状发作的关键因素。侧支循环努力维持缺血半暗带并保护低灌注的大脑区域免受不可逆的缺血。良好的侧支循环与更大的再灌注、第 7 天更好的中

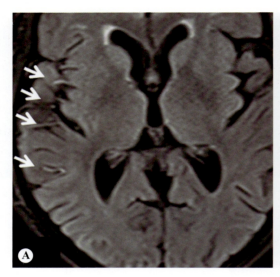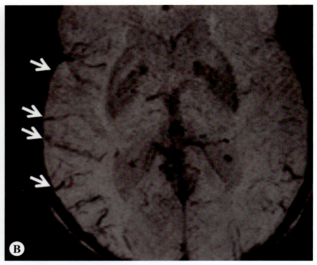

▲ 图 5A-37　灌注不足区域的血流变化

灌注不足区域的血流变化可以通过 MRI 灌注以外的其他 MRI 技术间接描述。A. 在 FLAIR 上，缓慢血流被视为远端动脉分支（箭）的明亮信号；B. 在 SWI 上，增加的脱氧血红蛋白导致受影响区域的皮质静脉（箭）信号下降

位 NIHSS 评分和第 90 天更好的改良 Rankin 量表评分相关。相反，不良侧支循环与症状性出血相关。如果没有立即发生再灌注，侧支最终会失效 [92, 110-112]。

侧支血管因人而异。侧支吻合的主要部位包括：①颅外和颅内大动脉之间的交通；②大脑动脉环；③维持皮质灌注的软脑膜侧支。在严重动脉狭窄和闭塞的情况下，侧支网络通过分流和逆行血流向受影响的区域供应血液 [113]。

- 侧支供血和缺血半暗带是动态过程，而成像仅提供了这一复杂病理生理过程的瞬时图像。
- "时间就是大脑"，但侧支循环决定了节奏 [114]。

由于侧支血管的结构高度复杂，且通常口径较小。侧支血管成像的黄金标准仍然是传统的 DSA。然而，DSA 是一种侵入性且冗长的诊断程序，可用性有限。因此，它作为一线血管成像技术并不实用 [115]。最常用的侧支分级量表是美国介入和治疗神经放射学会（American Society of Interventional and Therapeutic Neuroradiology，ASITN）和介入放射学会（Society of Interventional

Radiology，SIR）提出的 ASITN/SIR 侧支分级系统。它是一个 5 级量表（0= 最差，4= 最好）。分级如下。

- 0 级，缺血部位无可见侧支。
- 1 级，局部缺血部位周围的侧支血管血流缓慢，存在一些缺损。
- 2 级，局部缺血部位周围的侧支血管血流快速，存在一些缺损，并且仅到达部分缺血区域。
- 3 级，侧支血管血流缓慢但血管造影显示在静脉后期缺血床完整。
- 4 级，快速和完整的侧支血液通过逆行灌注流向整个缺血区域的血管床 [116]。

几种非侵入性方法已经发展以此来评估侧支，例如，应用于 CTA 采集源图像的评分系统。评分等级如下：0 级，无侧支充盈；1 级，侧支充盈 ≤50%；2 级，侧支充盈 >50% 但 <100%；3 级，低灌注区域 100% 侧支充盈 [14]。然而，这种使用 CTA 或 MRA 进行的传统静态或单相 / 寡相成像低估了侧支的质量。多相 CTA 是一种较新的技术，可以进行与传统 DSA 相当的动态流量评估 [112, 117, 118]。多相 CTA 在 ESCAPE 研究中的临床效用已经过测试，具有良好的评估者间信度 [118, 119]。此外，

普通 CT 上的低 ASPECTS 评分反映侧支循环等级低，如用于取栓治疗的 Solitaire 支架（Solitaire With the Intention for Thrombectomy，SWIFT）[111] 和脑卒中介入治疗Ⅲ（IMS Ⅲ）试验[110, 120] 中所述。

如前所述，在 FLAIR 图像上，闭塞部位远端的高信号（明亮）动脉分支的出现表示侧支血流缓慢或反向，这被认为是侧支血流存在的可靠标志，因此是较小的梗死体积和更好的临床预后相关的标志[108, 121]（图 5A-37）。已经发现由于脱氧血红蛋白与氧合血红蛋白的比率，软脑膜侧支循环的分级与急性缺血性脑卒中时 SWI 皮质静脉显著的低信号（暗）的程度相关。因此，广泛突出的皮质静脉与软脑膜侧支不良相关，反之亦然[109]。

（五）血管内治疗的患者选择（动脉机械取栓术）

临床上排除颅内出血后，如果症状发作少于 4.5h，可开始静脉注射 tPA。接下来的步骤是评估患者是否有资格进行血管再通，例如用于大血管闭塞的机械取栓术。这种血管内治疗的纳入标准是从成功的血管内取栓试验和介入医师的经验中推断出来的。2015 年发表了几项积极的血管内随机临床试验的结果，包括荷兰急性缺血性脑卒中血管内治疗的多中心随机临床试验（Multicenter Randomized Clinical Trial of Endovascular Treatment for Acute Ischemic Stroke in the Netherlands，MR CLEAN）[122]，小梗死灶和前循环近端闭塞的血管内治疗强调最小化 CT 到再通时间（Endovascular Treatment for Small Core and Anterior Circulation Proximal Occlusion With Emphasis on Minimizing CT to Recanalization Times，ESCAPE）[118]，延长紧急神经功能缺损的动脉机械取栓的时间（Extending the Time for Thrombolysis in Emergency Neurological Deficits-Intra-Arterial，EXTEND-IA）[17]，以机械取栓术作为主要血管内治疗的 Solitaire 支架（Solitaire With the Intention for Thrombectomy as PRIMary Endovascular Treatment，SWIFT PRIME）[123]，

Solitaire FR 装置与最佳药物治疗在症状发作后 8h 内出现前循环大血管闭塞引起的急性脑卒中的随机试验（Randomized Trial of Revascularization With Solitaire FR Device Versus Best Medical Therapy in the Treatment of Acute Stroke Due to Anterior Circulation Large Vessel Occlusion Presenting Within 8 Hours of Symptom Onset，REVASCAT）[124]。根据这些试验的结果，2015 年更新的 AHA/ASA 指南包括对应该接受血管内介入治疗的患者的建议：18 岁或以上的患者；基线改良 Rankin 量表评分为 1 或更低，NIHSS 评分为 6 或更高，颈内动脉或 M1 闭塞并接受 tPA，以及 ASPECTS 为 6 或更高；并在症状出现后 6h 内开始治疗（Ⅰ类；A 级证据）[125]。此外，有禁忌证的患者静脉溶栓治疗（例如，抗凝治疗的患者，或 tPA 后无改善或 tPA 后因脑卒中早期复发而出现早期临床恶化的患者）应考虑进行动脉内机械取栓术。

目前，许多具有广泛血管内专业知识的综合性脑卒中中心考虑在前循环脑卒中症状出现后 12h 内进行血管内介入治疗，对于后循环脑卒中最多在 24h 内进行血管内介入治疗。几项正在进行的随机临床试验 [阿替普酶静脉溶栓在 MRI 选择的患者中的Ⅱa 期安全性研究（A Phase IIa Safety Study of Intravenous Thrombolysis With Alteplase in MRI-Selected Patients，MR WITNESS）、DWI 或 CTP 评估与临床不匹配的醒后脑卒中和进行神经干预的迟发性脑卒中（DWI or CTP Assessment With Clinical Mismatch in the Triage of Wake-Up and Late Presenting Strokes Undergoing Neurointervention，DAWN）和 DEFUSE 3]，评估了基于图像的患者选择以延长治疗窗口的可行性。DAWN 最近已发表，支持基于影像的对患者选择进行治疗。在 6~24h 前最后一次知道身体状况良好且临床症状与梗死不匹配的急性脑卒中患者中，动脉取栓术加标准治疗的 90 天残疾结局优于单独标准治疗[126]。

美国神经放射学会、美国放射学会和神经介入外科学会的联合声明推荐了 3 种可能的主要血管成像策略 [127]。
1）CT 平扫伴有主动脉弓到顶点的 CTA，有或没有 CT 灌注。
2）CT 平扫和 DSA。
3）MRI（DWI、FLAIR、GRE/SWI，有或没有灌注加权 MRI 和动脉自旋标记），有或没有 MRA。
在这 3 个选项中，第一个选项是选择血管内再通治疗的首选策略，因为 CT 快速、相对便宜且广泛可用 [128]。

五、第 4 步：可能影响治疗决策的更多信息

"微出血"是在基于 GRE 的 MRI 序列（如 GRE 或 SWI）上看到的脑实质中小的慢性出血，不表现为局灶性神经功能缺损。尽管通常被认为在临床上为"静止性"，但它们与认知障碍有关，即使在调整了白质病变的数量后也是如此 [129]。这些含铁血黄素沉积物表明先前的出血通常继发于高血压和脑淀粉样血管病（cerebral amyloid angiopathy，CAA）。CAA 中的微出血通常位于外周，有时伴有浅表铁质沉着症。CAA 常表现为脑叶出血，脑叶出血好发于枕叶和小脑或蛛网膜下腔出血 [130-132]（图 5A-38）。

基底节、脑桥和小脑的深部微出血通常可归因于高血压。这种含铁血黄素沉积也与腔隙性脑卒中特别相关 [133]，这表明它们可能具有共同的血管病理学。微出血可能与脑小血管中的纤维玻璃样变性和淀粉样血管病有关 [134]。患有以下疾病的患者微出血表明脑出血的风险增加 [135]：脑白质疏松症 [136]、既往有缺血性 [137] 或出血性脑卒中病史 [138]、脑梗死的出血性转化 [139]、抗血栓药物和可能的溶栓药物 [140, 141]。

数年来，急性脑卒中 MRI 上可见的脑微出血（cerebral microbleed，CMB）是否会增加脑出血风险或静脉溶栓和（或）动脉内治疗后预后更差的问题仍未得到解决。使用 SWI 对 392 例患者进

行了有关该主题的新研究。在大约 20.2% 的患者中检测到微出血。有症状和无症状的脑出血分别发生在 5.4% 和 19.1% 的患者中，其中 15.6% 的出血发生在梗死区内，8.9% 发生在梗死区外。微出血的存在及其负担、主要部位及其推测的发病机制都不会影响有症状或无症状脑出血的风险。随着微出血负担的增加，梗死区以外的脑出血风险仅略有增加。仍然可以得出结论，微出血的存在不是溶栓的禁忌证 [142]。

此外，在患有高血压或淀粉样血管病的患者中常见的白质疏松症或白质脑病，也常见于脑微出血患者和脑卒中患者。一项针对 292 名患者的研究表明，白质病变的严重程度独立地预测了接受动脉溶栓治疗的患者的临床结局和生存率。动脉内溶栓后有症状的脑出血与白质病变无关。因此，不应将白质病变视为动脉内治疗的禁忌证 [143]。

六、先进的磁共振技术和脑卒中成像的新概念

已经为急性脑卒中实施了几种额外的 MRI 工具。

（一）快速脑卒中成像

MRI 技术的最新进展允许更快的急性脑卒中采集方案。最近，一个研究小组提出了一个 6min 的多模式 MR 预案。据作者介绍，该技术提供了良好的诊断质量，这对于评估急性缺血性脑卒中患者是可行的，并且与多模式计算机断层扫描方案相比可以显著缩短扫描时间。几个序列（如 FLAIR 和 GRE）使用了快速回波平面成像方法。该方案中省略了 TOF-MRA [144]。最近，MRI 制造商承诺用他们更新的硬件和软件提供 5min 的预案。

（二）功能磁共振成像

功能磁共振成像（functional MR imaging，fMRI）技术基于传统上所谓的 BOLD 技术。BOLD-MRI（有时称为"MRI 氧成像"）依赖于顺磁性的脱氧血红蛋白的磁化特性，并指示急性

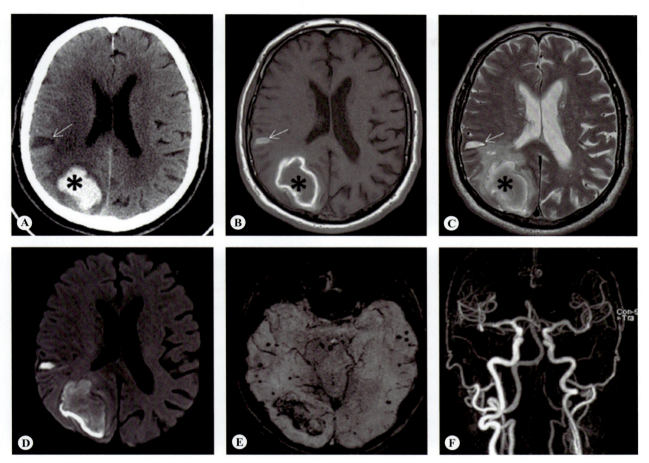

▲ 图 5A-38 伴有微出血和复发性脑叶出血的脑淀粉样血管病

71 岁男性因右侧急性顶枕部脑出血（星号）出现左侧偏盲，非增强 CT 显示高密度（A）。脑出血在 MRI 上处于早期亚急性期，在 T_1（B）上信号相当低，在 T_2（C）上信号亮。请注意，另一个较晚的亚急性脑出血腹侧（白箭）在非增强 CT 上呈低密度，在 MRI T_1 加权像和 T_2 加权像上呈高信号。DWI（D）对两种出血都很敏感。SWI（E）显示位于外围的微出血，被视为黑点。CE-MRA（F）显示没有出血源

脑缺血中氧提取分数（oxygen extraction fraction, OEF）的变化。缺血半暗带的特征是脑血流量降低和 OEF 升高。如果在 OEF 降低之前发生再灌注，则可以挽救组织。BOLD-MRI 的所有技术变体都能够将升高的 OEF 检测为 T_2 和 T_2* 图像上的强度降低[145]。脑血流量动态可以通过静息态功能磁共振成像（resting-state fMRI，rsfMRI）进行评估。这种技术不需要患者的互动。此外，可以提取有关 BOLD 信号时间延迟的信息并用于评估灌注不足，这种技术目前需要大约 6min 的采集时间，因此不适合紧急成像[146]。rsfMRI 信号，所谓的"低频波动幅度"在梗死核心、半暗带和

正常脑组织中存在显著差异[147]。该技术还被应用于通过测量功能连接性来研究脑卒中后大脑网络功能组织的全局变化[148]。

（三）使用磁共振波谱的代谢成像

1. 磁共振波谱

磁共振波谱（magnetic resonance spectroscopy, MRS）是一种至少使用了 30 年的技术。它可以证明体内缺血组织的代谢变化，特别是氢、磷酸盐、碳、氟和钠的代谢[149, 150]。N- 乙酰天冬氨酸（N-acetyl aspartate，NAA；被认为是"正常神经元"的标志物）、肌酸和磷酸肌酸、含胆碱化合物、乳酸和 pH 值均已在脑卒中患者中进行了测

量[150, 151]。NAA 在梗死核心和半暗带通常较低。低灌注组织中的乳酸升高，而高氧时梗死核心中的乳酸不会逆转，而高氧时半暗带会显示乳酸的逆转[152]。MRS 可以由单个体素执行，其中一个小立方体积的大脑，通常为 8cm³ 是采样或通过化学位移成像技术，其中同时获得大脑切片的光谱。这些技术的细节超出了本章范围，但是有很好的评论描述了每种技术，稍后会详细介绍。两次扫描的采集时间长达 10min，因此不适用于患有脑卒中的急躁急性患者，也不适用于急性临床环境。一些研究小组将 MRS 应用于亚急性和慢性缺血[153]。

2. 体素内非相干运动成像

体素内不相干运动成像（intravoxel incoherent motion imaging，IVIM）是一种相对较新的 MRI 技术，用于在 3T 扫描仪上评估脑灌注，无须应用静脉注射钆。在生物组织中，运动包括水的分子扩散以及毛细血管网络中的微循环。IVIM 使用具有多个 b 值的扩散加权像（通常为 10~16 b 值，从 0 到 900s/mm²）和双室信号模型来测量由其引起的所谓的血液伪扩散通过微血管网络。提取的参数包括灌注分数（f）、扩散系数（D）和伪扩散系数（D*）。采集时间约为 3min[154]。

3. 扩展半暗带模型和毛细血管传输时间异质性梗死核心灌注状态的新概念

Ostergaard 及其同事提出了梗死核心和半暗带灌注状态的新概念，即"扩展半暗带模型"。他们假设随着时间的推移，缺血性损伤的进展从许多小的异质病灶发展为均质缺陷。炎症细胞—内皮相互作用、梗死周围去极化（扩散性抑制）和血流变化有助于核心的进展。因此，中灌注的异质性在损伤的发展中起主要作用，因此需要更高的成像分辨率[155]。建议的参数是"毛细管传输时间异质性（capillary transit time heterogeneity，CTTH）"，它基于一种称为"贝叶斯框架"的 PWI 数据分析特定方法[156]。毛细血管形态改变（如淀粉样蛋白、糖尿病或高血压微血管病），以及近端颈动脉狭窄长期扰乱毛细血管流动，导致

流动异质性增加（通过 CTTH 测量），从而通过血管系统的含氧血液的功能分流降低氧气可用性[156, 157]。在 18 例双侧颈内动脉高度狭窄患者中，CTTH 与出院时改良 Rankin 量表评分相关。在区分预后良好和不良的患者方面，该参数优于达最大值时间，这一发现可能反映了双侧颈动脉狭窄中大血管和微血管同时受累[158]。

七、灌注后阶段的成像

在排除脑出血和脑卒中模拟后，成功诊断出缺血性脑卒中，使闭塞的血管再通，并对受累的脑实质进行再灌注，后续影像学检查对脑卒中患者的进一步治疗很重要。在专门的脑卒中病房中管理患者，提供最佳护理、持续监测和药物治疗，对于患者积极的康复至关重要。再灌注治疗后的护理至关重要，因为大约 25% 的病例在脑卒中后的最初 24~48h 内会出现临床恶化。这种神经系统恶化难以预测，可能是由于溶栓失败、介入期并发症或广泛栓塞、复发性脑卒中或出血性转化[159]。

区分梗死的出血性转化来自脑出血

梗死出血性转化（hemorrhagic transformation of an infarct，HTI）是脑卒中病理生理学的一个方面，一直难以评估，并且对其临床相关性存在许多误解。准确的频率几乎无法测量。HTI 可以有用地被认为是无症状的（即在重复脑成像中发现但与症状恶化无关）或有症状的（与新出血出现相关的症状明显恶化为成像上的梗死）。

HTI 最初被细分为出血性梗死（hemorrhagic infarction，HI），它描述了缺血性梗死区的异质性高密度（亮度）及实质性血肿（parenchymatous hematoma，PH），它指的是具有占位效应的更均匀、致密的血肿。Fiorelli 及其同事在 1999 年改进了这些定义，包括出血性梗死的两种亚型和实质性血肿的两种亚型[160]。

- HI1：小的高密度瘀点，无肿块效应。
- HI2：梗死内融合瘀点，无占位效应。
- PH1：血液<30% 的梗死面积，可能有轻微

的空间效应。

• PH2：血液＞30%的梗死面积，显著的空间效应。

结果发现，只有PH2型是神经功能恶化（OR＝32.3）和3个月死亡率（OR=18.0）的重要预测因子[70, 161, 162]。

对CT和MRI的系统评价表明，在脑卒中后的1～2周，15%～45%的患者出现某种程度的点状出血，2.5%～5%的患者出现症状性血肿形成[163]。HTI可能在脑卒中发作后很早就发生，并使梗死看起来就像脑CT或MRI上的脑出血。通常，HTI与ICH的区别在于位于假定梗死内部或边缘的出血区域缺乏同质性。然而，很明显，一些

放射学上看起来是脑出血的病例实际上是由脑卒中发作后数小时内发生的HTI引起的，即所谓的梗死内血肿[164]。事实上，HTI在CT或MRI上看起来很像脑出血，如果没有事先扫描显示无出血，患者就会被标记为脑出血。这个问题的严重程度会随着早期扫描的更多经验而变得更加清晰。然而，目前还没有绝对的规则来区分那些消除梗死早期的HTI和"真正的"脑出血（图5A-39）。

CT上报告的点状出血频率的一些变异性一定是由于观察者间变异的结果，但这不太可能适用于局灶性血肿[165]。正常脑密度的视觉感知受相邻组织密度的影响；梗死低密度附近的正常大

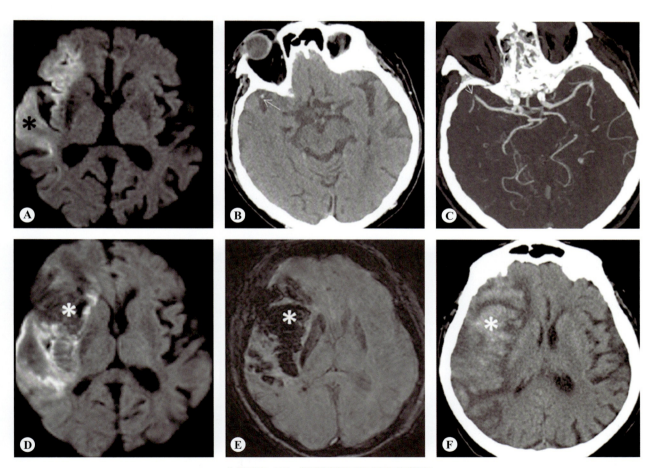

▲ 图5A-39　静脉溶栓后大量出血转化

92岁女性，因左侧偏瘫就诊，2h后NIHSS评分为11。DWI（A）显示右侧大脑中动脉区域急性缺血的证据（黑色星号）。由于患者易怒，MRI中断。她被转移到CT完成检查。非增强CT（B）和CTA（C）显示小的低密度M2凝块（箭）。患者接受了静脉溶栓治疗。在随访1天后的MRI上的DWI（D）和SWI（E），以及1周后的非增强CT（F）上，都可以看到梗死中广泛的出血转化为暗信号（白色星号）

脑似乎比实际密度更高，因此可能被误认为是出血区域。为了避免这个错误，可以在 CT 控制台上测量大脑的密度（HU），以区分点状出血和正常大脑。

有几个因素与 HTI 相关。已知临床因素包括高的初始 NIHSS[69]、延迟治疗时间[166] 和高血压[167] 会增加 HTI 的发生率，并已被用作溶栓治疗的排除标准。大面积梗死成像的出现[168] 和 CT 上的早期缺血迹象也被广泛用作溶栓治疗的排除标准[169]。

在第 2 次欧洲急性脑卒中合作研究（the second European Cooperative Acute Stroke Study，ECASS Ⅱ）中使用 SPECT 对 52 例患者进行随机分组的静脉内 rt-PA 的子研究发现，大脑中动脉近端闭塞和侧支循环不良且未再灌注的患者最有可能发生 HTI[170]。

急性 MRI 扫描的低 ADC 值已被认为是溶栓后 HTI 的独立预测因子[168]。此外，DWI 病灶体积大、脑血容量非常低 / 不存在[171] 或急性梗死内的局灶性 FLAIR 高信号可增加 HTI 的风险[172]。根据 PWI 测量，梗死区渗漏中局灶性钆增加，因此通透性升高，表明血脑屏障局灶性损伤与脑出血相关[173]。

再灌注后 CT 扫描的挑战是区分 HTI 和梗死附近的对比剂外渗。有时，在再灌注后扫描中很难区分这两种实体（图 5A-40）。Yoon 及其同事提出了差异化解决方案之一；他们认为 CT 密度最大 HU＜90 的高密度（明亮）病灶，在进一步的 24h CT 随访中持续存在是出血性病灶。他们将对比剂外渗定义为最大 HU 测量值＞90 且持续 24h 的随访 CT 高密度病变，而对比增强被定义为在 24h 随访 CT 中消失的高密度病灶，没有留下血肿腔或占位效应。他们发现，动脉内溶栓后 CT 增强造影与出血并发症无关，而对比剂外渗与实质出血高度相关，因此应被视为预后不良信号[174]。

急性脑卒中再灌注后可能会出现暂时性高灌注或所谓的"过度灌注"（图 5A-41）。

高灌注综合征可能是一个复杂的事件，尤其是在颈动脉狭窄支架植入或颈动脉内膜切除术成功再通后，Sundt 等最初将其描述为 5 例重度狭窄患者动脉内膜切除术后癫痫发作的原因[175]。同年，Leviton 等描述了一名患者主诉严重的前部头痛，从动脉内膜切除术后 3 天开始，持续 2 周。头痛被认为是由于侧支血管开放和血管床扩张，以及"失调的自动调节"引起的[176, 177]。高

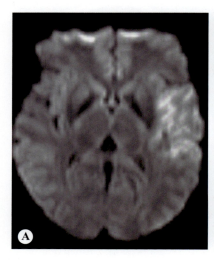 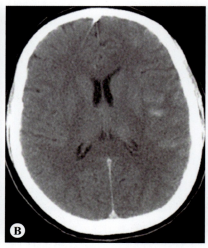 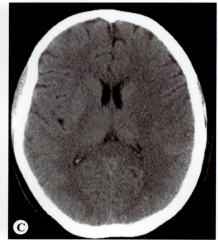

▲ 图 5A-40　对比剂外渗

A. DWI 序列所示的急性左侧大脑中动脉脑卒中；B. 次日的介入后随访非增强 CT 显示梗死区域内有明亮密度的斑片状区域；C. 在接下来的 24h 内消失，提示对比剂外渗而非出血性转化

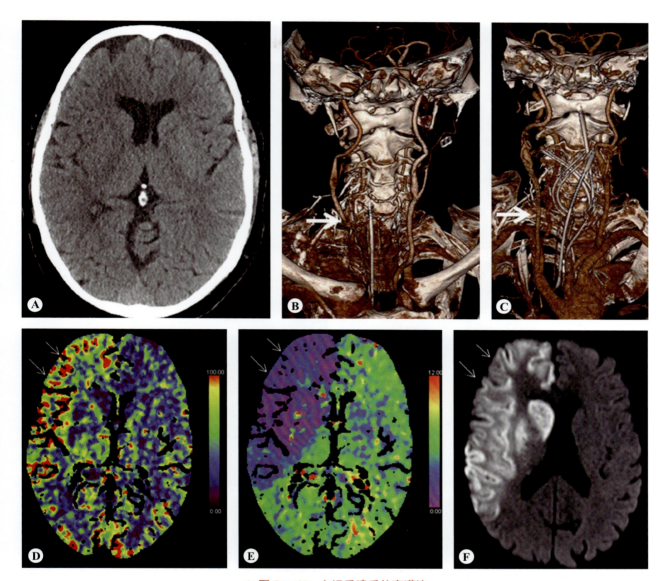

▲ 图5A-41 血运重建后的高灌注

67岁女性出现意识障碍和左侧无力。超声检查和CTA（未显示）记录了A型主动脉夹层。A.非增强CT显示右侧豆状核的可疑细微低密度；B.初始CTA显示右颈总动脉闭塞（粗箭）是主动脉夹层的延伸；C. 7h后进行的CTA，在解剖手术后，显示颈总动脉通畅（粗箭）；D. CT灌注显示右侧大脑中动脉和大脑前动脉皮质区域（细箭）中的脑血流量升高；E.灌注加速 T_{max} 反映了血运重建后的局部高灌注；F. 6天后的DWI随访显示先前高灌注区域出现梗死

灌注综合征被认为是由慢性脑缺血引起的，导致脑血管自动调节功能丧失，从而在损伤血运重建后引起高灌注。该综合征分为3种类型：①急性局灶性水肿、血管源性水肿；②急性出血；③干预后24h后延迟高灌注[178]。典型症状包括头痛、癫痫发作、恶心、意识模糊和局灶性神经功能缺陷（图5A-42）。

八、计算机断层扫描和磁共振成像上的假性脑卒中和其他鉴别诊断

在成像中可以检测到更多的类似物（例如癫痫持续状态和偏头痛）。灌注技术CTP或PWI可以显示灌注异常，其超出单个血管区域的边界，并伴有SWI上的不对称皮质静脉。在SWI在伴有低灌注的偏头痛的情况下，静脉是低信号的

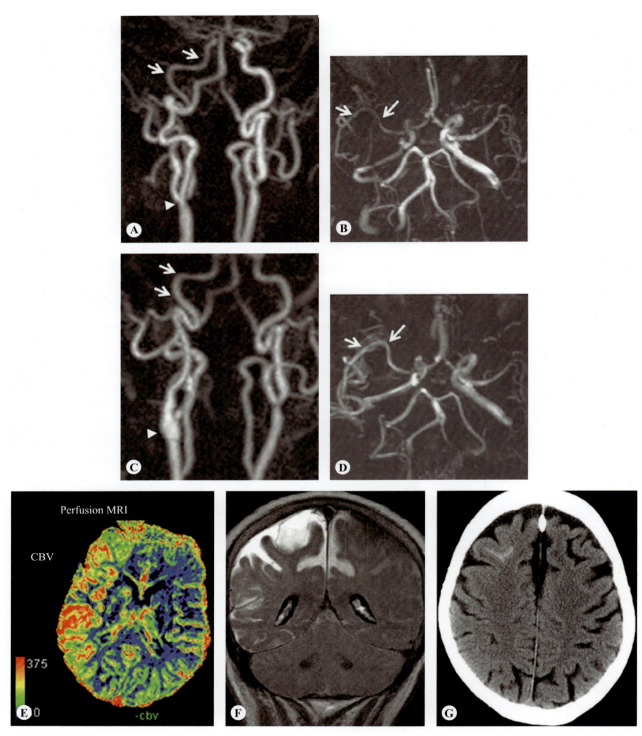

▲ 图 5A-42 高灌注综合征

72 岁女性复发性右侧大脑中动脉脑卒中。A 至 D. 过度灌注损伤。A. CE-MRA 显示右侧颈内动脉近端狭窄（箭头），远端管腔略微变窄（箭）；B. TOF 显示同侧大脑中动脉分支（箭）中的流动信号较弱，由于狭窄是有症状的，因此决定对其进行手术，颈动脉内膜切除术后第 2 天，患者主诉恶心，收缩压达到 210mmHg。术后 4 天，患者主诉左臂无力，随后出现局灶性癫痫发作；C. CE-MRA 显示治疗血管的流量和管腔有显著改善；D. TOF 在同侧大脑中动脉分支（箭）中表现出更强的流动信号；E 至 G. 脑血容量图。E. 右侧高灌注的证据；F. 第二天的 FLAIR 显示脑沟中有一个明亮的信号，主要位于右脑半球，这一发现可以称为"脑脊液脏征"；G. 次日的非增强 CT 显示右侧额沟 / 蛛网膜下腔少量出血

（暗色），而在癫痫持续状态中观察到相反的情况是由于发作其的高灌注。DWI 可能显示皮质、丘脑和对侧小脑可能部分可逆的弥散异常[109, 179, 180]。在极少数情况下，有先兆偏头痛病史的年轻女性的后循环可见偏头痛梗死[181]（图 5A-43）。

有时，在最初的 CT 中很难区分肿瘤与梗死或部分消退的脑出血。脑出血可能在其演变的某些阶段在放射学上与肿瘤相似，而肿瘤可能与梗死相似[182]。因此，可能有必要在几周后重新扫描患者，此时通常可以通过其随时间演变的模式来区分血管病变和肿瘤，或者 MRI 检查可能会有所帮助。

SWI 和 FLAIR 的组合（图 5A-44）对于检测急性蛛网膜下腔出血更为敏感，这在临床上可能类似于脑卒中[183]。由于蛛网膜下腔出血后的血管痉挛，患者很少出现脑卒中症状，因此必须对图像进行适当检查。

进一步的挑战，特别是在解读 CT 时，包括区分动脉梗死与偶尔产生非常相似外观的其他病变，因此鉴别诊断包括病毒性脑炎。单纯疱疹病毒脑炎累及内侧颞叶的典型表现不应引起混淆，但我们已经看到与病毒滴度升高相关的颞顶区低密度区域的患者，在用阿昔洛韦治疗后消失。其他差异包括化脓性脑炎或肿瘤。亚急性、强化缺血性梗死可能在影像学上与肿瘤相似。如果出现混淆，建议在对比剂给药前后进行 MRI 扫描。

时间是一种有用的诊断工具，"计时码表"。如果不确定病变是否为肿瘤、局灶性脑炎/脑炎或 CT 甚至 MRI 上的亚急性梗死，在 1～2 周重复扫描。由于真空效应，梗死变得更小（通常），而未经治疗的炎症性病变和肿瘤保持不变或变大。

在解读 CT 或 MRI 扫描时，出血和水肿或缺血的组合可能极具挑战性。这种组合在亚急性蛛网膜下腔出血合并血管痉挛和开始梗死时极为罕见。这种组合（水肿和可能的脑实质内出血）更常见于静脉梗死。

- 总是想到"假性脑卒中"，特别是如果急性临床表现不是缺血性脑卒中的典型表现。
- 最常见的模拟是癫痫持续状态和偏头痛。
- 记住其他血管病变的可能性，如蛛网膜下腔出血（包括在蛛网膜下腔出血后 4～14 天出现"血管痉挛期"的患者）或静脉血栓形成。

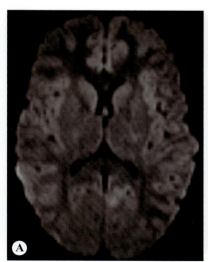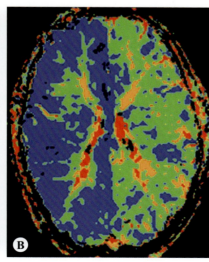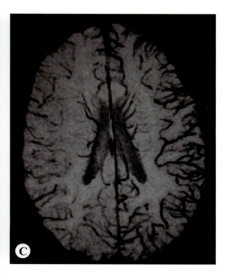

▲ 图 5A-43　偏瘫性偏头痛

14 岁女孩，表现为急性语言障碍和右侧偏瘫，数小时内消退。A. DWI 排除急性缺血；B. 灌注图 TTP 显示左半球大部分区域的延迟灌注超出了单个血管区域的边界；C. 伴有在 SWI 上具有相似分布的显著深色皮质静脉

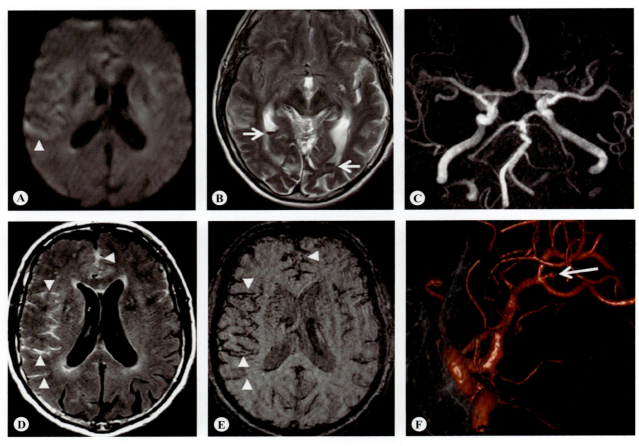

▲ 图 5A-44　脑卒中和动脉瘤性蛛网膜下腔出血

58 岁男性醒来时出现剧烈头痛、失语和意识模糊，临床怀疑脑卒中。A. DWI 没有明确的急性缺血证据；然而，双边信号异质性（箭头）；B. T₂ 加权像显示两个侧脑室枕角的血液—脑脊液水平非常细微（箭）；C.TOF 不包括动脉闭塞；D 和 E. FLAIR 和 SWI 分别显示右侧蛛网膜下腔出血为亮信号和暗信号（箭头）；F. DSA（三维重建）确定了出血的来源；右侧大脑中动脉分叉处的小动脉瘤（箭）

九、颅内静脉血栓形成的影像学

静脉梗死可能比最初认为的更常见，但经常被误诊为动脉梗死、脑出血或 CT 和 MRI 上的肿瘤。根据我们的经验，通常有一些关于影像学的线索指向正确的诊断，许多仅仅是因为甚至没有考虑静脉梗死的可能性而被忽视（表 5A-3）。

事实上，颅内静脉血栓形成是一个范围，从一个极端的没有任何脑实质改变的窦血栓形成的影响，到由皮质静脉血栓形成（伴有或不伴有出血的梗死）引起的纯粹的实质病变，在另一个极端结尾。任何患者的临床表现和放射学表现取决于患者在该范围中的位置。

静脉梗死可以分为两部分来考虑：实质病变的主要特征，以及窦血栓形成的次要特征，其中一个或两个可能存在。静脉梗死通常在 CT 上为低衰减或在 MRI FLAIR 和 T₂ 加权像上为高信号，并且可能是楔形的，如动脉梗死（图 5A-45）。

静脉和动脉梗死的主要区别特征是：不在动脉梗死的常见部位；比同等大小、同等年龄的动脉梗死更肿胀；远离梗死的大脑肿胀；通常是出血性的[184]，出血通常位于低衰减区域的中心，呈斑片状和手指状分布，这与出血通常在边缘周围的动脉梗死不同。

表 5A-3　区分动脉梗死和静脉梗死		
	动脉梗死	**静脉梗死**
形状	楔形或圆形	如果皮质通常呈楔形，如果深则呈圆形
同时出现的数量	通常单个	可能是多个
边距	早期不明显，几天后明显	早期明显
肿胀	几天发展	显著的，通常很早就出现
出血	不常见的、外围的	频繁的、中央的、手指状的
衰减（CT）	早期：轻度低衰减 后期：更加低衰减	早期：明显低衰减
信号（MRI）	早期：DWI 增加 后期：FLAIR、T_2 增加	FLAIR、T_2 增加
附加体征		
CT	高密度动脉征	高密度窦征
MRI	流空效应；急性血栓	空△征（对比后） 流空效应；急性血栓

静脉和鼻窦的血管造影

导管血管造影显示，窦道或部分窦道不充盈本身不足以证明静脉血栓形成。发育不全是另一种解释，特别是在左侧外侧窦或上矢状窦前 1/3 的情况下。为了证明窦阻塞，需要在血管造影上看到侧支静脉排空延迟或扩张延迟，或在 CT 或 MRI 上看到实际血栓的证据。在大多数中心，MRA 或 CTA 已取代导管血管造影，特别是 CTA 或 MRA 分别与普通 CT 或其他 MR 技术相结合，可以显示血栓本身[185]。

1. 计算机断层扫描

脑 CT 很容易显示"静脉"梗死，与已知的动脉区域不对应；常伴有出血性转化；有时是双边的，在矢状旁区域（图 5A-45）或大脑深部区域，或幕上和幕下[186]。静脉注射对比剂后，梗死的中心或边缘可能有脉络膜增强。此外，CT 通常提供潜在的窦血栓形成的证据：高密度窦征，在矢状窦后部（"致密三角形征"）或

直窦最清楚可见。"空△征"仅在静脉注射对比剂后出现，通过该征，管壁出现强化，但在轴向 CT 片上垂直成像的矢状窦（后）部分中心的血栓中不出现强化。这个标志的名字很容易留在脑海中，但仅在少数患者中发现[184, 187, 188]（图 5A-45）。

2. 磁共振成像

硬脑膜窦血栓在 MRI 中出现的方式很大程度上取决于从血栓开始形成到扫描的时间间隔[189, 190]。其演变可分为 3 个阶段。

- 在（超）急性期（第 1～5 天），它在 T_2 加权像上表现为强低信号，在 T_1 加权像上表现为等信号（动脉血栓），因此在 T_2 加权像上几乎检测不到。

- 在亚急性阶段（超过第 15 天）血栓信号呈强高信号，最初在 T_1 加权像上，随后也在 T_2 或 FLAIR 图像上，因此更容易检测到。如果怀疑有静脉血栓形成，强烈推荐使用脂肪抑制 FLAIR

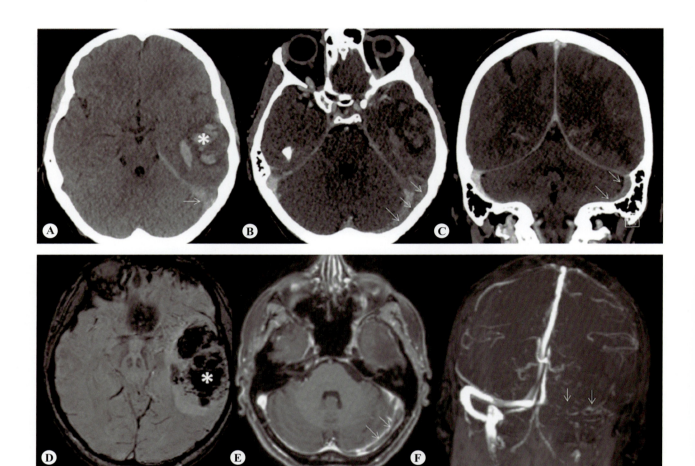

▲ 图 5A-45 静脉窦血栓形成引起的静脉出血

47 岁女性，服用口服避孕药后头痛 2 天。左侧颞叶脑出血（星号）在非增强 CT 上被视为高密度（A），在 SWI MRI 上被视为低信号区域(D)。横窦和乙状窦中的血栓（箭）在非增强 CT 上表现为致密结构，在增强 CT 扫描的轴向切片(B)和冠状重建(C)，以及增强后 MRI（E）上表现为充盈缺损。静脉 TOF-MRA（F）显示受影响的静脉窦中血流信号丢失

图像进行非对比系列。扩散加权 MRI 可以显示急性—亚急性期的血栓。

- 第三阶段在症状出现后 3～4 周开始：血栓信号在 T₁ 加权像上变为等信号，但在 T₂ 加权像上仍为高信号，尽管通常不均匀。多达 1/3 的患者可能在数月内发生再通，但残留异常很常见，

并不表示血栓复发 [189]。

在脑实质中，静脉充血的早期变化可以在 T₂ 加权像或 FLAIR 上显示。DWI 可显示血管源性水（高 ADC 值）与细胞毒性水肿（低 ADC，反映弥散受限）并存。在一定数量的患者中 DWI 可以直接证明存在静脉内血栓 [191, 192]（图 5A-46）。

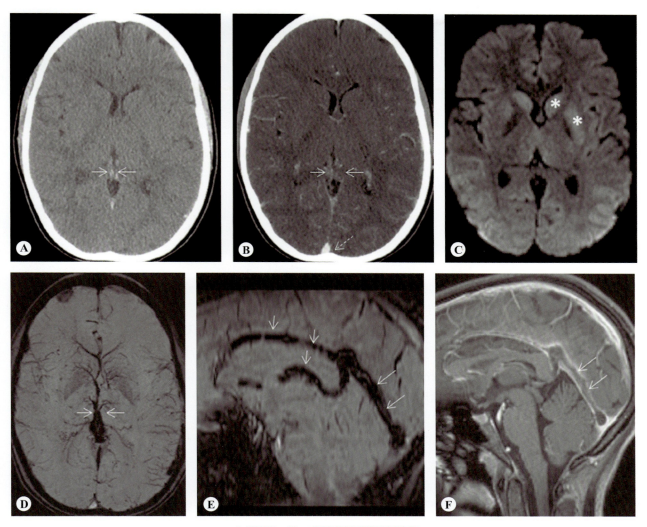

▲ 图 5A-46 大脑内静脉血栓形成

24 岁女性，因头痛就诊。A. 非增强 CT 未显示实质变化，可以看到大脑内静脉的密度轻微增加（箭）；B. 与上矢状窦（虚箭）相比，增强 CT 显示大脑内静脉（箭）没有混浊；C.DWI 显示基底神经节的水肿变化（星号）和丘脑的细微变化；D 和 E. 轴向和矢状 SWI 显示血栓在直和下矢状窦，以及大脑内静脉中呈暗信号（箭）；F. 钆后 MRI 显示血栓（箭）为直窦的充盈缺损。请注意，在检测血栓方面，SWI 比钆后 MRI 更敏感

第 5B 章　颅外动脉和颅内动脉的超声检查
Ultrasound of the extra- and intracranial arteries

Georgios Tsivgoulis　Apostolos Safouris　著

秦　晋　朱良付　吴立恒　译

颅外或颅内动脉的狭窄闭塞性疾病导致缺血性脑卒中，这是导致死亡和残疾的主要原因[1]。早在脑 CT 或 MR 血管造影广泛使用之前，颅内外动脉的超声就已用于临床实践。多普勒模式利用多普勒效应测量血流速度、流向和阻力，在床旁提供实时数据。亮度模式（B 模式）显示颈动脉粥样硬化，以及动脉壁的非动脉粥样硬化病变，如夹层或血管炎[1]。采用现代超声设备的颈椎双功能超声（cervical duplex ultrasonography，CDU）允许通过将 B 模式与多普勒频谱波形相结合来评估颅外颈动脉和椎动脉的动脉壁和血管内血流[1]。经颅多普勒（transcranial doppler，TCD）可以提供大脑动脉环动脉颅内动脉血流的实时描述，椎动脉和基底动脉的颅内段，以及经颅彩色双功能超声（transcranial color-coded duplex sonography，TCCD）可以提供脑实质的额外信息，从而更容易识别颅内动脉[1]。上述所有超声技术在缺血性脑卒中患者的评估中继续发挥关键作用，因为它们具有非常高的时间分辨率，可以进行实时和动态评估，零辐射暴露意味着它们可以随意重复或用于长时间监测，在大多数情况下不需要注射对比剂，并且可以在床旁进行。最后，超声是对急性脑卒中患者进行诊断评估的最便宜的成像方式。尽管使用 CT 和 MRI 对脑血管和脑实质成像进行了重大改进，但所有这些优势都支持使用超声技术。最近在血管内介入治疗急性缺血性脑卒中方面取得的突破为超声的临床应用开辟了令人兴奋的机会，因为它可以迅速为颅外动脉 CT 和 MRI 提供关于病理学、实时远端微栓塞、颅内血流、脑血管储备和侧支动脉血流的存在提供补充信息。

一、颈椎双功能超声评估颅外动脉

动脉粥样硬化是大约 1/4 的缺血性脑卒中的根本原因。在欧裔美国人中，动脉粥样硬化优先影响颅外动脉，而非裔美国人和亚洲人的动脉粥样硬化通常位于颅内动脉。CDU 可以提供颈动脉分叉的可视化，这是大多数患者主要受动脉粥样硬化影响的部位。在 B 模式下可以看到动脉壁，动脉粥样硬化斑块可以分为回声（暗）、等回声和高回声（明亮），以及异质或均质（呈现不规则或光滑的表面）[1]。回声、异质、非钙化和溃疡斑块被认为是不稳定的并且容易发生脑栓塞。在极少数情况下，可以在溃疡斑块顶部发现漂浮的血栓（图 5B-1）。强化他汀类药物治疗和抗血小板对于斑块稳定、不进展，以及在某些情况下消退是最重要的[2]。

症状性的（即已经导致 TIA 或缺血性脑卒中）的颈动脉粥样硬化斑块如果超过 50% 的狭窄，则需要积极的药物治疗和手术或血管内干预。狭窄程度可以通过 B 模式粗略估计，众所周知，在不

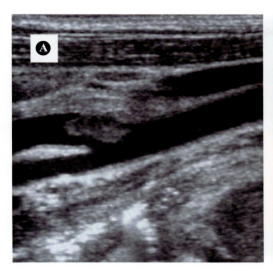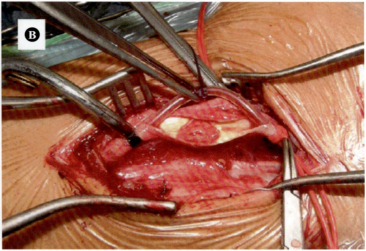

▲ 图 5B–1　颈椎双功能超声评估颈内动脉血栓

A. 显示颈内动脉起源处的等回声腔内血栓的颈动脉双链；B. 急诊颈动脉内膜切除术期间出现血栓（引自 Dr. Krogias, Department of Neurology, St. Josef-Hospital, Ruhr University Bochum, Germany）

使用多普勒测量流速的情况下量化颈动脉狭窄程度是不可靠的。然而，B 模式提供二维成像和斑块钙化这一事实阻碍了超声传播（声影）；狭窄测量基于多普勒模式，通过测量局灶性狭窄最窄横截面出口处的血流速度。峰值收缩速度的局灶性增加是颈动脉狭窄检测和分期的主要标准；舒张末期容积和狭窄附近的血流速度可以提供额外的信息（表 5B–1）。

在接近闭塞病变中，血流迅速下降（贝塞尔曲线的"另一侧"）[3]。对没有严重脑卒中后残疾的有症状患者，应在症状发作后 2 周内进行干预，并可能在脑卒中后，2 天内进行干预，以最大限度地降低复发风险[4]。CDU 是评估颅外颈动脉狭窄的一种出色的分诊成像技术，因此患者被及时

转诊以通过 CT 或 MR 血管造影或 DSA（仍然是金标准）来确认和治疗狭窄（图 5B–2）。

使用 CDU 评估椎动脉粥样硬化更具挑战性。椎动脉的起源（V0）容易发生动脉粥样硬化病变，超声检查并不总是可以看到的。椎动脉的主要颅外段（V2）很少出现明显的动脉粥样硬化，大部分位于横突的声影后面，因此超声无法触及。颅内闭塞或近闭塞可能产生可触及颅外节段的血流减弱。没有可检测到的血流可能是由于闭塞或正常椎动脉发育不全，这进一步使诊断结论复杂化。反向血流对于识别和指示同侧锁骨下动脉近端或无名动脉的闭塞或近闭塞很重要，从而导致锁骨下动脉盗血现象（图 5B–3），这种现象可能很少出现（锁骨下动脉盗血综合征）。锁骨

颈动脉狭窄	ICA PSV（cm/s）	ICA/CCA PSV	ICA EDV（cm/s）
0%～50%	＜125	＜2	＜40
50%～69%	125～230	2～4	40～100
70%～近闭塞	＞230	＞4	＞100

表 5B–1　放射科医师协会颈动脉狭窄超声共识标准[62]

ICA. 颈内动脉；CCA. 颈总动脉；PSV. 峰值收缩速度；EDV. 舒张末期速度

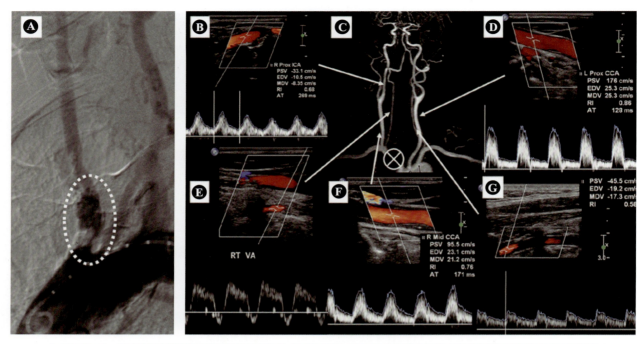

▲ 图 5B-2　无名动脉的血流动力学显著狭窄（＞70%）会对颅外脑循环不同动脉段的血流产生多重影响

A. 数字减影血管造影显示无名动脉严重狭窄（圆圈）；B. 左颈内动脉显示血流缓慢伴流速降低和严重收缩期血流减速；C. 颅外动脉颈动脉双功能与颅外血管飞行时间 MRA 的箭头相匹配（狭窄用⊗表示）；D. 左颈内动脉显示代偿性增加的速度；E. 右侧左椎动脉显示反向舒张期血流（锁骨下动脉）；F. 右颈总动脉显示速度在正常范围内但低于对侧颈总动脉收缩血流减速；G. 左椎动脉显示正常波形

下动脉盗血综合征的典型表现是后循环 TIA（伴有眩晕、关节痛、共济失调、晕厥的症状），同侧手臂使用从颅内循环中"窃取"血液。锁骨下动脉盗血现象转变为症状的主要决定因素是，伴随的颅内或颅外动脉狭窄，以及上肢间的血压差异幅度（＞40～50mmHg）[5]。颈动脉夹层可能是外伤性或特发性的，可能会影响任何颅外血管或颅内血管，很少见。颈动脉夹层很少在 B 模式下直接可视化，因为夹层通常位于颈动脉分叉的远端，因此超出了 CDU 的范围。但严重狭窄或闭塞的颅内颈动脉可以通过分叉水平的颈内动脉舒张期低或无舒张血流来间接诊断。TCD 可通过颈动脉闭塞或近闭塞的间接体征显著，有助于诊断夹层：①通过眼窗的颈动脉虹吸管或经颞窗的终末颈内动脉血流速度加快；②同侧眼动脉的血流逆转；③同侧大脑中动脉的血流受阻；④同侧大脑前动脉的血流逆转；⑤同侧大脑中动脉中的微栓塞信号，因为从附壁血肿到大脑中动脉的动

脉 - 动脉栓塞[1]。

由于解剖部位通常位于颅内（寰椎水平的 V3～V4 环），因此使用 CDU 诊断椎动脉夹层可能具有挑战性。相反，TCD 可以提供诊断，因为经颅超声很容易接近寰椎环。由于狭窄导致的局灶性血流加速、V3（近端）血流减弱，以及 V4（远端）由于闭塞导致的血流逆转，可以促使临床医生使用 MRI 脂肪饱和序列（fat saturation sequences，FAT-SAT），这是急性动脉夹层的首选成像方式。即使在通过 FAT-SAT MRI 明确诊断后，也可以在床旁使用 TCD 来跟踪狭窄的演变并检测动脉再通情况[1]。

Takayasu 动脉炎是一种罕见的脑卒中原因，通常影响 50 岁以下的女性[6]。Takayasu 动脉炎是一种全身性炎症性血管炎，由于主动脉及其主要分支的肉芽肿性炎症，在 CDU 中表现为明显的病变模式[7]。壁增厚光滑、同心且均匀，没有钙化（通心粉征），主要影响近端颈动脉（锁骨

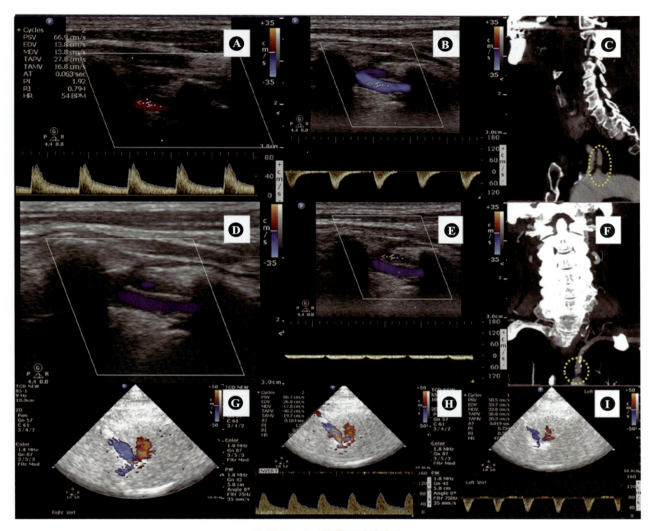

▲ 图 5B-3 锁骨下动脉盗血

A. 右椎动脉波形正常，顺行流向头部（红色）；B. 左椎动脉（蓝色）显示向手臂的反向流动；D. 左椎动脉和左椎静脉在双颈动脉上呈现相同的颜色；E. 静脉多普勒信号；C 和 F. CT 血管造影显示左锁骨下动脉起源的闭塞；G. 经颅彩色编码双链显示椎基底动脉交界处（倒 Y 形外观）；请注意，右椎动脉和基底动脉显示为蓝色，表示流向头部的正常血流方向。相反，左椎动脉流是反向的（红色）；H. 注意右侧颅内椎动脉的顺行低阻力波形；I. 左椎动脉在收缩和舒张期逆行的交替流动

下动脉、无名动脉和近端颈总动脉）。锁骨下偷盗现象多见于大动脉炎（Takayasu 病）患者。

巨细胞动脉炎是另一种不常见的非动脉粥样硬化性脑卒中原因，通常影响椎基底动脉区域，尤其是在已经经历过视网膜缺血的患者中；确诊后 1 个月内脑卒中的风险最高[1, 8]。在巨细胞动脉炎的情况下，CDU 的主要用途是检查颞上动脉（superior temporal artery，STA），它可能表现为血管壁周围低回声的增厚（光晕标志）（图 5B-

4）。使用高频（12～15MHz）B 型换能器可以更准确地显示光晕标志，为浅表结构提供更高的空间分辨率。晕征中度灵敏度（68%）但存在时高度特异度（91%），除了支持诊断外，还可指导活检和监测治疗[8]。

二、经颅多普勒颅内动脉评估和经颅彩色双功能超声

TCD 是一种快速、无创的床旁测试，用于实

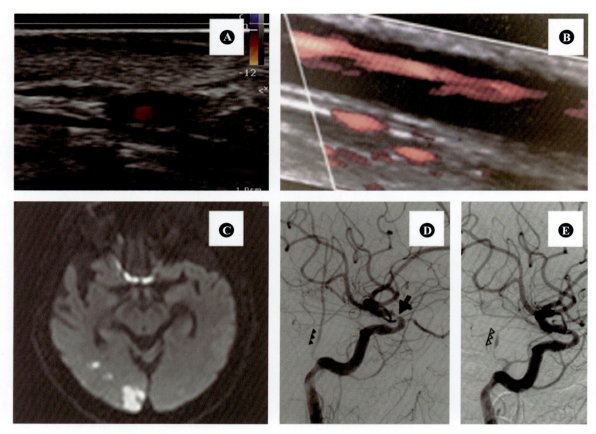

▲ 图 5B-4　A. 颈动脉双动脉上颞浅动脉（STA）的横截面视图，在血流信号周围呈现低回声（深色）晕圈；B. STA 的纵向图像显示流量信号周围的光环符号。同一患者右侧大脑后动脉区域的急性缺血性脑卒中。C. 请注意，巨细胞动脉炎优先表现为后循环缺血性脑卒中；D 和 E. 同一患者的数字减影血管造影：右侧颈内动脉（ICA）注射的侧向投影和 3 个月后的相同注射。右侧 ICA 床突上的局灶性偏心狭窄病变（黑箭）。第一次检查时未闭的右侧 STA 顶叶分支（黑箭头）在 3 个月后逐渐被弥漫性狭窄病变闭塞（空箭头）

时评估脑血管循环。在颅骨上的某些区域，称为声窗，骨骼相对较薄，允许足够的超声波穿透。

　　常规 TCD 检查中常用的 3 个声窗是颞、眶和枕下[1]。时间窗用于评估终末颈内动脉、大脑中动脉、大脑后动脉和大脑前动脉。经眶窗可以评估眼动脉和颈动脉虹吸管（鞍旁和床突上颈内动脉段）。最后，椎动脉和基底动脉可以使用枕下或经椎间孔超声窗进行评估。可以评估多达 16 个颅内动脉段的光谱流波形、血流速度、方向和强度，从而为其他成像方式添加生理信息。

　　颅内动脉粥样硬化是缺血性脑卒中的主要原因，颅内动脉粥样硬化性狭窄引起的缺血性脑卒中复发率非常高（图 5B-5）[9]。TCD 具有优良的阴性预测值和较高的阳性预测值，可以可靠地检测大脑中动脉 M1 段、终末颈内动脉、颈动脉虹吸管、大脑后动脉 P1 段和颅内椎动脉和基底动脉；因此，TCD 在排除颅内动脉狭窄方面优于判定颅内动脉狭窄[10]。据报道，平均流速（mean flow velocities，MFV）和狭窄与狭窄前比例（stenotic to prestenotic ratio，SPR）具有高灵敏度和特异性验证＞50% 的狭窄（表 5B-2）[1, 11]。

　　卵圆孔未闭（patent foramen ovale，PFO）在隐源性脑卒中病理生理学中的作用一直是深入研究的主题，因为与非脑卒中对照组或已确定病因的脑卒中相比，PFO 在隐源性脑卒中患

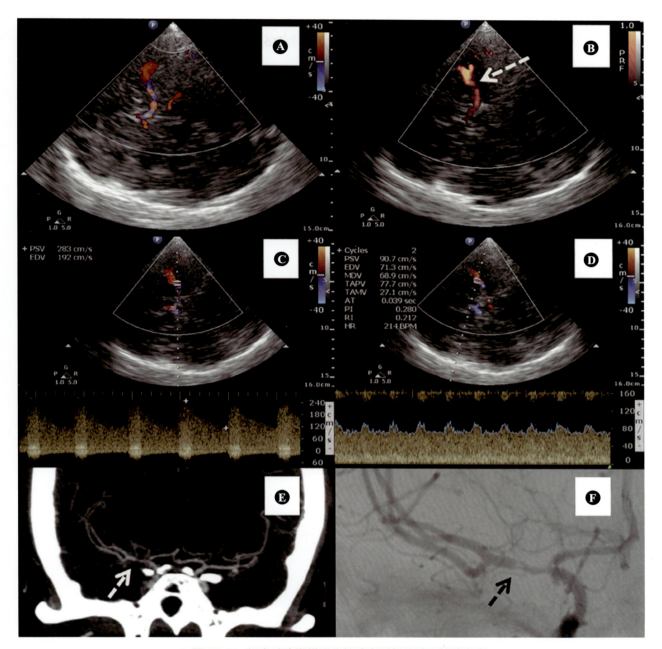

▲ 图 5B-5　颅内动脉粥样硬化性狭窄引起的缺血性脑卒中

A. 右侧大脑中动脉（MCA）狭窄经颅彩色双功能显示混叠；B. 信号丢失（箭）表示高度狭窄；C. 与局灶性狭窄＞70% 相对应的局灶性速度增加；D. 狭窄后速度降低，搏动性非常低（搏动指数 0.28）；E 和 F. CT 血管造影和数字减影血管造影确认右侧 MCA 高度狭窄（箭）

者中更常见[12]。作为最近的两项 PFO 封堵术试验，PFO 识别已获得临床重要性，CLOSE[13] 和 REDUCE[14] 最近公布了积极的结果。尽管存在局限性，特别是不能提供房间隔动脉瘤可视化或不能确认 PFO 是右向左分流（right-to-left shunt，RLS）的原因，但 TCD 对右向左分流检测具有出色的灵敏度，类似于经食管超声心动图（transesophageal echocardiography，TEE），被认为是 PFO 检测的金标准[15, 16]。它还具有一些优点，例如，不会引起患者不适，不需要镇静药，

表 5B-2　颅内狭窄的经颅多普勒标准 [11, 63]				
	50%～69% MFV（cm/s）	50%～69% SPR	>70% MFV（cm/s）	>70% SPR
大脑中动脉	100～128	≥2～<3	>128	≥3
终末颈内动脉、大脑前动脉、大脑后动脉	90～128	≥2～<3	>128	≥3
椎动脉、基底动脉	80～119	≥2～<3	>119	≥3

MFV. 平均流速标准；SPR. 狭窄 / 狭窄前比率

因此患者可以正确执行 Valsalva 动作。国际共识标准提出了右向左分流量化的四级系统：1 表示没有微气泡（microbubble，MB），2 表示 1～10 个微气泡，3 表示 >10 个微气泡，4 表示微气泡出现"淋浴"或"窗帘"表现（微气泡太多，无法识别单个微气泡；图 5B-6）[17]。目前尚不清楚右向左分流的严重程度是否会对管理产生影响。最后，TCD 可用于评估 PFO 干预后的有效关闭。

镰状细胞病是儿童缺血性脑卒中最常见的原因，11% 的镰状细胞病患者会在 20 岁之前发生脑卒中 [18]。镰状细胞病患者缺血性脑卒中的分布主要包括终末颈内动脉和大脑中动脉，而一些患者由于颅内动脉闭塞而发展为继发性烟雾病（moyamoya 病）。输血治疗是降低镰状细胞病患者脑卒中风险的有效手段，适用于已经患有脑卒中的镰状细胞病儿童或有脑卒中风险的无症状镰状细胞病儿童。TCD 检测时间平均最大平均流速为 200cm/s，可以确定是否需要输血，从而将首次脑卒中的相对风险降低 90%[19]。需要注意的是，脑卒中的其他病理生理机制可能在 TCD 无法评估的镰状细胞病中发挥作用，例如动脉夹层、高凝状态和小动脉梗死。血管痉挛是非创伤性动脉瘤性蛛网膜下腔出血的常见并发症，如果不及时治疗可能导致大约 30% 的幸存者在出血后 4～10 天出现迟发性脑缺血 [20, 21]。

大脑中动脉直径约为 3mm，直径减小到 1mm 会使血流速度增加超过 200cm/s[11, 16, 22]。获

得基线 TCD 测量值，并在有发生血管痉挛的风险期间经常重复 TCD 检查（每隔 1 天或每天，如果速度增加）。近端血管痉挛导致颅内动脉近端干的局灶性加速，颅内 / 颅外血管比平均流速超过 3。大脑中动脉近端血管痉挛已得到更广泛的研究，Lindegaard 比率是通过将大脑中动脉的平均流速除以颅外颈内动脉的平均流速来计算的；对大脑中动脉血管痉挛进行分级的 TCD 标准见表 5B-3[11, 16, 23]。

与前循环的 Lindegaard 比率类似，Soustiel 比率用于评估基底动脉的血管痉挛，方法是将基底动脉的平均流速除以第一颈椎水平的椎动脉的平均流速 [24]。基底动脉的平均流速超过 85cm/s 和 Soustiel 比率超过 3 对基底动脉血管痉挛具有高敏感性和特异性 [25]。

远端血管痉挛不能用 TCD 直接测量，但通过近端动脉节段的搏动性增加间接诊断声波部位远端阻力增加。搏动指数超过 1.2 提示远端血管痉挛，这可能在没有近端血管痉挛的情况下出现。临床相关的孤立性远端血管痉挛很少见，但远端血管痉挛通常与近端血管痉挛并存，并可能导致神经功能缺损 [26]。脑积水是另一种延迟性蛛网膜下腔出血并发症，在 TCD 检查中会产生高度搏动的波形。颅内压超过 20mmHg 会导致舒张末期速度；增加颅内压可能会消除舒张期血流 [27]。与远端血管痉挛相反，双侧所有脑动脉均观察到由脑积水引起的高搏动（低舒张末期速度）。经颅超声（使用 TCCD）与测量侧脑室宽

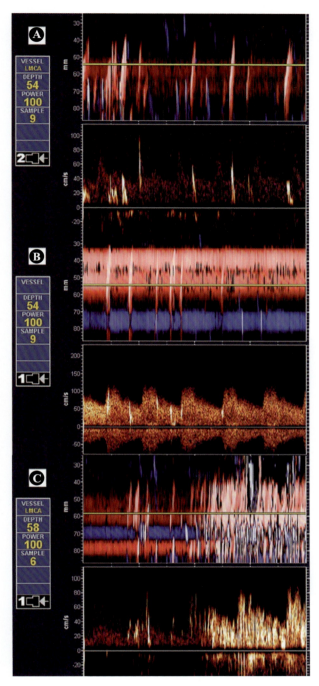

▲ 图 5B-6　3 名脑卒中患者在 Valsalva 动作后出现右向左分流阳性

使用国际共识标准对分流程度进行分级。A. 2 级；B. 3 级；C. 4 级（"窗帘"表现）

度的 CT 具有良好的相关性[28]。TCCD 允许定期监测侧脑室宽度，无须将患者转运至 CT 扫描，也无须将患者暴露于辐射中[29]。

三、脑出血

经颅超声检查的另一个应用是脑出血的规模监测。尽管经颅超声检查可能会漏掉小脑出血[30]，但中型和大出血很容易被识别为高回声肿块，经颅超声和 CT 血肿体积测量值之间具有良好的一致性[31]。神经超声学的应用可能有助于监测接受全身或血管末期再灌注治疗的急性缺血性脑卒中患者，因为它可以迅速确定症状性脑出血是这些患者早期神经功能恶化的原因（图 5B-7）。

四、急性缺血性脑卒中

多年来，TCD 已被世界各地的脑卒中临床医生广泛且成功地用于急性缺血性脑卒中，因为它可以为 CT 和 MRI 提供补充信息。TCD 可以确定主要症状的血管来源，定位颅内狭窄 / 闭塞的部位和严重程度，确定潜在的脑卒中机制，并识别侧支循环的范围[1, 11]。将这些有价值的信息与其他成像方式和患者的神经状态相结合，有助于临床医生选择下一个也是最合适治疗患者的步骤。

TCD 可能有助于在大血管闭塞引起的急性缺血性脑卒中的临床环境中绘制侧支循环图[32]。侧支循环是颅内动脉闭塞后保护脑实质的主要因素，也是脑卒中患者临床结局的主要决定因素。越来越多的数据表明，侧支循环网络在确定患者是否适合急性血管内治疗方面具有重要意义。大脑中的主要侧支通路是前交通动脉和后交通动脉、反向眼动脉，以及反向基底动脉和椎动脉。脑缺血溶栓（thrombolysis in brain ischemia，TIBI）分级系统是一种用于对突发性大血管闭塞脑卒中的残余血流进行分类并实时监测再通动态过程的工具（表 5B-4）[33]。TIBI 分级系统扩展了血管闭塞的静态定义，并允许量化限流血栓周围的残余流量。残余血流与脑卒中严重程度、脑卒中预后以及血管再通和临床改善的概率直接相关[34]。

在血流动力学显著的颈内动脉狭窄的情况下，同侧大脑中动脉显示血流迟钝（与对侧大脑中动脉相比，流速降低且阻力较小），而大脑前

表 5B-3　大脑中动脉近端血管痉挛的经颅多普勒分级标准

平均流速（cm/s）	Lindegaard 比率	解　释
<120	<3	充血
120~180	3~4	轻度痉挛 + 充血
120~180	4~5	中度痉挛 + 充血
120~180	5~6	中度痉挛
180~200	6	中度至重度痉挛
>200	>6	重度痉挛
>200	4~6	中度痉挛 + 充血
>200	3~4	轻度痉挛 + 充血
>200	<3	充血

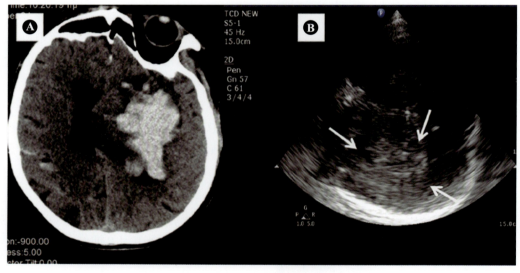

▲ 图 5B-7　症状性脑出血

A. 急性缺血性脑卒中患者（在组织纤溶酶原激活物输注结束 4h 后出现神经功能恶化）的静脉溶栓治疗复杂化，脑 CT 上显示急性左侧症状性脑出血（脑出血）；B. 在床旁进行的经颅超声检查显示血肿为高回声病变（箭）

动脉的同侧 A1 段显示血流逆转。前交通动脉可以在中线深度找到，产生高速喷射，带有被称为"海鸥音"的杂音。在对侧大脑前动脉有代偿性增加的血流量。后交通动脉可以用 TCD 直接评估。血流从后循环转向前循环，同侧大脑后动脉呈现出较高的速度。与前交通动脉[35]相比，后交通动脉似乎是一种不太有效的途径。TCD 上

的眼动脉血流逆转是颈内动脉高度狭窄（超过80%）或闭塞的重要标志，具有中等灵敏度但特异度非常高（图 5B-8）[36]。

在急性大脑中动脉闭塞中，血流从同侧大脑前动脉和大脑后动脉通过软脑膜分支转移到通常由大脑中动脉灌注的区域（图 5B-9）。大脑前动脉是侧支血流的主要来源，因为大脑前动脉和大

表5B-4　脑缺血溶栓（TIBI）残余流量分类
0级：无流量信号
闭塞部位远端没有可检测到的血流
1级：最低流量信号
①收缩期峰值和舒张期血流缺失；②反向血流
2级：钝化的流量信号
延迟收缩血流加速和平均流速<30cm/s，搏动指数<1.2
3级：阻尼流量信号
正常收缩期血流加速、舒张末期正向血流，以及与正常侧相比平均流速降低>30%
4级：狭窄血流信号
平均流速≥80cm/s和平均流速比正常侧增加>30%
5级：正常流量信号
与正常侧相比，波形和速度相似；搏动指数可能较低（充血）

TIBI 0级和1级对应于完全闭塞；TIBI 2级和3级对应于部分闭塞（或治疗后，对应于部分再通）；完全再通为TIBI 4级（有残余狭窄）或TIBI 5级（无明显狭窄）

脑中动脉之间的吻合血管的数量和大小，大于大脑后动脉和大脑中动脉之间的吻合血管[37]。与对侧大脑前动脉相比，平均速度增加>30%是软脑膜侧支的指标。因此，TCD可以为软脑膜侧支提供无创评估，当存在时，增加成功再通后获得有利结局的概率。

在大多数患者中，基底动脉和颅内椎动脉节段V3和V4可使用TCD。远端基底动脉闭塞将在基底动脉和椎动脉中呈现低速和高阻力流动（低或无舒张期流动）。在中段基底动脉闭塞中，在远端基底动脉可以检测到低阻力的反向血流，而在高阻力、交替流动将在遮挡位置识别（图5B-10）。当基底动脉闭塞是近端时，在整个基底动脉中可以发现血流逆转，而没有正常的顺行血流信号。基底动脉闭塞中的反向基底血流是通过后交通动脉进行侧支循环的指标，并且与这一亚组脑卒中患者的良好预后相关，否则这些患者的预后会很差[38]。在CTA上可见的后交通动脉侧支可预测在基底动脉闭塞的血管内治疗后良好的结局，它们是TCD的目标[39]。

急诊TCD联合颈动脉双功能超声的快速超声方案，在急性缺血性脑卒中患者中诊断适合治疗的病变（大血管狭窄>50%，供应缺血性脑区的动脉中的近闭塞或闭塞）方面提供了高产量和准确性[40]。可能的血管病变的临床定位是规划扫描策略的第一步。

大血管闭塞引起的急性缺血性脑卒中除了闭塞部位外，脑动脉再通和再闭塞可预测临床结局，动脉影像学有助于在溶栓前、溶栓期间或溶栓后监测再通情况并选择患者进行进一步（介入）治疗[41]。TCD已经用于评估监测急性缺血性脑卒中静脉溶栓治疗期间的再通情况。在国际脑卒中管理（International Management of Stroke，IMS）研究中，已对大脑中动脉平均流速进行了双边分析；受影响的大脑中动脉与对侧大脑中动脉平均流速的比率（aMCA/cMCA MFV比率）<0.6，为需要介入治疗的持续性大脑中动脉闭塞提供了良好的特异性和高敏感性[42]。aMCA/cMCA MFV比率很容易获得，因为它只需要双侧大脑中动脉声波。TIBI标准使用数字减影血管造影进一步验证；与心肌梗死溶栓（thrombolysis in myocardial infarction，TIMI）血管造影评分中的溶栓相比，TIBI 4级和5级准确预测完全再通（总体准确度为89%）[43]。在那些通过静脉溶栓成功再通的患者中，高达25%的患者最终会经历早期再闭塞[44]，从而导致更差的功能结果[45]。TCD可以迅速检测动脉再闭塞，由于颈动脉狭窄或闭塞而发生在严重脑卒中是一种最常见的并发症[46]。

实时栓子检测是TCD的独特优势。微栓子信号（microembolic signal，MES）代表血流中的固体或气体颗粒，在多普勒波形中显示为高强度和短持续时间的信号（图5B-11）。最初在术中颈动脉内膜切除术监测期间，急性脑卒中患者的MES识别是栓塞机制的标志，主要是动脉—动脉栓塞。MES的存在表明症状性颈动脉狭窄患者复发性栓塞的脑卒中复发率增加了10倍[47]；这些患者可能会从早期干预和更积极的

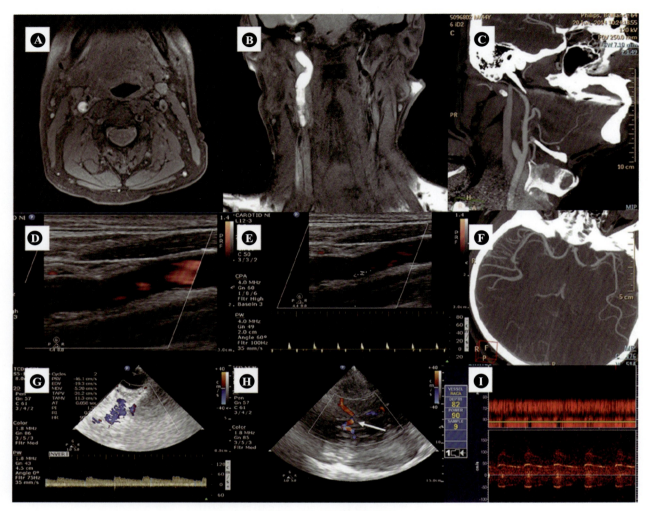

▲ 图 5B-8 颈内动脉狭窄

A. 轴向 FAT-SAT MRI 显示右颈内动脉（ICA）的夹层（新月形高信号指示血管壁血肿）；B. 冠状 FAT-SAT MRI 显示 ICA 内的血栓；C. CTA 上右侧 ICA 闭塞（火焰征）；D. 颈动脉双功能在功率模式下无法显示 ICA 中的血流；E. 多普勒波形显示完全没有舒张期血流的收缩期峰值；F. 颅内 CTA 显示右侧大脑前动脉完全逆行充盈，右侧大脑中动脉经未闭前交通动脉顺行充盈；G. 经眶经颅超声显示眼动脉血流逆转；H. 经颞经颅超声显示右侧大脑前动脉的血流逆转（箭）；I. 动力运动模式经颅多普勒显示前交通动脉中的高速射流表明侧支血流

医疗中获得更多益处。氯吡格雷和阿司匹林减少症状性颈动脉狭窄栓子研究（Clopidogrel and Aspirin for Reduction of Emboli in Symptomatic Carotid Stenosis Study，CARESS）[48] 显示，与单独使用阿司匹林相比，联合氯吡格雷和阿司匹林显著降低了 MES，这一结果已在随后进行的脑卒中和 TIA 的快速评估以防止早期复发试验（Fast Assessment of Stroke and Transient ischemic attack to prevent Early Recurrence，FASTER）中得到再次验证，[49]。他汀类药物已被证明可以降低无症状和有症状的大动脉粥样硬化患者的 MES 负担[50, 51]。对因大动脉粥样硬化形成的急性缺血性脑卒中患者进行他汀类药物预处理，可降低 MES 负担[52]。

脑血流储备是指在低脑灌注压的情况下，大脑增加脑血容量以维持恒定的局部脑血流量的能力。当发生近端动脉阻塞时，自动调节会降低远端流动阻力。通过 TCD 使用血管舒张或收缩刺

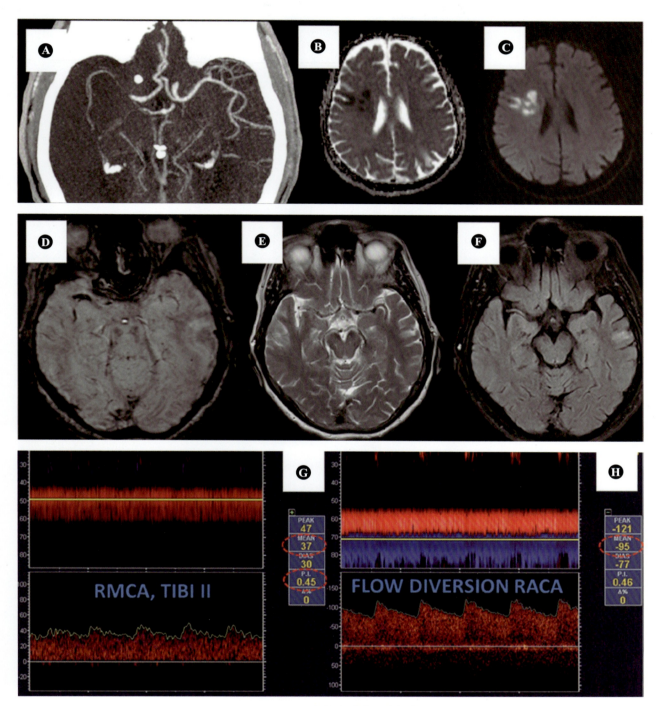

▲ 图 5B-9 急性大脑中动脉闭塞

A. CTA 上右侧大脑中动脉（middle cerebral artery，MCA）急性闭塞；B. 右半球脑卒中表观弥散系数；C. 弥散加权像；D. 脑部 MRI 将急性 MCA 血栓形成描述为敏感性加权像的绽放效应；E. T₂ 中的流空丢失；F. T₁ 序列上的高信号 MCA 信号；G. 经颅多普勒显示右侧 MCA 中的血流缓慢（收缩期加速延迟，搏动指数低）对应于部分闭塞（TIBI 2 级）；H. 经颅多普勒显示右大脑前动脉中的血流分流，流速增加

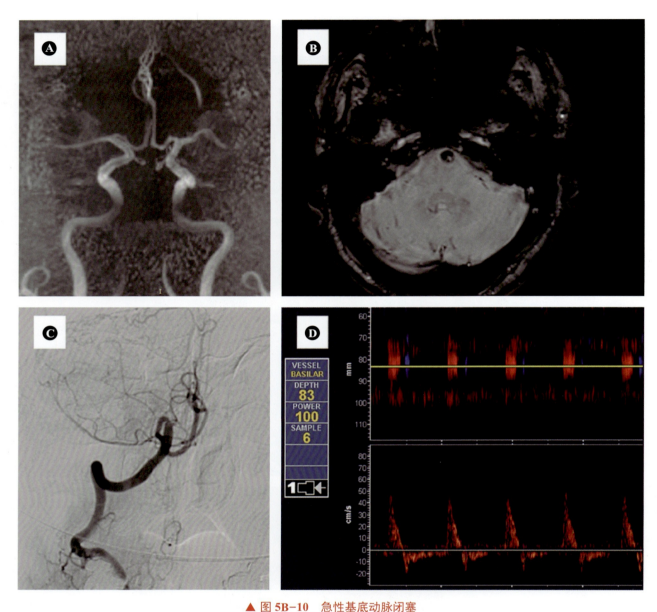

▲ 图 5B-10 急性基底动脉闭塞

A. ToF-MRA 显示缺乏基底动脉；B. 基底动脉（BA）血栓在磁化率加权 MRI 上被描述为光晕效应；C. 确认闭塞的数字减影血管造影；D. 功率运动经颅多普勒显示 BA 水平的混响血流，对应于完全基底动脉闭塞（TIBI 1 级）

激评估的血管舒缩反应性（vasomotor reactivity，VMR）可用作自动调节的间接测量。TCD 通过测量对自主屏气 30s 的颅内速度反应，提供了一种评估 VMR 的无创方法；屏气会导致高碳酸血症，这是一种血管扩张刺激物[53]。远端血管舒张会增加 TCD 评估的近端节段的速度。通过将屏气期间平均流速增加的百分比除以受试者在正常吸气后屏气的屏气时间（以 s 为单位），可以计算屏气指数（breath-holding index，BHI）：BHI=[（屏气结束时的平均流速 - 静息平均流速）/ 静息平均流速] ×（100/ 屏气秒数）。

在正常受试者中，BHI 通常大于 0.69。VMR 受损会增加颈动脉粥样硬化患者脑卒中复发的概率。通过评估有症状或无症状颈动脉闭塞患者的侧支通路和 VMR 发现，当 VMR 受损和侧支循环均不存在时，颈动脉闭塞同侧缺血性脑卒中的

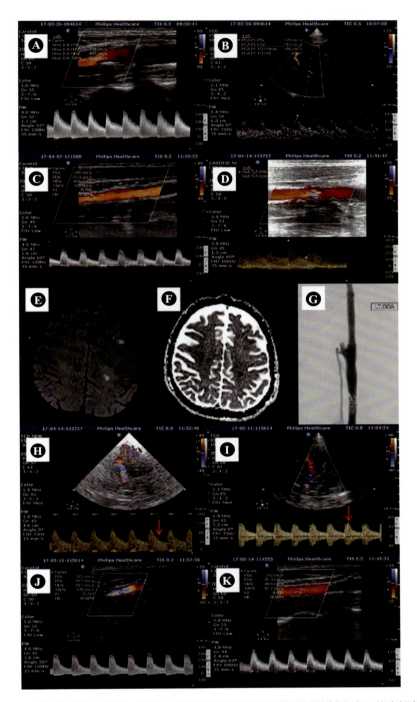

▲ **图 5B-11**　患者，男，68 岁。吸烟，9 年前因咽癌在颈部接受过放射治疗，伴有短暂性失语

A. 双侧颈动脉显示左侧大脑内动脉（ICA）狭窄；B. TCD 显示左侧大脑后动脉由于通过后交通动脉的侧支循环而代偿性增加流速；C. 患者被转诊接受有症状的左侧 ICA 支架置入术；D. 1 周后，CDU 揭示了左颈总动脉支架内流速的局灶性增加；E 和 F. 1 周后，他再次出现失语症，弥散加权像显示左侧大脑中动脉区域出现新的缺血性病变；G. 左侧颈总动脉的数字减影血管造影证实了支架近端 1/3 的腔内充盈缺损，由于支架回缩和血栓形成（左侧颈外动脉已闭塞）导致局灶性狭窄；H 和 I. TCD 以每分钟约 8 个 MES 的速率识别左侧大脑中动脉中的微栓塞信号（MES，箭）。采用治疗剂量的低分子量肝素治疗后 MES 消失。该患者因吸入性肺炎住院，2 周后出现新的失语症状和右侧偏瘫。TCD 再次显示左侧大脑中动脉（H）中的 MES（箭）。J. 重复 CDU 确认支架内颈总动脉流速的焦点加速度对应 > 70% 狭窄；K. 患者被转诊进行左侧颈内动脉 / 颈总动脉的重复支架植入。在第二次支架植入后，患者转为双重抗血小板治疗，TCD 上没有 MES，CDU 上没有局灶性加速

年风险为 33%，而正常 VMR 和侧支循环与无缺血风险相关[54]。在无症状颈动脉狭窄＞70% 的患者中，VMR 正常的患者和 VMR 受损的患者（定义为 BHI＜0.69）的年度同侧缺血事件风险分别为 4.1% 和 13.9%[55]。此外，大面积大脑中动脉梗死患者的 VMR 受损与梗死周围 T_2 高信号的发生率增加相关[56]。最后，连续 VMR 评估可能有助于识别由于前循环颅内闭塞导致的急性缺血性脑卒中患者从缺血性半球到未受影响的半球的脑血流窃取现象，这可能是早期神经功能恶化（尤其是在呼吸暂停的患者中）和高复发性脑缺血的原因[57-59]。

五、局限性和未来前景

在 10% 的患者中，颞窗窗差仍是 TCD 的主要限制，多为颞骨较厚的老年女性[60]。静脉内超声造影是解决几乎所有患者的神经超声学这一缺点的高效解决方案。对于肥胖和不合作的患者，CDU 可能具有挑战性，并且高度钙化的斑块不允许超声穿透。在这些情况下应提供其他成像方式。最后，超声评估因高度依赖操作者而著名。可以说医学中的所有检查都依赖于操作者。确实，超声成像很难脱离上下文来解释，因此它仍然是高度主观的。标准化检查的预案和超声检查技术进步，允许更容易地对颅内动脉进行超声检查，可以显著降低测量者间的变异性[11, 43]。尽管北美学术中心的 CT 和 MRI 可用性显著减少了超声在临床实践中的使用，但这些中心仅代表全球卒中单元的一小部分。神经超声学仍然是一种不断发展、低成本和高效的血管成像模式，可以提供有关脑循环的实时信息。在联合（医学和介入）急性脑卒中治疗的时代，脑血管超声依然具有重要的应用，并且仍然是临床检查的延伸，在经验丰富的脑卒中医生手中是一种可靠的"听诊范围"[61]。

第 5C 章　心源性脑卒中

Cardioembolic stroke

Issam Mikati　Zeina Ibrahim　著

秦　晋　朱良付　吴立恒　译

一、一般概念、脑卒中分类和心源性栓塞类型

在美国和其他发达国家，脑卒中是导致残疾的主要原因，也是第三大死亡原因。据估计，美国 20 岁以上的脑卒中患者为 690 万，影响美国人口中约 2.7% 的男性和 2.6% 的女性[1]。无症状脑血管梗死的患病率更高，6%～28%。据估计，来自心脏或胸主动脉的栓子约占所有脑血管事件的 1/3。准确认识脑卒中的机制非常重要，因为这将指导脑卒中患者最有效的护理和治疗。

大多数脑卒中是缺血性的，约占脑卒中所有病例的 87%，其余 13% 是出血性脑卒中。脑血管梗死通常分为以下亚类：大血管动脉粥样硬化导致血栓形成或栓塞、心源性栓塞（心源性脑卒中）、小血管闭塞或腔隙性脑卒中和隐源性脑卒中（当没有确定原因或发现多个原因时）[2]。

心源性脑卒中占所有缺血性脑卒中的 15%～40%，而隐源性脑卒中占其余脑梗死的 30%～40%，甚至更高[3]。来自心脏的栓子导致脑缺血事件通常由以下主要机制之一引起：左心腔扩大或异常收缩中的血液淤滞和血栓形成（如心房颤动中的左心耳血栓）；在瓣膜表面形成异常物质，随后栓塞到大脑（如瓣膜赘生物或血栓）；血栓或肿瘤通过间隔缺损从静脉到动脉循环的反常或异常通道[4]。此外，来自升主动脉或主动脉弓的动脉粥样硬化碎片可以栓塞到大脑。值得一提的是，在许多情况下，可能存在不止一种潜在的栓子来源，并且没有诊断心源性脑卒中的金标准。一般来说，在没有明显的大血管动脉粥样硬化的情况下，心源性栓塞是栓塞性脑卒中的假定机制。

经胸超声心动图（transthoracic echocardiography，TTE）通常是最初的心脏成像技术，并且经常辅以 TEE，尤其是在需要评估左心房或主动脉的情况下。多探测器 CT 和心脏 MRI 作为非侵入性程序，在检测脑卒中的心脏栓塞起源方面也可能发挥重要作用。

二、用于评估心源性栓塞的成像

（一）超声心动图

超声心动图是心脏成像的主要形式，对于确定栓塞源的存在、评估脑卒中心脏来源的可能性、评估预后，以及帮助最终管理脑卒中及其潜在疾病至关重要[4]。使用超声心动图评估心脏栓子来源的适当标准已经建立。基本上，任何新发脑卒中、短暂性缺血事件或外周栓塞事件的患者都应接受 TTE 检查。如果临床怀疑有心脏肿块、心内膜炎（无论是因为血培养阳性还是新的杂音），或者对有进展风险或感染性心内膜炎并发症的高危个体进行重新评估，建议进行 TTE。

TEE 也被用作评估无明确病因患者心源性栓塞源的补充测试，并且通常是对患有感染性心内膜炎（尤其是人工心脏瓣膜）的高预测概率的初始测试，或高度怀疑左心耳血栓的患者，例如心房颤动患者。

（二）超声心动图技术

通过超声心动图进行的完整评估不仅包括标准的经胸和经食管超声心动图检查，而且通常包括其他技术和专注于临床问题的专用成像[4]。例如，在评估房性心律失常患者的心源性时，必须特别注意心房和附属结构；建议从多个角度对这些腔室进行超声心动图扫描，例如胸骨旁长轴切面和胸骨旁短轴切面，以进行充分评估。三维成像扩大了超声心动图检查和评估心脏结构的能力，特别是在评估心脏肿瘤和瓣膜功能障碍方面。彩色多普勒是任何完整超声心动图检查的标准成像工具，在评估心腔之间可能的信息方面尤为重要，例如在评估房间隔缺损时可能出现反常的间隔栓子。盐水对比用于评估卵圆孔未闭和房间隔缺损。同样，经肺造影用于心脏肿瘤和血栓的识别和边界定义。

TTE 的主要限制之一是由于体质或肺病（如肺气肿）导致的成像效果不佳。此外，一些位于后方的心脏结构，例如左心房及其附属结构和胸主动脉，可能无法通过 TTE 进行充分评估。由于传感器和心脏后部非常接近，不受心外结构的任何干扰，因此 TEE 可以对可能的心脏栓塞源进行高分辨率和彻底的评估，尤其是在评估心脏后结构时。一般来说，TEE 是一种安全的检查，并发症发生率非常低；这些包括吸入性肺炎、口腔、牙齿、咽部或气管损伤，最严重的并发症是食管穿孔，据报道发生率为 0.01%~0.09%[5]。继发于局部麻醉和清醒镇静的并发症也是可能的。

最初的超声心动图检查是否必须是 TTE 尚无明确共识，但有人建议 TEE 可能更适用于年轻隐源性脑卒中患者，用于评估人工瓣膜和胸主动脉，或存在高度怀疑左心房 / 附件血栓。然而，TTE 是评估左心室大小、功能和评估左心室血栓的检查。

（三）计算机断层扫描在评估栓塞来源中的作用

心源性脑卒中的一线研究工具是超声心动图，它通常足以诊断或排除。最近人们对使用多探头 CT 研究可疑病例的左心和大血管仍具有兴趣，特别是在超声心动图无法诊断或诊断不佳的情况下。该测试的优点包括速度极快，空间分辨率高[6]。然而，缺点包括使用高辐射，暴露于潜在的肾毒性药物，以及相对缺乏固有的软组织对比度。目前，CTA 主要用于评估胸主动脉有无动脉粥样硬化斑块的疾病负担程度。也有报道表明，增强 CT 作为 TEE 检测左心房和左心耳血栓的替代方法，具有高敏感性和特异性[7]。

（四）磁共振成像在评估栓塞来源中的作用

与 CT 的使用类似，心血管 MRI 在选定病例中作为超声心动图的辅助手段具有支持作用，但心脏 MRI 在心源性检查中常规使用目前并未成为共识指南的一部分。同样，心脏 MRI 可用于超声心动图不确定或患者不愿意接受 TEE 研究的情况[8]。完整的心脏 MRI 研究持续约 45min，包括用于评估解剖结构、心室大小、瓣膜和心室功能的稳态自由进动序列，以及用于评估血流和可能的心内分流的速度编码相位对比序列，以及晚期钆后相位序列以寻找心肌瘢痕和可能的心内血栓，胸主动脉和大血管的钆增强血管造影以评估主动脉粥样硬化或溃疡。钆延迟增强序列是一种经过充分验证且具高度准确率用来检测左心室血栓的 MRI 技术[8]。最近的一篇文章证明了心脏 MRI 在使用 TEE 作为参考标准，检测左心房和左心耳血栓方面具有很高的诊断准确性；长 T_1 延迟增强 CMR 序列的诊断准确率最高，为 99.2%[9]。心血管 MRI 在心脏肿瘤的组织表征和与血栓的鉴别中也具有重要作用[10]。

三、心源性栓塞

（一）左心房和左心耳血栓

心源性脑卒中最常见的来源是位于左心耳

（left atrial appendage，LAA）内的血栓，或较少见于左心房内的血栓，而这最常见的原因是房性心律失常，特别是心房颤动[4, 11, 12]。

1. 房性心律失常

心房颤动是最常见的持续性快速性心律失常，其发病率随着年龄的增长而增加。心房颤动的患病率在普通人群中为 0.4%～1%，但在 80 岁以上的个体中增加至 9%～12%，一些报道称其发病率高达 25%[13-15]。据估计，全球约有 3350 万人患有心房颤动，其中美国约有 300 万人[16]。

需要 12 导联心电图或遥测来诊断心房颤动，其特征是没有明显的有组织的心房活动，没有 p 波，以及不规则心室节律。最流行的病理生理学模型表明，心律失常是由最常见于肺静脉的局灶性电激活（扳机点）引起的。心房组织（底物）内的多个折返小波维持心律失常[17]。心房颤动与脑卒中、心力衰竭恶化和全因死亡率的风险增加有关。事实上，与正常窦性心律的个体相比，心房颤动患者的死亡率是其 2 倍，脑卒中风险是其 5 倍[16]。与心房颤动相关的大多数发病率和死亡率是心源性栓塞现象的结果，大约 75% 的血栓负荷来自左心耳。

2. 左心耳解剖与血栓形成的发病机制

左心耳是一个复杂的结构，可能是单小叶或多小叶。它是胚胎左心房的残余物，而成人左心房实际上是从肺静脉（pulmonary vein，PV）向外生长的[18]。左心耳形态学最近被分为四类：仙人掌型、鸡翅型、风向袋型和菜花型[19]。分类的重要性是某些形态可能与更高的血栓栓塞风险相关。例如，鸡翅型左心耳患者似乎血栓栓塞事件的风险最小。

但似乎左心耳不仅仅是胚胎残留物。它在心室收缩期间充当血库[20]，由于其收缩能力，它可能有助于每搏输出量[21]，并且在调节利尿和排钠方面具有内分泌作用[22]。不幸的是，左心耳在血栓栓塞风险中也有重要作用，并且可能在引发房性心律失常方面发挥作用。

血栓形成的确切方法仍有争议，但通常已由 Virchow 的假设解释。首先，获得性心室扩大和有效心房收缩的减少促进了左心房和左心耳的瘀血[23]。其次，据报道，心内膜损伤的证据表明心房颤动会导致结构和病理变化，例如，异常数量的胶原蛋白和基质金属蛋白酶[24]。最后，凝血级联和血小板功能异常也可能在促进血栓形成环境中发挥作用[25]。因此，血栓形成始于红细胞成钱串状，被看作自体的超声心动图对比剂，进展到"污泥"形成，其被视为是非常致密的烟雾，并最终形成血栓。

两项主要试验表明，与颈动脉疾病引起的脑卒中相比，心房颤动与更严重的缺血性脑卒中有关[26, 27]。一个可能的解释是较大的颗粒被心房颤动栓塞。因此，与无心房颤动的脑卒中患者相比，与心房颤动相关的脑卒中患者的预后更差，具有更多的残疾率和更高的死亡率。然而，血栓形成和随后的外周栓塞的风险在患者之间并不相同，这是其他临床风险因素发挥作用的地方，有助于评估总体风险和指导治疗。

最佳验证和最常用的风险预测模型是 CHA_2DS_2-VASc 模型[28]；它为年龄＞75 岁和既往脑卒中或 TIA 病史分配 2 分，以下危险因素各 1 分：充血性心力衰竭、高血压、糖尿病、血管疾病、65—74 岁和女性。心房颤动患者脑卒中或栓塞的风险范围从每年＜1% 的低风险（评分为 0～1）到每年＞13% 的高风险（评分为 9）。因此，了解风险不仅有助于患者了解他们的疾病和可能的病程和并发症，而且有助于选择将从干预中受益的患者，特别是抗血栓治疗，这已被证明可降低几乎所有心房颤动患者的临床血栓栓塞风险。

为了尽量减少血栓形成和栓塞的风险，建议进行长期抗凝治疗。然而，有些患者由于血小板减少、既往严重出血、反复胃肠道出血或跌倒风险高而有抗凝禁忌证。这就需要有降低心脏栓塞事件风险的替代策略。如前所述，心房颤动患者的大部分血栓形成在左心耳内，并且已经开发出经皮手术以机械地排除该腔室以防止栓塞。全球有几种经皮、基于导管的左心耳血管内装置，但 Watchman 装置是唯一获得美国联邦药物管理局批准的封堵装置。该装置的功效在两项随机试验（PROTECT AF 和 PREVAIL）中进行了评估 [29, 30]。PROTECT AF 将有心房颤动和抗凝适应证的患者随机分配到设备或长期华法林组，该研究表明，在 2.3 年的随访后，该装置与华法林相比具有非劣效性（两组在脑卒中、全身性栓塞和心血管死亡的主要疗效事件发生率分别为 3.0% 和 4.3%）。根据现有数据，Watchman 装置正用于需要长期抗凝但无法接受这种治疗的非瓣膜性心房颤动患者。

3. 左心房和左心耳的影像学评估

所有疑似栓塞性脑卒中的患者，特别是在有心房颤动的情况下，应该有一个超声心动图。开始先做 TTE 还是先做 TEE 应据患者具体情况个体化。鉴于与心房颤动相关的疾病（包括瓣膜性心脏病、心室功能障碍和高血压性心脏病）很容易被识别，TTE 通常是大多数患者首选的检查。此外，在 TTE 上也可以充分评估左心房解剖结构，以及左心房扩大的存在和严重程度。不幸的是，TTE 在识别血栓方面的敏感性低得令人无法接受，这主要是因为它们大多位于左心耳而不是主要的左心房 [4]。

由于传感器和心脏后部非常接近，没有任何介入的心脏外结构（如肺或骨骼），因此左心耳最好通过 TEE 可视化。TEE 可以提供高分辨率图像，能够识别直径小至 3mm 的血栓（图 5C-1 和图 5C-2）。此外，左心耳多普勒血流模式可以由 TEE 评估；流速降低（左心耳峰值流速＜0.2m/s）表明脑卒中风险增加，并与维持窦性心律的成功率降低相关 [31]。在一项术中研究中，TEE 的敏感性和特异性与手术期间左心房内容物的直接可视化相比分别高达 100% 和 99% [32]。许多专家建议将 TEE 作为对没有已知心脏病的年轻患者的初始检查。在左心房 / 左心耳血栓预检概率较高的患者中，尤其是在存在心房颤动的情况下，TTE 的结果会呈假阴性。

CT 可用作在特定的脑卒中或心房颤动患者中检测血栓的替代方法。如一项 Meta 分析 [33] 所示，它具有很高的诊断准确性、灵敏度（81%）和特异度（90%）。腔内左心房 / 左心耳血栓在多排 CT 上表现为充盈缺损。然而，假阳性结果可能是由于对比剂和血液混合不充分，特别是在心房血流模式改变的情况下，尤其是心房颤动；这将错误地导致将这些填充缺陷解释为血栓 [34]。这可以通过延迟成像来改善，该延迟成像允许更好

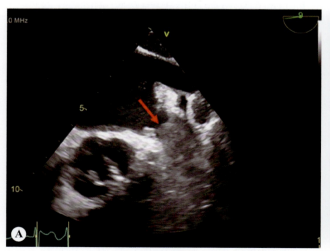 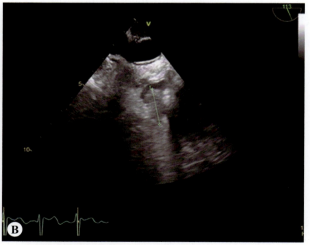

▲ 图 5C-1　TEE 在 0° 和 110° 时评估左心房和附属结构

老年女性，有射血分数保留的心力衰竭病史，以及因胃肠道出血而未进行抗凝治疗的心房颤动，因新发脑缺血事件入院。TEE 显示左心房扩张和一个巨大的可移动占位，充满整个左心耳（箭），尺寸为 2.2cm

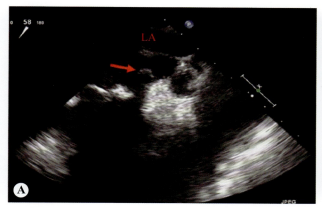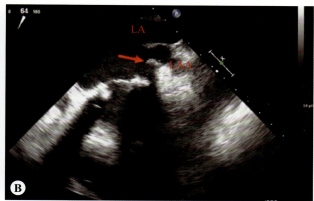

▲ 图 5C-2　TEE 评估患有心房颤动且既往有冠状动脉搭桥术史和左心耳封堵术的男性的左心房和左心耳
附件孔口处有回声结构，可能代表血栓物质（箭）。附属结构似乎没有成功结扎或闭合。开始抗凝后复查 TEE 显示该占位消退

地混合左心耳中含有对比剂的血液。CT 的主要缺点是辐射和造影暴露，没有 TEE 的高时空分辨率。

心脏磁共振（cardiac magnetic resonance，CMR）研究可以在多种临床情况下提供有用的信息，包括检测左心室血栓。关于 CMR 在检测左心房 / 左心耳血栓中的效用的数据很少，但最近一项比较 TEE 与 CMR 检测左心耳血栓的研究显示，CMR 表现出较高的诊断准确性（99.2%）、灵敏度（100%）和特异度（99.2%）[35]。在 CMR 中，血栓被视为与左心房 / 左心耳壁有明显边缘的占位。具有最佳诊断性能的 CMR 技术是长 T_1 延迟增强 CMR（delayed enhancement CMR，DE-CMR）[35]，血栓表现为均匀的黑色肿块，周围环绕着呈高信号的血池腔结构。

有趣的是，DE-CMR 最近已被用于检测和量化心房纤维化，这被认为是心房颤动心律失常基质的标志[36]。心房纤维化不仅与心房颤动复发有关，而且有多个报告血栓栓塞事件与心房纤维化有关。一项研究表明，与没有脑卒中病史的患者相比，有脑卒中病史的患者的心房纤维化显著更高（24.4% vs. 16.2%，$P < 0.01$）[37]。另一项研究还报告了心房纤维化评分与左心耳血栓之间的关联（26.9% vs. 16.7%，$P < 0.01$）[38]。这些研究表明，较高级别的左心房疾病与血栓栓塞事件的风险增加有关，即使其他风险评分没有升高，这些

患者也可能必须接受抗凝治疗。

（二）左心室血栓

左心室血栓可能发生在急性冠状动脉综合征（通常是前壁心尖部梗死）的情况下，或者不太可能发生在缺血性或非缺血性心肌病和收缩功能降低的情况下。左心室血栓主要有 3 种类型[4]：①附壁血栓，它是平坦的，只有一个表面暴露在血池中；②突出的血栓，它突出到左心室腔内并有多个表面暴露；③移动血栓。移动血栓的栓塞发生率最高，而附壁血栓的栓塞发生率最低[39]。血栓周围相邻心肌节段的运动过度可能与栓塞风险增加有关[40]；相反，左心室动脉瘤内的血栓不太可能栓塞，这可能是因为动脉瘤内没有左心室收缩。

1. 急性冠状动脉综合征

与左心房 / 左心耳血栓的形成类似，virchow 三联征也解释了急性冠状动脉综合征（acute coronary syndrome，ACS）中左心室血栓的形成。在心肌梗死的情况下，局部心肌变得不能运动或运动障碍，除了相关的心内膜下损伤外，还会导致血液淤滞和促进左心室血栓形成。ACS 是一种炎症状态，可增加促凝剂并降低生理性抗凝药的浓度，从而促进血栓进一步形成。这种血栓前环境促进了血栓的形成，血栓最早可在急性心肌梗死后 24h 发生；大多数（90%）血栓在心肌梗死后 14 天内形成[41]。各种研究报告了 ACS 环境中

左心室血栓的不同发生率，在急性前壁和（或）心尖部心肌梗死中，左心室血栓的发生率从低至 7% 到高达 46%，尤其是在大面积梗死和晚期收缩功能障碍心肌梗死中 [4, 41, 42]。左心室血栓主要位于左心室心尖部，但很少发生在左心室的其他区域，特别是下后壁和室间隔。有趣的是，尽管血栓形成的发生率很高，但导致脑卒中的栓塞事件的发生率相对较低 [43]。

2. 肌钙蛋白和脑缺血

已观察到肌钙蛋白升高与脑缺血事件之间存在关联。心肌肌钙蛋白是一种在横纹肌组织中发现的心脏调节蛋白，它控制钙介导的肌动蛋白和肌球蛋白之间的相互作用。肌钙蛋白本身是 3 个蛋白质亚基的复合物：肌钙蛋白 T（troponin T）、肌钙蛋白 I（troponin I）和肌钙蛋白 C（troponin C）。通过使用针对心肌肌钙蛋白 I（cardiac troponin I, cTnI）和心肌肌钙蛋白 T（cardiac troponin T, cTnT）表位的单克隆抗体检测血清中的心肌肌钙蛋白。这些抗体对心肌肌钙蛋白具有高度特异性，与骨骼肌肌钙蛋白的交叉反应可忽略不计。

血液中 cTnT 的升高总是反映心肌损伤 [44]，是 ACS 诊断的主要组成部分之一。然而，在没有冠状血管闭塞的情况下，在心力衰竭、心肌炎、肺栓塞和很大比例的肾功能不全患者中发现了这种蛋白质的升高 [45]。据报道，5%～34% 的急性缺血性脑卒中患者出现 cTnT 水平升高 [46]。Kerr 等对急性脑卒中患者症状出现后 7 天内测量肌钙蛋白的研究进行了系统评价，发现超过 18% 的患者肌钙蛋白水平较高 [46]。一些研究报告称，肌钙蛋白水平升高在心源性栓塞引起的脑卒中患者中更为常见，这些患者也有心房颤动、缺血性心脏或心力衰竭、大动脉粥样硬化和病因不明的证据 [47-49]。

还发现肌钙蛋白升高与入院时脑卒中严重程度、短期和长期临床结局，以及死亡风险增加有关，这对预后具有重要意义 [50]。

然而，脑卒中时肌钙蛋白升高的实际原因尚不确定。一个原因是伴随急性缺血性脑卒中的 ACS。另一个可能的原因是缺血性脑卒中时发生的神经源性的心脏损伤。由脑卒中引起继发性儿茶酚胺激增引起的自主神经失衡，可导致类似于心碎综合征（左心室心尖气球样变）的整体左心室功能障碍。

正在进行的 TRELAS 试验（急性缺血性脑卒中中的肌钙蛋白升高）是大型队列研究，将通过对缺血性脑卒中患者在 72h 内进行冠状动脉造影，前瞻性评估肌钙蛋白升高的频率和可能的病因。我们希望结果将确定肌钙蛋白升高的患病率、可能病因的频率，并为在该临床环境中进一步建议心脏检查的范围和时间点提供依据 [51]。

3. 心肌病

左心室扩张和功能障碍与心肌病相关，无论起源于缺血性还是非缺血性，都会增加发生左心室血栓的风险。一般来说，在广泛的局部室壁运动异常致明显左心室扩张和心输出量降低，致血栓形成，这些都会导致心室内的血液停滞。扩张型心肌病患者的栓塞事件发生率范围很广，报告范围为 1.7%～18% [52]。作为晚期心尖肥厚型心肌病的并发症，也可在心尖外突处形成凝块。

4. 左心室血栓的影像学评估

对于左心室血栓的评估，TTE 是首选技术。它不仅可以识别和评估左心室血栓的大小和活动性，还可以评估左心室的整体收缩功能以及局部室壁运动。由于左心室心尖部是心脏前部结构，因此 TTE 对左心室血栓检测的灵敏度为 95%，特异度为 85%～90% [53]。血栓表现为一个明确的占位，与心内膜分离，在整个心动周期中均可见于潜在的室壁运动异常。为了确保血栓的存在，必须在至少 2 个正交视图（心尖和短轴）中看到它 [4]。一些人为和正常的发现可能致左心室血栓误诊。这些包括心尖缩短、左心室小梁、假肌腱和近场杂波。如果研究因严重的肺部疾病或体质而在技术上受到限制，或者如果诊断不确定，则应使用第二代对比剂 [54]。

TEE 在识别左心室血栓方面的作用非常有限，因为心尖在 TEE 图像上经常出现缩短或实际上不能很好地显示，因此很少使用 TEE 来评估左心室血栓。

心脏 MRI 是一种经过充分验证且高度准确的技术，用于使用延迟的钆增强序列检测左心室血栓，特别是长 T_1 延迟强化序列。如果不确定是否存在血栓，则应考虑使用钆对比剂进行 CMR。事实上，DE-CMR 被认为是确定左心室血栓存在与否的标准。在一项研究中，CMR 与 TTE 对比检测左心室血栓的灵敏度分别为 100% 与 64%[55]。CMR 还可以评估双心室功能、局部室壁运动异常、心脏功能障碍的根本原因，以及心肌瘢痕和活力的程度（图 5C-3 和图 5C-4）。然而，因成本高和使用有限，CMR 并不常规用于筛查左心室血栓。

四、心脏肿瘤

原发性心脏肿瘤极为罕见，尸检研究报告的患病率为 0.001%～0.03%，其中约 75% 的肿瘤是良性的[56, 57]。另一方面，继发性肿瘤的发病率是原发性肿瘤的 30 倍，而且几乎完全是恶性的；最常见的心脏恶性肿瘤包括转移性黑色素瘤、肺癌和乳腺癌。心脏肿瘤的临床表现通常是非特异

性的，但与肿块的位置而非组织病理学有关。它们可直接侵犯心脏，导致左心室功能受损或心包积液，并可能促进心律失常。如果它们位于心脏瓣膜附近或之上，则肿瘤可能导致瓣膜阻塞或反流。心脏肿瘤最可怕的并发症之一是栓塞，通过直接栓塞肿瘤碎片或来自肿瘤表面的血栓栓塞。一般来说，主动脉瓣和左心房肿瘤与最大的栓塞风险相关。成人中最常见的两种原发性心脏肿瘤是黏液瘤和乳头状纤维弹性瘤。

（一）黏液瘤

黏液瘤是最常见的原发性心脏肿瘤，占所有良性心脏肿瘤的 30%～50%。它们大多位于左心房（＞75%），在 90% 的病例中通常为孤立占位，女性占多数，男女比为 2∶1。它们表现为圆形、凝胶状结构，表面光滑或易碎，最常见的是以柄附于卵圆窝。肿瘤的大小差异很大，直径为 1～15cm[58]。组织学上，黏液瘤具有典型的细胞散在分布于间质丰富的糖胺聚糖[59]。肿瘤表面常有相关血栓。黏液瘤还产生血管内皮生长因子，这有助于它们的部分血管化[60]。

心脏黏液瘤的栓塞表现发生在 20%～45% 的患者中，包括缺血性脑卒中，这可能是沉默的或

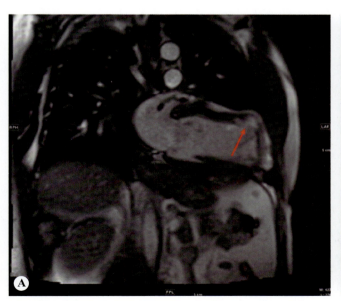
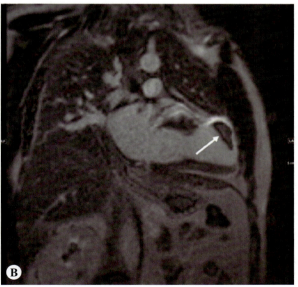

▲ 图 5C-3　年轻男子的心脏 MRI 研究，该男子因急性主 - 髂动脉血栓继发胸痛和急性双侧严重肢体缺血 1 周后入院
A. SSFP 序列，前壁变薄和运动障碍（箭）。B. 钆延迟增强序列显示该区域的透壁梗死，顶部有分层的左心室血栓

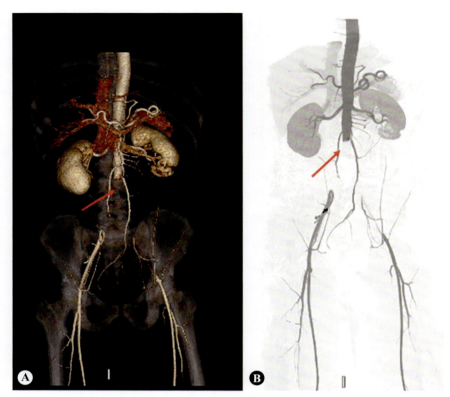

▲ 图 5C-4　与图 5C-3 为同一患者下腹部和骨盆的 CT 血管造影
左心室血栓栓塞并导致肾下腹主动脉和双侧髂总动脉（箭）完全闭塞。A. 三维径流自旋；
B. 反转三维径流自旋重建

导致神经功能缺损[61]。神经系统症状通常可能是心脏黏液瘤的最初表现。然而，黏液瘤仅占脑卒中的 0.5%[62]。有趣的是，肿瘤栓子与心脏黏液瘤的大小无关，而是与流动性和脆性有关肿瘤[58, 63]。脑成像通常显示多发性梗死，提示栓塞原因，但在某些情况下，它可能仅显示小的皮质下缺血或类似于腔隙疾病的病变[64]。一旦诊断为黏液瘤，需要紧急切除以防止发生进一步的心血管并发症和（或）栓塞。黏液瘤有复发的风险，一些研究报告的复发率高达 2%～5%[58]。

对于所有疑似心脏肿瘤的患者，应考虑采用彩色多普勒进行完整 TTE 检查。TEE 可以评估位置、大小、活动性、相关血栓和肿瘤蒂的插入部位。它还可以评估血流动力学序列或其他并发症，包括瓣膜狭窄或反流。如前所述，心脏黏液瘤表现为通过蒂附着于心内膜表面的移动肿块，通常起源于卵圆窝（图 5C-5）。TEE 已被证明是定义左心房肿块特征的优越方法，如果 TTE 不确定，则应使用该方法（图 5C-6 和图 5C-7）[65]。有趣的是，对比可以用来区分黏液瘤和血栓。由于黏液瘤的血管分布较少，因此使用对比剂会使它们部分混浊，而血栓则通常不混浊[4]。

一些先前描述的心脏黏液瘤的 CT 特征包括小叶轮廓和异质衰减。肿瘤表现为心腔内致密的填充缺陷，其中大多数相对于心肌呈低密度[66]。然而，CT 可能无法最佳地显示肿瘤的附着点，并且可能无法始终区分肿瘤和血栓[67]。

为了进一步区分心脏肿瘤，MRI 是参考成像技术，特别是当超声心动图检查结果模棱两可或次优时[66]。黏液瘤表现为信号强度不均匀的球形或卵圆形病变。富含多糖基质的黏液瘤元素在 T_1 加权像上具有低信号强度，而在 T_2 加权像上具有高信号强度[68]。静脉注射钆后所有黏液瘤均表现出增强，非增强区域代表坏死或囊性

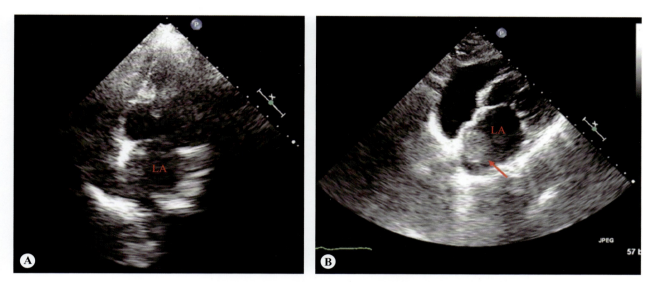

▲ 图 5C-5　TTE 四腔和肋下切面评估 77 岁多发亚急性脑梗死患者的心源性脑卒中

A. 显示心脏的四腔切面，没有明确的病理学证据；B. 肋下切面显示左心房的回声密度不明，但提示肿瘤或血栓。建议使用 TEE 进行进一步评估

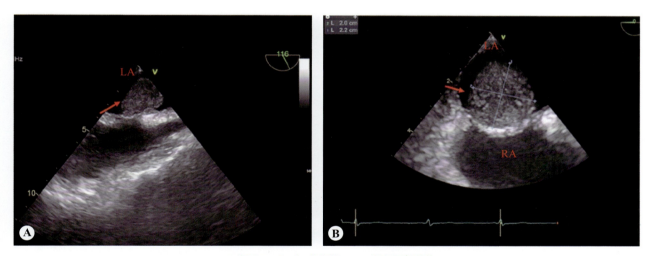

▲ 图 5C-6　左心房的 TEE 双平面视图

图示一个大的界限清楚的肿块（箭），由一个宽阔的基底附着在房间隔上，大小为 2.1cm×2.0cm，与黏液瘤一致。患者接受了心房肿块切除术，病理证实了黏液瘤的诊断。RA. 右心房；LA. 左心房

变化。

（二）乳头样弹性纤维瘤

乳头样弹性纤维瘤（papillary fibroelastomas, PFE）是成人中第二常见的原发性心脏肿瘤[69]。它们主要位于主动脉瓣的心室表面，其次是二尖瓣的心房侧。极少数情况下，它们可能存在于其他心内膜表面。大体上，弹性纤维瘤看起来像海葵，有突出的手臂，通常是活动的，附着在中央

轴上。它们通常很小，大约 1cm，并且大多是孤立的病变[69]。瓣膜功能不全不与 PFE 相关，但在大约 30% 的病例中，可能会发生血栓和后继的栓子。对于大型活动性肿瘤（≥1cm）和出现栓塞并发症的患者，通常建议手术切除[70]。

最初的检测通常是超声心动图，其中 PFE 表现为小的、有蒂的和移动的肿块，通常位于瓣膜上，会随着心脏运动而脱垂（图 5C-8）[70]。在

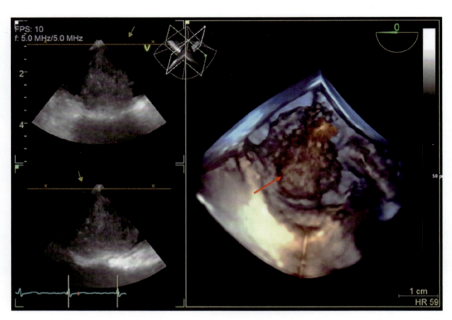

▲ 图 5C-7　左心房黏液瘤的三维 TEE 评估（箭）

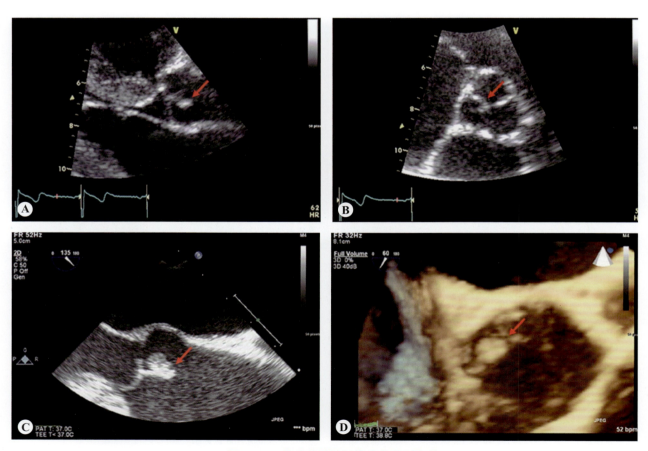

▲ 图 5C-8　乳头状弹性纤维瘤的典型外观

A 和 B. 分别为胸骨旁长轴和短轴切面的经胸超声心动图。肿瘤（箭）表现为圆形、可移动的回声密度，带有闪烁的边缘，通过茎连接到主动脉瓣的非冠状动脉瓣，测量大小 1.1cm；C 和 D. 分别为 TEE 和三维重新格式化上可以看到更详细的外观。由于肿块在随访中一直在缓慢增长，现在已经超过 1cm，因此决定通过手术切除，以防止栓塞事件

CMR 上，PFE 在 SSFP 中表现为边界清晰的移动结节，周围有湍流。也有关于钆增强均匀延迟的报道，可能是因为弹性纤维瘤由纤维弹性组织组成（图 5C-9 和图 5C-10）[71]。

五、瓣膜疾病

各种瓣膜疾病，影响自体和人工心脏瓣膜，可导致全身和肺栓塞的发展。栓子内容物可以是血栓、感染和未感染的赘生物，以及钙化碎片的形式。其中一些瓣膜病与栓塞的发生有关，例如自体瓣膜和人工瓣膜感染性心内膜炎、人工瓣膜血栓形成、非细菌性血栓性心内膜炎和二尖瓣环钙化。然而，瓣膜病与栓塞性脑卒中的其他一些关联仍然存在争议。这些包括瓣膜链和兰伯赘生物，以及机械瓣膜血小板血栓。

（一）感染性心内膜炎：自体瓣膜和人工瓣膜

感染性心内膜炎是心脏内皮的感染，在宏观上被视为赘生物。尽管内科和外科治疗取得了进步，但死亡率仍估计为 20%～30%，高危患者的死亡率可能高达 70%。几个危险因素与感染性心内膜炎的发展有关，即预先存在的心脏异常，占心内膜炎患者的 70%～75%。其中一些情况包括二尖瓣脱垂、风湿性心脏病、二叶式主动脉瓣、动脉导管未闭和其他先天性心脏异常。其他风险因素包括免疫功能低下状态和静脉注射吸毒。人工瓣膜心内膜炎占所有感染性心内膜炎病例的 10%～20%。机械瓣和生物瓣的心内膜炎风险似乎相似，最大的风险发生在瓣膜植入后的前 6 个月。

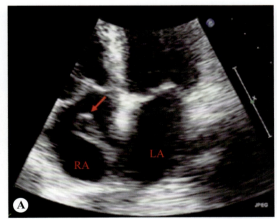
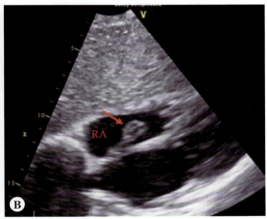
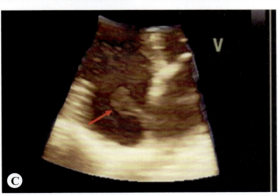

▲ 图 5C-9　60 岁表现为短暂的头晕和右臂麻木女性的 TTE

A 至 C. 在右心房中可见通过细柄附着于卵圆窝的移动回声密度（箭），大小为 1.2cm×2.0cm。A. 在 4C 视图中显示肿块；B. 肋下视图；C. 三维渲染质量图。差异包括血栓与肿瘤，因此建议行 MRI 进行进一步评估。RA. 右心房；LA. 左心房

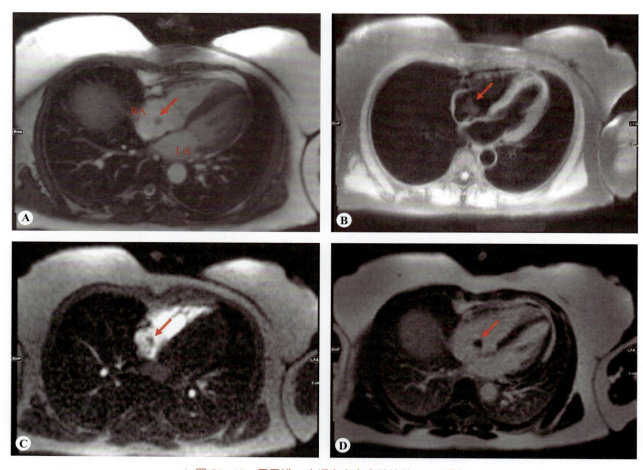

▲ 图 5C-10 用于进一步调查右心房肿块的 MRI 研究

A. 图示右心房有一个高度移动的带蒂肿块，通过一根细长的柄连接到卵圆窝处的房间隔后部；B. 病变表现出轻微的 T_2 高信号；C 和 D. 在首次通过灌注成像（C）或延迟增强（D）上没有增强。该肿块的 MRI 特征与乳头状弹性纤维瘤一致。RA. 右心房；LA. 左心房

感染性心内膜炎患者的临床表现差异很大，从疲劳、体重减轻和盗汗等细微和非特异性症状，到继发于瓣膜破坏和反流的严重和暴发性心力衰竭。大多数患者出现发热和新的心脏杂音。鉴于感染性心内膜炎的各种临床表现和复杂性，需要高度的临床怀疑才能做出诊断。

目前在临床实践中用于诊断的最敏感和最特异性的模式是 Duke 标准，其中包含多种临床体征和症状，包括血管和免疫并发症、血培养阳性和心内膜受累的证据[72]。

感染性心内膜炎的主要并发症之一是栓塞，主要是脑部。据估计，10%～35% 的左侧感染性心内膜炎患者会发生急性脑栓塞。然而，大多数脑栓塞在临床上是无症状的。最近的一些 MRI 研究表明，多达 30%～50% 的临床无症状感染性心内膜炎患者有脑血管受累的影像学证实[73]。感染性心内膜炎栓塞事件的最高风险是在诊断之前，并且在抗生素治疗开始后 2 周内仍然升高，之后逐渐减少。几项前瞻性研究表明，大于 10mm 的大赘生物和严重的活动性都是抗生素开始治疗后栓塞事件的独立预测因素[74, 75]。

TTE 和 TEE 在这些患者的诊断、预后和管理中都发挥着核心作用。最常见的是，感染性心内膜炎表现为瓣膜赘生物，定义为瓣膜心内膜上的移动回声密集的占位，位于反流射流的轨迹中（房室瓣的心房侧或主动脉瓣的心室侧），通常呈

毛茸茸或分叶状或者在植入假体材料上不能用其他解剖学因素解释（图 5C-11 和图 5C-12）。虽然不太常见，感染性心内膜炎的另外两个超声心动图特征是心脏脓肿或瘘管，或存在新的瓣膜假体裂开。一些超声心动图的结果可能与赘生物相似或与赘生物混淆，检查结果包括 PFE、瓣膜链和具有活动成分的明显二尖瓣环钙化。同样，人工瓣膜上的一些发现可能模仿赘生物。这些包括血栓、假体股或二尖瓣置换术后残留物。除了在诊断心内膜炎中的作用外，超声心动图对于识别、评估和计划治疗与心内膜炎相关的心内并发症也是必不可少的。这些包括瓣膜反流、瓣叶穿孔、脓肿/瘘管形成和收缩功能障碍。

TTE 在检测赘生物方面的总体灵敏度为62%～79%[76]。然而，如果赘生物大小<5mm，灵敏度会下降到 25%，如果赘生物大小<2～3mm，TTE 可能会完全忽略它[77]。同样，在评估人工瓣膜心内膜炎时，TTE 的灵敏度较低，范围介于 20%～40%[76]。另外，TEE 在检测赘生物方面具有 90% 以上的灵敏度和特异度，包括对机械人工瓣膜和小赘生物的全面评估[78]。如果怀疑感染性心内膜炎的并发症，如脓肿形成或小叶穿孔，TEE 也应该是一线方式。如果临床怀疑心内膜炎为中度或高度，并且 TTE 为阴性，则应始终遵循 TEE[79]。

心脏 CT 和 MRI 对诊断心内感染的价值有限，但可作为补充评估栓塞事件和转移性感染过程的解剖学特征[80]。CT 还可用于评估瓣周疾病，例

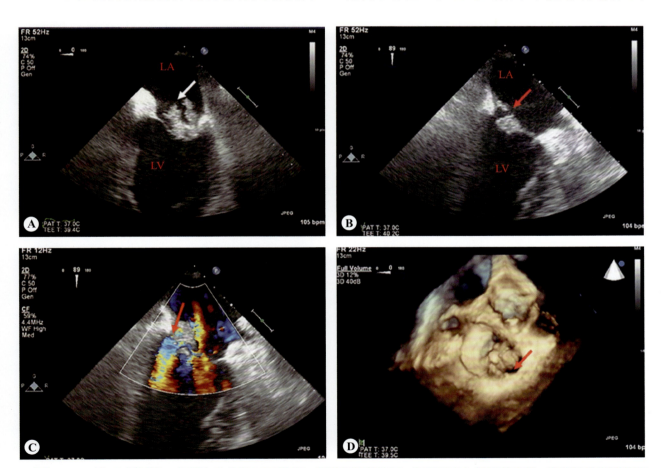

▲ 图 5C-11　以 44 岁男性二尖瓣为重点的 TEE 研究，该男性出现发热、寒战和右上肢感觉异常，病情迅速恶化并出现急性右侧大脑中动脉梗死和大面积脑水肿

A. 显示二尖瓣心房表面上有一个非常大的移动赘生物；B. 后叶的 P3 扇叶有一个穿孔（箭）；C. 通过穿孔有严重的二尖瓣反流；D. 二尖瓣的三维渲染显示大赘生物位于二尖瓣上，后叶穿孔（箭）。LA. 左心房；LV. 左心室

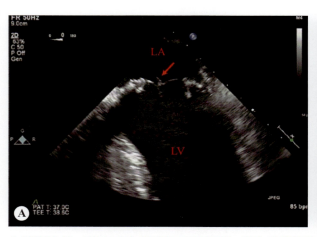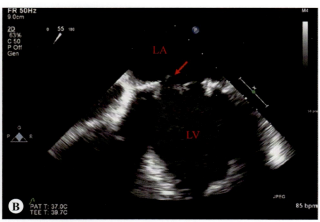

▲ 图 5C-12　对 66 岁女性进行 TEE 研究，该女性有主动脉瓣和二尖瓣置换手术史，表现为言语困难和右侧无力，并发现患有草绿色链球菌菌血症。二尖瓣的 TEE 窗显示生物瓣定位良好，二尖瓣附有 0.7cm 线性移动回声密度（箭），与人工瓣膜心内膜炎一致。LA. 左心房；LV. 左心室

如脓肿和假性动脉瘤形成，尤其是在人工瓣膜的声影干扰超声心动图的充分可视化的情况下。CT 在感染性心内膜炎患者中的另一个关键用途是在手术前对冠状动脉进行无创评估，无论是低风险患者还是广泛主动脉瓣疾病且心导管插入术期间栓塞风险增加的患者。

（二）非细菌性血栓性心内膜炎

这是一种罕见的情况，指的是心脏瓣膜的一系列非感染性病变。

1. 疣状心内膜炎

称为疣状心内膜炎或 Libman-Sacks 心内膜炎，这些病变通常很小，为 1～4mm，组织学上由免疫复合物、苏木精小体和血小板血栓组成。在超声心动图上，这些病变类似于感染性心内膜炎，但往往更小、更圆，并且通常不伴有瓣膜破坏（图 5C-13）。它们发生在高达 43% 的系统性红斑狼疮（systemic lupus erythematosus，SLE）患者中，并且在抗磷脂抗体阳性的 SLE 患者中更为常见。另请注意，存在阳性抗磷脂抗体会增加感染性心内膜炎的栓塞风险。在一项包括 91 例感染性心内膜炎患者的系列研究中，抗磷脂抗体阳性和阴性患者的栓塞风险分别为 62% 和 23%；这可能是由于内皮细胞活化增加、血栓产生和纤溶缺陷所致[81]。

与感染性心内膜炎病变相比，这些病变更容易栓塞，这可能是因为附着部位几乎没有炎症反应，因此它们更容易脱落[82]。脑卒中、外周栓塞、心力衰竭、感染性心内膜炎和需要瓣膜置换的综合并发症发生率约为 22%。不建议对所有狼疮患者进行常规超声心动图检查。但是，如果有任何令人担忧的临床症状，则必须有一个较低的阈值才能进行进一步的成像，以寻找这些病变及其随后的并发症。治疗通常包括全身抗凝和针对潜在疾病的治疗。

2. 消耗性心内膜炎

消耗性心内膜炎或非感染性血栓性心内膜炎与恶性肿瘤相关，通常为实体转移癌，以及肺癌、胰腺癌和胃腺癌。败血症和烧伤等其他难以承受的疾病也可能与非细菌性血栓性心内膜炎有关。这些病变由血小板和纤维蛋白组成，常见于主动脉和二尖瓣感染性心内膜炎。尽管受累瓣膜小叶明显和弥漫性增厚很常见，但瓣膜功能障碍并不常见。一些报告估计，多达 50% 的这些病变患者可能会发生全身性栓塞事件。对于赘生物的检测，TEE 比 TTE 更敏感，特别是对于小于 5mm 的小损伤[83]。与 Libman-Sacks 病变类似，治疗通常包括全身抗凝和针对潜在疾病的治疗。

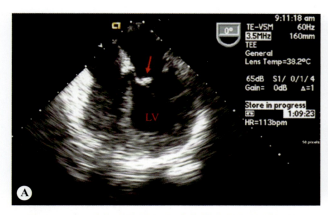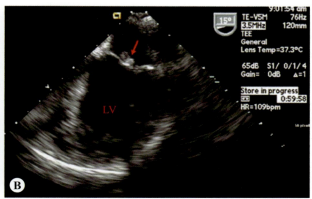

▲ 图 5C-13　对有系统性红斑狼疮病史的女性进行的 TEE 研究，TTE 显示二尖瓣可能有肿块。在二尖瓣前叶的心房表面有一个小的、轻微移动的回声密度。鉴于没有全身感染、重复血培养阴性、没有瓣膜破坏或肿块进展，这很可能是 Libman-Sacks 非细菌性赘生物。LV. 左心室

3. 人工瓣膜血栓形成

血栓可以在机械和生物人工瓣膜上发展，并可能导致瓣膜局部问题，例如，阻塞和（或）反流，或可能导致临床血栓栓塞事件[84]。机械瓣膜血栓形成的年风险为 1%～2%[85]，而生物瓣的风险为 0.5%～1%[86]。血栓形成似乎比主动脉瓣更常影响三尖瓣和二尖瓣假体。机械性人工血栓最常发生在抗凝治疗不足的患者中，但即使在抗凝治疗充分的患者中也可能发生。

任何人工瓣膜患者出现血栓栓塞事件或新发瓣膜功能障碍时，应怀疑瓣膜血栓形成。TTE 用于评估人工瓣膜功能，包括阻塞或反流的证据、整体心室功能和任何其他栓子来源，如左心室或左心房血栓[4]。但是，由于 TEE 在评估人工瓣膜小叶运动、识别血栓或赘生物，以及评估其他栓塞来源方面具有更好的敏感性和特异性，因此通常会进行 TEE。在某些情况下，三维 TEE 可能在显示障碍物的性质方面具有特殊价值[87]。不幸的是，通过超声心动图通常无法区分血栓、血管翳和赘生物。赘生物和新鲜血栓具有柔和的回声，大小可变，并且都具有活动性。血管翳的发展似乎有更多的亚急性或慢性过程，并且对称地涉及小叶。在正确识别阻塞机制方面，TEE 优于 TTE（49% vs.10% 和机械主动脉前叶，81% vs. 63% 和主动脉生物假体）[88]。门控心脏 CT 或透视（仅用于机械假体）可用于评估瓣叶活动性和限制性。

关于这些病变的管理和随访的全面讨论超出了本章的范围，但可以说 TEE 和 TTE 在识别因栓塞风险低而适合纤溶的患者，以及那些需要再次手术的患者中发挥重要作用。例如，在 TEE 上看到的血栓面积 < 0.8cm² 似乎预示着溶栓的并发症风险较低[89]。

4. 兰伯赘生物和瓣膜股

这些病变被描述为可移动的丝状回声，通常长度小于 1cm，通常为多个，更常见于左侧瓣膜，以及定位于瓣叶闭合线。尽管瓣膜股和兰伯赘生物术语可以互换使用，但人们认为瓣膜股代表开窗的残余物，而兰伯赘生物似乎是错构瘤性生长。超声心动图似乎无法区分瓣膜股和兰伯赘生物。

将瓣膜股的存在与栓塞事件联系起来的报告，与一些描述正相关的研究非常矛盾，而另一些研究则报告与系统性栓塞无关。总体而言，目前没有强有力的证据表明天然瓣膜股是全身性栓塞的原因[4]。

5. 二尖瓣环钙化

二尖瓣环钙化（Mitral annular calcification，MAC）是一种常见的退行性过程，涉及 C 形二尖瓣环中进行性钙沉积。最常见的是，二尖瓣环

钙化是偶然发现的，但有时如果严重，它可能会导致明显的左心室血流阻塞。在回声中，二尖瓣环钙化表现为围绕二尖瓣后叶外周的厚、块状和高回声边缘（图 5C-14）[4]。

一般来说，最好通过 TTE 评估二尖瓣环钙化的存在和严重程度。在人群研究中，二尖瓣环钙化与脑卒中有关。对这种关联的几种可能机制进行了假设，包括栓塞的叠加血栓或栓塞的赘生物，或栓塞的移动钙化成分。另一方面，二尖瓣环钙化可能只是一个高动脉粥样硬化风险标志物，并且确实已被证明是严重主动脉粥样硬化存在的独立预测因子[90]。

六、反常栓塞

当栓子起源于体静脉循环并通过右向左分流例如卵圆孔未闭、房间隔缺损或心外通道进入体动脉循环时，就会发生反常栓子，如肺动静脉畸形。栓子本身可能是在下肢/盆腔静脉或右心房、三尖瓣赘生物或右侧心脏肿瘤（如黏液瘤或 PFE）内形成的血栓。重要的是，要理解这些分流的存在并不能与缺血事件建立因果关系，因为可能存在另一种栓塞源，而这些分流可能只是"无辜的旁观者"。然而，如果看到血栓被困住或穿过这些间隔缺损，则可以做出明确的诊断。

卵圆孔未闭、房间隔缺损和栓塞风险

卵圆孔是胎儿循环的重要组成部分。它是由第二孔隔和上隔膜顶端残余部分重叠形成的，允许胎儿循环中含氧血液持续从右向左分流。出生时，当左心房压力增加时，原始隔膜关闭，并最终在 70%～75% 的儿童 2 岁时融合。卵圆孔未闭是原始隔膜未能充分密封卵圆窝导致，并且在尸检和 TEE 研究中高达 25%～30% 的个体被诊断为卵圆孔未闭[91, 92]。目前尚不清楚为什么在某些个体中卵圆孔未能关闭，但家族和遗传因素可能很重要。

远不如卵圆孔未闭常见，隔膜间的开放性沟通可能会持续导致房间隔缺损的发展。房间隔缺损有几种亚型，最常见的是继发孔型房间隔缺损，占房间隔缺损的 70%～75%。

尽管进行了广泛的评估，但隐源性脑卒中约占缺血性脑卒中的 20%～40%，被定义为病因不明的脑卒中。卵圆孔未闭通常被认为是隐源性脑卒中的原因，并且在这些患者中存在卵圆孔未闭的证据增加[93, 94]。然而，明确的关联并不常见，因果关系也难以证明。考虑到卵圆孔未闭在普通人群中的发生率，这可能只是发生缺血性神经系统事件患者的偶然发现。当卵圆孔未闭与房间隔动脉瘤相关时，脑卒中风险可能更高。尽管现有数据对于与卵圆孔未闭和房间隔动脉瘤相关的原

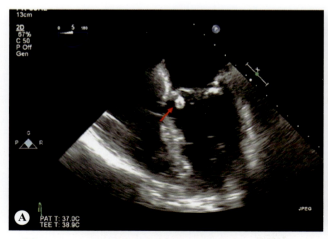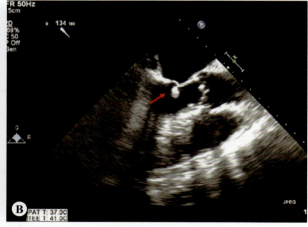

▲ 图 5C-14 TEE 评估 70 岁男性心源性脑卒中的一部分。一个高度流动、明亮的回声密度为 0.9cm×0.6cm，附着在二尖瓣环前部，靠近心室侧面的 A2/A3 扇叶（箭），伴有明显的二尖瓣环钙化。在对可能的感染进行广泛的检查呈阴性后，最可能的诊断是退行性钙化

发性或复发性缺血性脑卒中的真实风险存在矛盾，但普遍的共识是，隐源性脑卒中患者通常更年轻，并且更可能将卵圆孔未闭作为唯一的阳性发现而没有其他可识别的脑卒中原因。

超声心动图，包括经胸和经食管，在搅动盐水对比或气泡研究的帮助下用于识别卵圆孔未闭和房间隔缺损（图5C-15）。在测试期间使用增加瞬时从右向左分流的移动来可视化卵圆孔未闭。这些动作包括咳嗽和持续的Valsalva动作。超声心动图通常可以看到卵圆孔未闭的瓣，以及搅动的盐水对比剂通过孔。左心房出现气泡的时间有助于区分心内分流（即刻至早期出现气泡）和肺动静脉分流（3～5次心跳后）。一般而言，已发现TEE比TTE对卵圆孔未闭的检测更敏感，尽管报告的灵敏度差异很大（TEE分流检测为11%～85%）。所以，如果卵圆孔未闭或房间隔缺损的预测概率很高，且TTE为阴性或不确定（图5C-16和图5C-17），则通常建议使用TEE。

初步报告表明，PFO也可以通过多排CT[95]或心血管磁共振[96]检测，尽管这些方法可能不如TEE敏感。

七、胸主动脉粥样硬化和栓塞风险

（一）人群流行率和危险因素

胸主动脉粥样硬化是众所周知的重要栓子来

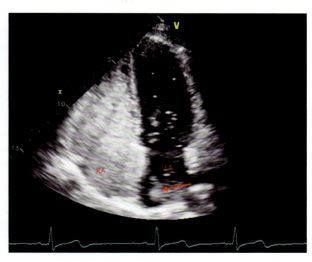

▲ 图5C-15 四腔TTE气泡研究

20岁女性，因病因不明的小脑卒中入院。二维回波图像未显示任何病理，但气泡研究显示对比剂立即从左心房穿过右心房（箭），可能诊断为卵圆孔未闭。RA. 右心房；LA. 左心房

源，会导致脑和外周栓塞，并与显著的发病率和死亡率相关。主动脉粥样硬化是全身性动脉粥样硬化的表现之一，并且通常它们具有相同的风险因素[97]。两种类型的栓子可以起源于主动脉粥样硬化斑块：血栓栓塞和动脉粥样硬化栓塞（胆固醇结晶栓塞）。当叠加在动脉粥样硬化斑块上的血栓脱落时，就会发生血栓栓塞，例如斑块破裂[98, 99]。另外，当胆固醇晶体从动脉粥样硬化斑块中释放出来并在远端栓塞时，就会发生胆固醇

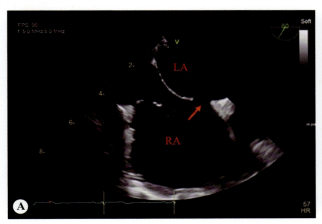
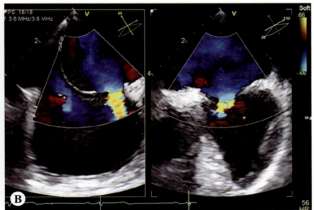

▲ 图5C-16 与图5C-15为同一患者的TEE研究（110°双平面视图）

TEE被要求更好地评估卵圆孔未闭的解剖结构，但一个1.3cm的大继发房间隔缺损被确定为其反常心脏栓塞的来源。图B显示从左到右的血流。RA. 右心房；LA. 左心房

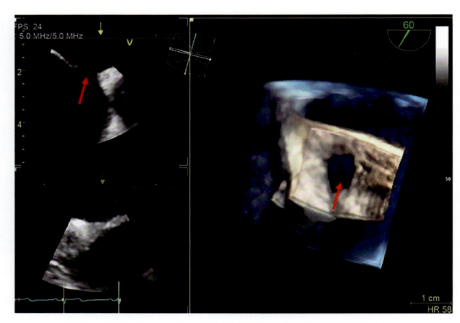

▲ 图 5C-1　TEE 显示房间隔缺损的三维结构，以帮助经导管闭合封堵缺损

栓塞。

血栓栓塞往往是单一的，最常导致脑卒中或短暂性缺血事件，而胆固醇栓子往往是多发的，通常"涌入"中小型血管，通常会影响多个器官[100]。

一般人群中主动脉粥样硬化疾病的患病率很难确定。大多数质疑这个问题的研究都存在转诊偏倚，因为所包括的大多数患者在研究时都有症状。一项不受这种转诊偏倚影响的大型研究是对 44 岁以上患者的随机样本的 TEE 研究。在 43% 的人群中检测到主动脉斑块，在 7.6% 的患者中检测到复杂斑块（定义为大于 4mm、溃疡或移动的斑块），在 74 岁以上的患者中增加到 20% 以上[101]。

（二）斑块特征和栓塞风险

在 TEE 上可检测到的与栓塞并发症相关的斑块特征包括斑块的厚度、溃疡和（或）叠加的活动血栓[4, 102]。斑块厚度增加与栓塞事件风险增加有关；TEE 显示的升主动脉或主动脉弓斑块厚度 ≥4mm 与脑栓塞事件密切相关。

此外，研究表明，主动脉弓斑块导致脑栓塞的风险为 12%～14%，尤其是当斑块发生溃疡或

活动时。然而，请注意，主动脉斑块可能只是全身动脉粥样硬化的标志物和脑血管事件的独立预测因子。

胆固醇结晶栓塞的风险与动脉粥样硬化的严重程度直接相关。任何使动脉粥样硬化斑块不稳定的因素都可能导致胆固醇晶体栓塞。栓塞可能是自发的，约占病例的 25%，也可能是动脉造影或手术期间血管操作引起的医源性栓塞[103]。胸主动脉斑块患者胆固醇结晶栓塞的实际发生率尚不清楚，但一些研究报告随访时的发生率约为 1%[104]，在接受器械手术或血管造影的患者中发生率更高[105]。

如前所述，胆固醇性栓塞可以自发发生，也可以通过血管操作发生。值得一提的是，随着血管内手术次数的增加，医源性栓塞的发生率也有所增加。

动脉造影是比手术更常见的胆固醇栓塞原因，占病例的 85%。心导管插入术中缺血性脑卒中的机制通常与手术本身直接相关。随着导线或导管被推进到主动脉粥样斑块时，血栓或胆固醇颗粒可能脱落和栓塞[106, 107]。心导管插入术脑卒中的另一个原因是导管上形成的新鲜血栓

栓塞。

从理论上讲，由于使用更大的导管和更长的实时程序，介入程序可能比诊断程序具有略高的风险。患有严重钙化性主动脉疾病并接受瓣膜逆行导管插入术的患者脑卒中的风险特别高。在一项对 152 例主动脉瓣狭窄患者进行的导管通过主动脉瓣的研究中，无症状缺血性脑事件发生率为 22%，临床脑卒中发生率为 3%[108]。左心导管插入术（诊断性或介入性）的总体脑卒中发生率估计为 0.2%～0.4%[109]。超过 50% 的经皮冠状动脉介入术（percutaneous coronary intervention，PCI）病例会刮除主动脉斑块，并且在使用较大导管时发生的频率更高，因此导致脑微血管栓塞的风险增加[106]。无症状脑栓塞甚至比有临床症状的脑卒中更常见，估计接受心导管插入术的患者发生率为 2%～22%[108, 110]。

一种与脑缺血事件风险高相关的导管插入术是经导管主动脉瓣植入术（transcatheter aortic valve implantation，TAVI）。在观察性研究和临床试验中报告的 TAVI 后 30 天脑卒中风险为 2%～5%[111]，经股动脉或经心尖通路之间的事件发生率没有明显差异。一项弥散加权 MRI 研究显示，与接受外科瓣膜置换术（surgical valve replacement，SAVR）的患者相比，接受 TAVI 的患者出现新的脑弥散受限灶的发生率更高（84% vs. 48%）[112]。尽管这些栓塞事件的发生率很高，但这些观察结果的临床意义仍然未知。最近的一项研究试图回答这个特定的问题。Auffret 等评估了 51 例 TAVI 患者术后长达 1 年的整体认知和特定认知领域的变化[113]。TAVI 实际上与认知状态的整体改善有关，主要发生在术前有认知障碍的患者中，这主要是由于心输出量的改善，以及严重主动脉阻塞缓解后脑血流量的改善。然而，25% 的 TAVI 患者的某些复杂的认知功能出现了早期下降，在 1 年的随访中 10% 的患者持续存在。

（三）主动脉的多模态成像

正常主动脉壁在超声心动图上表现为两条平行的回声线，由相对低回声的空间隔开；线之间的距离是内膜和中膜的总厚度，通常≤1mm[114]。动脉粥样硬化被定义为任何厚度≥2mm。主动脉粥样硬化的推荐分类是根据有无活动成分或溃疡，将其定义为简单或复杂。

TEE 提供升主动脉、主动脉弓和胸降主动脉的高分辨率图像。TEE 允许评估主动脉斑块的存在和范围，以及评估斑块的厚度、表面特征和活动组成部分的存在（图 5C-18 和图 5C-19）[4]。然而，由于左主干支气管和气管的介入，TEE 的

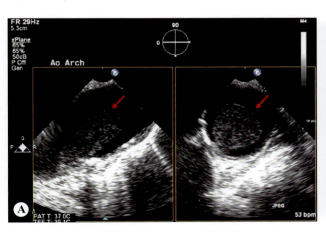
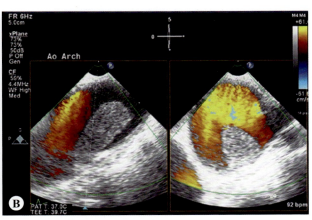

▲ 图 5C-18　患有急性左侧大脑中动脉脑卒中的 39 岁女性的主动脉弓 TEE（0° 和 90°）

A. 主动脉弓严重钙化，有斑块破裂的证据和较大的移动回声密度（箭），这可能表示血栓延伸到主动脉弓管腔，尺寸为 3.0cm×1.2cm；B. 彩色血流多普勒上没有血流阻塞的证据。在重复成像时，该血栓在开始抗凝后完全消退

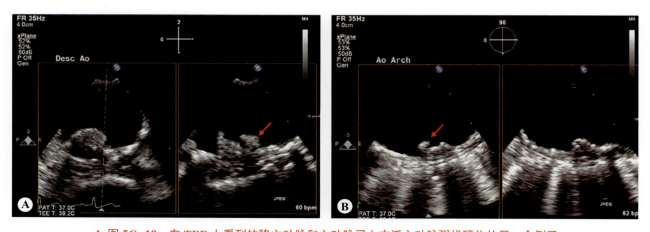

▲ 图 5C-19　在 TEE 上看到的降主动脉和主动脉弓上广泛主动脉粥样硬化的另一个例子

A. 降主动脉；B. 主动脉弓。在动脉粥样硬化斑块上可见移动血栓（箭），使该患者处于栓塞事件的高风险中

一个弱点是无法正确评估升主动脉远端和近端弓的一小部分，即所谓的盲点。在 TEE 上正确评估主动脉所需的视图包括用于评估主动脉根部和升主动脉的食管中段长轴和短轴视图，以及主动脉弓和降主动脉的短轴和长轴视图。

与 TEE 相比，CT 和 MRI 对主动脉的动脉粥样硬化程度提供了更完整的评估，尤其是在主动脉分支成像方面。多探测器 CT 血管造影识别重度主动脉粥样斑块的敏感性、特异性和总体准确性接近 TEE。钙化斑块表现为轻、高衰减信号，而富含脂质或纤维斑块在血管壁内表现为低密度

暗信号 [114]。对比增强多模态 CT，包括轴向和多平面重建，是诊断穿透性主动脉溃疡的首选技术；特征性发现是局部溃疡穿透主动脉内膜进入主动脉壁，可能伴有壁内血肿表现为局灶性增厚或高衰减。

MRI 是评估动脉粥样硬化的另一种替代成像工具，其独特之处在于它能够提供有关斑块特征和组成的信息 [114]。然而，它的缺点在于其评估移动血栓的能力有限，其空间分辨率不如 CT，并且倾向于高估斑块厚度，从而将更多患者归类为高危患者。

第6章　导致这种短暂或持续的缺血事件的原因
What caused this transient or persisting ischemic event

Fernando D. Testai　著

李玉成　贺迎坤　刘文波　译

在确定患者患有脑卒中或 TIA、脑损伤所在位置及其与血管供应的关系，并且病因是缺血性而非出血性后，下一步是确定缺血的病因。是什么导致了这种缺血性事件？如果由于某种原因无法区分缺血性脑卒中和非创伤性脑出血，则还必须考虑后者的原因。当然，追求"原因"的程度必须取决于这将在多大程度上影响个体患者的后续管理和结果，患者或其家人可能想要追求的程度，甚至在一些医疗系统中他们能负担得起多少。

医生常常将脑卒中视为一种单一疾病。但脑卒中是一种具有多种原因的临床综合征，个体的特定原因可能决定直接结果，对复发风险产生重大影响，并影响立即和长期治疗的选择。而且，对原因的识别可能具有未曾预料到的后期相关性；例如，由于车祸（而不是由动脉粥样硬化血栓形成）导致的颈动脉夹层引起的缺血性脑卒中，可能会导致保险公司巨额赔偿。因此，找到可能的原因很重要，而且可能不是很困难。第一条线索是临床综合征（脑缺血或梗死的部位和面积），然后是全身检查，这可能比神经系统检查（例如心房颤动）提供更多有关病因的信息，以及一些针对性强的检查应该能使情况完整呈现。当然，有时患者可能有多个相互竞争的原因，因此无法知道哪个是原因。

一名70岁男子突然出现左上肢和左下肢无力，几天后恢复。发病3天后去看医生时，左侧偏瘫，但没有视野缺损，也没有任何明显的感官疏忽或忽视。已知他患有高血压，被发现患有心房颤动，心电图显示出未察觉到但可能是陈旧性的前壁心肌梗死。右侧颈动脉发出响亮的杂音。脑 CT 正常，但 MRI 显示两侧大脑半球的脑室周围白质有多个疑似的时间不确定的腔隙性梗死。因此，这种脑卒中可能是由以下任何一种原因引起的。

• 来自心脏的栓塞（来自颤动的左心房的血栓或由心肌梗死引起的左心室血栓）导致的即使在 MRI 上也看不见的皮质梗死（任何皮质体征在患者去看医生时已经消失）。

• 动脉粥样硬化血栓性颈动脉狭窄引起的栓塞，导致即使在 MRI 上也看不见的皮质梗死。

• 严重动脉粥样硬化血栓性颈动脉狭窄远端低流量。

• 颅内小血管疾病导致腔隙性梗死。

• 或者一些少见情况，例如，在潜在的隐匿性恶性肿瘤的背景下获得的促凝状态。

一、预期结果

TIA 和缺血性脑卒中是一系列涉及脑灌注不足持续状态的疾病。任何导致缺血性脑卒中的因素，如果不那么严重或持续时间较短，都可能导致 TIA，而任何导致 TIA 的因素，如果更严重或更长时间，都可能导致缺血性脑卒中。直到最近，这两个症状之间的差异仍然是随意的，并以症状持续时间是否超过 24h 为标准。随着神经影像学的进步，TIA 的经典定义受到了批评，因为在 24h 内症状消失的患者中有 1/3 有脑梗死的放射学证据[1]。根据一项多中心研究（包括符合 TIA 经典定义的个体）获得的信息，表明脑 MRI 证实的脑梗死的发生是一个时间依赖性变量，TIA 和 MRI 阴性患者的中位症状持续时间为 30min[1]。在这种情况下，提出了将 TIA 和脑卒中之间的区别从基于时间的定义转变为基于组织的定义。在神经影像学研究中，TIA 被重新定义为由局灶性脑、脊髓或视网膜缺血引起的神经功能障碍的短暂性发作，而没有急性梗死[2, 3]。在 CT 或 MRI 上识别梗死区域具有预后影响，有助于了解脑卒中的发病机制。

据估计，多达 10.5% 的 TIA 患者会发生脑卒中，其中一半将发生在最初事件后的前 48h 内[4]。此外，加快评估和治疗 TIA 或轻度脑卒中患者已被证明可将 90 天的脑卒中复发风险降低约 80%[5]。在这种情况下，TIA 被认为是一种神经血管急症，也是减轻脑卒中负担机会的窗口。不同的因素已被确定为 TIA 后脑卒中的预测因素。这些已合并到 ABCD2 评分中，该评分包括年龄（A）、首次评估时的血压（B）、临床表现（C）、症状持续时间（D）和糖尿病（D）（表 6-1）[6]。最近在 ABCD2 评分中添加了其他变量，包括复发性（或双重）TIA（D）、动脉粥样硬化血栓性颈动脉狭窄＞50%，以及脑 MR 出现急性缺血性变化（I）。这种称为 ABCD3-I 评分的新风险分层工具可能会改善 TIA 后脑卒中的预测价值[7]。尽管易于实施，但该预测系统的准确性仍有待在大型队列中进行验证。

任何导致缺血性脑卒中的因素，如果不太严重或持续时间较短，都可能导致 TIA，而导致 TIA 发作的任何因素，如果更严重或更长时间，都可能导致缺血性脑卒中。

在基于人群的白种人研究中，大约一半的脑缺血事件，无论是永久性的还是暂时性的，是由动脉粥样硬化的血栓和栓塞并发症引起的，动脉粥样硬化是一种大中型动脉疾病，大约 1/4 是颅内小血管疾病（small-vessel disease，SVD）导致腔隙性梗死，约 1/5 来自心脏栓塞，其余较为罕见（图 6-1 和表 6-2）[8]。毫不奇怪，在入院率低的地方，医院转诊的脑卒中患者不太可能发生腔隙性脑卒中（因为他们有意识，没有任何认知缺陷，因此更容易在家照顾），并且更有可能出现异常情况，特别是如果医院对脑卒中或其原因之一存在利益关系，所谓的医院转诊偏倚。年龄也会影响预期：21 岁的女性不太可能患有动脉粥样硬化，而一名 81 岁的男性相对不太可能患有罕见的脑缺血，如法布里病。

> 大约 95% 的缺血性脑卒中和 TIA 是由影响大中型动脉的动脉粥样硬化、颅内小血管疾病或源自心脏的栓塞、血栓形成或低流量后果引起的。

表 6-1　基于 ABCD2 评分的 TIA 后脑卒中风险[6]				
ABCD2 评分	脑卒中风险	2 天风险	7 天风险	90 天风险
0～3	低	1	1.2	3.1
4～5	中	4.1	5.7	9.8
6～7	高	8.1	11.7	17.8

ABCD2 评分：年龄≥60 岁（1 分）；第一次评估时血压≥140/90mmHg（1 分）；局部无力（2 分）或不伴无力的言语障碍（1 分）的临床症状；持续时间≥60min（2 分）或 10～59min（1 分）；糖尿病（1 分）

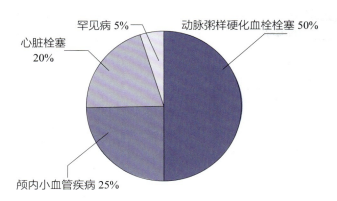

▲ 图 6-1　白种人人群缺血性脑卒中和短暂性脑缺血发作的主要原因的大致频率

本章将讨论脑缺血的 3 个主要原因的性质：动脉粥样硬化血栓栓塞、颅内小血管疾病和心脏栓塞。更多不寻常的原因将在第 8 章中描述。

二、动脉粥样硬化和大血管疾病

动脉粥样硬化是迄今为止最常见的，但肯定不是唯一的动脉疾病。它几乎普遍存在于中老年人，至少在发达国家是这样。年轻人中肥胖的上升趋势被认为是导致动脉粥样硬化的风险从中年开始并延续到老年的原因。当并发血栓形成和栓塞时，有时伴有严重狭窄或闭塞的动脉远端的低流量，它是脑缺血和梗死的最常见原因。尽管很难证明，动脉粥样硬化本身不伴有血栓形成和栓塞，在 20 世纪上半叶可能并没有变得更加普遍，尽管当时脑卒中和冠状动脉事件导致死亡率上升，而且最近因为脑卒中和冠状动脉事件而变得不那么普遍，也没有随着血管疾病死亡率的下降而变得更不普遍[9]。动脉粥样硬化的临床重要后果，如缺血性脑卒中、心肌梗死和周围血管疾病，可能与动脉粥样硬化的血栓并发症相关，而与动脉粥样硬化本身无关。毕竟，在没有临床明显事件的患者身上，动脉粥样硬化在尸检时的广泛分布是非常值得注意的。此外，即使动脉粥样硬化相对有限，也可能发生缺血性脑卒中和心肌梗死。这是严重的动脉粥样硬化、不良凝血还是只是运气不好？最近，研究表明，木乃伊的主要

全身动脉具有与动脉粥样硬化一致的发现，这表明人类对动脉粥样硬化的遗传易感性可以追溯到早期文明[10]。

目前的观点是，动脉粥样硬化是由某种内皮损伤引起的，并且可能在遗传易感个体中，被生活方式和环境因素放大，甚至在儿童和年轻人中也已经很明显[11, 12]。证据来自动脉粥样硬化的动物模型、人体动脉的尸检和"危险因素"的流行病学研究，尽管这些可能与潜在的动脉粥样硬化本身一样是复杂血栓形成的危险因素，如果这两个过程确实可以被分开。潜在的动脉粥样硬化是炎症反应。

（一）动脉粥样硬化的分布

粥样斑块主要影响大中型动脉，特别是在动脉分支、弯曲和汇合处（图 6-2）。动脉粥样硬化最常见的颅外部位是主动脉弓、锁骨下动脉近端、颈动脉分叉处和椎动脉起始处。锁骨下动脉中的斑块经常延伸到椎动脉的起始处，并且斑块偶尔会出现在无名动脉的起始处。通常情况下，椎动脉的第二部分在穿过横突孔时也会受到影响，但粥样斑块通常不会显著限制管腔大小[13]。

大动脉颅内闭塞性疾病最近被确定为全球最常见的脑血管病变之一[14]。颅内动脉在形态上与颅外动脉不同，没有外弹力层，中膜和外膜中的弹力纤维较少，内膜层较薄。颈动脉虹吸段、大脑中动脉近端和前交通动脉起点周围的大脑前动脉是前循环中颅内动脉粥样硬化形成最常见的部位。在后循环中，颅内椎动脉常在刚穿过硬脑膜和椎基底动脉交界处受到影响。在基底动脉近端和大脑后动脉起源之前也发现了斑块。

基底动脉中段可能在小脑动脉的起源周围受到影响。分支动脉起源于载体动脉疾病的闭塞似乎更常见于后循环（如"基底支闭塞"），而不是前循环，其中小穿支动脉闭塞通常是由内在小血管疾病引起的，但可能是由载体动脉粥样硬化形成所致。

值得注意的是，一些动脉部位可以不发生粥样斑块；例如，位于颈部起源（颈动脉窦）远端

表 6-2　影响脑和眼动脉循环的缺血原因（主要是血管壁疾病，心脏原因见表 6-4）	
动脉血栓栓塞	结节病
栓塞	中枢神经系统原发性血管炎
闭塞性血栓形成	特发性可逆性大脑"血管收缩"
非急性闭塞的低血流量	Buerger 病（血栓闭塞性血管炎）
延长扩张症	副肿瘤性血管炎
颅内小血管病变	分子靶向治疗药物
"复杂"小血管疾病	急性后部多灶性板状色素上皮病
透明动脉硬化或"简单"小血管疾病	Susac 综合征
壁、交界和微动脉粥样硬化	Eales 病
脑淀粉样血管病	Cogan 综合征
结缔组织、炎症性血管疾病（和其他不为人知的血管病）	**继发性炎症性血管疾病**
巨细胞动脉炎 [a]	感染
大动脉炎	药物 [a]
系统性红斑狼疮	炎症性肠病
抗磷脂综合征 [a]	乳糜泻
Sneddon 综合征	**先天性疾病**
原发性全身性血管炎	肌纤维发育不良
经典结节性多动脉炎	颈动脉和椎动脉发育不全
显微镜下多血管炎	颈内动脉环
Churg-Strauss 综合征	**动脉夹层** [a]
韦格纳肉芽肿	创伤
川崎病	囊性中层坏死
过敏性紫癜	肌纤维发育不良
类风湿疾病	马方综合征
干燥综合征	Ehlers-Danlos 综合征 4 型
贝赫切特综合征	炎性动脉疾病
复发性多软骨炎	感染性动脉疾病（如梅毒）
进行性系统性硬化症（硬皮病）	α_1 抗胰蛋白酶缺乏症
原发性冷球蛋白血症	常染色体显性多囊肾病
恶性萎缩性丘疹病（Kohlmeier-Degos 病）	成骨不全症

（续表）

创伤	全身麻醉时颈部姿势错误，甚至长时间电话交谈或呕吐
颈部穿透伤	头部受伤
颈部撕裂 / 手术伤	**单基因疾病**
火器伤	CADASIL
口腔外伤	CARASIL
扁桃体切除术致血管损伤	同型半胱氨酸尿症
脑导管血管造影致血管损伤	法布里病
尝试颈静脉导管插入术致血管损伤	镰状细胞病
非穿透性（钝性）颈部损伤	结节性硬化症
颈动脉压迫	神经纤维瘤病
颈椎操作不当	草酸中毒
颈部遭受打击	结缔组织和弹性组织的遗传性疾病
颈椎屈伸"鞭打"损伤	代谢疾病
轻微的头部运动？	线粒体疾病
颈肋损伤	**其他**
锁骨骨折	纤维软骨栓塞
支气管镜检查致血管损伤	空气栓塞
气管插管致血管损伤	脂肪栓塞
头部撞击	动脉瘤
劳动致血管损伤	胆固醇栓塞综合征
癫痫发作	偏头痛
瑜伽致血管损伤	癌症
扼颈致血管损伤	放疗
寰枕不稳	口服避孕药 / 雌激素
寰枢椎脱位	妊娠和产褥期
颅底骨折	围术期

a. 动脉疾病最常见的"罕见"原因，在所有缺血性脑卒中或短暂性脑缺血发作患者中，总共远低于 5%
CADASIL. 皮质下梗死伴白质脑病的常染色体显性遗传性脑动脉病；CARASIL. 皮质下梗死伴白质脑病的常染色体隐性遗传性脑动脉病

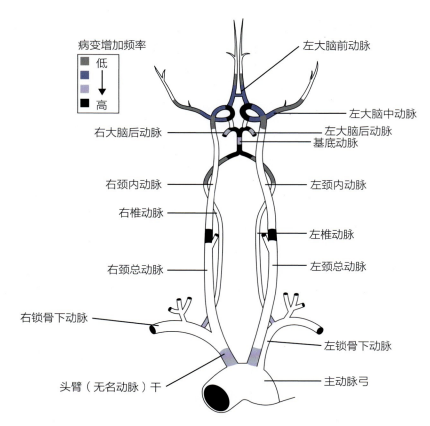

▲ 图 6-2　在白种人人群中供应大脑和眼睛的动脉粥样硬化斑分布

颅内动脉粥样硬化在日本人、中国人和黑种人人群中相对更常见 [经 Taylor & Francis Group LLC 许可转载，引自 Neurology Board Review: An Illustrated Study Guide. Mowzoon and Flemming(Eds.). Informa Healthcare, 2007, Chap. 11, p. 446]

和头部颈动脉动脉虹吸之间的颈内动脉，以及位于大脑动脉环远端的主要大脑动脉。大脑中动脉的闭塞有时可能由原位血栓形成并发不稳定的动脉粥样硬化斑块引起，但更可能是由心脏或近端动脉部位的栓塞引起 [15]。另一个无法解释的奇怪现象是上肢动脉受粥样斑影响的程度远低于下肢动脉。

> 动脉粥样硬化影响大动脉和中动脉，特别是在分支、曲折和会合处。它是一种多灶性而非弥漫性疾病。

这种多灶性粥样斑块分布的可能解释如下。
- 高血流动力学剪切应力和内皮损伤，这个概念现在很大程度上已不可信。

- 低血流动力学剪切应力、边界区流动分离、血液方向和停滞变化，均导致内膜增殖和血小板聚集。
- 湍流，导致内皮损伤。

所有这些都可能促进血栓形成，而血栓本身显然参与了动脉粥样硬化的进展（即始不是在最初阶段）[16]。有趣的是，在身体一侧的特定部位可能存在非常严重的动脉粥样硬化血栓形成狭窄，但在另一侧的镜像部位则完全没有，这可能反映了个体内部动脉解剖结构的几何差异 [17]。或者，也许一旦形成动脉粥样硬化斑块，由于正反馈回路（生化或血流动力学），其生长会自我促进。这种不对称性显然不可能是因为不对称暴露于血管危险因素，如吸烟。然而，总体而言，患有动脉粥样硬化的个体往往会影响许多其他动脉，即使不是临床上也是亚临床的。在这方面，在一项旨在调查症状性大动脉闭塞性疾病自然史的前瞻性观察性研究中，心血管事件的发生率为18%。因此，患有脑缺血或颈动脉疾病的患者通常已经患有或发展为心绞痛、心肌梗死和周围血管疾病（表 6-3）[18]。据推测，遗传易感性决定了谁可能患上动脉粥样硬化，或者在暴露于诸如高血压等因果风险因素时会出现特别广泛或严重的动脉粥样硬化，而动脉解剖决定了动脉粥样硬化的发生位置。粥样斑块的分布似乎存在重要的种族差异，种族是病变位置的独立预测因素。白种人男性倾向于在颅外脑血管、主动脉和冠状动脉中发生动脉粥样硬化，而颅内大血管疾病似乎在黑种人、西班牙裔和亚洲人群中常见，并且往往会影响年轻患者和 1 型糖尿病患者[20]。一些消息来源报告，与男性相比，女性患有更多的颅内疾病，但这受到其他人的质疑。然而，颈动脉分叉狭窄在亚洲人群中似乎变得越来越频繁，要么是因为生活方式的改变导致动脉粥样硬化的模式正在演变，要么是因为之前的研究被选择和其他偏见所混淆[21]。关于非洲脑卒中病因学的数据很少，但来自南非脑卒中登记处的报告显示，相较于白种人，动脉粥样硬化是黑种人脑卒中的一个不太常见的原因[22]。

> 动脉粥样硬化累及一条动脉的患者，无论有无临床表现，几乎总是同时累及多条其他动脉。

（二）动脉粥样硬化的性质、进展和临床后果

动脉粥样硬化始于儿童的内膜脂肪条纹，被认为是响应内皮损伤而发生的（图 6-3）[12]。多年来，循环单核细胞衍生的巨噬细胞黏附并侵入动脉壁。因此，会出现细胞因子产生、蛋白酶分泌和 T 淋巴细胞活化的炎症反应。细胞内和随后的细胞外胆固醇和其他脂质沉积，特别是在巨噬细胞中，然后将其称作泡沫细胞。动脉平滑肌细胞迁移到病灶并增殖，发生纤维化，形成纤维脂斑块。这些斑块连同它们的脂质核心和纤维帽，侵占介质并沿着动脉壁扩散。一些变得坏死、溃疡和钙化，并伴有新生血管和出血，即所谓的复

风险因素	脑卒中亚型			
	隐源性	心源性	大动脉疾病	小血管病
年龄（岁）	70.4	77.9	73.3	69.7
性别（男）	50%	46%	61%	57%
高血压	53%	71%	74%	59%
糖尿病	12%	12%	19%	16%
心肌梗死	8%	18%	14%	5%
周围血管疾病	4%	9%	14%	5%
高胆固醇血症	33%	36%	49%	33%
目前吸烟	16%	7%	19%	24%
过去吸烟	39%	45%	46%	38%

表 6-3 2555 例有生以来首次缺血性脑卒中患者中不同脑卒中亚型的血管危险因素和疾病患病率（牛津郡血管研究的数据[19]）

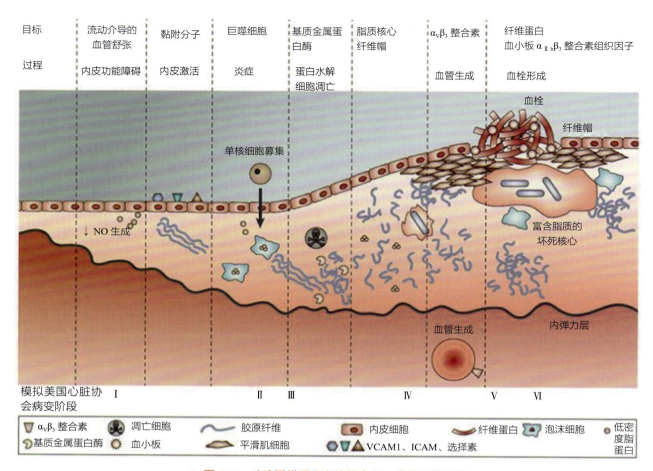

目标　流动介导的血管舒张　黏附分子　巨噬细胞　基质金属蛋白酶　脂质核心纤维帽　$α_Vβ_3$ 整合素　纤维蛋白血小板 $α_{IIb}β_3$ 整合素组织因子

过程　内皮功能障碍　内皮激活　炎症　蛋白水解细胞凋亡　　血管生成　血栓形成

血栓
纤维帽
单核细胞募集
↓ NO 生成
富含脂质的坏死核心
血管生成
内弹力层

模拟美国心脏协会病变阶段　I　II　III　IV　V　VI

$α_Vβ_3$ 整合素　凋亡细胞　胶原纤维　内皮细胞　纤维蛋白　泡沫细胞　低密度脂蛋白

基质金属蛋白酶　血小板　平滑肌细胞　VCAM1、ICAM、选择素

▲ 图 6-3　动脉粥样硬化斑块的生长、进展和并发症

经 Springer Nature 许可转载，引自 Choudhury RP，et al. Molecular, cellular and functional imaging of atherothrombosis. Nat Rev Drug Discov 2004;3:913-925

杂斑块。动脉壁增厚，血管扩张或管腔变窄，动脉变得僵硬和曲折。

　　动脉粥样硬化病变可能通过急性血管闭塞或通过减少血管直径，并因此减少局部脑血流量而引起缺血性脑卒中。脑血管急性闭塞或脑血流减少是否会导致梗死，不仅取决于血流受损的时间，还取决于侧支循环的可用性和功能[23]。

　　继发于动脉粥样硬化的动脉闭塞通过三种机制发生。第一，血栓可能在病灶上形成并导致局部闭塞。第二，斑块碎片或血栓的栓塞可能会阻塞更远端的血管；栓子通常是前循环颅内血管阻塞的原因，至少在白种人男性中，颅内动脉粥样硬化相对罕见。第三，小血管起始处可能被载体动脉中生长的斑块所阻塞。这尤其见于基底动脉

和椎动脉起始处周围的锁骨下动脉。当斑块生长导致血管管腔直径严重减小和远端脑区灌注不足时，会出现继发于粥样斑块的局部脑血流量低，特别是在血液供应最差的边界区域。这可能导致这些区域在严重低血压或缺氧后出现"边界区梗死"。动脉粥样硬化相关脑卒中的机制将在后面进一步讨论。

（三）动脉粥样硬化斑块并发血栓形成：动脉粥样硬化血栓形成

　　从早期阶段开始，甚至可能从最初阶段开始，动脉粥样硬化斑块就会促进血小板黏附、活化和聚集，从而导致血液凝固，引发附壁血栓形成[24]。起初，任何血栓都可能被血管壁中的纤溶机制溶解，或掺入斑块中，从而重新内皮化并

"愈合"。逐渐地，动脉粥样硬化和动脉粥样硬化斑块生长，部分原因是反复发作的附壁血栓形成，一层层叠加，最终管腔可能会阻塞。这种闭塞的管腔内血栓随后可能在停滞血柱中向近端或远端传播，但通常不会超过下一个动脉分支点，尽管在急性缺血性脑卒中期间部署凝块取出装置时已注意到长凝块或高凝块负荷。血管内皮释放前列环素和一氧化氮这两种血管扩张药，以及内皮衍生的纤溶酶原激活药可对抗血栓形成。这些促血栓形成和抗血栓形成因素的平衡，可能最终决定血栓是否与动脉粥样硬化斑块或闭塞性栓子一起生长、溶解或并入动脉壁，从而导致动脉粥样硬化斑块逐渐扩大。

有症状的原位急性动脉粥样硬化血栓闭塞，而不是动脉到动脉栓塞，似乎不是颈动脉区域缺血性脑卒中或 TIA 的常见原因。也许这是因为动脉粥样硬化影响较大的动脉（如颈内动脉而不是大脑中动脉），并且需要非常大的斑块来阻塞它们，或者因为侧支血流的潜力在较大动脉的远端更好。事实上，一旦颈内动脉闭塞，同侧缺血性脑卒中的风险似乎低于严重狭窄 [25, 26]。另一方面，有症状的原位动脉粥样硬化血栓闭塞可能更常见于后循环（如基底动脉），但即使在此，动脉到动脉栓塞也得到了很好的描述 [27, 28]。

（四）动脉粥样硬化血栓斑块栓塞：动脉粥样硬化血栓栓塞

动脉粥样硬化和（或）血栓可能全部或部分栓塞以阻塞较小的远端动脉，通常在一个分支点或多次相同或不同的分支。栓子由胆固醇晶体和来自斑块、血小板聚集体和纤维蛋白的其他碎片的任意组合组成，这些碎片可能是最近形成的并且相对易碎或陈旧且组织良好。根据它们的大小、成分、稠度和年龄，可能还有嵌塞部位的血流状况，栓子可能会被溶解、碎裂，然后被扫入微循环。或者，它们可能永久阻塞远端动脉并促进局部顺行和逆行血栓形成，血小板释放血栓素 A2 进一步促进了血栓素 A2 的形成，血小板也是一种血管收缩药。

栓子通过其正常的动脉供应传输到大脑或眼睛，这本身在个体之间的分布有所不同。基于血流充足的栓塞清除可能是决定栓塞是否留在循环中或被清除的重要因素 [29]。来自动脉粥样硬化性颈动脉分叉处的栓子，通常是颈内动脉起源处的斑块，但有时位于颈总动脉远端或近端颈外动脉，通常会进入眼睛或大脑半球的前 2/3。但是，有时，如果血液从颈内动脉通过后交通动脉流向大脑后动脉，或者大脑后动脉从颈内动脉远端起源（5%～10% 的个体），它可能会到达枕叶皮质。但是，如果动脉已经闭塞，则栓子可能会通过侧支循环传播并到意想不到的地方产生影响。例如，患有严重的椎动脉疾病，因此远端流入基底动脉的血流不畅，来自颈内动脉的栓子可能通过大脑动脉环到达基底动脉。这个概念遭到了一些人的怀疑。

由于颈内动脉闭塞，仍有可能发生同侧大脑中动脉分布区域脑梗死，原因如下。

- 栓子从对侧颈内动脉起点经前交通动脉行进。
- 来自闭塞的颈内动脉任何盲端的栓子，或来自同侧颈外动脉疾病的栓子，通过颈外动脉和大脑中动脉的眶侧支。
- 来自梗死远端颈内动脉血栓尾部的栓子。
- 或者颈内动脉闭塞远端的低流量，可能在边界区域内，特别是如果侧支血供差，脑血管反应性受损，氧气提取率高 [30]。

奇怪的是，来自颈部动脉（或来自心脏）的栓子似乎很少进入大脑的小穿支动脉而导致腔隙性梗死，这可能是因为穿支血管与载体动脉呈 90° 角的原因。

（五）动脉粥样硬化血栓形成 / 栓塞

作为一种慢性加急性疾病：斑块不稳定性与冠状动脉一样，大脑循环中的粥样斑块，尤其是在颈动脉分叉处，会随着纤维帽的开裂、破裂或破裂或溃疡而变得"活跃"或"不稳定"。斑块不稳定性的组织学特征是纤维帽薄、脂质核心大、平滑肌含量减少和巨噬细胞密度高 [31]。如果斑块的血栓形成中心暴露于流动的血液中，则会发生复杂的血栓形成。斑块不稳定甚至可能是一种"全身性"倾向，因为导管血管造影的不规则性及因此推定的症状性颈动脉狭窄的不稳定和溃疡，与无症状的对侧颈动脉的不规则性和斑块破裂引起的冠状动脉事件有关[32]。在其他时候，斑块处于静止状态，带有厚厚的纤维帽，或缓慢生长，不会引起任何临床症状（图 6-4）[33]。换句话说，动脉粥样硬化血栓栓塞是一种"慢性加急性疾病"。因此，动脉粥样硬化的临床并发症反映了这一点也就不足为奇了。

- TIA 倾向于时间上聚集。

- 脑卒中往往在 TIA 后早期发生并影响同一动脉区域。

- 严重颈动脉狭窄同侧缺血性脑卒中的风险在出现症状后不久最高，然后下降，即使狭窄本身很少消退[34]。

- 推测的动脉—动脉栓塞性脑卒中往往特别早复发。

- 如果颈动脉狭窄严重或近期出现症状，则经颅多普勒超声检查更常检测到栓子[35]。

- 多普勒检测到大脑中动脉栓子的发生率，随着脑卒中后的时间而下降。

症状性动脉粥样硬化血栓性狭窄的严重程度增加，至少在颈内动脉起源处，无疑是病变同侧缺血性脑卒中的有力预测因子和原因[36]。但是，这不能是全部解释，其原因如下。

- 无症状狭窄远端的脑卒中风险远低于近期出现相同严重程度的有症状狭窄的远端。

- 并非所有严重狭窄的患者都会发生脑卒中。

- 相对轻度狭窄的斑块可并发急性颈动脉闭塞。

奇怪的是，冠状动脉狭窄增加与冠状动脉事件之间并没有如此明显的关系。这可能是因为

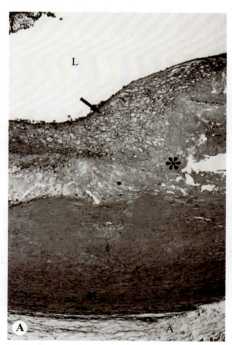
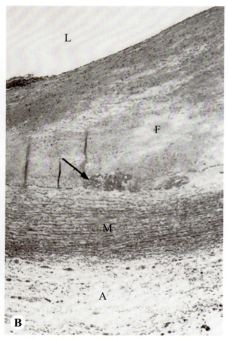

▲ 图 6-4　颈动脉窦横切面的显微照片说明了动脉粥样硬化斑块稳定性的病理特征

A. 一个不稳定的斑块，其特征是一个大的坏死核心（*）和一个被巨噬细胞大量浸润的薄纤维帽（箭）。在其他地方，斑块溃烂，管腔被血栓阻塞，部分血栓栓塞到同侧大脑中动脉，导致致命的缺血性脑卒中；B. 类似的狭窄但稳定的斑块，主要由纤维组织（F）和局灶性钙化（箭）组成。没有明显的坏死核心或炎性细胞浸润。L. 管腔；A. 外膜；M. 中膜（经 Dr. Alistair Lammie 许可转载）

冠状动脉更难重复成像并且在解剖学上更复杂，因为冠状动脉事件通常更"无声"，或者因为冠状动脉更小，即使是小斑块破裂也更有可能被阻塞。

> 动脉粥样硬化血栓栓塞是一种慢性加急性疾病，无论是在病理学上还是在临床表现上。虽然动脉粥样硬化斑块的形成必须是一个多年的漫长而渐进的过程，但临床表现通常急性发生（如缺血性脑卒中），并且往往会及时聚集。例如，TIA后脑卒中往往发生得更早而不是更晚，这可能是由于后来"愈合"的动脉粥样硬化血栓形成斑块破裂和"不稳定"所致。

与狭窄的严重程度无关，导管血管造影上的斑块不规则与脑卒中风险增加相关，可能是因为不规则代表斑块溃疡和血栓形成的不稳定性，因此可能使栓塞复杂化[37]。

究竟为什么一个斑块变得不稳定（然后可能溃疡并伴有血栓形成）而另一个斑块没有，尚不清楚。最近有症状的颈动脉斑块与无症状的颈动脉斑块的组织学比较，与狭窄严重程度相匹配，并不容易进行。然而，似乎斑块内出血、钙化和脂质核心在两者中相似，但关键的是，通常尚未评估纤维帽的厚度。尝试比较黏附分子的表达、金属蛋白酶的表达、斑块组织因子的差异和斑块几何形状和运动的差异，以及纤维帽上的潜在应力，会出现类似的问题。动脉粥样硬化的形成受到免疫机制的积极调节，先天性和适应性免疫反应都与斑块的增殖和稳定性有关[38]。从实际的角度来看，与传统风险分层工具（如弗雷明汉指数）结合使用的几种炎症血清生物标志物，已被证明可用于识别发生血管事件的高风险个体。感染是否会导致斑块不稳定尚不清楚（见下文）。在所有这些横断面研究中，总是存在反向因果关系的可能性，即通过出现症状，斑块的解剖结构、运动、生物化学等都会发生变化。

（六）延长扩张症

这种有些不寻常的动脉疾病模式往往会影响大脑底部的中型动脉，尤其是基底动脉，主要发生在老年人，但偶尔发生在儿童身上[39]。动脉变宽、曲折、拉长，并且通常扩大到足以在MRI上被视为特征性的流动空隙，即使没有增强或由于脑CT上的血管壁钙化，也可以在脑CT上看到曲折的通道（图6-5）。当在个体中发现时，这种动脉异常不一定是任何缺血性脑卒中的原因（尽管有动脉瘤扩张，但很少会导致颅内出血）。然而，这些扩大的血管可能含有血栓，栓塞或阻塞扩张血管的小分支动脉的起源，甚至阻塞扩张血管本身。直接受压或小血管缺血引起的脑神经和脑干功能障碍，或脑脊液通路受压引起的脑积水，是基底动脉（或椎动脉）扩张的其他偶发并发症[40]。动脉粥样硬化是最常见的原因。其他原因包括各种类型的血管壁先天性缺陷、马方综合征、弹性假黄瘤和法布里病，无论是男性还是杂合子女性[41]。

三、颅内小血管病变

有许多病理会影响小动脉（直径40～400μm），脑膜和大脑的小动脉和静脉——例如，脑淀粉样血管病；血管炎；小穿支动脉起点附近的粥样斑块（见下文）；微血管病，例如皮质下梗死伴白质脑病的常染色体显性遗传性脑动脉病（cerebral autosomal dominant arteriopathy with subcortical infarcts and leukoencephalopathy，CADASIL）或Ⅳ型胶原蛋白α₁链（type Ⅳ collagen alpha-1 chain，COL4A1）相关的血管病。然而，更常见的是所谓的透明动脉硬化。这是老年人大脑小动脉和微小动脉的普遍变化，特别是在存在高血压或糖尿病的情况下，但有时出现在没有任何经典血管危险因素的年轻患者中（图6-6）[42]。其发展的重要因素似乎不仅包括高血压和糖尿病，还包括血脑屏障的破坏，血浆蛋白掺入血管壁，可能是由于内皮功能障碍[43]。壁中的平滑肌细胞最

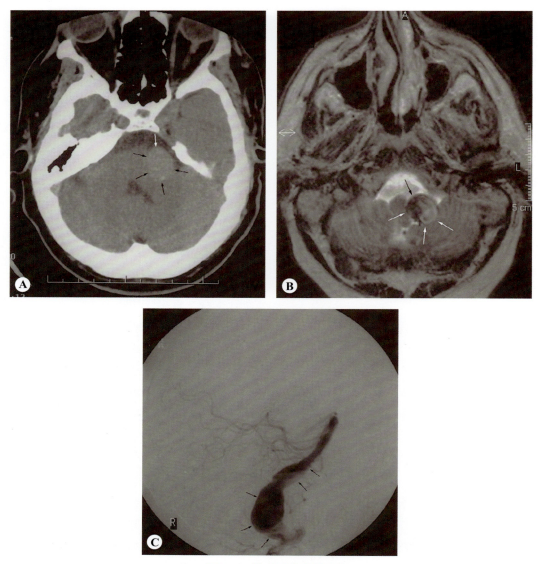

▲ 图 6-5　椎基底动脉扩张症

A. 脑部 CT 显示有一个 1.5～2cm 的圆形肿块（箭），其密度略高于相邻大脑，位于左侧桥小脑角。肿块正在压入脑干。在相邻的部分，肿块明显是纵向的，并且与椎动脉和基底动脉的顶端相连；B. 同一患者的 MRI 检查显示混合信号块（箭）。信号增加的存在表明血液流动非常缓慢或部分凝结；C. 导管血管造影显示椎基底动脉循环的侧向投影。虽然动脉系统扩张的主要区域是在基底动脉下部（箭），但实际上扩张从右椎动脉上部几乎延伸到基底动脉的最尖端

终被胶原蛋白取代，这会降低血管的扩张性，并可能降低反应性，但不一定是管腔的大小。

　　不幸的是，多年来，小血管疾病的病理命名一直非常混乱，因此，前面描述的"简单"小血管疾病经常与更具侵袭性的小动脉疾病相混淆，它们伴有血管壁的紊乱和泡沫细胞浸润。正是这种"复杂"的小血管疾病，Fisher 首先将其称为

"节段性动脉紊乱"，然后将其称为"脂肪透明变性"。术语纤维素样血管壁坏死是指血管壁出现不同特征性但更急性的变化，例如，由于急性高血压（或恶性高血压）和急性脑内血肿、自发性或外伤性血肿周围的反应性现象。治愈后，这可能呈现"复杂"小血管疾病的外观（图 6-6）。然而，"复杂"小血管疾病和急性纤维素样坏死是

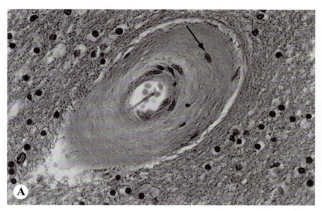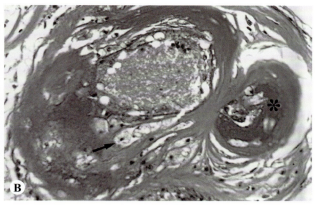

▲ 图 6-6 在壳核中穿通豆纹动脉分支的显微照片，显示了两种不同的血管病理模式

A. 同心透明壁增厚，有少量剩余的血管平滑肌细胞核（箭）。管腔仍然是通畅的。这种"简单"的小血管疾病是老年人大脑几乎不变的特征，在高血压和糖尿病患者中最为突出；B. 一个复杂、杂乱无章的血管段，显示出一个不对称的破坏过程，具有局灶性纤维素物质（＊）和附壁泡沫细胞（箭）。在两个截面平面上可以看到管腔。在这种情况下，血管病变与右侧纹状体囊腔梗死相邻，并且可能是其原因。这种"复杂"的血管病变与 Miller Fisher 所说的"脂肪透明症"相对应（经 Alistair Lammie 许可转载）

否是"简单"小血管疾病的更高级形式并不能确定，并且没有证据表明"简单"小血管疾病是复杂小血管疾病的"治愈"版本。尽管如此，"简单"和"复杂"小血管疾病都倾向于影响大脑中动脉的豆纹穿支、大脑后动脉近端的丘脑穿支、基底动脉至脑干的穿支，以及脑室周围白质的血管。

关于小血管疾病和腔隙性脑卒中的大部分已知信息，来自 Fisher 进行的极少数的非常仔细的临床解剖观察。他没有将"简单"小血管疾病描述为腔隙的潜在血管病理学，但在某些情况下我们更愿意将其称为"复杂"小血管疾病，以及影响小血管起源的粥样斑块，这些小血管从大脑动脉环和其他主要大脑动脉发出[44]。理论上，人们可以想到"附壁动脉粥样斑块"会影响载体，"交界性动脉粥样斑块"影响离开动脉的小穿支动脉的起源处，以及影响这些小动脉近端部分的"微动脉粥样硬化斑块"。在实践中，这些区别在尸检时或多或少不可能做出的，颅内动脉粥样硬化对腔隙性梗死的贡献仍有待确定。

目前的观点是，"复杂"小血管疾病和位于或靠近大脑大动脉的小穿支血管起源处或附近的粥样斑块，导致大多数（但不是全部）的腔隙性缺血性脑卒中的深部小梗死（也就是腔隙性 TIA），约占有症状的脑缺血事件的 1/4。然而，这一假设并未被普遍接受，因为在尸体解剖后，这些血管闭塞导致腔隙性脑梗死的直接尸检证据非常少，很大程度上是因为腔隙性脑卒中的病死率太低，病理材料太少。

导致腔隙性梗死的特定小血管病变的主要支持证据是间接的。

• 与皮质梗死患者相比，绝大多数腔隙性梗死患者的心脏中相对缺乏大血管粥样硬化或栓塞源（图 6-7）[45]。

• 在大多数腔隙性梗死患者的研究中，多普勒超声在大脑中动脉或颈总动脉中很少检测到栓子[46]。然而，目前尚不清楚在脑卒中发作后的哪个阶段最好观察，过早，闭塞的大脑中动脉可能会阻止栓子通过；太晚，任何近端栓塞源可能已经"愈合"。

• 早期复发的低风险也与活动栓塞源的概念相矛盾，无论是在心脏还是在不稳定的动脉粥样硬化斑块中[47]。

•"内囊预警综合征"可能表明单个穿支血管在最终闭塞之前间歇性地处于闭塞的边缘。

• 腔隙性梗死患者的脑血管反应性受损，可能

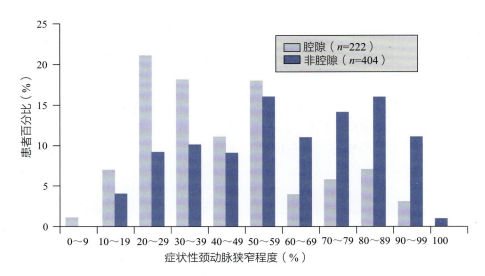

▲ 图 6-7　在欧洲颈动脉外科试验中，626 例患者的症状性颈动脉狭窄的严重程度与在基线脑 CT 上发现非腔隙（区域性）性梗死或腔隙性梗死的可能性之间的关系

严重狭窄的患者不太可能出现腔隙性梗死（引自 Boiten et al. 1996 [255]）

表明脑内小阻力血管存在特定问题（如果不是病理性问题），如内皮功能障碍。

可以想象，"复杂"小血管疾病会导致血管破裂，导致脑内出血及动脉闭塞，可能发生在所谓的 Charcot-Bouchard 微动脉瘤的部位，尽管这些可能是病理标本的伪影 [48]。事实上，它们真实与否是语义上的，因为重要的不是血管壁是否膨胀，而是首先削弱它的原因。另外，脑白质疏松症似乎与"简单"小血管疾病更相关，实际上这可能是一个潜在的血管原因，尽管它本身显然不够，在老年人大脑中如此普遍。

有趣的是，"皮质"（推测为动脉粥样硬化血栓形成）和"腔隙"缺血性脑卒中患者可能具有相似的血管危险因素特征，包括高血压 [49]。因此，可以想象同一类型的个体（即高血压、糖尿病等）会发展为小血管疾病（复杂或粥样硬化）和腔隙性梗死，或大血管动脉粥样硬化血栓栓塞和皮质梗死；事实上，这两种情况可能并存 [50]。发生的"退行性"血管疾病类型的差异可能反映了不同的遗传易感性。但是，另外，许多个体患者在不同时间有这些不同的缺血性脑卒中类型 [51]。总的来说，我们认为腔隙假说可能

是正确的，因此，无论潜在小血管病变的确切性质如何，腔隙性梗死很少是近端部位栓塞的结果。

大约 1/4 的缺血性脑卒中和 TIA 是"腔隙性"，即使不是大多数，许多腔隙性梗死是由颅内小穿支动脉疾病引起的，或者是"复杂"小血管疾病，或者是影响其近端的动脉粥样硬化，因为它们来自其载体动脉。

一个从未回答过的问题是，是否存在影响视神经和视网膜血液供应的类似小血管疾病，是否存在与腔隙性脑综合征等效的"腔隙性"眼部综合征？大部分患有缺血性一过性黑矇、视网膜梗死和前部缺血性视神经病变的患者没有任何可识别的栓塞来源，也没有眼睛或心脏的动脉供血不足的证据。此外，视网膜微血管变化先于腔隙性脑卒中的发生，表明视网膜血管可能是小血管疾病的替代指标 [52]。然而，视网膜血管的分形分析表明，视网膜变化和腔隙性脑卒中是与血管危险因素相关的两个不同过程 [53]。

四、心源性栓塞

这种栓塞物质可以从心脏传递到大脑，从静脉系统通过心脏传递到大脑（反常栓塞），以及其他器官，无可争议。然而，并非所有来源于心脏的栓塞都构成相同的威胁。例如，机械人工瓣膜比二尖瓣脱垂更容易引起血栓栓塞。在发达国家，心脏栓塞可能导致大约 1/5 的缺血性脑卒中和 TIA，尽管近 1/3 可能存在潜在的栓塞源[9]。然而，有两个非常现实和令人厌烦的问题。随着技术的进步，越来越多的潜在心脏栓塞源被发现，患者可能有两种或两种以上的脑缺血原因，如颈动脉狭窄和心房颤动[54]。因此，可能不清楚心脏栓塞是否是个体患者的原因，尤其是当心脏病变在无症状人群中很常见时。

并非所有的栓子都具有相同的大小、相同的时间或由相同的物质（纤维蛋白、血小板、钙、感染的赘生物、肿瘤等）组成。有的较大，永久性地影响大脑中动脉的主干，导致完全性前循环梗死，有的影响大脑动脉更远端的分支，导致部分前循环梗死，有的仅引起 TIA，还有一些是无症状。栓子也可能阻塞基底动脉及其分支，甚至颈部的颈内动脉。

> 来自心脏的栓塞导致大约 1/5 的缺血性脑卒中和 TIA。最严重的栓塞威胁是风湿性和非风湿性心房颤动、感染性心内膜炎、人工心脏瓣膜、近期心肌梗死、扩张型心肌病、心内肿瘤和风湿性二尖瓣狭窄。

（一）心房颤动

迄今为止，非风湿性心房颤动是发达国家心源性脑卒中最常见的原因（表 6-4 和表 6-5）。然而，它不太可能导致所有脑卒中的 1/6 以上，因为它在缺血性脑卒中患者中的比例低于这一比例，尽管如果考虑到在动态心电图监测中发现的阵发性房颤，这一比例会增加[55, 56]。心房颤动，

表 6-4　解剖序列中的心脏栓塞来源

右向左分流（静脉系统反常栓塞或右心房血栓）
- 卵圆孔未闭
- 房间隔缺损
- 室间隔缺损
- 肺动静脉瘘

左心房
- 血栓
  - 心房颤动 [a]
  - 窦房疾病（病态窦房结综合征）
  - 房间隔动脉瘤
- 黏液瘤和其他心脏肿瘤 [a]

二尖瓣
- 风湿性心内膜炎（狭窄 [a] 或反流）
- 感染性心内膜炎 [a]
- 二尖瓣环钙化
- 非细菌性血栓性（marantic）心内膜炎
- 系统性红斑狼疮 / 抗磷脂综合征
- 人工心脏瓣膜 [a]
- 乳头状弹性纤维瘤
- 二尖瓣小叶脱垂（不确定）
- 二尖瓣丝状物（不确定）

左心室
- 附壁血栓
  - 急性心肌梗死（前几周）[a]
  - 左心室动脉瘤或无运动节段
  - 扩张型或限制型心肌病 [a]
  - 机械"人造"心脏 [a]
  - 钝性胸部损伤（心肌挫伤）
- 黏液瘤和其他心脏肿瘤 [a]
- 包虫囊肿
- 原发性草酸中毒

主动脉瓣
- 风湿性心内膜炎（狭窄或反流）
- 感染性心内膜炎 [a]
- 梅毒
- 非细菌性血栓性（marantic）心内膜炎
- 系统性红斑狼疮 / 抗磷脂综合征
- 人工心脏瓣膜 [a]
- 钙化性狭窄 / 硬化 / 钙化
- Valsalva 窦动脉瘤

先天性心脏病（尤其是右向左分流）
- 心脏操作 / 手术 / 导管插入术 / 瓣膜成形术 / 血管成形术 [a]

a. 栓塞的重大风险

表 6-5 402 例患者缺血性脑卒中潜在心脏原因的患病率 [54]		
来　源	例　数	百分比（%）
无结构性心脏病的心律失常		
心房颤动	88	21.9
心房扑动	1	0.2
孤立的结构性心脏病		
缺血性心脏病	35	8.7
急性心肌梗死	3	0.7
左心室动脉瘤	7	1.7
左心室射血分数＜40%	12	3.0
运动不能 / 运动障碍≥两个节段	13	3.2
扩张型心肌病	24	6.0
二尖瓣环钙化	14	3.5
心脏肿瘤	4	1.0
主动脉瓣	4	1.0
心内膜炎	2	0.5
房间隔动脉瘤伴卵圆孔未闭	2	0.5
风湿性二尖瓣疾病	1	0.2
二尖瓣脱垂	1	0.2
钙化主动脉瓣狭窄	1	0.2
中度二尖瓣反流	1	0.2
结构性心脏病和房性心律失常		
心房颤动	230	57.2
心房扑动	2	0.5
肥厚性高血压心脏病	120	29.9
风湿性二尖瓣疾病	49	12.2
缺血性心脏病	19	4.7
左心室动脉瘤	3	0.7
左心室射血分数＜40%	9	2.2
运动不能 / 运动障碍≥两个节段	7	1.7
二尖瓣环钙化	26	6.5
扩张型心肌病	13	3.2
二尖瓣脱垂	4	1.0
人工二尖瓣	3	0.7
房间隔脂肪瘤性肥大	2	0.5
肥厚型心肌病	2	0.5
房间隔动脉瘤和卵圆孔未闭	2	0.5
严重的二尖瓣反流	2	0.5

即使无症状，也可能是高龄人群缺血性脑卒中比例较高的原因，其在人群中的发生率最高[57]。既往无脑卒中史的未抗凝非风湿性心房颤动患者发生脑卒中的平均绝对风险约为每年 4%，是窦性心律患者的 6 倍[58]。

> 在发达国家，非风湿性心房颤动是导致大脑心源性栓塞的最常见原因。

在心房颤动性脑卒中患者中，心房颤动并不总是有因果关系，原因如下。

- 一些患者有脑出血，尽管可以想象脑出血与 CT 上的梗死出血性转化相混淆。
- 心房颤动可能是由脑卒中引起的。
- 大约 20% 的心房颤动性缺血性脑卒中患者有其他可能原因，如颈动脉狭窄、主动脉弓粥样硬化或凝血异常。
- 还有一些人患有腔隙性（假定为非栓塞性）缺血性脑卒中。
- 此外，心房颤动通常由冠心病或高血压性心脏病引起，这两种疾病都可能通过左心房栓塞以外的机制与脑卒中有关，例如颈动脉狭窄或脑出血。
- 此外，"仅"约 13% 或更少的非风湿性心房颤动患者可通过 TEE 在左心房检测到血栓（尽管一些血栓可能已完全栓塞或太小而无法检测到）。目前尚不清楚这些患者是否肯定比没有可检测到血栓的患者具有更高的脑卒中风险。

尽管如此，心房颤动显然是许多患者缺血性脑卒中的原因，如下所示。

- 尸检证据。
- 病例对照研究。
- 大多数（但不是全部）队列研究。
- 腔隙性缺血性脑卒中心房颤动的发生率较低，可能由小血管疾病引起的。
- 通过对隐源性脑卒中患者的长期心脏监测检测到的阵发性心房颤动发生率升高。

通过对心房颤动患者进行抗凝治疗来有效预防脑卒中，不一定是一个很好的支持论据，虽然现有的试验证据并没有表明抗凝治疗在预防非心源性栓塞性脑卒中方面优于抗血小板药物，但可以想象抗凝治疗可以预防动脉 - 动脉，以及心脏 - 动脉栓塞事件。然而，人们普遍认为，红血块综合征（red clot syndrome）非常适合口服抗凝药以预防脑卒中。

在心房颤动人群中，一定有一些个体处于栓塞风险特别高危状态，而另一些个体处于栓塞风险特别低危状态。例如，那些没有其他可检测到的心脏病（所谓的孤立性心房颤动）的人脑卒中的绝对风险较低，而患有风湿性二尖瓣疾病的人的风险要高得多。其他风险因素，包括既往的栓塞事件、年龄增加、高血压、糖尿病，以及如超声心动图所定义的，左心室功能障碍和左心房扩大。然而，真正需要的不仅仅是预测脑卒中的风险因素列表（根据研究略有不同的权重），而是经过验证的统计模型来预测个体患者心房颤动脑卒中的概率（对于有症状的颈动脉狭窄可用）。根据年龄和相关危险因素，心房颤动患者脑卒中的绝对风险增加了 20 倍。评估个人的脑卒中风险是抗血栓预防决策的第一步。

至少有 10 种不同的脑卒中风险分层方案已发表。其中最有效的是 $CHADS_2$ 评分，充血性心力衰竭、高血压、年龄 ≥75 岁和糖尿病各得 1 分，既往脑卒中或短暂性脑缺血得 2 分。该分数已在医院临床队列和随机试验队列中得到验证。患者 $CHADS_2$ 评分为 0 的平均脑卒中风险较低每年 0.5%，而 $CHADS_2$ 评分为 1 的人每年的脑卒中风险为 1.5%。根据这一风险分层方案，$CHADS_2$ 评分 ≥2 的患者脑卒中风险较高，应考虑使用抗凝药进行治疗[59]。该工具的局限性在于，普通人群中高达 30% 的心房颤动患者的 $CHADS_2$ 评分为 1，这被认为是中等风险类别。这引发了以下问题：是否应向该组提供抗凝药。脑卒中的其他预测因子被纳入 CHA_2DVAS_2 评分，充血性心力衰竭、高血压、年龄 65—74 岁、糖尿病、血管疾病和女性各得 1 分，年龄≥75 岁和既往脑卒中史或 TIA 得 2 分 [60]。与 CHADS$_2$ 评分相比，CHA$_2$DVAS$_2$ 评分在风险分层方面可能更准确，并最大限度地减少了中度风险类别的患者分类（图 6-8）[61]。最近，已经开发了 ATRIA 评分，该评分中使用的变量是年龄、女性、糖尿病、充血性心力衰竭、高血压、蛋白尿和肾功能。比较研究表明，这一评分可能比 CHADS$_2$ 和 CHA$_2$DVAS$_2$ 评分能更好地识别低风险患者 [62]。这些工具因其在实践中的易用性而著称。但是，它们对患者进行正确分类的能力相当有限（鉴别力或 c 统计量最多 70%）。因此，人们的注意力集中在识别脑卒中风险的新生物标志物上，这可能会提高这些量表的性能。从机制上讲，心房颤动缺血被认为是左心房颤动形成凝块并随后栓塞到大脑的结果。然而，涉及接受心脏起搏器植入个体的观察性研究表明，心房颤动检测与脑卒中之间缺乏时间关系 [63]。此外，节律控制策略对预防心房颤动的全身性或脑栓塞无效。房性心脏病假说认为，心房固有功能障碍和心房节律紊乱都有助于心房颤动缺血的发生。越来越多的证据支持存在心房基质 [64-66]。

• 左心房功能障碍的心电图参数，包括室上性心动过速和 p 波离散度，与栓塞性脑卒中相关。

• N 端 B 型利钠肽前体（N-terminal pro B-type natriuretic peptide，NT-proBNP）是心力衰竭和心房伸展的生物标志物，升高的 NT-proBNP 水平与缺血性脑卒中风险相关，与基线或发生心房颤动无关。

• 心房颤动中的肌钙蛋白被认为是心肌劳损和损伤的标志物。肌钙蛋白 I 水平升高与心血管死亡和血栓栓塞增加有关。

• 左心房扩张和功能障碍的超声心动图参数显示与脑栓塞密切相关，与心房颤动无关。

• 心房肌病是指心房纤维化的发生，其在组织学上表现为间质纤维化、肌节丢失和心肌细胞中糖原颗粒进行性的积累。这些变化与心脏 MR 所证实的晚期钆增强、心房扩大和心房收缩受损相

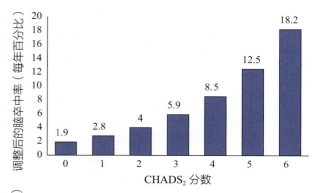

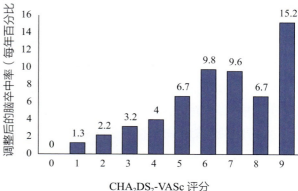

▲ 图 6-8　基于 CHADS$_2$ 和 CHAD$_2$DS$_2$-VASc 评分的调整后的脑卒中发生率
引自 Gage et al. 2001 [59];Lip et al. 2010[60]

关。纤维化的发生与心房功能、CHADS$_2$ 评分和脑卒中史相关。

除了这些结构和功能变化外，心房颤动患者还有一些止血缺陷 [67]。

• 凝血系统的激活，表现为血管性血友病因子、凝血酶原片段 1 和 2、凝血酶 - 抗凝血酶复合物和 D- 二聚体水平升高。

• 增强的血小板活化，表现为 β- 血栓球蛋白和 CD40 配体水平升高。

• 异常纤溶。

心房停滞、心内膜改变和血栓形成增强完成了经典的 Virchow 三联征。将其中一些变量纳入已建立的风险分层算法可能会在不久的将来改善脑卒中风险评估。

患者偏好、抗凝监测的可用性和估计的出血风险都是决定抗血栓预防的关键问题，并且已经

开发了几种患者决策辅助工具[68]。已经开发了几种评分系统来估计出血并发症的风险。HAS-BLED 评分，包括高血压控制不佳（H）、肾和（或）肝功能异常（A）、既往脑卒中史（S）、出血史或易感性（B）、不稳定的国际标准化比值（L）、老年人（E）和同时使用药物和（或）酒精（D）评 1 分。预测模型表明，出血风险从 0～1 分的 1.1% 增加到≥3 分的 4.9%。这个分数和其他分数已经在不同的队列中进行了测试，并且在临床实践中相对容易实施。然而，预测值相当适中，c 统计量为 60%～70%[69]。但需要指出的是，前面描述的风险预测系统主要是指一级预防的情况。尽管通常认为在二级预防环境中使用口服抗凝药是指征，但如果没有禁忌证，可能仍需要更好的工具来预测风险和收益的平衡。较新的直接凝血酶抑制药和直接 Xa 因子抑制药类别的口服抗凝药现已上市，与华法林相比具有优势和局限性。

与阵发性心房颤动相比，持续性或永久性心房颤动患者的脑卒中发生率可能更高[66]。因此，心房颤动负荷的量化可能会增强脑卒中风险分层。尽管如此，与非心房颤动患者相比，阵发性心房颤动患者仍处于脑卒中的高风险中。因此，应该对阵发性、持续性和永久性心房颤动进行类似处理。没有证据表明在死亡率和脑卒中风险方面，转换为窦性心律后进行药物治疗以尝试并维持这种心律优于心率控制。

（二）人工心脏瓣膜

人工心脏瓣膜，尤其是机械瓣膜而非组织瓣膜，长期以来一直被认为会并发血栓形成，有时还会发生栓塞。此外，感染性心内膜炎是任何类型人工瓣膜的潜在风险。至少通过经颅多普勒检测到的无症状栓子非常频繁，但可能是没有临床后果的气体空化泡，而不是血栓的固体碎片[70]。不同类型的机械瓣膜在脑卒中风险方面几乎没有明显差异，但二尖瓣位置比主动脉位置更容易血栓形成。对于所有瓣膜，如果使用机械瓣膜的患者服用抗凝药，栓塞的总体风险约为每年 2%。每种瓣膜替代物的特性决定了为特定患者选择某一种假体优先于其他假体。对于没有抗凝药禁忌证的患者，推荐使用机械假体。

生物瓣为无法接受全身抗凝治疗的患者和老年人的心脏瓣膜置换提供了机械瓣的绝佳替代品。在植入生物瓣膜后的最初几个月内，此时栓塞性脑卒中风险最高[71]，是否需要全身抗凝治疗仍存在一些分歧。

（三）风湿性瓣膜病

风湿性瓣膜病，尤其是二尖瓣，是公认的脑栓塞原因，尤其是当患者处于心房颤动且左心房血栓形成时。但即使患者处于窦性心律且左心房内没有血栓，退化、有时钙化的瓣膜碎片也可能脱落并栓塞到大脑或全身。感染性心内膜炎（见下文）和抗凝引起的脑出血是这些患者脑卒中的其他原因。

（四）主动脉瓣和二尖瓣的非风湿性硬化和钙化

主动脉瓣和二尖瓣的非风湿性硬化，特别是钙化，有时可能是血栓或钙化物质栓塞的来源。然而，这些瓣膜异常在老年人中非常常见，以至于很难在个体中建立因果关系，除非在非常不寻常的情况下，在视网膜、脑 CT 或尸检时发现钙化栓子。任何相关的心房颤动、冠状动脉疾病或颈动脉狭窄都会加重诊断问题[72]。

（五）二尖瓣（或瓣膜）脱垂

二尖瓣脱垂（mitral leaflet prolapse，MLP）可以是家族性的，并且是健康人群中常见的临床和超声心动图发现，但诊断标准如此多变，许多研究因转诊偏倚而存在缺陷，因此报告的患病率范围很广。几乎可以肯定，二尖瓣脱垂过去曾被过度诊断。因此，几乎不可能将二尖瓣脱垂确定为个体缺血性脑卒中或 TIA 的原因，除非存在并发感染性心内膜炎、心房颤动、二尖瓣关闭不全或左心房血栓。二尖瓣脱垂通常与瓣叶黏液样变性有关，有时会因破裂而复杂化。

不应再将单纯的二尖瓣脱垂视为从心脏到大脑栓塞的原因；必须有其他的东西，例如严重的二尖瓣关闭不全、心房颤动或感染性心内膜炎。

尽管二尖瓣脱垂在年轻 TIA 患者中可能比预期的更常见，但如果这种关系是因果关系，那么在简单的二尖瓣脱垂中瓣尖上的血栓是如此罕见，而且除了大脑或眼睛之外的任何部位的栓塞从未被描述过。此外，在缺血性脑卒中中，二尖瓣脱垂似乎并不比预期更频繁，并且对于无并发症的二尖瓣脱垂患者，首次脑卒中或复发性脑卒中没有明确的额外风险 [73]。因此，没有足够的数据将单纯性二尖瓣脱垂视为缺血性脑卒中 /TIA 的明确原因，即使在无法找到其他梗死原因的情况下也是如此。它更有可能是一个无辜的"旁观者"。

（六）二尖瓣丝状物

丝线是附着在心脏瓣膜上的可移动的线状细丝，可在 TEE 上看到。尽管被认为是栓塞的来源，或者可能会增加因任何原因导致瓣膜异常的患者的栓塞风险，但迄今为止的证据并不具有说服力。

（七）感染性心内膜炎

大约 1/5 的急性或亚急性感染性心内膜炎患者因瓣膜赘生物栓塞而发生缺血性脑卒中或 TIA。脑血管症状可能是主要特征，但更常见于明显不适的人，可能已经住院，但在感染得到控制之前。梗死的出血性转化发生率为 20%～40%，并且可能因不明智的抗凝治疗而加重或加重。原发性出血性脑卒中，脑内或罕见的蛛网膜下腔或混合性脑内和硬膜下，是由化脓性血管炎和血管壁坏死引起的，而不是由更知名的真菌性动脉瘤引起，真菌性动脉瘤可以是单个或多个，最常影响大脑中动脉的远端分支（图 6-9）[74]。这些动脉瘤并不总是破裂，可以通过抗生素治疗解决，因此，总的来说，传统的脑血管造影术来检测未破

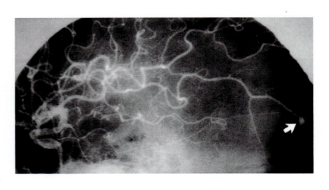

▲ 图 6-9　选择性导管颈动脉血管造影（侧颅骨视图）
大脑中动脉远端分支上的真菌性脑动脉瘤（箭）

裂的动脉瘤以进行手术可能不是必要的。这种方法仍然存在争议，并且在感染性心内膜炎中存在脓毒性脑栓塞的情况下，一些人建议进行脑部 CTA 或 MRA 等筛查程序，以确定是否存在脑动脉瘤。

早期采用正确的抗生素治疗是预防感染性心内膜炎血栓栓塞的最有效方法，在诊断后的最初 24～48h 血栓栓塞的风险最高。不推荐在天然瓣膜或生物瓣膜心内膜炎患者中使用抗凝药或抗血小板药，因为真菌性动脉瘤和动脉炎有导致脑内出血的风险，并且抗生素治疗可降低栓塞风险 [75]。对于在发生感染性心内膜炎时长期抗凝的机械瓣患者，正确的管理尚不清楚。一些人主张对所有此类患者停止抗凝治疗，因为华法林并未显示与全身栓塞减少有关，并且在一些研究中出血并发症的风险高达 40%。尤其是美国胸科医师学会，建议停用抗凝药，直到明确不需要外科手术并且患者病情稳定、无脑部受累证据 [75]。一些作者指出，大面积缺血性脑卒中、CT 上出血、存在真菌性动脉瘤、感染失控和金黄色葡萄球菌感染，都是机械瓣膜心内膜炎中抗凝药的禁忌证。

没有直接证据表明抗血小板药物对继发于感染性心内膜炎的缺血性脑卒中有效，尽管动物研究表明它们可以减少赘生物大小和全身栓塞。总的来说，鉴于前面描述的华法林的风险，抗血小板药物可能是大多数情况下的最佳选择。

感染性心内膜炎的其他神经系统并发症，包括脑膜炎；弥漫性脑病，可能是小栓子骤增的结果；急性单发性神经病变；脑脓肿，罕见；关节盘炎和头痛。

重要的是要认识到，感染性心内膜炎患者并非总是存在发热，以及心脏杂音和超声心动图上可见的赘生物。因此，存在其他原因不明的缺血性或出血性脑卒中，需要进行血培养，特别是如果红细胞沉降率升高、轻度贫血、中性粒细胞白细胞增多和肝功能紊乱，或者如果患者是静脉内吸毒者。

> 在感染性心内膜炎中，血培养有时可能为阴性，超声心动图可能未显示任何瓣膜赘生物。任何不明原因的脑卒中都需要高度的诊断怀疑，特别是在有心脏杂音的情况下。

（八）非细菌性血栓性心内膜炎

由于癌症（通常是腺癌），有时是弥散性血管内凝血、烧伤和败血症，在恶病质和虚弱患者的心脏瓣膜上会出现由纤维蛋白和血小板组成的小无菌赘生物，通常但不仅限于老年人（图 6-10）。在系统性红斑狼疮和抗磷脂综合征，以及可能的蛋白 C 缺乏症中发现了类似的赘生物。这些赘生物很脆弱，可能栓塞导致缺血性脑卒中（有时由于多发栓塞而导致全身性脑病）、其他器官缺血和肺栓塞。这些赘生物非常小，以至于在一生中几乎不可能诊断出来，尽管在 TEE 上可以看到较大的赘生物。对于恶病质的缺血性脑卒中 / TIA 患者，在未发现任何其他原因的情况下可能有全身性栓塞的其他证据时，或者如果有抗磷脂抗体，应怀疑该诊断[76, 77]。然而，有时，即使患者有癌症，患者也会表现得非常好。

（九）心肌病

众所周知，心肌病会并发高凝状态、心内血栓等栓塞，特别是如果它们是扩张型且存在严重心室功能障碍、心房颤动、感染性心内膜炎或超

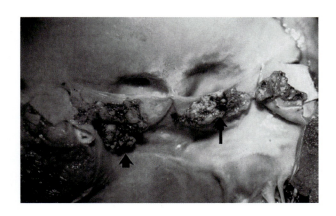

▲ 图 6-10 主动脉瓣尖部非感染性赘生物（箭）的特写视图

声心动图显示心内血栓时[78]。WARCEF 研究比较了华法林和阿司匹林在预防心力衰竭患者发生缺血性脑卒中、脑出血或任何原因死亡方面的疗效。两组的基线左心室射血分数均为 25%。在平均 3.5 年的随访期内 3%～4% 的患者发生缺血性脑卒中。虽然在阿司匹林治疗组缺血性脑卒中是华法林组的 2 倍，华法林的有益作用被大出血发生率的增加所抵消[79]。肥厚型心肌病最不可能合并栓塞。

（十）反常栓塞、卵圆孔未闭和房间隔动脉瘤

一些令人信服的尸检案例（图 6-11）已经证实，反常栓塞可以由腿部（或骨盆）静脉系统中的血栓通过心脏的右侧到左侧发生，特别是右心房中的血栓，是心脏病或可能是静脉留置管的结果。根据以往的诊断标准，经食管超声心动图（transesopha geal echo-cardiography，TEE）在大约 1/4 的未经选择的尸检和相似比例的健康人中发现，房间隔缺损，很少有室间隔缺损。然而，尽管经常可以显示气泡从心脏的右侧移动到左侧，并出现在经颅多普勒检测到的脑循环中，但血栓非常罕见，除非右心房压力升高。

隐源性脑卒中患者卵圆孔未闭的患病率增加，但卵圆孔未闭的存在并不能明显改变复发性脑缺血的风险。此外，三项大型随机研究表明，对于年轻的隐源性脑卒中患者，封闭卵圆孔

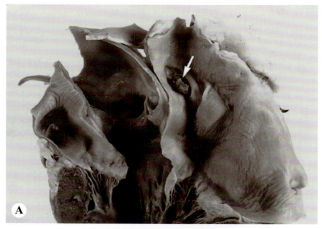

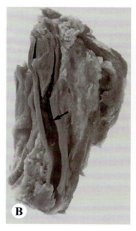
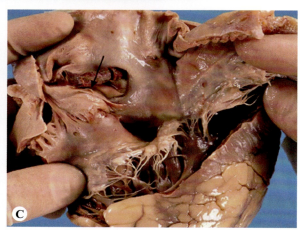

▲ 图 6-11　反常栓塞

尸检标本显示：A. 静脉血栓（箭）通过未闭的卵圆孔伸入左心房；B. 右侧颈总动脉中同一血栓（箭）的一部分；C. 反常栓塞的再现（经 Dr. John Webb 许可转载）

未闭并不优于单独的药物治疗来进行脑卒中的二级预防 [80-82]。值得一提的是，这些研究中的治疗方案由治疗团队自行决定，包括抗血小板或抗凝治疗。

在这种情况下，封堵卵圆孔未闭的兴趣被一些观察结果重新点燃。对这三项大型研究（ $n=2303$ ）的个体数据进行的汇总分析表明，封堵可将脑卒中复发率从每年 1.3% 降低到 0.7%（ $P=0.041$ ）[83]。此外，一项早期阴性研究的长期结果显示，PFO 封堵可将脑卒中复发率从每年 1.1% 降低至 0.6%（ $P=0.046$ ）[84]。干预组和对照组的不同退出率限制了结果的解释。还应该注意的是，卵圆孔未闭封堵术的有益效果在有大的房间分流、并存房间隔动脉瘤的患者以及接受抗血小板药物而非抗凝药治疗的患者中更为显著。最近，另一项随机研究（ $n=664$ ）表明，卵圆孔未闭封堵术可将 3 年内脑卒中复发的风险从 5.4% 降低到 1.2%[85]。由于本研究中纳入的患者有中度或较大的心房分流，并且不允许使用抗凝药或联合抗血小板药物，这些结果对其他人群的普遍适用性仍然存在问题。

房间隔动脉瘤是房间隔向右心房或左心房或两者的膨出，是在一些很少有任何心脏体征的正常人的超声心动图发现的。诊断标准是可变的，这使得比较不同研究和概括其结果变得困难。这种动脉瘤可能会并发血栓、栓塞和脑缺血，也可能并发心房颤动，但它们通常与卵圆孔未闭相关，因此可能会出现静脉系统的反常栓塞。有证据表明，房间隔动脉瘤和卵圆孔未闭的组合比单独的卵圆孔未闭具有更高的脑卒中风险，尽管基于少量病例，脑卒中复发的风险可能为每年 2%。然而，卵圆孔未闭封堵术对伴有房间隔动脉瘤的个体的有益效果是有争议的。西班牙一项为期 3 年的前瞻性多中心队列研究报告称，无论是大分流术还是分流术和房间隔动脉瘤联合，都不能预测 500 名所有年龄段的患者或 168 名 55 岁以下的患者的脑卒中复发。

此外，三项针对隐源性脑卒中患者的大型随机研究未能最终证明在房间隔动脉瘤或大量分流的患者亚组中，卵圆孔未闭封堵术优于药物治疗 [80-82]。最近，一项开放标签研究将 663 例 18—60 岁的患有隐源性脑卒中、卵圆孔未闭和房间隔动脉瘤或大量心房分流的受试者，随机分为卵圆孔未闭封堵术、抗血小板治疗或抗凝治疗。在大约 5 年的随访期间，卵圆孔未闭封堵术组的脑卒中复发率为 0%，抗血小板组为 6%[86]。本研究中抗凝药效果的分析受到样本量小和研究设计的混杂影响。尽管如此，一项包括大型随机临床试验和约 3500 例受试者的 Meta 分析表明，在年轻的隐源性脑卒中患者中，卵圆孔未闭封堵术优于抗血小板药物，但与抗凝药同样有效 [87]。在决定是否行卵圆孔未闭封堵术时，还应考虑与此干预相关的并发症，这些并发症尽管罕见，但可能很严重，包括心脏穿孔、心脏血栓和心房颤动。此外，卵圆孔未闭封堵术的有益效果似乎不大，在 3.7 年内需要 47 例手术来预防一次事件 [88]。

在没有确凿证据支持在未经选择的脑卒中患者中行卵圆孔未闭封堵术时，建议确定临床病史的任何方面是否会增加卵圆孔未闭与脑卒中之间因果关系的可能性，包括最近的静脉血栓形成，最近长时间旅行，或脑卒中发作时紧张。对于年龄小于 60 岁且有房间隔动脉瘤或大量心房内分流的隐源性脑卒中患者，可考虑行卵圆孔未闭封堵术。

栓子通过静脉系统到达大脑的另一种但非常不寻常的途径是通过或来自肺动静脉瘘，无论是孤立性的还是遗传性出血性毛细血管扩张症患者。诊断线索包括杵状指、发绀、咯血、胸部杂音和胸部 X 线片上的"硬币病变"（图 6-12）。

> 没有充分的证据表明在未经选择的病例中封堵心脏缺陷会降低脑卒中的风险。对于患有隐源性脑卒中和房间隔动脉瘤或大量房内分流的年轻患者，可考虑卵圆孔未闭封堵术。

（十一）心内肿瘤

黏液瘤在左心房比在任何其他心腔更常见，是最常见的心内肿瘤，但仍然极为罕见，有些是家族性的。肿瘤或并发血栓可能栓塞到大脑、眼睛和其他部位[89]。黏液瘤栓子不仅会导致局灶性脑缺血，还会在早期有症状甚至无症状的闭塞部位造成梭形和不规则动脉瘤样扩张，这些栓塞可能破裂导致脑内或蛛网膜下腔出血（图 6-13）。脑转移也有描述。与其他心脏肿瘤一样，黏液瘤也可引起心内阻塞，伴有呼吸短促、心悸和晕厥。它们通常（但并非总是）会引起身体问题，例如不适、疲劳、体重减轻、发热、皮疹、关节痛、肌痛、贫血、红细胞沉降率升高和高丙种球蛋白血症。心脏肿瘤切除术后复发性神经系统问题非常罕见。

其他甚至更罕见的原发性和继发性心脏肿瘤可能会栓塞，如瓣膜弹性纤维瘤 [90]。

（十二）窦房结疾病（病态窦房结综合征）

窦房结疾病可能与心内血栓和栓塞相关，尤其是心动过缓与心动过速交替出现或患者处于心房颤动。它可以是家族性的。

（十三）引起心脏到大脑栓塞的其他不寻常原因

心肌包虫囊肿、Valsalva 窦动脉瘤中的血栓和原发性草酸中毒引起的心内钙化，是极罕见的脑栓塞原因。胸部钝性损伤导致的心肌挫伤可能

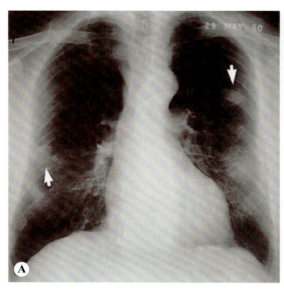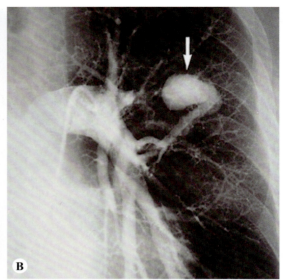

▲ 图 6-12　肺动静脉瘘
A. 胸部 X 线片显示瘘管（箭）；B. 肺血管造影显示左侧瘘管更清晰（箭）（经 Dr. John Reid 许可转载）

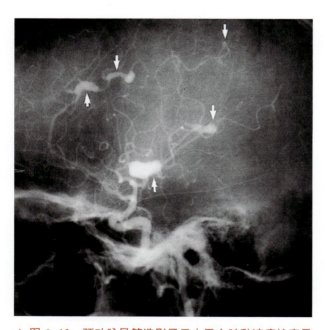

▲ 图 6-13　颈动脉导管造影显示由于心脏黏液瘤栓塞导致脑动脉多处动脉瘤扩张（箭）
经 Professor Alastair Compston 许可转载

与左心室血栓和栓塞有关 [91]。

五、缺血性脑卒中的危险因素

INTERSTROKE 研究是一项国际病例对照项目，旨在评估血管危险因素对脑卒中负担的影响。这项研究的结果表明，大约 90% 的脑卒中比例可以根据 10 种可改变的血管因素来解释，包括高血压、吸烟、腰臀比、饮食风险评分、定期体育活动、糖尿病、酒精摄入量、社会心理压力和抑郁、心脏原因，以及载脂蛋白 B/A1 的比率（表 6-6）[92]。由于白种人人群中高达 50% 的缺血性脑卒中是由大血管疾病（动脉粥样硬化）引起，因此脑卒中的许多危险因素也是动脉粥样硬化的危险因素也就不足为奇了。此外，动脉粥样硬化影响冠状动脉和脑循环，导致心源性脑卒中，颅内小血管疾病似乎与动脉粥样硬化有许多相同的危险因素，因此缺血性脑卒中与其他血管疾病的危险因素和病因有相当程度的重叠。

大约 90% 的脑卒中比例可以根据 10 种可改变的血管因素来解释。

无论动脉粥样硬化发展的确切机制是什么，很明显某些个体和人群特征（危险因素）与动脉粥样硬化的临床后果（即缺血性脑卒中、心肌梗死、周围血管疾病等）相关（表 6-7）。事实证

风险因素	OR（99%CI）	PAR（%）
高血压	2.98（2.72～3.28）	47.9
目前吸烟	1.67（1.49～1.87）	12.4
腰臀比 [a]	1.44（1.27～1.64）	18.6
饮食风险评分 [a]	0.60（0.53～0.67）	23.2
经常锻炼	0.60（0.52～0.70）	35.8
糖尿病	1.16（1.05～1.30）	3.9
酒精 [b]	2.09（1.64～2.67）	5.8
心理社会因素 [c]	2.20（1.78～2.72）	17.4
心脏原因	3.17（2.68～3.75）	9.1
载脂蛋白 B/A1 的比率 [a]	1.84（1.65～2.06）	26.8

表 6-6 INTERSTROKE 研究中与脑卒中发生相关的危险因素 [92]

CI. 置信区间；PAR. 人群归因风险；OR. 优势比
a. 最高 vs. 最低三分位数
b. 高度或重度间歇性摄入 vs. 从不或以前饮酒
c. 包括抑郁症和社会心理压力

明，与缺血性脑卒中相比，关于冠状动脉疾病风险因素的信息要多得多。部分原因是冠心病患者往往会受到更深入的研究。流行病学家倾向于将所有类型的脑卒中（出血伴梗死、腔隙性梗死伴皮质梗死等）归为一类，这可能部分解释了脑卒中和冠心病危险因素之间奇怪的定量差异，尽管它们在定性上是相同的。为什么吸烟、血浆胆固醇升高和男性是心肌梗死的高风险因素，而高血压是脑卒中的高风险因素？难道某些类型的脑卒中与胆固醇、吸烟者和男性无关吗？如果这些脑卒中类型能够被识别，并连同由心脏栓塞引起的脑卒中从分析中剔除，剩余的缺血性脑卒中是否会具有与冠心病更相似的风险因素，而冠心病的风险因素似乎比脑卒中的异质性更低，且主要由动脉粥样硬化血栓形成引起？此外，为什么有些人群，比如日本人和非洲黑种人，似乎脑卒中比冠状动脉事件更多？对于非洲黑种人，这似乎是因为非洲国家通常比发达国家更早地进入流行病学转型阶段，在这一阶段，高血压和风湿性心脏

病引起的心源性脑卒中很常见，但动脉粥样硬化血栓形成仍然相对罕见 [22]。

奇怪的是，如果潜在的血管病理（动脉粥样硬化）大致相同，一些风险因素对于缺血性脑卒中的影响脑卒中要强得多（例如血压升高），而另一些风险因素对于冠心病的影响要强得多（例如血浆胆固醇升高）。

必须要明确，按照惯例，风险因素在机制上与关注的疾病相关，它的发生以剂量—反应的方式提高了目标疾病的风险，并且纠正风险因素则降低了疾病的风险。另外，"风险标志物"一词表示该因素与关注的条件之间的关联，但迄今为止，纠正风险标志物的干预措施尚未降低目标疾病的风险（表 6-8）。一种因素和一种疾病之间的关系可能是因果关系、巧合关系的，或反映了反向因果关系（即疾病本身改变了危险因素的水平

表 6-7　与闭塞性血管疾病（即缺血性脑卒中、心肌梗死、跛行等）风险增加相关的因素

- 年龄增长
- 男性
- 血压升高
- 吸烟
- 糖尿病
- 血脂
- 血浆纤维蛋白原升高
- 红细胞比容升高
- 血浆凝血因子Ⅶ高活性
- 血管性血友病因子抗原升高
- 血液纤溶活性低
- 升高的组织纤溶酶原激活物抗原
- 高同型半胱氨酸血症
- 缺乏运动
- 肥胖
- 代谢综合征
- 饮食（盐、抗氧化剂等）
- 酒精（不饮酒或大量饮酒）
- 种族和民族
- 基因型
- 社会剥夺
- 感染和炎症
- 睡眠呼吸障碍
- "压力"

或流行程度）。在某些（但绝不是所有）情况下，通过动脉粥样硬化血栓性动脉疾病与临床综合征之间的因果关系，存在合理的生物学解释。许多相当间接的证据表明了因果关系，而不是巧合关系，这些证据本身可能不是很有说服力[93]。

- 风险因素与疾病之间的强关联（即高相对风险或相对概率）。
- 在不同时间、不同地点的几种类型的研究之间的关联一致性。
- 剂量—反应关系（即暴露于风险因素的程度越高，疾病的风险就越大）。
- 独立于混杂变量，特别是年龄（图 6-14）。
- 在疾病发作之前明确暴露于危险因素的时间顺序，记住动脉粥样硬化的发作是在其临床表现

表 6-8　风险因素与疾病之间的关联；计算队列和病例对照研究中的相对风险和相对概率

队列研究

对一组个体的纵向研究，这些个体在研究开始时没有目标疾病，其中一些人有脑卒中的危险因素（$a+b$），一些人在随访期间发生脑卒中（$a+c$）

		随访期间脑卒中	
		是	否
基线风险因素 –	是	a	b
	否	c	d

具有危险因素的人患脑卒中的风险（$R+$）是 $\dfrac{a}{a+b}$

没有危险因素的人患脑卒中的风险（$R-$）是 $\dfrac{c}{c+d}$

因此，相对风险（或风险比）$= \dfrac{R+}{R-}$

即，$\dfrac{a}{a+b} \times \dfrac{c+d}{c} = \dfrac{ac+ad}{ac+ab}$ 和绝对风险差异 $=（R+）-（R-）$

具有危险因素的人患脑卒中的概率（$O+$）是 $\dfrac{a}{b}$

没有危险因素的人患脑卒中的概率（$O-$）是 $\dfrac{c}{d}$

因此，相对优势（或优势比）$= \dfrac{O+}{O-}$（比如，$\dfrac{ad}{bc}$）

注意：当脑卒中很少时（即 a 和 c 与 b 和 d 相比较小），则相对风险和相对概率大致相同

病例对照研究

确定来自同一人群的脑卒中患者（$a+c$）和无脑卒中对照（$b+d$），并使用优势比比较之前暴露于风险因素的情况

		在某一时间点确定的脑卒中和非脑卒中对照组患者	
		是	否
存在风险因素	是	a	b
	否	c	d

脑卒中患者具有危险因素的概率为 $\dfrac{a}{c}$

对照组患者具有风险因素的概率为 $\dfrac{b}{d}$

因此，相对优势（或优势比）$= \dfrac{a}{c} \div \dfrac{b}{d} = \dfrac{ad}{bc}$

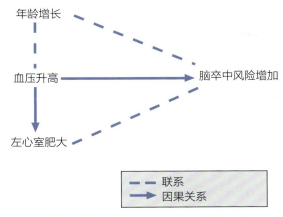

▲ 图 6-14 脑卒中观察性研究中的"混杂因素"

脑卒中观察性研究中的"混杂因素"是指与脑卒中等疾病相关的风险因素。在这个例子中，年龄增加与血压升高和脑卒中风险增加有关。事实上，年龄和血压与两者的混杂效应无关。换言之，对于相同年龄的人群，脑卒中的风险会随着血压的升高而增加，而对于血压相同的人群，脑卒中的风险会随着年龄的增长而增加。因此，无论年龄大小，血压升高都与脑卒中风险密切相关。此外，年龄增加与脑卒中风险增加有关，这不是因为年龄和血压相关（它们确实相关），而是因为其他原因（也许随着年龄的增长，心房颤动的患病率增加等）。另外，虽然左心室肥大与脑卒中风险增加有关，如果控制血压，这种关联或多或少会消失，因为据推测，血压升高会导致脑卒中和左心室肥大。因此，高血压是一个混杂因素，并解释了左心室肥大与脑卒中的关系。无法针对混杂进行调整，如果它们没有被测量甚至被怀疑，即使它们被测量，统计校正也并不总是容易或可能的，因此一些被认为是不受混淆因素影响的关联可能并非如此

发作之前数年。

• 生物学和流行病学的合理性，尽管人类在构建合理的假设来解释自然世界方面的创造力永无止境。

• 此外，最令人信服但并不总是可行的是，风险因素的减弱导致疾病发病率的下降，最好是通过随机对照试验。然而，如果干预太少（即没有足够长的时间降低血压）、太晚（动脉损伤已经造成，临床后果不可避免），试验可能会是阴性的；或者试验规模太小（Ⅱ型错误）。

最重要的是要认识到，即使一个风险因素与脑卒中的相对高风险相关，且这种关系是因果关系，如果该因素很少在人群存在（例如风湿性心房颤动），或者如果在该风险因素起作用的人群中脑卒中的基线风险较低（例如年轻女性的口服

避孕药），则该因素对脑卒中发生率的影响仍然很小。换言之，如果归因于该风险因素的脑卒中病例比例较低（低人群归因风险），则该风险因素的影响较低。另外，如果一个相对风险较小的因果风险因素非常普遍（如中度高血压）和（或）人群中脑卒中的背景风险很高（如在老年人中），则该风险因素可能在促进脑卒中发病率方面具有重要意义。因此，人口归因风险很高。

> 风险因素被认为是目标疾病的因果关系，对其进行校正可降低疾病的风险。另外，术语"风险标志物"一词表示两种情况之间的关联；因此，"风险标志物"的修正并不一定会影响结果。

这种定义危险因素和可能因果关系的流行病学方法倾向于将所有脑卒中归为一类，在前瞻性队列研究中比在病例对照研究中更是如此。因此，病理的异质性和脑卒中的原因可能会掩盖特定风险因素与特定类型的脑卒中之间的任何关系，例如，出血性而非缺血性，或腔隙性梗死而不是心源性梗死。此外，脑卒中本身可能有如下情况。

• 改变一些风险因素，如急性脑卒中后血糖暂时升高，而血浆胆固醇下降。

• 由于患者的意识模糊或失语而无法获得过去活动的信息。

• 导致在病例对照研究中记录风险因素的偏倚，因为不可能使评估者对脑卒中或控制患者状态视而不见。

• 或者需要改变风险因素的治疗（如戒烟或降低血压）。

因此，基于脑卒中幸存者的快速且相对简单的病例对照研究充满了令人惊讶的困难，尤其是基于医院的研究，这些研究倾向于排除轻度病例和入院前死亡的病例。使用 TIA 患者作为缺血性脑卒中的替代者，并从 TIA 之前编写的医疗记录

中提取信息，可以避免其中一些问题。如果各种危险因素本身会增加病死率（如糖尿病），并且如果出血性和缺血性脑卒中被混为一谈，因为出血性脑卒中更有可能导致死亡，那么脑卒中死亡率与各种风险因素相关的研究是有问题的。最公正的信息来自纳入了所有脑卒中的大型前瞻性社区队列研究。

然而，这些需要很多年才能完成，如果没有收集到基线变量，甚至当时没有想到，它显然不能与以后的脑卒中风险相关，除非它涉及对基线存储的血液样本（如 DNA）的分析。

使用超声直接研究容易接近的动脉，如颈动脉分叉，是一种相对较新的方法。这更接近于血管壁早期变化（内膜 – 中膜厚度增加）和动脉粥样硬化血栓形成斑块的危险因素，尽管超声不能总是可靠地区分斑块成分。增加的内膜—中膜厚度可以早期发现颈动脉疾病，并已被确定为心血管事件的独立预测因子[94]。随着超声成像的改进，直接测量颈动脉分叉周围早期斑块形成的总负担现在成为可能，而斑块面积可能是比内膜—厚度更好的替代指标[95]。

这种"动脉"而不是"患者"的方法仍然容易出现常见的观察流行病学问题：样本量不足、病例对照研究中存在大量潜在偏差、混杂因素、小样本中的偶然效应、病例或对照状态未设盲和不适当的亚组分析。此外，在前瞻性队列研究中，量化动脉壁厚度或斑块随时间的进展或消退并不容易。斑块的改变可能与难以以相同的角度对完全相同的斑块进行成像，以及任何合并血栓的变化（如溶解）有关，也可能与血管壁中动脉粥样斑块的生长或消退，或斑块暂时变化（如出血）有关。在实践中，着眼于动脉而不是人和不良结果等替代指标尚未导致任何新的病因学见解，这可能是因为样本量太小和其他方法学问题。

从表 6-3 中可以看出，绝大多数缺血性脑卒中患者（在大多数流行病学研究中必然被视为一个群体，因此包括由小血管疾病和心脏栓塞以及

动脉粥样硬化引起的患者）具有一种或多种明确的血管风险因素，将在以下部分讨论。

（一）年龄

几乎可以肯定，对于缺血性脑卒中的各个亚类，年龄增长是 TIA 和缺血性脑卒中的最强风险因素（图 6–15）。例如，80 岁的人患缺血性脑卒中的风险是 50 岁人的 30 倍[96]。

（二）性别

与冠状动脉事件和外周动脉疾病相比，男性的缺血性脑卒中和 TIA 的发生要低得多（图 6–16）[96]。尽管有流行的教条，但老年男性和女性的血管风险相等可能无法用自然绝经来解释，尽管没有雌激素替代的双侧卵巢切除术大约会使脑血管事件的风险增加 1 倍。绝经后女性使用激素替代疗法不会降低心血管疾病的发病率，事实上有证据表明这种治疗与急性冠状动脉综合征、脑卒中和静脉血栓栓塞风险增加有关[97]。

（三）血压

在健康的人群中，不论男女、年龄，血压升高与总体脑卒中风险以及所有主要病理类型（包括缺血性脑卒中）密切相关[98]。正常舒张压与随后的脑卒中之间的关系是对数线性关系，至少在

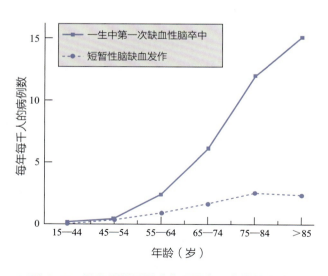

▲ 图 6-15　牛津郡社区脑卒中项目中一生中首次缺血性脑卒中和短暂性脑缺血发作的发病率
老年人 TIA 和脑卒中发病率的下降可能是因为这些病例没有就诊，或者即时就诊，在老年人中也没有得到正确诊断

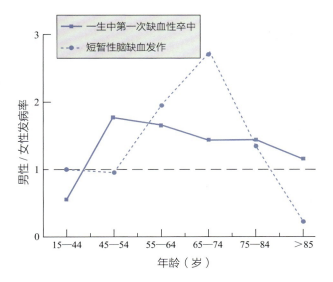

▲ 图6-16 牛津郡社区脑卒中项目中，一生中首次缺血性脑卒中和短暂性脑缺血发作的男性与女性发病率之比

70～110mmHg的"正常"范围内，没有一个阈值可以使脑卒中风险变得稳定。与给定的血压升高相关的脑卒中风险的比例增加在所有血压水平上都是相似的。发达国家人群的舒张压每升高7.5mmHg，日本人群和中国人群每升高5.0mmHg，这种风险几乎翻倍[99]。由于中度升高的血压在发达国家的中老年人中非常普遍，因此高血压可能比其他任何危险因素都更容易导致缺血性脑卒中。

血压和脑卒中之间的关联强度随着年龄的增长而减弱，尽管老年人脑卒中的绝对风险远高于年轻人。尽管如此，高血压仍然是老年人的一个危险因素，虽然它较弱，因为脑卒中可能与继发于心力衰竭和其他并发症的低血压有关。

脑卒中和收缩压之间的关系可能比舒张压更强，即使舒张压是"正常"的，"孤立的"收缩压高血压也与脑卒中风险增加有关。血压与致死性和非致死性脑卒中风险之间的关联在所有年龄都是对数线性的，没有明显的阈值，并且延伸到115/75mmHg的水平（图6-17）[99]。此外，血压变异性和夜间高血压已分别被确定为脑卒中和脑白质疏松的预测因子，强调了血压监测在临床实践中的重要性[100,101]。毫无疑问，正如随机对照

试验结果所证实的那样，血压升高与脑卒中风险之间的关系是因果关系。然而，目前尚不清楚通过降低血压可以在多大程度上预防不同类型的脑卒中，很大程度上是因为在临床试验中，各种类型的出血性和缺血性脑卒中它们都被归为一类。

治疗高血压可以减缓颈动脉狭窄的进展，至少通过超声评估是这样的[102]。最近的几项试验已经解决了缺血性脑卒中亚型和脑卒中复发，控制血压对于降低颅内闭塞性疾病和腔隙性梗死的脑卒中风险很重要[103,104]。

高血压似乎通过增加动脉粥样硬化的范围和严重程度以及"简单"和"复杂"颅内小血管疾病的患病率来增加缺血性脑卒中的风险。

（四）抽烟

吸烟与男性和女性发生缺血性脑卒中的风险大约增加1倍相关，但在老年人中不太明显，并且存在剂量—反应关系[92,105]。被动吸烟和脑卒中的数据没有冠状动脉事件的数据那么多，而冠状动脉事件中的相关性出奇地强；然而，在墨尔本脑卒中风险因素研究中，吸烟者的配偶脑卒中的风险是非吸烟者配偶的2倍[106]。正如人们所预料的那样，大多数超声和血管造影研究将颈动脉疾病与吸烟联系起来。在致病性上，吸烟与血小板聚集性增加、纤维蛋白原水平升高和高黏血症有关[107]。尽管抽雪茄会使冠状动脉事件的风险增加约1/4，但没有足够的数据将烟斗或雪茄与脑卒中联系起来，这可能是因为仍然沉迷于这些习惯的人越来越少。戒烟后脑卒中的风险会逐渐下降。大部分益处在戒烟后的头6个月内观察到，到第5年或之前，脑卒中风险接近非吸烟者的水平[108]。

（五）糖尿病

糖尿病患者发生致命性脑卒中的风险更高，与高血压和其他危险因素混杂后，缺血性脑卒中的风险增加2倍[109,110]。糖尿病患者的颈动脉壁也较厚，但与颈动脉狭窄的关系尚不清楚，可能是因为缺乏患者人数[111]。到目前为止，随机试验尚未最终表明治疗糖尿病可以降低脑卒中的风

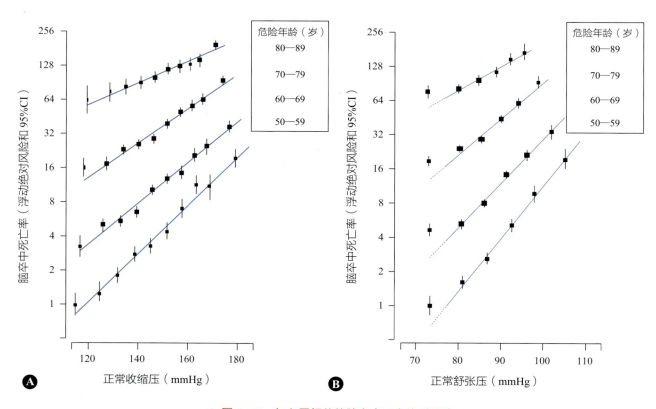

▲ 图 6-17　与血压相关的脑卒中死亡绝对风险

A. 收缩压；B. 舒张压。每 10 年的脑卒中死亡率与该 10 年开始时的正常血压。比例以浮动绝对比例绘制，每个正方形的面积与对数死亡率的有效方差成反比。y 轴为对数。CI. 置信区间（经 Elsevier 许可转载，引自 Lewington et al. 2002[99]）

险，尽管改善血糖控制确实可以降低糖尿病微血管并发症的总体发生率和过早死亡发生率。在 UKPDS 研究中，接受二甲双胍治疗的超重 2 型糖尿病患者，与糖尿病相关的不良后果减少了 32%，与糖尿病相关的死亡减少了 42%[112]。然而，积极的血糖控制可能是有害的。ACCORD 研究说明了这一概念。本研究比较了随机接受强化治疗 [目标糖化血红蛋白（glycosylated hemoglobin，HbA1c）≤6%] 或标准治疗（目标 HbA1c 为 7.0%～7.9%）的糖尿病患者的血管事件发生率。该研究表明，强化糖尿病管理可降低心血管事件的风险，但会使死亡率增加约 20%[113, 114]。

（六）血脂

血浆总胆固醇、低密度脂蛋白胆固醇水平升高以及高密度脂蛋白胆固醇水平降低，都是冠心病的危险因素，而甘油三酯水平则不是。然而，血脂与缺血性脑卒中的关系尚不清楚[99]。对队列研究的大型系统评价并未揭示所有脑卒中类型与基线时血浆总胆固醇升高之间的关联，可能年龄在 45 岁以下的患者除外（图 6-18）[115]。病例对照研究提供了不太可靠的关联测量，因为它们存在偏差，特别是在脑卒中后血浆脂质的变化，因此提供的相关性指标的可靠性较低。将颈动脉内膜 – 中膜厚度或狭窄与血脂联系起来一直存在争议，但有证据表明，血脂异常会增加颈总动脉和颈内动脉亚临床内膜—中膜厚度增加的风险[116]。

因此，令人惊讶的是，在已知血管疾病或糖尿病患者中降低胆固醇的心脏保护研究表明，辛伐他汀在随访中确实降低了脑卒中风险，尽管它并没有降低脑卒中复发的风险[117]。这可能是因为新发脑卒中发生在研究开始前平均 4.6 年，因此，在研究期间，患者复发性脑卒中的风险较

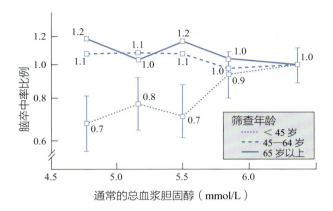

▲ 图 6-18 来自对 45 项前瞻性观察研究的系统评价，按年龄和通常的血浆胆固醇调整的脑卒中比例风险（95%CI）

引自 The Prospective Studies Collaboration 1995 [115]. © 1995 Elsevier

低，但患冠状动脉血管疾病的风险较高。积极降低胆固醇水平预防脑卒中（The Stroke Prevention by Aggressive Reduction in Cholesterol Levels，SPARCL）试验表明，在研究开始前 1~6 个月内发生脑卒中或 TIA 的患者中，阿托伐他汀可使脑卒中的绝对风险降低 2.2%[118]。然而，他汀类药物治疗与出血性脑卒中风险的小幅度显著增加有关。有趣的是，在 3280 例既往脑卒中或 TIA 患者的心脏保护研究（Heart Protection Study，HPS）中也发现了同样的趋势，其中 40mg 辛伐他汀增加了出血性脑卒中的风险。因此，随机试验确实提供了血浆低密度脂蛋白胆固醇降低与缺血性脑卒中风险之间存在因果关系的证据，但需要更多的工作来确定出血性脑卒中风险的增加是否真实。一个加拿大研究小组进行的系统性 Meta 分析表明，给予他汀类药物治疗不会增加脑出血的风险[119]。

冠状动脉疾病和缺血性脑卒中与血浆胆固醇的显著对比更加令人好奇，现在很明显，降低胆固醇可以降低心肌梗死和脑卒中的风险[117]。观察性流行病学似乎遗漏了缺血性脑卒中与脂质的联系，可能的原因如下。

• 在未考虑脑卒中病理类型的研究中，血浆胆固醇升高与颅内出血之间看似负相关关系，掩盖了与缺血性脑卒中的正相关关系（图 6-19），这

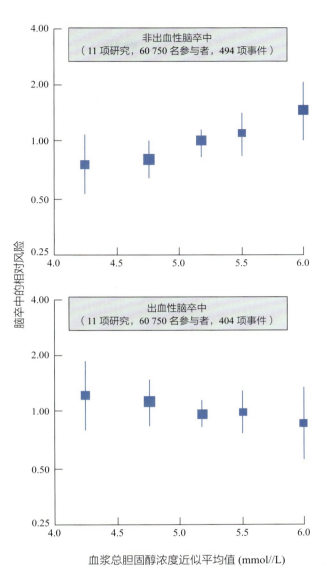

▲ 图 6-19 来自中国和日本一项前瞻性观察性研究的系统综述，通常血浆胆固醇对非出血性和出血性脑卒中的总体调整相对风险（95%CI）

实心方块的大小与每个胆固醇类别中的脑卒中次数成正比。注意 y 轴的双倍刻度（引自 Eastern Stroke and Coronary Heart Disease Collaborative Research Group 1998 [256]. © 1998 Elsevier）

可能与使用他汀类药物降低血浆胆固醇会增加出血性脑卒中风险的可能性相关。然而，如前所述[119]，该主题受到加拿大的一个研究小组的结果的挑战。

• 在一些研究中，致命性脑卒中的比例过高，因此更有可能是出血性脑卒中。

- 在许多研究中检查的胆固醇水平范围很窄。
- 研究人群中因先前死于冠心病而失去脑卒中易感个体。
- 病例对照研究中脑卒中本身对血脂水平影响的不确定性。
- 不能区分可能由颅内小血管疾病引起的缺血性脑卒中与由大血管动脉粥样硬化血栓形成引起的缺血性脑卒中。

或者，血浆胆固醇与缺血性脑卒中缺乏强相关性可能是正确的，也许他汀类药物通过某种机制而不是通过降低胆固醇来降低脑卒中风险。他汀类药物的急性斑块稳定作用和神经保护作用均已被假设。

他汀类药物对急性冠状动脉综合征后脑卒中风险的短期明显作用，为潜在的非脂质作用提供了一些支持。总胆固醇或低密度脂蛋白胆固醇与缺血性脑卒中之间的关联，与他汀类药物预防缺血性脑卒中的有效性之间的不一致，也增加了其他受他汀类药物影响的脂质亚组分，可能更好地预测缺血性脑卒中的可能性[120]。

血浆脂蛋白（a）、载脂蛋白 E 基因型和载脂蛋白（A1 和 E）与缺血性脑卒中之间的任何关联仍然相当不确定[121]。载脂蛋白 A1（主要存在于高密度脂蛋白中）和载脂蛋白 B（主要存在于低密度脂蛋白中）都是脂蛋白表面的主要蛋白质，可能是比胆固醇更好的血管疾病标志物。载脂蛋白和低密度脂蛋白胆固醇的预后价值存在差异可能有几个原因。首先，低密度脂蛋白胆固醇的测量是对血浆中低密度脂蛋白部分胆固醇质量的估计，而载脂蛋白 B 和载脂蛋白 A1 的测量提供关于致动脉粥样硬化（载脂蛋白 B）或抗动脉粥样硬化（载脂蛋白 A1）颗粒总数的信息。其次，载脂蛋白 B/ 载脂蛋白 A1 的比率最能反映胆固醇进出外周组织的运输状态。最后，与随着年龄的增长而减弱的总胆固醇和低密度脂蛋白胆固醇与冠心病之间的关系不同，载脂蛋白 B 在老年人中保留了其预测能力[122]。

载脂蛋白 B 是冠状动脉血管事件的既定危险因素，他汀类药物介导的冠状动脉事件风险降低归因于载脂蛋白 B 减少。关于载脂蛋白和缺血性脑卒中风险的数据有些有限且相互矛盾。在 INTERSTROKE 研究中，载脂蛋白 B 与载脂蛋白 A1 的比率升高约占脑卒中总风险的 27%[92]。然而，这些结果受到新兴风险因素协作研究的挑战，该研究证实了这两种载脂蛋白与心脏病有关，但与脑卒中无关[121]。

（七）止血变量

尽管付出了很多努力，但在凝血参数、纤溶活性、血小板行为和血管疾病之间几乎没有发现一致的关联。这些变量通常会因急性脑卒中而改变，因此大多数病例对照研究都被混淆了，并且进行很多长期队列研究并不实际。

血浆纤维蛋白原与脑卒中和冠状动脉事件（包括复发性脑卒中）具有强烈且一致的正相关性[123]。吸烟是一个混杂变量，因此吸烟对脑卒中的影响可能至少一定程度上通过增加纤维蛋白原水平来介导的，从而加速血栓形成。不太重要但仍然是其他影响因素包括年龄、高血压、糖尿病、高脂血症、缺乏运动、社会阶层、社会活动、一年中的季节、饮酒和压力。因此，尚不确定增加血浆纤维蛋白原是否真的是一个致病因素，如果是，它是否通过增加血浆黏度或促进血栓形成起作用。由于没有测量血浆纤维蛋白原的标准方法，在包括感染在内的急性事件之后，血浆纤维蛋白原往往会上升，降低血浆纤维蛋白原不容易，而且没有令人满意的随机对照试验的报道，这使得混乱加剧。

升高的血细胞比容是脑卒中和其他急性血管事件的不确定危险因素，尽管它似乎与缺血性脑卒中的病死率增加有关[124]。吸烟、血压和血浆纤维蛋白原都与血细胞比容呈正相关这一事实混淆了这种关联。升高的血细胞比容和升高的血浆纤维蛋白原都会增加全血黏度，这是另一个潜在的因果风险因素。没有可用于降低血细胞比容、黏度或纤维蛋白原的随机试验。

血浆Ⅶ因子凝血活性升高可能是冠状动脉事

件的危险因素，也是Ⅶ因子基因多态性的一个危险因素，但关于脑卒中的数据很少[125]。

血管性血友病因子抗原升高是缺血性脑卒中的另一个可能危险因素[126]。

低血纤溶酶原活性和高血浆纤溶酶原激活物Ⅰ型是冠心病危险因素，升高的组织纤溶酶原激活物抗原可能与冠心病和脑卒中风险相关，可能是因为它是内源性纤溶酶活性的标志物[127]。

在队列研究中，血小板活性异常与随后的脑卒中并没有令人信服的联系，并且脑卒中后的任何病例对照研究都存在很大的偏倚，因为脑卒中会改变血小板功能。血小板膜糖蛋白Ⅲa的多态性最初被认为与脑卒中有关，但正如在遗传学研究中经常发生的那样，然后由规模更大且方法学更合理的研究而被否定[128]。

（八）血浆同型半胱氨酸

由于罕见的先天性隐性同型半胱氨酸尿伴随动脉和静脉血栓形成，因此很自然地可以想象，血浆同型半胱氨酸水平的轻度升高可能是一般血管疾病的危险因素甚至是原因[129]。血浆同型半胱氨酸升高与年龄增长、血脂异常、吸烟、糖尿病、慢性肾衰竭和高血压呈正相关，并且在营养缺乏时也升高，可能在脑卒中和心肌梗死后升高。目前，将冠状动脉事件、脑卒中、静脉血栓栓塞、颈动脉内膜厚度和狭窄与血浆同型半胱氨酸升高（高同型半胱氨酸血症）联系起来的观察数据现在相当可靠[130]。例如，在预防脑卒中的维生素干预研究中，入组时的同型半胱氨酸血症与脑血管和心血管事件的风险增加有关。然而，通过使用大剂量的维生素 B_6、钴胺素和叶酸配方来适度降低同型半胱氨酸水平在预防复发性脑卒中方面没有显著效果[131]。此外，在预防脑卒中的维生素（VITATOPS）研究中，近期脑卒中或 TIA 患者每日服用叶酸、维生素 B_6 和维生素 B_{12} 在降低主要血管事件的发生率方面并不优于安慰剂[132]。鉴于同型半胱氨酸与脑卒中风险之间的流行病学关联强度，正在进行几项用叶酸和吡哆醇降低同型半胱氨酸的试验。在这种情况

下，高同型半胱氨酸血症还不能被视为脑卒中危险因素。

（九）体育锻炼

体育锻炼在一定程度上降低了血压、体重、血浆胆固醇、血浆纤维蛋白原和非胰岛素依赖型糖尿病的风险，并且与减少吸烟有关[133]。因此，不足为奇的是，缺乏运动与冠状动脉事件有关，并且也有强有力的证据表明与脑卒中有类似的关联[134]。到目前为止，随机试验的证据不足，无法确定在体育活动中有意增加锻炼水平，或作为一般健康生活方式的一部分，可以降低一般人群发生血管事件的风险。然而，有证据（见下文）表明，作为整体生活方式改变计划的一部分，运动可以预防代谢综合征患者发展为糖尿病[135]。

（十）肥胖

肥胖与脑卒中之间的任何关系都可能被肥胖与高血压、糖尿病、高胆固醇血症和缺乏运动的正相关，以及与吸烟和并发症的负相关所混淆。然而，脑卒中在肥胖者中更为常见，总死亡率也是如此。如何衡量肥胖本身就有些争议。腰臀比作为中枢性肥胖的衡量标准，以及体重的变化，可能是比传统的体重与身高衡量标准更强的危险因素（见下文）[92]。脂肪细胞分泌激素，包括瘦素和脂联素，有助于调节能量需求，并与心血管风险有关。

（十一）代谢综合征

肥胖，特别是内脏肥胖，在代谢综合征和2型糖尿病的发展中起着关键作用。内脏脂肪细胞具有胰岛素抵抗性和高度代谢活性，可促进血脂异常、高血压和减少系统性溶栓，以及导致相对促炎状态。包括中枢性肥胖、高密度脂蛋白降低、甘油三酯和血压升高，以及高血糖在内的一系列代谢异常被称为代谢综合征，这与2型糖尿病风险增加3倍和心血管风险增加2倍（包括脑卒中）相关。它被认为是现代糖尿病和血管疾病流行的主要驱动因素。除了预防代谢综合征患者的急性血管事件（其一级预防与其他人群基本相同）外，另一个目标应该是防止进展为

糖尿病[136]。有两种策略在这方面被证明是有效的：通过饮食和锻炼来改变生活方式，以及血管紧张素转换酶（angiotensin-converting enzyme，ACE）抑制药或血管紧张素 II 受体（AT₁）阻滞药（angiotensin II receptor blocker，ARB）[137]。

（十二）饮食

在技术上很难衡量人们吃什么，以及他们如何烹饪，很难将任何特定的饮食与多年后发生的脑卒中等事件联系起来，也很难确保任何关联不是用混杂变量更好地解释。例如，吃很多水果的人往往有一种普遍"健康"的生活方式，不吸烟，他们可能会少用盐。盐通过增加全身血压，可能与脑卒中风险增加有关，但这个问题仍然存在争议[138]。在人口水平上减少钠盐一直是公共卫生官员提倡的一项主要策略，以降低血压和随之而来的心血管疾病和死亡[139, 140]。尽管存在这些限制，但影响心血管疾病的饮食模式越来越得到认可。地中海饮食，水果、蔬菜、单不饱和脂肪、鱼、全谷物、豆类和坚果的含量相对较高，而红肉、饱和脂肪和精制谷物的含量较低，与较低的冠心病、脑卒中和心血管死亡率有关[141]。此外，在 INTERSTROKE 研究中，饮食评分是根据油炸食品、咸味零食、蛋黄或肉类（典型的西方饮食）或水果和蔬菜（健康饮食）的高消耗量创建的。在这项研究中，主要以西方饮食为代表的饮食评分升高约占脑卒中总风险的 23%[92]。此外，在观察性研究中获得的结果支持，饮食中以下成分含量低可能会增加冠心病和脑卒中的风险[142]：钾、钙、新鲜水果和蔬菜、鱼、抗氧化剂，如维生素 E、维生素 C、β- 胡萝卜素和黄酮醇。

总体而言，饮食干预和维生素补充的随机试验令人失望[132]。要么理论是错误的，要么干预太少、太晚、时间不够，或者试验规模太小。素食的效果尚不清楚。

尽管早先人们对咖啡的研究有很高的积极性，但现在看来，咖啡消费与血管疾病之间没有关联[143]。

（十三）酒精

酒精、缺血性脑卒中和颈动脉粥样硬化之间的关系复杂，可能呈 U 形。虽然大量饮酒可能是一个独立的并且可能是因果风险因素，但与戒酒者相比，适度的饮酒消费似乎在一定程度上有保护作用，或者至少不受酒精消费的伤害[144]。斯堪的纳维亚地区有报道称，"酗酒"是否与脑卒中有关尚不确定，但不规律饮酒可能会带来更高的风险。将饮酒与脑卒中联系起来的许多混淆可能的原因如下。

- 个人报告的酒精消费量不准确，并且随着时间的推移准确测量酒精消费量的困难。
- 表达饮酒量的各种方式（每天、每周、克、单位、饮酒量、常规、暴饮暴食等）。
- 不同类型的酒精饮料可能有不同的效果。
- 饮酒行为的模式可能会随着时间而改变。
- 在分析中将从前饮酒者与终生不饮酒者相结合，其中一些人可能由于血管或其他疾病的症状（即不健康）而放弃饮酒。
- 病例对照研究和发表偏倚固有的偏见。
- 吸烟、高血压和剥夺与饮酒呈正相关，运动与饮酒呈负相关。
- 可能与饮酒或大量饮酒有关的未知或无法测量的因素，以及未考虑到的血管疾病的过度风险（例如健康与危险的生活方式）相混淆。
- 将缺血性和出血性脑卒中混为一谈。

至少在酗酒者中，可能的因果解释是酒精几乎肯定会增加血压。酒精相关损伤造成颈部的创伤性动脉夹层；可能是脱水、高黏血症和血小板活化；睡眠呼吸暂停和缺氧；并且酒精会导致心房颤动和心肌病并导致脑栓塞。

如果真的是这样的话，问为什么适度饮酒是保护性的，也许会更有成效。血浆高密度脂蛋白胆固醇升高和纤维蛋白原水平降低是可能的，纤溶酶原激活剂和前列环素分泌增加也是可能的。希望在不增加其他疾病风险的情况下降低血管疾病风险的随机试验不太可能实现。因此，我们只能试图解释可用的观测数据。

（十四）种族和民族

《全球疾病负担研究》表明，到 2010 年，缺血性心脏病是全球致残的主要原因，其次是下呼吸道感染和脑卒中。根据这项研究，在 1990—2010 年，全世界因缺血性心脏病和脑卒中而死亡的人数从 1/5 增加到 1/4，脑卒中相关残疾增加了 19%[145, 146]。缺血性心脏病和脑卒中对心血管疾病负担的贡献存在显著的地理差异。在中国、非洲和南美洲，脑卒中相关的死亡率和残疾率特别高；相比之下，缺血性心脏病在中东、北美、澳大利亚和欧洲大部分地区更为常见 [147]。人群研究之间的直接比较可能受到方法异质性、不同文献和目标人群的限制 [148]。然而，一些研究，已经表明，即使在调整了心血管危险因素后，低收入国家的脑卒中死亡率和负担也特别高 [149]。此外，在过去 40 年中，脑卒中发病率呈现出不同的趋势，高收入国家减少了 42%，而中低收入国家增加了 100% 以上 [150]。黑种人的缺血性脑卒中和脑出血的脑卒中发病率似乎确实高于生活在西方国家的白种人 [151, 152]。黑种人高血压、糖尿病、镰状细胞病和社会剥夺的高患病率可能是部分原因 [153]。英国的南亚人群脑卒中死亡率高，冠心病、中枢性肥胖、胰岛素抵抗、糖尿病和其他危险因素的患病率也很高 [154]。这在一定程度上是因为他们的血清脂蛋白（a）浓度更高，因此在基因上比白种人更有风险 [155]。

（十五）常见类型缺血性脑卒中的特定基因

基于至少部分脑卒中风险与遗传有关的假设，现在已经或正在开展大量研究，试图确定相关基因 [156]。除了与脑卒中相关的特定遗传疾病，如 CADASIL，脑卒中风险的遗传成分似乎很可能是适度的，并且涉及多个基因。遗传变异可能通过影响存在血管危险因素的风险、对此类因素的内在易感性、发生脑卒中的严重程度以及对一级和二级脑卒中预防策略的反应而在脑血管疾病的发病机制中发挥作用。下一部分将概述用于识别影响脑卒中风险的遗传变异的不同研究策略，并强调该领域的一些最相关的发现。

1. 候选基因研究

迄今为止，大多数遗传研究都是候选基因研究，在这些研究中，脑卒中患者和非脑卒中对照组之间比较一个或多个基因中某个特定位点或某个位点的不同基因型的频率，这些基因被认为可能以某种方式与脑卒中风险有关。候选基因的选择通常基于其已知或假定参与控制可能影响脑卒中风险的因素或途径：血压、脂质代谢、炎症、凝血、同型半胱氨酸代谢等 [157]。对脑卒中和其他血管疾病（如冠心病）的候选基因研究进行严格的 Meta 分析，突出了前面讨论的各种方法学问题。特别是，他们引起了对小研究规模问题的关注（大多数研究包括几百个或更少，而不是所需的 1000 个或更多病例和对照），导致潜在的发表偏倚（即小型阳性研究比小型阴性研究更有可能发表和纳入 Meta 分析），非常大的研究倾向于发现较小的相对风险或根本没有风险改变的证据。大量候选基因研究共同确定了少数基因（编码因子 V Leiden、亚甲基四氢叶酸还原酶、凝血酶原和血管紧张素转换酶的基因），根据 Meta 分析的结果，这些基因似乎可能一定程度上影响缺血性脑卒中的风险。然而，由于没有一项研究大到足以独立可靠，隐匿性发表偏倚可能仍然解释了这几个基因的明显影响，需要在进一步的大型研究中进行确认。

2. 连锁研究

迄今为止，很少有脑卒中遗传学研究使用更传统的研究设计，基于从患有和不患有相关疾病的相关个体收集信息和 DNA。这至少在一定程度上是因为脑卒中患者的家庭成员（当然往往是老年人）通常不再活着，因此从足够多的亲属中获取用于提取 DNA 的信息和样本具有挑战性。不过也有一些例外。例如，冰岛人口拥有出色的家谱记录，可以构建复杂的谱系，以及人口中大量人群的 DNA 和病史。基于家族或谱系的遗传研究设计允许连锁分析，其吸引力在于不受关于特定候选者的假设驱动，而是着手确定基因组的哪些区域可能影响疾病风险，通过分析患有和未患有疾病的相关个体之间遗传信息的共享程度（在整个基因组的标记处）。冰岛的 deCODE 小组进行了许多连锁研究，以确定可能影响包括脑卒中在内的各种常见疾病风险的基因组区域。通过这个过程，已经鉴定了两个缺血性脑卒中的候选基因，编码磷酸二酯酶 -4D 酶和花生四烯酸 5-脂氧合酶激活蛋白 ALOX5AP[158]。此外，锌指同源盒 3（zinc finger homeobox 3，ZFHx）基因和垂体同源框 2（pituitary homeobox 2，PITX2）基因中的序列变异与心房颤动、缺血性脑卒中和心源性脑卒中有关[159, 160]。然而，关于它们对非冰岛人群的影响仍有一些争论，因为它们对缺血性脑卒中风险的影响已在一些（但不是全部）后续研究中得到证实，并且验证性研究并非没有早先讨论的方法学问题[161]。

3. 全基因组关联研究

允许在多个位点进行快速通量基因分型的技术发展、非假设驱动的遗传研究的吸引力，以及传统连锁方法的公认局限性，共同导致了全基因组关联研究的新浪潮，其中多个（多达 500 000 个或更多）基因组中的多态性在病例和对照中进行基因分型和比较，寻找显著差异可能表明遗传影响疾病风险的基因位点。此类研究所需的统计考虑是相当可观的，因为大量潜在的遗传风险因素是同时进行检验的，尽管并不完全相互独立（因为在染色体核型分裂连锁不平衡期间，基因组的各个片段往往一起传播）。因此，遗漏真正的遗传效应或发现虚假遗传效应的可能性很大。尽管如此，这种方法还是取得了一些成功（也许是幸运的）。例如，NINJ2 和 WNK1 基因中的单核苷酸多态性与动脉粥样硬化血栓性脑卒中，以及组蛋白去乙酰化酶 9（histone deacetylase 9，HDAC9）的遗传变异与大血管血栓形成有关[162-164]；然而，这些结果必须谨慎解释，因为它们尚未在其他队列中得到验证[165]。

4. 其他血管疾病、已知血管危险因素和中间表型的遗传学研究

其他血管疾病的基因研究结果（特别是冠心病）也可能在识别缺血性脑卒中的可能遗传候选基因方面证明是有用的。此外，由于脑卒中的大部分遗传风险似乎是通过胆固醇和血压等已知风险因素介导的，因此对这些因素的研究也可能提供有关可能的脑卒中风险基因的有用信息。最后，遗传学研究已经开始揭示所谓的"中间表型"，即脑卒中（或其他血管疾病）易感性的标志物，可以在有或没有血管危险因素或疾病的大量受试者中进行测量。这些中间表型包括颈动脉内膜—中膜厚度和脑白质疏松（在 CT 或 MR 脑部扫描上测量或分级），并且已使用连锁和候选基因方法[166]。与临床表现疾病的研究一样，方法的严谨性和足够的研究规模至关重要，因此，系统评价和 Meta 分析方法将有助于解释大量研究和出现的大量数据。

我们还远远不能量化遗传对脑卒中的影响，或者可靠地识别所涉及的基因。一个严峻的挑战是，现有的实验室技术目前正在超出我们正确分析和解释结果的能力。未来，只有仔细整合来自之前描述的所有不同方法的信息，以及从分子到动物模型水平的基因表达和功能实验室研究结果，才能有助于阐明遗传对脑卒中的影响，希望能让我们更好地了解已知风险因素影响脑卒中的方式，并可靠地识别新的风险因素。

（十六）社会剥夺

社会剥夺、社会经济地位低下和失业，都与脑卒中风险增加密不可分[92]。造成这种联系的部分原因是，在贫困人群中，血管危险因素、压力和不良健康行为的患病率较高，如吸烟、饮食不良和缺乏锻炼。例如，这些因素似乎是英国脑卒中死亡率南北梯度的大部分原因。此外，有人提出，子宫内或婴儿期健康状况不佳和营养不良与血管危险因素的发展有关，例如，高血压和成人血管疾病，包括脑卒中。通过解决社会剥夺来降低脑卒中风险的可能性是支持政治而非医疗行动的另一个理由。

（十七）感染和炎症

人们对感染导致脑卒中发生的观点很感兴趣。几种致病机制可以解释这两个过程之间的联系[167, 168]。

- 多种感染因子可通过直接累及颅内血管而诱发脑缺血。梅毒螺旋体、结核分枝杆菌、疱疹病毒科病毒和一些真菌，如曲霉属，只是与脑血管病和闭塞性动脉内膜炎相关的众多病原体中的一部分。

- 感染中发生的急性炎症，即使是在轻微的过程中，也与纤溶酶原激活物抑制剂1的表达增强和组织纤溶酶原激活物和血栓调节蛋白的抑制有关。这些和其他生化介质将血管内皮从抗凝药转变为促凝剂。

- 病例对照研究表明，牙周病、慢性支气管炎，以及幽门螺杆菌、肺炎衣原体或巨细胞病毒感染与脑卒中之间存在关联。

- 已在不稳定斑块中观察到来自特定微生物因子的抗原，例如，肺炎衣原体、牙龈卟啉单胞菌、EB病毒和甲型流感病毒。基于这一观察结果，有人提出针对微生物抗原的活化效应T细胞可能导致斑块炎症和不稳定。

- 一些感染因子还可以引起血管变化，例如内膜—中膜增厚，这可能构成未来动脉粥样硬化发展的基质。

- 对感染的炎症反应受到严格的基因控制。有趣的是，小型研究表明，促炎基因变异会增加吸烟、感染和肥胖人群的脑卒中风险。这一观察结果表明，慢性感染可能会影响传统的血管危险因素，并在动脉粥样硬化的发展中发挥协同作用。

炎症是动脉粥样硬化疾病发病机制和斑块稳定性的关键因素。高敏C反应蛋白（high sensitivity C-reactive protein，hs-CRP）和脂蛋白相关磷脂酶A2（lipoprotein-associated phospholipase A2，Lp-PLA2）等炎症的血清标志物已被证明可以补充血管危险因素，以识别缺血性脑卒中高风险个体[169-171]。有人提出，通过使用他汀类药物降低这两种标志物的水平，可能会降低心血管事件的风险。在JUPITER研究中，没有高脂血症病史和hs-CRP升高的患者被随机分配到瑞舒伐他汀组或安慰剂组。与对照组相比，瑞舒伐他汀组hs-CRP水平降低23%，脑卒中相对风险降低约50%[172]。Lp-PLA2与LDL胆固醇有关，由炎症细胞产生。Lp-PLA2在有症状的颈动脉粥样硬化斑块中表达增加，支持其在维持血管炎症和斑块稳定性中的作用[173]。需要进一步的研究来证明降低Lp-PLA2水平对预防脑卒中的影响。

（十八）睡眠呼吸障碍

几项观察性研究表明，睡眠呼吸障碍与脑卒中之间存在关联。与健康对照组相比，严重阻塞性睡眠呼吸暂停几乎使致命或非致命心血管事件的风险增加3倍，使脑卒中或死亡风险增加1倍（独立于其他混杂因素）[174, 175]。此外，在趋势分析中也观察到剂量—反应关系，即脑卒中或死亡的风险随着睡眠呼吸暂停的严重程度而增加。睡眠呼吸障碍与脑卒中之间的关联尚未最终确定，多种竞争机制可能发挥作用，包括难治性高血压、心律失常、动脉粥样硬化加速、内皮功能障碍、高凝状态、炎症增加和脑血管失调[176]。持续气道正压通气可以逆转或减弱这些致病过程，特别是高血压，并可能降低心血管死亡率[175, 177]。具体的，睡眠呼吸障碍的治疗是否可以降低脑卒中风险，这一点尚待证实。

（十九）压力

压力会导致脑卒中是民间传说的一部分："我非常沮丧，差点患脑卒中。"确实，有一些惊人的轶事。

这位82岁的女士因检查贫血和肝大入院。她被发现有多个肝转移。当她被告知这个消息时，她不再说话，再也没有说话。过了1天左右，医护人员才意识到她的哑巴状态不是"心理上的"，而是失语症。脑部CT显示左侧皮质梗死。几天后，她死于恶性肿瘤。

然而，建立长期心理压力源和脑卒中之间的关系具有挑战性。有一些证据表明，严重威胁生命的事件、焦虑和抑郁、高水平的愤怒表达和心理压力，可能会引发脑卒中的发作，可能在已经有脑卒中风险的人群中发生[92, 178]。这再次在城市社区的一项基于人口的纵向研究中得到证实，其中显示了老年黑种人和白种人的致死性和非致死性脑卒中均增加[179]。

（二十）非脑卒中血管疾病

因为一个动脉的粥样硬化很可能伴有其他动脉的粥样硬化，并且由于心脏栓塞是缺血性脑卒中的常见原因，非脑卒中血管疾病与缺血性脑卒中和 TIA 相关（即其危险因素）（表 6-9）。

表 6-9　与缺血性脑卒中和短暂性脑缺血发作风险增加相关的头部以外的退行性血管疾病
• 心肌梗死 / 心绞痛
• 心力衰竭
• 左心室肥厚
• 心房颤动
• 颈动脉杂音 / 狭窄
• 外周动脉疾病

在尸检、双胞胎、病例对照和队列研究中，冠心病（例如心绞痛或心肌梗死）反复与脑卒中风险增加相关。因此，心电图异常和心力衰竭也与脑卒中风险增加有关也就不足为奇了，因为它们都经常反映冠状动脉疾病和高血压，左心室肥大也是如此。

颈部杂音（颈动脉或锁骨上动脉）通常是由下面的动脉狭窄引起的，主要是由于动脉粥样硬化，因此随着年龄的增长变得更加常见；75 岁以上的无症状人群中约有 5% 有杂音[180]。颈动脉杂音显然是缺血性脑卒中的危险因素，但不一定发生于与杂音相同的动脉供血区或相同的脑卒中机制，而且也可能是冠状动脉事件的危险因素，因为在同一易感个体中，一侧动脉的粥样斑块很可能伴有其他动脉的粥样斑块[181]。这些不同脑血管事件的风险随着颈动脉狭窄的严重程度而增加[182]。

影响腿部动脉的粥样斑块经常与同一个体的脑血管和冠状动脉疾病相关，因此跛行患者脑卒中和其他严重脑血管事件的风险增加也就不足为奇了[183]。

似乎对缺血性脑卒中 /TIA 患者腹主动脉瘤的患病率知之甚少。据说相当高，为 10%～20%，具体取决于患者的选择和构成动脉瘤的大小标准[184]。在一般人群中，男性动脉瘤破裂的发生率是女性的 5～10 倍，因此可能有理由对男性进行 TIA 或脑卒中筛查，特别是如果原因被认为是动脉粥样硬化血栓栓塞，并且考虑到多中心动脉瘤筛查研究（Multicentre Aneurysm Screening Study，MASS）中的"正常"老年男性进行筛查的优势[185]。

（二十一）其他风险因素

冠心病和（或）缺血性脑卒中的许多其他危险因素已被不同程度的证据提出和支持。然而，可能需要很多年甚至几十年，才能将某个特定因素视为因果关系，就像高血压和吸烟一样。因此，通常最初发现的"新"风险因素随后被发现是虚假的[186]。甚至到 1981 年，已经统计了 246 个风险因素，现在肯定还有更多[187]。有些在脑卒中的因果途径中可能重要，也可能不重要，但即使不重要，它们仍可能有助于预测个人和人群的未来脑卒中。这种区别很重要，例如，跛行显然不是脑卒中的因果途径，但与脑卒中风险密切相关，以至于它被包含在许多预测后期脑卒中的统计模型中。

六、从症状、体征和临床综合征到病因

一旦做出缺血性脑卒中或 TIA 的诊断，就需要确定缺血性事件的原因，因为这对治疗、预后和复发风险有影响。根据病史和检查，可以确定四种临床综合征：完全前循环梗死、部分前循环梗死、腔隙性梗死和后循环梗死。临床综合征可以合理地预测脑损伤的部位和大小，这对于缺血事件的可能原因有很大的帮助（图 6-20）。如果患者已经确定脑卒中且身体体征稳定，而不是处于症状仍在发展（脑发作）的早期阶段，或者患有 TIA 并且任何体征已经消失，则临床定位更容易。

然而，基于病史和检查的脑卒中定位绝非万

无一失，在大约 1/4 的脑成像可见近期病变的病例中，它无法解释临床综合征。例如，虽然大多数纯运动性脑卒中是由小血管疾病导致的腔隙性梗死引起的，但在少数情况下，CT 或 MR 扫描显示纹状体内囊梗死，这很可能是由于皮质侧支良好的大脑中动脉闭塞引起（图 6-20E）。在一项包含 150 例 DWI 显示单一急性病灶的小脑卒中患者的研究中，DWI 对血管前或后供血区的定位与 3 名独立神经内科医师的临床判断之间的一致性仅为中等。因此，脑成像特别是磁共振弥散加权成像等新技术，可以并且如果可能的话，应该用于细化病变定位，从而有助于寻找个体患者缺血性脑卒中 /TIA 的原因。

> 在急性脑卒中中，CT 或 MRI 既不是根据缺血性脑损伤的大小和部位对患者进行分类的首选方法，也不是唯一的方法。影像学用于确认和细化症状和神经系统体征，换句话说，临床综合征表明病变所在的位置，由此可以缩小梗死的潜在原因。

（一）完全前循环梗死

完全前循环梗死（total anterior circulation infarction，TACI）的急性缺血性脑卒中临床综合征包括轻偏瘫、伴或不伴偏瘫、同向偏盲和新的皮质缺陷，如失语或忽视。由于大脑中动脉主干（或近端大分支）或颈部颈内动脉闭塞，它是脑 CT 上大部分大脑中动脉区域梗死的良好预测指标；图 6-20C）。有时，大脑后动脉闭塞可引起 TACI，但偏瘫通常较为轻微。因此，动脉闭塞的原因通常是在心脏（例如，由于心房颤动导致的栓塞、近期心肌梗死等），或者是大脑中动脉的局灶性动脉粥样硬化血栓形成、动脉粥样硬化血栓并发栓塞，或偶尔蔓延的颈内动脉血栓形成，或主动脉弓栓塞。因此，如果心脏在临床上正常（病史、检查、胸部 X 线片和心电图），并且如果没有颈部动脉疾病的证据（可能是杂音、

触诊，但主要是双功能超声检查），那么重要的是考虑罕见情况，例如，阵发性心房颤动、感染性心内膜炎（超声心动图、血培养）和颈动脉夹层（MR 血管造影，当然还要重新检查过去的颈部创伤史，或相关的颈部或面部疼痛）。虽然经颅多普勒可以确认大脑中动脉主干闭塞（但如果它已经再通则不能），它对寻找病因没有太大帮助。如果可以对基于改变患者的治疗方式做出解释，那么导管血管造影可能对诊断有帮助（例如，外伤性颈动脉夹层可能导致后来的诉讼，纤维肌肉发育不良可能会停止寻找其他解释，含有血栓的巨大动脉瘤可能需要手术治疗等）。MRI 和 MRA，以及 CTA 现在被广泛且更适合用于显示病变，如夹层和动脉瘤，但它们在脑卒中急性期的患者中仍然不容易获得。

（二）部分前循环梗死

部分前循环梗死（partial anterior circulation infarction，PACI）是一种更受限制的临床综合征，TACI 的 3 个组成部分中只有两个；或新的孤立性皮质缺陷，如失语症；或一侧肢体主要存在本体感受障碍；或运动 / 感觉缺陷仅限于一个身体区域或一个身体区域的一部分（例如，一侧上肢、一只手等）。该综合征可以合理地预测由大脑中动脉分支或大脑前动脉闭塞引起的限制性皮质梗死，这是由于心脏栓塞或动脉粥样硬化血栓形成的近端部位（通常是颈动脉分叉处）栓塞的结果，或任何其他导致 TACI 的原因（图 6-20B）。

因此，与 TACI 患者的检查相似，但通常更容易，因为患者完全清醒且神经受损较少。然而，检查必须更快，因为早期复发的风险更高，并且患者因复发而造成更多损伤，下次复发可能是 TACI[34]。必须考虑二级预防的潜力，特别是颈动脉内膜切除术的资格，这需要早期的双功能超声检查发现任何严重的颈动脉狭窄，如果患者患有心房颤动，则需要抗凝治疗。TCD 不太可能显示阻塞的大脑动脉，因为这几乎总是在大脑中动脉主干的远端，在 TCD 不是特别敏感的位置。然而，有时，PACI 较大但未达到 TACI 完整定义

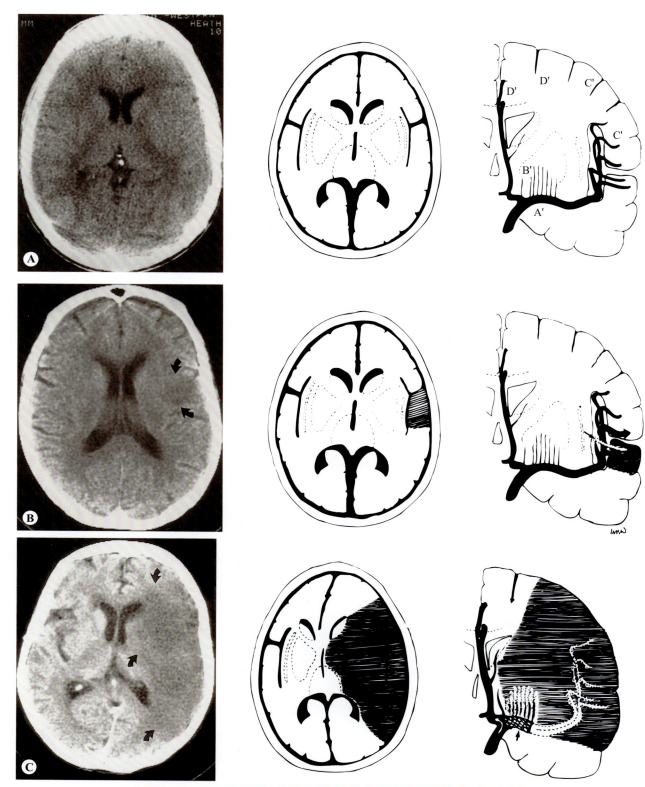

▲ 图 6-20 （对立及以上）各种动脉闭塞模式导致不同类型的缺血性脑卒中

左列：基底节水平的轴向 CT 脑扫描；中间列：图中对应 CT 脑扫描所示梗死面积的阴影；右列：冠状面上大脑中动脉和大脑前动脉的示意，梗死区域为阴影区域。A. 正常动脉解剖和 CT 扫描；B. 大脑中动脉皮质分支闭塞 [通常为心脏、主动脉或颈内动脉栓塞（直箭），CT 上显示为限制性皮质梗死（弯箭），部分前循环梗死]；C. 大脑中动脉主干闭塞 [通常是栓塞（直箭），如 B 所示，导致整个大脑中动脉区域梗死（弯箭），全前循环梗死]

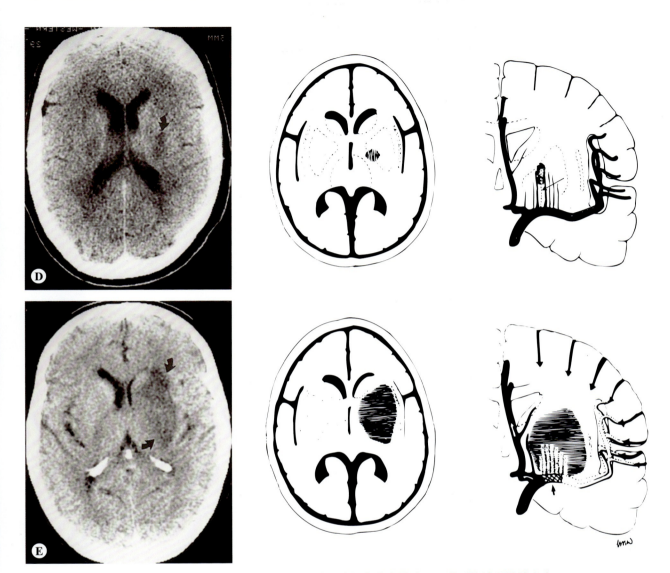

▲ 图 6–20（续）（对立及以上）各种动脉闭塞模式导致不同类型的缺血性脑卒中

D. 一条豆纹动脉闭塞（直箭）导致腔隙梗死（弯箭），腔隙性脑梗死。请注意，患者在对侧大脑半球有陈旧性腔隙梗死。E. 大脑中动脉主干闭塞（直箭），但大脑前、后动脉有良好的皮质侧支，导致纹状体内囊梗死（弯箭）
A'. 大脑中动脉主干；B'. 大脑中动脉的豆纹穿支；C'. 大脑中动脉的皮质分支；D'. 大脑前动脉的皮质分支

的患者确实存在大脑中动脉主干闭塞，大概是因为大脑中央梗死区域边缘的良好侧支循环限制了临床综合征。纹状体内囊梗死尤其可能出现这种情况，通常表现为 PACI（图 6–20E）。其他一些 PACI 综合征是由半卵圆中心和边界区域的梗死引起的。脉络膜前动脉梗死也可能表现为 PACI（或腔隙）综合征，它们似乎是由近端部位的栓塞或颅内小血管疾病引起的。

完全和部分前循环梗死 /TIA 通常由大脑中动脉的主干或分支闭塞、大脑前动脉闭塞或颈内动脉闭塞引起。这种闭塞通常是由来自心脏的栓塞、来自动脉粥样硬化血栓形成的近端动脉部位（颈内动脉起源、主动脉弓等）的栓塞引起的，有时是由严重颈内动脉狭窄的血栓性闭塞引起的。

（三）腔隙性梗死

腔隙综合征，其中绝大多数是缺血性的，而不是由于脑内出血，几乎总是由 MRI 上比脑 CT 更容易看到的小而深的梗死引起（图 6-20D）。这些小而深的梗死主要是由影响大脑小穿支动脉的血管病变引起的，而不是由近端动脉来源或心脏的栓塞引起，因此早期复发的风险较低。因此，排除心源性栓塞或严重颈动脉狭窄的紧迫性可能不像 PACI 那样紧迫。

> 绝大多数腔隙性脑卒中综合征是由缺血而不是出血引起的。大多数缺血性腔隙性脑卒中是小而深的而不是皮质梗死的结果。这些小而深的梗死通常位于小穿支动脉的分布范围内。潜在的血管病理学可能是"复杂的"小血管疾病，这与动脉粥样硬化不同，但有时载体动脉粥样硬化可能会阻塞穿支动脉口。腔隙性梗死很少由来自心脏或近端动脉来源的栓塞引起。

内囊预警综合征有一个相当典型的模式。数小时或数天后，会出现一组 TIA，通常包括身体一侧的全身无力，但没有任何认知或语言缺陷（即纯运动腔隙性 TIA）。随后可能会在数小时或数天内发生内囊腔隙性梗死。该综合征可能是由单个豆纹动脉或其他穿支动脉间歇性闭合，随后完全闭塞引起的，并且不太可能像其他任何类型的腔隙性缺血性脑卒中那样找到近端动脉或心脏原因。

（四）后循环梗死

与其他 3 种主要临床综合征相比，脑干和（或）枕部区域的缺血和梗死在病因学上更为异质。来自心脏的栓子可能到达供应脑干的小动脉（例如小脑上动脉），导致相当受限的缺陷，阻塞基底动脉导致脑干大卒中，继续阻塞大脑后动脉中的一个或两个导致同向偏盲或皮质盲，或这些缺陷的任何组合。类似地，椎动脉栓塞（通常是

由于动脉粥样硬化血栓形成，但有时是其他疾病，如夹层）或基底动脉、主动脉弓或无名或锁骨下动脉的动脉粥样硬化血栓形成，与心脏栓塞产生完全相同的神经学特征[188]。甚至来自颈动脉区域的栓塞，在某些具有优势后交通动脉、胎儿型大脑后动脉的个体中，或持续存在的三叉动脉个体中，也可导致大脑后动脉闭塞，甚至脑干梗死[189]。基底动脉闭塞，通常是严重的动脉粥样硬化血栓狭窄的结果，很可能导致大面积脑干梗死。来自基底动脉的小动脉起源处的阻塞，通常是由于动脉粥样硬化血栓形成，可产生受限的脑干综合征，就像脑干内的"复杂"小血管疾病；当然，一些腔隙综合征患者的脑干有小面积梗死。因此，后循环梗死（posterior circulation infarction，POCI）不能为缺血事件的原因提供很多线索。一个例外是同时有脑干体征和同向性偏盲的患者，其中可能的原因是心脏或近端动脉的栓塞而不是小血管疾病。

> 后循环梗死 /TIA 几乎可以由脑缺血的任何原因引起，如果仅知道病灶定位，则很难确定个体患者的确切原因。

小脑缺血性脑卒中多由心脏、椎动脉和基底动脉栓塞，或小脑动脉起源处的动脉粥样硬化性血栓栓塞引起；据说有些仅由低血流量引起[190]。

丘脑梗死可能由以下原因引起："复杂"小血管疾病影响一条小穿支动脉；这些来自大脑后动脉和其他中等大小动脉的动脉粥样硬化性闭塞；以及由心脏、基底动脉、椎动脉和其他近端动脉部位的栓塞引起的后一种动脉闭塞。

（五）低脑血流量引起的缺血性脑卒中和短暂性脑缺血发作

通过压力梯度，大动脉直到其直径缩小 80% 以上才受影响。因此，即使颈动脉或椎动脉有严重疾病，脑灌注压通常也是正常的，这也就不足为奇了。然而，在一些患者中，随着狭窄变得更

严重，流量确实下降，最终脑血管舒张（自动调节）无法代偿低脑灌注压。然后局部脑血流量下降，特别是如果侧支循环受损，例如，大脑动脉环不完整或病变。在脑血流储备耗尽的这一阶段，脑血流量与脑血容量的比值降至约 0 以下，氧摄取分数开始上升，脑卒中风险也可能上升[191]。

使用 TCD 来证明脑血管对化学物质（而不是灌注）的反应性受损是 PET 的间接但更实用的替代方法，但相关性并不完美[192]。同位素测量平均脑通过时间、梯度回波和灌注加权 MRI、MRA、CT 灌注和近红外光谱是其他可能性。

因此，虽然缺血性脑卒中可能是由"低血压"引起的概念可以追溯到多年前，但仅局部脑血流量偏低并不是特别常见，并且不能轻易解释一小部分脑卒中。大多数缺血性脑卒中病例根本不存在严重的动脉狭窄或闭塞，或发病前全身血压下降的良好证据。我们认为，大多数缺血性脑卒中和 TIA 必须由脑动脉栓塞或原位急性（通常是血栓形成）闭塞引起，导致血流突然中断，从而导致其供应区域缺血。

当然，有时局灶性缺血也可能仅由没有急性血管闭塞的低流量引起，但通常仅在严重狭窄或闭塞的颈内动脉或其他动脉的远端引起。这是血管床可能最大扩张的地方，因此大脑特别容易受到灌注压下降的影响（如果携带侧支血流的动脉也患病，情况更是如此）。在这些情况下，全身血压的小幅下降可能会导致短暂或永久的局灶性缺血，而不会发生任何急性闭塞事件。在正常情况下，血压大幅下降不会引起脑部症状，只要它是短暂的。这是因为脑血流量的自动调节。如果确实如此，则症状更有可能是非局灶性的（虚弱、双侧视物模糊等）而不是局灶性的。

1. 边界区缺血和梗死

有时，局部缺血不在其边界区域内的主要动脉区域内而是在其间发生。因为这是灌注压最可能减弱的地方，可以想象，由于低灌注压导致的"低流量"，以及由栓塞引起的更常见的急性动脉闭塞，可能会导致这些区域的缺血。分水岭梗死的替代术语是基于地理无知的误称。分水岭是将流入不同河流流域（即两个流域之间的高地）的水分开的线，这与从大血管到小血管的动脉供应模式有很大不同。

至少一些边界区梗死是由低流量而不是急性动脉闭塞引起的证据是，突然、严重和相对长时间的低血压（如由于心脏骤停或心脏手术）有时会导致双侧后边界区梗死，在大脑中动脉的供应区域和顶枕区域的大脑后动脉之间。临床特征包括皮质盲、视觉定向障碍和失认症以及遗忘症。单侧后边界区梗死会导致对侧偏盲、皮质感觉丧失，如果在优势半球，会导致失语。此外，在严重颈动脉狭窄或闭塞的远端，单侧梗死在大脑中动脉供血区和额旁矢状区大脑前动脉之间的前边界区很容易识别，但这并不一定意味着原因是低流量而不是栓塞。临床特征是对侧下肢无力多于上肢，面部不受影响，相同分布的一些感觉受损，在优势半球则失语[193]。在侧脑室外侧和（或）上方的放射冠和半卵圆中心存在内部或皮质下边界区。这位于来自大脑中动脉干的豆纹穿支的供应，以及来自大脑中动脉的皮质分支和大脑前动脉和可能是大脑后动脉的髓质穿支动脉之间。梗死可发生在该内部边界区域内，通常导致腔隙性或部分前循环综合征，与严重的颈动脉疾病相关，有时是明显的血流动力学诱因[194]。

2. "低流量"作为缺血性脑卒中和短暂性脑缺血发作病因的诊断

假设所有缺血性脑卒中都是由急性动脉闭塞引起是过于简单的。然而，将由"低流量"与急性动脉闭塞导致的脑卒中明确分离绝非易事。

最好的推断可能是根据症状发生时的情况，在某种程度上是由它们的性质推断出来的，而不是从神经系统体征或脑成像上任何可见梗死的部位推断出来的。不幸的是，任何针对"低流量"缺血发作的临床指导都无法根据"金标准"进行验证，因为目前还没有。

大多数缺血性脑卒中和 TIA 都是"突然"发

生的，没有诱发活动。然而，根据一些令人信服的病例报告，如果症状在某些情况下开始出现，则应怀疑脑灌注压下降（主要是由全身血压下降引起）。

- 快速站立或坐起，即使临床上无法证明体位性低血压。

- 大餐后即刻。

- 在非常炎热的天气里。

- 洗完热水澡或暖脸后。

- 运动、咳嗽或过度通气。

- 在 Valsalva 动作中，但反常栓塞是另一种可能。

- 在临床上明显的心律失常发作（胸痛、心悸等）期间，但也可能发生心脏栓塞。

- 术中低血压。

- 或者，如果患者最近开始服用或增加任何可能导致低血压的药物的剂量，例如，钙阻滞药或血管扩张药。

此外，颈部通常有非常明显的严重动脉疾病证据，即杂音和（或）无脉搏。

由低流量引起的 TIA 可能是非典型的"肢体颤抖 TIA"，往往会在几分钟而不是几秒钟内发展。这些包括脑缺血对侧的一侧上肢和（或）下肢的刻板抽搐和颤抖，因此很容易与局灶性运动癫痫发作混淆，或者存在以单眼或双眼视物模糊、变暗、碎片或白化为特征的光跛行，通常只有在明亮的光线下。包括舞蹈病在内的运动障碍也有报道，但认为不会发生面部受累，这可能是因为流向面部运动皮质的血流没有明显受损。"肢体颤抖 TIA"通常发生在站立时，可以通过减少任何高血压治疗或颈动脉手术来消除，因为它们通常与严重的闭塞性颈动脉疾病有关。可能有低流量缺血性眼病的视觉症状或其他非局灶性特征，如昏厥、精神模糊甚至意识丧失。

值得注意的是，脑成像（或尸检）的边界区梗死不一定由低脑血流量（无急性动脉闭塞）引起，但这一假设困扰了许多文献。任何可见的近期梗死的脑 CT/MRI 定义的部位和大小并不是诊断低流量缺血性脑卒中的准确方法。首先，这是因为一些边界区梗死是由栓塞引起的。其次，个体之间边界区域的位置差异很大，甚至可能在同一个体中随时间变化，以响应外周血管阻力的变化（图 6-21）。最后，无论在影像学上如何定义边界区梗死，在患者人口学特征、血管危险因素，甚至在严重到足以导致低流量的颈部动脉疾病的患病率方面，它们与区域性假定栓塞性梗死几乎没有区别，假设比实际测量的要多得多 [195]。但是，没有太多的比较研究，边界带的定义各不相同，而且患者人数很少。总的来说，虽然一些边界区梗死可能有血流动力学（即低流量）原因，但许多其他梗死可能是由栓塞或急性闭塞性血栓形成引起的。毕竟，任何动脉区域都有一个末端区域，该区域与相邻的动脉区域形成边界，并且可能特别容易受到缺血的影响。没有理由认为，与急性动脉闭塞引起的缺血相比，该区域更容易发生无急性动脉闭塞的低流量引起的缺血。另一种可能性是边界区梗死是由于栓塞到大脑动脉供血区的边缘，以及由于颈部严重动脉疾病或手术性低血压导致灌注压不足以清除栓子引起的。显然，鉴于诊断困难，可以想象，低流量是脑缺血的更常见原因，或者比目前认为的更不常见。

> 脑主要动脉供血区域之间的边界区域的确切位置，在个体之间甚至在个体内部变化都很大，以至于仅基于 CT/MRI 诊断边界区梗死几乎是不可能的。边界区梗死可由急性动脉阻塞引起，而低血流量不一定只在边界区内引起梗死。

3. 治疗意义

确定缺血发作是由低流量或急性动脉阻塞引起的，这并不重要。如果识别出由低流量引起的缺血性脑卒中或 TIA，则几乎没有什么区别，因为除非可以避免或逆转促发因素（特别是高血压的过度治疗），否则其治疗方法与推测的栓塞性

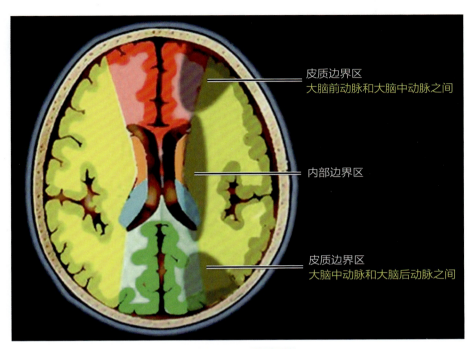

皮质边界区
大脑前动脉和大脑中动脉之间

内部边界区

皮质边界区
大脑中动脉和大脑后动脉之间

▲ 图 6-21 边界区域

中部（黄色，大脑中动脉）、前部（红色，大脑前动脉）和后部（绿色，大脑后动脉）大脑动脉区域之间的边界区域。豆纹动脉（橙色）和脉络膜前动脉（蓝色）提供更深的结构。内边界区是豆纹穿支与大脑中动脉深部穿支的交界处或大脑中动脉与大脑前动脉深部白质分支的交界处（经许可转载，引自 http://www.radiologyassistant.nl/en/p484b8328cb6b2/brain-ischemia-vascular-territories.html ）

缺血的治疗方法是完全相同的，即抗血栓药物、他汀类药物，小心降低血压，管理任何其他导致血管的危险因素，以及在可行和安全的情况下通过手术缓解任何血流阻塞。然而，如果有充分证据表明低流量症状，则肯定存在对高血压进行较少积极治疗的情况。并且必须承认，对于患有或不患有已知颈部严重动脉疾病的患者，缺血发作有时可能是由低流量而不是栓塞或其他急性动脉阻塞的原因引起的，甚至同一患者在不同时间的不同发作可能是由不同的机制引起的。

（六）来自病史的线索

绝大多数 TIA 和缺血性脑卒中是突然开始的，没有任何明显的诱因，除了局灶性神经或眼部缺陷外，几乎没有其他症状。有时可以在病史中找到病因的线索（表 6-10），以及患者是否曾发生过患有脑卒中或 TIA。这些线索可能需要一定的毅力才能识别，或者可能只是需要采集病史

的能力，而不是急于要求大量的检查。

如果没有人在匆忙进行脑部 CT 或 MRI 检查时费心去记录病史，那么病史中就没有任何线索。

1. 逐渐发作

在数小时或数天内逐渐出现脑缺血症状，而不是数秒或数分钟内，这种情况不常见，但现在人们越来越认识到，脑卒中的发生时间要早得多。如果起病是渐进的，并且缺血性脑卒中或 TIA 不太可能是由低流量或偏头痛引起，则应特别仔细考虑诊断，并再次寻找结构性颅内（或眼部）病变，或在尚未进行脑影像学检查时第一次检查(如颅内肿瘤、慢性硬膜下血肿、脑脓肿)。50 岁以下还应考虑多发性硬化症。然而，在老年患者中，

表 6–10 来自病史的重要线索可能提示缺血性脑卒中或短暂性脑缺血发作的原因，或应重新考虑脑血管疾病的诊断	
逐渐发作	结节病
无急性闭塞性低脑血流量	**胸痛**
偏头痛	心肌梗死
结构性颅内病变	主动脉夹层
多发性硬化	反常栓塞
诱发因素	**非脑卒中血管疾病或血管危险因素**
疑似全身性低血压或低脑灌注压（快速起立或坐起、大餐、炎热天气、热水浴、暖脸、运动、咳嗽、过度通气、胸痛或心悸、开始或改变降压药）	心脏病
妊娠 / 产褥期	跛行
手术	高血压
头晕	吸烟
低血糖	**药物**
Valsalva 动作（反常栓塞或低流量）	口服避孕药
最近的头痛	男性雌激素
颈动脉 / 椎体夹层	降血压 / 血管扩张药
偏头痛脑卒中 / 短暂性脑缺血发作	降血糖药
颅内静脉血栓形成	可卡因
巨细胞动脉炎（或其他炎症性血管疾病）	安非他明
结构性颅内病变	麻黄碱
癫痫发作	苯丙醇胺
颅内静脉血栓形成	"摇头丸"
线粒体疾病	非甾体抗炎药
非血管性颅内病变	抗精神病药
萎靡不振	脱氧助间型霉素
炎症性动脉疾病	别嘌呤醇
感染性心内膜炎	左旋天冬酰胺酶
心脏黏液瘤	**损伤**
癌症	慢性硬膜下血肿
血栓性血小板减少性紫癜	椎动脉 / 颈动脉夹层

（续表）

大脑空气栓塞	**既往病史**
脂肪栓塞	炎症性肠病
自听杂音	乳糜泻
颈内动脉狭窄（远端）	高胱氨酸尿症
硬脑膜动静脉瘘	癌症
血管球瘤	头部或颈部辐射
颈动脉海绵窦瘘	复发性深静脉血栓
颅内压升高	复发性流产
颅内静脉血栓形成	最近的手术 / 长途旅行
	家族史

在数小时甚至 1 天或 2 天内的先天性局灶性神经功能缺损，仍然比非血管性原因更可能是血管性原因，因为血管性原因比脑肿瘤等疾病更常见。只有当进展发生在较长时期内时，非血管原因（如慢性硬膜下血肿）的可能性才开始上升。

2. 诱发因素

确切的活动和发病时间可能都很重要。任何表明脑灌注或血压下降的情况都可能是相关的，就像任何手术操作一样。即使是轻微的颈部创伤，如颈部推拿或过度伸展，也提示动脉夹层是脑卒中的病因。早上或运动期间的反复发作表明低血糖，这在服用降糖药的糖尿病患者中很容易想到，但如果低血糖的原因不太明显，例如非常罕见的胰岛素瘤或喷他脒等药物，则更难想到。在 Valsalva 动作（如举起重物）期间发作，提示低流量缺血性脑卒中或反常栓塞，因此，如果有超声心动图检查发现卵圆孔未闭的证据，则需要寻找深静脉血栓形成。

3. 头痛

大约 25% 的患者在缺血性脑卒中或 TIA 发作时出现头痛，通常是轻度的，如果只是局部头痛，往往与脑 / 眼病变的位置有关。与颈动脉分布缺血相比，椎基底动脉更常见，而腔隙性缺血则较少见。脑卒中发作前后或之前的头部、面部、颈部或眼睛单侧剧烈疼痛，高度提示颈动脉夹层，而椎动脉夹层往往会导致单侧或有时双侧枕部疼痛。偏头痛性脑卒中可能伴有头痛，CADASIL 患者通常有偏头痛病史。在 TIA 的鉴别诊断中，偏头痛应该是相当明显的，除非没有头痛。需要注意的是，椎基底动脉缺血可能会导致与偏头痛相似的症状，逐渐出现局灶性神经系统症状和视觉障碍。

尽管颅内静脉血栓形成通常导致单独的颅内高压或亚急性脑病，但确实会发生局灶性发作，头痛（约 75% 的患者发生）或并发脑膜旁感染可能是线索。脑卒中或 TIA 患者头痛在数天或数周前出现，必然会增加巨细胞动脉炎和其他炎症性血管疾病的可能性。咀嚼时下颌肌肉疼痛，休息后缓解，强烈提示跛行，这是由巨细胞动脉炎引起的颈外动脉疾病引起的，远比动脉粥样硬化血栓形成更常见。缺乏典型血管危险因素的年轻患者持续性脑病和癫痫发作，应引起对非典型脑卒中原因的关注，如中枢神经系统血管炎、感染相关血管病或线粒体疾病。

4. 癫痫发作

脑卒中发作后数小时内的部分性或全身性癫

痫发作，在成人中明显不常见（约 5%），应重新考虑非脑卒中性脑病变。它们在儿童脑卒中中更为常见。与缺血性脑卒中相比，如果梗死范围广泛并累及大脑皮质，则更可能是出血性脑卒中。他们也可能患有静脉梗死（高达 40%）和线粒体疾病。部分运动性癫痫发作可能与肢体颤抖 TIA 相混淆，但前者更具阵挛性，并且抽搐以典型的杰克逊式方式从一个身体部位蔓延到另一个身体部位，而后者应该不会涉及面部。极少数情况下，短暂性局灶性缺血似乎仅导致部分性癫痫发作，但很少可能证明因果关系。有趣的是，晚年发病的特发性癫痫发作是脑卒中后续的独立预测因素 [196]。

因为如果 CT 上的肿瘤被误判为梗死，则脑卒中的诊断可能是错误的（两者的对比增强可能看起来非常相似），因此"脑卒中"后的部分性癫痫发作，应始终作为重新检查诊断和重新评估影像学的指征。此外，若有数日不适、头痛和发热病史的癫痫发作，应提示脑炎，需要进行脑电图检查以显示双侧弥漫性，而非单侧局灶性慢波，以及脑脊液检查（白细胞计数升高，但这也可能发生于脑卒中）。

5. 萎靡不振

脑卒中患者通常身体不适数天、数周或数月，提示存在炎症性动脉疾病，尤其是巨细胞动脉炎、感染性心内膜炎、心脏黏液瘤、癌症、血栓性血小板减少性紫癜，甚至结节病。

6. 胸痛

胸痛可能提示近期有心肌梗死并发脑卒中；主动脉夹层，尤其是肩胛间疼痛；胸膜炎性疼痛提示肺栓塞和反常栓塞的可能。

7. 血管危险因素

应寻找血管危险因素和疾病。缺血性脑卒中或 TIA 最不常见于没有血管危险因素的人，除非他们非常年老或年轻而有一些不寻常的脑卒中原因（表 6-3）。任何类型的心脏病都可能相关（脑栓塞的来源、导致低流量缺血的心律失常等），应在病史中明确引出心脏症状，包括心绞痛、气短、心悸等。

8. 药物和药物使用者

药物很可能是相关的，如女性口服避孕药和激素替代疗法；任何降低血压的东西；降血糖药和违禁药物。

9. 损伤

缺血性脑卒中或 TIA 发作前几天和几周内的任何损伤都是至关重要的信息。头部损伤可能导致慢性硬膜下血肿（如果超过 3 个月，则极不可能），但与非脑卒中阶段相比，脑卒中阶段应更早考虑这一点。发病前数小时、数天甚至数周内颈部受伤可能与此相关，因为这可能导致颈动脉或椎动脉夹层。长骨骨折后，脂肪栓塞可能导致全身性脑病，但偶尔会出现额外的局灶性特征 [197]。因此，对于不明原因的脑卒中，有必要询问是否有任何损伤、绞伤、车祸、不寻常的瑜伽练习、颈部操作等（表 6-2）。

10. 自听杂音

搏动的自听杂音很少见。它们可以与耳鸣区分开来，因为它们与脉搏同步。检查者在听诊颈部、眼眶或颅骨时可能会听到它们。它们不太可能是由颈动脉分叉动脉血栓形成引起的，因为声音的来源离耳朵太远了。它们更有可能表明远端颈内动脉狭窄（由于夹层或罕见的动脉粥样硬化血栓形成）、岩颞骨附近的硬脑膜动静脉瘘、血管球瘤、颈动脉海绵窦瘘、颅内静脉血栓形成、症状性和特发性颅内高压、颈内动脉形成襻，或者只是提高了对自己脉搏的认识 [198]。

11. 既往病史

炎症性肠病、乳糜泻、头颈部辐射、癌症甚至高胱氨酸尿症的既往病史可能很重要。复发性深静脉血栓形成（deep venous thrombosis，DVT）提示血栓形成倾向，特别是有家族史或抗磷脂综合征的患者。复发性流产是抗磷脂综合征的另一个特征。最近发生深静脉血栓形成的任何原因（例如，长途拥挤的旅程、因急性内科疾病入院或手术）都应该提出反常栓塞的问题。

如果患者腿部有或曾经有深静脉血栓形成，则应该考虑大脑反常栓塞、家族性凝血因子问题或抗磷脂综合征。

12. 既往脑卒中和（或）短暂性脑缺血发作

与颈部或头部的单一动脉病变相比，不同血管区域的既往脑卒中和（或）TIA 更可能是心脏或主动脉弓的近端栓塞源。几个月或更长时间的发作使得某些原因不太可能发生（如感染性心内膜炎、动脉夹层）。

13. 家族史

有几种罕见的家族性疾病可能并发缺血性脑卒中和 TIA（表 6-11）。人们对复杂的遗传疾病也越来越感兴趣，这些疾病被认为是由多种基因相互作用引起的，可能受到环境因素的影响[199]。然而，脑卒中家族史只是缺血性脑卒中的一个中度危险因素。此外，许多相关性似乎继发于脑卒中危险因素的遗传性，例如高血压和糖尿病[200]。另外，这些相同的风险因素显然受环境的影响（例如，富含脂肪和盐的饮食往往会分别提高血浆胆固醇和血压）。在像脑卒中这样常见的疾病中，从共享环境中分离出共享基因有多容易还有待观察。解开相互作用并找出从基因型到表型的途径将是一项艰巨的任务。

（七）检查的线索

1. 神经系统检查

神经系统检查主要是定位脑部病变；当然，在 TIA 患者或在轻微脑卒中后几天的患者中，可能根本没有任何迹象或很少有迹象，尽管多达约 1/3 的 TIA 患者会有 DWI 病变。然而，有时，可能有关病因的线索。颈动脉分布梗死同侧的霍纳综合征（即不是脑干卒中的结果，这可能是预期的）表明，颈内动脉的夹层或有时急性动脉粥样硬化血栓形成的颈动脉闭塞。与半球脑梗死同侧的下脑神经病变也可能发生在颈动脉夹层中，并且与霍纳综合征一样，是由于受影响的神经相关的动脉壁的拉伸和膨胀或缺血引起的。据报道，

表 6-11	家族性脑卒中（包括颅内出血）和短暂性脑缺血发作的原因

结缔组织疾病
- Ehlers-Danlos 综合征
- 弹性假黄瘤
- 马方综合征
- 纤维肌发育不良
- 家族性二尖瓣脱垂

血液疾病
- 镰状细胞病
- 抗凝血酶 III 缺乏
- 蛋白 C 缺乏症
- 蛋白 S 缺乏症
- 纤溶酶原异常 / 缺乏
- 血友病和其他遗传性凝血因子缺乏症

其他
- 家族性高胆固醇血症
- 神经纤维瘤病
- 高胱氨酸尿症
- 法布里病
- 结节性硬化症
- 荷兰和冰岛脑淀粉样血管病
- 偏头痛
- 家族性心脏黏液瘤
- 家族性心肌病
- 线粒体疾病
- CADASIL
- CARASIL
- Sneddon 综合征
- 动静脉畸形
- 海绵状血管瘤
- 颅内囊状动脉瘤

CADASIL. 皮质下梗死伴白质脑病的常染色体显性遗传性脑动脉病；CARASIL. 皮质下梗死伴白质脑病的常染色体隐性遗传性脑动脉病

眼部缺血以及第 III 对、第 IV 对和第 VI 对脑神经麻痹（有时伴有眼眶疼痛）发生在急性颈内动脉闭塞和狭窄的同侧，推测是由神经干缺血引起。

在完全前循环梗死或脑干卒中中，预计会出现一些嗜睡，但对于更局限的梗死，意识通常是正常的。因此，如果意识受损，但"脑卒中"本身似乎很轻微，重要的是：重新考虑鉴别诊断

（特别是慢性硬膜下血肿）；

考虑具有局灶性特征并可能伪装成脑卒中的弥漫性脑病（例如，某种类型的脑血管炎、心内膜炎、癫痫伴 Todd 瘫痪、颅内静脉血栓形成、线粒体疾病、血栓性血小板减少性紫癜、家族性偏瘫偏头痛和桥本脑炎）。

请记住，肺炎、镇静药、感染和低血糖症等并发症，都可能使神经功能缺损看起来比实际情况更糟。

> 如果神经功能缺损轻微而患者嗜睡，则考虑慢性硬膜下血肿、脑血管炎、非细菌性血栓性心内膜炎、颅内静脉血栓形成、线粒体疾病、血栓性血小板减少性紫癜、镇静药物、低血糖、家族性偏瘫性偏头痛、并发症等（如肺炎或其他感染）。

2. 眼睛

眼睛可以提供脑卒中原因的一般线索（例如糖尿病或高血压性视网膜病变），或者可能显示最不可能诊断为缺血性脑卒中甚至脑出血的视神经盘水肿。此外，有必要彻底寻找栓子的证据，栓子通常完全无症状[201]。

• 纤维蛋白—血小板栓子是灰白色无定形栓子，但很少被观察到，可能是因为它们在视网膜循环中移动并分散；它们提示来自心脏或近端动脉粥样硬化血栓形成源的栓塞。

• 胆固醇栓子经常附着在小动脉分叉处，通常不会阻碍血流，在检眼镜的光线下呈橙色或黄色的闪烁体；显然，这些强烈提示来自近端粥样斑块的栓塞，但它们通常是无症状的。

• "钙化"视网膜栓子表现为实心、白色和不反光的小体，往往停留在视盘边缘附近；它们提示由主动脉或二尖瓣钙化引起的栓塞。

小动脉周围鞘的局部区域，可见不透明的白色视网膜小动脉节段闭塞，提示既往存在栓塞，通常是胆固醇栓塞。视网膜上的 Roth 斑点非常提示感染性心内膜炎。晶状体脱位提示马方综合征或高胱氨酸尿症；视网膜血管样条纹提示弹性假黄瘤；在高黏滞综合征中存在特征性视网膜病变。

扩张的巩膜外层血管是颈外动脉分支和颈内动脉眶支之间异常吻合的线索，是严重颈内动脉疾病的远端。对于非常严重的颈内动脉疾病，通常伴有同侧颈外动脉的严重疾病，眼睛可能偶尔会变得如此缺血，以至于发展为静脉淤滞性视网膜病变，尽管动脉疾病并不总是导致这种情况。伴有微动脉瘤的视网膜周围散在出血，视网膜静脉扩张且不规则。视网膜血流极度受损，如观察眼底时用一根手指轻轻按压眼睛，可见视网膜中央动脉塌陷。随着更严重的缺血，缺血性眼病可能发展为视力受损、眼痛、虹膜红肿（血管扩张）、瞳孔散大固定、"低压"青光眼、白内障和角膜水肿。先前存在的眼压升高，即青光眼，结果使眼睛更容易受到低血流量和缺血的影响。

3. 动脉搏动

同时感受两侧桡动脉搏动总是有价值的。任何在时间或容量的不均，均表明锁骨下或无名狭窄或闭塞，如果存在同侧锁骨上动脉杂音或手臂血压低，且脉搏微弱或延迟，则进一步支持这一点。

一名老年患者突然出现左侧偏瘫，无其他症状。她有右侧颈动脉和锁骨上动脉杂音。脑 CT 正常。3 天后复查显示右侧颈总动脉狭窄，似乎是主动脉弓夹层所致。直到那时，她才承认脑卒中前有一些轻微的胸痛。患者双上肢脉搏、血压不等，胸部 CT 证实了主动脉夹层。该病例的教训是，胸部或胸部周围的任何疼痛都可能是相关的，应该更彻底地寻找，而且对于所有脑卒中患者，必须在动脉成像之前（而不是之后）常规检查两侧桡动脉搏动。

浅表颞部的脉搏应该很容易感觉到并且是对称的。如果出现单侧缺失或延迟，则提示颈外动脉或颈总动脉疾病。颈外动脉任何分支（枕部、面部、颞浅）的压痛指向巨细胞动脉炎。颈部颈动脉（即颈总动脉）的压痛可能发生在急性颈动脉闭塞中，但更可能是夹层或动脉炎的征兆。

年轻人颈部和上肢脉搏缺如表明大动脉炎。主动脉弓广泛病变的其他原因是动脉粥样硬化、巨细胞动脉炎、梅毒、内膜下纤维化、动脉夹层和外伤。腿部脉搏延迟或缺如提示主动脉缩窄或者更常见的是周围血管疾病（peripheral vascular disease，PVD），这在 TIA 和缺血性脑卒中患者中非常常见（表 6-3），可能需要单独治疗。此外，周围血管疾病是未来严重血管事件的重要预测指标（表 6-14）。显然，任何全身性栓塞的证据都将指向心脏内栓子的来源。

4. 颈部杂音

听诊颈部是好学的医生最喜欢的事情，可以带来一些有用的信息（图 6-22）。在颈动脉分叉处（即下颌上方）偶尔可触及的局部杂音预示一定程度的颈动脉狭窄，但非常严重的狭窄（或闭塞）可能根本不会引起杂音（图 6-23 和表 6-12）。颈动脉杂音呈局灶性、高音调且持续时间长，被认为代表潜在的高级别颈动脉狭窄。颈外动脉狭窄也可能导致同一部位的杂音。

从心脏传来的杂音随着从颈部往下颌角的方向去听而减弱，甲状腺杂音是双侧的，在腺体上更明显，高动力循环往往会导致弥漫性杂音，静脉嗡嗡声更加连续和咆哮，并被同侧颈静脉上的轻微压力所掩盖。锁骨上窝的动脉杂音提示锁骨下动脉或近端椎动脉病变，但也必须考虑来自主动脉瓣狭窄的传播杂音。高达 30% 的儿童和年轻人有无害的颈动脉或锁骨上杂音。其产生的机制尚不完全清楚，但在高心排出量、严重贫血、黏度降低和血管畸形的患者中也可能出现。

> 颈动脉杂音对诊断颈动脉狭窄的特异性和敏感性都不够，无法诊断出严重到足以考虑手术的颈动脉狭窄，需要动脉成像。

5. 心脏检查

心脏检查很重要，尤其是寻找任何心脏来源的栓塞。如有径向脉搏（即不规则的紊乱频率），

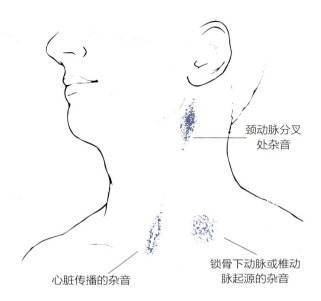

▲ 图 6-22 各种颈部杂音的部位
注意，颈动脉分叉处产生的杂音在下颌角下方高处。局部锁骨上杂音是由锁骨下动脉或椎动脉起始处狭窄引起的

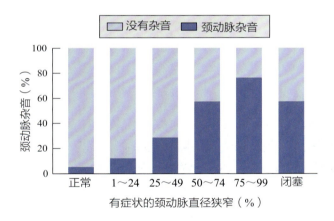

▲ 图 6-23 根据 298 例颈动脉血管造影估计（使用欧洲颈动脉手术试验方法）有不同程度狭窄的症状性颈动脉分叉处局部杂音患者的百分比
经 BMJ Publishing 许可转载，改编自 Hankey and Warlow 1990[226]

怀疑心房颤动，左心室肥大表明高血压或主动脉瓣狭窄，大多数主要心脏来源的栓塞在临床上相当明显（如房颤、二尖瓣狭窄、人工心脏瓣膜）。

6. 发热

在脑卒中发病后的最初几小时内，发热明显不常见。因此，此时必须认真对待任何升高的温度，并考虑心内膜炎或其他感染、炎症性血管疾

表 6–12 颈部杂音的来源

颈动脉分叉动脉杂音
- 颈内动脉起源处狭窄
- 颈外动脉起源处狭窄

锁骨上动脉杂音
- 锁骨下动脉狭窄
- 椎动脉起源处狭窄
- 在年轻人中可能是正常的

弥漫性颈部杂音
- 甲状腺毒症
- 高动力循环（妊娠、贫血、发热、血液透析）

从心脏和大血管传播的杂音
- 主动脉瓣狭窄 / 反流
- 二尖瓣反流
- 动脉导管未闭
- 主动脉缩窄

静脉嗡嗡声

病、深静脉血栓形成或心脏黏液瘤。后来，发热很常见，通常反映了脑卒中的一些并发症。

7. 皮肤和指甲

皮肤和指甲偶尔会为缺血性脑卒中或 TIA 的病因提供线索（表 6–13）。

> 找出缺血性脑卒中或短暂性脑缺血发作的原因需要的不仅是神经学技能。卒中医学和神经病学一样，是普通内科的一部分。因此，治疗脑卒中患者的医生必须接受良好的一般内科培训。

七、检查

检查主要是帮助阐明脑卒中的病理类型，然后确定脑损伤的发病机制，特别是影响即时或长期治疗的原因。检查还可以提供重要的预后信息，例如，超声检查颈动脉严重狭窄。此外，许多同时患有心绞痛或其他心脏症状、跛行或疑似主动脉瘤的患者，很可能需要针对这些问题进行具体检查，以便进行适当的治疗。

表 6–13 通过皮肤和指甲检查得出缺血性脑卒中 / 短暂性脑缺血发作病因的线索	
	右向左心内分流
	肿瘤
杵状指	肺动静脉畸形
	感染性心内膜炎
	炎症性肠病
Janeway 病变和 Osler 结节	感染性心内膜炎
	感染性心内膜炎
碎片出血	胆固醇栓塞综合征
	血管炎
硬皮病	系统性硬化症
	Sneddon 综合征
网状青斑	系统性红斑狼疮
	结节性多动脉炎
	胆固醇栓塞综合征
	Ehlers-Danlos 综合征
皮肤松弛	弹性假黄瘤
	贫血
肤色	红细胞增多症
	发绀（右向左心内分流、肺动静脉畸形）
瓷白色丘疹 / 瘢痕	Kohlmeier-Degos 病
皮肤瘢痕	Ehlers-Danlos 综合征
	血栓性血小板减少性紫癜
瘀点 / 紫癜 / 瘀伤	脂肪栓塞
	胆固醇栓塞综合征
	Ehlers-Danlos 综合征
口腔溃疡	贝赫切特综合征
血管角质瘤	法布里病
皮疹	系统性红斑狼疮
	结节性硬化症
表皮痣	表皮痣综合征
咖啡牛奶斑	神经纤维瘤病
浅静脉血栓形成、针痕	静脉吸毒者

理想情况下，任何检查都应具有实用性、可行性、准确性、安全性、无创性、低成本，且最重要的是，检查结果（无论是阳性或阴性，高或低等）应对患者的管理和预后产生影响。

（一）常规检查

尽管没有绝对的规则，但所有缺血性脑卒中 / TIA 患者，除非他们已经严重依赖或已住院，或者最近已经针对既往事件或其他问题进行过检查，否则应该在就诊后的几个小时内进行基本的无创一线检查。这些都不一定需要住院，尽管脑成像确实需要住院（表 6-14）。对于某些检查，出现相关异常（率）的机会可能非常低，例如全血细胞计数和红细胞沉降率（erythrocyte sedimentation rate，ESR），但这些都很便宜，而且错过可治疗的疾病（如巨细胞动脉炎）的后果是严重的。通过血糖、尿液分析和心电图发现可治疗的异常的机会更高。根据定义，许多甚至大多数患者都是高胆固醇血症；脑卒中后即刻（但可能不是 TIA）血浆胆固醇会短暂下降，这将低

估通常的水平 [203]。如果患者进行了基本检查，并且将结果读取、写入记录中并采取处理，这可能比不恰当地安排大量进一步检查，而遗漏了常规检查中的一些关键线索更有好处（如第 1 小时内的红细胞沉降率为 100mm）。

所有患者都应进行全血细胞计数、红细胞沉降率、血浆葡萄糖、尿素、电解质和胆固醇、尿液分析和心电图。大多数人还应该进行 CT 和（或）MR 脑部扫描。

（二）选定患者的二线检查

二线检查（表 6-15）通常检出率较低，并且针对特定患者。获得相关结果的可能性取决于对检查患者的选择，必须在过度检查（不方便、高成本、可能高风险、低产量、假阳性结果导致更多的过度检查）和检查不足（低成本、低风险、高产量，但偶尔遗漏诊断）之间取得平衡，这种平衡取决于忽略特定诊断的后果。例如，遗漏严重的颈动脉狭窄是有害的，因为颈动脉内膜切除术降低了脑卒中的风险，而遗漏狼疮抗凝药（其

表 6-14　缺血性脑卒中 / 短暂性脑缺血性发作的一线检查 [202]	
检　查	**建议的疾病**
所有患者	
头颅 CT 平扫及头颅 MRI	脑出血、非血管性颅内模拟的脑卒中综合征
血糖	糖尿病、低血糖
血氧饱和度	低氧血症
尿素和电解质	利尿药引起的低钾血症、肾衰竭、低钠血症
全血细胞计数和止血检查	贫血、红细胞增多症、白血病、血小板增多症、肝素诱导的血小板减少症伴血栓形成、感染
心肌缺血的标志物	心肌梗死
心电图	心律失常、左心室肥大、无症状心肌梗死
血浆胆固醇	高胆固醇血症

检 查	适 应 证	可能的疾病
表 6–15　选定的缺血性脑卒中 / 短暂性脑缺血发作患者的二线检查		
血 液		
肝功能	发热、不适、血沉升高、疑似恶性肿瘤	巨细胞动脉炎和其他炎症性血管疾病、感染性心内膜炎、非细菌性血栓性心内膜炎
钙	由高钙血症引起的复发性局灶性神经系统症状非常罕见	高钙血症
甲状腺功能测试	心房颤动	甲状腺毒症
活化部分凝血活酶时间、稀释山蝰毒素时间、抗核抗体、其他自身抗体	年轻（＜50 岁）且未发现其他原因，有静脉血栓形成的既往史或家族史，尤其是不常见部位（脑、肠系膜、肝静脉）、反复流产、血小板减少、心脏瓣膜赘生物、网状青斑、ESR 升高、不适、梅毒血清学阳性	抗磷脂综合征、血管炎、系统性红斑狼疮
血清蛋白、血清蛋白电泳、血浆黏度	升高的 ESR	副蛋白血症、肾病综合征、心脏黏液瘤
血红蛋白电泳	黑种人患者	镰状细胞病和其他血红蛋白病
抗磷脂抗体、D- 二聚体 蛋白 C 和蛋白 S、抗凝血酶Ⅲ、活化蛋白 C 抵抗、凝血酶时间[a]	在异常年轻时有血栓形成的个人或家族史（通常是静脉，特别是在不寻常的部位，如肝静脉）	血栓症
凝血酶时间和（或）快速凝血时间	服用直接凝血酶抑制药的患者	心源性脑卒中、感染性心内膜炎、低氧血症、高碳酸血症
血培养	发热、心脏杂音、血尿、肝功能紊乱、ESR 升高、不适、不明原因的脑卒中	血管炎、感染、非细菌性血栓性心内膜炎
动脉血气	异常血氧饱和度、病史或可疑的肺部疾病	
红细胞沉降率	发热、关节痛、心脏杂音、青少年脑卒中、头痛、脑病	
艾滋病毒血清学	年轻（＜40 岁）、吸毒者、血液制品 / 输血、全身不适、淋巴结肿大、肺炎、巨细胞病毒性视网膜炎等	艾滋病毒感染
脂蛋白分离	血浆胆固醇升高或有家族史	高脂蛋白血症
血清同型半胱氨酸	马方综合征、高度近视、晶状体脱位、骨质疏松症、智力低下、年轻患者	同型半胱氨酸尿
白细胞 α- 半乳糖苷酶 A	角膜混浊、皮肤血管角化瘤、感觉异常和疼痛、肾衰竭	法布里病
血液 / 脑脊液乳酸	年轻患者，基底节钙化，癫痫，顶枕部缺血	线粒体疾病
血清荧光螺旋体抗体吸收试验	阳性筛查血清学测试	梅毒
药物筛选	年轻患者，无其他明显原因	可卡因 / 安非他明等致缺血性脑卒中

（续表）

检　查	适应证	可能的疾病
遗传分析	CT/MRI 上伴有脑室周围改变的家族性脑卒中	CADASIL
尿　液		
尿液分析	疑似脑病、肾病	尿路感染、败血症、脑病
氨基酸	马方综合征、高度近视、晶状体脱位、骨质疏松、智力低下、年轻患者	高胱氨酸尿症
药物筛查和血液酒精含量	年轻患者，无其他明显原因	中毒性脑病、可卡因 / 安非他明等诱发的缺血性脑卒中
妊娠测试	育龄年轻女性	子痫、先兆子痫、后部可逆性脑白质病、综合征、围产期心肌病、产后脑血管病、脑窦静脉血栓形成、羊水栓塞
成　像		
胸部 X 线片	高血压、杵状指、心脏杂音或心电图异常、年轻患者、患者	心脏扩大、肺动静脉畸形、心脏瓣膜钙化、患病患者的基线
颈动脉超声指导颈动脉手术	颈动脉 TIA 或轻度缺血性脑卒中	颅外颈动脉狭窄
MR 血管造影、CT 血管造影或常规脑血管造影	颈动脉超声提示近期有症状的颈内动脉严重狭窄，患者适合并愿意进行手术、疑似动脉夹层、动静脉畸形或动脉瘤	动脉夹层、动静脉畸形、颈动脉狭窄
主动脉弓造影（MR 血管造影）	锁骨下盗血、肱动脉搏动和血压不均的症状	锁骨下动脉或无名动脉狭窄心源性栓塞、主动脉弓粥样硬化或夹层
心　脏		
超声心动图（经胸、经食管）	年轻（＜50 岁），或者有心脏病的临床表现、心电图或胸部 X 线证据，可能导致栓塞、主动脉弓夹层	心源性栓塞，主动脉弓粥样硬化或解剖
24h 心电图	疑似 TIA 期间出现心悸或意识丧失，疑似静息心电图	间歇性心房颤动或心脏传导阻滞
其　他		
脑电图	怀疑 TIA 或脑卒中的诊断：癫痫、全身性脑病	癫痫、结构性脑损伤、脑炎、炎症性血管疾病引起的弥漫性脑病、克雅病
脑脊液	梅毒血清学阳性，年轻患者，感染性心内膜炎？多发性硬化的可能性	血管炎、梅毒、多发性硬化、感染性心内膜炎
红细胞量	血细胞比容升高	原发性红细胞增多症
颞动脉活检	年龄较大（＞60 岁），咀嚼暂停，头痛，多肌痛、不适、贫血、ESR 升高	巨细胞动脉炎
皮肤活检	CT/MRI 上具有典型改变的家族性脑卒中	CADASIL

a. 重复以确保持续升高。脑卒中后会发生短暂性跌倒，因此必须重复任何低水平跌倒，并检查其家庭成员
CADASIL. 皮质下梗死伴白质脑病常染色体显性遗传性脑动脉病；CT. 计算机断层扫描；ESR. 红细胞沉降率；MRI. 磁共振成像；TIA. 短暂性脑缺血发作

相关性未知，且任何治疗的效果不确定）可能没有什么影响。此外，在没有任何动脉粥样硬化血栓栓塞、小血管疾病或心脏栓塞证据的罕见情况下，特别努力寻找原因的合理倾向也会影响平衡。

二线检查的主要适应证和可能发现的疾病见表 6-15。这些将在本章的其他部分和第 7 章中更详细地讨论，尽管在此阶段讨论脑成像、脑和冠状动脉循环、腰椎穿刺和脑电图会有所帮助。

（三）大脑成像

脑和脑血管成像的发展通过提供有关脑卒中的诊断和基础的信息，促进了急性脑卒中的治疗，从而使治疗能够针对特定的个体患者。

1. 计算机断层扫描检查

脑 CT 应该是脑卒中的常规检查，它是区分缺血性脑卒中与脑出血的关键。这种根本区别决定了寻找脑卒中原因的策略。它在血流动力学管理和抗凝药、阿司匹林或溶栓等抗凝治疗的决策中至关重要。这对于以后可能必须做出的关于颈动脉内膜切除术的任何决定也至关重要。CT 在排除偶尔表现为 TIA 或脑卒中的颅内结构性病变方面具有有限但重要的作用。有人会认为，对于单一疑似 TIA 的患者，CT 是不必要的，因为它不可能确认临床诊断，而只能排除脑出血，尽管 CT 对微出血的敏感性很差，但几乎没有报道称脑出血会导致持续时间少于 24h 的局灶性症状。微出血更可能发生在长期高血压或脑淀粉样血管病的情况下，并在梯度回波 MRI 上显示（见下文），增加使用该技术可能会显示微出血是 TIA 的原因（这是否会改变他们的治疗仍有待观察）。除非症状复发，否则 TIA 患者不太可能出现结构性脑损伤，如硬膜下血肿。但是，与往常一样，必须从研究的可获得性、便利性、风险和成本的角度来看待这些争论。所有人都同意短暂性单眼失明肯定是一种不需要脑 CT 的 TIA，因为临床上检查眼睛可以排除引起症状的任何结构性原因。

在症状出现后不久进行的红细胞比容可能是正常的，因此在确定缺血事件的原因方面的效用有限。早期 CT 脑不是为了显示梗死，而是为了排除出血，这一点再怎么强调也不过分。在脑卒中发作的最初几小时内，治疗的主要目标是防止 CT 上出现梗死，实际上是对急性治疗的研究，从而希望减少病死率和残疾。因此，通常不需要延迟 CT 以希望任何梗死都会变得可见。如果 CT 未显示梗死且脑卒中的定位不明确（例如，患者不尝试说话的短暂性偏瘫可能是由皮质、内囊或脑桥病变引起），尤其是 MRI 和 DWI，比 CT 更敏感，如果可能，应优先于重复 CT 进行。MRI/MR 静脉造影将有助于可能发生静脉梗死而不是动脉梗死的情况。

总体而言，CT 正常且临床明确的脑卒中可以假定是由梗死引起的。临床综合征通常足以预测脑损伤的部位和大小，以及可能的原因，以进行常规管理。使用 CT（或常规 MRI）对脑室周围低密度（脑白质疏松症）患者的梗死定位可能非常困难，因为有很多小且通常无症状的梗死，或太多的皮质萎缩，以至于无法区分最近有症状的小型梗死，但 DWI 可显示这些患者的急性病变。DWI 特别适用于出现短暂症状或轻微脑卒中的患者。

偶尔，在脑卒中发作后数小时内进行平扫 CT 时，大脑中动脉或基底动脉呈高密度，尤其是在薄层扫描时（图 6-24）。这是由动脉腔内的急性栓子或原位血栓形成引起的。尽管对动脉闭塞特异性相当高，但它的敏感性不足以排除它。如果确实需要了解颅内动脉闭塞的模式，则需要进行导管血管造影，或者可能会进行 MRA、CTA 或 TCD 超声检查。

> 脑卒中患者的极早期脑 CT 主要是为了排除脑出血和偶发的类似脑卒中的结构性病变，而不是为了证实梗死，虽然早期缺血性变化可用于指导是否适合溶栓治疗的决定。

CT 还可以显示早期缺血性改变，包括局灶

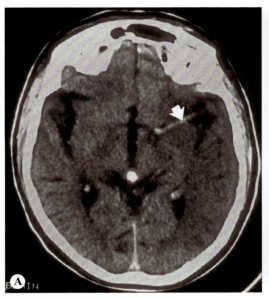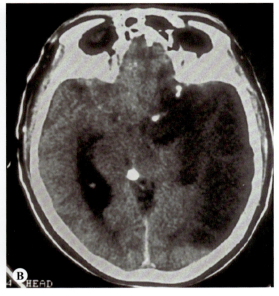

▲ 图 6-24　完全前循环梗死发作后 CT

A. 完全前循环梗死发作后数小时内，脑 CT 平扫显示大脑中动脉高密度（箭），此时梗死几乎不可见。B. 第二天左半球大面积梗死清晰可见，高密度征消失

性脑实质低密度、灰质白质分化丧失、岛叶带消失，皮质肿胀伴脑沟消失。这些变化已被证明可以预测对溶栓治疗的反应，并与预后和出血性梗死的风险相关[204]。

如果存在解剖学上相关的近期梗死，但与临床综合征有稍微出入，可能最好是根据扫描而不是根据综合征（梗死位于大脑的正确区域，例如内囊部分前循环临床综合征患者的 CT/MRI 显示腔隙性梗死）。因此，在寻找缺血性事件的原因时，很少需要重复 CT（有或没有静脉对比剂增强），但如果不确定患者是否发生过脑卒中，甚至在某些情况下发生过 TIA（但 MRI 更敏感），或者患者病情恶化，则可能需要重复 CT。

> 在脑成像上显示梗死的部位和大小，有助于确定缺血性脑卒中的根本原因。DWI 对急性脑卒中的敏感性高于 CT 或常规 MRI。

2. 磁共振成像

脑部 MRI 比 CT 更敏感。它显示较小的急性梗死，特别是在脑干和小脑，在 DWI MR 成像上呈高信号，在 ADC 上呈低信号。梯度回波 MRI 在显示少量血液（如梗死边界处的点状出血）方面也优于 CT，尽管尚不清楚这是否对脑卒中治疗有任何实际影响（MRI 可能只是显示尸检中已经怀疑的内容）。不幸的是，在急性病、意识混乱的脑卒中患者中，MRI 不如 CT 实用。

尽管 MRI 比 CT 具有更高的敏感性，但仍有可能出现脑卒中的临床综合征，但即使使用 DWI，也可能没有相关且可见的脑损伤，或者至少可以与弥漫性或多发性脑室周围高信号区区分的任何相关损伤[205]。

常规 MRI 可以提供更多信息。

• 大多数情况下，梗死的放射学表现可能提供与脑卒中病理生理学相关的重要信息。

• 主要脑血管中流动空隙的损失可以提供关于哪条动脉（或静脉）被阻塞，以及在何处阻塞的直接信息。

• 它可以识别以前的无症状缺血区域。

• 它可能表现出无症状的微出血，这可能会影响抗血栓药物的选择，尤其是在老年人中。

- 在动脉夹层中可以看到动脉壁的扩大和附壁血肿，因此无须进行侵入性导管血管造影。

- 它可能表现出动脉扩张。

- 它可能显示 CADASIL 的典型脑室周围变化。

- 它可能会阐明 CT 上通常看不到的惊喜，例如多发性硬化症的特征，这在临床上可能与年轻人的脑卒中相混淆，以及一些"孤立性眩晕"患者的小脑局灶性梗死，这在以前会被诊断为"急性迷路炎"，因为在敏感性较低的 CT 是正常的。

与常规 CT 和其他 MRI 序列不同，DWI MRI 在评估脑卒中方面变得越来越重要，因为它在诊断急性脑卒中高度敏感并且能够区分急性和慢性梗死，但是应该注意其他情况，例如，癫痫发作、脑炎和多发性硬化症都可引起 DWI 变化。因此，DWI 可以证实在有脑卒中病史的意识混乱的老年患者中发生了新的缺血性脑血管事件，或者在有非特异性症状（如意识模糊或头晕）的患者中发生了新的缺血性脑血管事件。DWI 的观察者间一致性优于传统 MRI，但 DWI 在诊断后循环急性脑卒中的敏感性似乎较低，特别是在病变较小且在症状出现后 24h 内的情况下 [206]。

仅根据临床标准和早期 CT 无法可靠地识别缺血性脑卒中亚型，DWI 显示约 18% 的患者定位在与根据临床特征和常规 MRI 初步怀疑的血管区域不同的血管区域 [207]。DWI 显示双侧多发急性梗死提示心源性栓塞，需要进一步心脏检查，而同一血管区域内有多个陈旧性梗死的急性梗死，更提示某一动脉区域发生血栓栓塞事件。同一半球前循环近期多发梗死提示严重颈动脉狭窄或大脑中动脉近端狭窄。后循环梗死的表现可能促使进一步评估椎基底动脉血管。在没有颈内动脉颅外段狭窄的情况下，前循环中存在急性 DWI 病变可能需要对远端颈动脉和颅内血管进行成像。

梗死的放射学表现提供了与脑卒中病理生理学相关的重要信息。

许多 TIA 或轻度脑卒中患者延迟就医，而且在他们到脑卒中专科服务机构就诊之前，往往会有进一步的延迟。在这些患者中，可能更难以获得明确的病史，临床体征可能已经消退，并且可能难以对脑缺血事件做出明确诊断或确定所涉及的血管区域或区域。DWI 在这种情况下特别有用，因为当在事件发生 2 周或更长时间后扫描时，它可以检测到大部分轻度脑卒中患者的临床上适当的缺血性病变。与 T_2 加权相比，DWI 识别该患者组近期缺血性病变的观察者间一致性要高得多，并且在约 1/3 的患者中，DWI 提供了超过 T_2 成像的有用信息，最常见的是通过提高诊断确定性和显示涉及的血管区域。

3. "沉默"或未被认识的脑梗死

TIA 或脑卒中患者的 CT（或 MRI）上经常出现局灶性低密度区域，与下列情况无关：当前或任何过去的临床事件、无症状颈动脉狭窄远端、冠心病或心房颤动患者以及在明显正常的老年人中 [208]。这些无症状病变通常小而深，而不是大而皮质，现在通常在 MRI 上被称为非特异性"白质高信号" [209]。通常只是假设，但未经病理学证实，病变是先前亚临床梗死的结果，或者可能是脑出血，或者患者没有识别或只是忘记了先前的症状事件。在一项系统评价中，大约 20% 的健康老年人群中发现了"无症状梗死" [210]。毫不奇怪，传统的血管危险因素包括年龄、高血压、糖尿病、心血管疾病、内膜—中膜厚度、颈动脉狭窄等，与这种情况有关。不同病例的患病率差异很大，取决于放射学异常的精确定义、使用的成像技术、患者的选择方式、对既往无神经系统症状的确定程度、观察者是否对任何临床症状都视而不见，以及患者的人口统计学特征。无症状缺血的预后价值尚未准确定义，但其存在与认知能力受损和脑卒中风险增加有关 [211]。此外，非常明显和大面积的皮质梗死，即使没有以前的症状，也可能至少会让一个人重新考虑脑栓塞的近端来源。

（四）脑循环成像

显然，对每个患有缺血性脑卒中或 TIA 的人的脑循环进行反复成像，以显示哪条动脉被阻塞、再通发生的速度，以及任何栓子可能起源于何处，显然是有意义的。在实践中，必须始终仔细指导脑循环成像以回答相关的临床问题。

脑循环成像检查的主要适应证是患者是否有可能接受颈动脉手术、动脉夹层的可能性、急性缺血性脑卒中患者（例如，显示血管闭塞，从而考虑再通）、颅内静脉窦血栓形成、频繁的椎基底动脉 TIA，尤其是锁骨下动脉盗血、不明原因脑卒中（例如，为了阐明脑血管炎）和大血管颅内狭窄，以期可能进行血管内介入治疗。新的非侵入性技术，如定量 MRA、功能性 MRI、灌注加权 MR 和 SPECT，无论是否使用脑血管扩张药（如乙酰唑胺）的情况下获得，都可以评估血流动力学状态并预测有血流受限的个体的脑卒中结果[212, 213]。此外，无创定量 MRA 可以评估脑血流并为大血管闭塞性疾病提供有价值的信息（图 6-25）[214]。这些成像方式被认为是试验性的，在将其纳入临床实践之前，需要进行进一步研究。

（五）颈动脉成像

颈动脉内膜切除术的风险和益处有时处于非常微妙的平衡，因此对颈动脉分叉进行成像以帮助选择手术的患者或多或少是完全无风险和准确的，这至关重要。关键的影像学问题是"与大脑或眼部缺血同侧的颈内动脉起始处的狭窄程度有多严重"，"金标准"是动脉内选择性导管血管造影。然而，即使没有观察者间的差异，这也不是一个完美的测试，但它在必须做出手术决定的严重狭窄范围内是相当可靠的[215]。它仍然是金标准，因为它是第一种可以显示大脑循环整个解剖结构的方式。具有直观的表面效度。而且，最重要的是，当大型随机手术试验招募患者时，它是唯一可用的准确成像技术。所以，根据狭窄的严重程度做出手术与不手术决定的任何标准，然后将这些试验的推论应用于常规临床实践，都隐含基于导管血管造影。如果这个决定现在是基于颈动脉狭窄的无创测量，那么必须非常确定的是，无创测量的结果可以"转化"为如果进行了导管血管造影术的测量结果。

对患有轻度颈动脉缺血事件的每个人进行动脉内导管血管造影，显然是不可接受的，因为存在风险和成本。此外，这些患者中实际患有严重颈动脉狭窄的不到 20%；即使只选择那些有"皮质"而不是"腔隙"事件的患者，比例仍然不到 30%。其余的可能包含一个意想不到的心脏栓塞源；或者未成像的动脉栓塞源，例如在主动脉弓和颈总动脉中；或者颅内小血管疾病；或者不太严重的颈动脉分叉疾病，它可能仍然是栓塞的来源，但在不久的将来可能不会再次出现这种情况；或者椎基底动脉分布的缺血。将血管造影仅限于颈动脉分叉杂音患者会遗漏一些严重狭窄的患者，并且仍然会使太多狭窄程度较低的患者面临风险，但颈动脉手术并无任何益处。将颈部杂音与各种临床特征结合起来也不会有更好的效果。

1. 导管血管造影

导管血管造影不方便，具有有创、可能导致检查者不舒服、昂贵、有风险等缺点，并且可能需要检查者住院，这些劣势可能在颈动脉内膜切除术前造成不必要的延误，在此期间有发生本可避免的脑卒中风险（图 6-26）。由于导管血管造影，2%～4% 的患者会发生 TIA 或脑卒中，其中 1/4 是永久性的，如果患者患有严重的颈动脉疾病，可能更多。血管造影合并 TIA 和脑卒中的原因如下。首先，导管尖端在插入、注射或冲洗过程中，脱出了动脉粥样硬化斑块或剥离了动脉壁；其次，血栓可能在导管尖端或污染含对比剂的注射器的血液中形成；最后，特别是由于几乎不可避免地注入了一些空气[216]。此外，对比剂存在全身性和过敏性不良反应，特别是在使用大量对比剂的静脉数字减影血管造影（intravenous digital subtraction angiography，IVDSA）期间。一些患者在动脉穿刺部位（通常是进入腹股沟股动脉）出现血肿、动脉瘤或神经损伤，偶尔患者

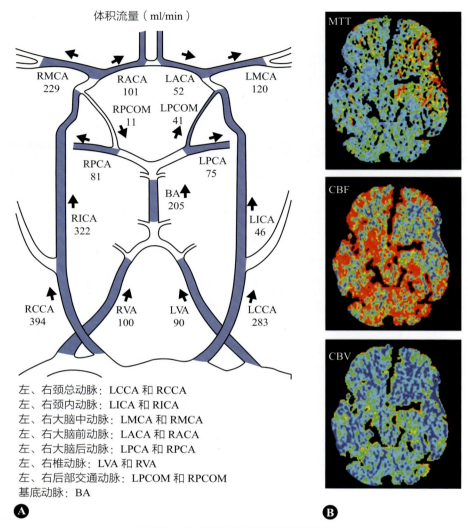

体积流量（ml/min）

左、右颈总动脉：LCCA 和 RCCA
左、右颈内动脉：LICA 和 RICA
左、右大脑中动脉：LMCA 和 RMCA
左、右大脑前动脉：LACA 和 RACA
左、右大脑后动脉：LPCA 和 RPCA
左、右椎动脉：LVA 和 RVA
左、右后部交通动脉：LPCOM 和 RPCOM
基底动脉：BA

Ⓐ   Ⓑ

▲ 图 6-25　无创定量磁共振血管造影

A. 一名左侧颈内动脉近端严重狭窄患者通过定量磁共振血管造影获得的脑血流。与右侧相比，左侧颈内动脉和大脑中动脉（MCA）的流量减少。在左侧，通过左侧大脑前动脉和左侧后交通动脉的侧支血流为大脑中动脉提供代偿供血；B. 计算机断层扫描灌注研究显示，左侧大脑中动脉区域的平均通过时间（MTT）延长、脑血流量（CBF）降低、脑血容量（CBV）保持不变，这与区域低灌注一致

在穿刺部位远端的腿部出现新发或周围血管疾病症状恶化，有时甚至导致截肢[216]。胆固醇栓塞综合征非常罕见，但可能是致命的。在专家级、大容量常规脑血管造影中心，严重不良事件的风险通常较低且在可接受的范围内。

IVDSA 和主动脉弓造影都不是选择性动脉内血管造影令人满意的替代方法。因为图像通常很差，无法测量狭窄（尤其是使用 IVDSA），血管可能重叠，没有关于颅内血管的准确信息，并且这些技术不一定更安全，所有这些因素结合起来会降低非选择性血管造影测量的狭窄程度的预后价值。即使使用选择性血管造影，也可能难以区分闭塞和颈内动脉极度狭窄，然后需要后期视图才能看到对比度最终向上进入到头部（图 6-27）。

需要双平面（最好是三平面）的颈动脉分叉视图来准确测量颈动脉狭窄的程度，即在没有其他血管重叠的情况下显示残余管腔，在最窄点进行测量，并与合适的分母进行比较以得出直径狭

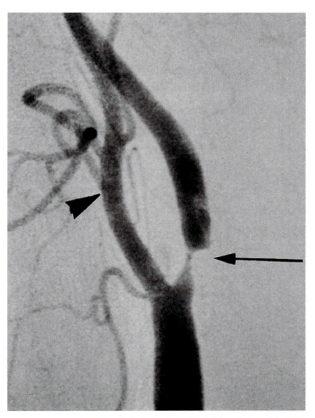

▲ **图 6-26**　选择性动脉内数字减影导管颈动脉血管造影的正位图

图示颈内动脉起点部的狭窄（箭），可以很容易地与颈外动脉（箭头）区分开来，因为前者在颈部没有分支

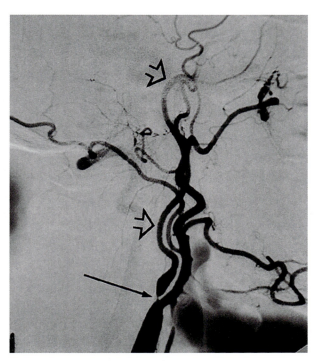

▲ **图 6-27**　选择性导管颈动脉造影的侧位图

图示颈内动脉几乎完全闭塞（箭），病变远端血流不畅（空箭头）和颈动脉虹吸段充盈延迟。通常情况下，颈动脉虹吸段在颈外动脉分支之前充盈

窄百分比。这是关于颈动脉内膜切除术的决定必须依据的衡量标准，因为这是随机对照试验使用的。仅仅残留的管腔是不能令人满意的，因为正常动脉的大小因人而异，男性比女性大，而且不同中心之间的 X 射线放大倍数也存在差异。导管血管造影无法测量面积狭窄。

必须尽可能准确地测量任何颈动脉狭窄的严重程度；猜测是不可接受的。

　　在导管血管造影上测量颈动脉狭窄有 3 种可能的方法（图 6-28）：①用于北美症状性颈动脉内膜切除术试验（North American Symptomatic Carotid Endarterectomy Trial，NASCET）；②用于

欧洲颈动脉手术试验（European Carotid Surgery Trial，ECST）；③颈总动脉法。然而，两名观察者对中度 / 重度狭窄的评估很可能有 20% 的差异 [217]。用所有 3 种方法测量的狭窄增加同样可以很好地预测同侧缺血性脑卒中的风险，因此它们在这个意义上都是有效的。幸运的是，很容易将一种方法的测量值转换为其他两种方法中的任何一种，因为它们都是线性相关的，至少在中度和重度狭窄范围内。ECST 和颈总动脉法给出基本相同的结果，这些方法的 30%、50% 和 70% 分别相当于 NASCET 测量方法的约 50%、70% 和 85% 狭窄。

　　可以想象，血管造影中动脉粥样硬化斑块的不规则性，提示斑块溃疡、不稳定、并发血栓形成和栓塞，因此可以预测真正重要的事情，即同侧缺血性脑卒中。然而，血管造影倾向于低估血管外科医生和病理学家观察到的溃疡。事实上，无论是尸检还是影像学检查，都不清楚溃疡的金

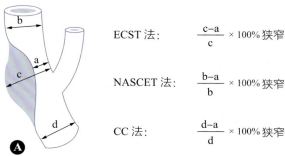

ECST 法： $\dfrac{c-a}{c} \times 100\%$ 狭窄

NASCET 法： $\dfrac{b-a}{b} \times 100\%$ 狭窄

CC 法： $\dfrac{d-a}{d} \times 100\%$ 狭窄

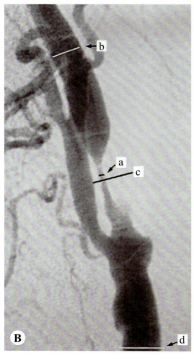

▲ 图 6-28　测量颈动脉狭窄的可能方法

A. 测量颈部颈内动脉起始部直径狭窄百分比的 3 种方法。全部使用狭窄最严重的最小残留管腔作为分子（a）。但是，分母不同。在欧洲颈动脉手术试验（ECST）方法中，它是狭窄部位正常管腔直径的估计值（c）（无论是在分叉处，颈内动脉较远处还是颈总动脉远端）。在北美症状性颈动脉内膜切除术试验（NASCET）方法中，它是指颈内动脉管腔正常且无疾病时的直径，它通常远超出球部（b），并且在颈内动脉近乎闭塞的情况下，任意指定 95% 的狭窄。在颈总动脉方法中，它是分叉处近端颈总动脉的直径，它没有疾病并且直径相当恒定（d）；B. 来自颈动脉造影的说明性示例，其中 a～d 对应于图 A 中描述的测量值。ECST 法测得的狭窄率为 89%，颈总动脉法测得的狭窄率为 88%，NASCET 法测得的狭窄率为 85%

标准应该是什么，并且在"溃疡"的血管造影诊断中，观察者间的一致性只有中等，缺乏关于组织学异常分类再现性的数据。然而，狭窄斑块的血管造影不规则确实预示着更高的脑卒中风险，

特别是在狭窄程度较高的情况下，如果斑块是光滑的，那么狭窄程度相同，并且当严格评估导管血管造影斑块形态和组织学时，两者之间有很好的相关性。尚不清楚血管造影显示的"浮动血栓"对脑卒中风险有何影响。

因此，目前预测同侧缺血性脑卒中的主要血管造影标准是直径狭窄百分比及斑块不规则 / 溃疡，尽管有一些观察者间的差异。

2. 双功能超声检查

该技术将实时超声成像与脉冲多普勒血流分析相结合，显示血管腔内任何感兴趣点的动脉解剖结构（图 6-29）。如果多普勒信号采用颜色编码以显示血流方向及其速度，它的准确性会得到提高，并且在技术上则更易于执行。能量多普勒和静脉内超声造影也可能有帮助。颈动脉管腔狭窄程度的计算不仅来自实时超声图像（当病变是回声透明的或钙化使超声束散射时可能不准确），还来自多普勒信号导出的血流速度。如果没有彩色多普勒，而只能使用灰阶双功能多普勒，首先用简单的连续波多普勒探头探查眶上动脉通常会有所帮助，因为血流向内强烈提示颈内动脉严重狭窄或闭塞，但不一定在起始处。

尽管双功能超声检查是无创且广泛可用的，但仍有一些困难是任何超声检查都必须认识和处理的。

• 它非常依赖于操作者，因此需要技能、培训和相当多的经验，以确保准确测量狭窄并避免陷阱，如将外部与颈内动脉混淆。

• 它可能难以解释，特别是如果有斑块或动脉周围钙化。

• 除非非常小心地使用和解释，否则在区分非常严重（>90%）的狭窄（可手术）和闭塞（不可手术）方面并不完全可靠。

• 它对严重（70%～99%）颈内动脉狭窄，其敏感性和特异性不完全。

• 不同的机器测量颈动脉狭窄的准确性不同。

• 它提供的关于近端动脉解剖的信息很少，尽管这很少受疾病影响或与外科医生有关，或者关

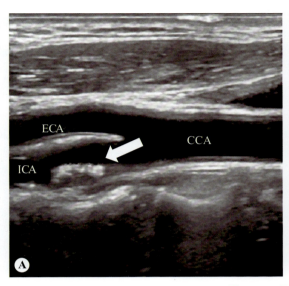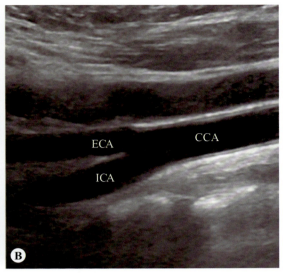

▲ 图 6-29　双功能超声检查

A. 颈动脉的双重超声检查显示颈动脉分叉处的狭窄斑块（箭）；B. 用于比较的正常动脉。在这两种情况下，头位于图片的左侧，心脏在右侧。CCA. 颈总动脉；ECA. 颈外动脉；ICA. 颈内动脉

于远端解剖的信息。后者究竟多久才是一个真正重要的问题尚不清楚（例如，狭窄病变、颅内狭窄和无症状颅内动脉瘤的上限位置）。

随着工作人员的变化和机器的更新，对任何后续导管血管造影的结果进行持续审查是必不可少的，但随着导管血管造影的实施越来越少，这变得越来越不切实际。另一个问题是该技术仍在发展，任何关于测量颈动脉病变严重程度和特征的准确性的结论都可能过时，必须在机构的背景下应用[218]。不幸的是，比较超声与导管血管造影金标准的准确性的文献，受到流行病学和统计学方法的困扰，很少符合评估此类诊断测试的标准指南（表 6-16）[219]。尽管如此，在严格的质量控制和由独立观察者确认狭窄的情况下（见后文），双功能超声检查现在是诊断颈动脉狭窄严重到需要手术的最常见方法。

对于斑块（软、硬、钙化等）的超声表现没有标准和常用的定义，并且在不同时间的同一观察者之间甚至在同一观察者之间的报告也存在相当大的差异。因此，虽然不稳定和溃疡斑块比具有纤维帽的稳定斑块更有可能出现症状，但超声的不准确性会影响对双功能超声检查中斑块特征

表 6-16　颈动脉狭窄测量试验与动脉内导管血管造影的"金标准"比较的方法学标准
• 前瞻性研究设计
• 连续系列患者或随机样本
• 研究人群的充分描述
• 临床相关范围内的狭窄严重程度
• 不排除影像不佳的患者
• 成像技术足够细节
• 通过一种技术对另一种技术的图像进行"盲"评估的图像
• 两种技术如何准确测量狭窄的充分细节
• 比较连续和不连续变量的适当统计方法
• 报告测量的可重复性（观察者间和观察者内的可靠性）
• 适当的样本量以获得足够的功效

与后期脑卒中风险之间关系的任何研究，从而影响颈动脉手术的选择。

尽管有这些局限性，双功能超声检查对于有经验的人是一项非常快速和简单的检查，既不令人不快也没有风险。极少数情况下，多普勒探头对颈动脉分叉处的压力会使血栓脱落，或引起颈动脉窦的足够刺激，从而导致心动过缓或低血

压。可以想象，这同样适用于可能在 TCD 或颅外多普勒超声检查期间进行的各种动脉压迫操作，对于可能患有颈动脉分叉疾病的患者，应避免任何此类压迫。

> 在具有严格质量控制的实验室中进行可靠的双功能超声检查，任何颈动脉狭窄均由独立观察者确认，现在通常是诊断严重到足以进行颈动脉内膜切除术的狭窄的最佳方法。

3. 计算机断层扫描血管造影

这是一种广泛使用的颈动脉和脑循环成像方法[220]。它需要大剂量的静脉对比剂来勾勒出动脉管腔，有 X 射线照射，可能会低估狭窄。然而，CTA 的采集时间短，提供从主动脉弓到脑动脉的详细视图，具有多个视角和三维重建，并且允许钙沉积物与对比剂勾勒的血管腔分开成像（图 6-30）[221]。此外，CTA 可以与 CT 灌注成像相结合。这种方法可以通过生成脑血容量、脑血流量、达峰时间和平均通过时间图来快速评估脑灌注。

4. 磁共振血管造影

虽然 MRA 无创且安全，但至少在目前的发展阶段，单独使用 MRA，尤其是非增强成像（或时间飞跃法成像）不太可能足够准确地估计颈动脉狭窄[222]。图像并不总是足以测量颈动脉狭窄（运动和吞咽伪影是特殊问题）；狭窄的严重程度往往被高估；狭窄远端可能有低至 60% 的血流间隙，无法进行精确的狭窄测量，甚至在颈动脉球的后部，这两种情况都可能是由于层流损失和血液停留时间增加；不规则 / 溃疡不明显；严重狭窄可能与闭塞相混淆（图 6-31）[223]。然而，对比增强 MRA[224] 可以显著提高图像质量和狭窄测量的可重复性。到目前为止，MRA 和导管血管造影在方法学上还没有足够的可靠比较（表 6-16）[225]。已经进行的比较研究经常被 MR 技术的变化所取代。尽管 MRA 有局限性，但随着脑 MRI 在脑卒

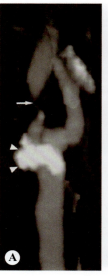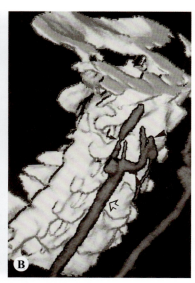

▲ 图 6-30　颈动脉分叉的 CTA
A. 二维重建显示颈内动脉起始部的严重狭窄（箭）及颈总动脉远端钙化区域（箭头）；B. 同一动脉的三维重建以显示与颈椎的关系，颈总动脉（空箭）、颈内动脉狭窄（箭）和颈外动脉及分支（箭头）

中中作用的扩大，它的使用正在增加。

5. 颈内动脉成像：无创和有创方法的优缺点

与导管血管造影相比，无创方法的主要优点是没有严重的操作风险，而且通常可以很快完成。事实上，手术风险在过去可能被高估了。尽管对脑血管病患者导管血管造影风险的前瞻性研究进行了早期系统评价报道的死亡风险为 0.1%，永久性神经系统后遗症的风险为 1.0%，但最近的研究报道称，学术中心和社区医院的风险较低[226, 227]。还应该注意的是，大多数研究将血管造影后 24h 内发生的所有脑卒中都计为手术并发症。鉴于症状性颈动脉狭窄出现后不久和动脉内膜切除术前的脑卒中风险约为 0.5%/d，因此近期有症状的患者因血管造影导致永久性神经系统后遗症的额外风险可能低于 1.0%。然而，关于与常规血管造影相关的无症状脑缺血的发生率和影响，我们知之甚少。

与药品相比，新的诊断或成像策略不受严格的监管控制，也没有为验证设定标准。鉴于现有的颈动脉成像技术使用完全不同的源数据来估计

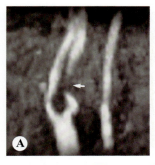
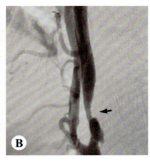

▲ 图 6-31 磁共振血管造影

A. MRA（三维时间飞跃法）显示严重的颈内动脉狭窄。虽然狭窄显然是"严重的"，但由于病变远端的"流动间隙"（箭），无法测量其确切程度。B. 另外，导管血管造影可以清楚地显示病变（箭），因此可以测量狭窄率为 82%（根据 ECST 或颈总动脉方法）或 71%（根据 NASCET 方法）。狭窄表面的明显不规则性也清晰可见，而在 MRA 上该特征消失了

狭窄，并且个体之间和性别之间的颈动脉分叉解剖结构存在重大差异，因此将狭窄测量值从一种技术转换为另一种技术并不简单。尽管在过去的 20 年中已经发表了数百项颈动脉成像研究，但大多数都因设计不佳、样本量不足，以及数据分析和呈现不当而受到影响。几项研究得出结论，由于狭窄程度被错误分类的频率，个别无创方法不能替代导管血管造影作为唯一的动脉内膜切除术前成像技术[228]。

鉴于多普勒超声在选择动脉内膜切除术患者方面的主要缺点，已经研究了多普勒超声与其他无创成像方法（通常是 MRA 或 CTA）的组合。在多普勒超声和 MRA 结果一致的患者中，与导管血管造影相比，不适当的决策减少到不到 10%[229]。对于多普勒超声和 MRA 不能产生一致结果的患者，仍需要进行导管血管造影。

（六）椎基底动脉短暂性脑缺血发作

多年来，人们一直认为椎基底动脉 TIA 与颈动脉区域 TIA 相比，脑卒中风险较低。然而，最近的研究表明，脑卒中的风险至少同样高，并且可能在事件发生后的前几周内更高[230]。目前尚不清楚血管手术除了在锁骨下盗血这种特殊的情况下还能提供什么。然而，关于椎动脉或基底动脉近端动脉粥样硬化血栓狭窄的血管成形术和支

架置入术的报道越来越多，但这仍处于研究阶段。MRA 或 CTA 是对后循环成像最有用的无创方法，尽管通常仍需要导管血管造影来确认或排除明显的狭窄。

虽然无症状的锁骨下动脉盗血很常见（通过超声或椎动脉造影检测到椎动脉反向血流），但有症状的锁骨下动脉盗血不太常见，这可能是因为脑干的侧支血流足以代偿同侧锁骨下动脉狭窄或闭塞远端的反向椎动脉血流。临床综合征很容易通过两臂之间的不平衡血压、锁骨上杂音和椎基底动脉 TIA 来识别，这可能是由于同侧手臂运动导致锁骨下狭窄或闭塞，因此增加了从脑干沿椎动脉流向手臂肌肉的血流。只有这种有症状的患者可能需要手术，因此必须接受任何先前血管造影的风险。无名动脉盗血更为罕见，逆行椎动脉血流向无名动脉远端流动，而不是锁骨下动脉闭塞。

（七）颈动脉夹层的诊断

动脉夹层倾向于愈合，并且在使用抗凝药或任何其他特定治疗方面存在均势。通常仍有必要做出明确诊断，因为这会中止为了寻找缺血性脑卒中或 TIA 的原因进行的进一步的不必要的检查；可能存在法医学问题，例如，针对某些攻击者或其他对任何创伤负责的人的诉讼；患者（以及他们的人寿保险公司、雇主等）可以放心，复发的风险很低；可能不需要长期抗血栓药物和其他常规二级预防治疗。过去的金标准成像是导管血管造影，因为超声和其他非侵入性方法既不特异也不敏感[231]。然而，包括 T_1 加权像和脂肪抑制在内的横断面 MRI，结合 MRA 显示增宽的动脉壁内的血肿是最安全、最佳的选择，这是一个广泛的共识。

（八）急性缺血性脑卒中的血管成像

急性缺血性脑卒中或 TIA 的血管成像可以识别可能受益于颈动脉内膜切除术的有症状颅外动脉粥样硬化性狭窄患者，以及可能需要谨慎的血流动力学管理的血流限制性狭窄患者。

血管造影的其他潜在指征包括怀疑以下任何

一项。

- 颈动脉夹层。

- 颅外或颅内循环的动脉瘤，大到足以容纳可能栓塞大脑或眼睛的血栓。这种情况非常罕见，但可能需要手术夹闭或切除动脉瘤，或者可能需要抗凝治疗。

- 纤维肌发育不良，尽管是否，以及如何治疗尚不清楚。

- 脑血管炎，可能与脑动脉的串珠和狭窄有关，尽管这既不是特异性特征也不是敏感表现。最好通过血清学检查、颅外组织活检（肾、皮肤等）或脑膜 / 皮质活检（如果临床上合理）做出此诊断。

- 烟雾综合征极为罕见，任何治疗的可能性都受到严重限制。

（九）经颅多普勒超声

经颅多普勒超声可提供大脑底部主要颅内动脉的血流速度及其相对于超声探头的方向的信息，从而判断这些动脉是否闭塞或狭窄（图 6-32）。它是无创的，可按需重复，可以在床旁进行，不贵，并且不太难准确地进行。

尽管在涉及颈动脉压迫的测试中，可以想象栓子可以从下面的动脉粥样硬化斑块中释放出来，并且可能发生心动过缓，但经颅多普勒超声非常安全。然而检查时，患者必须保持合理的静止；检查可能长达 1h；在 5%～10% 的病例中，颅骨不被超声穿透，随着年龄的增长而增加和女性多于男性，但如果使用静脉内超声造影，则较少；准确的血管识别可能很困难，但彩色血流实时成像使这一过程更容易；空间分辨率差；诊断标准各不相同；与脑导管血管造影相比，该技术并不总是准确的[232, 233]。

TCD 可以检测无症状颈动脉狭窄患者的无声栓塞信号，这已被证明预示着 TIA 或脑卒中的发生[234]。它还用于颈动脉内膜切除术期间的监测、卵圆孔未闭的诊断、镰状细胞病的风险分层和治疗，也许在帮助确定脑卒中风险时，还有其他可能的适应证：颅内动脉闭塞和狭窄的显示；脑血

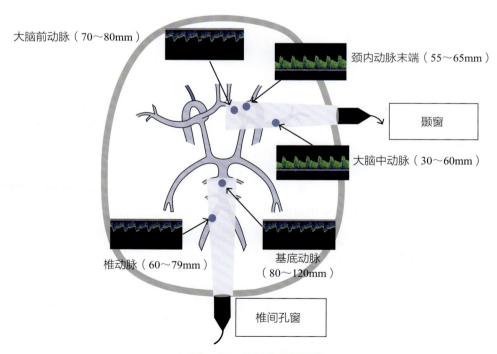

大脑前动脉（70～80mm）

颈内动脉末端（55～65mm）

颞窗

大脑中动脉（30～60mm）

椎动脉（60～79mm）

基底动脉（80～120mm）

椎间孔窗

▲ 图 6-32　经颅多普勒超声

从上方观察颅底（眼睛在图的上方），以说明经颞和经椎间孔的颅脑超声窗，以及从主要颅内动脉获得的典型波形。括号中的数字表示声波深度

管反应性评估；急性缺血性脑卒中患者接受溶栓药物治疗后血栓溶解加速[235]。

1. 颅内动脉闭塞和狭窄的显示

狭窄可能难以与充血区分开来，因为两者都会增加血流流速，但经颅多普勒可以显示大脑中动脉主干（如果不能显示分支闭塞的话）、大脑前动脉，以及不太容易显示的基底动脉和大脑后动脉的闭塞。它不能显示无法看到的较小动脉的闭塞。然而，目前，该信息的临床意义有限，尽管它可能有助于选择患者进行再通。

2. 栓子检测

更具有临床意义的可能是在超声图上以高强度瞬时信号的形式检测出栓子，即所谓的微栓子信号（图 6-33）。尽管绝大多数微栓子信号似乎没有症状，但它们的检测可能有助于区分心脏和主动脉弓与颈动脉栓子，因为对于前两种，栓子应在多个动脉分布中检测到，而最后一种栓子仅在假定栓子来源远端的一种动脉分布中检出[236]。此外，无症状颈动脉狭窄患者的微栓子信号与较高的脑卒中或 TIA 风险相关，这可能有助于早期选择可能受益于动脉内膜切除术的患者[234]。

3. 脑血管反应性评估

经颅多普勒超声也可用于评估脑血管反应性，即乙酰唑胺、二氧化碳吸入或屏气引起的颅内血管扩张能力，尽管这 3 种方法并不总是产生一致的结果[237]。然而，关于究竟如何标准化这个测试（究竟什么是"异常"）仍然存在争议，并且它没有被常规使用。识别白天的正常变化也很重要。有趣的是，反应性受损可能对从颈动脉狭窄和颈内动脉闭塞患者中识别出脑卒中风险特别高的个体患者，具有一定的预后意义，尽管研究的人数很少，情况尚不清楚。随着时间的推移，以及可能增加的侧支循环，任何反应性受损都可以恢复正常。

（十）冠状动脉循环成像

有症状的冠心病在 TIA 和缺血性脑卒中患者中很常见；约 1/3 患有心绞痛或心肌梗死（表 6-3）。它显然需要常规的心脏检查和治疗。此

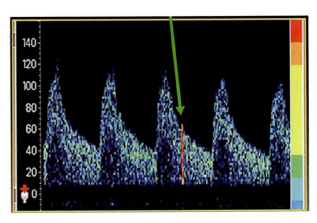

▲ 图 6-33 来自大脑中动脉的经颅多普勒信号
箭显示栓子的高强度微栓子信号。注意，栓塞信号不会超出多普勒轨迹，并且比多普勒信号的其余部分具有更高的强度（亮度）

外，很大一部分没有症状的冠心病患者有亚临床冠状动脉病变的证据，确切的数字取决于对患者的检查程度。因此，未来发生严重冠状动脉事件的风险很高也就不足为奇了。然而，无症状冠心病的检出目前并不影响缺血性脑卒中 /TIA 患者的长期治疗，因为血管危险因素将被治疗，抗血栓药物和他汀类药物无论如何都会使用，而冠状动脉手术 / 支架置入术是否对这类患者的长期预后有影响尚不清楚。因此，运动心电图检测、[201]TI 双嘧达莫闪烁显像或冠状动脉造影没有明确的适应证，除非患者有心脏症状或其他原因，如静息心电图异常，提示冠状动脉疾病需要手术或血管内治疗。

（十一）腰椎穿刺

腰椎穿刺当然不是急性脑卒中的常规检查。尽管它在 CT 阴性的突发性头痛中仍占有重要地位，但在区分脑出血和缺血性脑卒中方面没有任何用处。如果梗死或血肿导致占位效应或脑脊液流动受阻，可能会很危险，并且在服用抗凝药的患者中，可能会并发脊髓出血。仅当存在诊断疑问并考虑蛛网膜下腔出血、脑炎、脑膜炎、多发性硬化或中枢神经系统血管炎的可能性时才有用。正常情况下，急性缺血性脑卒中后脑脊液没有变化，但白细胞可高达 $100/mm^3$，如果脑部有

脓毒性栓子，则更多。

（十二）脑电图

累及大脑皮质的梗死或出血可能会导致同侧脑电图减慢，但有更好的临床和影像学方法可以将它们与深部病变（如腔隙性梗死）区分开来。如果脑卒中的诊断不明确，可能是脑炎或其他一些全身性脑病，甚至是克雅病，那么双侧脑电图异常会加重脑卒中。此外，当脑卒中和伪装成脑卒中的癫痫之间存在混淆时，或者癫痫使旧脑卒中看起来更糟时，脑电图上的局灶性癫痫活动是有用的。脑电图也可能有助于区分 TIA 和局灶性癫痫，但不需要常规脑电图。

（十三）成本效益

无论在哪里存在不确定性，就像在脑卒中患者检查的程度上肯定存在不确定性一样，国家之间和国家内部，以及医生之间的实践总是存在相当大的差异。并非所有人都同意我们对缺血性脑卒中 /TIA 患者检查的看法。但是，我们必须强调，任何检查的标准都与科学好奇心或经济利益无关，这两者都很容易扭曲建议。我们只感兴趣的是，检查结果是否可能以有用的方式影响患者的管理，而不会带来不可接受的风险，并可能改善他们的结果。"不可接受"的含义必须取决于风险与不进行检查从而损害患者结果的风险之间的平衡；随着新的和更安全的研究的发展和治疗的改进，这种平衡肯定会改变。因此，我们是"极简主义者"，因此应该具有成本效益。另外，那些在治疗中更积极的人（在我们看来，经常依赖理论而不是来自随机试验和 Meta 分析的证据），显然会认为我们的极简检查策略草率且严重缺乏细节，甚至可能是疏忽。

> 对患者进行脑卒中或 TIA 的检查程度取决于任何检查结果将如何影响治疗决策。

理想情况下，关于成本效益的辩论应集中在关注资金投入的主要领域（如磁共振血管造影），

而不是成本较低的检查（如血沉率），即使进行了大量的检查，也会对总体检查预算产生微不足道的影响。此外，必须在脑卒中住院总费用的背景下看待检查费用。

八、确定缺血性脑卒中和短暂性脑缺血发作的 3 种最常见原因

大约 95% 的缺血性脑卒中和 TIA 是由动脉粥样硬化血栓栓塞、小血管疾病或心脏栓塞引起的（图 6-1）。从临床病史、检查和常规一线检查来看，构成罕见的 5% 可能会，也可能不会相当明显，应该特别认真地寻找它们，并通过进一步的适当检查，在它们最有可能出现的地方，即在青年和中年患者中，或者如果没有充分证据证明脑缺血的 3 个主要原因之一，或任何主要脑卒中危险因素（高血压、吸烟、糖尿病、房颤、颈动脉杂音，以及冠状动脉或外周血管病变的证据）（表 6-17）。如果在个体患者中存在 2 种、3 种甚至 4 种相互竞争的原因导致脑缺血，则必须专注于可治疗的方面。大约 10% 的缺血性脑卒中患者有动脉粥样硬化血栓形成和心源性栓塞的证据，而大约 2/3 的具有可识别的罕见脑缺血原因的患者也有一个或多个常见的血管危险因素。当然，如果 TIA 患者确实患有巨细胞动脉炎，那么无论患者是否同时患有高血压和心房颤动，都应该进行治疗。随着巨细胞动脉炎得到控制，人们应该考虑降低血压，给予他汀类药物和使用抗凝药或抗血小板药物，作为从未发生过脑卒中的人的一级预防。

在脑卒中后就医的最初几分钟内，所有可用于诊断的都是临床综合征，但这可能需要很长时间才能确定病因，然后通常需要进行脑 CT 以排除脑出血。在接下来的几个小时和几天内，可以进行进一步的检查，可能会形成对病因更准确的认识，尽管为时已晚，无法影响任何急性治疗，但可能会改变进一步的治疗。尽管腔隙性事件不太可能是由心脏、主动脉或颈动脉分叉处的栓塞引起的，即使存在一种或多种这些栓塞源，但脑

表 6-17 18—45 岁年轻人脑卒中亚型和病因[238]		
	总数（n=215）	百分比（%）
脑卒中亚型		
大血管动脉粥样硬化	4	2
小血管病	14	7
心源性栓塞	100	47
其他确定的病因	74	34
多种病因	4	2
未确定的	18	8
不完整的评估	1	1
脑卒中原因		
心源性栓塞	100	47
卵圆孔未闭相关	76	35
心肌病	10	4.7
瓣膜性心脏病	7	3.3
弹性纤维瘤	3	1.4
感染性心内膜炎	1	0.5
心肌梗死 / 左心室血栓	2	0.9
室间隔动脉瘤	1	0.5
非心源性栓塞	74	34
夹层	29	13.5
可逆性脑血管收缩综合征	11	5.1
烟雾病	7	3.3
高凝状态 [a]	6	2.8
中枢神经系统原发性血管炎	5	2.3
药物性脑卒中	5	2.3
偏头痛性梗死	3	1.4
抗磷脂抗体综合征	2	0.9
血栓性动脉瘤	2	0.9
高同型半胱氨酸血症	1	0.45
放射性动脉病	1	0.45
原发性血小板增多症	1	0.45
癌症	1	0.45

a. 包括因子 V Leiden 突变、蛋白 S 缺乏和抗凝血酶 III 缺乏

卒中临床综合征对于在单个患者的一种以上竞争性病因之间做出决定并无太大帮助。尽管如此，许多医生认为应该对严重的颈动脉狭窄进行手术治疗，并且非风湿性心房颤动患者应该服用抗凝药，即使患者最近有过腔隙性缺血性脑卒中，因为有证据表明该患者有获益。

我们的指南区分缺血性脑卒中 /TIA 的三大主要病因是基于常识和科学文献，但没有也不可能得到彻底的验证，因为没有定义每个病例的病因的金标准。即使是那些死去的人，尸检仍然会留下不确定性。因此，我们必须接受不确定性，并且考虑到在个体患者中确定病因的难度，因此在许多情况下（取决于诊断标准和检查的程度）未发现特定病因也就不足为奇了。然而，在临床实践中，确定具体的病因并不重要，重要的是决定下一步做什么，如果有的话，即特定的检查结果和了解脑卒中的病因，会影响对该特定病例的治疗选择吗？例如，对于一名患有脑卒中的老年酗酒者，可能不给他开抗凝药，而是选择阿司匹林。

> 如果同一个体存在多种潜在原因，有时甚至仅存在一种，则很难确定缺血性脑卒中或短暂性脑缺血发作的实际原因，而且通常是不可能的。

（一）动脉粥样硬化血栓栓塞

尽管动脉粥样硬化血栓栓塞是缺血性脑卒中 /TIA 的最常见原因，但大约 50% 的患者有其他原因，因此不能认为每次脑卒中都是由这种公认的常见血管疾病引起的。如果可能，需要更多积极的证据（表 6–18）。对个体进行精确评估是不现实的，但有一些标准使动脉粥样硬化血栓栓塞的可能性更大。

- 没有任何心脏栓塞源的完全或部分前循环综合征。
- 存在血管危险因素，如吸烟、高脂血症和高

血压。

- 脉搏消失或减弱，或血管杂音，特别是在有症状的动脉上，伴有双侧或血管造影证实的狭窄。
- 视网膜中的胆固醇栓子。
- 脑成像上边界区梗死。
- MR-DWI 显示一侧大脑半球的前循环区域内有多处急性梗死。

这个问题在处理椎基底动脉缺血时比处理颈动脉缺血时更困难，因为有更多的原因。然而，如果没有心源性栓塞，小脑或大脑后动脉区域的大面积梗死很可能是动脉粥样硬化血栓栓塞。

如果可能的话，对动脉粥样硬化血栓栓塞做出阳性诊断是值得的，因为这样可以停止徒劳的寻找替代方案；它将注意力集中在确定任何有症状的颈动脉狭窄的程度，从而确定颈动脉内膜切除术的必要性；它还强调控制血管危险因素和使用抗血小板药物。不可能绝对准确地确定事件是由急性动脉闭塞还是低流量引起，或者是不同时间的任何一种机制，但幸运的是，这种困难很少影响临床治疗。

（二）颅内小血管病变

如果临床综合征是腔隙性的，那么缺血性脑卒中或 TIA 很可能是由颅内小血管疾病引起的，可以肯定的是，脑卒中比 TIA 患者更容易发生，特别是如果临床上没有心源性栓塞，也没有颈部动脉疾病的临床或超声证据，在临床或常规检查中没有明显的罕见脑卒中原因的情况下（表 6–17）。很可能存在脑卒中风险因素，但除了最近的心肌梗死和心房颤动，这些风险因素与动脉粥样硬化血栓栓塞性缺血性脑卒中的可能性相同。从治疗的角度来看，小血管疾病的阳性诊断降低了发现严重颈动脉狭窄的紧迫性，如果发现，很难解释。它真的是由栓塞或低流量引起的吗（在这种情况下可能需要颈动脉内膜切除术）？还是"无症状"？在这种情况下，也许应该不理会它？我们的观点是，即使该综合征是腔隙性的，颈动脉内膜切除术可能会被推荐，但前提是

表 6-18 基于临床变量和检查的个体患者缺血性脑卒中和短暂性脑缺血发作的 3 个主要原因的证据强度 [239]		
动脉血栓栓塞	肯定是潜在的原因	• 常规血管造影、CTA、MRA 或颈动脉多普勒证实，供应缺血区域的颅内或颅外动脉 70%～99% 的动脉粥样硬化狭窄 • 常规血管造影、CTA、MRA 或颈动脉多普勒证实，供应缺血区的颅内或颅外动脉的任何动脉粥样硬化狭窄＜70% 附有管腔血栓 • 主动脉弓内移动性血栓 • 供应缺血区域的颅内或颅外动脉有动脉粥样硬化影像学证据的闭塞
	不确定的因果关系	• 根据颈动脉杂音或双侧肱动脉血压不对称推测供应缺血区域的颅内外动脉 70%～99% 的动脉粥样硬化性狭窄 • 任何动脉粥样硬化性狭窄＜70% 的颅内或颅外动脉供应缺血区，并根据颈动脉杂音或两侧肱动脉血压不对称怀疑附有管腔血栓 • 主动脉弓斑块厚度＞4mm，无活动成分
	脑卒中的可能原因	• 存在无狭窄的颅内或颅外动脉斑块 • 主动脉弓斑块厚度＜4mm • 对侧脑动脉任何程度的狭窄 • 心肌梗死、冠状动脉血运重建或外周动脉疾病史
小血管病	肯定是潜在的原因	在 MRI 或 CT 上显示的深部梗死位于症状相对应的区域，以及如下原因 • 一处或多处陈旧性腔隙性梗死，发生在不同区域的脑卒中指数 • MRI 或 CT 上的脑白质疏松症，MRI 上的微出血，MRI 或 CT 上的血管周围空间扩张，或 • 最近类似的短暂性脑缺血发作
	不确定的因果关系	• 单次深支动脉脑卒中或 • 提示深部梗死的综合征，MRI 或 CT 无脑卒中证据
	脑卒中的可能原因	• MRI 或 CT 显示脑白质疏松症，MRI 显示微出血，和（或）MRI 或 CT 显示血管周围空间扩张，以及在不同于指标脑卒中的地区出现一处或多处无症状或慢性梗死
心源性栓塞	肯定是潜在的原因	• 二尖瓣狭窄、人工心脏瓣膜、过去 4 周内的心肌梗死、左心腔附壁血栓、左心室动脉瘤、病态窦房结综合征、永久性/短暂性阵发性心房颤动或扑动、射血分数＜35%、心内膜炎、心内肿块、卵圆孔未闭加原位血栓形成，以及卵圆孔未闭加脑梗死前伴随的肺栓塞或深静脉血栓形成
	不确定的因果关系	• 卵圆孔未闭和房间隔动脉瘤、卵圆孔未闭和伴随的肺栓塞或深静脉血栓形成（但不在脑梗死之前）、自发回声对比、左心室心尖不能运动和射血分数受损但＞35%，或仅由心肌梗死病史、心悸、多发性硬化症提示不同血管区域的反复脑梗死，或全身性梗死，或仅通过放射学或尸检显示全身性梗死提示
	脑卒中的可能原因	• 以下之一：卵圆孔未闭、房间隔动脉瘤、瓣膜股、二尖瓣环钙化、主动脉瓣钙化、左心室非心尖部运动不能

患者有症状侧的严重颈动脉狭窄和其他有利于手术的因素，如可能用于一级脑卒中预防。我们更有可能为腔隙性心房颤动患者开抗凝药，即使心房颤动可能不相关。至少我们可以放心，通过对能够接受治疗的患者进行抗凝治疗，肯定可以实现有价值的脑卒中一级预防。

（三）心源性栓塞

仅当存在明确的心源性栓塞源时，才应考虑诊断由心脏栓塞引起的缺血性脑卒中或 TIA，20%～30% 的缺血性脑卒中 /TIA 患者是这种情况（表 6-4），这一比例在最近使用 TEE 的研究中较高。然而，在大约 1/3 的患者中，心脏来源的相关性不确定，因为还有另一种更可能导致脑缺血的原因，如颈动脉狭窄。

除了腔隙综合征（很少由心脏栓塞引起）外，任何脑缺血事件的神经学和常规脑 CT/MRI 特征不能可靠地区分心源性栓塞和其他缺血性脑卒中原因。然而，DWI 可能在多个动脉区域显示出数个急性病变，提示心源性栓塞（但也包括主动脉弓）。事实上，通过合格的临床检查、心电图和胸部 X 线片检查，可以怀疑大多数具有严重栓塞威胁的心脏病变甚至明确诊断。此外，TTE 可用于完善临床诊断并指导任何疑似病变（例如二尖瓣狭窄、心房黏液瘤）的处理。TEE 与静脉内超声造影对比，有一定的侵入性，对患者造成不适，偶尔有风险（支气管痉挛、缺氧、心绞痛、心律失常、声带麻痹、菌血症、咽部出血、食管裂伤或穿孔和心内膜炎），有时难以在急性脑卒中中进行 [240]。然而，它无疑提供了更多信息（例如卵圆孔未闭、瓣膜赘生物、左心房血栓），并在至少部分主动脉弓中显示了动脉粥样硬化斑块（表 6-19）[241]。尽管如此，常规 TTE，当然还有事先未进行 TTE 检查的常规 TEE，都是不合理的，因为未经选择的患者获益极低，特别是在改变治疗而不是为了研究以外无明显目的的收集解剖信息这一关键意义上。让患者冒着不便和风险去寻找一种不会导致治疗改变的诊断（最好是基于证据的）是不合理的。如果根据病史（既往风湿热、一个以上血管区域的缺血事件等）、心脏检查（杂音等）、心电图（心房颤动、近期心肌梗死），尤其是没有其他合理原因（如重度颈动脉狭窄、巨细胞动脉炎等）怀疑栓塞的心脏来源，TTE，以及（如果需要的话）TEE 可能很有帮助。此外，在没有明显脑缺血原因的年轻患者中，有

表 6-19　经胸和经食管超声心动图检测潜在心脏栓塞源的比较	
首选经胸超声心动图	首选经食管超声心动图
• 左心室血栓 ᵃ • 左心室运动障碍 • 二尖瓣狭窄 • 二尖瓣环钙化 • 主动脉瓣狭窄	• 左心房血栓 ᵃ • 左心耳血栓 ᵃ • 自发回声对比 • 心内肿瘤 • 房间隔缺损 ᵇ • 房间隔动脉瘤 • 卵圆孔未闭 ᵇ • 二尖瓣和主动脉瓣赘生物 • 人工心脏瓣膜功能障碍 • 主动脉弓动脉粥样硬化 / 夹层 • 二尖瓣小叶脱垂

a. 心内血栓的检测不一定相关，因为不是所有的血栓都栓塞，心内血栓的缺失可能并不相关，要么因为它太小而无法检测到，要么已经栓塞

b. 一种侵入性较小的替代方法静脉注射气泡或其他回声对比剂，如果卵圆孔未闭，可以通过大脑中动脉的经颅多普勒超声检查，特别是通过刺激性的 Valsalva 动作来检测。方法存在相当大的差异，这会影响诊断的敏感性和特异性。也不确定分流的大小是"临床相关的"，一些气泡可能通过肺分流而不是心脏分流进入大脑 [243]

理由对心脏进行相当详细的检查，即使是 TEE，因为这些患者的退行性动脉疾病非常罕见 [242]。

> 超声心动图显示心内血栓并不一定意味着发生了栓塞，而没有心内血栓并不一定意味着没有发生栓塞。无论哪种情况，栓塞迟早都会复发。

如果满足表 6-17 中的大多数标准，就可以很容易地确定心脏中已识别的潜在栓塞源是否是缺血性脑卒中或 TIA 的原因，例如，如果患者年龄为 30 岁，具有机械人工心脏瓣膜并且没有血管疾病或危险因素。此外，一些心脏病变比其他病变更容易引起栓塞（表 6-4）。另外，这在临床

上是不可能的；例如，如果患者 70 岁，并且在 DWI 证实的单个皮质梗死的同侧同时患有心房颤动和严重颈动脉狭窄，那么医生可能（也许正确）会倾向于推荐抗凝和颈动脉内膜切除术。一些心脏病变在正常无脑卒中人群中非常常见（如卵圆孔未闭、二尖瓣环钙化），以至于在没有其他栓塞证据的情况下，它们与缺血性脑卒中个体患者的相关性无法评估。

只要风险不被认为超过潜在益处，并且患者准备好接受治疗的风险和益处，我们就可以回到治疗可治疗的问题上来（防止脑卒中复发）。TCD 检测栓子是否有助于确定栓子的来源尚待观察，这肯定不是一项常规可用的检查。

1. 心电图的长期监测

几项长期进行心脏监测的观察性研究表明，隐源性脑卒中个体的阵发性心房颤动发生率为 5%～20%[244-246]。研究之间的直接比较受到患者选择、监测时间、与确定脑栓塞替代原因相关的检查范围以及心房颤动负担的量化的混淆。显而易见的是，心房颤动检出率随着心脏监测时间的延长而增加。在 CRYSTAL-AF 研究中，使用植入式心脏装置对隐源性脑卒中患者进行长时间监测。监测 6 个月、12 个月和 36 个月后，心房颤动的发生率分别为 8.9%、12.4% 和 30%[247]。一个未解决的问题是哪些患者适合进行长期心脏监测。在 Embrace 研究中，超过 70% 的心房颤动事件是无症状的[248]。因此，根据心房颤动的典型体征和症状选择患者进行心脏监测可能被证明是无效的。诊断率随着年龄的增长而增加，并且可能随着一些电图和血液检查结果的增加而增加。然而，这些因素尚未得到适当的研究。目前的一般建议是至少进行 30 天的监测，特别是对于疑似栓塞机制和来源不明的患者[249]。如果发现，下一个相关问题为心律失常是脑卒中的原因还是结果。岛叶皮质梗死会增加自主神经失调的风险，并导致心肌损伤、心电图变化和心律失常[250]。此外，心房颤动患者中约 20% 的脑卒中起

源于非心源性栓塞，这突出表明检测到心律失常并不一定能证明其原因[251]。

> 如果发现心房颤动，有必要质疑心律失常是脑卒中的原因还是后果。心律失常的检测不一定证明因果关系。

长期心脏监测通常在窦性心律的患者中进行，症状提示短暂的全脑低灌注（晕厥、头晕、弥漫性无力等），也适用于那些可能有阵发性心房颤动（心悸或脉搏不规则等病史），并在大动脉闭塞性疾病的情况下出现局部神经功能缺损的患者。在初步评估后，对不明原因脑卒中患者进行长期心脏监测是合理的。监测时间长短、短期内心律失常的意义，以及这些发现可能对即刻或长期治疗产生的影响是进行此项检查之前需要考虑的因素。

2. 静脉造影

在怀疑有反常栓塞的罕见情况下，可能需要超声检测下肢深静脉血栓形成。如果阴性，下肢 X 线静脉造影或盆腔静脉 MR 静脉造影更敏感[252]。怀疑反常栓塞的标准如下[253]。

- 在 Valsalva 动作（举重、用力、咳嗽、小号演奏等），或任何其他可能增加右心房压力并因此促进血液从右心房流向左心房的情况下发生的缺血性事件。

- 超声心动图或经颅多普勒超声检查发现卵圆孔未闭或其他间隔缺损。

- 右心房或跨房间隔超声心动图可见凝块。

- 深静脉血栓形成或盆腔静脉血栓形成的原因（例如近期手术或长途旅行）。

- 没有其他更可能的原因。

然而，这些线索对于个体患者的反常栓塞的可靠诊断尚缺乏特异性和敏感性[254]。此外，任何静脉造影都必须及早（最多 48h 内）进行，因为深静脉血栓形成作为脑卒中的后果非常常见，特别是在瘫痪的下肢中。

第7章 缺血性脑卒中和短暂性脑缺血发作的异常原因

Unusual causes of ischemic stroke and transient ischemic attack

Fan Z. Caprio　Chen Lin　著

何艳艳　贺迎坤　卢韬源　译

　　脑卒中是一种常见病，临床上存在多种常见的危险因素和病因。具有血管危险因素的老年患者脑卒中通常归因于小血管或腔隙疾病、颈部或颅内神经血管系统中的动脉粥样硬化，或来自心脏或主动脉弓的血栓栓塞等。然而，在大多数病例中，高达30%的脑卒中病因不明，被标记为"隐源性"脑卒中，或归因于不寻常的原因。临床医生面临的挑战是要区分异常病例与神经科日常见到的常规脑卒中。增加临床挑战的是，其中一些罕见的病因可能每年只出现几次，甚至在整个职业生涯中只出现几次。

　　本章将讨论这些"不寻常"的原因。所采取的方法是突出病史、检查和影像学中的线索，这些线索应作为"危险信号"，表明患者出现的症状可能存在异常情况。这些在表格和文本中突出显示的危险信号，旨在提示临床医生通过特定测试进一步挖掘以发现异常原因。值得一提的是，脑卒中多为老年病。随着年龄的增长，脑卒中的危险因素如高血压、糖尿病、心脏病、心房颤动和高脂血症变得更加普遍。因此，由这些危险因素导致的脑卒中机制变得更加普遍。由此可见，在老年人中，不常见原因的脑卒中占脑卒中的比例较少。相反，由于年轻人（一般年龄小于50岁）

脑卒中并不常见，这其中不寻常的机制变得更为普遍。因此，积极地寻找不常见的病因，特别是那些能够特殊预防性治疗的病因，在年轻患者中比在老年人群中更可能获得收益。然而，与此相平衡的是，人们认识到，即使是老年人也可能出现罕见病因。因此，文中提到的"危险信号"可能对老年人最有帮助，可以作为进一步检测的指示方法。

　　最后，区分脑卒中危险因素和脑卒中机制是很重要的。就本章而言，脑卒中机制是脑卒中的直接原因；这是一个问题的答案：为什么这条动脉会阻塞？血栓起源于哪里？脑卒中的机制包括颈内动脉狭窄引起的血流动力学异常，或心房颤动伴随的心源性栓塞。脑卒中危险因素是患者易发生脑卒中的潜在条件，而危险因素通过脑卒中机制导致脑卒中。例如，高血压（脑卒中的危险因素）可导致冠状动脉疾病和心脏传导系统的缺血性损伤，导致心房颤动和心源栓塞性脑卒中。高血压是危险因素，而心房颤动是发病机制。因此，患者可能有危险因素但有未知的机制（隐源性脑卒中），或者有某种机制（心房颤动）但没有其他潜在的血管危险因素。当然，这些概念并不是相互排斥的；许多情况既是危险因素，又是机制。

在本章中，我们将脑卒中的异常原因分为几个子类别，包括动脉损伤、炎性血管病和综合征、先天性动脉病变、血液系统疾病、系统性疾病导致脑卒中、遗传原因和其他原因。这种划分比生物学更具教学性，但我们相信这更有助于组织临床思维。

一、动脉损伤

（一）颈动脉夹层

这是年轻人脑卒中最常见的病因。随着高分辨率血管成像技术如磁共振血管造影（magnetic resonance angiography，MRA）和计算机断层扫描血管造影（computerized tomography angiography，CTA）的增加使用，对动脉损伤的识别变得更加容易。动脉夹层的特点是动脉内壁撕裂，血液进入动脉壁，形成"假腔"。内膜可能被向内推向动脉管腔，使"真腔"变窄或闭塞，导致低血流量，或更常见的是闭塞远端血流停滞区域的血栓栓塞[1]。目前尚不清楚在没有血流缓慢的情况下，内膜撕裂本身和随后的胶原暴露是否会导致血栓形成，尽管这种可能性很大。夹层可能发生在颅内或颅外（颈椎）、颈动脉或椎动脉[2, 3]。

颈动脉夹层比颅内夹层要更常见，它们的表现也有很大不同，因此应该单独考虑。急性夹层患者通常有严重的头痛或颈部疼痛。颈动脉夹层疼痛可能局限于前额、眶周区域、同侧鼻梁、下颌或颈部。颈动脉夹层可伴有部分 Horner 综合征：同侧瞳孔缩小、上睑下垂和眼部小面积无汗区。颈动脉夹层通常向外凸出，导致 Horner 综合征但无脑卒中或向内凸出，导致脑卒中但无 Horner 综合征[1]。然而，这两种情况均可能发生。椎动脉夹层的疼痛通常在同侧枕骨和颈部感觉到，但偶尔也与枕神经痛的疼痛相似。疼痛通常突然发作，可能在脑卒中之前数小时、数天或极少数情况下在数月之前。大约一半的患者可以追溯到诱因性外伤史[4]。创伤可能是重大而明显的原因，例如严重的机动车事故或跌倒，但更常见

的是令人惊讶地微小外力作用。脊椎按摩手法与夹层有关，但在某些情况下，患者可能会因为颈部疼痛而寻求脊椎按摩师。患者报告，在极其微小的刺激下出现夹层（例如，打喷嚏、咳嗽、性活动、将电话夹在颈部及其他日常活动）。目前尚不清楚为什么患者进行了无数次的活动可能会在一生中触发一次夹层[4]。

有一些基础疾病会使患者易于发生动脉夹层，包括纤维肌肉发育不良、Ehlers-Danlos 综合征Ⅳ型、马方综合征；α_1 抗胰蛋白酶缺乏症；常染色体显性多囊肾病和成骨不全症等[2, 4]。除了纤维肌发育不良外，动脉夹层作为这些疾病的首发综合征是很少见的。在一些研究中，对夹层患者皮肤活检的超微结构分析也发现了不同程序的结缔组织异常[5]。有证据表明，夹层可能是原因不明的一过性全身性血管病变的症状，临床上也存在未受累颞动脉血管变化的证据；但这些改变在数月后在同一患者身上已不再出现[6]。重现这些发现可能有助于解释为什么夹层往往会在同一位患者身上聚集。

红色的标志！

对于颈动脉夹层：脑卒中发作前数小时至数天的脑卒中同侧颈部、下颌、头部或枕部疼痛；重大或轻微创伤；潜在的结缔组织疾病；颈动脉夹层中的 Horner 综合征。

除疼痛外，首发症状的严重程度完全取决于脑卒中的大小和位置。颈动脉夹层在血管造影上可能是轻微的，但可由栓塞导致大脑中动脉完全闭塞，或导致颈动脉完全闭塞但不会引起任何缺血性脑卒中。椎动脉闭塞也是如此，在后循环中，外侧髓质梗死是最常见的脑卒中，但脑卒中范围可从轻微到栓塞性基底动脉闭塞。颈动脉夹层也可能导致脑神经病变，尤其是舌下神经，其原因可能是颈部缺血，也可能是颈部扩大的动脉壁直接压迫造成的[7-9]。

诊断依赖于年轻患者的高度怀疑，特别是那些在脑缺血症状发作之前报告头痛、颈部疼痛或创伤的患者。血管超声可能对闭塞性颈动脉夹层可能是有用的。然而，大多数颈动脉夹层发生在动脉的高颈部分，该区域无法通过超声很好地成像。CTA 或 MRA 可能会显示颈内动脉或椎动脉沿其走行的任何部位的不规则或火焰状锥形闭塞；颈动脉夹层通常包含在骨性颈动脉管内，不

会向颅内延伸，而椎动脉夹层可能更容易出现这一点。T$_1$ 脂肪饱和 MRI 的轴位成像通常显示颈动脉周围的明亮含铁血黄素环，这可以证实诊断（图 7–1）。那些表现为急性发作性颈痛但无其他明显异常症状的患者，在使用专门的影像学检查时会发现有椎动脉夹层。这引发了一种可能性，即许多甚至大多数夹层并不会导致脑卒中[10-12]。

颈动脉和椎动脉夹层的治疗仍然存在争议。

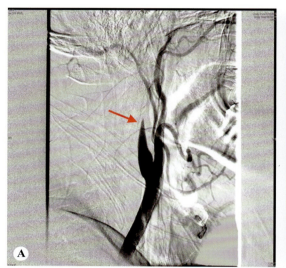
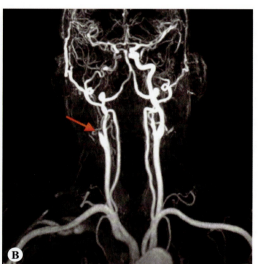
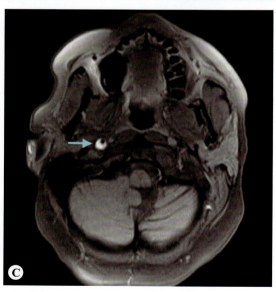

▲ 图 7-1 动脉夹层成像

A. 导管血管造影中的颈动脉夹层。火焰状细长锥形闭塞（箭）是夹层的特征。与动脉粥样硬化疾病相反，狭窄或闭塞通常发生在颈动脉分叉的远端；B. 大脑中动脉的颈动脉夹层。增强后大脑中动脉显示夹层导致右颈内颈动脉闭塞火焰状锥形闭塞（箭）；C. 大脑中动脉的颈动脉夹层。采用脂肪饱和技术的轴向 MRA 显示新月形固有 T$_1$ 高信号（箭）与高颈右颈内动脉夹层中的附壁血肿一致，导致真正的颈动脉管腔狭窄（箭）

在超急性期，没有证据表明颈动脉夹层的存在会增加静脉溶栓治疗并发症的风险，一些病例报告表明相反[13]。此后，关于抗血小板治疗与抗凝治疗效用相比的意见各不相同。

CADISS 试验表明，在症状性颈动脉和椎动脉夹层患者中，抗血小板药物和抗凝药在预防脑卒中或死亡方面没有差异[14]。在大面积急性梗死的情况下（例如，>1/3 的大脑中动脉区域），出血性转化的风险可能超过抗凝治疗的任何理论益处。对于较小的梗死或 TIA，当前指南推荐使用任何一类药物。回顾性和前瞻性研究都未能显示阿司匹林和华法林之间的任何差异，并且一致建议脑卒中复发的风险可能极低[14, 15]。在北美，大多数神经科医生倾向于抗凝治疗[16]，但没有证据表明这种方法的优越性。血管内或手术治疗仅适用于尽管有合理的药物治疗但仍发生脑卒中的少数患者，无论动脉的外观如何。尤其是在血流异常的情况下发生复发性缺血时，可以考虑动脉支架植入术；对于闭塞性夹层复发的残端栓塞，可以考虑使用弹簧圈栓塞[17, 18]。

长期来看，大约一半的动脉在 6 个月后的随访影像中恢复正常外观；大多数血管造影恢复发生得更快。然而，无论动脉的血管造影表现如何，除了最初的几周外，脑卒中的风险似乎仍然很低。在接受抗凝治疗的患者中，3～6 个月似乎是合理的。新型或直接口服抗凝药（达比加群、利伐沙班、阿哌沙班）可能比华法林对这些年轻的患者更有优势，尽管尚未系统研究其治疗颈动脉夹层的安全性和有效性。

患者由于夹层偶尔会出现椎动脉或颈动脉的动脉瘤外突。这些病变几乎从不破裂，并且很少成为栓塞的来源[19]。除非它们对局部结构造成占位效应、在连续成像中迅速扩大或尽管进行了药物治疗仍发生栓塞，否则它们不需要干预[20]。

由于夹层机制与动脉粥样硬化血栓形成的风险无关，因此几乎没有理由开始使用抗高血压或降胆固醇药物进行治疗，或者继续进行抗血小板治疗超过 6 个月。

告诉患者如下内容。

（1）服用抗血小板药物或抗凝药的脑卒中风险很低。

（2）根据目前可用的数据，任何一种治疗都是合理的。

（3）3 个月内重复血管显像是合理的，但不是必需的。许多动脉愈合并且看起来正常，但即使它们没有恢复正常，长期脑卒中的风险也很低。目前尚不清楚重复成像时观察到的异常动脉应采取什么措施。

（4）鉴于脑卒中复发的风险非常低，没有证据表明患者应避免对颈部造成压力的"正常"活动，但应谨慎避免颈部过度弯曲或伸展。

（二）颅内夹层

颅内夹层的发生频率低于颈动脉夹层。通常的原因是严重的创伤，但它们偶尔会自发性发生或由于颈椎动脉夹层颅内延展而发生。颈动脉夹层可以被颅底的骨性颈动脉管限制。颅内夹层可能会延伸到颅内血管的薄弱或缺失的外膜之外，导致动脉瘤形成和（或）蛛网膜下腔出血[21-23]。在这些情况下，通过血管内介入或显微外科方法进行血管重建是合理的。向腔内延伸的夹层通常会导致血管狭窄或闭塞，缺血的风险更大[24]。一项大型病例系列研究表明，这些患者可以安全地进行抗凝治疗，但抗凝治疗与抗血小板治疗的疗效尚未确定[25]。任何一种疗法都是合理的。颅内夹层患者可在 6 个月或 12 个月时合理地进行间隔无创血管成像（MRA 或 CTA），以排除动脉瘤的晚期发展。

（三）头颈血管穿通伤

这些损伤可能导致夹层、动脉瘤或偶尔发生灾难性的颈动脉破裂。在大多数情况下，后者要求立即进行手术治疗。子弹也可导致颈内动脉横断而不会出血；据推测，当子弹通过时，产生的热量会烧灼动脉。已报道闭塞远端节段的残端栓塞[26]。

随着准确无创血管成像日益普及，颈椎骨折或颅底骨折导致的夹层或动脉受压症状的诊断频率逐渐增加。其中许多与脑卒中无关，对这些病变的最佳治疗尚不清楚。其自然病程相对良性，药物治疗（抗血小板或抗凝治疗）通常是一线治疗。由于这些往往发生在重大全身性创伤的情况下，需要在开始任何抗血栓治疗之前需要与负责患者治疗的整个团队进行咨询[26]。

（四）"弓箭手"综合征

该综合征包括在颈部旋转时出现后循环缺血症状，这是由于关节炎椎骨骨刺压迫一侧或双侧椎动脉。可以通过动态血管造影来确认诊断，其中患者在导管血管造影期间进行诱发性动作，并证明动脉受压取决于头部旋转。偶尔经颅多普勒超声检查可能显示在诱发性动作时基底动脉近端速度降低。在开始相关动脉的手术减压之前，排除更多常见的外周性眩晕原因（如果这是唯一的症状）很重要[27-29]。事实上，孤立性眩晕不可能是后循环缺血的唯一后果。

（五）纤维软骨栓塞

这种罕见且有争议的综合征被认为是由于颈椎椎间盘突出的突然侵入脊髓或椎动脉循环所致。患者主诉突然发作的颈部疼痛，并伴有脊髓缺血症状的快速发作，如截瘫或四肢瘫痪，以及脊髓前部区域感觉（温觉和针刺觉）的丧失，而脊柱后部区域感觉（振动）相对保留。MRI 显示脊髓梗死，但这可能要到发病数天后才能看到。没有在手术（很少有必要）或尸检中进行组织确认的情况下，没有办法明确地确定这种诊断。治疗是支持性的，而且通常恢复不完全。鉴别诊断包括病毒性、病毒后性和自身免疫性脊髓病及外部肿块压迫脊髓，以及动静脉畸形或动静脉瘘引起的脊髓出血[30, 31]。

（六）主动脉夹层

涉及主动脉弓的主动脉夹层可能以两种方式引起脑卒中。首先，夹层可能会阻塞从主动脉弓发出的大血管，导致对应供血区域的整体或局灶性脑缺血。其次，主动脉夹层可能导致严重的低血压和缺氧缺血性脑病[32]。治疗应涉及血管外科和胸外科医生。腹主动脉夹层可能会阻塞根部动脉，包括 Adamkiewicz 动脉，导致脊髓前动脉梗死，通常发生在中胸区的循环边缘区。这也可能是腹主动脉瘤手术的结果。根据降低鞘内压力会增加脊柱灌注压的理论，神经外科医生可能会放置持续 24h 的腰椎引流管[33]，但这种方法尚未在临床试验中得到验证。

（七）动脉瘤栓塞

如前所述，颈动脉夹层可导致动脉瘤形成血栓。这种类型的颈动脉瘤几乎从不破裂，但它们可能是远端血栓栓塞的来源。在动脉瘤的孔口放置支架，或在动脉瘤内放置弹簧圈以将其与载瘤动脉隔绝通常是一种有效的治疗方法。更棘手的是基底动脉显著扩张、部分血栓形成伴梭形扩张的情况[34, 35]。这些扩张的动脉可能对脑桥产生显著的压迫效应。患者一方面面临动脉瘤扩大和灾难性破裂的风险，另一方面面临受累节段的完全血栓形成和基底动脉闭塞的后果。对此没有标准的治疗策略。一种未经临床试验验证的方法是将支架放置在受累动脉的管腔中，以减少血栓进入循环[36]。

二、自身免疫性疾病和全身性血管病

（一）系统性红斑狼疮

SLE 可能以多种方式引起缺血性脑卒中。第一，活动性 SLE 患者可能在心脏瓣膜（通常是二尖瓣）上形成无菌赘生物，从而导致 Libman-Sacks 心内膜炎，这是脑栓塞的来源。这些小赘生物在超声心动图上可能是不可见的[37, 38]。第二，SLE 与通常称为抗心磷脂抗体的血栓形成前自身抗体以及狼疮抗凝药的存在有关[39]。这些抗体可能很少引起动脉闭塞，但也与脑静脉窦血栓形成[39]和外周静脉血栓形成伴反常栓塞的风险增加有关。第三，SLE 诱发的炎症状态会导致动脉粥样硬化加速，长期使用类固醇诱发的糖尿病可能会加剧动脉粥样硬化[40]。第四，还有一种罕见的与 SLE 相关的中枢神经系统血管炎。后者经常在这种情况下被讨论，但是在 SLE 引起的脑卒中机制中是极为罕见的[41]。

任何年轻的脑卒中患者都应怀疑 SLE[42]。详细的病史采集与一组实验室检测标记相比通常是更好的筛查工具，因为后者可能会产生假阳性。重要的是要在检查后询问并寻找异常的关节疼痛或肿胀、发热、全身不适、皮疹（网状青斑或颧骨皮疹）、光敏性、体重减轻、反复流产或其他无法解释的健康问题[43-46]。在年轻，特别是女性患者中出现这些症状之一，应促使进行更详细的检测和风湿病学评估[47, 48]。

实验室研究应谨慎解释。健康患者的抗核抗体可能会轻度升高，因此单独进行该测试不能确定任何诊断；当表明阳性时，需进行更具体的测试。在活动性 SLE 中，红细胞沉降率通常明显升高，肾功能可能受损[39]。应进行狼疮抗凝物（lupus anticoagulant，LAC）和抗心磷脂抗体（anticardiolipin antibody，ACL）筛查（见下文）。在头痛和脑卒中的情况下，腰椎穿刺可能会发现提示血管炎的非特异性炎症指标（蛋白质或细胞计数升高）；寻找赘生物和其他来源栓塞的详细心脏成像很重要。

患有脑卒中的 SLE 患者可能会出现少量异常的狼疮实验室检测结果（抗组蛋白抗体、抗双链 DNA 抗体等）。这些患者可能没有升高的红细胞沉降率，也没有自身免疫性疾病的全身症状。在某些情况下，成熟的 SLE 可能会在数月甚至数年后发展，包括关节病和肾衰竭。因此，他们的主治医生应考虑后期可能出现的症状。SLE 患者的冠状动脉和颈动脉斑块的患病率也较高，推测为动脉粥样硬化起源[49]，这些斑块已在 CT[40] 和超声[50] 上观察到。总体而言，SLE 患者在影像学上的脑小血管疾病负担也较高[51]。

治疗包括针对潜在 SLE 的特定治疗，以及抗凝或抗血小板治疗的抗血栓治疗。一般认为氯喹对较轻的病例有效，而对于较严重的病例，皮质类固醇通常与环磷酰胺或甲氨蝶呤联合使用是有效的[52, 53]。在复发性静脉和（或）动脉血栓形成的情况下，推荐使用华法林进行长期抗凝治疗，使国际标准化比值（international normalized ratio，INR）维持在 2~3[54]。此外，患有全面抗磷脂综合征（见下文）的患者通常接受长期抗凝治疗。对于在 SLE 患者中出现首次异常脑血栓形成，但没有抗心磷脂抗体或狼疮抗凝血酶，也没有心源性栓塞的情况，治疗方案存在困境。尽管缺乏确切的研究，但更便捷的新型口服抗凝剂的出现可能会使抗凝治疗的平衡发生变化。

（二）抗磷脂抗体综合征

抗磷脂抗体包括抗心磷脂 IgG、IgM 和 IgA、狼疮抗凝物和抗 β_2 糖蛋白 1 抗体（抗 β_2）。这些与静脉和动脉血栓形成的风险增加有关。抗磷脂抗体综合征（antiphospholipid antibody syndrome，APLAS）的诊断需要至少一个临床事件，其定义为异常血栓形成和（或）妊娠发病（胎儿丢失、与子痫相关的早产或多个胚胎丢失）。实验室诊断包括在间隔 12 周重复测试中存在一种或多种抗体。在所有这些中，狼疮抗凝药的风险可能最高[54]。当抗心磷脂 IgG 滴度大于正常 2 倍时，也会增加风险。其他抗体单独存在时，其意义不太确定。抗体检测应在几周后重复，因为在急性发作期间，可能有典型综合征但在急性期初始检测时没有抗体的患者滴度可能会短暂下降[55]。APLAS 的其他临床特征包括偏头痛、多发性梗死性痴呆和抑郁症。当 APLAS 出现在 SLE 的情况下，它被称为"次要"APLAS。当患者不符合 SLE 的临床标准时，使用术语"原发性 APLAS"。

> 抗磷脂综合征不能仅根据血清中抗体滴度的升高来诊断。滴度必须在至少 2 次不同的情况下显著升高，间隔 12 周，并且与脑缺血和以下一种或多种情况的组合相关：深静脉血栓形成、反复流产、网状青斑、心脏瓣膜赘生物、血小板减少症或偏头痛。

APLAS 患者可能患有网状青斑皮肤病。这种漩涡状的红白相间的斑块疹通常出现在大腿上，往往发生在女性身上，被认为代表皮肤血管炎或血栓形成[56-58]。脑卒中和网状青斑的组合被称为 Sneddon 综合征 [59, 60]。大约一半的临床 Sneddon 综合征患者抗心磷脂抗体或狼疮抗凝物滴度呈阳性 [61]。Sneddon 综合征也可能包括前面描述的 APLAS 的其他特征。目前尚不清楚网状青斑的存在是否会影响药物治疗本身；但患有这种皮疹的患者应接受抗心磷脂抗体检测 [62-65]。

治疗是有争议的。大多数专家建议对真正的 APLAS 患者进行长期抗凝治疗。尽管临床证据有限，但通常使用华法林。抗磷脂抗体的存在可能会干扰 INR 检测结果，并且一些患者更喜欢口服固定剂量抗凝药。相反，非 SLE 的一般脑卒中患者（抗心磷脂抗体或狼疮抗凝物滴度升高，或者两者滴度均升高）与无这些抗体的非 SLE 患者相比，脑卒中复发风险似乎并不高，且与阿司匹林治疗相比，经华法林治疗至 INR 1.4～2.8 时，脑卒中复发风险并不低。对 INR>3 的 APLAS 患者进行抗凝治疗的实践尚未在临床试验中得到验证 [66, 67]。未来需要对新型抗凝药的作用进一步研究 [68]。

（三）灾难性抗磷脂综合征

在抗磷脂抗体存在的情况下出现的一种罕见的进行性严重弥漫性血栓形成和多器官衰竭的综合征，类似于血栓性血小板减少性紫癜，被称为"灾难性"抗磷脂综合征。报告的死亡率为 50%，通常涉及中枢神经系统，并且可能由其他全身性疾病引发。治疗包括抗凝，以及血浆置换或静脉注射免疫球蛋白 [69-71]。

（四）其他系统性自身免疫性疾病和脑卒中

大多数系统性风湿病可能与慢性（"基底"）非感染性脑膜炎的脑卒中有关 [72]。这类疾病的一般临床特征包括头痛，通常是多灶性脑梗死和潜在疾病的既往史 [73]。缺血性脑卒中很少是风湿性疾病的表现特征。诊断通常依赖于对这些综合征的少数区别特征的系统调查和脑脊液分析的结合。重要的是要系统地进行脑卒中评估，并且不要忽视患有不寻常疾病的患者由于常见原因仍可能发生脑卒中的可能性。

（五）类风湿关节炎

这种全身性且相当常见的炎症性疾病可能很少伴有脑血管炎 [74-76]。具有生命威胁的并发症是寰枢关节亚脱位导致枢椎－基底动脉交界压迫 [77]。

（六）干燥综合征

原发性干燥综合征的特征是眼干、口干以及泪腺和唾液腺的自身免疫性破坏 [78]。它通过结合高效价特异性抗体 [抗 SSA 抗体（anti-SSA antibody） 和 抗 SSB 抗 体（anti-SSB antibody）] 以及唇活检标本的小唾液腺检查进行诊断。使用 Schirmer 测试可以检测到流泪减少。干燥综合征很少并发脑血管炎，其特征是头痛、脑卒中、脑病和炎症性脊髓液。常针对潜在疾病进行治疗 [79-84]。

（七）贝赫切特综合征

这是一种全身性炎症状态，主要导致口腔和生殖器溃疡，伴有葡萄膜炎、皮肤损伤，以及关节和肠道炎症的不同组合。神经贝赫切特（neuro-Behçet）综合征患者可能患有复发性脑病，伴有炎症性脊髓液（脑脊液多形核细胞计数通常高得惊人）和脑炎性病变。有一种罕见的血管炎可能影响任何大小的动脉并导致缺血性或出血性脑卒中 [85-87]。然而，最常见的脑血管并发症是颅内静脉窦血栓形成。事实上，贝赫切特综合征并不是一种罕见的自身免疫性疾病，见于鼻窦血栓形成患者，尤其是中东地区的患者 [85]。贝赫切特综合征通常在全身表现已导致诊断后累及中枢神经系统，但偶尔鼻窦血栓形成可能是表现特征。结合临床表现和阳性"病理"测试诊断，其中针刺导致红斑结节的形成 [88, 89]。没有针对神经贝赫切特综合征治疗的随机试验，尽管有针对全身性疾病的随机试验。沙利度胺、秋水仙碱、皮质类固醇、硫唑嘌呤和环孢素都被推荐作为全身治疗 [89]。

（八）冷球蛋白血症

冷球蛋白是在低温下形成凝胶的抗体。混合性冷球蛋白血症最常与慢性炎症状态相关，尤其是丙型肝炎感染。混合性冷球蛋白血症，包括在丙型肝炎的情况下，与脑病、癫痫发作、脊髓病和罕见的缺血性脑卒中有关 [90, 91]。冷球蛋白血症的诊断还需要排除循环血浆冷球蛋白的其他潜在原因，包括恶性肿瘤、感染或循环单克隆和（或）

多克隆免疫球蛋白[91]。整体情况类似于中枢神经系统血管炎，包括已报道的少数血管造影的外观。在某些情况下，血管壁的组织学是正常的，但管腔充满了富含免疫球蛋白的沉积物[92]。通过证明血液中存在冷球蛋白，可在适当的临床背景下确定诊断。对潜在疾病的治疗（如抗病毒治疗）通常是有效的，而对于严重的病例，已尝试使用类固醇、免疫球蛋白和血浆置换等。

（九）硬皮病

硬皮病，也称为进行性系统性硬化症，是一种系统性结缔组织疾病，其特征在于多个器官，特别是皮肤和肺的炎症、纤维化和血管病变。虽然常见的神经系统并发症涉及周围神经系统，但也有罕见的归因于潜在硬皮病的脑卒中病例的报道[93-95]。这些病例报告不同程度地记录了血管钙化、血管收缩和明显的血管炎，并伴有脑脊液炎症迹象[94]。少数患者被描述为对免疫抑制有反应，但很难被有限的数据解释[96]。

（十）复发性多软骨炎

复发性多软骨炎是一种罕见的疾病，常于中年男性和女性中发病。它的特征是涉及耳、鼻、喉、气管和肋骨软骨的高热炎症发作。通常有关节病、眼睛和视神经炎症、耳聋和眩晕、贫血和高红细胞沉降率[97]。神经系统并发症可见于脑血管炎伴亚急性无菌性脑膜炎、脑神经麻痹、全脑病、癫痫发作、脑卒中/短暂性脑缺血发作、主动脉弓综合征和周围神经病变[98-101]。尽管数据有限[102]，但免疫抑制治疗在不同程度上已经尝试过，并取得了一定的成功。

三、炎症性血管病

（一）颞动脉炎

最常见的涉及大脑的血管炎是颞动脉炎形式的巨细胞动脉炎（giant-cell arteritis，GCA），尽管它基本上是一种全身性血管炎，患者很少低于50岁。神经科医生通常见到风湿性多肌痛、头痛、咀嚼暂停和缺血性视力丧失等外周表现，后者反映了颈外动脉分支的炎症和狭窄。这些可能伴有

进行性不适、红细胞沉降率和（或）C反应蛋白升高，以及不太常见的其他颅脑缺血症状，如舌头麻木和坏死、外周性眩晕和头皮坏死[103, 104]。身体的任何动脉都可能受到影响，包括主动脉（主动脉瘤风险显著增加）和脊髓前动脉。该综合征失明的常见原因是前部缺血性视神经病变，如果不及时治疗，对侧眼有继发受累的风险。其他眼部表现可能包括眼外肌缺血、视网膜动脉阻塞和后循环缺血性视神经病变引起的复视。水痘-带状疱疹病毒感染被认为是一种病因[105]。

缺血性脑卒中可能发生在任何血管分布中，但由于在这些血管中存在明显超过椎动脉硬脑膜穿透约5mm的内部弹性层，后循环更易受累。动脉活检是确定性检查，以显示血管壁中的巨细胞和其他慢性炎症证据及内部弹性层的破坏[106]（图7-2）。其他表现包括皮质盲或其他枕部梗死、外侧髓质梗死和"基底动脉顶部"综合征。硬膜外椎动脉比颈内动脉更常受累[107, 108]。常规血管危险因素的存在增加了颞动脉炎脑卒中的风险。

诊断取决于临床因素的组合，红细胞沉降率升高（尽管约20%的患者正常）、C反应蛋白升高和颞动脉活检。后者是确定诊断所必需的，但可能是阴性或显示非特异性动脉炎而不是病理性

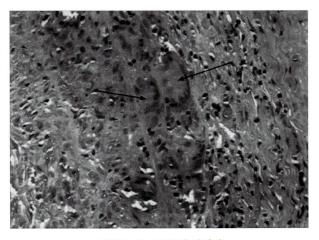

▲ 图 7-2　巨细胞动脉炎

颞浅动脉活检显示多核巨细胞（箭）与受损的血管壁内弹力层相关（HE 染色，×60）（经 Dr. Colin Smith，Edinburgh 许可）

巨细胞。如果临床怀疑很高，在等待活检时不应延迟类固醇治疗，因为在获得结果之前可能会失明。双侧颞动脉活检的检出率并不明显高于单侧活检。如果在几天内进行，皮质类固醇不会干扰活检的组织学外观。当然，活检越早越好[109]。

> 如果患者出现脑或眼部缺血且年龄超过 50 岁，近期有不适和头痛病史并且症状不太可能由感染性心内膜炎或其他感染引起，则必须紧急进行红细胞沉降率检查。如果升高，则应在知道任何颞动脉活检结果之前开始使用高剂量的皮质类固醇，有时甚至需在进行活检之前（必须在几天内）开始。

当发生视力丧失或脑卒中时，通常给予静脉注射类固醇治疗；并且有人建议在治疗的初始阶段加用阿司匹林可以降低脑卒中风险。然后应开始口服类固醇（通常以 1mg/kg 的泼尼松形式），并尝试在 6 周后开始逐渐减少类固醇。类固醇脱机的速度是可变的，应以头痛、肌肉疼痛、眼科检查和红细胞沉降率症状的变化为指导。完全戒断口服类固醇可能需要 1 年或 2 年[110]。甲氨蝶呤等类固醇节约剂的作用尚不清楚；相关试验结果好坏参半。病例报告描述了新型生物抗炎药的治疗成功，但需要更多来自临床试验的信息[111, 112]。

（二）Takayasu 动脉炎（大动脉炎）

这是一种影响主动脉弓和降主动脉，以及主动脉弓主要分支的血管炎症，偶尔还会影响肾动脉。它在亚洲人中更常见，在女性中更常见，但报道的女性易患程度因研究人群而异。该疾病具有 3 个病理生理阶段；最初在动脉中间层存在弥漫性血管炎症；随后是通过滋养管的新生血管形成；最后，动脉硬化和严重狭窄或闭塞的硬化阶段[113-117]。

临床上，很多患者出现全身不适、乏力、肌痛、关节痛、发热等全身症状；在某些情况下，首先出现脑、四肢、眼睛或肾缺血的症状。这些可能包括脑卒中、失明、短暂性脑缺血发作或短暂性视力丧失、头痛、晕厥、伴有头晕的"锁骨下动脉盗血"或跛行。发生主动脉瓣关闭不全的患者的心脏症状可能很突出[117]。

有提示意义的体格检查结果包括无脉（无脉搏，可能是不对称的"无脉疾病"）、眼部新生血管和下肢外周脉搏减弱。大多数患者的红细胞沉降率和 C 反应蛋白升高，并可能有贫血或白细胞增多。通过血管成像显示主动脉上动脉起源于主动脉的严重狭窄或闭塞来确认诊断。动脉瘤常见于扩张的侧支血管，例如，双侧颈动脉闭塞时的椎基底动脉系统（图 7-3）。其他可能导致类似血管造影和临床表现的疾病包括晚期动脉粥样硬化、放射性血管病、先天性异常、胶原血管疾病，以及罕见的贝赫切特综合征。脑卒中可能是由于多处头颈动脉闭塞、栓塞或与流量相关的动脉瘤破裂导致的低流量状态[118]。

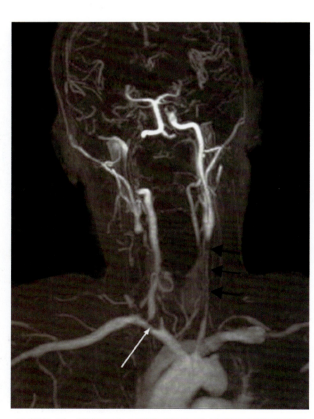

▲ 图 7-3 增强 MR 血管造影显示大动脉炎的典型特征
颈部主要动脉有平滑的短、长狭窄和闭塞。长箭：右锁骨下动脉狭窄和右椎动脉起源。短箭：左侧颈总动脉平滑长狭窄。血液通过颈部的侧支进入颈内动脉

没有随机性临床试验来指导治疗[119]。经验性治疗建议与颞动脉炎的治疗建议相似，包括初始类固醇治疗，在监测血清学和临床进展的过程中逐渐减量。抗血栓治疗在这种情况下的作用尚不清楚；使用阿司匹林似乎是合理的。患者可能需要手术血运重建，包括脑血管重建，但这应该推迟到疾病的急性炎症阶段缓解[120]。

（三）中枢神经系统原发性血管炎

这种罕见的疾病发病率为 1/2 000 000，病理上包括大脑和脊髓中小动脉和静脉的炎症。它也被称为"中枢神经系统肉芽肿性血管炎"和"孤立性中枢神经系统血管炎"。镜下以软脑膜动脉最为常见，其病理过程为节段性。

由于几个原因，很难确定诊断。首先，较早的文献将中枢神经系统原发性血管炎（primary angiitis of the central nervous system，PACNS）与血管造影相似但临床上不同的可逆性脑血管收缩综合征（reversible cerebral vasoconstriction syndrome，RCVS；见本章"可逆性脑血管收缩综合征"）混为一谈[121]。这导致诸如"中枢神经系统良性血管病"和"血管造影诊断的中枢神经系统空泡炎"等术语进入神经血管词典。其次，明确诊断 PACNS 的唯一方法是脑活检或尸检。然而，脑活检本身并不完美，因为病理过程是不完整的，假阴性活检率可能高达 25%[122]。最后，通常只对最不寻常、难治或最严重的病例进行脑活检或尸检。因此，经活检证实的 PACNS 病例系列可能代表了更严重疾病表现谱中的一个倾斜亚组[123]。这可能会随着无创血管壁 MRI 的发展而改变，这可能允许直接观察发炎的血管壁（见下文）。

尽管有上述警告，但目前关于 PACNS 临床特征的最可靠信息来自经活检证实的病例[123, 124]。这些病例研究表明 PACNS 是一种亚急性头痛、人格改变、认知缺陷和脑病的综合征，在少数病例中会出现不连续的脑卒中样局灶体征和症状发作。在病例系列中，从发病到诊断的平均时间可能是几个月[125, 126]。这强调了这种情况的亚急性

性质。孤立性脑卒中很少是 PACNS 的表现。在几乎所有病例中，脑部 MRI 均出现异常，显示慢性、急性和亚急性缺血性病变的组合（图 7-4）。一些患者有肿胀性病变，活检显示为肉芽肿性血管炎，但这是罕见的[127]。有研究还描述了脊髓孤立性 PACNS，表现为类固醇反应性脊髓病[128]。血管成像对于确定这种诊断通常是非特异性的。约 40% 的活检确诊病例血管造影正常；当血管造影发现的血管病理异常时，通常无法将其与 RCVS 或动脉粥样硬化区分开来[128]。当疾病活动局限于小血管区域的深部白质和灰质时，血管造影通常是正常的。无创血管成像（MRA、CTA）的帮助更小。高分辨率对比增强血管壁成像在一些报告的病例中有所帮助[106]。

大多数情况下脊髓液异常，但异常是非特异性的。最常见的发现是炎症，高蛋白和脑脊液细胞增多。炎症的血清标志物，如红细胞沉降率（通常正常）、C 反应蛋白和风湿病标志物，在没有系统性自身免疫性疾病的症状和体征时通常没有帮助[128]。

脑活检仍然是诊断的金标准，通过对大脑和脑膜进行开放活检，包括基于 MRI 的疾病最近活跃区域的血管，可能获得最大的检出率。如果近期脑梗死没有安全可及的靶点，非优势的前颞叶可能是非靶向活检的合适区域。

如前所述，最终证实为 PACNS 的病例中有 25% 的脑活检呈阴性。一个系列研究表明，在活检阴性的情况下开始治疗可能是合适的[126]。

活检可能显示肉芽肿性或坏死性血管炎。它还有助于将 PACNS 与其他具有相似表现的疾病区分开来，包括脑或血管内淋巴瘤、结节病、脑胶质瘤病和传染性（如真菌）血管炎。

PACNS 的治疗是困难的。没有随机试验来告知药物的选择，而且结果如此多变，以至于很难知道任何治疗是否会产生影响[129]。大多数权威机构推荐类固醇作为一线治疗。在急性发作时，大剂量静脉注射类固醇数天后开始口服类固醇是合理的。患者接受了一系列神经系统检查和 MRI

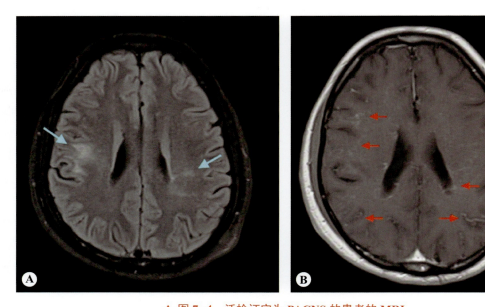

▲ 图 7-4　活检证实为 PACNS 的患者的 MRI

A. 多灶性 FLAIR 高信号病变（箭）；B. 对比后序列显示双侧皮质下的细网状（箭）增强与血管炎症一致

的预期随访。MRI 上出现新的体征或症状或新的脑梗死提示考虑脑活检，如果阳性，则联合使用环磷酰胺、免疫球蛋白或其他细胞毒性药物。新型免疫抑制剂的作用尚不清楚。治疗可能会延长；这种疾病通常会在 6～12 个月后缓解，也可能会复发。风湿病专家对长期治疗的协助是有帮助的。

PACNS 的一个变体值得单独提及。Greenberg 及其同事描述了亚急性认知障碍、癫痫发作和脑部 MRI 显示白质中多处微出血和弥漫性颞叶和顶叶 FLAIR 异常的患者[130]。在病理学上，这些患者表现出淀粉样血管病和反应性血管炎的组合。这种炎症性淀粉样蛋白疾病通常对类固醇有反应，并且往往不会复发。大多数患者在基因上是 ApoE 4/4，这是 ApoE 基因型中最罕见的[131]。

（四）Susac 综合征（视网膜球囊脑血管病）

Susac 综合征是一种临床三联征的脑病，伴有视网膜分支动脉阻塞和耳蜗梗死引起的听力损失；MRI 上伴有微梗死。它往往会影响 3—50 岁的女性，并且通常以非特异性不适、头痛和脑病发作开始。最终，依据视网膜分支动脉阻塞引起的单眼视力丧失、低频感音神经性听力丧失以及胼胝体中央微梗死的特征性表现，可以做出诊断。脑病可能相当严重，脑脊液细胞增多症很常见。治疗是经验性的，但大多数专家建议尽早使用皮质类固醇和免疫球蛋白进行积极的免疫抑制。偶尔严重的病例可能需要环磷酰胺、血浆置换，甚至是利妥昔单抗等生物疗法。这种疾病往往会在 1～2 年缓解，但据报道会复发。复发的常见原因之一是过早停止免疫治疗或类固醇减量过快[132, 133]。

（五）Cogan 综合征

Cogan 综合征可在表面上类似于 Susac 综合征[134]。Cogan 综合征的特征是间质性角膜炎，角膜的炎症浸润导致波动性视力丧失、眼痛和发红以及畏光。突然、严重、不对称的听力损失、眩晕和耳鸣的发生可能会导致与 Susac 综合征的混淆，但识别特征性角膜而非视网膜病变应该可以解决这种混淆。神经系统受累不常见，但以脑膜脑炎、癫痫发作、外周或脑神经病变为特征，很少出现脑卒中。已经描述了累及皮肤和内脏器官的全身性血管炎，大约一半的患者有头痛、发热、体重减轻、疲劳，以及肌肉和关节疼痛等非特异性症状[135, 136]。

（六）急性后部多灶性斑状色素上皮病

急性后部多灶性斑状色素上皮病（acute posterior multifocal placoid pigment epitheliopathy，APMPPE）的特点是急性、无痛、通常是双侧视力丧失，最常见于年轻男性，在检眼镜和荧光血管造影中具有特征性的视网膜外观。这可能单独发生，作为感染后综合征，或作为全身性自身免疫疾病的一部分，如狼疮、类风湿关节炎或疫苗接种后。它很少与脑脊液细胞增多、动脉和静脉梗死相关，脑活检组织学与 PACNS 一致。它被认为是与 Susac 综合征和 Eale 视网膜病变的连续统一体 [137]。

（七）Eale 视网膜病变

Eale 视网膜病变的特征是周围视网膜毛细血管缺血、视网膜和（或）视神经新生血管、玻璃体积血和视网膜脱离。目前尚不清楚这是单一诊断实体还是具有多种原因的综合征。它最常见于年轻男性，很少与脑卒中有关。这种关联意义不明，因为 Eale 视网膜病变的出现可能发生在患有其他疾病的患者身上，包括高凝状态和高黏滞综合征，这也可能导致脑卒中。症状是多变的，在常规眼科检查中偶尔会偶然发现该实体 [138, 139]。

（八）Kohlmeier-Degos 病（恶性萎缩性丘疹病）

Kohlmeier-Degos 病是特征性皮肤损伤、肠缺血和穿孔，以及脑卒中的常见致命三联征。在恶性形式中（如不限于皮肤），皮肤上出现以萎缩、光滑、白色中心和红斑边缘为特征的病变，通常在数月内出现肠道微血管梗死、穿孔和腹膜炎。手术时可能会看到像皮肤上的损伤。约 20% 的患者有脑血管并发症，包括脑和脊髓梗死 [140]。该综合征被假设为血管炎、凝血障碍或其他系统性疾病（如狼疮）的罕见表现。已经报道了一系列免疫抑制和抗血栓治疗，但没有任何证据表明有效 [141, 142]。

（九）副肿瘤性血管炎

副肿瘤性血管炎可作为一种指向动脉壁的炎症反应发生，因为它与肿瘤（如隐匿性恶性肿瘤）异位表达的抗原相似。

这种反应可通过引起血栓形成或动脉血管狭窄而产生中枢神经缺血。与血管炎相关的最常见癌症形式是霍奇金病、淋巴瘤、毛细胞白血病和肺癌 [143-145]。副肿瘤性原因引起血管炎的情况相对少见，如果出现这种情况，引起缺血性脑卒中的情况很少见 [146]。临床上，副肿瘤性血管炎可具有异质性表现，可能有脑和脊髓体征，以及孤立的脑神经受累。由于多灶性梗死，还可能出现弥漫性和进行性脑病。MRI 可以显示多个血管区域受累，尤其是在存在脑病的情况下 [147]。可能存在脑脊液细胞增多症。超声心动图有助于排除细菌和栓塞原因。如果标准 MRA 和 CTA 未显示，通常需要进行脑血管造影。如果发现，治疗通常取决于潜在的癌症。血管炎也可以通过免疫抑制疗法进行治疗，例如，免疫球蛋白或血浆置换术和类固醇 [148]。预后取决于早期识别来源和潜在的肿瘤进展情况。

（十）治疗药物性血管炎

药物可引起血管炎症。诊断通常依赖于确定不良药物（不包括可能模拟药物诱导血管炎的其他医学疾病）与血管炎其他原因之间的时间关系。最常见的罪魁祸首是免疫调节剂和抗生素，尽管许多其他药物也可能导致这种情况，包括精神药物、别嘌呤醇和 2- 脱氧考福霉素 [149]。药物性血管炎最常见的特征是皮疹。这种类型的血管炎通常会攻击皮肤和肌肉，引起关节痛和肌痛等症状，也可出现肾脏和肺部表现。很少会发生中枢神经系统改变，包括认知改变，如副肿瘤性血管炎，并且已报道感音神经性听力损失和脑硬脑膜炎 [150]。确切的发病机制尚不清楚，尽管提出的一种机制是由于与嗜中性粒细胞形成复合物而激活免疫反应，这些中性粒细胞积聚并具有细胞毒性 [151]。没有特定的临床或实验室标志物可以将其与其他血管炎区分开来。急性期标志物红细胞沉降率和 C 反应蛋白均可升高。抗中性粒细胞胞质抗体（antineutrophil cytoplasmic antibody，ANCA）升高常见于药物性血管炎和 ANCA 相关

性血管炎 [150]。由于未能识别综合征，变量延长的过程和有限的诊断测试，诊断可能很困难。

全面的药物史对所有关注血管炎的患者都很重要，尤其是近 6 个月。对于治疗，应停用导致该不良反应的药物。如果中枢神经系统或任何其他器官活跃或严重受累，应考虑皮质类固醇治疗。对于心肺功能损害，除了大剂量皮质类固醇外，还应使用额外的免疫抑制，例如环磷酰胺。免疫抑制的持续时间通常比原发性血管炎综合征短，不需要维持治疗。有证据反对停止免疫抑制的策略，因为 ANCA 水平下降 [152]。应建议患者避免将来使用可导致该不良反应的药物，并应在他们的病历中记录该药物可能导致严重的药物反应。

四、可逆性脑血管收缩综合征

可逆性脑血管收缩综合征（reversible cerebral vasoconstriction syndrome，RCVS）是一种涉及脑动脉可逆性狭窄和扩张的血管病变综合征。患者往往比缺血性脑卒中患者更年轻，并且没有明显的心血管危险因素，表现为急性发作的严重头痛，通常被描述为"霹雳性"。然而，20% 的头痛是亚急性的，不太严重，并且会在数周内

复发。相关特征包括恶心、呕吐、波动和有时是双侧神经功能缺损，以及偶尔癫痫发作 [153, 154]。MRI 脑部趋于正常（与血管炎相反，血管炎通常与局灶性病变有关）。在血管造影中，脑动脉表现出节段性狭窄和扩张（图 7-5）。这被认为是由于血管收缩引起的，但应排除其他引起血管收缩的原因。现在也有关于 RCVS 和中枢神经系统血管炎之间重叠综合征的报道 [155, 156]。表 7-1 列出了潜在原因。已发现与中枢神经系统原发性血管炎有关，RCVS 可能难以区分。RCVS 的主要特征包括临床稳定性和自发改善，而不是 PACNS 的特征。在血管造影上，RCVS 倾向于更多地影响中等大小的中心血管，而 PACNS 则更多影响偏心血管。诊断 RCVS 的重要因素是基于症状、公认的诱发因素的存在和影像学发现，包括血管狭窄的可逆性和脑脊液分析 [157]。钙通道阻滞药（尼莫地平和维拉帕米）最常用于治疗，可能主要有助于治疗头痛 [153]。在严重的情况下，血管内治疗可能会起作用 [158]。

五、偏头痛

脑卒中和偏头痛很常见，并且可以同时发生。无偏头痛的偏头痛先兆（"头侧偏头痛"）的

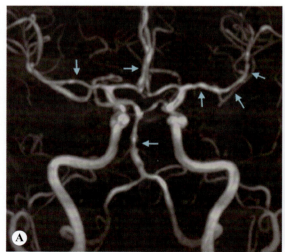
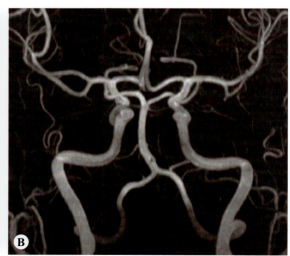

▲ 图 7-5 RCVS 的 MRA

A. 脑 TOF-MRA 显示整个颅内神经血管系统不同程度的多灶性节段性狭窄（箭）；B. 4 个月随访 MRA 显示颅内狭窄完全消退至正常口径

表 7-1 RCVS 的潜在原因

原发性头痛疾病
- 偏头痛
- 原发性霹雳性头痛综合征

妊娠（产后血管病）

药物和生物制剂
- 咳嗽和感冒抑制剂（伪麻黄碱、苯丙醇胺）
- 抗抑郁药（选择性 5- 羟色胺再摄取抑制药和 5- 羟色胺 – 去甲肾上腺素再摄取抑制药）
- 抗偏头痛药（舒马曲坦和其他曲坦类、异美汀、酒石酸麦角胺、马来酸甲基麦角新碱）
- 减肥药（安非他明衍生物、乐脂）
- 化疗药物（他克莫司、环磷酰胺）
- 肾上腺素药物（肾上腺素、溴隐亭、利苏利特）
- 违禁药物（可卡因、摇头丸、大麻、麦角酸二乙胺）
- 其他（促红细胞生成素、吲哚美辛、静脉注射免疫球蛋白、干扰素 α、尼古丁贴片、红细胞输注、甘草、卵巢刺激药、口服避孕药）

其他原因
- 高钙血症、卟啉症、嗜铬细胞瘤、支气管类癌、未破裂的囊状脑动脉瘤、头部外伤、脊髓硬膜下血肿、颈动脉内膜切除术、颈动脉夹层、神经外科手术、颈动脉球瘤、扁桃体切除术、颈部手术、高海拔、脑静脉血栓形成

（改编自 Singhal AB，Bernstein RA. Postpartum angiopathy and other cerebral vasoconstriction syndromes. Neurocrit Care 2005;3:91. ）

红色的标志！

告诉患者：对于局灶性神经功能障碍和突发性头痛，需要立即排除包括蛛网膜下腔出血在内的其他中枢神经系统病变。因此，不建议等待头痛消退。在血管造影中，如果显示节段性狭窄，应排除血管炎的其他原因。由于有多种暴露可能导致 RCVS，因此患者应避免触发。即使出现癫痫发作，也不建议长期使用癫痫发作预防，除非存在结构性病变。令人欣慰的是，大多数患者会在数周至 3 个月内恢复，包括在重新成像时血管痉挛的消退。长期发病率和死亡率并不常见，大多数可以完全恢复，但最常见的遗留主诉症状是慢性头痛。

表现可能与脑卒中相似，但存在阳性感觉症状（刺痛麻木、阳性视觉现象）则提示偏头痛。重要的是，脑卒中患者在尝试一项任务之前通常不会表现出虚弱；偏头痛患者的肢体可能感觉虚弱，但在需要时功能相对正常。

由于对虚弱的意识通常比其他时候少，因此即使患者不熟悉症状，脑卒中也可能在偏头痛发作之前或之后发生。偏头痛和脑卒中之间的时间顺序和关系可能难以组织[159]。偏头痛患者的脑卒中需要与非偏头痛患者进行类似的检查。

偏头痛是脑卒中的危险因素：偏头痛患者，尤其是服用口服避孕药的女性，缺血性脑卒中的风险高于出血性脑卒中[160-162]。心肌梗死和心血管危险因素的风险也可能增加[162]。可能的关联包括：偏头痛和脑卒中之间相似的病理生理学、并发症和相关综合征[163]。

- 偏头痛的潜在病理生理学可能与脑卒中和其他血管疾病有关，例如，血管痉挛、血小板过度聚集、卵圆孔未闭[164]，与偏头痛相关的治疗可能具有血管活性，包括麦角胺和曲坦类药物。

- 脑卒中和偏头痛之间存在常见的并发症，包括遗传因素。

- 各种综合征可产生偏头痛样头痛和脑血管疾病。

- 偏头痛患者的心血管危险因素可能比普通人群更严重，目前的观察性流行病学研究无法完全调整这一混杂因素[165]。

偏头痛脑卒中是一种临床综合征。这不是排斥或绝对的诊断。它可以是对没有其他脑卒中原因的临床综合征的积极陈述。先兆偏头痛患者可以体验到典型的先兆，然后作为局灶性神经功能缺损持续存在。偏头痛先兆有时会与短暂性脑缺血发作混淆，因此了解患者的临床和偏头痛病史很重要。可能是由于偏头痛的视觉先兆，偏头痛脑卒中时常会出现视觉障碍，如同名偏盲。脑成像可能显示也可能不显示相关病变，但可以推测为梗死。有必要对其他病因进行全面检查，因为它们可能与偏头痛混淆或相关，包括动脉夹层、

抗磷脂综合征、CADASIL、线粒体细胞病或动静脉畸形[166, 167]。

血管痉挛是单眼失明导致视网膜循环可视化后更常见的假设病因之一[168]。动脉闭塞很少被证实。在偏头痛患者中未发现颅外颈内动脉复发性自发性血管痉挛[169, 170]。

六、可逆性后部脑病综合征

可逆性后部脑病综合征（posterior reversible encephalopathy syndrome，PRES）通常以对称性顶枕部水肿的 MRI 表现来描述，但会影响其他区域并具有其他影像学表现。患者可出现脑病、头痛、癫痫发作和视力障碍的各种组合[171]。PRES 可表现为局灶性神经功能缺损，因此类似于缺血性或出血性脑卒中或短暂性脑缺血发作。在涉及颅后窝结构的严重 PRES 病例中可以看到后循环综合征模拟物。事实上，在严重的情况下，患有 PRES 的患者会发展为急性梗死。病因被认为是血管痉挛或血栓形成导致灌注不足。在 MRI 弥散序列中，PRES 可能出现高信号，但没有在急性梗死中看到的类似限制（图 7-6）。

七、小儿血管炎

（一）川崎病

川崎病（皮肤黏膜淋巴结综合征）是较常见的儿童血管炎之一，但也很少出现在成人身上。东亚儿童的发病率最高。川崎认为，血管损伤是由炎症细胞浸润引起的。虽然病因尚不清楚，但与传染性综合征的相似性导致怀疑是传染性病原体。它经常与传染病混淆，因为它通常表现为发热的自限性疾病。标志性体征特征是皮肤黏膜受累伴颈部淋巴结肿大、唇和口腔黏膜红斑、皮疹、非渗出性结膜炎伴发热。许多患者还可能有胃肠道不适，包括腹泻、呕吐或腹痛。这些症状并不总是同时开始。没有诊断实验室测试，但支持性证据来自全身炎症，包括急性期反应物升高、白细胞增多、中性粒细胞左移和血小板增多。对于正式诊断，需要出现持续至少 5 天的发热[172]。那些不符合所有标准的人患有不完全性川崎病。虽然不是主要标准的一部分，但心血管疾病是发病率和死亡率的主要原因之一，需要治疗。重症患者可发展为梭形动脉瘤，四肢灌

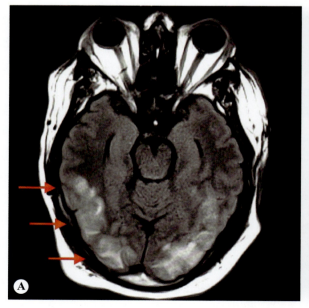
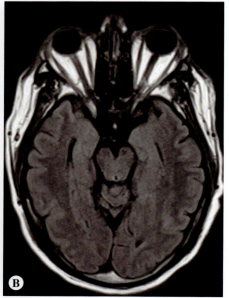

▲ 图 7-6　PRES 患者的 MRI
A. FLAIR 序列显示双侧顶枕高信号（箭）与水肿一致；B. 同一患者的 4 周随访 MRI 显示 FLAIR 高信号消退

注不良。使用免疫球蛋白的免疫疗法可以在课程的早期进行。美国儿科学会（American Academy of Pediatrics，AAP）和美国心脏协会（American Heart Association，AHA）也推荐在急性期使用大剂量阿司匹林 [80～100mg/(kg·d)]，而后随着患者实验室标志物的降低而逐渐减量[173]。

预后和随访通常基于心血管并发症的严重程度。通常建议在就诊期间和病后 2～6 周进行超声心动图检查。目前尚不清楚患者作为成年人时是否更容易在未来发生心血管疾病。

（二）过敏性紫癜

过敏性紫癜（Henoch-Schoenlein purpura，HSP）也称为免疫球蛋白 A 血管炎。它是最常见的儿童系统性小血管炎，主要发生在 3—15 岁，但在成人中很少见。IgA 介导的免疫反应没有已知的病因，尽管有人猜测可能涉及不同的抗原。过敏性紫癜是一种自限性疾病，具有 4 个主要特征，可以在任何时间点和顺序排列：①可触及的紫癜，无血小板减少和凝血障碍；②伴有或不伴有关节炎的关节痛；③腹痛；④肾病。过敏性紫癜对中枢神经系统的累及很少见，但可能包括癫痫发作、神经病变、意识水平改变、视觉异常、脑出血和缺血性脑卒中。过敏性紫癜脑卒中的病因尚不清楚[174]。如果过敏性紫癜诊断不明确且临床表现不完整或异常，可对任何受累器官进行活检，结果可显示 IgA 沉积[175]。

尽管可以看到血小板减少、凝血障碍和肌酐升高，但没有特定的实验室指标值。考虑到其自限性，对轻度疾病的支持性护理是照护的标准，也可能需要对关节痛引起的疼痛进行对症处理。如果患者未能保持足够的水分并需要静脉注射，则可能需要住院治疗。液体或如果有需要全身性糖皮质激素的剧烈严重腹痛。只有＜1% 的人会因过敏性紫癜出现任何并发症，通常以肾脏并发症的形式出现[176]。过敏性紫癜的一个重要鉴别诊断是脑膜炎球菌性脑膜炎。

八、咬伤和刺痛

蛇咬伤，以及蝎子、蜘蛛和黄蜂的蜇伤往往被忽视为脑卒中的原因，而毒液的毒性作用会影响许多常见此类咬伤和蜇伤的人。蛇毒含有金属蛋白酶和其他具有抗凝血和促凝血活性的物质，被认为分别会诱发出血性和缺血性脑卒中。蝎子蜇伤可引起肌肉无力、动脉高血压、心律失常、心肌炎和肺水肿。

过度活跃的交感神经系统引起的动脉高血压急性加重可导致颅内出血。蝎子蜇伤还可能导致灌注不足、消耗性凝血病、血管炎和栓塞，从而导致缺血性脑卒中。蜘蛛毒液很少会引起脑卒中。Sicarius 属的隐士蜘蛛会导致一种称为隐士蛛毒液（loxoscelism）的综合征，表现为凝血障碍，可导致缺血性脑卒中。黄蜂叮咬很少引起脑卒中，但当它们发生时，有人提出，过敏反应或毒液释放的介质引起的血管收缩会引起炎症反应，从而导致血栓形成前状态。在每种情况下，都可以使用特定的抗蛇毒血清，并与氢化可的松联合使用，但在其他方面没有针对脑卒中的特定治疗方法[177, 178]。

九、感染

缺血性脑卒中偶尔会作为中枢神经感染的并发症发生。怀疑的病因是炎症导致动脉和静脉的继发性血栓形成。若血管破裂将发生出血性脑卒中。其他提出的脑卒中病因包括高凝状态、血管炎和心内膜炎等（表 7-2）。

（一）细菌性/化脓性脑膜炎

皮质表面血管通常在脑膜炎中受到影响。在一项人群回顾研究中，152 例脑膜炎病例中有 14% 出现脑卒中[179]（图 7-7）。目前尚未确定脑膜炎与常规心血管危险因素的关联。

（二）人类免疫缺陷病毒

HIV 可导致多种形式的缺血性和出血性脑卒中。任何类型的小型、中型和大型血管的血管炎都可能由已知的传染性病原体、触发因素或特发性原因发展而来[180]。其他与 HIV 相关的可导致脑卒中的感染包括结核病和真菌性脑膜炎、梅毒、心内膜炎，以及血小板减少症可能发生（表

表 7-2　感染引起的缺血性脑卒中和短暂性脑缺血发作

- 结核
- 真菌（隐球菌、念珠菌、曲霉、毛霉菌）
- 梅毒
- 急性细菌性脑膜炎
- 慢性脑膜炎
- 脑膜炎球菌
- 肺炎球菌
- 嗜血杆菌
- 伯氏疏螺旋体
- 钩端螺旋体病
- 支原体
- 包虫病
- 猫抓病
- 颈动脉炎症
- 咽炎
- 扁桃体炎
- 淋巴结炎
- 病毒（HIV、沙粒病毒、黄病毒、带状疱疹、巨细胞病毒、丙型肝炎）
- 寄生虫（蠕虫、神经旋毛虫病、囊尾蚴病）
- 感染性心内膜炎

7-3）。HIV 阳性患者的小血管病变与 HIV 阴性患者相似，因此这是否是脑卒中的直接原因值得怀疑[181]。如果在脑卒中检查中发现患者 HIV 阳性，应继续排除其他脑卒中原因，包括间接和心血管危险因素。

（三）带状疱疹

带状疱疹血管炎可引起颅内动脉周围炎症和血栓形成。带状疱疹可在眼部或其他皮区出现皮肤损伤，有时在水痘后数年。Gilden 及其同事报道了许多有水痘—带状疱疹病毒感染史（带状疱疹、眼部带状疱疹）的患者，他们在几个月后出现血管闭塞、出血或动脉瘤[182]（图 7-8）。血管病变可导致脑动脉和脑底部动脉狭窄和闭塞[183-188]。据报道，水痘—带状疱疹血管病（varicella zoster vasculopathy，VZV）会导致更广泛的脑病并伴有多发性梗死。最近，VZV 也与巨细胞动脉炎有关，早先已将其作为脑卒中的可能病因。通过在脊髓

液中发现 VZV 反应性 IgG 来诊断带状疱疹相关的血管病变。治疗通常是类固醇和抗病毒药物的组合。

（四）丙型肝炎

据报道，慢性丙型肝炎病毒（hepatitis C virus，HCV）感染的脑卒中患病率高于普通人群，通常与冷球蛋白血症有关。HCV 也与动脉粥样硬化斑块的形成有关[189, 190]。炎症被认为是导致斑块破裂的主要原因，斑块破裂后常发生血栓栓塞[191, 192]。

由于补体固定免疫复合物在典型的小血管壁中沉淀，HCV 血管炎也可能与冷球蛋白血症一起发生[193, 194]。亚急性白质脑病也可能发生。从 HCV 治疗中获得持续的病毒学应答已被证明可以降低脑卒中风险[195]。

（五）咽炎、扁桃体炎和淋巴结炎

据报道，复杂性咽炎、扁桃体炎和淋巴结炎会导致儿童颈动脉炎症伴继发性血栓形成[196]。其他各种不同程度的证据表明，感染也与缺血性和（或）出血性脑卒中有关：伯氏疏螺旋体或莱姆病[197-200]、钩端螺旋体病[201]、衣原体[202]、支原体[203]、巨细胞病毒[204]、神经旋毛虫病[205]、囊尾蚴病[206, 207]、猫抓病[208]、包虫囊肿[209, 210]。

十、先天性动脉病

有几种可能是先天性动脉异常，虽然不常见，但偶尔可能会导致脑卒中。

（一）大脑动脉环变异和颈动脉发育不全

大脑动脉环变异在脑卒中发病中起关键作用[211]。非对称的大脑前动脉是胼胝体的胚胎正中动脉，患病率为 0.2%～0.4%[212]。影响该动脉的脑卒中可能会影响两侧大脑半球。双侧大脑半球或奇形大脑前动脉是指一侧 A2 发育不全，而对侧 A2 为双侧大脑前动脉区域提供主要血液供应。这种变异的流行率为 2%～7%[213]。占主导地位的 A2 闭塞会导致双侧半球缺血。大脑前动脉 A1 段发育不全 / 缺失发生率为 1%～10%[214]。由于侧支减少，由这些血管供应的组织患血栓栓塞性疾病的

第7章　缺血性脑卒中和短暂性脑缺血发作的异常原因
Unusual causes of ischemic stroke and transient ischemic attack

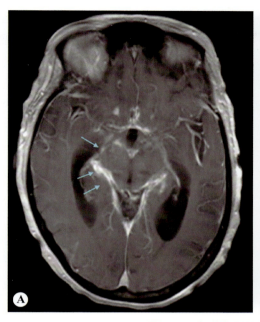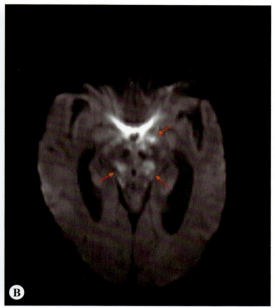

▲ 图 7-7　免疫抑制的隐球菌性脑膜炎患者的 MRI

A. 增强后 MRI 显示沿脑干和基底池的增强；B. 同一患者的弥散加权像 MRI 显示多处小急性梗死，可能是由小血管感染性血管炎引起的

表 7-3　作为脑卒中原因的 HIV/AIDS 并发症

颅内出血
- 凝血病（弥散性血管内凝血和血小板减少症）

缺血性脑卒中 /TIA
- 慢性结核
- 脑膜炎（梅毒和真菌）
- 带状疱疹血管病
- 巨细胞病毒血管病
- 感染性心内膜炎
- 非细菌性血栓性（marantic）心内膜炎
- 动脉瘤 / 扩张

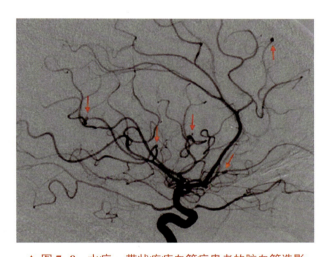

▲ 图 7-8　水痘 - 带状疱疹血管病患者的脑血管造影
在出现缺血性梗死和蛛网膜下腔出血后可见多发性颅内感染性动脉瘤（箭）

风险增加。5% 的普通人群可能存在前交通动脉缺失。大约 2.7% 的人有大脑中动脉副动脉，其中动脉从大脑前动脉发出并平行于 M1 行进[215]。该动脉可为大脑中动脉远端区域提供侧支血流[216]。在大脑后动脉的胎儿起源中，胚胎大脑后动脉不退化；源自颈动脉的血栓栓塞事件可引起后循环症状。后交通动脉漏斗部是后交通动脉或较少见的脉络膜前动脉起点处的漏斗状扩张区域，可能与动脉瘤混淆。它是圆形或圆锥形，对称且小于 2mm。

与脑动脉瘤不同，它们与出血风险增加无关。其他变异包括常见的大脑后动脉和小脑上动脉干、早期分支的大脑中动脉和增生的前脉络膜动脉，尽管这些通常与脑血管事件的风险增加无关。

（二）肌纤维发育不良

肌纤维发育不良（fibromuscular dysplasia，

FMD）是一种累及中型动脉的节段性疾病，可出现于任何年龄。FMD 往往在女性中更常见，并且可以影响个体的多个动脉 [217-219]。有一些证据表明 FMD 有重要的遗传倾向，但尚未确定致病基因 [220]。最常受影响的动脉是肾动脉，导致肾血管性高血压。最常受影响的脑血管动脉是颈内动脉的中高颈部分和前两个颈椎水平的椎动脉。

血管病理学显示一个或多个节段中的纤维化动脉壁。没有看到动脉粥样硬化斑块和炎症，也不是典型的动脉粥样硬化部位。在血管造影中，可以呈现多种外观。最常见的是"珠串"、管状节段和长狭窄区域（图 7-9）。与动脉粥样硬化血栓性狭窄相比，纤维"网"看起来更平滑且轮廓更规则，可能会阻塞血管 [221]。FMD 可导致动脉狭窄、闭塞、动脉瘤和夹层 [220]。在美国一项登记的 FMD 患者研究中，神经系统事件很常见，包括 TIA（13%）、颈动脉夹层（12%）和脑卒中（10%）[222]。目前尚不清楚普通人群中有多少人可能患有无症状的 FMD，因此当看到 FMD 时，它并不总是与出现的症状相关。

缺乏针对 FMD 的随机临床试验和有限的自然史知识。对于没有其他禁忌证的脑血管 FMD，通常推荐抗血小板治疗 [223-225]。另外，治疗基于相关疾病，即动脉瘤和夹层。不建议对无症状的 FMD 患者进行血管内治疗的血运重建 [226]，尽管有 II a 类建议对有症状的 FMD 患者进行血运重建，但许多人会建议首先进行药物治疗。重要的是，应监测血压，以较低的阈值来调查是否存在肾动脉 FMD[220]。

（三）结缔组织疾病

马方综合征、Ehlers-Danlos 综合征 4 型、α₁ 抗胰蛋白酶缺乏症、成骨不全症和其他特征较少的家族性结缔组织疾病可导致颈动脉夹层。马方综合征和 Ehlers-Danlos 综合征 4 型也可导致动脉瘤，进而导致栓塞 [227, 228]。

（四）常染色体显性多囊肾病

常染色体显性多囊肾病（autosomal dominant polycystic kidney disease，ADPKD）的特点是多发双侧肾囊肿。已发现 ADPKD 患者发生颅内动脉瘤的可能性高达 4 倍 [229]，自然史不详。

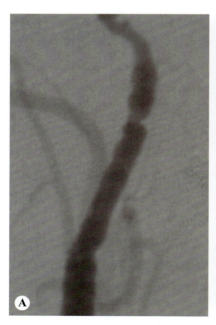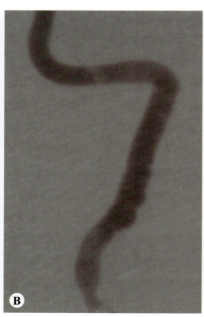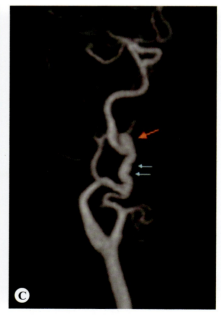

▲ 图 7-9 FMD 的血管成像
选择性导管血管造影显示颈内动脉纤维肌肉发育不良。注意右侧（A）和左侧（B）颈动脉的不规则"串珠"外观。（C）增强后 MRA 显示颈中部右侧颈内动脉交替狭窄和扩张（小箭）和假性动脉瘤（大箭）

ADPKD1 基因突变位于 16 号染色体，常有颅内动脉瘤破裂家族史。由于动脉瘤，ADPKD 患者有出血的风险，与 ADPKD 的肾脏表现相关的高血压的存在而增加。动脉瘤筛查应由患者在讨论任何干预的风险和潜在益处后做出决定。对于已知动脉瘤的患者，监测和治疗与没有 ADPKD 的患者相似。应继续研究修订风险因素。

十一、烟雾病

日语中的 Moyamoya 翻译为"烟雾"，描述了在血管造影时出现侧支对比剂的弥漫性烟雾状。"moyamoya"不是一种特定的血管病理学，而是描述了一种放射学定义的模式，其由一侧或双侧远端颈内动脉严重狭窄或闭塞引起。

通常情况下，存在大脑动脉环部分额外累及，有时会累及大脑动脉近端和基底动脉 [230, 231]。在大脑底部，从豆纹动脉、丘脑穿通动脉和软脑膜动脉发育而来的小侧支血管，颈外动脉的眼眶和筛窦分支，来自大脑后动脉的软脑膜侧支和来自颈外动脉分支的硬膜血管，在脑血管造影上的基底神经节区域产生烟雾模式（图 7-10）。烟雾病也可能与颅内动脉瘤有关 [232]。

烟雾病具有特征性血管病变而没有已知危险因素。烟雾病综合征患者（即放射学表现）通常具有很好辨识的诊断 [233]。它最常见于东亚人群，尤其是日本人。已经描述了几个原因。病因可以是家族性的 [234, 235]、先天性或后天性疾病，包括由于基底脑膜或鼻咽感染引起的动脉闭塞、血管炎、辐照、创伤、纤维肌肉发育不良、广泛的动脉纤维性疾病 [236, 237]、镰状细胞性贫血症、唐氏综合征 [238]、神经纤维瘤病和原发性草酸中毒。动脉粥样硬化斑块通常不是烟雾病的原因。有些病例将仍是隐源性的，即使在诊断后也可能进展 [239]。

患有该综合征的儿童经常出现反复的局灶性脑缺血、认知障碍、头痛、癫痫发作，偶尔还会出现不自主运动。脑卒中的可疑病因被认为是低脑血流量。成人也可以出现类似情况。此外，也可能发生由侧支或任何相关动脉瘤破裂引起的蛛

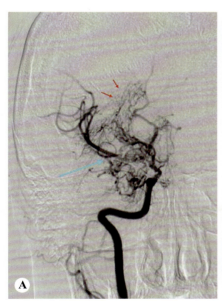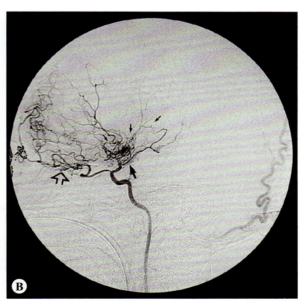

▲ 图 7-10 烟雾病的导管血管造影

A. 右半球缺血性梗死患者的前后位视图，显示右侧颈内动脉远端和大脑中动脉近端闭塞。右侧大脑中动脉（虚箭）通过侧支血管重建。通过侧支血管以"烟雾"配置（小箭）重建外侧豆纹；B. 烟雾病综合征患者选择性颈动脉导管造影的侧视图。颈内动脉末端有许多扩张的小豆纹动脉（细箭），以及脑膜和眼动脉侧支（分别为粗箭和空箭）（经 Professor Takenori Yamaguchi, National Cardiovascular Centre, Osaka, Japan. 许可）

网膜下腔、脑内或脑室内出血[240,241]。已推荐使用抗血小板药物来预防动脉狭窄部位的微栓子，这是观察到的缺血的另一种建议病因[233]。不经常使用抗凝药；在头痛是突出特征的情况下，可以谨慎使用钙通道阻滞药。使用直接或间接方法从颈外动脉进行手术血运重建与大脑中动脉远端吻合可能会有所帮助，但不同中心使用不同的方法[242,243]。

在急性恶化的情况下，建议补充氧气（同时避免过度换气）和增加脑血流量（包括使用静脉等渗液）。

十二、异常栓塞材料

（一）胆固醇栓塞

这种罕见报道的临床综合征见于广泛存在动脉粥样硬化斑块的患者，但它的发病率可能比目前已诊断的更多[244-246]。通常被认为是大动脉粥样硬化动脉（如主动脉）的器械或手术修复的并发症，也可以自发地或在抗凝药或溶栓治疗的情况下出现。病因被认为是动脉粥样硬化释放动脉粥样硬化碎片和胆固醇晶体进入循环[247]。

症状可在手术后数小时或数天发展为具有全身性血管炎或感染性心内膜炎等特征的亚急性综合征。症状包括不适、发热、蛋白尿、血尿、肾衰竭、腹痛、胃肠道出血、嗜睡和意识模糊、皮肤瘀点、裂片状出血、网状青斑、手指和足趾发绀和周围性坏疽；其他特征包括红细胞沉降率升高、贫血、血小板减少、中性粒细胞白细胞增多、嗜酸性粒细胞增多和低补体血症[248-250]。

诊断可以基于特征性病理学显示胆固醇栓子阻塞整个身体的微循环，包括大脑和脊髓[247,251]。视网膜中可见胆固醇栓子。虽然罕见，但在没有相关临床特征的患者中可以看到类似的沉积物，因此这一发现的特异性尚不确定。伊洛前列素是一种前列环素类似物，可能是一种有效的治疗方法[251]。

（二）空气栓塞

在空气和脉管系统之间连通和允许空气进入循环的压力梯度都存在时，可能发生空气栓塞[252]。当空气进入脑血管系统时，会发生局灶性神经功能缺损和脑卒中。最常引用的医源性原因包括动脉或心导管插入术、手术、中心静脉导管插入术和肺气压伤，但也有报道称非创伤性原因[252]。早期脑 CT 可能显示气泡，MR 显示缺血区域内的扩散受限[253,254]。有神经功能障碍的患者应尽早开始高压氧治疗（hyperbaric oxygen therapy，HBOT）。延迟 4～5h 后，脑空气栓塞的成功治疗率急剧下降[255]。在一项对 86 例空气栓塞患者进行的回顾性队列研究中，与在 6h 后开始治疗的患者相比，在 6h 前开始高压氧治疗的患者预后更好，恢复更快[256]。对此没有可参考的随机临床试验，关于高压氧治疗为什么有用的确切机制也尚不清楚[257]。

（三）脂肪栓塞

脂肪栓塞可能发生在长骨损伤后的 12h 到几天之间，如创伤或手术。大多数病例报告出现全身性脑病、呼吸窘迫和皮肤瘀点。局灶性神经和脑卒中样的发现并不多见[258,259]。

十三、血液系统疾病

血液系统的潜在疾病可导致缺血性血管疾病、颅内静脉血栓形成和 TIA（表 7-4）。包括血细胞和血小板计数，以及凝血时间在内的常规血液检查，通常是筛查这些疾病的一线方法。如果高度怀疑脑卒中与血液学有关，大多数中心也有一套标准化的实验室顺序。很难确定血液系统疾病是否是脑卒中的原因或促成因素，这只会增加同时存在血管危险因素（如动脉粥样硬化）的患者脑卒中的风险或严重程度。如果在检查中发现疾病，建议与血液病医生合作进行管理和治疗。

（一）遗传性凝血障碍或血栓形成倾向

这些是罕见的家族性疾病，可发生自发性和未经治疗的复发性静脉血栓形成，包括颅内静脉循环。主要原因包括抗凝血酶Ⅲ缺乏、蛋白 C 和蛋白 S 缺乏、活化的蛋白 C 抵抗、因子 V Leiden 突变、因子Ⅶ缺乏、因子Ⅷ升高和凝血酶原 G20210A 突变[260]。在一般高加索人群中，以下

表 7-4　由血液系统疾病引起的脑卒中 /TIA

有形成血元素异常——定量

- 红细胞增多症
- 红细胞增多症（相对的、继发的、必要的）
- 血栓性血小板减少性紫癜和溶血性尿毒症综合征
- 缺铁性贫血

有形成血成分异常——定性

- 血红蛋白病（如镰状细胞病、地中海贫血）
- 阵发性夜间血红蛋白尿
- 白血病
- 血管内淋巴瘤

高黏血症

- 红细胞增多症
- 华氏巨球蛋白血症
- 多发性骨髓瘤

凝血途径障碍（血栓形成倾向）

- 抗凝血酶 Ⅲ 缺乏
- 蛋白质 S 缺乏
- 蛋白质 C 缺乏
- 激活的蛋白 C 抗性最常由因子 V 蛋白（因子 V Leiden）的突变引起
- 凝血酶原（因子 Ⅱ）突变
- 因子 Ⅶ 缺乏
- 因子 Ⅷ 升高
- 纤溶酶原异常或缺乏
- 因子 Ⅱ、Ⅶ、Ⅷ 浓度升高
- 抗纤溶药物
- 因子 Ⅶa 活化

原因不明的血栓前状态

- 癌症
- 弥散性血管内凝血
- 妊娠和产褥期
- 口服避孕药
- 肝素相关性血小板减少症伴血栓形成
- 抗磷脂综合征
- L- 天冬酰胺酶
- 肾病综合征
- 去氨加压素
- 静脉注射免疫球蛋白
- 雄激素
- 嗜酸性粒细胞增多综合征

遗传性凝血障碍的患病率是：抗凝血酶Ⅲ缺乏症为 0.02%～0.2%，蛋白 C 缺乏症为 0.2%～0.5%，蛋白 S 缺乏症未知，杂合子因子 V Leiden 突变为 4%～5%，以及 2% 的杂合凝血酶原 G20210A 突变[261, 262]。以下是与没有凝血障碍的患者相比，发生静脉血栓形成的估计终生概率：抗凝血酶缺乏症高 8.1 倍，蛋白 S 缺乏症高 8.5 倍，蛋白 C 缺乏症高 7.3 倍，以及因子 V Leiden[261] 高出 2.2 倍。动脉血栓形成是这些疾病的一个罕见特征[263, 264]，除非存在静脉到动脉分流（反常栓塞），但有时看似动脉闭塞的症状实际上可能是由静脉闭塞引起的。虽然这些疾病被认为是血栓事件和脑卒中的危险因素，但这些患者中只有 10% 有这些倾向，30% 与出血有关，而且大多数没有症状[265]。

有这些异常的患者实际上可能有缺血性脑卒中的动脉原因，因为这些高凝状态往往与包括深静脉血栓形成和肺栓塞在内的静脉血栓事件更相关[260]。由于患有这些疾病的患者通常年龄较小，本章讨论的年轻患者脑卒中的其他原因（包括动脉夹层）应与此一同讨论和处理。

在急性脑卒中、服用抗凝药的患者和妊娠女性中，凝血因子通常会降低，因此这些检测在急性情况下可能不可靠，需要在以后的情况下重复检测。如果其他家庭成员有血栓栓塞事件史，通常值得看看他们是否也接受过检测，以及检测结果如何。如果他们没有经过测试，那么他们可能同样被建议咨询血液科医生。吸烟和激素治疗似乎会使这些患者面临更大的风险[264]。

虽然有人建议监测血小板和其他血细胞计数来确定这些疾病与脑卒中的因果关系，但尚未确定明确的可量化措施。对于管理，血液学医生通常建议对静脉脑卒中进行至少 6 个月的抗凝治疗。如果发生第二次事件，建议终生抗凝[266]。

高凝状态可能由于其他情况而发生，但这种高凝状态与突发动脉或静脉脑卒中直接相关的程度可能尚不清楚。这些条件如下。

- 由于可能的"高凝状态"导致的肾病综合征[267, 268]。

- 抗磷脂综合征（见本章"自身免疫性疾病和全身性血管病"）。

- 广泛的恶性肿瘤（见本章"肿瘤和治疗效果"）。

- 去氨加压素：一种合成的加压素替代品，通过限制尿液中的水分排泄来减少尿液的产生[269]。

- 静脉注射免疫球蛋白：脑卒中风险很小，在考虑患有已知血管疾病或多种血管危险因素的患者时应考虑到这一点[270, 271]。

- 雄激素[272]。

- 嗜酸性粒细胞增多综合征[273, 274]。

- 抗纤溶药物已引起脑静脉和动脉血栓形成[275]。

- 重组人促红细胞生成素（epoetin）会增加血细胞比容水平，这可能会导致高凝状态。这可能会在透析患者和运动员中引发更多的静脉综合征而不是动脉综合征[276, 277]。

- 阻塞性睡眠呼吸暂停。

如果在患有动脉或静脉脑卒中的患者中发现凝血异常（血栓形成倾向），则必须在急性事件后数周或数月确认异常，然后才能可靠地诊断出任何持续且明确的"血栓形成倾向"。即便如此，脑卒中发病也可能是其他原因，而血栓形成倾向要么是额外的原因，要么是与此无关。

（二）促血栓药物

非违禁药物可诱发可引起静脉和动脉事件的促血栓形成状态。许多因素可以发挥作用，具体取决于药物。在接受化疗和对比剂的患者中可以看到导致血小板黏附在内皮下衬里形成血栓的内皮损伤[278]。口服避孕药可通过改变凝血因子促进血栓形成。静脉注射免疫球蛋白可增加血液黏度并减少血流量，导致血栓前状态[278]。肝素诱导免疫介导的血栓前状态，稍后将进一步讨论。在大多数情况下，识别不良事件并停止用药是管理中最重要的一步。

随着抗凝药使用的增加和新型抗凝药的作用，人们越来越关注"解毒剂"或逆转剂的可用性。传统上，新鲜冰冻血浆是逆转服用抗凝药患者出血的标准治疗。现在，有更多的治疗选择。重组因子 VIIa[诺其（NovoSeven）] 已用于治疗血友病和出血性疾病，血栓事件的发生率相对较低[279]。凝血酶原复合物浓缩物（prothrombin complex concentrate，PCC）产品也已用于逆转抗凝药：VIII 因子旁路活性（factor eight bypassing activity，FEIBA）是一种抑制剂凝血复合物，它是一种活性 PCC。超说明书使用 PCC 逆转需要权衡止血潜力的抗凝药时，血栓形成发生率增加的风险[280]。PCC 的内容物本身有可能产生凝血酶，但逆转抗凝药可能会使患者面临引入药物的血栓栓塞事件的风险[281–283]。

已经开发了直接口服抗凝药（direct oral anticoagulants，DOAC）的特定逆转剂，以在不受控制或围术期出血的情况下中和抗凝药活性。其中一种药物是依达赛珠单抗（idarucizumab），一种高亲和力的达比加群黏合剂，与报道的用于在严重出血事件后逆转维生素 K 拮抗药的 PCC 相比，它在健康个体中没有引起促凝活性，并且血栓形成事件的发生率更低[284–287]。据报道，一种名为昂丹司琼（Andexanet alfa）的 Xa 因子抑制药的逆转药和一种合成的小分子西帕他格（ciraparantag）可以逆转抗 Xa 口服抗凝药的作用[288, 289]；然而，尚不清楚这些药物是否具有促凝作用。正在对这些直接抗凝逆转剂的功效和安全性进行更多研究。

（三）肝素诱导的血小板减少症

肝素诱导的血小板减少症（heparin-induced thrombocytopenia，HIT）是由于肝素给药而导致血小板计数降低。免疫介导的反应导致抗体激活血小板，血小板与脑动脉和静脉血栓形成风险增加有关[290–292]。

所有疑似 HIT 的患者都应进行筛查试验，以检测抗肝素 –PF4 复合物的抗体。在管理 HIT 时，应停止使用所有以肝素为基础的产品。为治疗血栓形成，应考虑使用非肝素类药物（如比伐卢定、阿加曲班、磺达肝素或达那肝素）进行抗凝[293, 294]。

（四）贫血

在严重的情况下，包括缺铁性贫血在内的贫血会引起严重脑动脉疾病患者的 TIA[106, 295]。贫血被认为是由于血小板减少症，也与颅内静脉血栓形成和缺血性动脉脑卒中有关[296-298]。贫血可产生非特异性神经系统症状，例如全身无力、疲劳、注意力不集中和晕厥[295]。与脑卒中相关的贫血的发生应该引起对潜在疾病的筛查，例如恶性肿瘤，这可能与两者有关。

（五）镰状细胞性贫血症

由于脆弱的侧壁或动脉瘤，镰状细胞病纯合子儿童容易发生缺血性和出血性脑卒中，总体年风险为 1%。血管闭塞与刚性红细胞引起的血栓及其与凝血系统和内皮的相互作用有关。内膜增生可引起动脉狭窄和扩张。脑卒中在杂合子患者中较为罕见，但仍可能发生在导致缺氧的镰状危象中。预防性红细胞输血有助于高危儿童的脑卒中预防。

（六）阵发性睡眠性血红蛋白尿

阵发性睡眠性血红蛋白尿是一种罕见的获得性疾病，免疫补体系统会破坏造血干细胞。这是由于通常会抑制补体破坏的红细胞表面蛋白形成缺陷所致。通常静脉血栓形成也发生在脑中，尽管已经发生动脉血栓形成。贫血是典型的表现，患者还可能出现腹痛、复发性深静脉血栓形成、尿色深、溶血，以及血小板和粒细胞计数低[299, 300]。

（七）白血病

白血病患者更常出现颅内出血或"高黏血症"。脑动脉或静脉闭塞往往较少出现。血管闭塞可由各种相关问题引起，例如，全血黏度增加、非细菌性血栓性心内膜炎和机会性感染[301, 302]。

（八）血管内淋巴瘤（血管内淋巴瘤）

这是一种罕见的 B 细胞淋巴瘤，由小血管腔内的肿瘤性淋巴细胞增殖引起，几乎发生在任何器官中。神经系统并发症包括多灶性脑卒中、

TIA 和脑病。更常见的是，中枢神经特征更为普遍，包括亚急性进行性痴呆和癫痫发作[301, 303]。患者往往为中年后期[304]。神经系统的所有部分都可能受累，即脊髓、神经根和周围神经[305]。典型地，患者有不适、皮肤结节和斑块，以及血浆乳酸脱氢酶水平升高[303]。脑成像对梗死样和肿块病变无特异性，有时脑膜增强（图 7-11）。诊断只能通过活检进行，通常是皮肤或大脑。该病程极具侵袭性，死亡率很高，并且在症状出现后几个月内死亡[306]。

（九）原发性血小板增多症

原发性血小板增多症也称为特发性原发性血小板增多症。这种疾病定义为持续的血小板计数 $>600 \times 10^9/L$，这可能与动脉和静脉系统的血栓前状态有关[307, 308]。由于血小板功能存在缺陷，因此存在自相矛盾的出血风险。从症状上看，患者可能出现头痛，短暂的局灶性和非局灶性障碍是最常见的神经系统疾病[309, 310]。应排除血小板增多症的其他潜在原因，包括恶性肿瘤、脾切除术或脾功能减退、手术和其他创伤、出血、缺铁、感染、红细胞增多症、骨髓纤维化和白血病[310]。根据出血或凝血的风险，可以监测患者，使用阿司匹林治疗，或使用干扰素 $-\alpha$ 和羟基脲等血小板减少药[311]。

（十）淋巴瘤样肉芽肿病

淋巴瘤样肉芽肿病是一种罕见的淋巴组织增生性疾病，主要引起肺部弥漫性浸润和结节。皮肤、中枢和周围神经系统受累可见于异常淋巴细胞和浆细胞的血管浸润，以及坏死性血管炎[312]。这种疾病被认为是在 EB 病毒感染的恶性 B 细胞和细胞毒性 T 细胞增殖时触发的，通常是在免疫抑制的情况下[313]。神经系统综合征是亚急性脑病、脑神经病、癫痫发作和脑卒中。治疗通常包括皮质类固醇、利妥昔单抗和化疗的组合[314, 315]。

（十一）血栓性血小板减少性紫癜和溶血尿毒症综合征

另一种罕见的血液系统综合征，血栓性血小板减少性紫癜（thrombotic thrombocytopenic

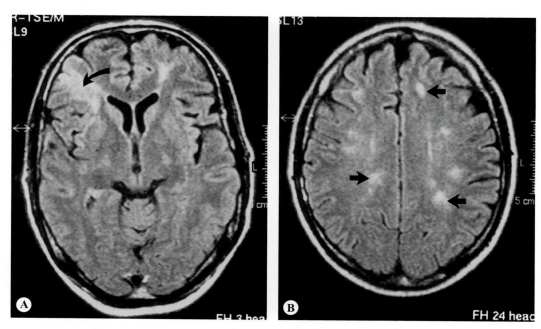

▲ 图 7-11　经组织学证实为血管内淋巴瘤的患者的 FLAIR MRI 轴向视图
梗死区域呈灰色（弯箭）和白质（直箭）

purpura，TTP）表现为急性或亚急性，可对其进行有效治疗。它可以而且经常在溶血尿毒症综合征（hemolytic uremic syndrome，HUS）儿童中重叠[316, 317]。梗死的病因是由于血小板微血栓形成，该血栓可以传播到器官，包括大脑[318, 319]。症状包括波动性脑病，可能以癫痫发作和局灶性神经系统体征为特征[320, 321]。脑 CT 和 MRI 最初可能是正常的，但也可以显示梗死或后部脑水肿的后部可逆性脑病综合征成像模式[318, 322]。也可以看到脑内出血，尽管这可能是由于治疗性肝素化或急性高血压导致或加剧，而不是由 TTP 本身直接引起[322]。患者常出现脑病、全身乏力、发热、皮肤紫癜、肾损害、蛋白尿和血尿等危重症状。血涂片的实验室报告显示血小板减少、小细胞溶血性贫血和碎裂的红细胞。通常，血浆乳酸脱氢酶水平非常高。治疗涉及血浆置换术。如果血浆置换效果不足，也可以使用皮质类固醇和利妥昔单抗[319]。

（十二）副蛋白血症

副蛋白血症综合征包括 Waldenström 巨球蛋白血症、多发性骨髓瘤和 POEMS 综合征。异常

血浆蛋白沉淀导致嗜酸物质增加，这可能会阻塞动脉和静脉血管[323, 324]。在血小板计数和反应性方面，血小板活性也受损，这可能会增加颅内出血的风险[325, 326]。总的来说，脑卒中是罕见的。更常见的是，患有这些综合征的患者会出现不同严重程度的"高黏滞综合征"：头痛、共济失调、复视、构音障碍、嗜睡、注意力不集中、精神错乱、嗜睡、昏迷、视物模糊和耳聋；视网膜显示静脉扩张和曲折、静脉闭塞、视神经盘水肿和出血[263]。虽然确切病因常不清楚，症状可由尿毒症、高钙血症或淋巴瘤引起，并伴有副蛋白血症。

（十三）弥散性血管内凝血

弥散性血管内凝血（disseminated intravascular coagulation，DIC）是一种出血素质，有可能导致广泛的出血性梗死。这包括与急性或亚急性全脑病相关的颅内出血，而不是脑卒中样发作[327]。患者通常因原发性疾病（如产科急症、败血症或外伤）而出现危重病。有时很难区分 DIC 和原发疾病对大脑的影响[328]。血小板计数低、凝血酶原和活化部分促凝血酶原激酶时间延长、血浆纤维蛋白原低、血浆中纤维蛋白降解产物升高和

D- 二聚体升高支持诊断。治疗的重点是原发疾病，但对于有大量出血的病例，可以考虑使用血小板、新鲜冷冻血浆和冷沉淀[329]。

（十四）红细胞增多症

红细胞增多症的定义是在静息、水分充足的患者中，红细胞比容＞55%，并且采血时没有静脉阻塞。患者可能因红细胞增多而出现"绝对"红细胞增多症，或因血浆容量耗尽而出现"相对"红细胞增多症。

红细胞增多症（也称为原发性红细胞增多症）患者能够发生缺血性脑卒中、TIA 或颅内静脉血栓形成。患者的神经系统风险并不为人所知，因为这种疾病很罕见，没有可靠的前瞻性研究[330, 331]。根据一项小型试验，在 3 年内，安慰剂组心血管事件（包括脑卒中和心肌梗死）的风险约为 5%，而阿司匹林组为 2%，尽管估计本身仅基于 18 起事件[332]。有几个因素会导致血栓形成：全血黏度增加、血栓形成倾向，以及血小板活性和内皮细胞功能改变有利于血栓形成。矛盾的是，由于血小板功能缺陷导致止血缺陷，可能会发生颅内出血。

相对性红细胞增多症可能是由于各种问题导致血浆容量减少，包括酒精、脱水、利尿药和高血压。继发性红细胞增多症可由红细胞量增加引起，包括慢性缺氧、吸烟、小脑血管母细胞瘤和肾肿瘤。其与脑卒中的直接因果关系尚未建立。

十四、围术期脑卒中

（一）心脏手术

脑卒中可能使手术期间或术后数天内的心脏手术和外科手术复杂化，风险因患者特征和所涉及手术或所需干预而异。根据手术的性质和情况，有几种可能的机制（表 7-5）。最常见的栓塞现象发生在主动脉弓；术中低血压和心律失常是其他可能的病因[333]。在 CT 或 MRI 上看到的无症状缺血性和出血性病变，在术后状态比临床脑卒中综合征更常见；多达 45% 的心脏手术后可在 MRI 上看到 DWI 病变[334]。无症状梗死（DWI

表 7–5　导致心脏手术并发症的脑卒中和认知能力下降的可能原因
在以下手术期间对大脑进行栓塞
• 血小板聚集
• 纤维蛋白
• 钙化瓣膜碎片心内血栓
• 来自主动脉的动脉粥样硬化碎片
• 来自泵 – 氧合器系统的脂肪、空气和硅树脂或颗粒物
• 并发感染性心内膜炎的赘生物
术后栓塞来自
• 缝合线或假体材料上的血栓
• 左心室血栓合并心肌梗死
• 心房颤动
• 感染性心内膜炎
围术期低血压导致的全身低灌注和缺血（第 6 章）
手术中的血液稀释
同一麻醉下同时进行颈动脉内膜切除术（第 16 章）
胆固醇栓塞综合征（本章"异常栓塞材料"）
与肝素诱导的血小板减少症相关的血栓形成（本章"血液系统疾病"）
全身性炎症反应
全身麻醉的非特异性作用
引起颅内出血的原因
• 血小板减少症
• 弥散性血管内凝血
• 不受控制的高血压
• 抗血栓药物
术后深静脉血栓形成的反常栓塞（第 6 章）

病变）在血管高风险人群（年龄、既往血管病变负担、胸主动脉存在动脉粥样硬化性疾病）中更为常见。

这些无症状 DWI 病变的临床意义存在争议，因为其中一些病变可能会消退。然而，在 MRI 上看到的没有急性局部脑卒中症状的梗死，也可能与认知或神经心理障碍或两者均相关。

1. 心导管手术

诊断性心导管介入术和治疗是常见的手术，在回顾性报告中，神经系统并发症的风险相对较低，为 0.1%～0.4%[334]。有趣的是，经桡动脉入路可能与脑缺血风险增加有关。相比，使用裸金属支架治疗急性心肌梗死与使用药物规避支架的脑卒中发病风险相似[335]。

2. 冠状动脉搭桥术

冠状动脉旁路搭桥术是一种常用的外科手术。高达 6% 的病例会导致围术期脑卒中复杂化[334]。主动脉弓粥样硬化是 PCI 和冠状动脉搭桥术相关脑卒中的独立危险因素[336]。

3. 瓣膜修复：开放与血管内

由于术中产生血栓、空气和其他颗粒的风险增加，开放式心脏手术以前被认为具有更高的脑缺血并发症风险[337]；然而，最近的研究表明，开放式和经导管主动脉瓣置换术并发症的脑卒中发生率相似（30 天时为 5.5%～6.1%）[338]。据报道，DWI 病变占 38%～47%[339]。

4. 心脏移植

缺血性脑卒中或 TIA 可使高达 13% 的原位心脏移植复杂化[340]。20% 的并发症发生在术后前 2 周，80% 发生在术后后期。据报道，在围术期，血流动力学不稳定、心脏骤停、体外循环超过 2h、既往脑卒中史和颈动脉狭窄＞50% 是发生脑血管并发症的危险因素[341]。

（二）普通外科

普通外科手术发生脑卒中并发症风险低于心脏手术，影响不到 1%。危险因素包括既往脑卒中史、血管疾病和心肺疾病[342]。主要取决于手术类型、潜在疾病，以及术中和围术期使用的药物（如麻醉剂和抗血栓药物），可能存在多种脑卒中机制（表 7-6）。

目前关于在已知脑血管疾病患者的非血管和非心脏手术中暂时停用抗血栓药物的指南不完整，特别是对于抗血小板药物和新型抗凝药[343]。必须平衡的是手术过程中的出血风险与治疗引发的潜在血栓栓塞风险。

（三）脑血管导管介入手术

DSA 是评估头颈部神经血管系统的金标准，尽管无创 CTA 和 MRA 取得了进步，但仍然普遍使用（见第 6 章）。脑血管造影的神经系统并发症发生率为 1%～3%，在颈内动脉高度狭窄的患

表 7-6　在普通手术期间或之后不久可能导致脑卒中的原因
• 引起低流量梗死的术中或术后低血压，特别是在供应大脑的动脉狭窄或闭塞时（第 6 章） • 抗血栓药物引起的止血缺陷或弥散性血管内凝血，导致颅内出血 • 全身麻醉期间因错误处理和定位导致的颈部动脉闭塞或夹层（本章"动脉损伤"） • 术后深静脉血栓形成的反常栓塞（第 6 章） • 停止长期使用华法林预防脑卒中 • 在尝试静脉导管插入术或颈部手术期间颈部动脉的穿透性创伤（本章"动脉损伤"） • 围术期心肌梗死或心房颤动 • 感染性心内膜炎（第 6 章） • 长骨手术后的脂肪栓塞（本章"异常栓塞材料"） • 空气栓塞（本章"异常栓塞材料"） • 术后"高凝状态"

者中增加至 10%。气体和诱发血栓栓塞被认为是罪魁祸首。15%～26% 的人在脑血管造影后出现 DWI 病变，这与病例难度、持续时间较长、探查难度和使用的对比剂量有关[334]。

脑动脉瘤的弹簧圈栓塞与 5%～9% 的神经功能障碍发生相关，血栓栓塞性血管闭塞发生率高达 28%[334]。

与动脉粥样硬化性颈动脉狭窄相关的脑卒中预防性手术有发生术中脑卒中的风险。动脉内膜切除术的围术期脑卒中并发症发生率为 2.3%～4.1%，而血管内颈动脉支架术的围术期脑卒中风险为 4.1%～7.7%[344, 345]（见第 16 章）。阻断和动脉夹层导致的血栓栓塞通常被认为是脑卒中的原因。

（四）肺静脉血栓形成

左上肺叶切除术或肺移植后的血液淤滞[346]和肺部恶性肿瘤可能是肺静脉血栓形成的风险[347]。肺静脉血栓形成也很少会自发发展[348]。在接受左上肺叶切除术的患者中，约 3% 的患者出现肺静脉残端血栓[347, 349]，并且有病例报告称栓塞性脑卒中和全身性梗死是并发症[350]。肺静脉血栓形成通常用抗凝药治疗。

十五、肿瘤和治疗效果

高达 15% 的癌症患者患有脑梗死[351]。肺癌、胰腺癌和结直肠癌患者的脑卒中风险似乎最高[352]。这些患者可通过多种机制发生脑卒中（表 7-7）。不同的脑缺血性损伤的原因可能会改变治疗方式并影响脑卒中复发。然而，活动性恶性肿瘤患者脑卒中后的总体预后较差[353]；这是否与潜在恶性肿瘤的预后、治疗虚无主义或其他因素有关，目前尚不清楚。

（一）恶性肿瘤相关的凝血病

活动性恶性肿瘤可导致高凝状态，这在该人群中与静脉和动脉血栓事件有关，尽管尚未描述直接的因果关系。患者的凝血系统通常处于低度激活状态，预计会增加动脉和静脉血栓形成的风险[354, 355]。消耗性凝血障碍可能与肿瘤本身或化疗有关。恶性肿瘤与静脉和动脉血栓形成有关。在评估了其他病因后，归因于恶性肿瘤相关高凝状态的脑卒中通常可以用抗凝治疗，低分子肝素是预防复发性静脉血栓栓塞事件的首选药物[356]，但尚未证实预防脑卒中的理想方案。

脑出血也可发生在血小板减少、凝血障碍和 DIC 的情况下，这些通常与患有血液系统恶性肿瘤、急性髓系白血病或慢性粒细胞白血病急变危象有关。外周胚细胞的急剧增加可导致小血管闭塞、内皮损伤、高黏滞性和直接血管破裂[354]。

（二）转移并发症

实体瘤脑转移的出血可能是由于肿瘤坏死、薄的肿瘤血管破裂或邻近血管的侵袭 / 破坏而发生的。引起动脉瘤形成和随后破裂的瘤栓较少见。硬脑膜转移引起的硬膜下血肿也有报道[357]。

软脑膜 / 硬脑膜窦浸润

颅骨和硬脑膜转移可浸润或压迫硬脑膜窦，导致淤滞和血栓形成。这种情况很少发生在软脑膜侵袭[354]。转移性静脉阻塞通常用放射治疗，在这种情况下抗凝的益处尚不清楚。

（三）心脏和主动脉肿瘤

这些肿瘤可能导致肿瘤物质或表面凝块进

表 7-7 恶性肿瘤中脑卒中的可能原因
• 消耗性（非细菌性血栓性）心内膜炎导致脑栓塞
• 肿瘤栓塞
• 心脏肿瘤
– 心房黏液瘤
– 弹性纤维瘤
– 主动脉肉瘤
– 心房横纹肉瘤
• 肿瘤硬膜浸润
• 肿瘤侵犯或压迫脑动脉
• 脑出血进入原发肿瘤
• 脑出血进入脑转移
– 黑色素瘤
– 绒毛膜癌
– 生殖细胞肿瘤
– 肾细胞癌
– 肺癌
– 乳腺癌
• 药物
– L- 天冬酰胺酶
– 贝伐单抗
– 顺铂
– 多柔比星
– 丝裂霉素
– 博来霉素
– 他莫昔芬
• 恶性肿瘤相关的高凝状态
• 高黏滞综合征
• 凝血功能障碍和血小板减少症
• 弥散性血管内凝血
• 副肿瘤性血管炎
• 辐射诱发的血管病变
• 机会性感染

入脑血管系统的栓塞。心脏肿瘤的患病率为 0.02%～0.45%[358]。良性肿瘤包括心房黏液瘤和弹性纤维瘤，恶性肿瘤包括左心房横纹肉瘤和主动脉肉瘤。心脏黏液瘤是最常见的良性心脏肿瘤（图 7-12），最常发生在左心房，30%～40% 的患者出现动脉栓塞。栓子被认为由肿瘤和血栓组成，可能导致缺血及动脉瘤形成和脑出血[359]。乳头状纤维弹性瘤是最常见的原发性心脏瓣膜肿瘤[360]。肉瘤是非常罕见的侵袭性肿瘤，可引起

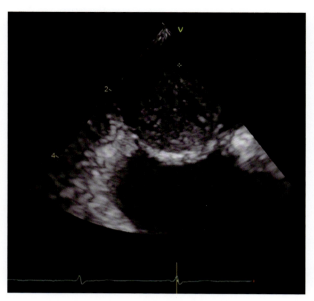

▲ 图 7-12　心房黏液瘤的超声心动图

经食管超声心动图显示一个 2cm 边界清楚的肿块，由宽基底附着在房间隔上

广泛的栓塞性血管转移。

（四）消耗性心内膜炎

消耗性心内膜炎，也称为非细菌性血栓性心内膜炎，被认为是癌症患者缺血性脑卒中的更常见原因，尽管癌症患者的发病率尚不清楚[361]。它可与任何类型的癌症有关，但在腺癌中更常见。免疫介导的心脏瓣膜损伤导致血小板纤维蛋白的无菌生长，然后栓塞到动脉系统中[362]。

（五）白血病、骨髓瘤、血管内淋巴瘤和淋巴瘤样肉芽肿病

这些是与脑卒中风险增加相关的血液系统疾病。在本章"血液系统疾病"中讨论。

（六）辐射

头部、颈部和锁骨上区域（如乳腺癌）的照射可能会导致颈部和颅内神经血管系统受损，从而导致血管病变和加速动脉粥样硬化（图 7-13）。颈动脉破裂是肿瘤切除和放射治疗的罕见并发症。儿童脑部照射（尤其是在急性淋巴细胞白血病中）会增加烟雾病综合征的风险[363]。

（七）放疗后脑卒中样偏头痛发作（SMART）

放疗后脑卒中样偏头痛发作（stroke-like

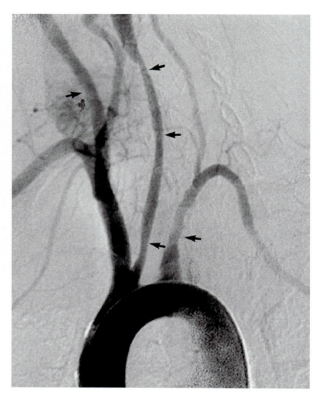

▲ 图 7-13　弓形主动脉造影

图示受霍奇金病影响的颈部淋巴结照射 20 年后颈部大动脉变窄（箭）

migraine attacks after radiation therapy，SMART）综合征被描述为脑肿瘤治疗放射治疗的晚期并发症，通常在治疗过程多年后发生。

患者表现为头痛、局灶性神经功能缺损，偶有癫痫发作。MRI 通常显示不遵循血管分布的单侧弥散受限，伴有皮质回状水肿和对比增强，几周后会自发改善或消退，同时出现临床症状（图 7-14）。SMART 的病理生理学被认为与 PRES 相似[364, 365]。

（八）化疗治疗

化疗可通过激活凝血途径（包括通过肿瘤溶解）、内皮损伤和血管痉挛导致脑卒中。据报道，以下药物与脑卒中增加有关。

(1) L- 天冬酰胺酶是一种蛋白质合成酶抑制剂，常用于诱导急性白血病。它通常通过静脉血栓形成引起脑梗死[366]。

(2) 贝伐单抗是一种血管内皮生长因子（vascular endothelial growth factor，VEGF）抑制

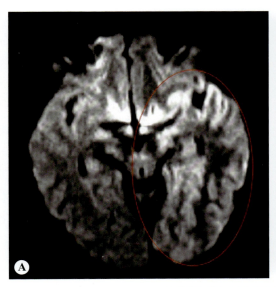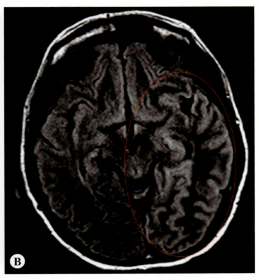

▲ 图 7-14　SMART 综合征患者的 MRI

A. DWI 序列显示整个左侧大脑半球颞叶、顶叶和枕叶的异常受限扩散；B. FLAIR 高信号和皮质水肿见于类似的左半球分布

抗体，用于治疗多种癌症；它与增加的脑血管事件有关，可能与药物直接靶向血管内皮有关[367]。

（3）顺铂的使用与脑血管事件有关，可能是通过凝血因子的影响，包括血管性血友病因子水平的增加[368]。

（4）阿霉素可能引起心肌病，导致心室血栓形成和血栓栓塞事件[369]。

（5）丝裂霉素、博来霉素和吉西他滨均与腺癌血栓性微血管病综合征有关[370]。小动脉和毛细血管中血小板和纤维蛋白沉积增加可导致脑血管事件。

（6）他莫昔芬是一种选择性雌激素受体调节剂（selective estrogen receptor modulator，SERM），通过减少增加乳腺细胞生长的因子和增加减少乳腺细胞生长的因子来治疗乳腺癌。它与双倍的缺血性脑卒中风险相关[371]。

（7）阿那曲唑是一种芳香酶抑制剂乳腺癌药物，与他莫昔芬相比，血栓栓塞和脑血管风险较低。芳香化酶抑制剂对血脂水平的影响是可变的，并且与血管事件的相关性尚不清楚[372, 373]。

（九）大剂量或鞘内注射甲氨蝶呤

大剂量或鞘内注射甲氨蝶呤可诱发神经毒性白质脑病，表现为脑卒中样症状；它被认为是脑卒中模拟[374, 375]。症状和扩散受限（包括 ADC 正常化）通常会在几天内消退[376, 377]。

十六、药物和毒品

（一）荷尔蒙剂

观察性研究表明，与使用口服避孕药（oral contraceptives，OCP）相关的缺血性脑卒中风险增加[378]。这种关联一直备受争议，由于缺乏前瞻性研究，且由于口服避孕药的成分随时间而变化，无法进行直接比较，因此不确定性仍在继续[379, 380]。在较早的研究中，雌激素剂量高于目前水平，似乎存在剂量依赖性脑卒中风险，脑卒中风险增加[380]。服用口服避孕药的女性患脑静脉血栓的风险似乎增加了，特别是如果携带遗传疾病或其他风险因素（如吸烟）。提出了几种机制（包括高凝状态、血管病变或促进其他脑卒中原因），但确切的机制尚不清楚。仅使用黄体酮药片似乎与脑卒中风险无关或相关性极低。建议脑卒中患者避免使用含雌激素的口服避孕药，如果需要口服避孕药，则使用仅含孕激素的药剂。尽管年轻女性的脑卒中风险较低（大约

1 ∶ 100 000 患者 / 年），但希望有先兆偏头痛的患者避免使用含雌激素的口服避孕药，尤其是在使用口服避孕药时偏头痛的频率或严重程度增加的情况下。他们当然应该被劝告戒烟。然而，脑卒中的绝对风险是这样的，大约 25 000 名有先兆的偏头痛患者必须服用口服避孕药 1 年才能导致另一次脑卒中。个人可能认为意外妊娠的健康和社会后果（假设孕产妇死亡率约为 1‰）更为重要。如果患者在服用口服避孕药时发生脑卒中，建议停用口服避孕药，但建议临床医生在将口服避孕药标记为脑卒中的间接原因之前评估年轻人脑卒中的其他原因。

（二）激素替代疗法

激素（雌激素）治疗与良好的血脂和止血特性相关，并且在观察性研究中与脑卒中风险增加无关。然而，随机研究表明缺血性脑卒中风险增加了 1/3，并且对血管疾病没有保护作用 [381, 382]。使用激素替代治疗的患者应权衡潜在益处（绝经后症状、减少骨质疏松症）与脑卒中的过度风险及其他潜在危害（增加乳腺癌、静脉血栓栓塞和冠状动脉事件）。

（三）雄激素和抗雄激素治疗

没有令人信服的数据表明睾酮治疗会增加心血管疾病的风险，它可能会降低代谢疾病患者的风险（减少肥胖、脂肪量、腰围）[383]。雄激素剥夺（前列腺癌患者的睾丸切除术）与脑卒中风险增加有关 [384]。

（四）抗感染药

人们担心使用环氧合酶（cyclo-oxygenase，COX）2 抑制药（包括罗非考昔、伐地考昔、塞来考昔、依托考昔和鲁米考昔）的患者会增加心肌梗死和可能脑卒中风险 [385, 386]。这种增加的风险被认为与抑制血管内皮中前列环素的产生有关。建议脑卒中患者尽可能避免使用 COX-2 抑制药，并使用传统的非甾体抗炎药（nonsteroidal anti-inflammatory drug，NSAID），例如布洛芬或萘普生，这些药物会导致更多的 COX-1 抑制和更少的 COX-2 抑制。

（五）西地那非、他达那非

抑制 N₂O 可能会急剧降低全身血压，理论上可能会增加脑卒中的风险；然而，关于这种并发症的报道很少。

（六）合成代谢类固醇

合成代谢类固醇是源自睾酮的合成物质，已用于肌肉建设以提高竞技运动的表现。一些案例研究已将它们的使用与心血管事件（心肌梗死、脑卒中、死亡）联系起来，但其机制并未得到很好的描述。血压、高脂血症、心电图变化、同心左心室肥大和内皮功能障碍均与此有关，但数据模棱两可 [387]。红细胞增多症和腔隙性梗死也有报道 [388]。

（七）抗精神病药物

利培酮和奥氮平与老年痴呆患者的脑血管不良事件增加有关 [389]。在调查第二代抗精神病药物脑卒中风险增加时，报告了相互矛盾的结果 [390]。潜在的机制包括增加代谢风险、血栓形成效应、心血管效应（包括直立性）和导致脱水的镇静作用。这些药物与脑卒中之间的相关性仍不确定。

（八）静脉注射免疫球蛋白

免疫球蛋白用于治疗免疫介导的疾病。据报道，高达 13% 的患者出现动脉和静脉血栓并发症，并导致在 2013 年引起 FDA 警告。这些不良事件通常发生在具有其他血管危险因素的患者身上，包括年龄、先前的血栓栓塞事件、卧床和在那些接受高剂量免疫球蛋白 [391]。假设的机制是血浆黏度增加，特别是在循环受损的患者中，但最近的一项 Meta 分析没有发现这种关联的证据 [392]。

（九）影响凝血的药物

肝素（可能导致肝素诱导的血小板减少症）、去氨加压素和用于抗凝逆转的重组因子（如 FEIBA）与脑卒中风险增加有关。这些在本章"血液系统疾病"讨论。

（十）重组人促红细胞生成素

重组人促红细胞生成素（epoetin）以前被认

为会通过增加血细胞比容和高凝状态来增加脑卒中风险。

（十一）滥用药物：可卡因

可卡因的使用很普遍，是脑卒中的危险因素。急性可卡因使用可在使用数小时内引发脑卒中；长期使用也会增加脑卒中风险。提出的机制包括引起高血压和血管收缩的拟交感神经作用、对心肌收缩力和心律失常的影响、血栓前状态[393]、增强的血小板聚集[394]或引起大血管动脉粥样硬化的血管炎[395]或血管病变[396, 397]、腔隙[398]、心源性或隐源性非腔隙性脑卒中。活跃的可卡因使用者也增加了脑出血风险，在可卡因使用者中，许多蛛网膜下腔出血病例是动脉瘤[397]。缺乏明确的机制联系，病理生理学可能有多个组成部分。

（十二）滥用药物：苯丙胺

苯丙胺可导致中小血管病变，从而诱发缺血性损伤或脑出血[399]。其他潜在因素包括血小板聚集增加、心源性栓塞和高血压激增。有趣的是，人们有兴趣使用苯丙胺来恢复脑卒中后的运动和语言功能[400-402]。

其他拟交感神经药物可能很少通过与苯丙胺相似的机制引起脑卒中，包括麻黄碱和伪麻黄碱（速达芬）[403]，芬特明：厌食[404]，羟甲唑啉（阿氟林），哌甲酯（利他林）[405]，亚甲基二氧甲基苯丙胺（"摇头丸"）。

（十三）滥用药物：大麻

病例报告提出了使用大麻与脑卒中之间的联系，特别是将血管痉挛作为缺血性脑卒中的潜在机制[406-408]。尽管大麻被广泛使用，但与之相关的脑卒中仍相对较少。

（十四）滥用药物：注射

注射药物滥用也可因感染性心内膜炎导致脑卒中。要考虑的并发症包括 HIV、梅毒、HCV、酗酒和创伤，这些也可能导致脑卒中。

十七、妊娠和产褥期

每 2500～10 000 次分娩中约有 1 人出现脑卒中并发症[409]。一些实质可能导致缺血性脑卒中和脑出血风险。在此期间，激素水平不断变化，结合急性应激反应可导致一过性高凝状态。激素可能也在触发血管变化的内皮激活中起作用，血流动力学变化也起作用。在妊娠女性中，脑卒中风险在妊娠晚期至产后 6 周内似乎较高。在适当的背景下应提出伴随头痛而出现的几种导致脑卒中的机制[410]。

（一）高凝状态

妊娠会导致多种凝血变化，包括凝血因子产生增加、纤溶酶原激活物抑制剂增加，蛋白 C 抗性、蛋白 S 减少和纤溶过程下调[411]。与之相关的是动脉缺血性脑卒中和脑静脉血栓形成的风险增加。人群研究表明剖宫产分娩的产后脑卒中风险增加。

（二）动脉夹层

由于激素和机械触发，颈动脉夹层可能发生在分娩和分娩中。观察性研究表明，在没有潜在结缔组织疾病的女性中，在初次夹层后 1 年，妊娠复发性夹层的风险相对较低[412]。建议有自发性冠心病病史或由轻度机械事件触发的女性进行剖宫产或无推动辅助阴道分娩，以降低机械风险。围产期冠心病可能与 RCVS、PRES 和蛛网膜下腔出血共存[413]。

（三）围产期血管病变

先兆子痫和子痫很常见，但也可能与妊娠期间罕见的脑血管综合征有关，包括 RCVS（如果不是 Call-Fleming 综合征和产后血管病的同义词，则属于该谱系）和 PRES。血管病变的可能机制包括高血压和激素诱导的血管收缩、内皮变化和脑血管自动调节受损[414]。霹雳样头痛和颅内血管多灶性收缩通常是 RCVS 的特征。它可能导致缺血性梗死、凸面蛛网膜下腔出血和不常见的脑实质内出血。高血压和血管收缩通常在 12 周后消退。PRES 更常见于亚急性头痛、癫痫发作、脑病和脑成像血管源性水肿变化背景下的视觉变化。

（四）脑出血

据报道，脑出血比妊娠期缺血性脑卒中和亚

洲人的产褥期更常见。可能的病因包括动脉瘤破裂、房室畸形、先兆子痫 / 子痫和凝血障碍 / DIC[415, 416]。围产期血管病变可能导致蛛网膜下腔出血和较少见的脑实质出血。垂体卒中、羊水和空气栓塞是妊娠期和围产期罕见的并发症。围产期心肌病和卵圆孔未闭也会增加妊娠期血栓栓塞性脑卒中的风险。

十八、胃肠道疾病

（一）炎症性肠病

溃疡性结肠炎和克罗恩病会适度增加脑卒中风险[417-420]。慢性炎症被认为是动脉粥样硬化的主要危险因素。血栓前状态是另一种可能性，因为炎症性肠病患者的维生素 B_6 和同型半胱氨酸含量较高。

（二）恶性萎缩性丘疹病（Degos 病）

恶性萎缩性丘疹病（见本章"炎症性血管病"）是一种罕见的闭塞性血管病变，可导致皮肤和内脏器官多灶性梗死，尤其是胃肠道和神经系统[421]。最有可能提出的脑卒中机制是通过凝血障碍。

（三）乳糜泻

乳糜泻似乎仅与脑卒中风险的小幅增加有关[422, 423]。由于组织转谷氨酰胺酶在维持内皮完整性中的作用，血管炎被认为是脑卒中的可能病因。维生素缺乏是另一个潜在的联系[424]。

十九、线粒体病

由线粒体 DNA 缺失和点突变引起的线粒体疾病通常是母系遗传的。它可以引起几种临床表型。

（一）线粒体脑肌病伴高乳酸血症和脑卒中样发作

线粒体脑肌病伴高乳酸血症和脑卒中样发作（mitochondrial encephalomyopathy with lactic acidosis and stroke-like episode，MELAS）是一种充分描述的综合征，可在儿童期至中年成人期的任何时间出现，伴有偏头痛样头痛、癫痫发作、局灶性神经功能缺损和脑病。该疾病的完全表达导致最终的皮质失明和痴呆。

其他 MELAS 的特征，包括进行性肌无力、共济失调、心肌病、内分泌疾病（如糖尿病和性腺功能减退）、感觉神经性听力损失和外眼肌麻痹。重要的是，线粒体谱系中的镶嵌现象意味着并非所有组织都受到影响，这导致了广泛的临床表现。

MELAS 的影像学通常显示受累的后顶叶和枕叶，通常不在大脑动脉区域之后（图 7-15）。脑损伤和脑卒中样发作的原因尚不清楚，但倾向于是由于大脑中的氧化代谢紊乱而不是缺血性血管病变。

诊断应基于临床[425]、神经影像学、组织化学和分子数据。血浆和脑脊液乳酸通常升高，可以进行基因突变分析。鉴于前面描述的嵌合现象，如果血液检测正常，通常会从清晨尿液样本中检测 DNA。

一些点突变与 MELAS 相关，mtDNA A3242G 中的点突变发生在＞80% 的病例中。并非所有 MELAS 患者都有已知的突变，MELAS 也可能发生在散发而不是母系遗传的病例中。

目前没有针对 MELAS 的治疗方法。

（二）Kearns-Sayre 综合征

Kearns-Sayre 综合征是一种与病因不明的脑梗死相关的线粒体脑肌病。患者可有心肌病和心律失常而需要植入起搏器；已有心源性栓塞导致缺血性脑卒中的报道[426]。

二十、单基因病

（一）皮质下梗死伴白质脑病的常染色体显性遗传性脑动脉病

皮质下梗死伴白质脑病的常染色体显性遗传性脑动脉病（cerebral autosomal dominant arteriopathy with subcortical infracts and leukoencephalopathy，CADASIL）是一种常染色体显性遗传的小血管疾病，出现于成年中期，由 19 号染色体上的 NOTCH3 基因突变引起[427]。

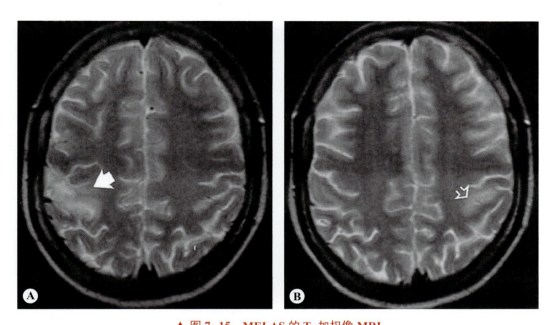

▲ 图 7-15 MELAS 的 T_2 加权像 MRI

第一次扫描（左）显示顶枕皮质梗死样高信号（白箭）。2 周后获得第二次扫描（右），显示左侧顶枕皮质有新病变（空白箭）；早期的病变已经消失

先兆偏头痛是 CADASIL 的常见特征，影响多达 40% 的患者，从 20—40 岁开始。脑缺血表现影响多达 85% 的 CADASIL 患者，通常发生在 40 岁和 50 岁。这些包括 TIA 和完全梗死，主要是腔隙。患者可能有相关的情绪和精神障碍。皮质下痴呆通常在 50 岁或 60 岁时诊断出来，是 CADASIL 的第二常见临床特征 [428]。症状发作和严重程度可能会有所不同。

MRI 通常显示脑室周围和深部白质的特征性 T_2 高信号。前颞叶受累（高达 60% 的患者）可在影像学上与多发性硬化的白质疏松症和脱髓鞘斑块相鉴别（图 7-16）。在基底神经节、丘脑和脑干中也可以看到局灶性变化。这些白质变化的程度是可变的，但会随着年龄的增长而增加。高达 50% 的梯度回波成像可见微出血 [429]。

嗜酸性糖原染色阳性物质沉积可见于脑的软脑膜和穿通动脉壁，以及皮肤、肌肉、神经和其他内脏的小血管中。诊断可以通过皮肤活检或基因检测来确认。集中于突变最频繁的外显子的 NOTCH3 突变的基因检测证实了 CADASIL。

CADASIL 没有特定的治疗方法，治疗通常需要抗血小板药物和降低脑血管危险因素。应避免使用曲坦类药物和其他血管收缩药。遗传咨询对于这种慢性且最终致命的疾病很重要，这种疾病通常在患者生完孩子后出现症状和诊断。对患者和家属的心理支持也很重要。

（二）皮质下梗死伴白质脑病的常染色体隐性遗传性脑动脉病

皮质下梗死伴白质脑病的常染色体显性遗传性脑动脉病（cerebral autosomal recessive arteriopathy with subcortical infarcts and leukoencephalopathy, CARASIL）患者常表型为成人早期痴呆，步态障碍、脱发和腰痛。MRI 发现与 CADASIL 相似，对称的 T_2 高信号影响脑室周围和深部白质，包括前颞叶、外囊、小脑和脑干。该疾病是由编码丝氨酸蛋白酶的 HTRA1 基因突变引起的 [430]。病理学上，大脑小动脉中存在平滑肌细胞丢失而没有明显的硬化（见于缺血性小血管疾病）[431]。

（三）组织蛋白酶 A 相关动脉病伴脑卒中和白质脑病

组织蛋白酶 A 相关动脉病伴脑卒中和脑白质病（cathepsin A related arteriopathy with strokes

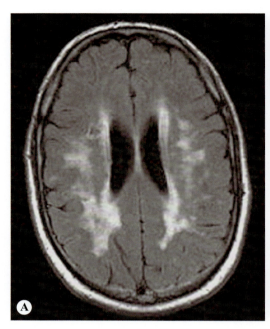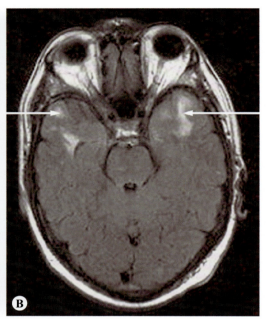

▲ 图 7-16　CADASIL 的 FLAIR MRI 脑部扫描图

A. 双侧脑白质中存在大量异常高信号区域；B. 前颞叶（箭），例如，这在多发性硬化症中是最不寻常的

and leukoencephalopathy，CARASAL）是一种定位于染色体 20q13 的常染色体显性遗传疾病。受影响的患者出现难治性高血压、缺血性脑卒中和脑出血，以及后来的认知能力下降[432]。

（四）遗传性视网膜血管病变伴脑白质营养不良

遗传性视网膜血管病变伴脑白质营养不良（retinal vasculopathy with cerebral leukodystrophy，RVCL）是一组疾病，包括脑视网膜血管病（cerebroretinal vasculopathy，CRV）、遗传性内皮病 – 视网膜病 – 肾病和脑卒中（hereditary endotheliopathy，retinopathy，nephropathy and stroke，HERNS）、遗传性血管性视网膜病（hereditary vascular retinopathy，HVR）和遗传性全身血管病（hereditary systemic angiopathy，HSA），它们是中年发病的常染色体显性多系统疾病，引起全身性血管病[433]。神经影像学显示肿瘤样病变伴血管源性水肿和局灶性钙化。这些疾病与染色体 3p21 上的 DNA 外切核酸酶 TREX1 的移码突变有关[434, 435]。类固醇可被用于减轻脑水肿；其他治疗的效果是有限的。预后较差，导致症状出现后 5～10 年死亡[436]。

（五）COL4A1 基因

编码Ⅳ型胶原 $α_1$ 链的 COL4A1 基因与孔脑畸形和婴儿偏瘫有关，最近被确定为导致皮质下出血和腔隙性梗死的成年期出现的小血管疾病的原因[437]。影像学发现还包括没有典型脑血管危险因素的患者的微出血和脑白质疏松症[438]。

（六）法布里病

法布里病是一种 X 连锁溶酶体贮积症，由 α– 半乳糖苷酶 A 缺乏引起的鞘糖脂积累[439]，影响 0.4%～2.6% 的人群[440]。典型症状包括血管角膜瘤和肢端感觉异常。

它会引起内皮功能障碍、血管扩张和过早的动脉粥样硬化疾病，从而导致脑卒中、肾功能不全和心肌病。脑卒中可以是皮质下或皮质，归因于小血管或大血管疾病和心源性栓塞。法布里病可能导致 3%～5% 的隐源性脑卒中，以及大约 1% 的年轻人脑卒中[440]。酶替代疗法不能治愈，但可以减缓疾病进展。

（七）同型半胱氨酸尿症

同型半胱氨酸尿症是一种由胱硫醚 β– 合酶缺乏引起的常染色体隐性遗传病。它会导致影响结缔组织、肌肉、心血管和中枢神经系统的多系统疾病，通常出现在儿童期或青年期。它与脑动脉和静脉血栓形成有关，但机制尚不清楚。已经假设内皮损伤和血小板聚集导致动脉粥样硬化。维生素 B_6 已用于治疗，然而尚未确定具体的治愈方法[441]。

（八）原发性草酸中毒

原发性草酸中毒的特征是过氧化物酶体丙氨酸—乙醛酸转氨酶缺乏，导致草酸钙肾结石和进行性肾病。沉积可能发生在心脏和血管中。据报道，原发性草酸中毒会导致近端脑血管血栓性闭塞，导致烟雾综合征及心源性梗死[442]。

（九）神经纤维瘤病

神经纤维瘤病是一种常染色体显性遗传疾病，与成人和儿童人群的缺血性和出血性脑卒中风险增加有关[443]。神经纤维瘤病可能因远端颈动脉狭窄或闭塞导致烟雾综合征而复杂化。脑动脉扩张和闭塞、动脉瘤形成和脑动脉肿瘤压迫也有报道[444,445]。

（十）丹吉尔病

丹吉尔病是一种由编码膜转运蛋白的 ATP 结合盒转运蛋白 A1（ATP binding cassette transporter A1，ABCA1）基因突变引起的高密度脂蛋白缺乏症的常染色体隐性遗传病。它会导致多系统疾病，包括神经病变、肝脾肿大、扁桃体肿大呈橙色，以及导致过早心肌梗死和动脉粥样硬化脑卒中[446]。

二十一、脑静脉窦血栓形成

脑静脉窦血栓形成（cerebral venous sinus thrombosis，CVST）可出现多种以前与严重发病率和死亡率相关的神经系统症状。随着无创脑血管成像的广泛使用，CVST 似乎更常见，但仍比动脉缺血性脑卒中少得多。CVST 约占所有脑卒中的 1%[447]。及时诊断和治疗，预后一般良好。

（一）临床表现

与动脉脑卒中相比，CVST 在儿科人群中比在老年患者中更常见。患者可出现持续性头痛、精神错乱、癫痫发作和局灶性神经功能障碍。症状的严重程度可能与血栓形成的位置和程度有关。CVST 导致静脉高压和颅内压增加，导致头痛和视神经盘水肿。视神经盘水肿可导致短暂的视物模糊及视野缩小。颅内压增加可导致第 VI 对脑神经和其他脑神经病变。头痛发作通常在数天内呈亚急性发作，但也可能是突然的。静脉高压和脑水肿，以及静脉梗死会导致癫痫发作和局灶性神经系统症状。皮质静脉血栓形成可导致更急性的脑卒中样症状，具体取决于其位置，并且可能被漏诊，特别是如果症状是短暂的和轻微的，或者如果影像学没有显示出血或任何梗死。深静脉结构血栓形成可引起双侧下丘脑、丘脑、纹状体、内侧颞—枕叶等深部结构静脉高压，引起昏迷和眼球运动异常。

（二）诱发因素

多种危险因素可导致脑静脉血栓形成，通常与血淤、血管壁变化和血液凝固性增加三联征有关（表 7-8）。获得性或遗传性血栓形成前状况对于确定 CVST 的诱发原因很重要。后天风险包括创伤、感染、药物、妊娠和产褥期、恶性肿瘤和 APLAS。遗传风险包括遗传性血栓形成倾向。纯合凝血酶原 G20210A、纯合因子 V Leiden、APLAS、抗凝血酶 III、蛋白 C 和蛋白 S 的缺乏及合并缺陷，被认为是严重的血栓形成倾向。杂合因子 V Leiden、杂合凝血酶原 G20210A 和升高的因子 VIII 被认为是轻度血栓形成倾向的原因。含雌激素的口服避孕药被认为是 CVST 的诱发因素，尤其是在具有潜在血栓形成倾向的女性中，例如，凝血酶原基因突变或因子 V *Leiden* 突变[448,449]或烟草使用。妊娠和产褥期（见妊娠和产褥期部分）与从妊娠开始到产后 6～8 周持续的短暂血栓形成状态有关。硬脑膜动静脉瘘管可能在硬脑膜引流静脉和鼻窦中形成血栓（CVST 相反会导致瘘管的发展）。全身性疾病和脱水是新生儿和婴儿的常见危险因素。在大约 20% 的 CVST 病例中，未发现诱发原因。

（三）诊断

有血栓形成前危险因素并出现上述临床综

表 7-8　脑静脉窦血栓形成的诱发因素

- 妊娠和产褥期
- 抗磷脂综合征
- 遗传性凝血病
  - 蛋白质 C 或 S 缺乏
  - 抗凝血酶Ⅲ缺乏
  - 因子 V Leiden 突变
  - 血管性血友病
  - *MTHFR* 突变
  - 高同型半胱氨酸血症
- 血液系统疾病引起的凝血障碍
  - 红细胞增多症
  - PNH
  - 贫血
  - 镰状细胞性贫血症
  - 弥散性血管内凝血
- 系统疾病
  - 贝赫切特综合征
  - 系统性红斑狼疮
  - 系统性血管炎
  - 炎症性肠病
  - 肾病综合征
  - 脱水
  - 细菌或真菌感染
- 恶性疾病
  - 白血病
  - 淋巴瘤
  - 癌症
  - 高黏血症
- 手术和治疗
  - 骨髓移植
  - 颅内手术
  - 硬脑膜穿刺
  - 颈静脉置管
- 药物
  - 口服避孕药
  - 皮质类固醇
  - L- 天冬酰胺酶
  - 雄激素
  - 重组人促红细胞生成素
  - 抗纤溶药
- 局部浸润
  - 中耳炎、鼻窦炎、乳突炎
  - 牙脓肿
  - 扁桃体炎
  - 脑膜炎
  - 肿瘤硬脑膜浸润
- 静脉畸形
- 头部外伤

合征的患者应高度怀疑 CVST，尤其是在有颅内压升高迹象的情况下。上矢状窦血栓形成最为常见，无创脑血管成像的使用在 CVST 的诊断和管理中发挥了重要作用（第 6 章）。常用的血管成像技术包括 CT 静脉造影和 MR 静脉造影，可以检测静脉和静脉窦的充盈缺损。理解可能会受到静脉解剖结构变化的限制。CT 可以显示脑实质的出血性变化以及急性血栓形成的静脉内的高密度。MRI 通常对 CVST 的诊断更敏感，并且可以帮助确定慢性血栓形成。脑实质 MRI 可显示与静脉回流有关的水肿组织、静脉梗死和点状出血改变（图 7-17）。

（四）治疗

抗凝是 CVST 的主要治疗方法，即使在出现静脉梗死和脑出血的情况下也是如此。典型的治疗方案包括在急性期静脉注射肝素，然后过渡到口服抗凝药（如华法林），INR 目标为 2～3。建议患者避免诱发 CVST 或静脉血栓栓塞症 复发的危险因素，如吸烟或使用口服避孕药。对于有突发性 CVST 和可避免诱因的患者，抗凝持续时间通常为 3～6 个月，然后重新评估持续风险。对于复发风险高的重度易栓症患者，可能需要终身抗凝治疗。血管内治疗（血栓切除术、局部溶栓）相当安全，但通常保留用于全身抗凝治疗无效且神经功能衰退进展的病例[450]。

在急性期，脑水肿可能需要高渗治疗。缺乏脑脊液引流和去骨瓣减压的正式证据；然而，这些可能被认为是危及生命的脑水肿和压迫。与 CVST 相关的癫痫发作通常对抗癫痫药物反应良好。老年患者、男性、深静脉系统或右外侧窦受累及运动障碍，预后较差[447, 451, 452]。

二十二、其他不寻常的脑卒中原因

（一）遗传性出血性毛细血管扩张症（Osler-Weber-Rendu 综合征）

遗传性出血性毛细血管扩张症（hereditary hemorrhagic telangiectasia，HHT）是一种常染色体显性遗传疾病，每 100 000 人中有 2～3 人患

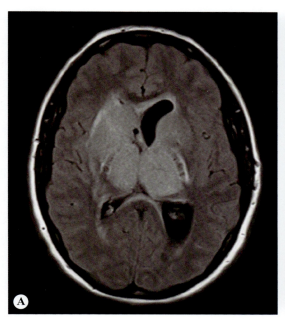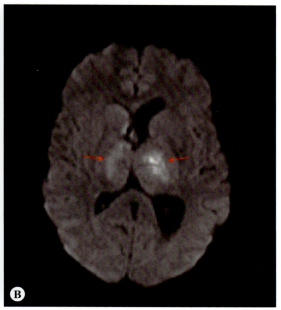

▲ 图 7-17　大脑内静脉、大脑大静脉、直窦和嗜血环的血栓形成 MRI

A. FLAIR 序列显示双侧基底节、丘脑和邻近白质广泛相关的静脉充血和水肿；B. 双侧丘脑（箭）静脉梗死

病，导致皮肤、黏膜、内脏器官（肺、肠道）和中枢神经系统出现特征性动静脉畸形和毛细血管扩张。脑缺血最常通过肺动静脉畸形的反常栓塞发生（这也是系统性脓毒症栓塞的风险，如脑脓肿）。高黏滞症和空气栓塞也有报道[453]。HHT 中 1/3 的神经系统并发症是出血性的，并且是由于脑或脊髓血管畸形，包括动静脉瘘、动静脉畸形和微小动静脉畸形[454]。MRI 技术已显示 HHT 患者的脑血管畸形患病率高达 20%[455]。

（二）肺动静脉畸形

肺动静脉畸形（pulmonary arterio-venous malformation，PAVM）是肺动脉和肺静脉之间的异常直接连接，导致左右分流。45%～90% 的肺动静脉畸形与 HHT 相关，并可能破裂[456]，或导致右向左分流而发生反常栓塞。脑卒中机制是通过肺动静脉畸形分流器的静脉血栓形成对脑动脉的反常栓塞[457]。肺动静脉畸形通过 TTE 造影或心脏 CT 诊断。可采用栓塞治疗[458]，观察数据表明死亡率有所改善，但没有来自随机对照实验的证据[459]。

（三）von Hippel-Lindau 病

von Hippel-Lindau（VHL）病是一种罕见的（每 36 000 名新生儿中有 1 名）多器官肿瘤综合征，影响肾脏、胰腺、肾上腺、视网膜和中枢神经系统。中枢神经系统血管网状细胞瘤在 VHL 病中很常见。尽管这是一种高度血管化的肿瘤，但很少出现脑卒中综合征，并且相关的斑块内出血或蛛网膜下腔出血的风险未知。VHL 病中也可见颅内动脉瘤，但不确定抑癌基因是否与动脉瘤形成有因果关系[460]。

（四）早衰症（Hutchinson-Gilford 综合征）

早衰症是一种罕见、散发性或常染色体显性遗传的退行性疾病，可导致儿科人群过早衰老，估计有 1800 万人中有 1 人受到影响。在这种疾病中可见大血管和小血管疾病，颅内狭窄闭塞性动脉病变不同于其他儿童血管病和与衰老相关的动脉粥样硬化。临床上无症状的脑损伤也可见[461]。

（五）Sturge-Weber 综合征

Sturge-Weber 综合征是一种散发性、进行性、神经皮肤疾病，发病率为 1/50 000～1/20，并导致葡萄酒色斑、眼部异常和软脑膜血管瘤，最近研究表明与 *GNAQ* 的潜在突变有关[462]。临床表现包括脑卒中和脑卒中样发作在内的神经系统恶化被认为是由于流向大脑的血流受损[463]。

（六）Wyburn-Mason 综合征（Bonnet-Dechaume-Blanc 综合征）

Wyburn-Mason 综合征是一种罕见的先天性白瘤病，其特征是大脑、眼睛和面部痣的同侧动静脉畸形[464,465]。这些患者可出现脑出血。

（七）表皮痣综合征

表皮痣综合征包括几种表型疾病，包括具有一种或多种先天性脑、眼或骨异常的表皮痣。血管异常包括动脉发育不良和动静脉分流[466]。

（八）Sweet 综合征（急性发热性中性粒细胞性皮肤病）

Sweet 综合征是一种炎症性疾病，可导致面部手臂和上躯干反复出现红色 / 紫色结节 / 斑块，并伴有发热、不适和中性粒细胞增多。神经性 Sweet 综合征已被描述为包括脑膜脑炎[467]。这是一种可治疗的疾病，通常由药物暴露或系统性恶性肿瘤引起。这种综合征与日本人群中的 HLA-B54 相关。与神经贝赫切特综合征（见本章"自身免疫性疾病和全身性血管病"）相反，神经性 Sweet 综合征与葡萄膜炎或皮肤血管炎无关，并且对类固醇治疗有反应[468]。

二十三、原因不明的缺血性脑卒中或短暂性脑缺血发作

除非患者有明确的脑血管疾病危险因素，如高血压、吸烟、糖尿病和高脂血症，或明显的心血管或其他动脉血管疾病，否则不应将脑缺血事件标记为脑血管疾病或退行性动脉疾病。即使脑梗死在诊断影像学上呈楔形，如果没有明确的中枢性栓塞高危特征（如心房颤动或瓣膜或心肌结构异常）的明确证据，不应将脑卒中病因假定为"心源性栓塞"。当然，脑、脑血管和心脏成像可以指出从脑静脉血栓形成到心脏肿瘤的许多其他脑卒中病因的可能性，尽管很少见。在详细询问病史、进行彻底的全身和神经系统检查以及分析所有适当的实验室和影像学数据后，仍有一些患者没有明确的脑卒中机制。对于那些在诊断中发现有轻微缺血性脑卒中危险因素的患者（使用口服避孕药但无其他高凝性，或使用曲坦治疗频繁偏头痛），消除这些风险因素以降低潜在复发的风险是合理的。必须进行纵向评估以找到可治疗的脑卒中源（例如，对隐匿性心房颤动进行长期心脏监测，或对模糊的脑血管狭窄进行随访成像），因为脑卒中复发的风险可能很高。如果没有明显的直接原因或复发的高风险特征，则认为脑卒中是隐源性的。

在令人困惑的情况下，谨慎的做法是回顾和重复全面的病史和检查，敏锐地发现可能导致与脑卒中源有关的先前触发因素或医学"危险信号"。如果患者的病程不遵循典型的脑缺血事件，那么确认缺血性脑卒中或 TIA 的诊断也很重要，以避免对脑卒中危险因素进行潜在的不必要的检测和治疗。

真正的隐源性脑卒中患者该怎么办？在确认诊断并确保综合评价为阴性后，临床医生可以在一定程度上让患者放心，尽管脑卒中是意外的，但检测已经排除了脑卒中复发的高风险特征，在采取适当的预防措施后，患者再次发生脑卒中事件的风险相对较低。合理的治疗包括每日服用阿司匹林，减少脑血管危险因素，避免可能导致未来脑卒中的物质和活动。

第8章 引起脑出血的原因
What caused this intracerebral hemorrhage

Farid Radmanesh   Jonathan Rosand   著

刘 耀   白卫星   译

确定非创伤性脑出血病因的主要目的是制订一个管理急性脑出血和预防复发的计划。针对脑出血的病因，最可能的假设是脑出血是多种风险因素相互作用的结果，而不是某个单一因素的作用。因此，当使用抗凝药治疗有心房颤动病史的老年高血压患者发生所谓的"高血压性脑出血"时，高血压和抗凝药都不是导致出血的唯一原因。虽然两者都是出血的重要危险因素[1]，但各因素在造成脑出血中的相对权重取决于慢性高血压对脑内小动脉结构损伤的严重程度、抗凝的强度，以及出血发生前的实际血压。然而，一些公认原因的组合如高血压和使用抗凝药，并不一定会导致脑出血。一些相对不太重要的因素，例如高龄、黑种人和低胆固醇，在个别患者而言却是导致脑出血的决定性因素[2, 3]。事实上，几种次要因素共同导致脑出血的情况并不少见，这表明主要因素对脑出血的发生既非必要也非充分条件。

已知的脑出血致病因素可分为三大类：慢性进展性疾病或脑血管畸形、止血因素和血流动力学因素（表8-1）。遗传变异在脑出血风险中起着重要作用，并影响所有这三个过程的生物学特性[4, 5]。出血在脑内的位置通常能为潜在的血管疾病提供线索；因此，确定出血的核心是在基底节、丘脑、小脑、脑干、皮质下白质还是皮质—

表 8-1 脑出血病因

结构：脑血管疾病和畸形
- 慢性高血压
- 脑淀粉样血管病
- 囊状动脉瘤
- 动静脉畸形
- 发育性静脉异常
- 毛细血管扩张
- 海绵状血管瘤
- 硬脑膜动静脉瘘
- 颈动脉海绵状瘘
- 缺血性脑卒中的出血转化
- 静脉窦血栓形成
- 霉菌性动脉瘤和化脓性动脉炎
- 烟雾病

止血因素
- 抗凝药
- 抗血小板药
- 溶栓药
- 凝血因子缺乏

血流动力学因素
- 急性高血压
- 可逆性脑血管收缩综合征

其他
- 恶性肿瘤
- 血管炎
- 药物
- 酒精
- 创伤

皮质下交界处（脑叶），是评估脑出血患者的关键一步（图 8-1）。

一、脑血管疾病和畸形

大多数患者存在脑血管系统的疾病或畸形，尽管这种潜在的异常随年龄的增长而变化。动静脉畸形和海绵状血管瘤是 40 岁以下脑出血最常见的病因。小穿通动脉破裂导致的深部灰质出血在 40 岁以上人群中更为常见，而脑淀粉样血管病导致的脑叶出血主要见于老年人。特定患者群体中每个致病因素所占比例，取决于此群体中年龄的分布特征和是否合并其他危险因素。与出血位置相关的各因素的相对概率将在本章"诊断"中进一步讨论。

（一）慢性高血压

慢性血压升高和年龄增长是所有类型脑卒中的最主要危险因素[6, 7]。慢性高血压是小穿通动脉发生退行性变的基础，这种改变最终会导致深部皮质下和幕下区域的小穿通动脉发生破裂。高血压对出血性和缺血性脑卒中的风险增加程度相似[8]，即舒张压每升高 5mmHg，脑卒中风险就会增加 1 倍[9]。事实上，高血压性出血和高血压闭塞性疾病通常会影响相同的血管，这两种情况下血管都会出现脂质变性和内膜增生。

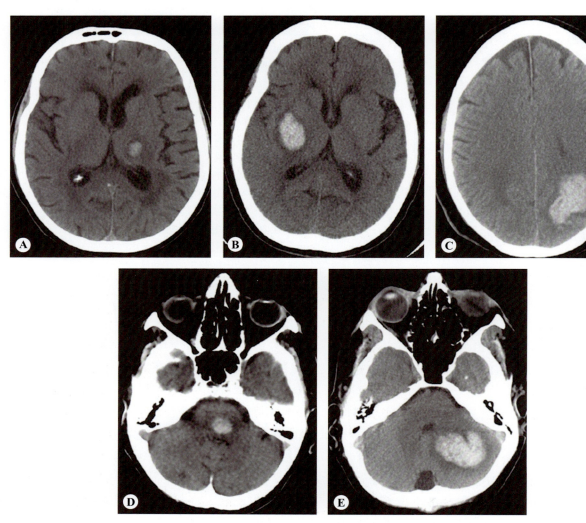

▲ 图 8-1 脑出血 CT
A. 丘脑；B. 基底神经节；C. 脑叶；D. 脑干；E. 小脑

在以医院为基础的研究中发现，脑出血患者伴有慢性高血压的比例通常为 65%~83%，这具体取决于脑出血的亚型[10]。在白种人和黑种人群体中，深部脑出血的高血压人群归因风险范围为 40%~75%[2]。一项比较深部出血与脑叶出血患者血压的系统评价显示，与脑叶出血患者相比，首次深部出血患者脑卒中前血压略高（OR 1.5）[11]。这一发现表明，高血压在脑叶出血患者中可能与在深部出血患者中一样常见。此外，在这些研究中归类为血压正常的患者中可能有部分患有轻度高血压，只是这部分患者没有终末器官损伤的证据。与其他疾病一样，高危患者仅占总人口的一小部分，大多数患者患该病的风险仅为中等。然而，对脑出血幸存者的前瞻性研究清楚地指出了高血压在脑叶和深部脑出血中的作用[12]。最近的研究已经开始使用遗传因素来衡量高血压的遗传倾向；正如预期的那样，继承大量与高血压相关基因的个体发生深部脑出血的风险更高[10, 13]。

1. Charcot-Bouchard 动脉瘤

在 19 世纪 60 年代，Charcot 和 Bouchard 通过将脑部浸入流水中去除未凝结的血液和脑组织来检查死于脑出血患者的脑部。他们发现了多处微小的小血管向外膨出，他们称之为粟粒动脉瘤或微动脉瘤[14]。这些病变也称为 Charcot-Bouchard 动脉瘤，通常见于丘脑和纹状体，较少见于脑桥、小脑和脑白质（图 8-2）。以前微动脉瘤被认为是脑出血的常见来源，直到 20 世纪初才证实这些血管膨出的地方是血管周围聚集的血凝块[15, 16]。

1963 年，Ross Russell 对高血压和血压正常的老年受试者进行的尸检，证明了微动脉瘤与高血压之间的密切关系[17]。16 例高血压患者中有 15 例发现了微动脉瘤，而 38 例血压正常的受试者中只有 10 例发现微动脉瘤。此外，高血压组的人均微动脉瘤的数量明显更高。在直径为 100~300μm 的小动脉中发现病变的直径为 300~900μm，最常见的是外侧豆纹动脉的分支

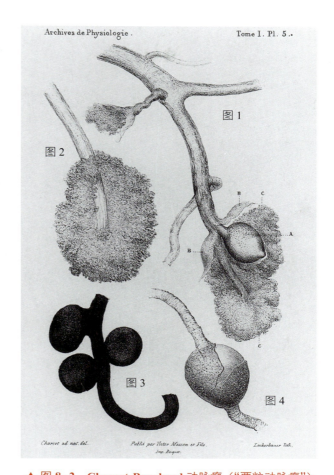

▲ **图 8-2　Charcot-Bouchard 动脉瘤（"粟粒动脉瘤"）**
图 1：被血凝块包围的微动脉瘤。图 2：血凝块。图 3 和图 4：无周围血凝块的微动脉瘤（引自 Charcot and Bouchard 1868[14]）

（图 8-3）。这一发现在更大规模的研究中得到进一步证实，表明微动脉瘤的分布与脑深部区域小穿通动脉的分布一致[18]（图 8-4）。

微动脉瘤在脑出血发病机制中的作用仍然存在争议[19]，存在这种争议的原因是很少有观察结果能直接将脑出血追溯到特定的微动脉瘤上。小穿通动脉的破裂很可能是由微动脉瘤以外的病变引起的。C. Miller Fisher 检查了几例深部脑出血患者的血肿情况，发现多个出血点呈"纤维蛋白球"状改变，而这种改变是由血小板阻塞管腔造成的[20]（图 8-5）。另外他还证实破裂的穿通动脉血管壁发生了节段性脂质透明样变和纤维蛋白样坏死等退行性改变。这些变化与动脉壁变薄有

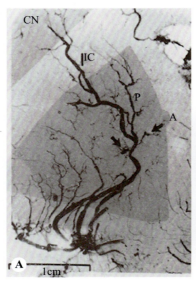
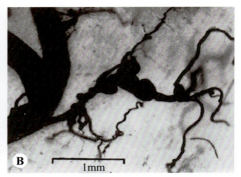

▲ 图 8-3　豆纹动脉处的微动脉瘤

A. 老年高血压患者基底节冠状面的 X 线片显示豆纹动脉主干不规则、小动脉退化和微动脉瘤（箭）；B. 动脉瘤的放大视图。在用甲醛固定大脑之前，将硫酸钡注入动脉树（引自 Ross Russell 1963 [17]。经 Oxford University Press 许可转载）

关，壁变薄的动脉更容易受到邻近出血引起的微损伤的影响。纤维蛋白样坏死、平滑肌层萎缩和碎裂是深部脑出血患者最常见的病理表现，而这种情况通常见于穿支动脉的中间和远端部分[21]。此外，动脉夹层被证明是穿通动脉破裂的共同特征[22]。

2. 微出血

通过脑 MRI 的 T_2* 加权及相关序列如梯度回波和磁敏感序列，可以识别出代表小的临床上"无症状"出血的含铁血黄素沉积，这种出血被称为微出血[23, 24]（图 8-6）。这些代表被慢性高血压或脑淀粉样血管病（cerebral amyloid angiopathy，CAA）损伤的穿通动脉或脑叶区域动脉的少量血液渗漏。尸检证明，大约 2/3 的病变中有含铁血黄素沉积[25]。人群中微出血的发生率为 5%～23%，其中约 75% 的病变位于大脑皮质或皮质下白质，而在基底节和内囊中较少见[26-29]。

研究表明，微出血代表了与脑出血相关的脑小血管疾病，其位置与潜在的病理学相关。在 55 岁以上的患者中，脑叶的多发微出血一旦排除血管畸形的情况，基本可以确定是脑淀粉样血管病引起的[30, 31]。位于脑叶区域的微出血与载脂蛋白 E（alleles of apolipoprotein E，APOE）的 ε2 和 ε4 等位基因相关，这与微出血提示脑淀粉样血管病的假说一致[32-34]。微出血也与高血压的替代指标如腔隙性梗死、白质病变、视网膜微血管病变和左心室肥大有关[35]。除了年龄和低胆固醇外，高血压是健康个体和脑卒中患者微出血最常见的危险因素[36, 37]。在服用抗血小板或抗凝药的患者中，微出血往往更常见[38-40]。

微出血在脑卒中患者中很常见[41, 42]，似乎可以预测健康个体，以及那些有过 TIA 或缺血性脑卒中人群未来缺血性和出血性脑卒中的发生概率[43, 44]。缺血性脑卒中的出血转化，无论是自发性的还是溶栓相关的，在微出血患者中往往更为常见[45]。

3. 深部脑出血的血流动力学

血肿体积是脑出血结局最重要的预测指标。大约 25% 的脑出血患者会出现明显的血肿扩大，这种现象在出血后的最初几天尤为明显[46]。血肿体积增加 33%～50% 或绝对值增加 12.5～20ml 被

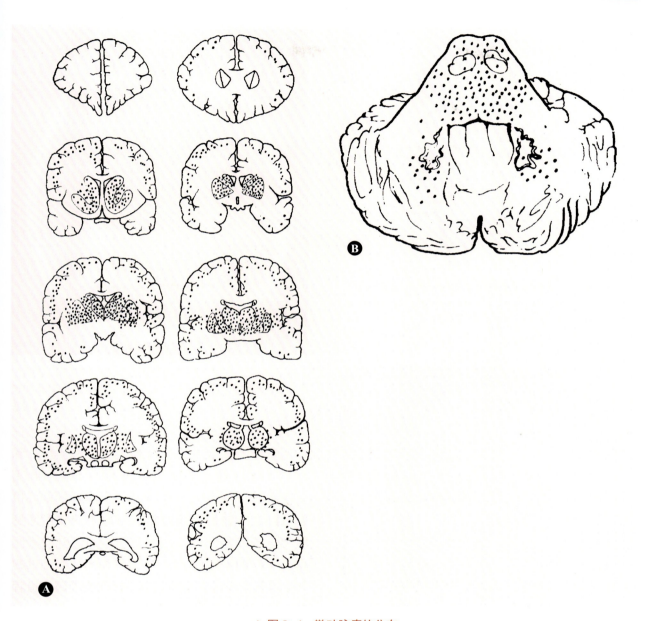

▲ 图 8-4 微动脉瘤的分布

A. 53 例大脑半球微动脉瘤在连续的冠状面上的分布图；B. 同一受试者的后脑微动脉瘤分布情况（经 John Wiley & Sons. 许可转载，引自 Cole and Yates 1967[18]）

定义为明显血肿扩大[47]。血肿扩大可能是一个涉及血脑屏障破坏和止血功能失调的异质过程[48]。C. Miller Fisher 提出，单个小动脉的破裂可能会导致其他薄弱动脉随后破裂，从而导致继发性出血的"雪崩"[20]。尸检研究表明，死于深部脑出血的患者其破裂动脉的数量 2～11 处[21]。

影像学研究为"雪崩"理论提供了间接支持[49]。对症状出现后 3h 内出现的深部脑出血患者的连续 CT 显示，25% 的患者血肿体积在出现症状后 1h 内增加[50]。另有 12% 的患者在就诊后 1～24h 出现血肿扩大。抗凝会增加早期及延迟血肿扩大的风险，同时会导致更高的死亡率[51]。抗血小板药物的应用可能会增加血肿扩大的风险，但这种风险低于抗凝药[52]。CTA 显示血肿内对比剂外渗（"点征"）是脑出血血肿扩大[53-55]和临床预后不良的独立预测因素[56, 57]。

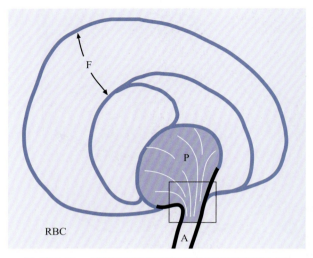

▲ 图 8-5　小穿通动脉破裂部位的闭塞性血栓示意

A. 动脉破裂；F. 纤维蛋白；P. 血小板；RBC. 红细胞（经 Oxford University Press 许可转载，引自 Fisher 1971[20]）

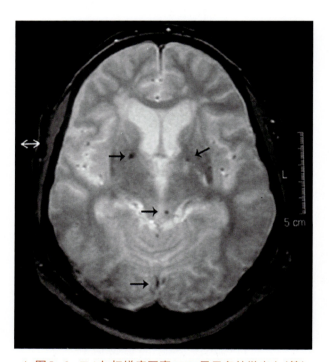

▲ 图8-6　T$_2$* 加权梯度回声 MRI 显示多处微出血（箭）

另外它还可以预测血肿的扩大，而无须考虑症状出现了多长时间[58]（图 8-7）。

4. 脑出血复发

脑出血的复发率为每年 2.3%，超过了其继发的缺血性脑卒中的发生率（每年 1.1%）[59]。继

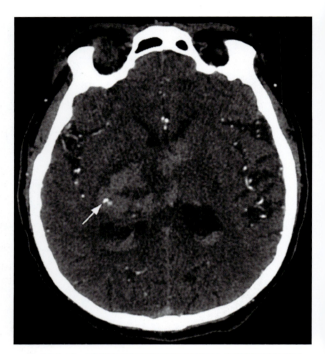

▲ 图 8-7　右侧丘脑出血症状出现 2h 后进行的 CTA

图示对比剂外渗，称为"斑点征"（箭）。随后，血肿体积增加了 3 倍

发出血很少发生在原出血部位[60]（图 8-8）。深部出血患者的 2 年复发率为 3.4%，而脑叶出血患者的 2 年复发率为 15.7%；这种差异可以通过脑淀粉样血管病在脑叶出血中的作用来解释[61]。复发性深部脑出血最重要的危险因素是高血压控制不理想[62]；控制高血压虽然可以显著降低脑出血的发生率，但不能彻底消除脑血管疾病患者（包括脑淀粉样血管病患者）的脑出血风险[12, 63]。

（二）脑淀粉样血管病

脑淀粉样血管病是一种常染色体显性遗传疾病，虽然可以在年轻人中发生[64]，但它是老年人脑叶出血的主要原因[65]。脑淀粉样血管病的特征是 β- 淀粉样蛋白在软脑膜及大脑皮质的小动脉和毛细血管的中膜及外膜中沉积（图 8-9）。脑淀粉样血管病的患病率随着年龄的增长而增加，在85 岁以上的个体中达到 40%～50%，并且其发病率没有性别差异[66]。深部脑出血患者约 10% 会合并脑淀粉样血管病，其发病率与 65 岁以上的

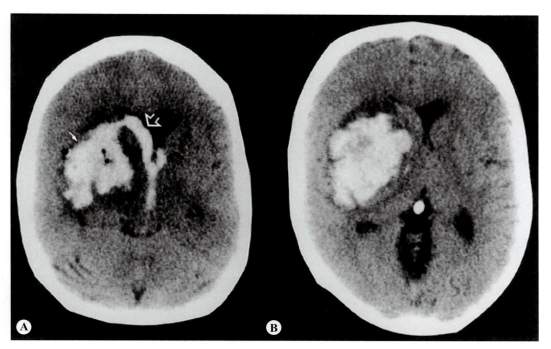

▲ 图 8-8　复发性深部脑出血

A. 右侧基底节出血（白箭）破入右侧脑室额角（空箭），随后血肿被手术清除；B. 第一次发作 8 个月后再次出血；脑血管造影正常

健康个体中的比例相当[67]。

与脑淀粉样血管病相关的脑出血通常发生在灰质和白质的交界区[68]，并可能向脑表面破裂并通过蛛网膜下腔或硬膜下腔扩散[69]。脑淀粉样血管病相关的出血更容易发生在颞叶和枕叶，而不是额叶和顶叶，并且倾向于聚集在大脑后部区域[70]。这可能是由于这些区域更容易遭受轻微创伤，或者是后循环特征影响了 β- 淀粉样蛋白的代谢[71]。脑淀粉样血管病相关的小脑出血不太常见[72]。脑淀粉样血管病相关的出血也可能是抗凝或溶栓引起[73]。

脑淀粉样血管病相关脑出血的复发率明显高于高血压小血管疾病引起的出血[59, 74]。复发性出血通常与初始出血发生在同一脑叶[70]，其风险与微出血的基线数量成正比[75]。此外，与常见 ε3 等位基因的携带者相比，*APOE* ε2 或 ε4 等位基因的携带者脑出血复发风险增加[74]。除了脑出血以外，越来越多的观点开始认为脑淀粉样血管病是浅表皮质铁质沉着的病因之一[76]。

1. 其他临床特征

脑淀粉样血管病的 3 种主要非出血性表现值得关注。最常见的情况是认知障碍，有时表现为没有出血的全面痴呆[77, 78]。中重度脑淀粉样血管病患者的记忆障碍与年龄、性别、阿尔茨海默病病理和其他危险因素无关[79]；但是微出血的数量与认知障碍的程度相关[80, 81]。它通常与皮质下白质的弥漫性脱髓鞘有关，这与高血压血管病患者中所见的异常相似[82, 83]。然而，白质异常，也称为白质疏松症，被认为是由穿通动脉的动脉硬化导致的。脑淀粉样血管病的显著特征是白质异常通常会影响颞叶和胼胝体压部[84]。此外，脑淀粉样血管病患者发生无症状性小范围脑梗死的概率较高。亚急性梗死的发生与出血相关，但与传统的动脉粥样硬化危险因素无关，这表明梗死的机制与脑淀粉样血管病相关，而不是合并的缺血性疾病[85]。

脑淀粉样血管病的一个不太常见的表现是反复发作的短暂性局灶性无力、感觉异常或麻

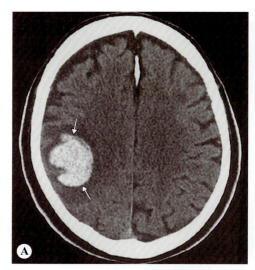
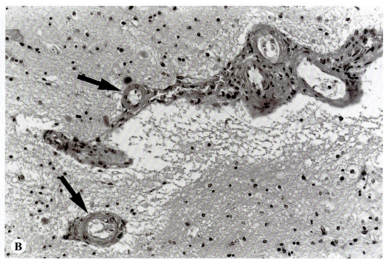
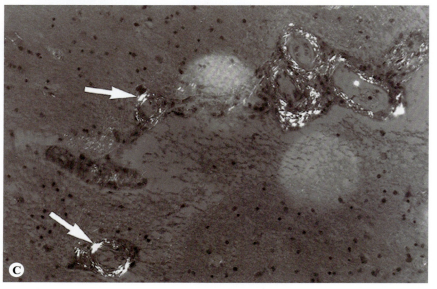

▲ 图 8-9　脑淀粉样血管病

A. 可能由脑淀粉样血管病（白箭）引起的皮质 - 皮质下交界处的顶叶出血；B. 刚果红染色（×200）的脑组织切片显示小动脉壁中的淀粉样蛋白沉积物（箭）；C. 偏光显微镜观察到用刚果红染色（×200）的淀粉样蛋白沉积物的苹果绿双折射（箭）

木，并可扩散到邻近的身体部位。这些症状可能是由短暂性缺血或小的出血引起，这些缺血或小的出血又会导致局灶性癫痫发作或扩散性皮质抑制[86]。通常，只有在发生脑叶出血时才能进行回顾性诊断。在相应脑分区[87]的磁敏感加权像上存在微出血，并且供应该区域的脑血管没有明显的血流动力学狭窄，有助于将这些症状与 TIA 区分开。

脑沟中的慢性出血（也称为浅表铁质沉着症）

似乎也可由脑淀粉样血管病引起的出血引起。铁沉积主要见于脑淀粉样血管病患者，在其他原因的脑出血中并不常见[88, 89]。因此，脑叶微出血灶附近的铁质沉积是其与脑淀粉样血管病相关的另一个线索[90]。

血管周围炎症性改变是脑淀粉样血管病的另一个特征，表现为头痛、癫痫发作、认知能力下降和局灶性神经功能缺损[91-93]。与脑脊液细胞增多和轻度蛋白升高相关的 MRI 白质异常，可能与原发性中枢神经系统血管炎无法区分。只有通过脑组织活检或尸检才能做出明确诊断，病理结果显示多核巨细胞和富含淀粉样蛋白血管的炎症性改变。

2. 散发性脑淀粉样血管病的遗传学研究

血管淀粉样蛋白沉积物的确切来源存在争议。目前的证据表明，β- 淀粉样蛋白来源于神经元原位合成的前体蛋白，随后沉积在血管壁中[94]。有人提出，β- 淀粉样蛋白是由于间质液引流通路的缺陷才被滞留在血管壁中[95, 96]。淀粉样蛋白从中枢神经系统向外的无效转运也促成了这一过程[97]。

在确定散发性脑淀粉样血管病的遗传因素方面正在取得快速进展。与携带 ε3 的患者相比，携带 APOE ε2 和 ε4 等位基因的患者发生脑淀粉样血管病相关出血的风险更高[98]。该风险等位基因存在于大约 2/3 的脑淀粉样血管病患者中，而在老年对照组中这一比例不到 25%，并且该风险等位基因与较年轻时的出血和较高的复发率有关[74]。ε4（0、1 或 2）数量的增加与血管淀粉样蛋白沉积严重程度的增加有关[99, 100]，而 ε2 等位基因易发生与淀粉样蛋白相关的血管破裂，包括纤维素样坏死、细胞壁破裂和微出血[101, 102]。ε2 等位基因与较大的血肿体积、较差的临床预后和加高的死亡率相关[103]。

脑淀粉样血管病和阿尔茨海默病在生物学特征上的重叠，已被用来确定脑淀粉样血管病的进一步遗传风险因素。补体受体 1（complement receptor 1，CR1）基因中的一个常见变异已被证明会影响脑实质中的 β- 淀粉样蛋白沉积并增加阿尔茨海默病的风险[104]。随后，该变异被证明与原发性和复发性脑淀粉样血管病相关脑出血，以及血管淀粉样蛋白沉积程度增加有关[105]。

3. 家族性脑淀粉样血管病

目前在脑淀粉样血管病的常染色体显性遗传中已经发现了多种突变。在平均发病年龄为 30 岁的冰岛型脑淀粉样血管病中，淀粉样蛋白由突变的胱抑素 C 基因（CST3）编码[106]。所有其他

家族形式的脑淀粉样血管病都与 β 淀粉样蛋白（A4）前体蛋白（amyloid beta precursor protein，APP）的突变有关。目前已经确定的 4 个突变位点均位于 β- 淀粉样蛋白序列内，他们负责编码由 APP 合成的 36～43 个氨基酸多肽[64]。

遗传性脑出血伴淀粉样变性荷兰型（Hereditary cerebral hemorrhage with amyloidosis-Dutch type，HCHWA-D）最早在荷兰 Katwijk 发现，因此称为荷兰型脑淀粉样血管病。所有患者可以分为三大谱系，他们分别居住在北海沿岸的两个村庄。其主要临床特征是脑出血，这种脑出血的中位年龄在 50 岁，并且出血通常会先于认知能力下降出现[107]。Dutch 型是由一个错义突变引起的，该突变导致 APP 的 693 位残基处的谷氨酰胺被谷氨酸取代[108]。在一个意大利家庭中发现了另一种错义突变，即用赖氨酸替代相同的氨基酸，该家庭出现复发性脑出血和孤立的脑动脉受累，而脑实质未受累及[109]。随后，在几个不相关的意大利家庭中发现了这种突变，这些家庭患有复发性脑出血、癫痫和认知能力下降，在脑灰质中也有淀粉样蛋白沉积[110]。北极突变基因（p.E693G）的携带者主要表现为阿尔茨海默病的临床和神经病理学特征。尽管有中度至重度脑淀粉样血管病，但在接受尸检的患者中未发现出血证据[111, 112]。

Flemish 基因突变（p.A692G）患者在 50 岁时出现脑叶出血或认知功能障碍，以及广泛的血管和实质内淀粉样蛋白沉积[113, 114]。Iowa 基因突变（p.D694N）被发现于一个德裔家庭，该突变导致该家庭成员之一发生了脑出血[115]，而在另一个家庭成员表现为白质脑病和痴呆[116]。APP 中除 692～694 以外氨基酸残基的突变仅与痴呆相关，包括罕见形式的家族性阿尔茨海默病[117, 118]。

4. 脑淀粉样血管病和阿尔茨海默病

脑淀粉样血管病与阿尔茨海默病的关系非常复杂[119]。这两种疾病都与 β- 淀粉样蛋白的积累有关（尽管积累位置不同），并且都与 APOE ε4

等位基因和 *CR1* 的变异有关[105]。25% 的阿尔茨海默病患者存在严重脑淀粉样血管病，50% 死于脑淀粉样血管病相关脑出血的患者符合阿尔茨海默病的诊断标准[120, 121]。同时患有脑淀粉样血管病和阿尔茨海默病患者的认知障碍比单独的阿尔茨海默病患者更严重[122]。此外，阿尔茨海默病患者脑卒中的风险更高，尤其是脑出血，且呈年龄依赖性[123]。

在伴有阿尔茨海默病的脑淀粉样血管病中，血管淀粉样蛋白沉积物主要涉及皮质毛细血管，由较长的淀粉样蛋白 β42～43 组成，类似于这些患者老年斑中发现的沉积物[124]。相比之下，在没有阿尔茨海默病的脑淀粉样血管病患者中较短的淀粉样蛋白 β40 变体是沉积在脑皮质和软脑膜动脉中最常见的多肽[125]。

脑淀粉样血管病和阿尔茨海默病另一个关联是 *APOE ε* 等位基因。ε4 等位基因是脑淀粉样血管病和阿尔茨海默病中淀粉样蛋白沉积的危险因素，而 ε2 等位基因仅与脑淀粉样血管病中的血管破裂有关，不构成阿尔茨海默病的任何风险。尽管致病机制和临床特征相似，但脑淀粉样血管病和阿尔茨海默病在临床上是完全不同的两种疾病。众所周知，脑淀粉样血管病可能在没有痴呆、淀粉样斑块或其他阿尔茨海默病病理特征的情况下发生，反之亦然[126]。

5. 诊断

老年脑叶出血患者的脑淀粉样血管病诊断可以通过波士顿标准[31]（表 8-2）进行无创诊断。多发性脑叶出血（无论是在同一时间还是在几天内），是脑淀粉样血管病的典型但非唯一特征[127]（图 8-10）。其他因素也可能导致多发性脑出血，例如，头部外伤、败血症和 DIC（表 8-3）。

55 岁以上的自发性脑叶出血应考虑脑淀粉样血管病。通常情况下不会做出脑淀粉样血管病的明确诊断，因为软脑膜活检很少用于诊断。"可能的脑淀粉样血管病"诊断具有高度敏感性和特异性。它需要有 2 次或 2 处以上的出血或微出血，这些出血或微出血仅限于通常受脑淀粉样血管病

表 8-2　脑淀粉样血管病相关脑出血的波士顿标准[31]
明确的脑淀粉样血管病
• 完整的尸检显示
– 大叶、皮质或皮质下出血
– 伴有血管病变的严重脑淀粉样血管病
– 没有其他诊断性病变
有病理学支持的可能的脑淀粉样血管病
• 临床数据和病理组织（清除血肿或皮质活检）证明
– 大叶、皮质或皮质下出血
– 标本中有一定程度的脑淀粉样血管病
– 没有其他诊断性病变
很有可能的脑淀粉样血管病
• 临床数据和 MRI 或 CT 显示
– 多发性出血仅限于脑叶、皮质或皮质下区域（允许小脑出血）
– 年龄≥55 岁
– 没有其他原因的出血
可能的脑淀粉样血管病
• 临床数据和 MRI 或 CT 显示
– 单叶、皮质或皮质下出血
– 年龄≥55 岁
– 没有其他原因的出血

影响的区域，并且完全保留了高血压出血的特征性部位。敏感性加权像在检测陈旧性微出血方面优于 T_2* 加权像，因为它会突出显示含铁血黄素沉积引起的低信号。

（三）囊状动脉瘤

动脉瘤破裂导致的蛛网膜下腔出血患者中有 4%～42.6% 会继发脑出血[128]（图 8-11）。导致脑出血的动脉瘤性出血通常来自前交通动脉、颈内动脉或大脑中动脉[129, 130]，而与大的血肿体积相关的动脉瘤性出血主要发生在大脑中动脉[128]。

蛛网膜下腔出血和脑出血并存与较高的再出血率和较差的临床预后相关，尤其是在患者的血肿体积大于 50cm³ 时这种现象更为明显[129]。较高的再出血率可能是由于导致脑出血的动脉瘤体积较大，而动脉瘤大小是其早期发生再出血的重要风险因素。此外，再出血经常导致脑出血可能

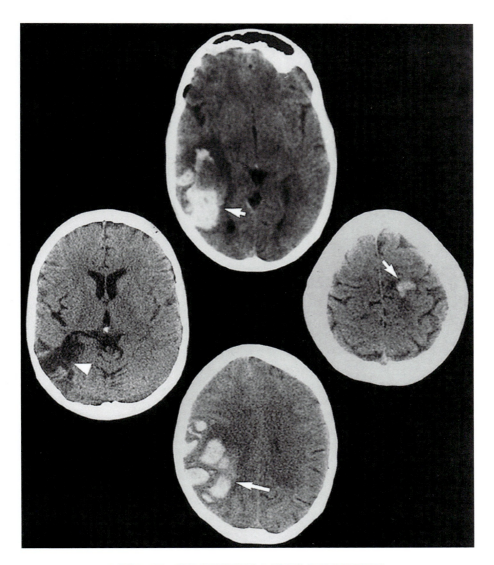

▲ 图 8-10　家族性脑淀粉样血管病的多发性脑叶出血

上：右颞叶出血（箭）；左和右图：3 年后左侧大脑凸面小叶出血（箭）；既往出血是低密度腔（箭头）。下：第二次发作 2 年后右顶叶出血（箭）

表 8-3　多发性脑出血病因
• 脑淀粉样血管病
• 溶栓
• 止血障碍
• 转移性肿瘤
• 白血病
• 静脉窦血栓形成
• 血管炎
• 子痫
• 创伤

与初始出血造成的蛛网膜粘连有关[131]。

（四）动静脉畸形

脑动静脉畸形是动静脉系统之间异常的直接分流，畸形团常被脑胶质包绕，常见于幕上区域，年检出率为 1/100 000，大多数人在诊断时并无症状[132]。动静脉畸形是 45 岁以下患者脑出血的最常见原因，约占该年龄组病例的 30%[132, 133]。

大多数动静脉畸形是散发的，家族性动静脉畸形发生率不到总病例的 5%[134, 135]。但是目前仍

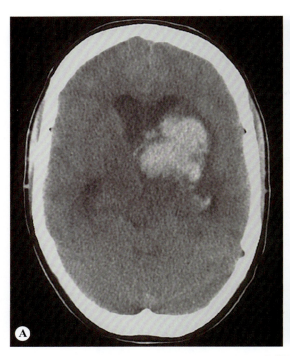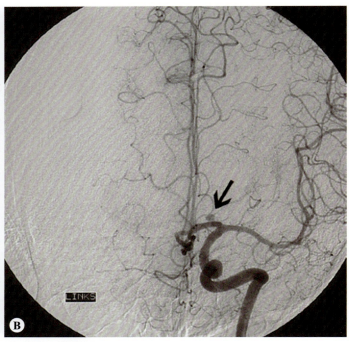

▲ 图 8-11　动脉瘤破裂

A. 45 岁女性的深部脑出血；B. 脑血管造影显示左侧大脑前动脉有动脉瘤（箭）

不清楚所谓的家族性动静脉畸形是巧合还是真正的有家族聚集倾向[136]。虽然多发性动静脉畸形很少见，但它们的比例可能被低估了，因为伴发的动静脉畸形通常非常小。大约一半的多发性动静脉畸形患者患有遗传性出血性毛细血管扩张症（Osler-Weber-Rendu 综合征；见第 7 章 "其他不寻常的脑卒中原因"）[137]。当患者存在一个以上的脑动静脉畸形时高度怀疑其患有遗传性出血性毛细血管扩张症[138]。

出血是最常见的表现，其次是癫痫发作、头痛和局灶性神经功能缺损，病变的大小和位置在临床表现中起着重要作用[139-141]。通常动静脉畸形会导致脑叶出血，但也可能发生深部脑出血。如果血肿到达脑表面，则可能导致蛛网膜下腔出血；孤立性蛛网膜下腔出血中有 4% 是由动静脉畸形出血导致的[142]。血管破裂部位通常位于静脉侧，除非动脉侧有动脉瘤。这可能解释了与穿通动脉或囊状动脉瘤破裂相比，动静脉畸形出血的症状发作通常较慢且预后较好[143]。

动静脉直接沟通导致的高血流量可促进囊状动脉瘤的发展，这些囊状动脉瘤通常出现在畸形的供血动脉上，在动静脉畸形病灶内则较少见[144]。这些动脉瘤可能是出血的来源；合并动脉瘤的动静脉畸形更容易破裂，其年出血率为 7%，而没有动脉瘤的动静脉畸形年出血率则为 2%～3%，并且合并动脉瘤与较差的临床预后相关[145]。未经治疗的患者动静脉畸形相关脑出血的年发生率介于 2.8%～4.6%，复发率为 7%[146]。未经治疗的动静脉畸形发生再次出血的最主要危险因素是既往出血史；单一深静脉引流、深部病变和相关动脉瘤是复发性出血的其他预测因素[146]。

急性脑出血时由于血肿压迫病灶，CT 可能对动静脉畸形不敏感。动静脉畸形在 MRI 的 T_1 加权像和 T_2 加权像上表现为流空信号，常与引流静脉相关。血管造影是动静脉畸形诊断的金标准，它可以显示血液通过大的供血动脉快速分流到扩大和迂曲的静脉中，以及动脉和静脉之间由扩张血管构成的中央病灶。病灶或周围脑组织也可见钙化（图 8-12）（关于动静脉畸形的治疗，请参见第 14 章）。

（五）发育性静脉异常

发 育 性 静 脉 异 常（developmental venous anomalies，DVA），也称为静脉血管瘤，由几条扩张的静脉组成，这些静脉具有正常的引流功能，汇入一条异常静脉后大部分汇入皮质静脉系统，少部分入深静脉系统[147]。放射状分布的髓静脉，被正常的脑实质隔开，形成"水母头"的表现。发育性静脉异常通常是单发的，主要位于幕上区域，多见于额叶，较少见于顶叶和小脑[148]。发育性静脉异常是尸检中最常见的脑血管畸形；在连续进行的 4000 例脑尸检中血管畸形的发生率在 4%，其中 63% 为发育性静脉异常[149]。在 13%～40% 的病例中，它们可能与海绵状血管畸形及其他脑血管畸形共存[150]。

发育性静脉异常很少出现症状。它最常见的表现是头痛，尽管已确诊的发育性静脉异常很可能是偶然发现的，并不是头痛的病因[148]。无破裂史的发育性静脉异常症状性出血的年发生率<1%[151]。MRI T_1 加权像显示髓静脉汇聚在扩张的脑穿通静脉上，形成特征性的"日爆图案"。当发生出血时，发育性静脉异常在 T_2 加权像上可表现为白质内的低信号管状结构（图 8-13）。常规血管造影是发育性静脉异常诊断的金标准，影像学上显示为放射状排列的小的髓质静脉，且缺乏正常静脉，在毛细血管晚期或静脉期出现"水母头"外观（图 8-14）。

大多数发育性静脉异常仅代表静脉引流的变化，而不是真正的异常。扩大的静脉是静脉畸形的典型特征，在没有其他引流通路的情况下，这些静脉是脑部血液引流不可或缺的通道。因此，由于手术或自发性血栓形成而阻塞这些静脉可能导致灾难性后果[152, 153]。

（六）毛细血管扩张

毛细血管扩张症是由类似于毛细血管但具有较大管腔（20～500μm）的血管组成的小血管畸

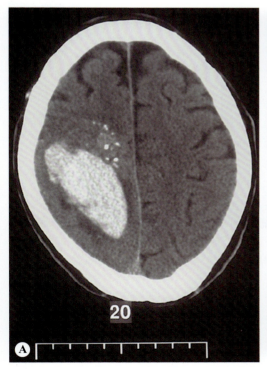

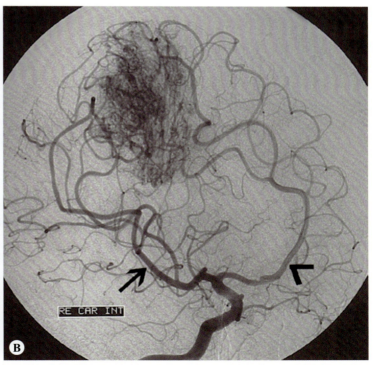

▲ 图 8-12 动静脉畸形

A. CT 显示 27 岁男性右侧顶叶出血。相邻的钙化提示动静脉畸形；B. 脑血管造影显示大脑中动脉（箭）和大脑前动脉（箭头）的分支向畸形团供血

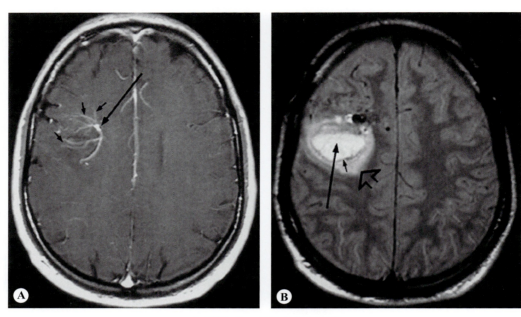

▲ 图 8-13 发育性静脉异常

A. 钆增强 T₁ 加权像 MRI 显示会聚静脉（短箭）朝向中央引流静脉（长箭）的径向方向；B. 早期 T₂ 加权像 MRI 显示右侧半卵圆中心出血；高铁血红蛋白的高信号核心（长箭）被细胞内脱氧血红蛋白的低信号边缘（短箭）和水肿的高信号区域（空箭）包围。中央引流静脉显示为管状信号空洞

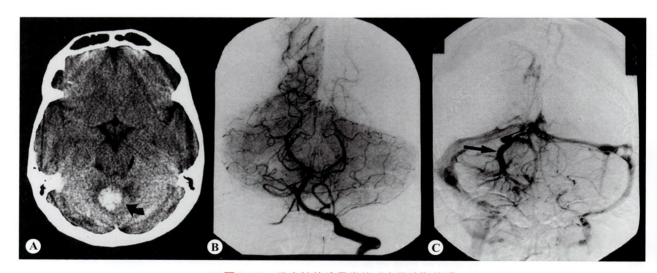

▲ 图 8-14 发育性静脉异常的"水母头"外观

A. CT 显示小脑蚓部出血（黑箭）；B. 左椎动脉造影显示动脉期正常；C. 静脉期显示异常的静脉通道向单一引流静脉会合（"水母头"，箭）

形，与正常脑组织有分隔。脑桥、大脑脚和齿状核是最常见的部位。即使发生出血，脑毛细血管扩张通常也被认为是低风险病变[154]。除非遗传性出血性毛细血管扩张症中存在多发病变，否则出血的风险非常低，这种病更常见于其他器官，

如肺、黏膜和肝脏[155]。遗传性出血性毛细血管扩张症患者偶尔会出现伴随的动静脉畸形，尤其是肺部；事实上，这些患者 2/3 的神经系统并发症继发于肺动静脉畸形[156]。MRI 的 T₁ 和 T₂ 加权像上的低信号"黑点"对毛细血管扩张有提示

意义但不能据此诊断。这些病变可以通过血管造影的动脉晚期或毛细血管早期来与发育性静脉异常区分。

（七）海绵状血管瘤

脑海绵状血管瘤外观呈桑葚状，大小从1毫米到几厘米不等，由没有肌层或弹力层的薄壁血管构成[157]。在常规尸检中发现海绵状血管瘤的概率约为0.5%[158]，并且常与其他血管畸形如毛细血管扩张和发育性静脉异常相关[159, 160]。海绵状血管瘤不是固定不变的，通常会生长或缩小[161]，也可能在散发病例中重新出现[162]，脑组织暴露于放射环境可能是此病的危险因素[163, 164]。大多数病变位于幕上区域，多见于皮质和皮质下区域。幕下病变通常见于脑桥和小脑[165]。

海绵状血管瘤可能是偶发的，这种形式占白种人病例的80%～90%，也可以家族形式发生[166]。家族形式首先在墨西哥裔美国家庭中发现，约占墨西哥人病例的50%[167]。与通常为单发的散发病例相比，大多数家族型患者存在多个病变，其数量随着年龄的增长而增加。存在多处病变的患者其一级亲属患有海绵状血管瘤的可能性为75%。位于7号染色体上的3个基因的突变已被证明会导致这种遗传形式，其中KRIT1基因突变占总病例的40%[166]。在非西班牙裔白种人中，大约20%的家族性病例与CCM2和CCM3的突变有关[168, 169]。遗传性海绵状血管瘤表现为不完全外显，50%的突变是无症状的，10%的人没有发现任何病变[166]。

脑海绵状血管瘤通常无症状[170]。癫痫发作、脑出血、暂时或永久性进行性局灶性神经功能缺损是最常见的表现[171]。局灶性神经功能缺损常见于脑干病变，通常逐渐发展但中间也可能缓解，类似于多发性硬化症[172]。年出血风险为0.25%～6%；与幕上病变相比，脑干病变更容易出血[157]。脑海绵状血管瘤导致的出血通常量不大，也很少会危及生命；然而，许多神经外科医生主张切除脑干或脊髓中的症状性病变，因为这些部位即使小量出血也可能造成严重的后果。

海绵状血管瘤的血流量很少，因此血管造影很可能无法准确识别它们。在MRI的T_1和T_2加权像上，海绵状血管瘤的特征是混杂信号的网状核心及低信号的边缘，与含铁血黄素沉积相对应（图8-15）。较小的病灶显示为低信号（黑点），通过磁敏感加权像可以更好地识别[173]。

（八）硬脑膜动静脉瘘

硬脑膜动静脉瘘（dural arteriovenous fistulas，DAVF）是脑膜动脉和皮质静脉或硬脑膜静脉窦之间的直接分流。供血动脉多为脑膜中动脉分支或颈外动脉枕部分支，很少由颈内动脉或椎动脉供血。大多数病例是获得性和特发性的，主要见于50岁以上的患者。不太常见的导致DAVF的原因是静脉窦血栓形成、肿瘤、感染、头部外伤或颅内手术[174]。有人认为，静脉窦的血栓形成或肿瘤性闭塞会导致静脉高压，从而导致动脉和静脉系统之间形成异常吻合[175]。

基于解剖学上的相似性，DAVF分为3种类型。Ⅰ型：直接流入硬脑膜静脉窦，最常见的是横窦和乙状窦，较少见的是上矢状窦和海绵窦；Ⅱ型：引流至静脉窦，但也有逆行引流至软脑膜静脉；Ⅲ型：病变仅引流至软脑膜静脉[176]。

DAVF症状多变，取决于瘘口的位置、静脉引流和血流方向。常见表现包括头痛、搏动性耳鸣（尤其是瘘口位于横窦或乙状窦）、视神经盘水肿、脑积水、局灶性或全身性非出血性神经功能缺损和出血[177, 178]。15%的DAVF患者会发生出血[179]。引流静脉会穿过从硬脑膜到脑实质的不同的结构，因此瘘管破裂可能导致硬膜下、蛛网膜下腔或更常见的脑实质内出血[180]。直接或间接的皮质静脉引流、多处瘘口和远离瘘口的静脉血栓形成预示着更高的出血率[181, 182]。由于存在皮质静脉引流，DAVF的Ⅱ型、Ⅲ型发生脑出血的可能较高。根据静脉系统的解剖特点，某些部位如天幕或前颅窝的DAVF 75%～90%的病例表现为出血[178]。传统的数字减影血管造影可用于诊断和指导治疗（图8-16）。

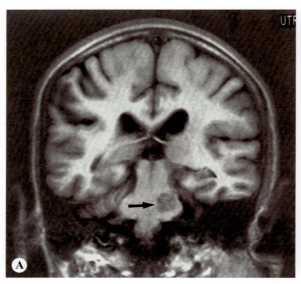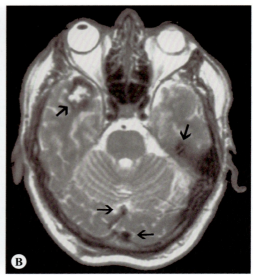

▲ 图 8-15　海绵状血管畸形

A.48 岁女性的冠状面 MRI T_1 加权像，表现为短暂性眩晕、耳鸣、鼻周刺痛和身体右侧感觉异常。脑桥左侧和小脑中脚界限清楚的无占位效应的病灶提示海绵状血管畸形（箭）。左椎动脉造影正常；B. MRI T_2 加权像显示小脑和颞叶多处海绵状血管畸形（箭）

（九）颈动脉海绵窦瘘

颈动脉海绵窦瘘是由颈内动脉海绵窦段与包绕在其周围的海绵窦直接沟通产生的高流量分流。最常见的原因是外伤，尤其是颅底骨折，较少见的原因是颈内动脉海绵窦段的动脉瘤破裂、静脉窦血栓形成，以及与动脉壁缺陷相关的遗传疾病[183, 184]。

颈动脉海绵窦瘘的症状主要是突然出现的搏动性突眼、结膜充血、眼眶杂音和复视。有大约 5% 的患者因流入海绵窦的充血扩张的皮质静脉自发破裂导致脑出血或蛛网膜下腔出血[183, 185]。

传统的数字减影血管造影是诊断的金标准。CT 和 MRI 检查显示海绵窦和眶上静脉扩张及眼外肌增粗[186]。经颅多普勒可显示颈动脉虹吸段血流速度增加和搏动指数降低。

（十）缺血性脑卒中的出血转化

出血转化是缺血性脑卒中的常见并发症，可能是多因素共同作用的结果。尽管病理机制存在争议，但目前的证据表明存在血脑屏障的破坏[187]。出血转化发生在大约 8% 的缺血性脑卒中患者中，但发生率取决于患者群体和用于诊断的放射学标准[188]。

与其他缺血性脑卒中亚型相比，栓塞性脑卒中和较少见的静脉闭塞性梗死往往与较高的出血转化率相关。溶栓治疗是最强的危险因素之一[189]。高龄、CT 显示实质低密度程度、高血糖和糖尿病是出血性转化的其他危险因素[190, 191]。CT 显示低密度区域内的片状高密度，以及延伸至皮质的楔形高密度，提示出血转化。

缺血性梗死的出血转化通常分为：①出血性梗死，其在 CT 上表现为低密度梗死区内不均匀的高密度，无占位效应；②实质血肿，表现为具有占位效应的均匀、致密的血肿。ECASS 根据放射学标准将出血转化分为出血性梗死的两种亚型和实质血肿的两种亚型[192]（表 8-4）。除了放射学特征外，该分类还与出血转化的临床预后相关。

（十一）静脉窦血栓形成

脑静脉和硬膜窦血栓形成是脑出血的罕见原因。多见于女性，女性与男性的比例为 3 : 1，可能继发于妊娠、产褥期、使用口服避孕药和激素替代治疗[193, 194]。静脉窦血栓形成（sinus venous thrombosis，SVT）的病因与身体其他部位的静脉

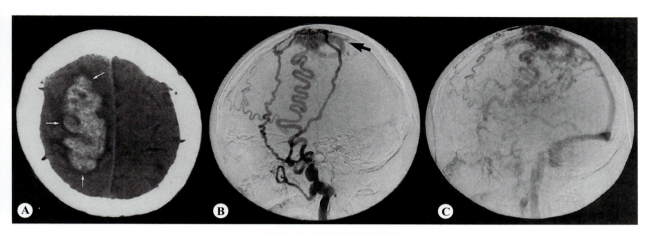

▲ 图 8-16 硬脑膜动静脉瘘

A. CT 显示右侧大脑凸面出血（箭）；B. 右侧颈外动脉血管造影显示动脉期异常增粗的脑膜分支向瘘口会合（箭）；C. 静脉期血管造影显示充盈扩张的颅内静脉

表 8-4 欧洲合作急性脑卒中研究（ECASS）出血性转化的影像学分类

出血分类	放射学表现
出血性梗死 1 型（HI1）	高密度小出血点
出血性梗死 2 型（HI2）	整个梗死区更多融合的高密度；没有占位效应
实质血肿 1 型（PH1）	均匀的高密度占梗死区<30%；少量占位效应
实质血肿 2 型（PH2）	均匀的高密度占梗死区>30%；显著的占位效应，或位于梗死区边界之外的任何均匀的高密度

血栓形成相似，在许多情况下存在遗传性或获得性血液高凝状态[195]。

静脉窦血栓形成的临床表现多种多样，包括孤立的颅内压升高、局灶性神经功能缺损、癫痫发作、脑出血和精神状态改变[195]。症状的发作可以是急性、亚急性或慢性的，30%～40% 的患者表现为脑出血[196]。增加的静脉和毛细血管压力导致血脑屏障破坏，进而导致血管源性水肿和血浆渗漏到间质间。因此，出血之前通常会出现持续数小时至数天的缺血期，表现为局灶性神经功能缺损、癫痫发作或脑病。随着静脉内压力的持续升高，静脉或毛细血管可能会发生破裂导致静脉出血。出血通常发生在实质内，可以伴有或不伴有梗死，很少发生在蛛网膜下腔[197]。

当出血发生在非常见部位，如双侧矢状旁区域或颞叶，应高度怀疑静脉窦血栓形成可能。当脑叶出血没有明确的病因或与常见的动脉边界不符时，应对静脉血管进行检测[198]。静脉窦血栓形成的放射学诊断标准包括充盈缺损和血栓表现，孤立的充盈缺损可能是发育不全的表现，不能单纯据此诊断（图 8-17）。通过 MRI 证明静脉窦内血栓形成比较困难，因为血栓的时间依赖性变化，导致 MRI 的敏感性降低[199]。急性期（第 1～5 天），血栓在 T_1 上呈等信号，在 T_2 和 SWI 序列上呈明显低信号；亚急性期（第 15 天），血栓在 T_1 和 T_2 上均呈高信号；3 周后，所有序列的强度都降低，直到建立正常的血流。

（十二）霉菌性动脉瘤和化脓性动脉炎

霉菌性或感染性动脉瘤是继发于菌血症或脓毒症栓塞的动脉壁退化所致，通常累及前循环的

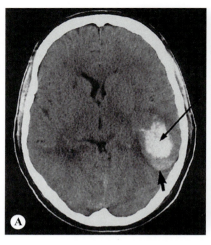
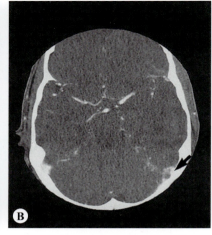
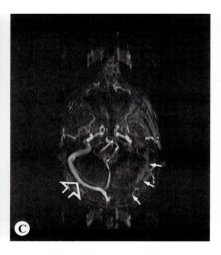

▲ 图 8-17 脑静脉血栓形成

A. CT 显示左颞叶出血；高密度核心（长箭）被轻微高密度边缘（短箭）包围，与梗死的出血性转化一致；B. CT 血管造影显示左侧乙状窦充盈缺损（箭）；C. MR 静脉造影显示左侧横窦和乙状窦的充盈缺损（短箭）。注意正常的右侧横窦和乙状窦（空箭）

分叉部位或远端分支，而囊状动脉瘤往往发生在大脑底部和大脑动脉环附近[200]。尽管"霉菌性"表示的是真菌病因，但大多数霉菌性动脉瘤是由免疫功能低下者患有的金黄色葡萄球菌或链球菌引起的败血症导致[201]。

霉菌性动脉瘤占所有颅内动脉瘤的 2.5%～6.5%，通常是由于脓毒性栓子在远端血管内滞留或血管外感染（如脑膜炎或海绵窦感染）的扩散所致[202]。它们经常表现为局灶性神经功能缺损或脑出血，而不是蛛网膜下腔出血，而后者是囊状动脉瘤的主要表现[201]（图 8-18）。大约 65% 的霉菌性动脉瘤患者患有感染性心内膜炎，其中 1%～10% 的病例并发脑出血[201, 203]。然而，继发于感染性心内膜炎的脑出血通常是由脓毒性栓子或化脓性动脉炎破裂引起的缺血性梗死的出血转化所致，而不是霉菌性动脉瘤破裂所致[204]。霉菌性动脉瘤导致的脑出血有较高的发病率和死亡率，总体死亡率为 25%～50%，远高于同年龄组中单独的脑出血[205]。

（十三）烟雾病（另见第 7 章）

烟雾病是一种慢性进行性脑血管疾病，其特征是双侧大脑动脉环周围的动脉狭窄或闭塞及侧支循环异常。Moyamoya 在日语中的意思是"一

团烟雾"，描述了在血管造影上看到的混乱侧支血管的特征性外观。它通常累及大动脉，最常见的是颈内动脉远端，以及大脑前动脉和中动脉的近端部分。烟雾病年龄分布具有双峰特点，分别在 5—9 岁和 45—49 岁时出现次高峰和主高峰[206]。

烟雾病的病因尚不完全明确。此病在日本和其他亚洲人群的较高发病率，以及 10% 病例的家族性发病特点都强烈提示该病存在遗传病因。RNF213 编码的环指蛋白 213 被认为是东亚人群的重要易感因子[207, 208]。其他基因位点也已有研究，但它们的真正意义仍未确定[209-211]。烟雾病的主要病理变化包括动脉狭窄（由内膜的特发性增生引起），以及内弹力层的弯曲和增厚[212]。侧支血管生成是烟雾病的继发性改变而不是原发性异常。

烟雾病的临床表现多变，可能表现为癫痫发作、TIA、缺血性或出血性脑卒中。在亚洲，脑出血、蛛网膜下腔出血和偶尔的脑室内出血是该病在成人中最常见的表现，在儿童则经常表现为缺血性脑卒中[213]。相比之下，欧洲的成年患者通常出现缺血性脑卒中[214, 215]。脑出血常发生在丘脑和基底节，由侧支网中扩大的穿支血管或相

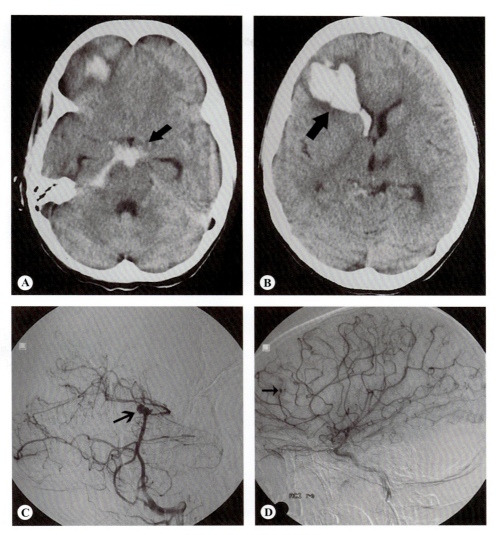

▲ 图 8-18　霉菌性动脉瘤
A. CT 显示基底池蛛网膜下腔出血（箭）；B. CT 显示右侧额叶出血（箭）；C. 脑血管造影显示基底动脉（箭）顶部不规则动脉瘤；D. 脑血管造影显示大脑中动脉远端分支（箭）有一不规则动脉瘤。超声心动图显示二尖瓣赘生物和反流

关动脉瘤破裂引起。如果没有血管造影证实存在原发闭塞性疾病，则无法将烟雾病与更常见的高血压性血管病区分开来。

在 MRI 上，基底节和丘脑中的多个点状流空代表扩张的侧支血管，可以帮助诊断烟雾病[216]。在 MRI 的 T_1 增强和 FLAIR 序列上可以看到软脑膜和血管周围间隙存在线性高信号，称为"常春藤征"[217, 218]。颈内动脉远端狭窄或闭塞、双侧大脑前动脉和大脑中动脉起始，以及基底节异常血管网是烟雾病血管造影的特征表现[219]。

二、止血因素

（一）抗凝药

抗凝药会增加颅内出血尤其是脑实质出血风险，而对硬膜下出血和蛛网膜下腔出血的影响较少。华法林相关脑出血的死亡率超过 50%，远高于未使用华法林的原发性脑出血患者[220, 221]。

华法林是脑出血的最强预测因子；根据抗凝程度的不同，它会使出血风险增加 2～5 倍[222, 223]。INR＞3 与较大的血肿体积相关，是临床预后不良的预测指标[224]。然而，大多数脑出血患者的 INR 通常在正常范围内[225]。这表明抗凝药只是让潜在的血管疾病展露出来，而不是说抗凝药和脑出血之间有直接的因果关系。

华法林相关脑叶出血的发生率随着年龄的增长而增加，这可能是由于脑淀粉样血管病的患病率随着年龄的增长而增加。有很大一部分老年患者同时服用华法林和阿司匹林，与单独使用华法林相比，华法林和阿司匹林的联合使用可能会有更高的脑出血风险[226-228]。高龄、高血压控制不佳和既往脑梗死会进一步增加脑出血风险[229]。白细胞疏松症、微出血和 APOE ε2 和 ε4 基因也被认为是华法林相关脑出血的预测因子。新型口服抗凝药，包括达比加群、利伐沙班和阿哌沙班，已被批准用于非瓣膜性心房颤动患者的脑卒中预防，与华法林相比具有同等或更高的疗效和安全性[230-232]。与维生素 K 拮抗药相比，直接口服抗凝药的颅内出血风险更低[233]。然而，目前仍缺乏在脑出血事件发生时逆转这些药物作用的随机临床试验。

抗凝药造成的血肿形状通常不规则，且血肿体积增大的可能较高[234]。血肿腔内沉淀的红细胞和上层血清之间形成的血液平面较为常见[235]（图 8-19）。

（二）抗血小板药

与抗血小板相关的原发性脑出血的绝对风险增加很小。服用阿司匹林用于冠状动脉疾病的一级和二级预防时，会使患者的出血概率增加每年 2/10 000。高血压和脑微出血与服用阿司匹林的个体出血风险增加有关[40, 236]。但阿司匹林的剂量似乎对这种风险没有影响[237, 238]。氯吡格雷和阿司匹林联合用药的风险虽小，但与单独使用氯吡格雷相比却有显著增加[239]。另外，与单独使用阿司匹林相比，阿司匹林和氯吡格雷联合应用会增加中等成度出血的发生率，但不会增加颅内出血风险[240]。关于抗血小板药物对脑出血复发风险影响的证据尚无定论[241, 242]。其他非甾体抗炎药对脑出血风险没有影响[243, 244]。

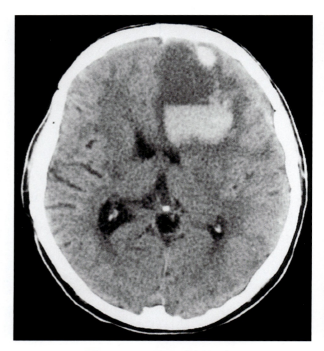

▲ 图 8-19　CT 显示左侧额叶出血
血液平面代表沉降的红细胞和上层血清之间的界面，提示抗凝相关性出血

（三）溶栓药

脑出血是缺血性脑卒中溶栓治疗的严重且可能致命的并发症，对此很多研究已有报道。美国国家神经疾病和脑卒中研究所（National Institute of Neurological Disorders and Stroke，NINDS）的 tPA 研究显示，在接受 tPA 治疗的患者中，分别有 4.5% 和 6.4% 的患者出现无症状和有症状出血[245]。

危险因素包括女性、年龄超过 75 岁、低体重指数、脑卒中史和血压控制不佳。虽然准确的出血风险很难确定，但由美国心血管协作项目制订的预测模型可用于评估出血可能性[246]（表 8-5）。不鼓励对评分为 5 分及以上的患者进行溶栓，因为该类患者的出血风险为 4%，死亡率为 50%～60%[246, 247]。与抗凝和抗血小板相关脑出血类似，脑淀粉样血管病是最常见的潜在异常，约 1/3 的病例为脑叶性和多发性[248, 249]。同样的，脑淀粉样血管病可能导致其他区域在缺血性脑卒中溶栓后发生脑叶出血[250]。

风险因素	风险评分	颅内出血率（%）
表 8–5　溶栓相关颅内出血的预测因素 [246]		
年龄≥75 岁	0 或 1	0.69
黑种人	2	1.02
女性	3	1.63
既往脑卒中史	4	2.49
收缩压≥160mmHg	≥5	4.11
女性体重≤65kg，男性体重≤80kg		
INR＞4 或 PT＞24		
阿替普酶的使用（与其他溶栓剂相比）		

INR. 国际标准化比率；PT. 凝血酶原时间

（四）凝血因子缺乏

当凝血因子Ⅷ（血友病A）和凝血因子Ⅸ（血友病B）严重缺乏时，可能会导致颅内出血（凝血因子ⅩⅢ缺乏导致颅内出血很少见）[251]。凝血因子缺乏最常见于新生儿，但也发生在年龄较大的儿童和成人中。自发性脑出血比创伤性出血更常见[252]。然而，头部外伤可能会导致轻度血友病或血管性血友病患者出血[253]。年龄在2岁以上的血友病患者发生脑出血的概率为2%，死亡率为20%。与自发性脑出血相关的不太常见的凝血障碍包括先天性纤维蛋白原缺乏、凝血因子Ⅹ缺乏、针对凝血因子ⅩⅢ的自身抗体、Ⅰ型冷球蛋白血症和晚期肝硬化[254-258]（图 8–20）。

三、血流动力学因素

（一）急性高血压

血压急性升高超过 180/120mmHg 时可诱发脑出血，特别是基础血压相对较低的患者[259]。慢性高血压导致的小动脉肥大会使向毛细血管的压力传导最小化。相反，在血压正常的患者中，血压快速升高在相对较低的血压时就会导致血管损伤[260]。血压自动调节功能受损的患者面临的风险也更高。同样的，在因颈动脉狭窄的脑灌注不足侧，颈动脉内膜切除术后的相对高血压

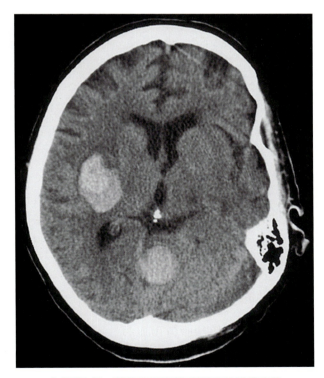

▲ 图 8-20　晚期肝硬化患者的多灶性脑出血

可能导致脑出血[261]。高血压急症的其他脑血管表现包括腔隙性梗死、蛛网膜下腔出血和高血压脑病。

（二）可逆性脑血管收缩综合征（另见第7章）

RCVS 是一个总称，用于描述一组血管收缩

综合征，表现为急性突发性严重"雷击样"头痛，伴有或不伴有其他神经系统症状[262]。尽管这些综合征有不同的原因和表现，但鉴于它们共同的临床和血管造影特征，作为统一的诊断类型它们被归类为 RCVS。RCVS 以中年女性为主。妊娠期和产后的生理变化、激素治疗，以及治疗性或娱乐性血管活性药物与 RCVS 相关[263-265]。

头痛是普遍存在的现象，几乎在所有患者中都能观察到，并且通常是该病的唯一表现[266]。头痛的发作是急性的，在不到 1min 的时间内疼痛会达到顶峰，类似于动脉瘤破裂导致的头痛。患者还可能出现急性高血压、局灶性神经功能缺损、癫痫发作、缺血性或出血性脑卒中，这些表现相对少见。在 6%～20% 的 RCVS 患者会发生局灶性脑出血，并且 RCVS 可能与缺血性脑卒中或凸面蛛网膜下腔出血有关。RCVS 患者通常有偏头痛病史，这与这些患者颅内出血风险增加有关[264]。

RCVS 的诊断已经有了相应标准，其中同时在多个血管区域观察到的可逆性血管收缩是关键的诊断因素[267]。此外，在症状出现后 12 周内，血管造影改变应完全或实质性消失[268]。脑血管造影显示弥漫性、节段性狭窄和扩张，形成特征性"串珠"样改变[267]。脑脊液分析通常正常或仅显示轻度细胞和蛋白增加，几周后应恢复正常。

四、其他

（一）恶性肿瘤

脑血管疾病是恶性肿瘤患者出现神经系统症状的常见原因。脑卒中类型取决于癌症的具体性质和分期，以及用于治疗的抗肿瘤方案。与实体肿瘤相比，脑出血在血液系统恶性肿瘤中更常见，尤其是髓性白血病[269]。大约 20% 的髓性白血病患者会发生脑出血，占这些患者所有脑血管意外的 70%[270]。

继发于恶性肿瘤的脑出血是由于此类患者出现凝血障碍、血小板减少、血小板功能障碍或转移。凝血障碍通常与血液系统恶性肿瘤有关，而肿瘤转移至脑、硬脑膜或颅骨是实体瘤患者脑出血的主要机制。与实体瘤患者相比，白血病患者的 DIC 更可能导致脑出血[269]。恶性肿瘤患者的 DIC 被认为是由于过多的凝血酶产生导致凝血因子、血小板和凝血抑制药的消耗增加。急性早幼粒细胞白血病通常与 DIC 相关，这是由奥氏（Auer）小体的释放导致的，而奥氏小体是早幼粒细胞内含有促凝血因子的细胞质颗粒。血小板减少症可能是由于血液系统恶性肿瘤或转移性肿瘤的骨髓浸润导致的，也可能继发于化疗或放疗导致的骨髓不足。在血小板功能正常的情况下，只有当血小板计数低于 10 000/μL 时，脑出血的风险才会显著增加。通常情况下，DIC 会导致单一血肿，而严重的血小板减少症会导致多处出血[271]。

脑肿瘤内的出血约占所有脑出血的 5%，其中又以多形性胶质母细胞瘤、脑膜瘤和转移性肿瘤占多数[272]。黑色素瘤、支气管癌、肾癌和绒毛膜癌是最常见的导致脑出血的转移性脑肿瘤。肿瘤内出血通常是由快速的肿瘤坏死、新形成的血管破裂和血管受侵袭引起[269]。神经影像学上的某些特征可以证明肿瘤是出血的原因，包括不规则的斑驳血肿合并提示坏死的中心低密度，以及不成比例的周围水肿和占位效应（图 8-21）。静脉造影后周围组织的多发性血肿和结节性增强也提示潜在肿瘤的存在。

（二）血管炎

中枢神经系统血管炎是由脑或脊髓血管的原发性受累引起，或继发于全身性疾病，如全身性血管炎、结缔组织病或感染。PACNS 是一种特发性原发性血管炎，其特征是整个中枢神经系统中小动脉和静脉的中膜和外膜出现单核细胞炎症，好发于大脑皮质和软脑膜。炎症导致的脑血管狭窄、血栓形成和闭塞，会进一步引起脑组织缺血和坏死。血管炎的特征按出现频率表现为认知能力下降、头痛、癫痫发作，以及缺血性脑卒中和出血性脑卒中[273]。

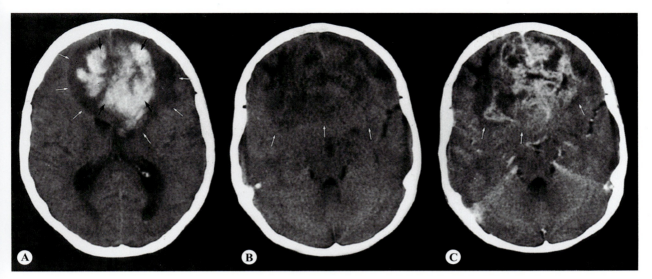

▲ 图 8-21 A. 双侧额叶不规则出血（黑箭）伴有不成比例的水肿（白箭）；B. 3 个月后进行的 CT 显示双侧额叶弥漫性水肿，具有明显的占位效应（箭）；C. 在静脉注射对比剂后，出现了一个非常不规则的肿瘤（多形性胶质母细胞瘤）

有些疾病如肉芽肿性多血管炎、结节性多动脉炎和系统性红斑狼疮可能会出现类似的临床和影像学表现，特别是脑出血[274]。继发于细菌性或病毒性脑膜炎的脑血管炎也可导致脑出血[275]。

对于疑似 PACNS 的患者，腰椎穿刺是必不可少的检查。大多数患者的脑脊液通常存在异常，但并不具有特异性。脑血管造影显示小动脉呈"串珠样"改变。软脑膜和皮质活检是诊断 PACNS 的金标准，可显示朗格汉斯巨细胞和淋巴细胞或坏死性血管炎。

（三）药物

可卡因、苯丙胺和苯丙醇胺等拟交感神经药物可单独引起脑出血[276, 277]。可卡因相关脑出血可能发生在可卡因口服、静脉内或吸入后，但在吸入强效可卡因（盐酸可卡因和氨水或小苏打的混合物）后更常见[278]。这些出血通常发生在脑叶区域并且通常是多发的[279]。可卡因相关脑出血患者合并动脉瘤和血管畸形的概率较高，这些情况见于 50% 的病例[280]。尸检未发现无血管畸形患者的血管病变改变[281, 282]。正常的血管提示这种脑出血的潜在的机制是血流动力学变化而非血管结构因素。与血管异常的患者相比，这些患

者的高血压发生率更高支持了这一假设[283]。

脑出血是苯丙胺滥用的一种罕见但致命性的并发症。摄入苯丙胺、甲基苯丙胺或环代苯丙胺（MDMA 或"摇头丸"）后发生脑出血的报道有几例，而摄入右苯丙胺后发生脑出血的报道较少。不管给药途径如何还是相对较小的剂量，使用苯丙胺后几分钟内就可能发生脑出血。与可卡因相关的脑出血类似，苯丙胺相关脑出血患者经常会发现血管异常[284]。多发的血管狭窄和扩张交替（"串珠样"），以及闭塞在血管造影中很常见[285]。在尸检中，这些病变与中小血管中的纤维素样坏死相对应，这在其他器官中也可见[286]。然而，并非所有病例都出现这些异常，提示血压突然升高是诱发因素[287]。也有报道称脑出血与麻黄碱或肾上腺素的使用有关[288, 289]。

（四）酒精

在评估酒精与脑出血之间关系的研究中，高酒精摄入量的定义有所不同。一项系统评价显示酒精和脑出血之间存在剂量依赖性关系，与每天饮酒量低于 56g 的人相比，酒精摄入量超过 56g/d 个体的风险加倍[290]。高酒精摄入导致脑出血的可能机制包括血压升高、血小板和凝血因子的抑

制作用、纤维蛋白原和血管性血友病因子减少及肝功能障碍[291, 292]。另外，有研究表明适度饮酒（≤2 杯 / 天）对脑出血有小的保护作用，但未发现大量饮酒与脑出血之间存在关联[2]。另有研究发现酒精摄入与脑出血之间没有关联[293, 294]。考虑到其他因素如创伤和生活方式等因素可能产生的混杂效应，过度饮酒（"酗酒"）是否会导致脑出血、蛛网膜下腔出血或缺血性脑卒中，也是存在争议的[295]。

（五）创伤

创伤性脑出血通常发生在脑表面，原因主要是冲击和对冲性损伤，好发于前额和额叶底部、颞前或枕部区域。即使是轻微的头部外伤也可能导致易感个体的脆弱动脉破裂，尤其是患有脑淀粉样血管病的人。有时，浅表挫伤可能会在数小时或数天内从轻微低密度的混杂病变演变为血肿[296]。服用抗凝药的患者即使是轻度头部损伤，出血风险也会增加[297]。通常情况下，最初的损伤会在创伤后立即出现，并伴有局灶性或整体性神经功能缺损。然而，在一种被称为延迟性创伤后出血的情况下，它可能会延迟数天至数周[298]。

五、诊断

（一）历史

脑出血的原因有时可以从患者病史中推断出来。

• 长期高血压提示非脑叶出血患者存在高血压小血管疾病。然而，高血压很常见，它可能与原发性病因共存。

• 同一部位的既往出血提示存在结构性病变，如动静脉畸形。如果第二次出血距离原发灶较远，应考虑脑淀粉样血管病。

• 癫痫发作可能提示动静脉畸形、海绵状血管瘤或肿瘤。如果癫痫发作是部分性的和新发的，应考虑脑淀粉样血管病[299]。TIA 或认知障碍病史也支持脑淀粉样血管病的诊断。

• 抗凝药的使用是一个重要的信息，因为它应该被紧急逆转。

• 对于已知患有恶性肿瘤（尤其是黑色素瘤、支气管癌或肾癌）的患者，转移性肿瘤的出血是最可能的诊断。妊娠或产褥期患者应考虑转移性绒癌。

• 伴随的心脏瓣膜病引起了对脓毒症栓塞的怀疑，尽管这通常不是大多数人的病因。

• 如果检测到其他身体部位（如皮肤）的自发性出血，则应考虑止血障碍。在血友病患者中，严重的头痛、脑卒中或突然无法解释的昏迷，高度提示脑出血。

• 所有脑出血患者都应查明娱乐性药物史，尤其是可卡因和安非他明。

• 脑出血之前的情况可能会为潜在疾病提供线索。之前的神经功能缺损提示缺血性梗死的出血性转化，而产褥期提示窦静脉血栓形成或绒毛膜癌。颈外伤患者应考虑椎动脉或颈动脉夹层。

• 相对年轻时的脑出血家族史可能提示海绵状血管瘤、遗传性出血性毛细血管扩张或家族性脑淀粉样血管病。

（二）一般体格检查

体格检查可以为脑出血的病因提供重要线索，例如，凝血障碍中的瘀点和瘀伤、遗传性出血性毛细血管扩张中的皮肤和黏膜毛细血管扩张，以及与恶性黑色素瘤一致的局部皮肤变色。高血压几乎总是在就诊时出现，尽管它是仅一半患者的病因并且在其余患者中是一种反应性现象。视网膜的高血压样血管改变或左心室肥大表明高血压是一个促成因素，但缺乏这些发现并不排除这种可能性。心脏杂音可能是偶然的，但应及时评估感染性心内膜炎的可能，就像静脉吸毒者的针痕一样。肺萎缩或肝脾肿大可能提示恶性肿瘤。

（三）神经系统检查

脑出血的神经系统表现几乎都会出现伴有或不伴有意识水平下降的局灶性神经功能障碍。患者的症状和体征进展迅速，通常在脑出血后几秒钟或几分钟内出现。神经功能缺损症状的快速消失通常提示缺血性改变，但脑出血也可能表现出短暂的体征和症状[300, 301]。

除颅后窝出血外，意识减退或丧失是一种非定位特征。意识水平的改变不是区分出血性和缺血性脑卒中的可靠因素。在整个病程中，约 1/3 的患者会出现意识水平下降，主要继发于血肿扩大、脑水肿（尤其是最初 48h 后）、阻塞性脑积水或医源性并发症（如低钠血症或神经源性肺水肿）。

局灶性神经功能缺损取决于出血的位置和大小。尾状核出血可产生一些局灶性表现，如头痛、呕吐和意识减退等脑出血的一般症状。丘脑出血后，神经功能缺损的症状主要取决于受影响的核团[302]。丘脑后外侧出血的一个特征是身体在垂直方向上的倾斜，并且这种倾斜有向同侧的倾向[303]。

（四）实验室研究

尽管实验室研究很少提供与诊断相关的信息，但它们对于临床状况不佳的患者的日常管理至关重要。应该对所有患者的进行止血功能评估。凝血功能障碍患者的部分促凝血酶原激酶时间、凝血酶原时间和凝血酶时间可能异常。通常认为血小板功能正常的血小板减少症，只有在血小板计数低于 10 000/μL 时才会诱发脑出血。因慢性肾衰竭或自身免疫性疾病等导致的血小板功能异常的患者，其出血时间也是异常的。用于测量血小板功能的各种检查方法，包括血小板功能分析仪 100（platelet function analyzer 100，PFA-100）、经快速血小板功能分析仪（VerifyNow）和血小板聚集，已应用于抗血小板药物相关脑出血患者。然而，几乎没有证据表明这些测试对检测血小板功能障碍具有足够的敏感性，并且在脑出血的管理中发挥任何作用[304]。

自身抗体，通常是 IgG，可能会损害抑制综合征中特定凝血因子的活性，这些抑制综合征通常发生在接受过多次凝血因子复合物输注的血友病患者或自身免疫性疾病患者中。对那些怀疑患有感染性心内膜炎的患者，应该进行血培养。红细胞沉降率或 C 反应蛋白滴度增高支持这一诊断。脑出血可能导致轻度白细胞增多，尤其是血肿较大时[305]。

（五）计算机断层扫描

头颅 CT 是用于评估急性脑出血的最常见的影像学检查方式。CT 对急性病变的检测很敏感，并可提供一些伴随异常的信息，包括脑室出血、水肿和脑内容物变化。超急性出血呈等密度并迅速变为高密度。血肿密度由周边向中心逐渐减小，2~3 周达到白质密度。CT 血管造影已成为脑出血急性期常见的检查方式，因为它可以识别潜在的血管畸形和动脉瘤，以及表现为"点征"的对比剂的主动外渗[306]。通常需要脑 CT 随访来评估血肿扩大、水肿严重程度和移位。

（六）磁共振成像

出血的 MR 信号强度随血红蛋白铁原子的氧化状态和红细胞膜的完整性而变化[307]。顺磁性分子如脱氧血红蛋白和高铁血红蛋白在磁场中产生局部不均匀性并导致局部 MR 信号快速衰减。顺磁性分子的这种特性称为磁化率效应，它会使对这种效应敏感的 MRI 序列上出现低信号。

在超急性期（即最初的几个小时），血肿在 T_1 加权像和 T_2 加权像上出现轻微高信号或等信号。由于在血肿外围存在脱氧血红蛋白，因此在 T_2 上可以看到薄薄的低信号边缘。在急性期，由于脱氧血红蛋白的易感性作用，T_1 上表现为等信号或轻微的低信号，T_2 上表现为明显的低信号。

亚急性期早期包括出血后的最初几天到 1 周，在此期间，高铁血红蛋白的形成和铁氧化成三价铁状态导致 T_1 加权像上出现明显的高信号。由于存在易感性效应，血肿在 T_2 像上继续表现低信号。随着亚急性晚期红细胞膜的降解，高铁血红蛋白在血肿内扩散，导致易感性效应丧失，从而导致 T_2 像出现高信号。

在慢性期，蛋白质降解释放的过量铁原子转化为含铁血黄素，发挥易感性作用，导致 T_2 低信号。这些病变最好使用敏感性加权或梯度回波序列实现可视化。血肿中心可演变成充满液体的空腔或与脑脊液等信号的裂隙。

（七）血管造影

由于 CT 和 MR 血管造影具有较高的准确性，常规血管造影的使用频率较低。然而，脑血管造影适用于怀疑有血管病变的患者。年龄在 45 岁以下的血压正常的脑叶出血患者似乎从血管造影中受益最大，因为该年龄组个体患有可治疗性血管病变的可能性很高（50%～80%）[308]。血管病变在急性期可能因血肿等压迫而无法看到，因此需要推迟血管造影，直到血肿的占位效应消失。

六、硬膜下血肿

硬膜下血肿在本章讨论的原因是其与脑出血有很多相同的病因（表 8-6）。约 20% 的脑叶出血患者会出现硬膜下血肿，尤其是当血肿体积大于 60cm³ 时[69]。与硬脑膜相邻的软脑膜动脉破裂并渗入脑实质和硬膜下腔是同时发生硬膜下腔和脑实质出血的最合理解释。

孤立性硬膜下血肿多见于老年人，主要是由于桥静脉破裂导致。硬膜下出血有时是动脉性的，由软脑膜小动脉破裂引起，通常发生在外侧裂区[309]。抗凝是一个重要的影响因素，约 20% 的慢性硬膜下血肿是由抗凝引起的[310]。脑脊液压力降低被认为是慢性硬膜下血肿的病因之一；

提示这种病因的异常包括弥漫性硬脑膜增强和类似于 Chiari 畸形的小脑扁桃体疝[311, 312]。脑脊液漏可能是由于腰椎穿刺或神经外科手术等医源性操作导致的，但也可能自发发生[313]。

自发性硬膜下血肿主要发生在大脑凸面，但也可能出现在其他区域，例如，颅后窝和后纵裂[314, 315]。急性出血表现为大脑凸面的高密度"新月体征"（图 8-22）。硬膜下血肿通常会逐渐进展，在 CT 上变成低密度的积液。在动脉瘤破裂病例中，通常有明显的血液外渗到蛛网膜下腔，但有时硬膜下血肿是此病的唯一表现。

硬膜下血肿的 MRI 信号强度与脑出血类似。急性血肿在 T_2 加权像上呈低信号，而在亚急性期 T_1 和 T_2 加权像上都呈高信号。随着血红蛋白的降解和含铁血黄素的沉积，慢性硬膜下血肿在 T_1 加权像上变成低信号。

表 8-6　硬膜下血肿病因
• 抗凝
• 溶栓
• 凝血障碍
• 动脉瘤
• 动静脉畸形
• 软脑膜动脉破裂：自发性或拟交感神经药物相关
• 脑脊液压力低
• 硬脑膜动静脉瘘
• 硬脑膜转移瘤
• 烟雾病
• 张力性气颅
• 蛛网膜囊肿破裂
• 常染色体显性多囊肾

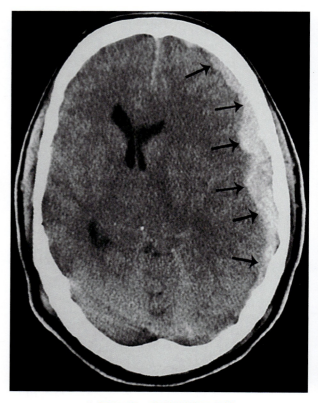

▲ 图 8-22　急性硬膜下血肿
CT 显示急性硬膜下血肿（箭）大脑凸面新月形高密度导致中线移位

第9章　导致蛛网膜下腔出血的原因

What caused this subarachnoid hemorrhage

Matthew B. Maas　Andrew M. Naidech　著

顾建军　译

一、蛛网膜下腔出血的基本概述

（一）解剖学概述

对大脑解剖结构及其血管供应的基本掌握，对于理解不同颅内腔室出血的病理生理学至关重要。大脑表面和颅骨由3层膜或脑膜隔开。软脑膜是直接附着在脑表面的薄膜，硬脑膜附着在颅骨表面。蛛网膜黏附在硬脑膜的内表面。虽然软脑膜与脑部、硬脑膜与颅骨之间、蛛网膜与硬脑膜之间只是潜在的空间，正常情况下没有分离，但位于蛛网膜与软脑膜之间的蛛网膜下腔充满了脑脊液。此外，脑大动脉及其大分支行进于蛛网膜下腔，仅以小的穿通小动脉形式进入脑组织。因此，蛛网膜下腔出血发生于在蛛网膜下腔中行进的源血管，或者源于脑组织的出血穿过薄软脑膜进入蛛网膜下腔。同样，蛛网膜下腔动脉破裂可能导致脑实质内扩张，同时发生脑出血和蛛网膜下腔出血，这也是因为软脑膜提供的机械屏障支持很少。在本章的第二部分，我们将回顾导致蛛网膜下腔出血的多种具体条件和机制。

> 蛛网膜下腔出血发生于在蛛网膜下腔中行进的源血管，或者起源于脑组织的出血穿过薄软脑膜进入蛛网膜下腔时。

另外几个解剖学特征值得注意。第一，蛛网膜下腔的动脉很大并且暴露在全系统的血压下，因为血管自动调节发生在大脑的远端小血管中。因此，这些动脉的破裂会迅速渗出大量血液，造成毁灭性后果。第二，由于蛛网膜下腔是一个开放的充满液体的空间，与硬膜外和硬膜下的潜在空间相比，由于没有切割开一个充满血液的空间所需的压力阈值，蛛网膜下腔可能有更小的填塞效果。第三，虽然硬膜外腔和硬膜下腔的解剖结构本质上是将出血封闭在这些腔室内，并在解剖学上将它们与其他颅内结构隔离开来，但蛛网膜下腔是一个相当大的脑脊髓液容器，连续分布在大脑和脊髓的外表面。这一事实可能在寻求通过腰椎穿刺确认蛛网膜下腔出血诊断时可以利用，但也可能是有害的促炎性的血产物扩散到远离出血部位的颅内、眼科和脊柱结构。第四，由于多个重要结构穿过（脑动脉、脑神经）或投射到（下丘脑、蛛网膜颗粒）蛛网膜下腔，血液释放到腔室和随后的炎症可引发多种继发性损伤，如脑血管痉挛、脑神经病、脑积水和尿崩症。蛛网膜下腔出血造成的伤害是出血部位的局部影响、并发的脑实质内损伤、脑积水导致的脑脊液动力学破坏和颅内压升高，以及对蛛网膜下腔其他结构的损伤所引起的综合损伤。

（二）蛛网膜下腔出血的流行病学

根据最近汇编的数据，美国每年约有 800 000 人新发或复发脑卒中，其中 3% 为蛛网膜下腔出血[1]。与缺血性脑卒中和脑出血相似，蛛网膜下腔出血在黑种人、西班牙裔和美洲原住民人群中的发病率较高。例如，一项针对墨西哥裔美国人脑卒中的大型前瞻性队列研究发现，与非西班牙裔美国人人群相比，蛛网膜下腔出血的年龄调整风险比为 1.57，而非裔美国人则为 2 倍[2, 3]。美洲原住民和太平洋岛民人群的发病率似乎更高，尽管在所有种族群体中，蛛网膜下腔出血在所有脑卒中类型中的比例通常接近 3%[4-6]。不仅非白种人的蛛网膜下腔出血发生率更高，而且死亡率也普遍更高[7]。研究未发现在获得护理或提供护理方面存在明显差异，这表明死亡率的增加与疾病相关的内在因素有关，如已知不同种族的动脉瘤负荷和位置差异[8]。动脉瘤性蛛网膜下腔出血的其他危险因素包括吸烟、尼古丁、咖啡因和可卡因使用、高血压、低体重指数和较低的教育成就[9]。

> 在美国，每年 800 000 例脑卒中中约有 3% 是蛛网膜下腔出血，黑种人、西班牙裔和美洲原住民人群的发病率较高。1/5 的患者出现昏迷并伴有严重的功能缺损，约 15% 的患者在血管造影中没有可识别的脑血管病变。

精确地描述蛛网膜下腔出血病例的严重程度谱是有困难的。针对该疾病提出了 40 多种分级方案[10]。常用的方案如 Hunt 和 Hess 量表，只有在相同的模型之间才存在可信度，许多研究表明在不同等级之间的结果几乎没有统计学差异[10]。一个合理的估计是，大约 22% 的蛛网膜下腔出血患者因动脉瘤破裂而出现昏迷和严重缺陷，甚至更糟[11]。大约 15% 的蛛网膜下腔出血患者在血管造影中没有可识别的脑血管病变[12, 13]。这些患者的严重程度通常较轻，预后较好[13, 14]。

解释蛛网膜下腔出血文献时必须牢记的一个重要警告是，大多数出版物只关注由破裂的颅内动脉瘤或特发性蛛网膜下腔出血引起的出血，其中未发现潜在的原发性病变或机制。这主要是由于大量病例是由颅内动脉瘤破裂引起的，以及继发性蛛网膜下腔出血的病程、治疗和预后（例如，浅表黑色素瘤转移出血、原发性脑内出血的蛛网膜下腔扩展）主要由潜在的原发性疾病过程驱动。例如，鉴于脑出血的发生率是原发性（动脉瘤性或特发性）蛛网膜下腔出血的 3 倍以上，并且 40% 的脑出血患者发展为继发性蛛网膜下腔出血，我们预计每年由于继发性原因导致的蛛网膜下腔出血病例比来自动脉瘤或特发性原因的病例更多[1, 15]。同样，由于对大多数非动脉瘤性的继发性蛛网膜下腔出血的意义和处理知之甚少，因此对于大多数非动脉瘤性情况的发病率没有明确报告并且难以估计。

> 继发于蛛网膜下腔出血、出血性转移和其他过程等疾病的蛛网膜下腔出血很常见。

二、蛛网膜下腔出血的机制

在本节中，我们将更详细地考虑与蛛网膜下腔出血相关的各种病理机制，并在已经提出的基本解剖学思想的基础上加以扩展。

（一）动脉畸形和损伤

如前所述，蛛网膜下腔内血管结构破裂导致的蛛网膜下腔出血属于该颅内腔室中最常见和最致命的原发性出血形式。在这里，我们更详细地描述了这些血管异常。

1. 囊状（浆果）动脉瘤

囊状动脉瘤破裂出血是蛛网膜下腔出血的研究最多的原因。囊状（或"浆果"）动脉瘤是变薄和减弱的动脉壁的局灶性外突。尽管囊状动脉瘤可能在动脉血管系统的任何位置形成，但实际上它们绝大多数是在从大脑动脉环发出的血管的一级或二级动脉分支上的血管分叉处或附近观察到的。颅内囊状动脉瘤的组织病理学显示血管壁中层存在缺陷，特别是肌层和弹性层的退化 [16, 17]。囊状动脉瘤的重要部位是颈部和瘤顶。颈部是将动脉瘤囊连接到血管腔的通道。正如第 15 章所讨论的，动脉瘤的某些超微结构特征，例如，颈径与囊径之比，会影响动脉瘤闭塞的血管内选择。瘤顶是与颈部相对的动脉瘤囊的远端部分。动脉瘤的瘤顶是破裂风险最高的部位。当动脉瘤生长 >4mm 时，瘤顶部分会变得非常薄，并成为破裂和出血的病灶 [16]。颅内囊状动脉瘤患者的另一个重要因素是同一患者中存在多个动脉瘤是常见的。未破裂颅内动脉瘤国际研究报道显示（The International Study of Unruptured Intracranial Aneurysms），观察队列中 55.2% 的患者有 1 个以上的未破裂动脉瘤 [18]。

> 大脑动脉环附近的囊状动脉瘤是原发性蛛网膜下腔出血的最常见原因。大约 50% 的颅内动脉瘤患者有不止一个动脉瘤。大多数颅内动脉瘤永不破裂。

囊状动脉瘤除了位于大脑主动脉近端分叉点的典型位置外，还与动静脉畸形（"血流相关性动脉瘤"）和脑动脉远端分支的脓毒性栓子有关。这些不常见的继发性动脉瘤的组织学结构与特发性囊状动脉瘤的基本相同 [19]。动脉瘤的形成被认为与动静脉畸形有关，这是由于高流量病变中先天性异常和脆弱的血管壁的共同作用，以及湍流的慢性影响。

虽然破裂的动脉瘤占原发性蛛网膜下腔出血严重病例的大多数，但大多数脑动脉瘤从未破裂。在一般人群中，未破裂颅内动脉瘤的患病率估计为 3.2%，而在有动脉瘤已知危险因素（如多囊肾病、阳性家族史和脑肿瘤）的人群中，患病率要高得多 [20]。最近一项对 19 项研究（包括 4705 例患者的 6556 例未破裂动脉瘤）的 Meta 分析发现，随访 10 年的研究对象破裂风险为 1.3%，

年龄增长、女性、大小 >5mm、后循环位置、症状状态和特定种族（日本或芬兰）是与破裂风险增加相关的因素 [21]。

过去曾因脑动脉瘤破裂而接受过治疗的患者，无论是被治疗过的还是其他动脉瘤，复发性蛛网膜下腔出血的风险都会显著增加。一项大型研究发现，在首次出血后的 10 年内，年龄和性别匹配的人群出血风险比预期高 22 倍，吸烟、年龄和初始蛛网膜下腔出血时存在多个动脉瘤是被确定为危险因素 [22]。

2. 夹层动脉瘤

当沿动脉壁的解剖进展到破坏内部弹性膜和肌层的程度时，可能会发生血管的动脉瘤性肿胀。夹层动脉瘤的真实频率尚不清楚，因为许多动脉瘤并未引起注意，并且与囊状动脉瘤不同，这些血管病变可能会愈合并恢复正常的影像学表现。文献中报道的非常高比例的夹层动脉瘤是与蛛网膜下腔出血一起描述的，尽管由于发现偏倚，出血的真正风险尚不清楚 [23]。有证据表明，愈合不充分的夹层造成的反复壁间出血，最终可能发展为慢性梭形动脉瘤的形成 [24]。

3. 梭状动脉瘤

梭形动脉瘤是一种畸形，其特征是动脉不规则的周向扩张。这些扩张、弯曲的血管（也称为冗长扩张）最常在椎基底动脉系统中观察到。这些非囊状动脉瘤占颅内动脉瘤的 3%～13%。尽管蛛网膜下腔出血可能发生，但许多仍然无症状或出现由缺血或局部结构受压引起的症状 [24-26]。

4. 血泡动脉瘤

虽然大多数局灶性动脉瘤是发生在血管分叉处的囊状动脉瘤，但少数颅内动脉瘤发生在颈内动脉末梢的非分支部位，基底动脉和其他颅内动脉的非分支部位较少发生。这些局灶性病变表现出一种不寻常的形态，壁薄而脆弱，颈部轮廓模糊，被称为血泡样动脉瘤或称为水泡动脉瘤 [27]。这些动脉瘤占所有颅内动脉瘤的 0.5%～6.6% [28-30]。血泡样动脉瘤被认为是继发于小的局灶性夹层。

5. 感染性动脉病

感染是脑动脉损伤罕见但严重的重要原因。尽管栓塞性闭塞或炎症介导的管腔狭窄引起的缺血性脑卒中是一种更常见的表现，但薄弱的血管壁破裂是一个很好的描述现象，尤其是在感染性心内膜炎中。在全身性菌血症或心内膜炎病变导致脓毒性栓子释放的情况下，载有细菌的物质通过血流到达脑循环的远端部位。细菌性真菌性动脉瘤的病理学研究报道显示病变动脉壁外周围部分的栓塞碎片。据推测，脓毒性物质进入这些远端血管的滋养管，然后由于炎症和微脓肿形成而降解血管壁 [31]。

> 与典型的大脑动脉环附近的囊状动脉瘤不同，感染性（真菌性）动脉瘤通常出现在远端脉管系统，引起皮质浅表出血。

与细菌性真菌性动脉瘤不同，真菌性血管炎是通过直接侵入管腔或外膜表面而发生的，通常不侵犯滋养管 [32]。动脉壁的损伤可能是不规则的，虽然会发生导致蛛网膜下腔出血的血管壁破裂，但可能看不到局灶性囊状突起。同样，由水痘—带状疱疹等病原体引起的病毒性血管病会引起不规则但广泛的血管损伤。严重病例的主要风险是缺血性脑卒中，尽管也可能发生蛛网膜下腔出血。血管造影显示大小动脉混合受累，节段性收缩和狭窄后扩张 [33]。

（二）动静脉畸形和瘘

缺乏正常毛细血管床的动脉和静脉之间的异常连接可能以两种方式发生：脑实质中存在的动静脉畸形和硬脑膜动静脉瘘，其中异常的动静脉连接涉及硬脑膜静脉或静脉窦。

1. 动静脉畸形

最近的一项大型人群筛查研究报告称，每年动静脉畸形检出率为 1.34/100 000，其中 0.51/100 000 出现出血。在检测到的病例中，估计出血患病率为 0.68/100 000[34]。根据畸形的位置，出血可出现在实质、蛛网膜下腔或两者兼有。除出血外，其他表现症状可能包括癫痫发作、头痛或局灶性神经功能缺损。许多动静脉畸形都有相关的动脉瘤，作为特定血管壁薄弱点，这可能成为出血的来源 [35]。尽管有报道与 Wyburn-Mason 和 Osler-Weber-Rendu 病有关 [36]，但大多数动静脉畸形病例被认为是先天性的，没有易感家族史。

> 根据动静脉畸形的位置，脑实质、蛛网膜下腔或两者均可能发生出血。

2. 硬脑膜动静脉瘘

硬脑膜动静脉瘘发生在大脑和脊髓表面，由硬脑膜动脉分支和静脉或静脉窦之间的多重连接组成。尽管许多脑实质动静脉畸形被认为是先天性的，但静脉窦血栓形成被认为是硬脑膜瘘的诱发因素 [37]。据信，软脑膜和皮质静脉回流会增加出血的风险，在发现的所有病变中大约有 50% 的病变会出血。在高危组中，年出血风险约为 8.1%[37]。

（三）自发性和肿瘤相关的脑实质内出血的蛛网膜下腔扩张

脑膜用于分隔蛛网膜下腔内的蛛网膜下腔出血和脑实质内的脑内出血，尽管大出血或浅表出血可能会破坏脑膜。大约 40% 的原发性脑出血患者发现出血延伸至蛛网膜下腔，更常见于脑叶出血和血肿体积较大的患者。在这些病例中，继发性蛛网膜下腔出血的发生导致较差的功能预后 [15]。同样，垂体卒中下的罕见蛛网膜下腔出血病例也有报道 [38]。症状可能包括突然死亡（非常罕见）、非局部症状（如头痛、恶心、呕吐）和与解剖有关的体征位置和对邻近结构的压迫，例如视力下降、双颞侧偏盲、眼麻痹和内分泌异常 [38, 39]。亚临床垂体出血的发生率可能是临床明显垂体卒中的近 2 倍 [40]。

蛛网膜下腔出血是自发性脑出血的继发现象，比原发性蛛网膜下腔出血更常见，但其病因和治疗取决于潜在的脑实质出血。

快速生长的肿瘤的血管完整性差，常导致出血。某些类型癌症倾向于转移到脑表面，肿瘤相关出血可导致蛛网膜下腔出血。有许多关于引起蛛网膜下腔出血的转移性黑色素瘤的报道，但最常见的是黄色脑脊液或少量局部血液聚集，而不是浓稠的弥漫性蛛网膜下腔出血。类似的低容量蛛网膜下腔出血在许多其他类型的肿瘤也有报道，最显著的是肺癌、多形性胶质母细胞瘤、低级别胶质瘤、髓母细胞瘤、室管膜下瘤、脉络丛乳头状瘤、听神经瘤和肉瘤[41-43]。最后，与真菌性动脉瘤的病理生理学相似，心脏黏液瘤转移至颅内血管并继发性动脉瘤性血管壁损伤和蛛网膜下腔出血也有报道[44]。

（四）创伤

大约40%的中度至重度颅脑外伤患者会发生蛛网膜下腔出血。尸检研究表明，在大多数病例中，出血的来源是皮质动脉受损伤或浅表脑挫伤的血液扩散[45]。外伤性蛛网膜下腔血液的存在与不良预后密切相关，可能是由于在这些病例中与蛛网膜下腔血液相关的硬膜下出血和实质脑损伤发生率过高所致[46]。创伤性蛛网膜下腔出血的程度还可以确定创伤性脑挫伤恶化风险最大的患者[47]。中至重度头部损伤患者的动脉造影研究表明，19%的患者表现出一定程度的动脉狭窄，尽管临床症状性血管痉挛不如动脉瘤性蛛网膜下腔出血常见[48]。

（五）可逆性脑血管收缩综合征

可逆性脑血管收缩综合征（reversible cerebral vasoconstriction syndrome，RVCS）是一种病因不明的罕见急性脑血管病。该综合征主要影响中年妇女，在85%的病例中以霹雳样头痛为先兆，易被怀疑是动脉瘤性蛛网膜下腔出血。血管造影显示脑动脉节段性血管收缩。一项包含139名RVCS患者的大型病例系列报道，大约一半患者脑实质的最初成像是正常的，尽管81%的患者最终会出现脑损伤，包括梗死、脑叶出血和脑水肿。这些病例中有34%发生凸面蛛网膜下腔出血，尽管没有潜在血管畸形来源可确定。这被认为与先前的偏头痛和血管收缩药物接触有关。目前还没有明确的有益的靶向治疗，有证据表明皮质类固醇治疗可能与更差的结果相关[49, 50]。RVCS引起的蛛网膜下腔出血更常见于年轻、受累动脉数量较多、双侧动脉狭窄、较低的Fisher和Hunt-Hess分级及女性患者[51]。

（六）可逆性后部脑病综合征

可逆性后部脑病综合征（posterior reversible encephalo pathy syndrome，PRES）描述的是一组病理过程，表现为相对脑血管高压导致毛细血管滤过压增加，内皮功能障碍导致血脑屏障衰竭的反应。疾病过程中的一个常见因素是脑血管自动调节未能将小动脉灌注压维持在生理正常范围内，这可能是由于小动脉自动调节反射受损或全身性高血压所致。几个单独确认的疾病都在这个范围内，包括恶性高血压、高血压性脑病、先兆子痫—子痫和自主神经反射障碍。

神经影像学上所见的主要异常是广泛、相对对称的血管源性水肿，并伴有斑片状增强，可识别最广泛的血脑屏障损害区域。大约15%的病例可见脑沟蛛网膜下腔出血斑片状区域[52]。这种情况可以与蛛网膜下腔出血的其他原因区别：皮质蛛网膜下腔血液的体积相对较小、蛛网膜下腔血液在空间上接近广泛的血管源性脑水肿区域、血管造影成像缺乏畸形或其他异常，以及通过识别诸如怀孕、严重的系统性高血压或最近暴露于已知诱导内皮功能障碍的免疫调节或化疗药物的沉淀过程。

RCVS和PRES是罕见的情况，其中小体积皮质蛛网膜下腔出血是许多相关异常之一。症状和血液沉积的模式与动脉瘤和特发性出血的不同。

（七）颈椎管来源出血

蛛网膜下腔在颅骨和椎管之间是连续的。很少情况下，脊髓蛛网膜下腔的血管病变会破裂并引起蛛网膜下腔出血，血液会延伸到下脑池。脊髓动静脉畸形、硬脑膜动静脉瘘和脊髓动脉梭形动脉瘤均可引起蛛网膜下腔出血。最近的一项文献综述确定了 36 例患者，年龄为 4—72 岁。大多数病变位于颅颈交界处或颈椎管内。脊髓蛛网膜下腔出血的严重程度低于颅内出血，72% 的患者在出院或随访时无致残缺陷[53, 54]。要准确估计这些病变的相对发病率是不可能，即使是很大的蛛网膜下腔出血患者队列也仅包含一两个此类病例。

（八）特发性蛛网膜下腔出血

在本节的前面部分，我们回顾了一系列已知会导致蛛网膜下腔出血的常见和罕见疾病。排除由于其他明显原发性过程引起的病例，例如，自发性脑出血或脑转移，约 85% 的颅内蛛网膜下腔出血患者被发现以囊状动脉瘤为罪魁祸首，<5%与其他讨论的情况有关，例如，透壁夹层、动静脉畸形、瘘、真菌性动脉瘤等。大约 10% 的病例没有可识别的潜在疾病过程或罪魁祸首病变。这些病例中的绝大多数通常被称为血管造影阴性的原发性蛛网膜下腔出血，具有可以被识别为中脑周围蛛网膜下腔出血的特征[55]。

1. 中脑周围和其他血管造影阴性的原发性蛛网膜下腔出血

10%～15% 的原发性蛛网膜下腔出血在影像上出现为出血。出血中心位于脑干前方，通常延伸至环池和基底脑裂，但很少高于脑干，且无脑室内出血[56]。继发性血管痉挛和迟发性缺血较少见，急性脑积水的存在和脑室分流的需要也较少。这些患者绝大多数遵循良性的临床过程，并有良好的结果[57]。

> 15% 的原发性蛛网膜下腔出血未发现脑血管畸形。中脑周围出血伴脑干周围少量出血遵循相对良性的病程。

并非所有蛛网膜下腔出血患者的血管或脑实质病变影像学评估为阴性时，均表现为中脑周围病变或遵循良性过程。例如，一项针对 113 名此类患者的研究发现，32% 的血管造影阴性原发性蛛网膜下腔出血呈现出蛛网膜下腔血沉积的模式，与已证实的动脉瘤出血的典型特征难以区分，其病程与动脉瘤破裂相似，有较高的再出血率，死亡和功能不良的发生率更高[13]。

2. 表面铁质沉着症

表面铁质沉着症是一种神经影像学特征或在尸检发现，归因于血液制品在蛛网膜下腔的慢性沉积，可能来自小血管来源的低容量蛛网膜下腔出血所致。在临床明显的颅内出血中，蛛网膜下腔扩张是一种大的脑叶出血现象，这表明可能与脑淀粉样血管病有关[15]。最近的另一项研究证实，慢性脑叶出血、脑淀粉样血管病和皮质表面铁质沉着症之间存在密切关联[58]。在大多数情况下，表面铁质沉着症是一种偶然发现，与脑淀粉样血管病密切相关。在某些情况下，表面铁质沉着症是在"淀粉样蛋白发作"检查过程中诊断出来的，"淀粉样蛋白发作"是一些脑淀粉样血管病患者出现的短暂性局灶性神经系统发作（如感觉异常、麻木、无力）[59]。人们认为，表面铁质沉着症本身不会引起症状，但它是间歇性、少量、多数为无症状的蛛网膜下腔出血的生物标志物。图 9-1 为 1 例表面铁质沉着症。

（九）抗凝药和其他药物的作用

众所周知，已知会增加总体出血风险的因素，特别是在脑出血，对蛛网膜下腔出血患者的影响是可以预料的。抗凝可增加自发性非动脉瘤性蛛网膜下腔出血的风险[60]。可卡因等拟交感神经兴奋药物可诱发颅内血管畸形破裂可引起剧烈的血压激增[61]。例如，可卡因的使用与较小动脉瘤的破裂和年轻患者的动脉瘤破裂有关，导致较差的预后[62]。

三、神经影像学模式和发现

对于在社区环境中评估的大多数神经影像紧急情况，最初选择的神经影像研究仍然是平扫的

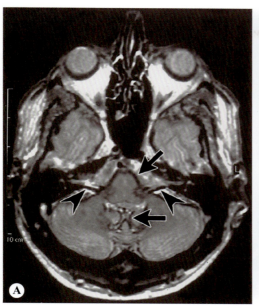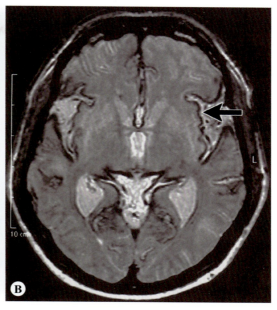

▲ 图 9-1 神经系统的表面铁质沉着症

A 和 B. 50 岁男性患有双侧感音神经性听力损失的 MRI T₂ 加权像的两个横向切片。由于顺磁效应，铁离子的积累导致整个软膜表面（箭）和听神经（箭头）的信号丢失（黑色）（经 Springer 许可转载，引自 Padberg M, Hoogenraad TU. Cerebral siderosis: deafness by a spinal tumour. J Neurol 2000; 247: 473）

头部 CT，因为它在任何时间都广泛可用、简单且获取速度快。严重的蛛网膜下腔出血立即显而易见。血液的密度比脑组织更大。使用典型的观察窗口进行脑图像复查，蛛网膜下腔血液会呈现出覆盖在脑表面的透明（明亮）物质外观。与硬膜外血肿和硬膜下血肿（表现为凸出或凹入的集合，在脑表面上方有光滑边界）相反，蛛网膜下腔血液沿着脑表面的轮廓进入脑沟，穿过分隔脑叶的较大裂隙进入由大脑、脑干、小脑、脑幕和硬脑膜表面之间的间隙形成的称为脑池的脑脊液囊。蛛网膜下腔血液经常聚集的重要间隙和脑池如图 9-2 所示。

> 与硬膜外和硬膜下血肿（表现为凸出或凹入的集合，在脑表面上方有光滑边界）相反，蛛网膜下腔血液沿着脑表面的轮廓进入脑沟，通过分隔脑叶的较大裂隙，进入由大脑、脑干、小脑、脑幕和硬脑膜表面之间的间隙形成的称为脑池的脑脊液囊。

当动脉瘤或其他血管畸形是出血的来源时（这是绝大多数原发性蛛网膜下腔出血的情况），通常可以通过观察脑表面的血液分布来推断血管病变的位置。例如，图 9-3 显示了一例患有急性蛛网膜下腔出血的 47 岁女性的图像。血管造影发现两处囊状动脉瘤，一处位于右侧分叉处大脑中动脉和左侧大脑中动脉分叉处的较大动脉瘤。头颅 CT 平扫显示基底池和右侧外侧裂有一层厚厚的血液沉积，大脑半球间裂血液较少，左侧大脑表面几乎没有血液。根据这种模式和血管造影，我们可以推断右侧大脑中动脉动脉瘤是已经破裂的病变。这种诊断方法变得很重要，因为我们记得许多患者在最初评估蛛网膜下腔出血时发现有一个以上的颅内动脉瘤[18]。正确识别哪个动脉瘤是出血的罪魁祸首并及时将其清除，对于预防早期再出血至关重要。

图 9-4 显示了 MRA，标记了通常受囊状动脉瘤影响的部位。表 9-1 中详细介绍了不同部位颅内囊状动脉瘤的患病率，这些数据来自最近的一项大型 Meta 分析和未破裂颅内动脉瘤的国际研究[18, 20]。

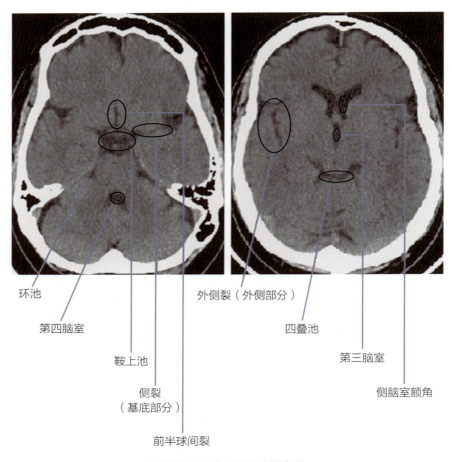

环池

第四脑室

鞍上池

侧裂
（基底部分）

前半球间裂

外侧裂（外侧部分）

四叠池

第三脑室

侧脑室额角

▲ 图 9-2　脑 CT 显示基底池

除了蛛网膜下腔浅层出血外，大量蛛网膜下腔出血患者还伴有脑室内出血和脑实质出血。蛛网膜下腔血液和脑实质内血肿最厚的位置与血管破裂的部位相对应。

　　除了蛛网膜下腔浅层的血液外，相当多的蛛网膜下腔出血患者同时出现脑室内出血和脑实质出血。例如，图 9-5 显示了前交通动脉瘤破裂的特征性图像。脑实质内出血发生在邻近前纵裂的右额叶内侧动脉瘤附近，除了帮助确定责任病变的位置外，蛛网膜下腔血的模式、厚度和分布也与症状严重程度，以及早期并发症的风险相关，尤其是脑血管痉挛。已经开发了各种分级方案来描述在初始成像中看到的颅内血液的放射学范围，并将其纳入特征如外部蛛网膜下腔凝块厚度、脑室内出血和脑内血凝块等特征。最广泛报道的是 Fisher 量表 [10]。仅限于神经影像学变量的分级量表独立地在预测血管痉挛方面具有一定的实用性，在基底池中较厚的蛛网膜下腔血液与更严重的血管痉挛有关，但将其纳入考虑其他临床特征的严重程度量表时则更有用。如第 2 章 "蛛网膜下腔出血" 所述，一部分原发性蛛网膜下腔出血患者在神经影像学上未发现病变，表现出特征性的中脑周围出血分布。图 9-6 是一名中脑周围蛛网膜下腔出血患者的头部 CT 图像。

　　MRI 的使用正变得越来越普遍，鉴于一些蛛网膜下腔出血患者表现出轻微的非特异性症状，MRI 扫描可能是获取的第一个神经影像学检查。与 CT 相比，使用 MRI 诊断蛛网膜下腔出血的经验较少，尽管一些小型研究报告质子密度加权图像、FLAIR 图像和梯度回波 T_2* 像对检测急性蛛

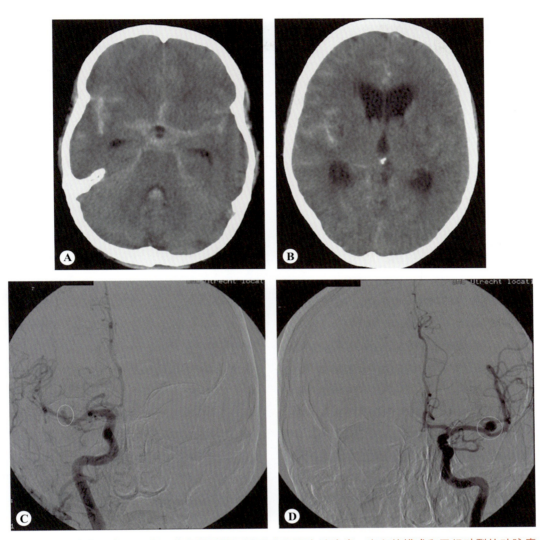

▲ 图 9-3 患者，女，47 岁。患有蛛网膜下腔出血和两个动脉瘤，出血的模式和已经破裂的动脉瘤吻合

A. CT 显示基底池弥漫性出血；B. CT 显示右侧的血液多于左侧的外侧裂；C. 导管血管造影显示右大脑中动脉近端有一个动脉瘤（圆圈）破裂；D. 导管血管造影显示左大脑中动脉近端有较大的动脉瘤（圆圈）

网膜下腔出血高度敏感[63-65]。蛛网膜下腔出血不典型的患者，例如，沿大脑凸面出血而不是在侧裂或脑池出血，应进行 MRI 造影以评估与蛛网膜下腔出血相关的非动脉瘤性病变，例如出血性皮质转移或可逆性后部脑病综合征。

四、个人和遗传对蛛网膜下腔出血的影响

多年来，已经确定了许多易患蛛网膜下腔出血的风险因素。最近的研究表明，即使是经过充分描述的风险，如饮酒，也不会对脑血管系统的所有区域产生一致的影响，可能更容易导致特定部位的病变[66]。这里，我们回顾了与蛛网膜下腔出血病因可能相关的家族史、遗传背景和个人病史。表 9-2 总结了与颅内动脉瘤和蛛网膜下腔出血相关的遗传和非遗传风险因素。

（一）家族史和遗传因素

原发性蛛网膜下腔出血的发病率绝大多数是由颅内动脉瘤驱动的，因此与动脉瘤形成相关的历史因素是必须考虑的重要因素。一项对来自 21

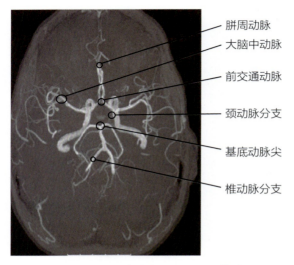

▲ 图 9-4　大脑动脉环的 MR 血管造影
图示通常发现动脉瘤的部位

胼周动脉
大脑中动脉
前交通动脉
颈动脉分支
基底动脉尖
椎动脉分支

个国家的 94 912 例患者的 68 项研究的大型 Meta 分析，常染色体显性遗传多囊肾病（患病风险 6.9）和颅内动脉瘤或蛛网膜下腔出血阳性家族史（患病风险 3.4）是确定未破裂颅内动脉瘤的最重要危险因素 [20]。尽管已被系统研究和报道的不同种族中的未破裂动脉瘤患病率似乎是一致的，但日本和芬兰的患者随着时间的推移动脉瘤破裂的风险更高，原因尚不清楚 [21]。尽管常染色体显性

多囊肾病和蛛网膜下腔出血家族史比其他因素更容易导致蛛网膜下腔出血，但它们仅影响一小部分普通人群。蛛网膜下腔出血阳性家族史导致的人群归因风险为 11%，而常染色体显性多囊肾病为 0.3%[69]。

与散发病例相反，在 2 名或 2 名以上一级亲属的颅内动脉瘤或蛛网膜下腔出血的患者被称为家族性病例。散发性蛛网膜下腔出血患者的一级亲属有 4% 的颅内动脉瘤患病率，其中兄弟姐妹的风险最高 [70]。家族综合征的风险更高。一项对 91 个有 2 名或 2 名以上患病成员的家庭的研究发现，在无多囊肾病的家庭的一级亲属中，发生颅内动脉瘤的患病率为 8.7%，在患有多囊肾病的家庭的一级亲属中为 9.1%[71]。与多囊肾病相比，许多不常见的遗传疾病与颅内动脉瘤和蛛网膜下腔出血相关，包括Ⅳ型 Ehlers-Danlos 综合征、弹性假黄瘤、遗传性出血性毛细血管扩张症、1 型神经纤维瘤病和 α_1 抗胰蛋白酶缺乏症 [67]。

许多家族性颅内动脉瘤综合征的原因尚不清楚，尽管通过颅内动脉瘤的家庭和兄弟姐妹全基因组连锁研究已经在对中确定了几个基因位点，并且正在进一步的研究 [72]。对有多名患病成员

表 9-1　两个大型队列中报道的颅内囊状动脉瘤的患病率 [18, 20]

	Vlak 等 [20]	ISUIA [18]
大脑前动脉及其分支	18%	12%
大脑中动脉	35%	29%
颈内动脉	42%	47%
颈动脉海绵窦		8%
仅后交通动脉	10%	9%
其他颈内动脉		30%
椎基底动脉	5%	12%
基底尖		7%
其他椎基底动脉		5%

ISUIA. 未破裂颅内动脉瘤国际研究

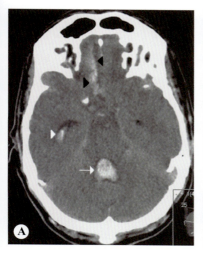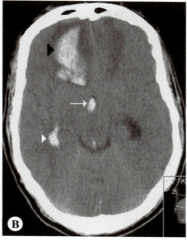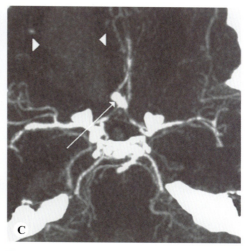

▲ 图 9-5　前交通动脉瘤破裂后的脑 CT

图示出血延伸到脑实质和脑室系统。A. 脑底部 CT 显示右直回血肿（黑箭头），侧脑室颞角脑室内出血（白箭头），肿胀的第四脑室有大血块（箭）；B. 上层扫描显示血肿延伸到额叶（黑箭头）、侧脑室颞角中的血液（白箭头）和第三脑室（箭）；C. CT 血管造影显示与血肿（箭头）相邻的动脉瘤（箭）

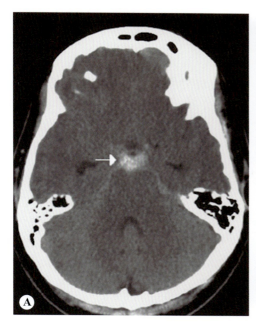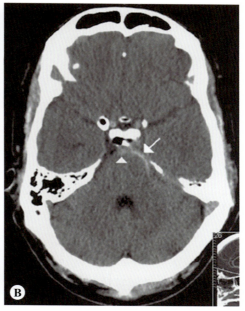

▲ 图 9-6　中脑周围蛛网膜下腔出血

A. 鞍上池脑干附近出血的 CT 典型病例（箭）；B. CT 中脑周围出血的另一个病例，脑桥前（箭头）和左侧环池（箭）有血液

的家庭进行的遗传分析发现，57% 的病例符合常染色体隐性遗传，36% 的病例符合常染色体显性遗传，6% 的病例符合不完全外显的常染色体显性遗传[73]。与散发性蛛网膜下腔出血患者相比，家族性蛛网膜下腔出血患者更容易出现大动脉瘤（＞10mm）和多发性动脉瘤[74]。

（二）病史

与遗传因素相比，个人病史在蛛网膜下腔出血风险中所占的比例要大得多。与家族史和多囊肾病对蛛网膜下腔出血总发病率的低影响相比，适度饮酒人群的人群归因风险为 11%，大量饮酒为 21%，高血压为 17%，吸烟为 20%[69]。

表 9-2　颅内动脉瘤和蛛网膜下腔出血的危险因素

遗传风险因素

- 常染色体显性多囊肾病
- Ⅳ 型 Ehlers-Danlos 综合征
- 弹性假黄瘤
- 遗传性出血性毛细血管扩张症
- 1 型神经纤维瘤病
- α_1 抗胰蛋白酶缺乏症
- 主动脉缩窄
- 肌纤维发育不良
- 嗜铬细胞瘤
- Klinefelter 综合征
- 结节性硬化症
- Noonan 综合征
- α 葡萄糖苷酶缺乏症

其他风险因素

- 年龄＞50 岁
- 女性
- 吸烟史
- 滥用可卡因
- 滥用苯丙胺
- 血管壁感染
- 头部外伤
- 脑肿瘤
- 高血压
- 大量饮酒
- 口服避孕药
- 高胆固醇血症

引自文献 [67, 68]

> 少数遗传综合征与蛛网膜下腔出血的风险显著增加有关，但这些都是罕见的情况。可归因于人群的最大风险来自吸烟、高血压和大量饮酒。

除上述情况外，可卡因和安非他明滥用、口服避孕药使用，以及非常高的血浆胆固醇水平也与动脉瘤和蛛网膜下腔出血相关 [67]。

（三）急性发病史

如前所述，大约 85% 的原发性蛛网膜下腔出血是动脉瘤。大多数出现严重症状，需要立即进行神经影像学检查，由此得出明确的诊断，从而降低了急性就诊史的临床相关性。然而，在就诊时的错误诊断仍然存在问题。在本节中，我们将考虑一些值得认识的尖锐历史因素。

1. 颅内动脉瘤的破裂前症状

在脑动脉瘤破裂之前就能识别出来是很理想的。不幸的是，许多被归因于未破裂动脉瘤的急性症状都是非特异性的。与脑动脉瘤相关的最典型的局灶性缺损是动眼神经麻痹，这是由于动眼神经在经过同侧后交通动脉附近时被动脉瘤压迫所致。尽管这在一些患者中是一个惊人的发现，预示着动脉瘤囊扩张和潜在不稳定，但它发生在所有病例中不到 2%。其他常见的急性症状包括严重的头痛、短暂性缺血和癫痫发作，但在一般人群中，所有这些症状绝大多数是由于未破裂颅内动脉瘤以外的情况造成的 [75]。例如，雷击样头痛是急性蛛网膜下腔出血患者普遍存在且最具特征性的症状，并且通常是唯一的症状。然而，一项针对突然严重头痛的患者进行的大型研究发现，只有 25% 的患者是由蛛网膜下腔出血引起的。在头痛是唯一症状的患者中，只有 12% 是由于蛛网膜下腔出血 [76]。没有临床症状可以可靠地区分良性雷击样头痛和由蛛网膜下腔出血引起的头痛。头痛在蛛网膜下腔出血的非动脉瘤性原因中很常见，尤其是 RCVS，可能有助于鉴别各种原因的凸面蛛网膜下腔出血 [77]。并发呕吐、近期体力消耗、癫痫发作和意识丧失在蛛网膜下腔出血患者中更为常见，但在将其与良性表现区分开来几乎没有实际价值 [78]。据报道，约 6% 的患者在出血时会出现癫痫发作 [79]。

> 突发的剧烈头痛是蛛网膜下腔出血最常见的症状，尽管普通人群中的大多数此类头痛是由其他原因引起的。

2. 前哨出血

动脉瘤顶不稳定造成的少量出血，称为前哨

出血或预兆性渗漏，通常在更严重的蛛网膜下腔出血发生之前报告。研究估计，约 50% 入院的动脉瘤性蛛网膜下腔出血患者，在典型的"生命中最严重的头痛"雷击样头痛发生前的数天至数月，都经历过轻微出血发作的警告症状[80]。前哨出血最常见的症状是头痛，2/3 的患者伴有其他症状，包括恶心、呕吐、颈部疼痛和异常严重的僵硬（脑膜），以及局灶性短暂的视觉、感觉和运动症状。这些症状经常被误解为偏头痛、紧张性头痛、病毒性疾病、鼻窦炎、颞动脉炎或颈部扭伤[81]。即使对于已明确诊断为蛛网膜下腔出血并发现责任动脉瘤的患者，确定第一次破裂的时间（可能在某些患者发生灾难性再破裂之前几天）对于随后的神经系统监测是有价值的，因为脑血管痉挛等重要并发症通常在最初出血后的几天内发生。

五、蛛网膜下腔出血患者的体格检查特征

结合临床病史和神经影像学，体格检查结果可能有助于在模棱两可的病例中正确诊断蛛网膜下腔出血，提供出血病因的早期指标，表征严重程度和预后，识别有医院并发症风险的患者，并揭示相关的神经源性损伤，如应激性心肌病（takotsubo cardiomyopathy）和神经源性肺水肿等。

2/3 的蛛网膜下腔出血患者表现为意识水平下降，其中 50% 为昏迷状态[82]。觉醒水平降低通常表明颅内压升高、脑室内血液阻塞性脑积水，或两者兼有。脑膜（颈部僵硬）很常见，但通常会在出血发作后延迟 3～12h[83]。硬脑膜沿视神经表面投射到眼球，使颅内压传递到视网膜表面。眼底镜检查显示 1/7 的动脉瘤性蛛网膜下腔出血患者有眼内出血[84]。颅内压升高导致视网膜中央静脉充血，导致视神经乳头附近的视网膜前（玻璃体下）层出现线状血液或火焰状出血。由于与颅内压升高有关，神志不清或昏迷患者更容易出现眼内出血。延伸到玻璃体的大出血被称为

Terson 综合征。

> 2/3 的原发性蛛网膜下腔出血患者的觉醒水平降低是最常见的检查结果。其他典型的生理症状如视网膜出血和动眼神经麻痹仅在少数病例中出现。其他局灶性异常可与相关的脑实质内出血一起出现。

局灶性神经系统异常主要与两个原因有关：脑实质内出血导致相应局灶性神经功能缺损或压迫导致的脑神经病变。动眼神经麻痹通常被描述为由于动脉瘤囊压迫神经而导致同侧后交通动脉瘤的一个指标，而双侧外展神经麻痹由于整体颅内压升高而可见，而沿神经路线没有局灶性病变。脑神经病变更常见于基底动脉梭形动脉瘤或基底动脉冗长扩张症，由于单一的大畸形可以观察到多发性脑神经麻痹。

许多类型的突发性脑损伤可引发相关的神经源性损伤，可能是由于下行交感神经通路驱动的大量 α 受体超载所致。由于心内膜下缺血导致心脏同工酶的释放，休克的心肌经常出现一种称为应激性心肌病的特征性心尖气球样变，心室射血分数可能会严重降低，导致心力衰竭和心源性休克的典型表现。临床上 20%～30% 的蛛网膜下腔出血患者会发生明显的急性心肌病，尽管出现急性心电图异常的比例要大得多[85]。同样，最初出血后的儿茶酚胺激增可导致神经源性肺水肿。发生这种并发症的倾向与疾病严重程度成正比，如 Hunt 和 Hess 量表。通常肺液几乎立即开始积聚，尽管在一部分患者中，症状的出现可能会无故延迟 12～24h[86]。尽管去神经研究和动物模型证实神经源性肺水肿是一个独特的实体，而不是急性神经源性心肌病的继发表现，但体格检查结果和胸部 X 线片基本上无法与心源性肺水肿区分。

六、调查过程

本章已经介绍了可能导致蛛网膜下腔出血的

不同疾病、神经影像学特征、临床病史和检查结果的信息，现在为描述患者典型的评估方法提供了背景。与所有急性疾病一样，评估首先要了解患者的病史并进行体格检查。病史应侧重于发病特征，诸如渐进性或突然发作，以及与脑膜刺激相关的症状，包括头痛、恶心、呕吐和脑膜炎。此外，病史特征（例如急性症状前几天有发热和出汗）可能提示出血原因，而不是典型的囊状动脉瘤。应回顾既往病史和用药史，筛查尿液中是否存在兴奋剂药物代谢物，可识别致病风险。特别是一些实验室检查，心脏同工酶用于筛查急性心脏损伤和凝血功能障碍确诊后可能需要输注凝血因子来逆转[87]。

非增强头部 CT 是神经系统紧急情况的标准的第一个神经影像学检查，将识别绝大多数蛛网膜下腔出血病例[88]。尽管非增强头部 CT 在特定情况下是高度敏感，但必须最大限度地提高诊断灵敏度。如果神经影像学无法诊断，共识指南建议进行诊断性腰椎穿刺[89]。在区分创伤性穿刺和蛛网膜下腔出血时脑脊液中的红细胞计数可能是不可靠的，并且在连续收集的试管中寻找红细胞计数的减少同样不可靠，因此，应使用分光光度法对可疑样品进行嗜血综合征评估。

蛛网膜下腔出血的鉴别应立即进行脑血管造影。数字减影心血管造影术（digital subtraction angiography，DSA）（即现代导管血管造影）是诊断和评估脑血管畸形的金标准，并且可能是唯一能够识别小或不明显的病变，如血泡样动脉瘤。为了快速评估和干预计划，无创血管造影通常是有用的。鉴于大多数原发性蛛网膜下腔出血是由典型的囊状动脉瘤引起的，因此许多主要病变可以通过 CTA 或 MRA 很好地显示出来。例如，一项使用 CTA 对患者进行快速分类以做出治疗决策的研究发现，CTA 对识别蛛网膜下腔出血原因的灵敏度为 94%，特异性为 100%，这已通过随后的 DSA 和手术可视化得到证实[90]。CTA 的优点是在大多数医院更容易获得，并且获得更快，而 MRA 不需要碘对比剂，对于这些患者来说这是一个重要的考虑因素，如果随后进行导管造影，对比剂相关肾病的风险可能会增加。使用动脉内 DSA 作为参考标准，对 CTA 和 MRA 的对一个大队列患者中的前瞻性双盲法比较发现，与 DSA 相比，这两种方式在检测小动脉瘤方面的灵敏度都有限，CTA 略优于 MRA[91]。

DSA（导管）是评估原发性蛛网膜下腔出血原因最重要的检查，因为大多数是由破裂的动脉瘤引起的。在绝大多数病例中，无创血管成像（如 CTA）可以快速识别出血病因，并有助于快速计划手术或血管内闭塞术。

对于血管造影未发现病变或表现出非典型蛛网膜下腔积血的患者，MRI 可用于评估其他病因是有用的。此外，当除了蛛网膜下腔出血外没有发现颅内病变时，可以进行脊柱 MRI 以寻找椎管中的血管病变。如果初始诊断检查未发现任何来源，则通常在大约 1 周后重复无创或导管血管造影[92]。在没有明显的非原发病因蛛网膜下腔出血的患者，例如，出血性转移或活动性心内膜炎，并且初始导管血管造影为阴性的患者，额外的神经影像学检查，包括颅脑和脊柱 MRI 和重复导管血管造影，诊断率很低。对此类患者的现代研究发现，最有可能揭示诊断的检查方法是重复导管血管造影，与典型中脑周围出血的患者相比，非中脑周围出血的患者检出率要高得多[93, 94]。

第 10 章　脑卒中和短暂性脑缺血发作的实用治疗管理方法

A practical approach to the management of stroke and transient ischemic attack

H. Bart van der Worp　Martin Dennis　著

张广林　常晓赞　孔令华　译

本章针对脑卒中患者的治疗一般原则进行阐述。脑卒中的治疗是为了改善患者的预后，所以本章包含了脑卒中的早期预后和可能有助于预测患者早期进展的相关因素。与此同时，本章还介绍了一种能避免传统治疗方式缺点的模式，涉及急性期护理、康复和后续护理。

一、治疗目的

治疗的目的通常可以总结为两方面：提高患者的生存机会及最大限度地减少当前脑卒中和任何进一步的血管事件对患者和护理人员的影响。然而在某些情况下，积极处理可能无法进行，因为患者或家属可能更倾向于姑息治疗。在尽量减少脑卒中的影响时，不仅要考虑脑卒中对患者神经损伤的短期影响，还要考虑其对患者功能（即残疾）和社会角色（即残障）的长期影响。因此，根据世界卫生组织（World Health Organization，WHO）最初的国际损伤、残疾和残障分类（International Classification of Impairments, Disabilities and Handicaps, ICIDH）[1] 评估脑卒中的结局是有益的。对这一原始分类的修订（WHO 国际功能、残疾和健康分类）改变

了所使用的术语（表 10-1），更强调积极方面（即"活动"取代"残疾"，"参与"代替"残障"），并强调重要的"情境"因素，如个人经历、物质和社会环境，这些因素在各个层面上影响疾病进而反映到个体上。然而，在描述急性脑损伤的影响时，我们发现第一版分类更容易与患者的病情契合，评价脑卒中事件结局时应用的更广泛，例如改良的 Rankin 量表（modified Rankin Scale, mRS）[2, 3] 和 Barthel 指数（the Barthel Index）[4]。因此，我们将在后文的分类中参考原版 ICIDH。

生活质量虽然未被纳入 WHO 分类，但是却是评估患者疾病结局的重要组成部分。生活质量难以衡量的原因主要是没有一个普适性的定义能定义它。

脑卒中的结局必须从 5 个层面考虑：病理、损伤、残疾、残障和生活质量。

脑卒中最显著的影响是活动能力。但在许多情况下，脑卒中对认知能力、心理健康、社会甚至经济的影响比活动能力的影响显得重

表 10-1	世界卫生组织（WHO）国际损伤、残疾和残障分类（ICIDH）分级（在 WHO 国际功能、残疾和健康分类的基础上引入了一些新术语）
病理	脑卒中潜在的病理基础，例如，缺血性脑卒中是由于缺血性心脏病诱发心房颤动，进而导致左心房血栓脱落栓塞大脑中动脉造成的。神经内科、介入科和外科的相关治疗（如阿替普酶溶栓、机械取栓）都是针对疾病过程的病理层面（见第 6~9 章）
损伤	脑卒中引起的任何特定心理、生理、解剖结构或功能的丧失或异常（如肌肉无力或痉挛、感觉丧失、失语）。物理治疗（如康复锻炼）就是在损伤层面上进行的（见第 11 章"四肢无力、躯干控制不佳、步态不稳"）
残疾（活动能力）	脑卒中损伤后进一步造成在正常方式或范围内进行活动的能力受到限制或缺乏（例如，不能走路、洗澡、进食等）。物理疗法也被用来试图缓解活动能力残疾
残障（社会参与）	由于损伤或残疾对特定个人造成的不利影响，限制或进一步妨碍该个人履行某一职责（取决于年龄、性别、社会和文化因素），抑或不能继续完成相关工作。残障虽然比其他水平更难定义和衡量，但它最能反映出患者及护理人员的需求。针对其他水平的许多治疗方式最终都会影响残障的发生发展，但职业治疗和社会工作对残障水平能产生的影响最明显

要。因此，脑卒中的治疗必须包含其影响的方方面面。

（一）治疗方式

每个患者都有独特的病理、损伤、残疾和残障预后。因此，在治疗前必须进行全面的评估，然后针对每个患者进行相应的调整。按照惯例，关于脑卒中治疗的讨论分为以下几个部分：急性期的治疗、急性期用药及手术、二级预防、康复和长期护理。这种脑卒中治疗结构为不同护理单元提供相应的重点，但是并没有反映患者对综合管理的需求。尽管如此，在这本书中我们仍保留了该结构。举例来说，患者在脑卒中的任何阶段都可能出现急性问题（如肺炎、肺栓塞或尿路感染）或反复发生血管事件，而且更多是在"康复"阶段 [5-8]。相反，康复的某些方面，例如团队合作和早期动员，在脑卒中发病的当天和之后同样重要。最后，在任何一个层面，提供护理都是持续的过程，而不是一锤子买卖。例如，如果患者在出现症状数小时内发现大脑中动脉近端闭塞引起的大脑半球梗死，治疗应首先集中于动脉再通，结合静脉溶栓和动脉内治疗（intra-arterial treatment，IAT），同时密切评估病情以确定患侧去骨瓣减压术是否及时有效，同时关注卒中单元

的早期康复和并发症的预防。

"康复"一词对不同人有着不同的含义。不幸的是，对于许多脑卒中患者的康复医师来说，这个术语等同于物理治疗（如物理治疗、职业治疗、言语和语言治疗）。医生将患者转诊至一个或多个治疗师，错误地认为已完成了"康复"，这太过简单了（图 10-1）。尽管没有被普遍接受的康复定义，但大多数人将其视为"以目标为导向"的过程，旨在最大限度地减少脑卒中造成的功能性结局，以及对患者和护理者生活的影响，并最大限度地提高患者和护理人员的自主权。如果我们在定义中包括所有具有这些目标的护理内容，那么显然，康复必须包括护理的大多数方面，从急性期诊疗到出院前对患者的住所进行改造，并在以后提供支持。为了让患者获得最好的结局，需要采取全面的方法，而不是只关注原发病变或只关注由此产生的障碍。

康复不是物理治疗或职业治疗等物理疗法的同义词，它是一个非常复杂的过程，包括评估、目标设定、物理疗法、重新评估和团队合作，所有这些都需要与患者合作。

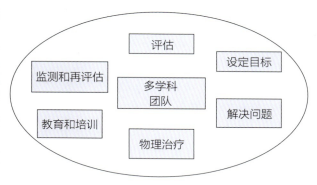

▲ 图 10-1 这个复杂的过程称为"康复"

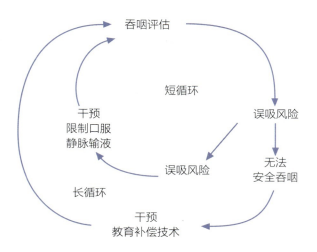

▲ 图 10-2 "短循环"和"长循环"问题

将脑卒中管理分为急性期护理、二级预防、康复和长期护理，但以这种割裂的方式思考脑卒中的管理，会让诊疗变得机械且有害，我们得全面且统一地进行脑卒中管理。雪上加霜的是，这些独立的护理内容甚至可能由不同机构的不同人员提供，这可能导致沟通中断和护理缺乏连续性。在这种模块化的护理系统中，人们常常会遇到"等待康复"的患者，患者往往处在处理急性期脑卒中的科室，而在康复机构中没有合适的床位，所以患者的病情并没有迅速好转。反之，人们在"康复环境"中遇到出现了急性医疗问题（如癫痫或胸痛）的患者，但他们无法迅速获得必要的医患教育及诊治，以确保对这些问题进行最佳处理。

我们应该放弃将治疗武断地分为急性期和康复期，应采用一种综合、以问题和目标为导向的方法。

（二）综合、以问题和目标为导向的方法

患者的常规管理不同于脑卒中病理的具体治疗（见第 13～15 章），主要是为了预测和防止潜在问题的发生发展，并解决现存或紧急的问题。处理方式可以被认为是许多相互交织的循环（图 10-2）。对问题或潜在问题的评估不仅包括检测和衡量问题，还包括考虑其可能的病因和预后，并且包括了患者或护理人员的期望（见本章"提供综合的治疗管理计划"）。此外，评估不应"只

有一次"的活动，应该在整个疾病过程中重复进行，以便在患者的需求发生变化和演变时及时调整。

对于某些问题，这个循环可以在几分钟内完成，如气道阻塞，是一个短循环问题，而对于其他问题，这个循环可能需要数周才能完成，比如抑郁症，是一个长循环问题。吞咽困难等问题通常需要立即干预和长期干预，例如，停止经口摄入并给予补液，通过替代途径提供营养和通过吞咽训练以缓解吞咽障碍（见第 11 章"吞咽问题""营养问题"）。因此，在实践中，脑卒中管理涉及许多这样的循环，这些循环以不同的速率进行并且相互叠加，每个循环相互有一些影响。这种管理模式同样适用于急性期常规护理、康复和持续护理。

（三）关于治疗在后续章节中的指南

我们试图在后续关于治疗的讨论结构中反映出我们总结的方法，讨论分为以下几个部分。

• 患者的预后如何？本章"患者预后"中我们讨论了脑卒中在最初几年的预后，包括单独及群体患者的生存和功能情况。

• 实施综合治疗计划：本章"提供综合的治疗管理计划"涉及对患者的总体评估，脑卒中团队及其成员的作用，以及以问题为导向和以目标为导向的护理。

• 预后不良患者的治疗限制：本章"治疗限制"中，我们讨论了在治疗脑卒中患者时出现的一些伦理困境。

• 患者相关的问题有什么？以问题为导向的脑卒中综合治疗方法：第 11 章讨论脑卒中后可能出现的问题、对疾病的评估，以及有助于预防或解决问题的干预措施。

• 急性期的内外科治疗：第 13～15 章涉及急性期脑卒中的病理生理学，及旨在减轻脑损伤严重程度的药物、介入科和外科治疗手段。

• 预防脑卒中复发和其他严重的血管事件：第 16 章讨论了预防颅内出血的具体干预措施，而第 17 章通过关注脑卒中进展和其他严重血管事件相关的早晚期风险，进一步诠释脑卒中的预后，然后继续描述降低风险的各种策略。第 18 章讨论康复在脑卒中康复期的作用。

• 整合脑卒中服务：第 19 章重点讨论整合问题，当我们为了高效和公平地向大量脑卒中患者提供多方面的治疗时，如何整合相关服务是非常重要的。

二、患者预后

（一）概述

对患者可能的预后进一步评估是有益的，因为这将：

• 有助于与患者或护理人员沟通。

• 有助于设定更合适的短期和长期目标（见本章"提供综合的治疗管理计划"）。

• 有助于权衡治疗方案的潜在风险和获益（例如，对预后特别差的患者，非常冒险但是有效的治疗方法也可以被考虑）。

• 有助于对治疗方案和早期制订出院和长期的诊疗决策，以优化服务效率。

• 有助于在有限资源的情况下进行定量决策。如果预后比较差，就可以将资源转移给另一个预后更好的患者，后者可能从获得更多的干预获益。将资源用在不需要任何干预就能恢复的患者身上也是一种浪费。

在考虑如何预测个体患者的预后之前，我们应能描述"一般"患者的预后（即"一般"的脑卒中患者队列的结果）。我们将全面描述与影响生存结局和功能预后的治疗。在第 11 章中将对特定个体损伤、残疾和残障的预后进一步讨论，而与晚期死亡、复发性脑卒中和其他血管事件的风险有关的问题将在第 17 章中讨论。蛛网膜下腔出血的预后在第 15 章中有详细描述。

（二）收集预后的可靠信息

为保证脑卒中预后的相关信息的可用性，必须使用合理的方法收集这些信息，最大限度地减少偏倚，并提高精确度、准确性和普遍性。表 10-2 列出了对脑卒中预后研究至关重要的一些项目。

1. 预后还是自然病史

如何区分预后和自然病史是非常重要的。自然病史是指疾病从发病起未经治疗的过程，而预后是指在疾病首次被确定后的一段时间内，可能发生在个人或群组患者身上的特定结局。治疗能影响预后，也是我们所期望的。通常情况下，治疗的预后好于自然病史，但是情况并不是总遂人愿。严格来说，自然病史的数据并不存在，因为世界上的大部分地区，脑卒中患者通常会接受一些治疗，而没有治疗的或者接受少之又少治疗的地区并没有关于自然病史的研究报告。即使住进医院没有任何诊疗或者物理治疗，也是一种干预，而且能被看作可能影响结果的"治疗"。

2. 预后数据的来源

关于脑卒中的预后并没有全球适用的数据，因为不同国家或者地区的预后不同[14]，而且脑卒中预后取决于类型、严重程度、发生年龄及接受的治疗差异。在本章中，我们主要使用了在西方人群中进行的研究数据。其他合理的研究方法也能得出大致相似的结论，但是很难直接比较它们，因为它们的方法不同，报告风格不同，而且预后的大部分差异通过病例组合的差异和相对小

表 10-2 在评估脑卒中后预后或预后因素研究中重要的方法学特征

数据的来源是什么

预后研究的首选设计是前瞻性纵向队列研究。回顾性研究的缺点是，预测因素或结果的评估可能不太好或根本没有评估。如果干预效果均被纳入并且纳入的患者是典型的脑卒中人群，则来自随机试验的数据也可用于预后研究

研究环境是什么？患者是在哪里、何时及如何选择的

在应用预后研究的数据时，重要的是要考虑所研究的患者是否与自己的患者相似。由于年龄、脑卒中严重程度或脑卒中原因的差异，在特定条件中进行的研究结果可能无法推广到其他研究中。由于试验特定的纳入和排除标准，基于随机试验数据的预后模型，它的普遍性可能会受到限制。随着新的和更好的治疗策略的发展，大多数预后研究的普遍性和准确性的价值将随着时间的推移而降低

是否避免授权偏倚

如果纳入队列需要患者授权，那么那些无法获得授权的人将被排除在外。这一群体将包括那些拒绝同意、无法同意以及那些没有足够的研究资源来请求授权的人。不能获得授权的患者与纳入的患者在系统性上可能不同，因此排除他们可能会在预后评估中造成偏倚[11]

评估了哪些预测因素，以及如何对它们进行了分析

预测指标应该在脑卒中后并计划评估患者预后的时间点上进行收集分析。

随访是否完整

所有进入研究的患者是否都进行随访，并且在最终随访时是否知道他们的临床状态？失访的患者与未失访的患者可能存在系统性差异。恢复良好的患者可能更容易活动或工作，因此更难以跟进，而死亡的患者无法跟进。因此，不完全随访对预后的影响很难预测。

是否制订和使用了客观的结局标准，这些标准是否可重复且准确

为了理解预后数据，重要的是要了解作者所说的"反复脑卒中"或"独立"等术语的含义，以便将数据应用于自己的患者。与此同时，统一的应用标准也很重要

结局的临床可用性是什么

在大多数急性脑卒中的预后研究中，预后指标是死亡或功能不良，或两者结合为一个终点。死亡是一种明确的结果衡量标准，但是关于"功能不良"是由什么构成[12]的共识十分有限

预后因素或模型的准确性如何

为了在临床实践中使用，预后因素或模型应该具有很明显的辨别力。尤其是在做出继续治疗的决定时，预测的不良结果的假阳性率最好为 0%，具有比较小的 95% CI[12]

结果评估设盲吗

在预后研究中，最好在不知道有关预测因素的情况下评估结果。如果研究者有一个先入为主的观点，认为特定基线因素可能与特定结果相关。那么在随访时，该因素存在或不存在的可能会使该观察者产生偏倚。显然，对于客观结果（如死亡），这种风险明显小于较不客观结果（如功能结果或甚至再发脑卒中），在这些情况下，不能排除相当大的观察者间差异[10]

是否调整无关的预后因素

当研究者将某些因素与特定结果的可能性联系起来时，重要的是他们应该考虑其他基线因素。最常见的例子是年龄，这部分解释了观察到的其他因素之间的关系（如心房颤动和早期死亡）。将预测公式应用于自己的患者之前，重要的是要知道该公式已经在独立的测试队列中得到验证，而不是从开发它的队列中验证

这项研究的结果是否在不同的人群中得到了验证

由于样本量有限、多重检验和发表偏倚等因素，新预测模型的预测性能往往过于乐观[13]。因此，在模型可以用于临床实践之前，在独立数据集中进行验证是必不可少的

引自参考文献 [9, 10]

样本量的偶然性来解释。大多数研究的对象主要是在组织健全的医疗系统中诊疗的白种人患者，因此在将结果外推到不同环境中接受诊疗的其他种族群时必须小心。另请注意，预后研究就其性质而言，研究的是历史结果。如果脑卒中诊断、治疗和管理有长足的进步，那么我们预计目前观察到的预后会比过去更好。

（三）死亡预后

据报道，首次脑卒中后 1 个月内死亡的风险在法国第戎为 10%，在印度约为 40%（图 10-3）[14]。即使在欧洲，脑卒中后 30 天内的死亡风险也在 6%～33%[15]。在基于人群的 OXVASC 研究中，脑卒中后 1 个月时的死亡风险为 14%[16]。脑卒中后数年的死亡风险仍然高于无脑卒中个体（图 10-4 和图 10-5）[17, 18]。一般而言，脑出血或蛛网膜下腔出血性患者在第 1 个月的死亡风险比缺血性脑卒中患者高得多（缺血性脑卒中为 13%～23%[19]，而脑出血或蛛网膜下腔出血患者

的死亡风险为 40% 左右[20, 21]）。严重缺血性脑卒中（即全前循环梗死）患者也有很高的早期死亡风险[22]。

死亡原因

分析早期死亡的原因很重要，这样就可以早期预防。在脑卒中后初始的几天，大多数死亡患者大多是由于神经损伤直接造成的死亡[6, 8]。在脑干卒中中，呼吸中枢可能直接受脑卒中的影响。在幕上缺血性或出血性脑卒中中，脑干功能障碍是由脑组织水肿和（或）出血造成幕上脑组织移位和压迫造成的。缺血性脑卒中发病后 1～2h 死亡是非常罕见的，因为脑水肿需要时间。脑卒中后超早期的死亡几乎都是由颅内出血引起的，可能是由于高颅内压导致脑灌注压不足或脑疝进而导致脑干损伤[6, 8, 23]。缺血性脑卒中患者猝死极少数是由于并存的心脏疾病，或者更少见的是由于脑卒中的心脏并发症（见第 11 章"气道、呼吸和循环系统"）[5, 8]。

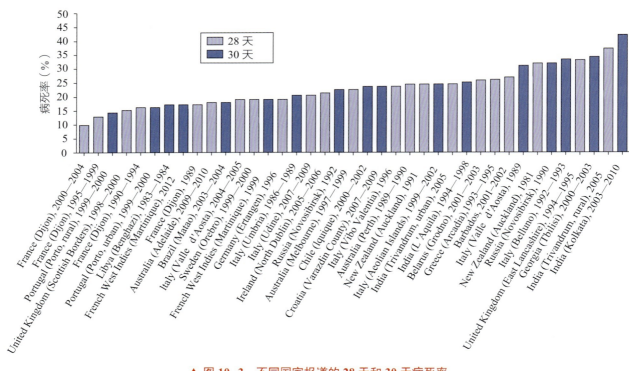

▲ 图 10-3　不同国家报道的 28 天和 30 天病死率
经 SAGE 许可转载，引自 Thrift et al. 2017[14].

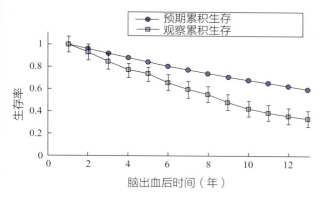

▲ 图 10-4　在瑞典一项基于人群的研究中，172 例原发性脑出血 1 年幸存者的观察和预期生存率
经 BMJ Publishing 许可转载，引自 Hansen et al. 2013[18].

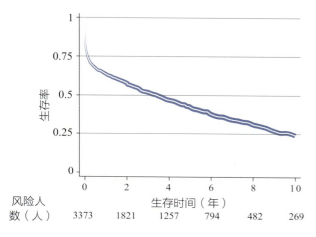

▲ 图 10-5　南伦敦脑卒中登记册中脑卒中后 10 年的累积生存率
引自 Wolfe et al. 2011[17].

脑出血、蛛网膜下腔出血或大面积脑干梗死可能导致脑卒中发作后数小时内死亡。

在脑卒中后最初几天存活下来后，患者可能会出现各种可能致命的潜在的并发症，最常见的是肺炎（见第 11 章 "发热和感染"）和肺栓塞（见第 11 章 "静脉血栓栓塞"）[5, 8]。此外，压疮（见第 11 章 "压疮"）、脱水（见第 11 章 "代谢紊乱"）伴肾衰竭和尿路感染（见第 11 章 "发热和感染"）在缺乏基本护理的情况下可能导致死亡。由于部分脑卒中发生时合并有其他严重的疾病，例如心

肌梗死（见第 6 章 "来自心脏的栓塞"）、心力衰竭（见第 6 章 "来自心脏的栓塞"）和癌症（见第 7 章 "炎症性血管病"），部分的早期死亡归因于这些潜在的问题。此外，由于脑卒中复发的风险在第一次脑卒中后早期最高，第 1 年约为 20%（见第 17 章 "未来血管事件的预后和预测"），因此一些患者会死于脑卒中复发的直接或间接影响 [6, 8, 23]。这最可能发生在动脉瘤破裂蛛网膜下腔出血（见第 15 章 "预防再出血"）的患者中，这些患者的复发或再出血率约为 40%（未进行干预），占前 30 天死亡的大多数 [24]。

（四）日常活动依赖性的预后

脑卒中常造成患者神经损伤，从而影响他们的日常活动，进而导致他们不得不依赖他人。图 10-6 显示了在首次脑卒中后不同时间入院的患者比例。由于损伤的累积，可能有更大比例的患者在反复脑卒中后会产生生活依赖。关于特定损伤、残疾和残障的预后细节将在处理其治疗的具体章节中讨论（见第 13～15 章），但在此讨论脑卒中后恢复的常规模式也是有意义的。

（五）恢复模式

急性脑卒中幸存的患者几乎总是在一定程度上有所改善。改善不仅体现在神经损伤的缓解，还体现在任何由脑卒中造成的残疾和残障上。整体 "恢复模式" 反映了数个进程相互叠加的过

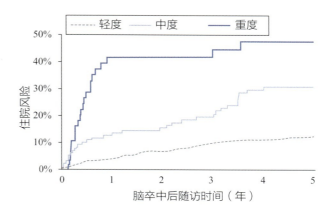

▲ 图 10-6　轻度、中度和重度脑卒中患者住院的 5 年风险
经 Wolters Kluwer Health 许可转载，引自 Luengo-Fernandez et al. 2013[16]

389

程[25]。在脑卒中后的最初几天，由于脑水肿消退、血液供应改善和代谢障碍的逆转，缺血半暗带的神经元将开始发挥作用（见第 13 章"急性缺血性脑卒中的病理生理学"）。失联络（diaschisis）的解决是对早期恢复的另一种解释，尽管这一机制还没有很好地完善。在动物模型中，脑卒中后轴突的萌发建立了新的神经元联系，这可能有助于康复。多能神经干细胞和短暂增殖细胞不断增殖并迁移到损伤区域，在那里它们可以分化为成熟的神经元，与其他神经元进行连接。然而，尚不清楚这些过程是否也在人类脑卒中后恢复中发挥重要作用[26]。神经可塑性，即大脑的其他完整区域可以接管那些已经不可逆转的受损区域的一些功能的过程，也可能解释后来的一些改善。这些过程通常被称为"自发神经恢复"[27]。然而，在残疾和残障方面的恢复，很大程度上可能是由于适应性变化，即患者通过学习技能以补偿他们剩余的损伤，改造周围的环境以最大限度地提高他们的自主性。虽然很难预测单个患者的功能结果，但可以向患者及其亲属提出以下一般性观点。

• 恢复速度通常在首次脑卒中后的头几周最快。

• 功能改善可能会持续数月，在某些患者中可能会持续多年，尽管速度较慢。

• 一般来说，年轻患者功能改善的预期似乎更好。

• 恢复的程度及速度至少在脑卒中发病后的头几天和几周内因患者而异，相对不可预测。

> 康复的模式因患者和个人而异，很少遵循分组数据所反映的模式。只有对个别患者进行反复评估，才能更好地确定他们的康复模式。

这些结论得到了在一段时间内反复测试脑卒中患者身体功能的研究数据的支持[27, 28]。图10–7 显示了用 Barthel 指数测量的恢复期分组和单个患者的数据，图表显示的分组数据支持"恢复模式"遵循接近最终恢复渐近线的指数轨迹的观点。研究中的个别患者往往有不同的康复模式。此外，几个月后恢复明显停滞可能只是反映用来衡量功能的方法往往是"顺序"的，而不是"间隔"的，而且还存在明显的"天花板效应"（即该方法对表现范围的上限不敏感）[29]。因此，不同损伤和残疾在恢复模式和持续时间上的明显差异，在某种程度上反映了用于衡量这些损伤和残疾的方法的特点。例如，人们经常说，脑卒中后语言功能会在很长一段时间内继续改善，而上肢功能的恢复则不会。这种不同可能仅仅是因为患者能敏锐地意识微小的言语流利性的改变，而他们只有在能够用手执行新功能的情况下才认为上肢功能有改善。考虑到这些因素，研究更多的脑卒中后康复模式是很有用的。

临床经验表明，恢复模式的确有所不同。但不同种脑卒中的病理类型（缺血性与出血性）[30-32]和缺血性脑卒中的亚型（腔隙与皮质）的恢复模式具体有何不同尚不清楚。尽管个别患者可能会在几年内持续改善，但脑卒中患者功能评估的平

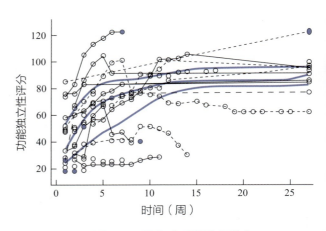

▲ 图 10–7　脑卒中后的恢复模式

该图（空心圆圈）显示了一组部分前循环脑卒中患者每周测量的个体功能独立性评分的变化。闭合圆圈表示患者死亡。实线代表具有四分位数范围的功能独立性评分中位数。尽管分组数据表明几乎呈指数级恢复，但在个别患者中很少观察到这种模式（经许可转载，引自 Langhorne et al.Chief Scientists Office report. K/RED/4/C284）

均数或中位数在大约 6 个月时达到顶峰，然后开始缓慢下降 [28]。任何的功能下降都可能是衰老、再次脑卒中、疾病进展，以及放弃物理治疗及其他服务和支持的综合结果（见第 11 章"并存的医疗问题"）。

> 所谓恢复曲线的形状既可以反映患者的改善率，也可以用于反映评估手段特性。

（六）患者的预后

本章提供的预测数据主要来自发达地区人群中相当小的队列研究。患者通过个性化的临床治疗的预后可能会有所不同，主要由于以下原因。

- 不同的人群特征：脑卒中人群与上述研究中的人群不同；患者可能更年轻或更年长，不同的种族或民族背景，或多或少有严重的脑卒中，或多或少有并发症，或不同的脑卒中病理类别。例如，亚洲的脑卒中归因于出血的比例比在欧洲更高 [33]（见第 14 章"流行病学"），因此可以预期其早期病死率更高。

- 转诊偏倚：在任何一家医院，患者的预后都会受到转诊偏倚的影响（表 10-2）。通常入院的脑卒中患者预后更差，病死率更高，功能结果更差，因为较轻的患者更多地在家中被照顾。然而这是不可以被准确地预测，因为在一些地方，平均来说预后好的年轻患者可能比老年患者更频繁地入院。此外，一些脑卒中非常严重、可能在几个小时内死亡的患者，或者已经住在养老院的患者，可能根本不会入院，因此住院队列中的代表性不足。不同医院之间的结果差异更能反映严重脑卒中患者比例的差异，但不能反映所给予治疗的任何差异（见第 19 章"评估和监测脑卒中服务"）。

- 选择偏倚：不同地方、不同国家和不同时间的住院率差异很大。研究中报告的入院率必须在了解不同的入院定义后才能进行解释（例如，患者是否真的在医院病床上过夜？如何在分析中处理在院脑卒中或院外脑卒中？）。医院的类型（如地区综合医院、大学附属医院或三级转诊中心）和医院的代表专科（如神经外科、神经内科、内科、老年人护理等）将对病例组合产生重大影响（见第 19 章"评估和监测脑卒中服务"），因此在不同科室和机构工作的临床医生将根据自己的经验对脑卒中患者的预后形成截然不同的看法 [34]。

- 发病到就诊时间的影响：如果患者在脑卒中发病后早期就诊（例如，附近有医院，并且拥有急诊室，或者提供溶栓或介入治疗），他们的预后可能比稍晚就诊的患者更差。因为他们必须存活足够长的时间才能入院（表 10-2）。

- 随访方法：除非使用与已发表研究中相似的结果定义和相同的时间段对患者进行随访，否则两者的预后将会不同（表 10-2）。此外，患者失访的原因可能与其结果有关。例如，如果死亡患者失访，这将使预后数据偏向于有利的方向，如果恢复良好（且可活动）的患者因离开居住地而失访，这将使预后数据偏向于相反的方向（表 10-2）。此外，如果没有随访到所有的患者，所报告的预后可能会受到记忆最清晰的最后几个患者，或者受到那些结果特别好或特别差的患者的过度影响（即回忆偏倚）。

- 随机误差和小样本：如果随访的患者太少，并且进行了样本估计，那么它可能会与发表的研究结果不同，得出的结果具有偶然性。

- 治疗管理上的不同：与已发表的研究相比，患者的治疗可能更有效或更无效，因此结果也可能更好或更差。然而，对结果有较大影响的因素可以掩盖中心之间的治疗差异（如病例组合，见第 19 章"评估和监测脑卒中服务"）。

> 你和其他医院同事的服务会导致结局的不同，更能反映出你治疗的患者之间的差异，而不是你提供的护理质量的差异。

（七）个体患者结局的预测

遗憾的是，预测工具很难准确地预测单个患者的结局，以使其在临床实践中有很大价值；也很难决定任何预测工具的可接受精度，因为这取决于试错的后果或成本。举一个极端的例子：如果临床医生确定有明显严重脑卒中的患者使用呼吸机不会有能接受的长期生活质量，那么他们可能会撤销呼吸支持，特别是如果患者有适当的预先指示。然而，在这种情况下，临床医生必须对他们的预测非常有信心。

许多因素与好于平均水平或差于平均水平的结果相关，包括：脑卒中发作后不久的临床特征；调查结果和患者在脑卒中后初期的进展。许多因素是相互关联的（如脑 CT 或 MRI 上缺损的严重程度和损伤大小），因此需要多元回归分析来确定独立预测结局的因素。不幸的是，到目前为止，方法问题限制了这些研究的可用性[12, 35–37]（表 10–3）。因此，有一个标准列表是很有用的，根据该列表可以判断报告预测模型开发的研究质量，以帮助决定在实践中使用是否"安全"（表 10–2）。个体预后或诊断的多变量预测模型透明报告（Transparent Reporting of a multivariable prediction model for Individual Prognosis Or Diagnosis，TRIPOD）的推荐[9, 10]，不仅对开发、验证或更新预测模型的研究报告至关重要，而且有助于解释此类研究的报告。

> 目前，无法以足够准确的方式预测个体在脑卒中发病后的早期预后，以使其在临床实践中具有很大价值。

1. 预测早期死亡

临床特征诸如意识水平下降、共轭凝视麻痹、严重双侧肢体无力、呼吸模式异常或这些临床特征的组合表明，由于直接损伤或颅内压升高导致的严重脑干功能障碍，并且高度预测早期死亡。这些临床特征与影像学特征（如伴有占位效

表 10–3　脑卒中后预后预测研究的方法学问题
• 未能充分描述参与研究的患者群体
• 使用不具代表性的患者队列 [例如，在康复过程中经过挑选（highly selected）的患者]
• 许多研究都是回溯性的，这限制了基线和结果数据的范围，也许还限制了可靠性
• 不能充分定义所收集的基线变量
• 基线患者评估脑卒中后的时间变化
• 未能在脑卒中后的相关和统一时间点（脑卒中后 6 个月而不是出院时）随访结果
• 未能使用可靠和有效的结果测量方法
• 样本量不足
• 未能使用适当的统计技术来调整基线变量之间的相互作用
• 未能在独立数据集中测试所有预测模型的准确性

应的大量脑出血）相结合，有助于指导治疗决策[12, 38]。然而，许多死去的患者并没有这些特征，有不止一种预测因素的患者会获得意想不到的良好康复。有时随访到患者只具有不良预后的单一预测因素（如高龄），但单独来看，这些因素可能与良好的恢复相关；预后因素的组合是更强大的预测因子。

2. 预测长期结果

长期结果更难以预测，许多预测早期死亡风险高的相关因素也预示着即使患者幸存，也存在长期的高风险。一般来说，患者的年龄、脑卒中前的健康状况和脑卒中严重程度的指标（如意识水平、运动障碍、残疾、认知功能）可预测独立生存的可能性。在预测长期结果时，还存在一个问题，继发事件可能与初始脑卒中（如复发性脑卒中和心肌梗死）相关，也可能不相关（如发展无关疾病）；它可能会发生，并且对结果的产生重大且经常相当不可预测的影响，从而导致估计个体发生进一步血管事件的风险更加困难（见第17 章"未来血管事件的预后和预测"）。

3. 预测的方法

在预测脑卒中后的预后方面已经采用了各种不同的方法。

（1）单因素法：最简单的方法是确定单一的因素，脑卒中早期存在或不存在该因素表明患者预后良好或不良。最广泛使用的例子是年龄、神经功能缺失的严重程度、意识水平降低或病变大小，每一项都与较差的存活率和功能结局有关 [12, 38]。初步评估认知功能测量（见第 12 章 "脑卒中后认知障碍：问题的相关性"）也与不良的功能结果有关 [39]。虽然这样的模型使用简单，可以指导临床管理，但我们必须意识到它的不准确性。反之，它对临床试验中随机分组的患者进行分层时有更明显的用途。

一般说来，高龄、严重的神经功能障碍、意识水平降低，以及脑卒中后最初几天病变较大都与预后不良有关。不幸的是，这种关联并不足够可靠，在处理个别患者时，它只是一个非常粗略的预后指南。

（2）脑部损伤的程度：一般来说，脑损伤的面积越大，临床预后就越差，除了关键部位的脑卒中，特别是在脑干，即使是非常小的损伤也可能是致命的。许多预后不良的临床指标都与脑部病变的大小密切相关。如 OCSP 分类（见第 4 章 "脑卒中临床分类"），反映了脑损伤的程度，因此不同组的预后各不相同。对于脑出血，CT 病变的大小是一个重要的独立预后预测因子 [35, 37]。对于缺血性脑卒中，影像指标通常不会增加临床预测指标的准确性 [36]。这并不令人惊讶，因为脑成像上的梗死范围通常可以从临床表现中预测出来。此外，相当大比例的患者在严重的缺血性脑卒中早期只有正常或接近正常的 CT 影像，这削弱了 CT 在缺血性脑卒中中的早期预测作用（见第 5 章）。

一般来说，脑卒中病变越大，可能的结果就越差；但是病变小但位置关键的病变，也与不良预后有关。

（3）多因素模型：多因素模型通常基于回归分析，用于预测生存和功能结果 [35-37, 40, 41]。该类模型虽然比基于单变量的模型更准确，但不足以指导单个患者水平的临床决策，而且许多模型受到方法缺陷和缺乏外部验证的限制 [12]。如果要在临床中使用此类模型，则需要对其进行进一步完善，然后在大型独立患者队列中进行测试。尽管如此，在大型随机试验中，此类模型已被用于通过预测预后对患者组进行分层 [42]。事实上，大型随机试验为前瞻性地测试此类预测模型提供了绝佳机会 [43, 44]。

（4）脑卒中量表：这些提供的量表取决于神经损伤是否存在或严重的程度，常用于描述急性脑卒中的严重程度和预测结果。然而，美国 NIHSS 等脑卒中量表能反映脑卒中严重程度，但没有其他预测因素，如年龄或脑卒中前功能，因此添加这些因素后会增加该量表对死亡的预测准确性或相关性 [44, 45]。

（5）基于脑卒中后早期功能的预测：Barthel 指数等量表已被用于预测最终的功能预后，而且有助于对康复机构工作的人员 [45, 46]。

（6）变化程度：在临床过程中，早期对患者状况的一些重复测量可用于预测长期结果 [47, 48]。这类似于儿科医生使用的生长曲线。对个体的预测将取决于在大量患者中观察到的恢复模式。

（7）经验判断：最常见的预测方法是在日常工作中对患者做出的经验判断。至少在预测简单的二分法结果（依赖或独立）方面准确性与数学模型相似，但这取决于临床医生的经验 [49]。在三级医疗中心收治的急性脑卒中患者中，治疗医师对功能预后不良或死亡的早期预测在大约 90% 的病例中是正确的 [50, 51]。然而，经验判断对未来生活质量的预测能力明显较差 [51]。此外，临床医生专注于疾病管理的某些阶段（如急诊）的趋势日益增加，结果是很少有人看到患者的长期结果。这可能会限制他们正确预测功能结果和生活质量预后的能力。

实践中，迄今为止开发的预测系统不够准

确，无法影响个人的重要临床决策。但是，它们可以辅助以下工作。

• 指导经验不足的临床医生对患者和护理人员说些什么。

• 选择谁在急性期治疗的试验中随机分组。

• 帮助决定哪些患者可能需要延长康复期。

• 评估护理质量。例如，通过根据基线病例组合的差异调整来自不同患者组的结果数据，从而可以比较不同医院或病区提供的护理质量（见第 19 章"评估和监测脑卒中服务"）。

未来，我们希望当前可用但非常粗略的预测模型被更精确、更稳定或被更好验证模型所取代。它们不仅可以预测生存率和基本功能结果，还可以用来预测个体损伤、残疾和残障的恢复率，这在计划治疗中非常重要。数种方法联合来预测患者的结果，导致早期阶段数学模型更被依赖。随着从对患者的持续观察中获得更多数据，便可以绘制出患者的特定"恢复曲线"[47]。一些预测系统可作为在线工具使用，例如缺血性

脑卒中的 iScore（http://www.sorcan.ca/iscore/）和脑内出血的 ICH 评分（https://www.mdcalc.com/intracerebral-hemorrhage-ich-score）（图 10–8）。

三、提供综合的治疗管理计划

（一）概述

"脑卒中"临床表现非常广泛，从仅持续 1 天的神经功能损伤到迅速死亡或造成终身残疾，这些损伤是由先前存在的疾病、个人、社会和环境因素的相互影响造成的。我们已经了解了相关的病理类型（见第 3 章）和病因（见第 6~9 章），但需要针对每个患者的需求量身定制治疗管理计划。对于几天内症状完全消失的患者，重点应放在诊断和二级预防上。对于重度致残的脑卒中患者，重点必须放在急性期的治疗、并发症的预防和康复上，当然二级预防仍然也是必要的。与以往一样，制订综合治疗管理计划的第一步必不可少的是进行全面详细的评估。通常这在实践中通常会分阶段进行，以便人们可以进行早期、快

类别	脑出血评分
GCS 评分	
3~4	2
5~12	1
13~15	0
ICH 体积，cm³	
≥30	1
<30	0
脑室出血	
是	1
否	0
幕下起源的脑出血	
是	1
否	0
年龄，年	
≥80	1
<80	0
合计	0~6

GCS 评分表示初次就诊时的 GCS 评分（或复苏后）；
ICH 体积，用 ABC/2 法计算的初始 CT 上的体积；
脑室出血，初始 CT 有无脑室出血

A

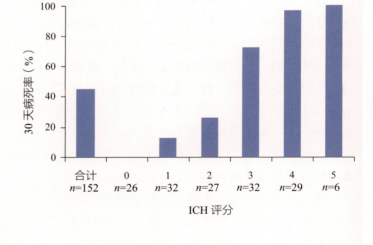

B

▲ 图 10–8　2 种脑卒中后预测方法

A. 一种简单、可靠的脑出血分级量表；B. 近期脑出血患者的 ICH 评分和 30 天死亡率（A 经 Wolters Kluwer Health 许可转载，引自 Stroke 2001; 32: 891-897, table 3 and figure 1；B 引自 Hemphill JC et al. The ICH Score）

速、粗略的评估来指导超急性期治疗，并在以后进行更详细、更耗时的评估。

（二）评估

评估应主要解决以下问题。

• 是血管事件（短暂性脑缺血发作或脑卒中）吗？（见第 3 章）

• 病变在哪里？（见第 3 章和第 4 章）

• 是哪种脑卒中（缺血性或出血性）？（见第 5A 章"脑卒中影像学""第 1 步：排除颅内出血"）

• 可能的原因是什么？（见第 6～9 章）

• 是否需要紧急用药、介入或手术治疗？（见第 13 章）

• 患者的预后如何？（见本章"患者预后"和第 17 章"未来血管事件的预后和预测"）

• 患者有什么特定问题？（见第 11 章）

• 患者最有价值的预后是什么？（见本章"治疗限制"）

这些问题的答案将决定患者的管理方案以及哪些干预是合理的。前 5 个问题已在前几节中讨论过，在继续讨论对特定问题的评估（见第 11 章）之前，必须考虑一般原则和评估的组织。

在实践中，患者的首次评估通常由患者的家庭医生、救护车上的护理人员、急诊科的分诊护士或实习医生进行。它们可能在评估脑卒中患者方面并没有接受过许多的培训或经验。简单的评估工具，例如，面 – 臂 – 语言试验（Face-Arm-Speech Test，FAST）[52, 53]、改良的 LAPSS[54] 或 ABCD2[55, 56]，可以使基层医疗人员对患者进行适当的分类，并在正确的时间范围内提供正确的服务，以便给予有效的治疗。

例如，FAST 的应用增加了接受溶栓治疗的患者比例，并且有人建议 ABCD2 评分可用于分流短暂性脑缺血发作患者，以确保早期脑卒中风险最高的患者能尽早获得二级预防。通过远程医疗（见第 19 章"改善获得早期专家评估的干预措施和治疗"），通过远程专家的远程帮助来提高基层医疗人员的评估能力。不幸的是，没有院前评估能可靠地区分有颅内动脉近端闭塞的患者

（评估后可进行 IAT 治疗）和非闭塞的患者[57]。

医生虽然通常是第一位评估患者的人，但评估应该加强多学科团队的其他成员同样重要（见本章"提供综合的治疗管理计划"）。在脑卒中发生当天，让护士、物理治疗师以及言语治疗师参与也很有价值。从脑卒中发作的那一刻起，关于患者压疮风险、与肌力和定位有关的问题，以及患者能否安全吞咽的建议都与护理相关。表 10–4 总结了初步评估的组成部分及其用途。不断强调评估是分阶段进行的非常重要；这个过程不是"仅此一次"，而应该在患者脑卒中康复的整个过程中持续进行。

> 评估不是一个"仅此一次"的过程，而应该贯穿患者从脑卒中发生到恢复的整个过程。

参与脑卒中患者初步评估的卫生专业人员了解到，尽管患者是有用的信息来源，但其他人也会提供对诊疗计划至关重要的额外信息。当患者由于各种原因不能交流时，这一点尤其重要。如果有必要，花点时间采访家人、邻居、家庭医生、救护车技术人员或护理人员，从而获取的信息往往很有价值。

> 与患者的家人、邻居或家庭医生交谈对于完成评估也是很有价值的。患者关键信息可以通过给合适的人打电话来收集。

社会环境

患者的社会环境是决定脑卒中对个人及其家庭整体影响的一个非常重要的因素。因此，在制订长期的康复目标和出院计划时，明确社交网络是至关重要的。社会环境为患者描绘出完整个体画像，并不是将患者当成"仅仅是一次脑卒中"。人们往往很容易忽视面部无力、严重失语、偏瘫和大小便失禁背后的患者是一个完整的个体。了

信息类别	诊 断	病 因	预 后	超急性期治疗	问 题	二级预防
表 10-4 在对脑卒中患者进行初步评估时应收集的信息，以及潜在的价值						
人口统计资料	+	+	+	+		+
发病史	+	+	+	+		
风险因素	+	+	+		+	+
共存的疾病	+	+	+	+	+	+
药物治疗		+		+	+	+
社会细节		+	+		+	+
脑卒中发作前的功能			+		+	+
一般检查	+	+	+	+	+	+
神经系统检查	+		+	+	+	
调查	+	+	+	+	+	+

解患者脑卒中前的生活会鼓励照顾患者的团队成员对他们施以更多的理解和同情。也正是这一背景信息，使人们能够判断残疾对其社会角色的影响。这一点很重要，因为康复的主要目的之一是将残疾的影响降至最低。例如，对于工匠来说应将更多的精力和资源投入职业治疗上，而学校教师需要更多的言语治疗。如果可能，患者应该在决定这些优先事项方面起到关键的作用。

人们往往很难看到面部无力、严重失语、偏瘫和大小便失禁背后的真实的人。

背景信息尽管可以在患者恢复期内收集，但在早期也有用，而且在最初的评估中更容易收集。通常情况下，家属可能是这类信息的唯一来源，但是他们在入院后的几个小时内就消失了，之后也很难联系到他们询问相关问题。因此，抓住患者刚入院时的机会非常重要，或至少在接下来的 1~2 天，从其家人和朋友那里获得尽可能多的信息。当然，这不能当作诊疗上的优先事项，但医生以外的专业人员，特别是护理人员，

往往有很好的条件来收集相关的信息，但做得不是很好。在决定如何积极治疗患者时，对患者脑卒中前生活的全面了解是很有用的。在最初的评估时可能无法获得全部的信息，但是通过一些方法能确定缺少哪些数据项，以便稍后查找，因为这些信息非常重要。涉及的不同职业共享的病例或者登记表都可以完成这一任务。许多脑卒中治疗单位引入了"综合护理途径"，其中包括入院表格、多学科记录和如何管理等常见问题的指导（见第 19 章"综合护理途径"）。

了解脑卒中患者的家庭和社会环境对于早期做出决定（如是否需要紧急手术）和之后的康复和出院同样重要。

在初步评估结束时，应收集足够的信息以制订进一步治疗方案，从而进行静脉溶栓或机械取栓等超急性治疗，包括脑卒中诊断的确定性、神经损伤的位置和大小及可能的原因。这就决定了需要做多少检查（如是否做超声心动图），并使医生能够与患者和（或）家属讨论初步诊断、预

后和进一步可能的处理方法。在这个阶段，列出患者的具体问题是很有价值的，以确保这些问题都被识别和解决。在早期阶段使用最常见的问题清单也是有用的（表 10-5）。

（三）发现问题，设定目标

无论是最初的还是之后的患者评估，任何问题都应被重视，也正是这些问题决定了患者的治疗。本章将不会重点介绍针对脑卒中原因的治疗，如缺血性脑卒中的静脉溶栓或机械取栓，或导致蛛网膜下腔出血破裂动脉瘤的栓塞或夹闭。这些将在其他章节中讨论。问题可能发生在患者疾病的各个阶段（即病理、损伤、残疾和残障）（见本章"治疗目的"）。例如，病理层面的问题可能是"诊断不确定"或"升高的红细胞沉降率"，应该进一步地分析；然而，在残障水平的问题可能是，患者是这个家庭的唯一收入来源，他们现在没有钱养活自己。一旦发现了一个问题，就可以制订解决或至少减轻这个问题的方案。在确定了问题之后，就可以制订解决方案，或者至少可以缓解该问题。因此，问题清单成为针对个别患者的诊疗计划。有些问题非常简单（如针对尿路感染的抗生素），这就是"短循环问题"（见本章"治疗目的"）。目标也很清楚，就是解决问题。活动受限的解决更复杂，对治疗反应更慢，可能需要几种不同干预方式，这就是"长循环问题"（见本章"治疗目的"）；设定一个解决或缓解问题的长期目标是有用的，也有助于设定中期目标，使人能够判断是否朝着长期目标发展。

1. 以目标为导向的方法有几个优点的原因

设定目标可以进行前瞻性规划，并为多学科团队工作提供有用的工作重心（见本章"提供综合的治疗管理计划"）。中间目标用来协调团队成员的工作，从而提高效率。例如，如果患者要穿裤子，他们必须能够站立。如果物理治疗师可以估计患者何时能够独立站立，那么职业治疗师可以计划何时开始穿裤子。例如，设定长期目标可以提前计划出院前家访和最终出院，这可以减少患者住院时间，比如家访所需的天数或对患者的

表 10-5　在严重脑卒中患者最初接受治疗后的几天里，需要考虑的重要事情

- 维持气道通畅
- 治疗基础疾病
- 核查患者的常规药物
- 关注及避免发热
- 富氧状态
- 吞咽能力
- 水的摄入
- 营养状况
- 排除尿潴留
- 预防深静脉血栓、压疮、误吸、精神创伤、粪便嵌塞
- 保护弛缓的肩关节结构
- 从患者和家属处获取信息并向其提供信息

家装（如楼梯栏杆）进行调整的时间。由于预后和患者偏好可能会随着时间而改变，因此设定长期目标通常是一个持续的过程。

如果设定了现实的目标，就可以帮助激励患者，尤其是当他们参与了目标的选择或设定。脑卒中后的恢复可能非常缓慢，缓慢到患者甚至治疗师都无法察觉到在实现长期目标方面是否取得的任何进展（如实现独立行动能力）。如果一个人设定并实现了中间目标（如坐姿平衡），进步就更容易被感知，患者锻炼的士气也更容易保持。医院对脑卒中患者的管理往往放任自流，缺乏指导和引导。负责患者的临床医生在每周查房时例行和患者交流，相信治疗师正在积极地帮助患者康复。如果多学科团队的负责人持续跟踪管理，并鼓励制订中期和长期目标，就可以避免走弯路。这种跟踪管理对患者、团队成员和整体的服务都有好处，能更高效的缩短住院时间，并允许更多的脑卒中患者在卒中单元中接受治疗，而不需要额外的工作人员或床位。

2. 目标的描述

如果目标仅仅是解决问题，那么描述并衡量它的进展是相当容易的（例如，尿路感染症状的缓解和重复培养的无菌尿）。长期目标很容易被

描述，但应该考虑到患者对住宿、身体和精神的需求，以及他们如何打发时间，甚至他们在社会中扮演什么角色。判断长期目标是否已经实现相对简单。例如，如果目标是让患者回家与家人一起生活，或让他重返工作岗位，就不需要任何复杂的结果衡量标准。在某些方面，可以很容易地设定患者或照顾者都能够理解的中间目标，包括功能恢复的水平和实现目标的日期。

如果目标可重复，就需要建立和使用一种评估方法能确定是否达到的标准。为语言或日常生活能力（activities of daily living，ADL）等问题设定目标，比为行动能力要复杂得多。例如，患者独立穿上衣的目标需要考虑到重要因素，包括所穿的衣服、涉及的紧固件和允许的提示的程度（见第 11 章"对日常活动能力的依赖性"）。人们可以使用语言功能或日常生活能力的众多度量中的任何一个分数作为中间值，但这些分数不容易被患者和护理人员理解，甚至不容易被使用它们的专业人员理解。例如，在未来 2 周内达到 Barthel 指数 12 分（满分为 20 分）的目标，对患者甚至团队成员都没有多大意义。尽管存在这些困难，团队应该努力发现问题，明确中长期目标，并引入一些有意义的措施，以确定实现每个目标是否取得了进展。

> 在所有脑卒中患者中，应描述中长期目标，以衡量实现这些目标的进展情况。此外，当目标实现时每个人都会有成就感。

（四）目标设置：诊断工具

目标有助于发现新的或以前没有意识到的问题。如果患者没有达到设定的目标，原因是多样的，这些原因可以分为团队因素、患者因素和护理人员因素。

1. 团队因素

如果由于诊断不准确、评估不充分或预后不确定而使目标过于远大，那么患者可能无法实现目标，这将对患者和团队的士气产生不利影响。如果目标太容易，那么进展可能比实际上可能要慢。此外，如果要使目标务实且能和护理结合（见本章"提供综合的治疗管理计划"），需要了解预后和潜在干预措施的可能有效性。我们已经了解到对单个患者疾病的进展和结果的准确预测十分困难（见本章"患者预后"），但由团队做出的经验性判断可能更准确，因为它们是基于过去的经验和对患者在一段时间内的观察。患者无法达到目标的另一个原因可能是缺乏适当的治疗。因此，治疗太少或治疗方式不恰当可能会延缓治疗的进展。由于目前关于大多数干预措施的最佳程度或相对有效性的信息太少，因此很难对其进行分类。小组成员将不得不根据自己的经验而不是根据随机对照试验的证据来修正他们的治疗方法。

> 目标应该是有意义的，具有挑战性的，是可以实现的。

2. 患者和照顾者因素

新的未被认识到的医疗或心理问题（如感染、复发脑卒中或抑郁症）在早期阶段并不会很明显，但可能以不确切的方式发展，导致患者的恢复缓慢、停止甚至逆转。人们可以将其与儿科实践中的"发育不良"的概念相比较（图 10-9）。如果患者未能达到目标，则需要确定可能的影响因素（表 11-5 和表 11-7）。

患者或护理人员的目标有时与照顾患者团队的目标不同。这是"目标不匹配"。例如，不想独自生活但更愿意和女儿住在一起的患者，可能达不到预期的独立水平。因此，在设定目标时，理想情况下应该与患者和护理人员达成一致，尽管他们可能不愿公开讨论这类问题。这也将有助于确保康复目标与他们真正相关。许多脑卒中患者已经退休了，因此休闲活动对他们的生活质量可能特别重要（见第 11 章"社会问题"）。与能

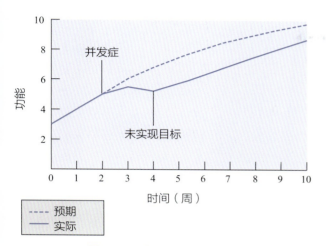

▲ 图10-9 脑卒中后"发育不良"

偏离预期的恢复模式可能是由许多因素造成的，包括反复发作的脑卒中、感染、抑郁等

够阅读或园艺相比，患者可能对实现穿衣自理的目标兴趣不大。在医院实践中，日常生活能力通常决定住院时间，由于团队面临压力，可能会过于强调与日常生活相关的目标，为新患者提供床位并通过尽早出院来最大限度地降低成本。然而，让患者参与目标设定存在重要的实际困难，包括他们的认知、沟通和视觉空间问题，以及临床医生缺乏经验或时间[58, 59]。

> 目标设定有时可能只涉及专业人士，但理想情况下，它应该涉及团队的其他成员、患者，有时还包括患者的家人。

（五）脑卒中团队

虽然医生通常对患者的诊疗负有全面责任，但多学科团队的其他成员也发挥着至关重要的作用。与普通医疗病房的护理相比，卒中单元护理降低了病死率、生理依赖性和住院需求 [见第19章 "有组织的住院（卒中单元）护理"]。两种护理模式的主要区别在于卒中单元护理由多学科团队协调。由于脑卒中患者问题广泛，所以他们的护理需多个专业相互协调。为了协调专业人士的意见，重要的是至少他们中的一些人应该成立一

个核心团队进行工作，定期开会讨论患者的进展和问题（表10-6）。其他不是核心团队的专业人员（表10-7）应该可以就个别患者进行诊治。尽管在康复病房建立了良好的诊疗基础，但团队在治疗的所有阶段都应发挥着重要作用，即使在脑卒中当天也是如此。当然，团队不同成员的投入类型和强度会在患者疾病的不同阶段有所不同。

显然，任何脑卒中中心和脑卒中团队都应该能够提供初步的急救护理，包括对可能符合动脉内治疗条件的患者进行静脉溶栓和即时无创脑血管成像，并制订流程将患者运送到三级脑卒中中心进行相应的神经介入科或神经外科治疗。三级脑卒中中心拥有合格的神经介入科医生和神经外科医生，能够快速进行脑血管造影，以便患者在有指征的情况下快速获得机械取栓或去骨瓣减压术等干预措施[60]。

通过紧密合作并共享信息和技能，可以削弱专业之间的界限，可以提供更大的灵活性和效率。例如，如果语言治疗师对护理人员进行吞咽困难筛查培训（即使在周末），这将为每位患者提供早期筛查，使语言治疗师能够专注于有明确吞咽或沟通问题的患者（见第11章 "吞咽问题""沟通困难"）。

图10-10和图10-11展示了脑卒中团队成员如何向患者及其护理人员提供意见的两个模式。第一种模式展示的是每位专业人员主要直接与患者和（或）护理人员合作，而在第二种模式中，每位专业人员与患者直接接触较少，但会影响初级护士提供的护理。这两种模式代表的是极端的情况。在现实世界中，护理更可能处于两种

表10-6 核心工作组
• 医生
• 护理
• 理疗师
• 职业治疗
• 语言康复师
• 社会工作者

表 10-7	可能对特定脑卒中患者的管理有帮助的其他专业人员
其他专业人员	**问题举例**
• 临床心理学家	• 认知障碍
• 精神病学家	• 严重的抑郁症
• 神经外科医生	• 梗阻性脑积水
• 血管外科医生	• 颈动脉狭窄
• 神经介入科医生	• 近端颅内动脉闭塞
• 放射医生	• 影像上的异常发现
• 免疫学家	• 疑似血管炎
• 整形外科医生	• 股骨颈骨折
• 验光师	• 屈光问题
• 眼科医生	• 持续的复视
• 矫形师	• 下肢缩短，足下垂
• 营养师	• 减肥
• 药剂师	• 吞咽困难的训练方案
• 牙医	• 不合适的假牙

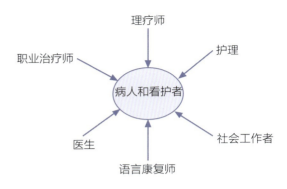

▲ 图 10-10 传统的护理或康复模式

在这种模式中，多学科团队的每位成员都与患者和（或）照顾者独立互动

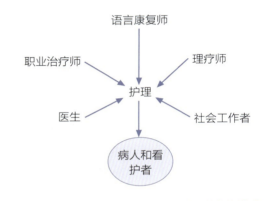

▲ 图 10-11 卒中单元采用的护理或康复模式

其中多学科团队的每个成员均影响护理并与患者和看护者直接互动

模式之间。尽管图 10-11 所示的模型实际上意味着患者必须在卒中单元接受治疗，但它还有其他重要优势。在脑卒中病房的患者，只在他们的一小部分时间里，他们能直接参与治疗师的治疗活动[63]。治疗师培训护士与患者一起进行诊疗活动，应鼓励活动的持续性并增加患者接受的治疗总量。毕竟，护士整个 24h 内都在照顾病房里的患者。例如，物理治疗师教患者如何从床上活动到轮椅上，但是重要的是患者应该在物理治疗期间持续以同样的方式进行训练。否则，患者在物理治疗期间获得的许多技能可能无法在病房或更重要的家庭活动中使用。同样的原则也适用于其他治疗师的意见。非专家提供的治疗是否与训练有素的专家提供的治疗一样有效，需要在随机试验中进行评估。团队会议的重要功能之一是协调治疗师和护士的活动，他们为患者提供大部分日常诊疗和训练。这可能至少是卒中单元似乎取得更好结果的原因之一 [见第 19 章 "有组织的住院（卒中单元）护理"]。

（六）团队成员的角色

本节概述了团队核心成员的主要职能。在实践中，团队运作良好的情况下，团队成员分工会有所不清，每个人都在承担其他人不太专业的功能。我们的临床实践反映了所描述的角色和专业标签，但它们在不同的医疗保健环境中不可避免地会有所不同。

1. 内科医生

除了做出初步诊断、寻找病因、给予药物治疗和启动二级预防措施之外，很少有医生真正了解他们在脑卒中患者护理中可以发挥的重要作用。医生需要更多地参与团队协作，原因如下。

• 领队：无论对错，医生通常掌握着卫生服务的权力。因此，如果脑卒中患者需要完备的设施，就必须有医生参与。

• 知识来源：医生应了解构成患者功能损伤的疾病演变过程（脑卒中和非脑卒中），以及疾病的预后和干预后的可能效果。这对于预测结果和设定适当的目标至关重要。

• 医疗保健是康复的基石：脑卒中患者通常并存复杂的基础疾病（如糖尿病、心力衰竭、深静脉血栓形成），需要积极识别和治疗[5, 7]。

• 有效主持会议的能力：医生通常对脑卒中的了解最深入，因此在协调团队和主持团队会议方面处于良好但不一定权威的地位。这个角色很重要，因为团队会议可能会变得非常耗时，如果没有强有力的主导，可能会丧失主题（见本章"提供综合的治疗管理计划"）。冗长的会议令人厌烦、士气低落、效率低下。

• 法律责任：医生对患者负有法律责任，因此医生必须参与患者护理的每个阶段。

2. 护理人员

护理人员在脑卒中患者的管理中发挥着最广泛的作用，至少包括 4 个主要组成部分。

(1) 对患者现有问题和新问题以及他们的能力和残疾进行日常评估。定期评估 Barthel 指数可能有助于将注意力集中在重要的功能问题上。根据评估可以制订能满足个人需求的护理计划。

(2) 提供脑卒中后患者依赖的所有基本需求（如喂食、清洗、穿衣、如厕、翻身和转移）。

(3) 提供熟练护理以防止并发症的发展，例如压疮、肩痛、其他损伤和吸入性肺炎。这和患者正确体位和瘫痪后的被动活动有关（见第 11 章相关章节内容）。如果采用类似于图 10-11 的团队合作模式，那么护士的角色将包括团队其他成员的许多职能。

(4) 对患者及其家属支持。随着管理者越来越重视改善容易衡量的临床结果，例如，病死率和致残率，但是其他方面上对照顾和关爱容易被遗忘。告知、安慰、鼓励、建议、支持和同情对患者和其亲属非常重要。护士通常与患者和家属接触最多，因此在这方面发挥着重要作用。

在一些医疗保健系统中，较少有训练有素的护士，而且患者的大部分日常需求都由亲属来满足。在许多国家，脑卒中病房护士没有专门的培训。要充分发挥脑卒中病房护士的潜力，需要对专科教育和培训进行大量投资。

3. 物理治疗师

物理治疗师依据患者的个人需求和疾病的阶段在照顾脑卒中患者方面有几个重要的角色。严重脑卒中不久，物理治疗师会参与多项职能工作。

(1) 建议护士和其他护理人员帮助患者保持最佳体位，以防止肌肉张力发生有害的变化，最终可能导致挛缩和功能进一步受限（见第 11 章"痉挛和挛缩"）。

(2) 教导护士和非正式护理人员以最佳方式处理患者，以避免对患者或护理人员造成疼痛或伤害。这通常涉及培训辅助患者转移、肢体活动、站立和行走的正确方法。

(3) 提供治疗以缓解与肩膀疼痛或四肢肿胀的相关症状（见第 11 章 "肩痛" "四肢肿冷"）。

(4) 提供治疗以改善患者的活动能力和手臂功能（见第 11 章 "四肢无力、躯干控制不佳、步态不稳"）。

(5) 建议使用可以改善患者功能的助行器和夹板（见第 11 章 "对日常活动能力的依赖性"）。

4. 职业治疗师

职业治疗师在脑卒中患者的管理中发挥着多种作用。这些作用在严重脑卒中后的早期阶段相当有限，但随着患者康复和自我保健变得更加重要。这些作用包括以下 5 个组成部分。

(1) 对患者进行早期评估，以了解每种损伤可能如何限制他们的功能。这需要评估患者在脑卒中前能够做什么，他们现在可以做什么，以及他们出院后将进入什么样的居住条件（例如，是否容易进入前门、卧室、厕所或浴室）或什么样的生活环境（如亲戚家或疗养院）。

(2) 评估患者的视觉空间功能（见第 11 章 "视觉空间障碍"）。

(3) 尽管患者的活动受到影响，但培训患者和护理人员进行日常活动至关重要（见第 11 章 "对日常活动能力的依赖性"）。这是为个体患者找到现实特定活动的最佳方式。大多数投入都花在了日常生活能力上（表 11-45），尽管在专门的病房门或年轻患者的病房中，能提供旨在重返职业或休闲活动的治疗（见第 11 章"社会问题"）。

(4) 提供辅助措施，以使患者恢复更好的功能。这通常包括提供轮椅、进食、厨房及浴室辅助设备等（见第 11 章"对日常活动能力的依赖性"）。

(5) 家访以评估患者自己在家中的生活能力。这通常是在住院患者出院前做的，是出院计划的重要组成部分。重要的是确定患者自身家庭环境的特有问题，必须通过进一步的培训或提供辅助适应措施来解决。

5. 言语治疗师

言语治疗师在脑卒中患者的护理中有多种作用，包括内容如下。

(1) 评估患者初期和病情改善后的吞咽安全，使其饮食和液体摄入与吞咽能力相匹配（见第 11 章"吞咽问题"）。

(2) 向患者、护士或家属传授帮助克服吞咽障碍和避免误吸的喂养技术。

(3) 教患者练习可以提高解决吞咽问题比例（见第 11 章"吞咽问题"）。

(4) 诊断和评估患者的沟通问题（见第 11 章"沟通困难"）。

(5) 告知正式和非正式护理人员患者沟通问题特质。患者、他们的家人甚至照顾患者的专业人员，常常很难理解语言障碍患者的问题。由于沟通问题经常导致情绪困扰，大多数语言治疗师也承担咨询的角色。

(6) 向患者、护理人员甚至志愿者传授方法，使患者能够有效地使用语言（口头或书面）、手势或适当的沟通辅助工具进行交流。

(7) 提供可能促进沟通障碍恢复的治疗（见第 11 章"沟通困难"）。

6. 社会工作者

社会工作者的角色在不同的社会中必然有所不同，但可能包括如下内容。

(1) 在疾病的各个阶段为患者及其家属提供实用的建议和帮助。例如，为家人安排去医院的交通补贴，或如果脑卒中患者在入院前是家中的主要照顾者，为受抚养的亲属安排额外的家庭照顾。社会工作者通过申请津贴或补助金等方法，解决家庭主要经济支柱突发脑卒中而出现的经济问题。

(2) 参与帮助患者出院或更换住处。社会工作者通常会花大量时间确定患者和家属的愿望和需求，然后与团队的其他成员一起努力满足他们。如果患者不能做决定，又没有亲属，社工可能需要作为患者的谋利益者，为患者的经济事务做出安排，甚至安排住处的改变（如转到疗养院）。

(3) 出院后对患者及其家属随访，如有任何变化以确定需求，并适当地对护理方案进行调整。

(4) 提供咨询，可能有助于让患者和家属接受脑卒中带来的生存环境变化。一些社会工作者组织患者、护理员及相关人员来帮助解决问题。

团队所有成员应该共同承担的一项职能是监测患者的病情。特别是护士和治疗师，他们花大量的时间处理患者和观察患者的表现，所以他们通常处于一个可以注意到微小变化的理想的位置，这些变化可能是并发症的早期迹象，从而从早期治疗中开始受益。

> 团队的所有成员都应该警惕患者病情的变化，可能提示并发症的进展。

7. 团队成员的干预有效吗

尽管有组织的脑卒中护理可以改善预后，但一些人质疑物理治疗、职业治疗、言语治疗，以及社会工作的有效性。他们指出，这些专业人士的有效性缺乏研究证据来支持（但有趣的是，没有质疑他们自己的有效性），或者他们更强调那些似乎证明其他专业无效的特定研究。不幸的是，这些"负面"研究经常提出错误的问题，分析错误的结果，并且在没有良好组织的脑卒中团队的背景下评估干预措施。这可能导致"假阴性"结论，从而拒绝有价值团队成员的贡献。但是，未能证明确切的效果不能被认为是缺乏效果的证据[61]。治疗师使用的一些特定治疗手法的有效性、最佳"剂量"和持续时间可能存在不确定性，但正如我们所看到的，这种类型的诊疗形式仅占他们为脑卒中患者治疗贡献的一小部分。事实上，正如第 11 章所讨论的，越来越多的高质量随机试验已经证实，治疗师的干预确实可以改善患者的预后。

（七）多学科团队会议

团队只有定期开会才能有效地工作。一项随机对照试验系统评价中包括所有卒中单元至少每周召开一次多学科团队会议，与传统的病房查房分开[62]。这些会议有几个重要的功能。

(1) 整个团队都可以了解新患者及其问题。

(2) 回顾现有患者的进展，如果个别团队成员注意到他们的病情发生变化或出现新问题，可以将其传达给其他成员。

(3) 在回顾每个患者的进展和任何发展中的问题后，可以共同设定现实的目标，并商定实现这些目标的适当诊疗方案（见本章"提供综合的治疗管理计划"）。

(4) 可以讨论个别治疗师评估的口头报告，特别是出院前家访的结果，并制订详细的出院计划。

(5) 会议对团队成员、学生和访客具有教育作用。

商定一个正式的讨论结构是为了不忽略重要的细节，并可以通过使用记录团队讨论的标准表格来加强这种结构。在这里讨论我们目前采用的结构。这里讨论的结构并不需要严格遵守，而是为讨论个别患者才提供了一个框架。

1. 团队讨论的结构

任何新患者的医疗细节都由医生提供，包括简要说明患者症状和任何相关既往病史，风险因素和脑卒中可能的原因。医生也会简要介绍患者的社会背景，团队的其他成员提供额外的细节。讨论患者的神经功能障碍时，治疗师经常发现一些对医生来说可能并不明显的问题。到会议召开时，护理人员可以报告这些损伤（即残疾）的功能后果，并使用有关脑卒中前活动的信息，估计脑卒中对患者生活的可能影响。

在随后的每次会议上，简要介绍患者的脑卒中时间、临床类型和推测原因；然后总结问题以及上次会议上商定的目标和计划；邀请团队中的每个成员向团队的其他成员通报患者的进展情况、已解决或现存的问题和目标、他们计划设定的新目标，以及计划如何实现这些目标。这可以按照反映患者病理层次（即病理、损伤、残疾和残障）的顺序进行。医生首先向团队更新患者病情的任何变化或可能与其他团队成员相关的任何重要调查的结果。然后，护士会就患者的情况进行总体报告，包括目前在 Barthel 指数上的表现。这有助于突出患者的许多功能问题，并客观地表明进展情况。接下来是治疗师，首先是物理治疗师，然后是言语治疗师，最后是职业治疗师。前两个倾向于更多地关注损伤和患者的基本功能，如移动、吞咽和沟通，而职业治疗师通常关注更广泛的功能残疾，以及这些如何影响患者的日常生活。最后，社工报告与家人密切接触后发现的任何问题，以及出院计划的进展情况。这个顺序还有一个好处是，职业治疗师和社会工作者可以利用其他人的信息来制订自己的目标和计划。

然后展开讨论，确定家访时间、出院时间和病例（家庭）会议等长期目标，并在下次会议前决定谁将做什么，包括谁与患者和其家属对接使他们参与目标设定过程，并确保他们的意见得到考虑。

如果每个成员没有平等的工作机会，多学科团队可能会缺乏效率。团队将不可避免地包括一些更自信的人和其他不那么外向的成员，前者往往会主导讨论。重要的是，医生通常是团队负责人，应确保个别成员不会垄断讨论，以至于其他人的意见和建议没有被听到。拟议框架能降低这种情况发生的可能性，尽管并非每个成员都必须在每种情况下都做出有用的贡献。

> 重要的是，主持团队会议的人要确保包括主席在内的任何成员都不会垄断讨论，以至于无法听到其他人的声音。

2. 让患者和护理人员参与团队会议

患者和家属都没有直接参加团队会议，但是他们的意见对设定目标和计划出院至关重要。会议前应征求他们对某些问题的意见，会议讨论的性质和结论应由最合适的团队成员（通常是护士）传达给患者或家属。邀请患者、家属和任何其他相关人员（如社区护士和家庭护理组织者）参加单独的团队会议（病例会议或家庭会议），对于计划复杂病例的出院和在解决团队成员与患者或家属之间的意见分歧是有用的。这些会议的时间安排是为个别患者量身定做的。

四、治疗限制

当患者被判断为即使存活下来也不太可能达到较好的生活质量时，许多临床医生并不会努力地争取患者存活。相反，潜在维持生命的治疗可能会被取消或停止，包括人工补液和营养。然而，这是一个极其困难的决定，因为正如我们已经讨论过的，在早期阶段可靠地预测结果有相当大的困难（见本章"患者预后"）。此外，患者在特定状态下生存的价值可能很难判断。患有严重脑卒中的患者通常无法对治疗方案做出决定，他们由于意识水平低下、语言障碍或视觉空间问题而无法理解或交流。

（一）代表和生前遗嘱的作用

对于无法表达其治疗偏好的患者，家属或其他代表应参与决策过程。家属通常可以提供信息，以便对患者可能的意愿做出判断。然而，一些亲属可能有他们自己的利益，而不仅仅是患者

的利益。在脑卒中之前，人际关系可能已经失调，亲属可能从患者的死亡中获得经济利益，而死亡也消除了照顾严重残疾患者的义务。此外，对描述一系列严重疾病的假设情景的研究发现，在 1/3 的病例中，代理人错误地预测了患者的临终治疗偏好 [63]。考虑到这些局限性，丧失行为能力患者的亲属对其治疗偏好的"预测"可能不应成为停止或取消潜在维持生命治疗的主要原因。

患者可能已经写下了他们在遇到危及生命的疾病时希望发生的事情。不幸的是，这些所谓的"生前遗嘱"的价值往往是有限的，因为它们通常代表患者在特定情况下的意愿（如痴呆或昏迷），而将这些意愿外推断到不同的情况（如脑卒中后失语和偏瘫）可能是不合适的。同样不清楚的是，患者在健康状况良好时所做的关于他们在依赖状态下对自己生命价值的判断，在他们残疾后是否仍然正确。尽管日益严重的残疾往往与生活质量下降有关 [64, 65]，但仍有许多患者报道，尽管严重残疾，但生活质量相当好 [12, 66]。对这一观察结果的一种解释是，脑卒中导致严重残疾的患者可能会改变他们对生活质量的内在标准、价值取向及概念，这一过程被称为"反应转移" [67]。

> 尽管有严重的残疾，患者仍可能有一个相当好的长期生活质量。然而，在脑卒中后的最初几天，尚不清楚如何辨别哪些患者能很好地适应新的环境并重新获得良好的生活质量，而哪些患者不能。

也许最常见的困境是，对于无法吞咽的"明显严重脑卒中"患者，是否应该给予液体或营养支持。早期营养支持可能会提高存活患者比例，但可能无法改善幸存者的功能状态 [42]。很少有人会反对给神志清醒的患者输注肠外液体以防止脱水、口渴和不适。然而，如果患者是无意识的，因此可能没有意识到任何不适，那么如何做才是

最好的就有更多的不确定性。此外，如果患者在脑卒中发作后很快就出现了感染，除了上述评估脑卒中严重程度的困难之外，还出现了应该如何积极治疗患者的问题。在这种情况下，静脉注射抗生素、物理治疗甚至人工通气和正性肌力支持是否合适？

在做出这些艰难的决定时，有一些事实值得考虑。大多数在脑卒中后不久就失去意识的患者，在最初几天内会死于脑卒中对脑干功能的直接神经影响，而不是死于脱水或感染（见本章"患者预后"）。因此，通过简单的补液，很多患者的生命不太可能大大延长，但这可能会给我们更多的时间来对预后做出准确的评估。如果选择通过饲管给予患者液体、抗生素，甚至营养支持，这显然不是必须长期持续的。然而，在一些国家，有法律禁止临床医生停止此类治疗，许多临床医生对于停止他们已经开始的治疗比一开始就不治疗感到更不舒服。除了担心医学上的法律问题，还必须考虑家人的反应。然而，如果医生花足够的时间将患者的状态和可能的预后告知家属，并让他们参与决定，那么停止输液、进食或抗生素很少会成为主要问题。

在与任何患者的任何讨论中，有效的沟通都是一项核心能力，但当患者或家属被告知预后不佳，以及当讨论治疗限制时，这一点更加关键。美国心脏协会/美国脑卒中协会指南[68]总结了可能对这些讨论有所帮助的护理提供者的实用策略。

（二）管理不确定性

如前所述，在大多数情况下，即使是最好的预后估计也会有很大的不确定性。这并不意味着应该避免与患者代表讨论预后问题。在美国的一项研究中，大多数危重患者和丧失行为能力患者的代理人希望医生披露预后评估，即使他们不能确定这些评估是否正确，而且大多数人接受这种不确定性[12, 69]。

管理不确定性的一种方法是使用有时间限制的试验，即医生和患者或家属同意在规定的时间内使用某些药物疗法，在此期间评估患者是否达到预定的结果[70]。如果患者达到了这个结果，这些治疗将继续进行，如果达不到，则停止治疗。这种方法的一个缺点是，患者可能被剥夺了在早期阶段死亡的机会，而在他们一直认为不可接受的条件下生存[12]。

重要的是，在几项观察性研究中，脑卒中后最初几天实施的治疗限制与早期死亡风险增加独立相关[12]。在美国的一项研究中，与用ICH评分预测的死亡风险相比，在脑出血后的前5天内避免执行不复苏指令，可使30天内的死亡风险绝对降低30%[71]。尽管这些观察性研究存在固有的局限性，但不能排除的是，设置治疗限制本身会导致对相关患者的护理不够理想，从而导致死亡或功能预后不良的风险更大。不用说，"治疗限制"不应该等同于"次优护理"，而应该避免"次优护理"。

美国心脏协会/美国脑卒中协会的一份声明为解决严重脑卒中和预后不良患者及其家属的需求提供了有用的工具[38]。

让团队的其他成员和患者家属参与任何关于如何积极努力让患者存活的决定。要强调的是，根据患者的病情发展，大多数的决定都可以被重新审视，甚至可以被推翻。

第 11 章　脑卒中患者存在的问题及一般处理

What are this patient's problems? A problem-based approach to the general management of stroke

Yannie Soo　Howan Leung　Lawrence Ka Sing Wong　著
李　浩　段光明　译

患者的一般处理有别于脑卒中的特异性治疗（见第 13~15 章），主要目的是在疾病的不同阶段识别和解决现有问题，以及预测和预防潜在问题。本章将介绍脑卒中患者出现的常见问题，每个部分的结构大致如下。

- 对问题的一般描述，包括定义、频率、原因和临床意义及预后。
- 评估，包括检测方法、简单的临床评估和可能适合于目标设定、审计或研究的措施。
- 预防和治疗，包括可降低问题进展风险或加速康复的干预措施。

在基于社区的发病率研究（见第 17 章"用于症状性颈动脉狭窄的颈动脉内膜切除术"）中很少系统性阐述脑卒中后问题，因此它们在未被选择的人群中的频率通常是未知的。此外，与治疗的其他方面相比，很少有针对这些问题的大型随机对照试验或系统综述。这在一定程度上是因为在进行随机对照试验和系统评价非药物干预措施方面存在重大的方法学困难（表 11-1）。然而，证据基础正在改善。Cochrane 评价为脑卒中后的许多干预性试验提供了无偏见的系统性评价。在没有高质量证据的情况下，本文的内容反映了我们自己的临床经验。许多主题并不是专门针对脑卒中医学的，但在其他内科或外科教科书中都可

以找到。因此，我们没有试图提供全面的回顾，而是集中在与脑卒中患者特别相关的评估和治疗方面。

一、气道、呼吸和循环系统

气道、呼吸或循环不足会危及生命。必须采取紧急复苏措施。即使不是对生命的直接威胁，也应该优化大脑的氧气和葡萄糖输送，以将脑损伤降至最低，从而使患者取得尽可能好的预后（见第 12 章"脑卒中后认知障碍：问题的相关性"）。

（一）呼吸道阻塞

意识水平下降、延髓功能受损或误吸患者，可能存在呼吸道阻塞或部分阻塞。中心性发绀、气流嘈杂伴咕哝声、打鼾、呼吸模式不规则、胸骨上区和肋间肌肉内陷可能提示梗阻。一过性梗阻常见于睡眠中的脑卒中急性期（见后文），因此，重要的是，不要错误地将呼吸道阻塞引起的呼吸暂停发作归因于周期性呼吸，而忽略了这一点（如周期性呼吸，见后文）。

如果怀疑是呼吸道阻塞，应用戴手套的手指清除口咽部的异物，患者的下巴向前拉，颈部伸展，以防止舌后坠阻塞呼吸道（图 11-1）。将患者置于昏迷体位（复苏体位）以保持呼吸道畅通，

表 11-1 物理治疗措施的随机对照试验和系统综述中的问题

- 许多干预措施缺乏基于基础科学的理论模型或理论基础
- 由于治疗师对个体患者治疗效果的确定性，进行随机对照试验时存在伦理问题
- 难以让患者和治疗师接受"不治疗"的可能性
- 强烈的患者偏好，基于他们对治疗的益处和可接受性的信念
- 难以对患者进行双盲治疗分配
- 难以设计令人信服的安慰剂治疗组或建立适当的"对照"
- 难以确定针对个体患者量身定制的疗法（在类型、剂量、频率、时间和持续时间方面）；这导致在实践中难以应用
- 未能识别干预的关键组成部分或组成部分之间的相互作用
- 适度的治疗效果意味着必须对大量患者进行随机分组
- 需要对大量患者进行随机化，可能需要进行多中心试验，但这会给治疗的标准化和监测带来困难
- 治疗很昂贵，因此资助研究的机构可能不愿意资助治疗
- 难以达成合适的结果衡量标准，既要考虑到治疗师预期的影响，又要考虑到与患者和家庭相关的因素
- 在非盲试验中，患者对医师的忠诚度可能会使他们对主观结果量表的反应产生偏差
- 各种不同的结果衡量标准，阻碍了对试验的系统评价
- 与同时给予的其他疗法的复杂相互作用而造成的问题

但在某些情况下可能需要口咽或鼻咽通气道甚至气管插管（图 11-2）。

（二）呼吸不畅

脑卒中可能削弱肋间肌和横膈膜，导致通气量减少，咳嗽不畅，增加肺炎的风险[3]。此外，脑部病变本身可能直接或更多地间接损害延髓的呼吸中枢功能，导致患者在清醒时出现各种紊乱的呼吸模式（图 11-3），但更常见于睡眠时[4]。

1. 低氧血症

大约 1/5 的脑卒中患者在入院的前几个小时内出现低氧血症（定义为在 > 10% 的监测期内血氧饱和度 > 90%）[5]。在医院各科室之间转院时更常发生，与脑卒中的严重程度和预先存在的心肺疾病有关。在有心肺疾病的患者中，仰卧位的缺氧可能更明显，坐位的缺氧会减少[6]。低氧与较差的存活率有关，但尚不清楚这是低氧加剧脑损伤的结果，还是仅仅反映了严重脑卒中时存在严重的心肺疾病[5]。

2. 异常呼吸模式

与脑卒中相关的异常呼吸模式包括阻塞性和中枢性睡眠呼吸暂停、周期性呼吸、过度通气（"强制呼吸"）、不规则（共济失调）呼吸、窒息样（呼气时停顿）呼吸，以及最终完全呼吸暂停[7]。

睡眠呼吸暂停是最常见的异常现象，根据所使用的定义和检测方法，已在多达 2/3 的入院患者中发现。它通常是"阻塞性"的，尽管偶尔也可能是"中枢性"的。阻塞性睡眠呼吸暂停与年龄大、肥胖、颈围大有关，在一些研究中还与脑卒中严重程度有关[4]。它与较差的生存率和功能预后有关，但尚不清楚这是否是由于对脑卒中严重程度的不完全调整、相关的缺氧或血压和脑灌注的波动所致[8, 9]。

周期性呼吸，即有规律地交替出现换气过度和换气不足，约有 1/4 的患者发生，但很少被医护人员发现[10]。其他神经功能（如清醒）通常与呼吸同步变化。周期性呼吸的机制仍然存在争议，但它可能反映了脑干呼吸中枢对 $PaCO_2$ 的敏感性改变和（或）循环减慢，从而导致控制呼吸的反馈回路延迟[11, 12]。周期性呼吸期间会发生氧合作用，pH 和脑血流量的变化，但它们的重要性尚不清楚。周期性呼吸与更严重的脑卒中和更差的预后有关，但它也可能出现在意识清醒且随后适当恢复的患者中[10]。

周期性呼吸并不一定意味着预后不良。

与脑卒中本身导致的异常呼吸模式相比，并

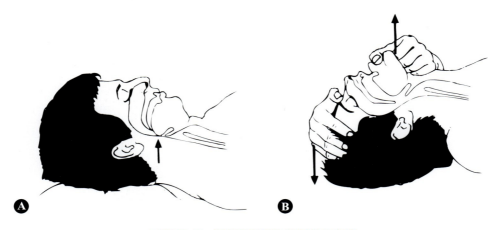

▲ 图 11-1　怀疑呼吸道阻塞的处理方法

对于意识水平下降的患者来说，保持通畅的气道至关重要。A. 昏迷患者的头部处于静止或屈曲的位置，舌头向后倒，阻塞下咽下部（箭），会厌阻塞喉部；B. 通过抬起下巴使头部后仰，拉伸颈部前部结构，从而打开气道

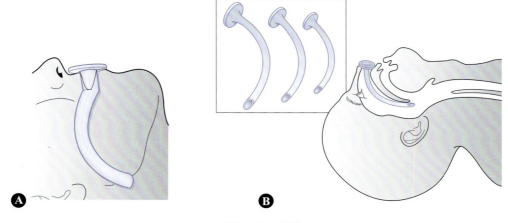

▲ 图 11-2　气道

A. 口咽气道。为了检查气道的尺寸是否适合患者，请将气道横跨脸颊，从嘴角到耳垂尖（也可使用下颌骨的角度）。如果相符，则气道的尺寸是正确的。如果太长或太短，请选择其他尺寸。不正确的尺寸可能导致气道被堵塞而不是保持开放。倒置插入，沿着口腔顶部移动，旋转到位于舌头后面的位置，并将其略微向前抬起；B. 鼻咽部气道。为了测量适当大小的鼻咽部气道，传统认为正确的大小与患者的小指或鼻孔有关。然而，这些措施可能与他们鼻子的内部解剖结构无关，因此，根据患者的性别和身高来确定气道的大小可能更合适 [1, 2]

存的心肺疾病（如慢性阻塞性肺病、肺炎）可能是导致通气不足的更常见原因。其检测取决于彻底的初步评估，包括充分的病史、体格检查和一些简单的检查（如胸部 X 线片和心电图）（见第 10 章 "提供综合的治疗管理计划"）。

3. 评估

临床上应通过检查中枢性发绀和检查胸部来评估通气是否充分。脉搏血氧仪可用于监测血氧饱和度和检测低氧血症。手指探头比耳朵上的探头更准确，可以放在偏瘫或非偏瘫手上 [13, 14]。动脉血气分析可用于监测 II 型呼吸衰竭患者、需要人工通气的患者，以及酸中毒等严重代谢紊乱患者的治疗。

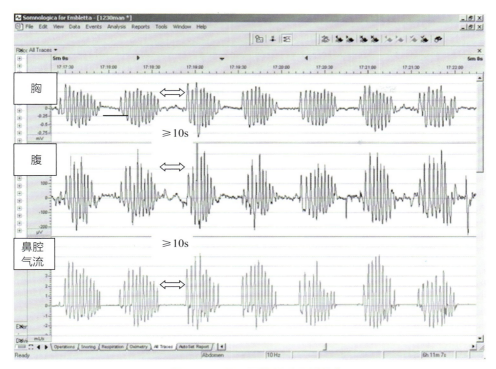

▲ 图 11-3 显示周期性呼吸的图表
上面两条迹线显示肌肉活动，下部迹线显示气流（经 A. Rowat 许可）

呼吸模式的异常很容易被忽视。鼓励团队所有成员在评估患者时观察呼吸模式。

4. 治疗

没有数据支持对不缺氧的患者进行常规吸氧。目前，建议低氧血症患者吸氧以维持血氧饱和度（oxyhemoglobin saturation, SaO_2）＞94%[15]。当有指征时，可以通过创伤性最小的方法供氧以达到正常氧合水平[16]。可用的方法包括鼻导管、文氏面罩、非重复呼吸面罩、无创正压通气和气管插管机械通气。对于患有慢性肺病和高碳酸血症倾向的患者，首先应使用 24% 的氧气，并仔细监测患者的呼吸、神经功能（见本章"脑卒中后进展"）和动脉血气。

虽然持续气道正压通气已被证明可以总体上减轻阻塞性睡眠呼吸暂停的症状，但急性期脑卒中患者对治疗的依从性往往很差，并且没有可靠

的获益证据[17-19]。当然应该对任何合并的心肺疾病进行治疗。有限的数据表明，让患者坐起来可能有助于改善患有严重肺部并发症的患者的血氧饱和度[6]。如果患者从床上坐下来，重要的是要让他们在直立位置得到很好的支撑，而不是瘫倒在椅子上。

坐着也可能降低颅内压，但也可能引起其他问题（见本章"活动受限和定位不良"）。用来促进睡眠、辅助成像或控制癫痫发作的镇静药，可能会导致周期性呼吸或呼吸衰竭，如果可能，一般应避免使用。

气管插管和机械通气可用于维持通气量或降低颅内压。适应证因中心而异，但通常包括意识水平恶化，严重缺氧或高碳酸血症，以及无法维持气道通畅。根据适应证和病例组合的不同，接受机械通气的患者报告的院内病死率为 50%～90%。可以预见，高龄、脑干功能障碍，以及并发症预后更差；然而，仍有一小部分患者可以恢复[20-22]。通常，这种激进的治疗被认为是不合适的，因为

患者恢复良好生活质量的可能性很低（见第 10 章 "治疗限制"）。

> 如果患者采用坐姿护理，最好让他们在椅子上得到良好的支撑并直立，而不是瘫倒在床上或椅子上，因为这会使呼吸更加困难。

（三）循环不良

严重的脑干功能障碍和大量蛛网膜下腔出血都可能导致严重的循环系统问题，例如神经源性肺水肿、心律失常，以及伴有严重高血压或低血压的不稳定血压（见第 14 章 "脑出血二级预防的血压控制"）。更常见的是，循环衰竭，伴有或不伴有肺水肿相关的低血压或缺氧，是由于合并的心脏病（如充血性心力衰竭、心肌梗死、心房颤动）、低血容量（如脱水、出血）或严重感染所致。

1. 心律失常

心房颤动是全世界最常见的心律失常，缺血性脑卒中和 TIA 的风险增加 5 倍（见第 6 章 "来自心脏的栓塞"）[23]。在多达 1/3 的缺血性脑卒中和脑出血患者中观察到心房颤动 [22, 24]。尽管大多数心源性脑卒中与心房颤动有关，但约有 5% 发生在近期心梗情况下 [25]。

心房颤动通常先于脑卒中的出现。然而，由于心房颤动可能是阵发性且无症状的，因此它可能无法通过检测标准 12 导联心电图发现。因此，对于普通心电图显示正常窦性心律的缺血性脑卒中患者，建议在床边或使用便携式设备进行 24h 动态心电图监测，以筛查心房颤动或心房扑动 [15]。对于脑缺血原因不明的隐源性脑卒中患者，可考虑延长心脏事件监测以帮助识别隐匿性心房颤动。对于缺血性脑卒中患者阵发性心房颤动，与检测率 2.5%～5% 的标准 24h 动态心电图相比，扩展心脏事件监测（例如，事件循环记录器、移动心脏门诊遥测、通过起搏器或除颤器进行连续心电图监测）可能具有更高的检测率，范

围为 5%～25%，具体取决于所使用的设备和监测的持续时间 [26]。心房颤动的检测将影响二级预防的抗凝决策。不同中心之间，常规监测心律的可行性和成本不可避免地存在差异，而且目前尚不清楚监测结果对改变管理决策（如开始抗凝治疗和预防卒中复发）的效果如何。当然，我们建议至少对有心悸、原因不明的楔形梗死或近期心肌梗死的患者进行监测。

> 除了心房颤动之外，急性卒中后其他类型的心律失常也相当常见，但这些心律失常通常不会成为问题，除非它们不是由卒中本身引起的，而是由最近的心肌梗死导致的。

2. 心肌损伤

重要的是，要通过心血管系统的临床评估和相关检查（如心肌酶、心电图和超声心动图）来确定任何循环衰竭的存在和可能的原因 [27]。大约 3/4 的蛛网膜下腔出血患者会出现心电图复极异常和缺血样改变，但少见于其他类型的脑卒中。在蛛网膜下腔出血中，这些变化最常继发于脑损伤，而在其他脑卒中类型中，它们通常反映相关的心脏病 [28]。在急性脑卒中背景下，心电图变化对急性心肌梗死的特异性较低 [29]。肌酸激酶（creatine kinase，CK）及其更具心脏特异性的肌酸激酶同工酶（creatine kinase muscle-brain，CK-MB）水平经常升高，但在患者跌倒、受伤、躺在硬地板上或有全身性癫痫发作，这可能都会增加肌酸激酶水平。事实上，即使 CK-MB 升高，更特异的肌钙蛋白心肌损伤的标志物通常是正常的，这表明即使 CK-MB 也可能不是心脏来源的 [30]。据报道，多达 1/3 的脑卒中患者出现肌钙蛋白升高，已在尸检中发现可能是并发心肌梗死或小面积心肌坏死的标志 [31]。即使在调整了年龄和脑卒中严重程度后，肌钙蛋白升高也与较差的存活率有关 [28, 32, 33]。循环衰竭、心房颤动和近期心肌梗死的患者脑卒中后存活和功能恢复的预后

较差[24, 34]。积极处理这些问题可能会改善预后，但详细说明超出了本书的范围。

3. 胃肠道出血

约 1.24% 的脑卒中患者在脑卒中后的前几周出现上消化道出血[35]。出血最常见的原因是消化性溃疡（28%）、恶性肿瘤（12%）和其他或不明原因（60%）[36]。出血在老年人、更严重的脑卒中患者和脑出血患者中更为常见；因此，毫不奇怪，胃肠道出血与高病死率有关。出血似乎更常见于通过肠内管喂养的患者，可能更常见于留置鼻胃管，而不是经皮内镜胃造口术[37]。显然，由此产生的低血压和贫血可能会加剧脑缺血，并恶化预后。

当使用抗血栓和抗炎药物时，人们显然应该意识到这种出血的可能性[38]。我们尽量避免使用 NSAID，除非有明显的适应证。质子泵抑制药（proton pump inhibitor，PPI）、双倍剂量的 H_2 受体拮抗药和米索前列醇都被证明可以减少长期服用 NSAID 的患者（非脑卒中患者）的胃和十二指肠溃疡[39]。一项对 20 项试验的 Meta 分析表明，脑卒中患者中与应激相关的胃肠道出血的概率降低了 80%，甚至与质子泵抑制药和 H_2 受体拮抗药相关的死亡率也降低了[40]。然而，这些试验的对照组的出血率远远高于白种人人群观察研究中报告的出血率。活动性胃肠道出血的处理与其他情况相同。

二、意识水平下降

大约 15% 的脑卒中患者在脑卒中后的前几天里意识水平下降（表 11-2），原因尚不完全清楚（表 11-3）。

它可能由脑干的直接损伤（出血或梗死）引起，或更常见的是与脑肿胀和中线移位相关的幕上损伤引起的间接损伤[41, 42]。然而，我们并不少见疑似单侧的大面积缺血性脑卒中患者，他们在发病数小时内进展为昏睡，而在预期水肿发展到足以显著提高颅内压之前，并且脑成像几乎没有明显的占位效应[43]。事实上，在一项研究中，只

有少数在大脑半球缺血性脑卒中后意识水平恶化的患者在有创监测中颅内压升高[44]。有人认为，脑室之间的压力差异可能比整体压力更重要。但是，卒中可能发生的并发症也会降低意识水平（表 11-3）。

意识水平是脑卒中严重程度的重要指标和有价值的预后变量[46]（见第 10 章"患者预后"）。

评估

最常用的意识水平测量方法是 GCS（表 3-12），它可靠地记录了患者的自发行为，以及对语言和疼痛刺激的反应[47]。虽然很有用，但最初为头部受伤患者设计的 GCS 在应用于脑卒中时存在许多问题。最重要的是，许多脑卒中患者存在失语症，在语言反应量表上得分较低。因此，患者的 GCS 总分可能降低，但意识水平正常。另一个问题是，没有经验的医生可能会将运动量表应用于偏瘫患者的受影响手臂，并获得降低的运动反应，而不是"最佳"反应。如果分数分开记录，则 GCS 会传达大部分信息。替代措施包括反应水平量表和所谓的"脑卒中量表"（见第 10 章"患者预后"）[48]。

意识水平降低的患者发生各种并发症的风险更大（表 11-4），因此需要专业护理以将这些风险降至最低。此外，意识水平的下降可能会提醒人们注意一种重要且可能可补救的情况（表 11-3）。因此，将考虑积极治疗的严重脑卒中患者，应在最初几天与 GCS 一起监测，特别是在工作人员频繁更换的情况下，以避免延误对其病情恶化的调查和治疗。我们通常会在脑卒中后的最初几天减少监测频率（例如，每小时、2h、3h 或 6h）。我们这样做的速度将取决于治疗团队对恶化可能性的判断，以及旨在扭转恶化的任何干预措施的适当性和紧迫性，还必须考虑护理人员进行测量的可行性及患者对不间断睡眠的需求。因此，在小脑血肿后的前 2 天，人们可能每小时监测一次患者的 GCS（因为需要考虑进行减压手术），但对于轻度缺血性脑卒中 2 天后病情稳定的患者，只需要每 6 小时监测一次。

表 11–2 一项神经科研究对 675 例首次脑卒中患者进行初步评估时各种临床特征的出现频率

临床特征	患者人数 (%)	不能评估 (%)
Glasgow 昏迷量表（运动＜6）	86（13）	15（2）
Glasgow 昏迷量表（眼睛＜4）	98（15）	16（2）
Glasgow 昏迷量表（眼睛 + 运动＜10）	111（16）	16（2）
高血压（收缩压＞160mmHg）	311（46）	19（3）
非常高的血压（收缩压＞200mmHg）	90（13）	19（3）
高血压（舒张压＞100mmHg）	131（19）	22（3）
非常高的血压（舒张压＞120mmHg）	23（3）	22（3）
24h 内癫痫发作	14（2）	0（0）
面瘫	256（38）	40（6）
上肢或手部无力	344（51）	32（5）
下肢无力	307（45）	34（5）
面部、上肢和下肢至少 2 个单侧无力	331（49）	0（0）
感觉丧失（本体感觉）	101（15）	168（25）
感觉丧失（脊髓丘脑）	196（29）	140（21）
同侧视野缺损	113（18）	134（20）
凝视	50（7）	36（5）
心理测试分数＜8/10[45]	85（13）	135（20）
视觉空间障碍	81（12）	179（27）
言语障碍	122（19）	111（16）
构音障碍	135（20）	127（19）

引自 OCSP 未发表的数据

GCS 只有在正确应用的情况下才是监测患者的有用工具。考虑到与脑卒中相关的神经功能障碍，医生需要接受正确使用的培训。

意识水平下降患者的检查和治疗，与其他指标恶化的患者相似，详见下文"脑卒中后进展"。颅内压升高患者的具体治疗见第 13 章"选择性使用：大面积脑梗死的手术减压"。

三、重度脑卒中与疑似重度脑卒中

重要的是要意识到，严重的并发症可能会使脑卒中看起来比实际情况更糟（表 11–5）。可能表明严重脑卒中（如意识水平降低）和预后不良的临床特征，实际上可能是由于并发疾病而不是脑卒中本身。例如，存在单纯运动性脑卒中（腔隙综合征，见第 4 章"脑卒中临床分类"）和严重胸部感染的患者可能会昏睡或神志不清，很难将这种临床表现与大脑中动脉供血区梗死区分

表 11-3 脑卒中后意识水平降低的可补救原因

常见
- 缺氧（见本章"气道、呼吸和循环系统"）
- 低血压（见本章"气道、呼吸和循环系统"）
- 严重感染（见本章"发热和感染"）
- 电解质失衡（见本章"代谢紊乱"）
- 低血糖（见本章"代谢紊乱"）
- 药物（如苯二氮䓬、阿片类药物、镇痛药）

神经性
- 癫痫发作（见本章"意识水平下降"）
- 梗阻性脑积水（如小脑血肿）（见第 14 章"手术治疗"）
- 蛛网膜下腔出血后脑缺血（见第 14 章"生理变量的控制""医源性脑出血的止血治疗"）

表 11-4 脑卒中后意识水平下降患者的常见并发症

- 气道阻塞（见本章"气道、呼吸和循环系统"）
- 误吸（见本章"吞咽问题"）
- 发热和感染（见本章"发热和感染"）
- 脱水（见本章"代谢紊乱"）
- 营养不良（见本章"营养问题"）
- 尿失禁（见本章"尿失禁和尿潴留"）
- 大便失禁或便秘（见本章"大便失禁和便秘"）
- 压疮（见本章"压疮"）

表 11-5 疑似重度脑卒中的原因

非神经病学
- 感染
  - 呼吸系统（见本章"发热和感染"）
  - 泌尿系统（见本章"发热和感染"）
  - 败血症
- 新陈代谢
  - 脱水（见本章"代谢紊乱"）
  - 电解质紊乱（见本章"代谢紊乱"）
  - 低血糖症（见本章"代谢紊乱"）
- 药物
  - 镇静药（见本章"认知障碍"）
  - 巴氯芬（见本章"痉挛和挛缩"）
  - 锂毒性
  - 抗癫痫药物毒性（见本章"癫痫发作"）
  - 止吐药（见本章"头痛、恶心和呕吐"）
- 缺氧
  - 肺炎/胸部感染（见本章"发热和感染"）
  - 肺栓塞（见本章"静脉血栓栓塞"）
  - 慢性肺病（见本章"并存的医疗问题"）
  - 肺水肿（见本章"气道、呼吸和循环系统"）
  - 高碳酸血症
  - 慢性肺病（见本章"气道、呼吸和循环系统"）
- 有心脏或主动脉弓栓塞源患者的肢体或肠道缺血

神经病学
- 颅后窝脑卒中或蛛网膜下腔出血患者的阻塞性脑积水
- 癫痫发作，包括复杂的部分性发作（见本章"癫痫发作"）

开。当然，感染比大量坏死的脑组织更容易治疗，因此经过适当的治疗，这两类患者的预后会有很大的不同。

彻底的全身检查将发现发热、神志不清、呼吸频率加快和血氧饱和度降低等迹象，通常会发现其他相关的并发症。简单的检查，例如，白细胞计数、C 反应蛋白、尿素和电解质、尿液显微镜检查和培养、胸部 X 线片、心电图和血培养，不仅可以确定脑卒中的原因（见第 6 章"检查"），同时也提醒人们注意严重的并发症。脑卒中之后发生的癫痫使脑卒中严重程度的评估变得特别困难（见本章"癫痫发作"）。同样重要的是不要忽视任何意识水平下降是由镇静药物引起的。

疑似重度脑卒中的治疗将取决于确定或疑似的具体问题。

一名 70 岁男子被发现在家中昏迷并入院。到院后他出现了部分性癫痫发作，影响了他的右侧并伴有继发性全身性发作。随后的神经系统检查显示意识水平降低、凝视和右侧肢体软瘫。入院当天脑 CT 正常。诊断为严重缺血性脑卒中，并在病历记录了不抗癫痫的决定。他接受了静脉输液，但没有服用抗癫痫药物。后来脑卒中医生对他进行了检查，发现右手偶尔有抽搐动作，改变了不抗癫痫的决定，并安排了脑电图显示癫痫持续状态。静脉注射苯妥英后，患者病情好转，4 天后出院，没有残留神经功能缺损。因此，不要忽视患有疑似严重脑卒中和近期癫痫发作的人。

四、脑卒中后进展

脑卒中通常是突然发作，但患者的神经系统状况可能会在初始评估数小时、数天或极少数情况下数周后恶化（或者改善）。患者可能会出现意识水平下降、现有神经功能障碍恶化或新的障碍，表明大脑另一部分功能障碍。"脑卒中进化""脑卒中进行中""早期神经功能恶化""脑卒中进展"等大量术语曾用于这种情况，这可能反映了人们对这一问题的相当大程度的兴趣和对其原因的不确定性[49]。毕竟，在这种情况下，人们或许能够进行干预，以防止严重的脑卒中。"进展性脑卒中"的一个经过充分验证的定义是，基于 Scandinavian 脑卒中量表[50]（表 11-6）在基线至第 3 天期间，意识水平、上肢、下肢或眼睛运动分量表下降至少 2 分和（或）言语分量表下降至少 3 分[51, 52]。前 3 天连续测量的相同变化被称为"早期恶化事件"。

显然，如果我们认为神经功能障碍通常会在几分钟或几小时内增加，那么我们在脑卒中过程中越早看到患者，我们就越有可能观察到随后的恶化。事实上，当我们尝试对脑卒中进行急性治疗时，我们可能会更加意识到脑卒中发作后最初几个小时内的"正常"恶化。我们可能会在脑卒中发展的早期看到患者并更密切地监测他们，因为他们将处于临床试验中，或接受急性脑卒中的特定治疗。因此，对前两天恶化频率的估计差异很大，有报道高达 40% 的住院患者出现[53]。早期恶化更可能是由于神经机制而不是脑卒中的全身并发症[54]。目前尚不清楚脑卒中发生后的前两天神经功能障碍进展的原因[55]。例如，是什么原因导致一些腔隙性脑梗死患者的病情进展[56]？早期进展可能反映了生化和血流动力学因素之间的复杂相互作用，这些因素在缺血性脑卒中的发展中很重要。糖尿病或冠心病病史、低和高动脉血压、梗死的早期 CT 征象、虹吸段或大脑中动

表 11-6　Scaninavian 脑卒中量表[50]

项　目	得　分
意识	
完全有意识	6
嗜睡，可以完全清醒	4
对口头命令有反应，但没有完全意识	2
对口头命令没有反应	0
眼球运动	
没有凝视	4
存在凝视	2
眼球同向偏视	0
上肢，肌力[a]	
以正常力量举起上肢	6
举起上肢力量减弱	5
肘部弯曲抬起上肢	4
可以移动，但不能抵抗重力	2
瘫痪	0
手，肌力[a]	
正常	6
力量减弱	4
少量动作，指尖达不到手掌	2
瘫痪	0
腿，肌力[a]	
正常强度	6
以减弱的力量抬高直腿	5
屈膝抬腿	4
可以移动，但不能抵抗重力	2
瘫痪	0
定向	
正确的时间，地点和人物	6
其中两个	4

（续表）

项　目	得　分
其中之一	2
完全迷失	0
语言	
没有失语	10
词汇量有限或语无伦次	6
不只是 / 否，但不是更长的句子	3
只有是 / 否或更少	0
面瘫	
无 / 可疑	2
有	0
步态	
不借助辅助步行 5m	12
带着辅助设备走路	9
在另一个人的帮助下行走	6
无支撑地坐着	3
卧床不起 / 坐轮椅	0

a. 仅在受影响的一侧评估肌力

脉闭塞的征象、各种生化（如葡萄糖和谷氨酸）和血液学（如 D- 二聚体）参数都与早期进展相关 [49, 57-59]。更大的年龄、最初的脑卒中严重程度，以及扫描时出现脑水肿与晚期进展有关 [49]。

　　进展有许多潜在的原因，有些是可逆的，因此及早发现和治疗它们很重要。文献倾向于强调神经系统原因（表 11-7），但重要的是不要忽视往往在最初几天发生且更容易治疗的非神经系统原因。与"疑似重度脑卒中"的原因有很多的重叠（表 11-5）。可以预见，在初次就诊后神经系统状况进展患者的预后，比保持稳定或迅速改善的患者更差。

1. 评估

　　为确保尽早发现临床进展（即治疗恢复的可能性通常最大时），重要的是要监测患者的情

表 11-7 脑卒中后进展的原因

神经病学
- 进展 / 完全脑卒中
- 扩展 / 早期复发
- 梗死的出血性转化
- 梗死或出血周围出现水肿 [a]
- 颅后窝脑卒中或蛛网膜下腔出血后阻塞性脑积水 [a]
- 癫痫发作 [a]
- 迟发性缺血 [a]（蛛网膜下腔出血）
- 误诊
  - 颅内肿瘤 [a]
  - 脑脓肿 [a]
  - 脑炎
  - 慢性硬膜下血肿 [a]
  - 硬膜下积液 [a]

非神经病学 [a]
- 见表 11-5

a. 进展的可补救原因

况。诸如表 11-8 中的定期监测通常会提示医生出现的问题。然而，与患者有定期密切接触的有经验的护理人员，可能会在团队中的其他成员发现问题之前及早发现问题。经常与患者长期相处的家庭成员也可能会发现患者病情发生微妙但重要的变化，应该倾听他们的意见。重要的是医生鼓励自由交流，以便让患者的护理人员知道这类信息。

　　尽管有很多可能导致进展的潜在原因，但重要的是首先考虑那些最容易逆转的原因（表 11-8）。大多数可以通过临床评估和简单的实验室检查进行诊断。在某些情况下，建议进行紧急复查脑部 CT，例如，小脑卒中或蛛网膜下腔出血患者的意识水平下降，这些患者可能正在发展为适合神经外科干预的阻塞性脑积水。在接受溶栓药物治疗的患者中，血压突然变化、新出现的头痛和（或）呕吐或神经功能恶化应紧急 CT 排查颅内出血。在接受抗血小板药物治疗的患者中检测到梗死出血性转化可能会影响是否继续用药的决定，尽管在这种情况下没有可靠的证据表明最佳方案。CT 或 MRI 脑部扫描显示进展是由于早期

表 11-8 监测参数和可以检测进展的参数
• 意识水平（即 GCS）（见第 3 章"脑血管事件的诊断"和本章"意识水平下降"）
• 瞳孔反应（见第 3 章"脑血管事件的诊断"）
• 眼球运动（见第 3 章"脑血管事件的诊断"）
• 肢体运动（见第 3 章"脑血管事件的诊断"）
• 脑卒中量表（如 Scandinavian 脑卒中量表）（表 11-6）
• 温度（见本章"发热和感染"）
• 脉率（见本章"气道、呼吸和循环系统"）
• 血压（见本章"脑卒中后的高血压和低血压"）
• 呼吸频率（见本章"气道、呼吸和循环系统"和"发热和感染"）
• 脉搏血氧仪（见本章"气道、呼吸和循环系统"）
• 水平衡（见本章"代谢紊乱"）

复发性缺血性脑卒中，尤其是在与初始脑卒中不同的动脉区域，建议进一步检查近心端动脉或心脏栓塞源。

2. 治疗

显然，任何治疗都取决于进展的原因，但应该强调的是，目前几乎没有来自随机对照试验的证据，支持使用抗凝药、溶栓、神经保护、血液稀释和控制血压等治疗方法进行治疗进展脑卒中（见第 12 章）。一项将 98 例患者随机分配到常规护理或强化生理监测的小型试验表明，监测越严密的患者接受的治疗越强化（如补充氧气）并且病情进展的发生率越低[60]。这一初步发现需要在更大规模的研究中得到证实，可能对急性脑卒中患者的管理具有重要意义。

一名 65 岁女性患有急性缺血性脑卒中，影响她的小脑和脑干。这发生在既往枕部缺血性脑卒中、肾功能不全和高血压的背景下。在经历了一段暴风雨般的早期疗程后，进行了梗阻性脑积水引流，并在重症监护病房进行机械通气，她恢复得很好。她可以独立坐着，帮助自己洗漱和穿衣，并且可以安全地吃软食和液体。她有复视，平衡差，并有眩晕和呕吐且运动后加重。她开始定期口服甲氧氯普胺，这些症状有所缓解。周五下午，她被转移到一个单独的康复病房。周末，她的病情恶化了。她的言语变得非常不清楚，吞咽困难，无法坐下。排除了感染、代谢异常和复发性脑积水，复查 MR 扫描显示没有新的脑卒中病变，尽管这似乎是她加重的最可能的解释。家人被告知预后很差。在插入经皮内镜胃造瘘术之前，语言治疗师对患者进行了评估，患者的舌头运动就像帕金森病患者的舌头运动一样！检查了药谱，停用了甲氧氯普胺，患者在接下来的 1 周内恢复到了以前的功能状态。她最终出院回家，能够走路，在日常活动中仅需要极少量的帮助。

五、并存的医疗问题

脑卒中患者常见的并存医疗问题是因为他们通常是老年人并且有相关的血管疾病（表 11-9）。我们已经提到了及时处理心肺功能的重要性（见本章"气道、呼吸和循环系统"），由于许多其他原因，这些情况和其他情况可能很重要，尤其是它们本身可能需要治疗。严重的非脑卒中疾病会使轻度脑卒中显得很严重，从而导致预后不准确，并可能导致治疗不当（见本章"重度脑卒中和疑似重度脑卒中"）。并存的心肺疾病（例如，心绞痛、心力衰竭、慢性阻塞性肺疾病）、肌肉骨骼疾病（如关节炎、背痛、截肢）和精神疾病（如抑郁症、焦虑症）通常会加重脑卒中相关的残疾。因此，如经过几个月的康复，人们可能会教严重偏瘫的患者再次行走，但如果患者还患有慢性阻塞性肺疾病，那么以偏瘫步态行走可能意味着他不能走任何有用的距离。在花费数月时间试图让患者走路之前，了解任何先前存在的疾病对康复造成的限制是很重要的。教患者坐在轮椅上可能更现实。即使人们无法估计非脑卒中疾病对康复的影响，了解其存在也可以解释为什么患者没有达到他的康复目标（见第 10 章"提供综合的治疗管理计划"）。

虽然大多数脑卒中患者最初的脑卒中相关症状会在几周或几个月内得到改善，但许多共同存在的问题导致了残疾的进展。因此，患者可能会

表11-9 675例首次脑卒中患者的共存 医疗问题的发生率	
共存问题	n（%）
既往心绞痛	106（16）
既往心肌梗死	112（17）
心力衰竭	52（8）
间歇性跛行	112（17）
糖尿病	63（9）
既往癫痫发作	19（3）
既往恶性肿瘤	74（11）
脑卒中前不能自理（Rankin＞2）	103（15）

没有关于呼吸或肌肉骨骼问题的数据（引自 OCSP 未发表的数据）

在脑卒中后几个月达到最佳功能恢复，然后由于合并症的进展而恶化。如果这种恶化是可以预见的，它可能会允许一种更灵活的护理方案来应对这种波动。最令人沮丧的事情莫过于努力将患者送进收容所，然后在几个月内听说他们的病情恶化到了不再适合收容的程度。这可能会打击患者和他们的护理人员的士气。

脑卒中后数月的功能恶化不太可能是由于最初的脑卒中，而更可能是由复发性脑卒中或心绞痛、关节炎或间歇性跛行等并发症的进展引起的。

1. 评估

入院时进行彻底的询问病史和检查，当患者更清醒时进行重新评估，应该可以确定主要的合并问题，患者的药物治疗通常会提供线索。评估患者的脑卒中前功能状态（即他们可以做什么和不可以做什么）是非常重要的，不仅可以预测结果（见第 10 章"患者预后"），还可以识别并发症。不幸的是，除非特别提示，否则这通常不会

被记录在医疗文书中 [61, 62]。一种方法可能是常规评估脑卒中前 Barthel 指数，因为它涵盖了日常生活（日常生活活动）的大部分重要活动。这种日常生活活动检查表在做出预后和设定康复目标方面也很有用，因为根据病因和持续时间，脑卒中前功能障碍将决定可实现的最佳脑卒中后功能状态。如果患者在脑卒中前 10 年因关节炎而无法活动，那么试图让患者在脑卒中后行走是徒劳的。不幸的是，没有人获得患者脑卒中前功能的准确信息，这更有可能发生在患者有沟通困难且没有护理员的情况下。

即使在脑卒中后的最初几个小时内，评估患者的脑卒中前功能也可能对做出决定非常重要。尽管除了这个人之外，任何人都无法判断一个人的生活质量，但可以从患者的功能中推断出一些东西。这可能很重要，例如，抗生素被考虑用于治疗严重感染，或神经外科手术治疗小脑卒中患者的急性阻塞性脑积水。将一位以前重度残疾的患者或一位在疗养院的痴呆患者（几乎可以肯定其长期预后不佳），进行有创或昂贵的治疗可能是不合适的（见第 10 章"治疗限制"）。

2. 治疗

显然，人们的目标应该是通过尽可能有效的治疗来尽量减少任何并发症的影响。在不可能直接影响疾病的情况下，对患者的整体治疗中考虑并发症仍然很重要。中期和长期目标也必须考虑到这一点（见第 10 章"提供综合的治疗管理计划"）。

六、脑卒中后的高血压和低血压

（一）高血压

入院时常出现脑卒中后高血压，但通常会在接下来的几天内自行下降。脑出血患者高血压的发生率通常高于缺血性脑卒中患者 [63, 64]。尽管血压升高可能部分反映了入院时的紧张或"白大衣效应"，但部分升高是由于急性脑卒中本身。在初始评估期间检测到的血压升高也可能表明慢性高血压，因为大约一半的脑卒中患者在发病前患

有高血压。与以前没有高血压的人相比，他们的血压往往更高，并且更有可能有终末器官损害的证据（例如，高血压性视网膜病、肾功能受损和左心室肥大）。出血性和缺血性脑卒中急性期的高血压与预后不良有关，这种影响似乎与年龄和脑卒中严重程度无关（图 11-4）[63, 65-70]。

1. 评估

急性脑卒中后使用的测量方法和监测血压的频率存在相当大的差异。传统上，使用血压计和保持在患者心脏水平位置的袖带为标准方式测量血压。然而，越来越多的半自动无创系统被使用，允许更频繁的监测（即使护理人员很少的情况下），从而更早地进行干预。这些系统必须经过校准以避免误导性读数[71]。心房颤动的存在降低了手动和半自动血压记录的可重复性[72]。尽管这偶尔会导致外周缺血，在重症监护病房经常使用动脉内监测。也许并不令人惊讶的是，更密集的监测往往会导致对血压更多控制，其价值目前尚不清楚（见后文）。

> 半自动血压计应正确校准以避免误导性结果。对于血压非常低或高血压的患者，读数可能会导致管理方面的重大变化，我们通常会使用传统的血压计检查读数。

瘫痪的上肢与未受影响的上肢测量的血压之间没有差异，尽管上肢之间通常存在差异，这与脑卒中无关，可能反映了影响一侧上肢的闭塞性动脉疾病[73]。因此，理想情况下，应至少检查一次双臂的血压，如果血压不同，则应在读数最高的上肢上持续监测，以避免诊断为不稳定高血压。如果入院时血压升高，应监测血压是否自发下降，并对患者进行检查以确定是否终末器官损伤。

2. 治疗

在脑卒中急性期降低血压的风险和益处存在相当大的不确定性。从理论上讲，降血压可以降

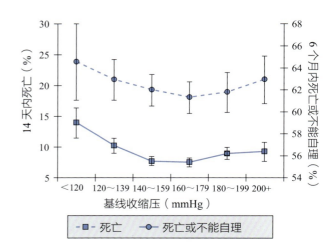

▲ 图 11-4　根据基线收缩压，在 14 天内死亡（实线）或在 6 个月内死亡或不能自理的患者比例（虚线）

方框和圆圈分别表示每个血压亚组中 14 天内死亡的患者和 6 个月内死亡或不能自理的治疗的患者的平均百分比。误差线表示 95%CI（经许可引自 Leonardi-Bee et al.2002 [69]）

低脑内和蛛网膜下腔出血再出血的可能性，以及脑梗死中脑水肿和出血性转化的可能性。然而，较低血压可能会降低脑灌注，因为脑自动调节受损，从而进一步增加缺血性损伤。静脉内钙通道阻滞剂除了具有潜在的神经保护作用外，还可以降低动脉血压，预后更差[74]。另外，对于脑卒中发病 48h 内的缺血性或出血性脑卒中患者，硝酸甘油透皮贴剂被证明是安全的[75]。在急性脑出血的情况下，在 InterAct 2 试验中，在 3 个月内将收缩压强烈降低到<140mmHg，预后较好[76]，而在缺血性脑卒中中，涉及 13 项随机对照试验的 Meta 分析表明，早期血压降低不会改变 3 个月后致残或死亡的风险[63]。

尽管进行了大型临床试验，但脑卒中早期高血压的管理仍存在争议。目前的指南提出了以下血压管理策略[15, 77, 78]。

(1) 急性期。

• 对于适合在超急性期进行再灌注治疗的缺血性脑卒中患者，建议使用静脉内降压药（如拉贝洛尔或尼卡地平）进行紧急治疗，将收缩压控制在≤185mmHg，舒张压控制在≤110mmHg。溶栓后，需要经常监测 24h，以确保血压维持在这

个目标范围内，否则会增加出血转化的机会。

• 适用于收缩压>220mmHg或舒张压>120mmHg的缺血性脑卒中未接受再灌注治疗的患者，应使用静脉内降压药（如拉贝洛尔、尼卡地平或硝普钠等）在脑卒中发病后的最初24h内将血压降低15%。

• 对于收缩压为150～220mmHg且无急性血压治疗禁忌证的脑出血患者，采用静脉降压药急性降低收缩压使收缩压<140mmHg是安全的，可有效改善预后。

• 尽管收缩压>220mmHg的脑出血患者的数据较少，考虑使用静脉内降压药积极降低血压并经常监测血压可能是合理的。

(2) 亚急性期。

• 缺血性脑卒中急性期后，如果血压持续升高（即>140/90mmHg）超过1周，或者有终末器官损害的证据，我们会给患者一般的建议（即限制食盐、减肥和减少饮酒量），并开始服用降压药，建议及时实行。

• 如果血压非常高（即>220/120mmHg），或者有器官损害的证据（如肺水肿、主动脉夹层、高血压脑病等），应考虑尽早开始使用降压药（表11-10）。

• 无论何时恢复降压，在血压控制之前都应采取措施确保神经系统稳定，并尽量减少与3个月后不良结果相关的血压变异性。治疗的目标应该是在1天左右的时间内适度降低血压，而不是几分钟。血管紧张素转换酶抑制药（在没有禁忌证的情况下）是合理的首选。噻嗪类药物在急性期可能效果不大，尽管它们在以后仍然是一个非常合理的选择。不鼓励使用舌下含服硝苯地平，因为它会导致血压迅速下降和低血压。

（二）低血压

很难定义低血压，因为尽管可以为收缩压或平均血压设定任意较低的值，但临床上低血压是导致一个或多个器官功能障碍的低血压。发生这种情况的程度取决于患者的年龄、平时的血压、动脉状态，以及大脑自动调节是否完好或受损。

表11-10 我们会考虑在急性脑卒中后立即降低血压的情况
• 视神经盘水肿或视网膜出血和渗出物
• 显著肾衰竭伴镜下血尿和蛋白尿
• 根据临床特征诊断出左心室衰竭，并得到胸部X线片和（或）超声心动图证据的支持
• 高血压脑病的特征，如癫痫发作，意识水平降低
• 主动脉夹层

注意：即使是这些特征，也可能在急性脑卒中中产生误导，因为左心衰竭可能经常是由并存的缺血性心脏病引起的，而癫痫发作和嗜睡可能是由脑卒中本身引起的

有充分的证据表明，脑卒中后大脑的自动调节功能如果受损，即使患者在脑卒中后的血压与之前相同，脑灌注仍可能减少。不幸的是，在常规实践中很难判断急性脑卒中后的最佳血压水平，因为我们没有简单可靠的技术来评估器官灌注，更重要的是，除了患者的临床状态外，还没有更加有效的评估手段。当然，当血压非常低时，患者可能会出现"休克"迹象（例如，四肢发冷、尿量减少、肾功能恶化、精神错乱、乳酸性酸中毒），因此需要采取措施改善器官灌注。在国际脑卒中试验中，急性脑卒中后低血压与不良预后相关，即使在调整了脑卒中严重程度后也是如此（图11-4）[68]。然而，低血压可能不是预后差的原因，而是重要的并发症（如心力衰竭、心房颤动）或并发症（如脱水、肺栓塞）的结果。

1. 评估

脑卒中后的血压监测已在本节中讨论。对低血压临床重要性的评估应包括临床检查和一些简单的检查（如血尿素氮、动脉血气），以排查已经提到的"休克"特征。确定患有与组织灌注不足有关的低血压后，确定原因很重要，患者是否因脱水或失血导致血容量不足？患者是否患有肺栓塞或者是否患有心力衰竭或脓毒症？患者是否服用了可以过度降低血压的药物？这些问题通常可以在彻底的临床检查后得到答案，包括评估颈静脉压、审查药物和体液平衡，以及一些简单的检查，包括血红蛋白和血细胞比容、中性粒细胞

计数、C 反应蛋白、尿液和血培养、心肌酶、心电图和胸部 X 线片。有时，需要通过 CT 肺血管造影、超声心动图、右心房或肺楔压测量等进一步检查来找出原因。

2. 治疗

低血压的治疗取决于低血压的根本原因。根据我们的经验，低血容量是最常见的问题，患者通常通过静脉输液可以改善。除了临床试验外，目前的指南不建议在大多数缺血性脑卒中病例中使用升压药[15]。

七、癫痫发作

（一）早期癫痫发作

大约 5% 的患者在脑卒中后的第 1 周或第 2 周内发生癫痫，许多患者在 24h 内发生（它们可能被分为早期、急性症状性或发作性）。不可避免地，由于病例选择、诊断标准、缺乏证人和随访方法的不同，对早期癫痫发作频率的估计会有所不同。大多数早期癫痫发作是部分性的（局灶性），尽管通常伴有继发性全身性发作（表 11-2）。早期癫痫更常见于严重脑卒中、出血性脑卒中和累及大脑皮质的脑卒中，以及伴有出血性转化的缺血性脑卒中[79]。最近的一项研究还表明，短暂性完全闭塞再通可能起到一定的作用，这可能与心脏栓塞、多灶性脑梗死和出血性转化同等重要。癫痫发作和脑卒中本身之间还有一个有趣的关系，在脑卒中发生后 4.2 年内癫痫发作的频率与脑卒中复发的频率相同[80]。

（二）迟发性癫痫发作

在相对不受医院转诊偏倚影响的基于人群的队列中，脑卒中后第 1 年首次癫痫发作（不包括早期癫痫发作）的风险为 3%～5%，此后每年为 1%～2%（图 11-5）。大约 3% 的人会出现不止一次癫痫发作，并且可能被认为在脑卒中后发展为癫痫病[79]。与年龄相近的无脑卒中个体相比，这意味着癫痫发作的相对风险大大增加（可能是 20 倍）。出血性脑卒中和累及大脑皮质梗死的患者，发生迟发性癫痫发作的总体风险最高。大约 50%

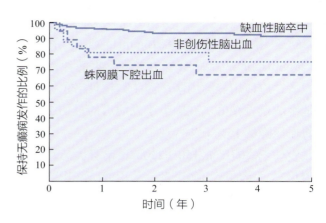

▲ 图 11-5　OCSP 中，一生中第 1 次脑卒中后患者在增加的时间间隔内保持无癫痫发作的 Kaplan-Meier 图

缺血性脑卒中 545 例，非创伤性脑出血 66 例，蛛网膜下腔出血 =33 例（改编自 Burn et al.1997[81]）

的患者癫痫发作可能会复发，但如果准确诊断和适当治疗，则很少有问题。功能独立且尚未癫痫发作的患者发生脑卒中后癫痫发作的风险非常低。在英国，理论上未来癫痫发作的风险不足以阻止患者驾驶普通汽车，每年可接受的癫痫发作风险 <20%。

首次脑卒中后癫痫发作的风险在第 1 年平均约为 5%，此后每年为 1%～2%。然而，出血性脑卒中或累及皮质的大面积缺血性脑卒中或出血性转化患者的风险较高，而腔隙性和后循环脑卒中患者的风险较低。

1. 评估

癫痫发作的诊断应基于患者对发作的详细描述，如果可能，还应有目击者，并且可以通过脑电图确认。视频脑电图监测在患者经常发生不确定性质的发作时很有用。如果患者在脑卒中后的最初几天出现癫痫发作，尤其是部分（局灶性）癫痫发作，则应进行检查。伴有癫痫后损伤（如 Todd 瘫痪）的非脑卒中脑损伤可能与脑卒中相似（见第 3 章 "突发脑部局灶性症状的鉴别诊断"）。此外，由于神经功能障碍和意识水平在癫痫发作后可能会暂时恶化，"早期癫痫发作"会使脑卒中严重程度的评估变得不可靠（见本章"重度脑卒中和疑似重度脑卒中"）。我们还看到偶尔有非惊厥性癫痫持续状态的患者。这只能通过脑电图确认诊断。例如，患者可能会严重失语，有些人通过抗癫痫治疗得到了显著改善。此外，癫痫发作不应自动归因于脑卒中，因为许多其他原因可能同时存在（表11-11），应进行适当的检查以排除这些。如果与原始局灶性损伤的恶化有关，癫痫发作可能与复发性脑卒中并存；如果没有目击到任何癫痫发作并且患者表现为早期脑卒中恶化（见本章"脑卒中后进展"），这尤其令人困惑。最后，许多溶栓方案认为，以早期癫痫发作作为急性缺血性脑卒中初始症状的患者，不适合使用组织纤溶酶原激活药，但不断发展的证据可能表明，CTA的进一步分类可能仍然为溶栓提供支持。在我们之前的一项研究中，出现癫痫发作的患者（可能需要接受溶栓治疗）占缺血性脑卒中的2.3%，而出现癫痫发作的患者中有16.4%随后发展为出血性转化（溶栓前）[80]。出现癫痫发作并不一定是溶栓治疗的禁忌证，前提是可以对疑似脑卒中的患者进行分类，并及时进行适当的血管检查（如CT血管造影）。

2. 治疗

任何诱因都应予以治疗。癫痫持续状态可能使缺血性脑卒中后约20%的急性症状性癫痫发作复杂化，应通过复苏、呼吸道保护和静脉注射苯二氮䓬类药物进行维持性抗癫痫治疗[82]。在院前情况下，癫痫持续状态的院前治疗研究（Pre-hospital Treatment of Status Epilepticus Study，PHTSE）表明，肌内注射咪达唑仑可能与静脉注射劳拉西泮一样有效[83]。没有证据支持在尚未发生癫痫发作但被认为具有高风险的脑卒中患者（包括蛛网膜下腔出血患者）中常规使用预防性抗癫痫药物。急性症状性癫痫发作或早期癫痫发作可采用中期抗癫痫药物治疗（如6个月至4年），具体取决于脑卒中本身是否被认为有复发风险[80]。然而，晚期癫痫发作可考虑使用长期抗癫痫

药物，因为其复发风险高，并且推测神经胶质增生可能导致癫痫发作的持久易发作性。直到最近，几乎没有证据表明任何一种最常用的一线药物（即苯妥英钠、丙戊酸钠、卡马西平和拉莫三嗪）在预防成人部分（局灶性）或全身性癫痫发作方面比任何其他药物更有效。然而，一项关于用左乙拉西坦或卡马西平治疗的迟发性癫痫发作的随机研究表明，左乙拉西坦的疗效更佳，但没有统计学意义，然而左乙拉西坦的认知不良反应

表11-11　　"脑卒中"后癫痫发作的原因

常见
- 酒精戒断
- 抗癫痫药物戒断
- 低血糖症（见本章"代谢紊乱"）
- 高血糖，尤其是非酮症高血糖（见本章"代谢紊乱"）
- 高/低钠血症（见本章"代谢紊乱"）
- 低钙血症或低镁血症

药物
- 因痉挛而给予巴氯芬（见本章"痉挛和挛缩"）
- 用于感染的抗生素（如环丙沙星）（见本章"发热和感染"）
- 用于治疗情绪激动或抑郁症的抗抑郁药（见本章"心理问题"）
- 因激动或呃逆而给予吩噻嗪（见本章"呃逆""认知障碍"）
- 相关心房颤动的抗心律失常药（见本章"气道、呼吸和循环系统"）

神经病学
- 由于原发性脑卒中病变梗死
- 出血转化
- 基础病理
  - 动静脉畸形
  - 颅内静脉血栓形成
  - 线粒体细胞病
  - 高血压脑病（见第3章"突发脑部局灶性症状的鉴别诊断"）

误诊（见第3章"突发脑部局灶性症状的鉴别诊断"）
- 单纯疱疹性脑炎
- 脑脓肿
- 颅内肿瘤
- 硬膜下积液

显著减少 [84-87]。抗癫痫药物的选择除了疗效和不良反应的风险，无疑将取决于有效性和成本。有证据表明，丙戊酸钠是全身性癫痫发作最有效的药物，而拉莫三嗪是部分性癫痫发作最有效的药物 [86, 97]。应建议癫痫发作的患者不要开车并通知必要的当局。然而，许多癫痫发作的脑卒中患者无法驾驶，因此需要在康复后进行标准测试（见本章"对日常活动能力的依赖性"）。

急性脑卒中后癫痫发作的风险在脑出血、蛛网膜下腔出血和伴有出血性转化的缺血性梗死患者中被认为是最高的，但是急性脑卒中后常规使用预防性抗癫痫药物仍是一个有争议的话题。在我们团队的一项研究中，缺血性脑卒中后癫痫的预后可分为急性期＜ 7 天（Kaplan-Meier 统计为22%）、脑卒中恶化 / 复发超过 7 天的癫痫复发（2年 13.5%，4 年 16.4%，8 年 18%）和特发性癫痫（2 年 19%，4 年 25%，8 年 28%）[80]。

八、头痛、恶心和呕吐

头痛是脑卒中时相当常见的症状，可能为病理类型（如出血性）和病因（如巨细胞动脉炎）（见第 6 章"从症状、体征和临床综合征到病因"）。常伴有恶心或呕吐，最常见于出血性和小脑卒中，而较少见于腔隙性梗死 [88-92]。在有偏头痛病史的人中更为常见。脑卒中发作后发生的头痛可能是由治疗引起的，例如，溶栓后继发的颅内出血或更常见用于二级预防的双嘧达莫。没有头痛的恶心或呕吐通常继发于眩晕。这些症状最初可能很严重，通常会在几天内得到改善。在确定没有重要的潜在原因（例如，静脉窦血栓形成、巨细胞动脉炎、动脉夹层）后，大多数患者只需要足够的镇痛药和（或）止吐剂症状会改善。然而，这些药物可能有不良反应。持续性眩晕并伴有恶心或呕吐是一种特别麻烦的症状，可能是体位性的，最常见于椎基底动脉脑卒中后。它可能对止吐药没有反应。事实上，有些人认为这些可能会降低可耐受性。在这种情况下，所谓的前庭康复的作用尚不明确。

九、呃逆

呃逆是由于横膈膜对关闭的声门的不自主收缩所致。确切的原因尚不清楚。尽管在脑卒中后不常见，但它们可能在影响髓质的脑卒中患者中持续存在且令人烦恼 [93]。如果它们持续存在，则应考虑其他原因（如尿毒症、膈肌刺激）。许多民间疗法（如突然惊吓）、针灸和药物（表11–12）已被建议作为可能的治疗方法 [94, 95]。当呃逆持续存在并令患者痛苦时，可能值得尝试对表 11–12 中的每种药物进行简短试验，因为任何反应都可能很快，并且可能不需要持续的药物治疗。氯丙嗪、巴氯芬和加巴喷丁可能是最常用的，选择时应考虑可能的不良反应。

十、活动受限和定位不良

活动受限是意识水平受损的主要后果；是严重的运动障碍，包括无力、共济失调和失用；以及较少见的是感觉（即本体感受）和视觉空间障碍。活动受限使患者容易受到许多并发症的影响，例如感染（见本章"发热和感染"）、深静脉血栓形成和肺栓塞（见本章"静脉血栓栓塞"）、压疮（见本章"压疮"）、挛缩（见本章"痉挛和挛缩"），以及跌倒和由此造成的损伤（见本章"跌倒和骨折"）。无法移动的患者无法自行调整姿势以保持舒适，不能方便进行饮水和排尿等活动，

表 11–12　一些用于治疗呃逆的药物（大多数有不良反应）
• 氯丙嗪
• 氟哌啶醇
• 加巴喷丁
• 巴氯芬
• 甲氧氯普胺
• 丙戊酸钠
• 苯妥英
• 卡马西平
• 硝苯地平
• 阿米替林

也不能缓解骨隆起上的皮肤压力。他们总是处于不得不要求别人为他们调整姿势的尴尬境地。

很少有关于脑卒中后体位的正式研究[96, 97]。例如，患者应该坐着还是躺着护理，如果躺着，在哪一侧？有一些证据表明机械通气患者的最佳体位：半卧位护理与较低的肺炎风险相关[98]。对于自主呼吸的脑卒中患者，最佳体位尚不清楚，但决策应考虑以下生理因素（表 11–13）。

• 脑灌注：平躺可能会增加脑灌注[99, 100]。此外，低血容量的患者坐着时可能会降低全身血压，这可能会减少脑灌注并增加脑缺血[96, 101]。然而，HeadPost 研究未能显示平躺对缺血性脑卒中患者有任何好处或危害[100]。

• 脑水肿：颅内压高度依赖于姿势，仰卧位患者较高，坐位时较低[96, 101, 102]。氧合、脑灌注、颅内压和脑血流量之间的关系太复杂，很难预测护理患者的最佳位置（图 11–6）。我们的观察发现，一些严重脑卒中的患者在坐着时比躺着时更警觉，是否可以通过降低颅内压、减少脑水肿、改善氧合和（或）增加感觉或社会刺激来解释这一点尚不清楚。

• 保持气道畅通：在昏迷患者中，正确的体位对于保持气道畅通和降低误吸风险至关重要（见本章"气道、呼吸和循环系统"）。

• 氧合：体位可能会影响患者的呼吸、肺部换气和血液氧合能力（见本章"气道、呼吸和循环系统"）。坐姿时氧合通常是最佳的[96, 99, 102]。

• 肌张力：患者的姿势会影响其躯干和四肢的肌张力[103]。理疗师和护士通过摆放患者的姿势来促进更高或更低的肌张力，以最适合该患者为准[104]。通过精心摆放姿势以减少肌张力，可以减少痉挛和发生挛缩的倾向（见本章"痉挛和挛缩"），而躯干肌肉肌张力较低的患者可能会从促进肌张力增加并导致更好躯干控制的姿势中受益。体位图应经常放在床边，以指导护理，给人一种"我们知道自己在做什么"（图 11–22）的印象。然而，尽管对于偏瘫患者的最佳姿势有一些共识（如手指伸展，脊椎伸直），然而有许多不确定的领域（例如，头、足和未受影响的四肢的

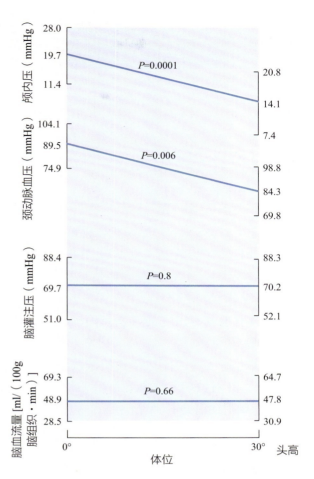

▲ 图 11–6 显示头部损伤患者颅内压、颈动脉血压、脑灌注压和脑血流量与姿势变化之间的相互关系的图表
数据引自 Feldman et al. 1992 [101]

最佳位置）[104]。显然有必要对这一领域进行进一步研究，但这将受到制订具体体位方案、确保遵守方案和可靠评估结果方面的困难所阻碍（见本章"痉挛和挛缩"）。

• 吞咽：如果患者坐着并颈部前屈，吞咽会更容易、更安全（见本章"吞咽问题"）。

• 压疮护理：对于不能移动的患者，他们的体位必须频繁地改变，以避免在负重点的骨突出处发生皮肤和皮下组织缺血（见本章"压疮"）。

• 肢体水肿：不能活动的偏瘫患者的足踝和瘫痪的上肢经常出现水肿和疼痛。这可能会增加肌肉张力并进一步降低功能（见本章"四肢肿冷"）。

• 刺激：当患者平躺时，很难看到周围发生了什么。缺乏感官和社会刺激以及与日常事件的接

表 11-13	决定护理患者的体位时要考虑的生理因素

- 保持气道畅通（见本章"气道、呼吸和循环系统"）
- 脑灌注（见本章"脑卒中后的高血压和低血压"）
- 脑水肿（见本章"意识水平下降"）
- 肌肉张力（见本章"痉挛和挛缩"）
- 吞咽（见本章"营养问题"）
- 肢体水肿（见本章"四肢肿冷"）
- 刺激（见本章"心理问题"）

触会造成白天睡得太多，并可能导致无聊、情绪低落，有时还会产生困惑（见本章"心理问题"）。

团队应评估（并定期重新评估）每位患者，并确定哪些潜在问题最重要。例如，患者是否缺氧或吞咽困难或有压疮的特殊风险？根据该评估，应规定和重新评估一种体位方案，该方案规定了被认为是最佳的体位及重新摆放姿势的频率。然而，针对护理人员的培训可以部分增加根据规定计划对患者进行改变姿势[105]。根据我们的经验，电动多段式仿形床（图 11-7）和专业康复椅（图 11-23）等设备是活动受限脑卒中患者的宝贵工具，它们可能允许一些患者重新改变姿势以保持舒适。

电动多段仿形床有助于患者的改变姿势，并可能为一些不能移动的患者提供重新改变姿势的机会。我们还发现，它们有助于检查颈静脉压和体位性低血压，这两项都是评估患者液体状况所必需的。

十一、发热和感染

脑卒中后发热很常见，尽管其发生率取决于所研究的脑卒中人群、所使用的定义，以及监测的方法、时间和持续时间。所有已发表的研究都是关于医院转诊的患者。大多将发热定义为腋下或直肠温度>37.5℃，并监测 2～7 天的体温。脑卒中后最初几天发热的患者比没有发热的患者预后更差[106, 107]。目前尚不清楚这种不良预后是否仅仅是因为发热是严重脑卒中的标志（即由于失去中枢性体温控制或蛛网膜下腔血液吸收），或者是感染性并发症（如肺炎或泌尿系感染）的指标，还是增加脑损伤。最后一个说法很有吸引力，因为它与动物模型研究一致，但未经证实，该动物研究表明，高温增加缺血性脑损伤，而低温减少缺血性脑损伤[108]。表 11-14 列出了脑卒中后发热的一些潜在原因，其中感染可能是最常见的。发热和感染可能早于脑卒中发作，偶尔可能实际上导致脑卒中（见第 6 章"缺血性脑卒中的危险因素"）。

当然，脑卒中瘫痪患者容易感染，最常见的部位是胸部和泌尿道[109]。有证据表明，脑卒中和其他类型脑损伤的患者会通过下丘脑－垂体轴介导的免疫缺陷增加感染的风险[110, 111]。然而，这些发现的临床相关性尚待确定。感染（通常）与更差的预后有关，即使尽可能调整了其他重要的预后因素，感染也会导致许多死亡、康复中断和康复缓慢[112]。

（一）胸部感染

胸部感染在急性期比晚期更常见，约 20%

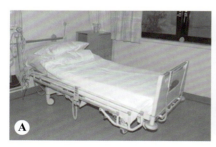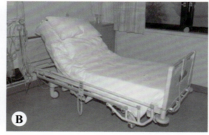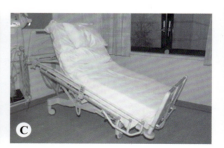

▲ 图 11-7　多段仿形床——脑卒中患者定位的有用工具
多段仿形床甚至可以进行颈静脉压检查和体位性低血压测试来帮助评估患者的水环境

表 11–14　脑卒中后发热的原因
脑卒中的感染/炎症并发症
• 泌尿系统感染（见本章"尿失禁和尿潴留"）
• 肺炎（见本章"发热和感染"）
• 深静脉血栓形成（见本章"静脉血栓栓塞"）
• 肺栓塞（见本章"静脉血栓栓塞"）
• 压疮（见本章"压疮"）
• 受感染的静脉通路
• 血管问题（如心肌梗死、肠梗死或肢体梗死）
脑卒中本身的炎症原因
• 感染性心内膜炎（见第 6 章"来自心脏的栓塞"）
• 动脉炎（见第 7 章"炎症性血管病"）
偶然情况
• 上呼吸道感染
• 药物过敏

的患者在脑卒中后 1～2 个月发生。胸部感染可能的原因包括误吸、无法清除分泌物、患者活动受限、偏瘫侧胸壁或膈肌运动减少，或并发症如慢性气道疾病[113]。但是，偏瘫侧与肺炎侧之间没有明确的关系。脑卒中后观察到的口腔细菌菌群变化[114]和管饲者[115, 116]可能与胸部感染风险增加有关。通过努力改善口腔卫生或改变口腔菌群，可以最大限度地减少胸部感染[117]，但还需要进一步的随机试验来评估这一方法。同时合理的体位、理疗、避免分泌物积聚的吸痰和避免吸入的护理是明智的措施（见本章"吞咽问题"）。

（二）泌尿系统感染

大约 1/4 的住院脑卒中患者在前 2 个月内出现泌尿系统感染，这在随后的几个月中仍然很见[109]。通过保持足够的水摄入和尿量，避免不必要的膀胱导尿，可以避免尿路感染（见本章"尿失禁和尿潴留"）。鉴于膀胱排空不完全与感染风险增加有关，避免尿潴留和避免使用抗胆碱能作用的药物是明智的[118]。尚不确定间歇性或连续性导尿和（或）预防性应用抗生素是否对残余尿量持续增加的患者有益[119-121]。

1. 评估

在脑卒中后的前几天，如果有任何感染或功

能恶化的迹象，应至少每 6 小时监测一次患者的体温。然而，发热可能不会伴随感染，尤其是在老年和免疫功能低下的患者中。因此，即使没有发热，任何功能恶化或未能达到康复目标都提示应寻找隐匿性感染。显然，应通过临床评估和适当的检查（例如，血液中性粒细胞计数、C 反应蛋白、尿液和血液培养、胸部 X 线片）来确定发热的原因。中段尿的试纸检测白细胞和硝酸盐不够准确，无法用来排除或确认泌尿系统感染（见本章"尿失禁和尿潴留"）[122]。

2. 预防和治疗

目前几乎没有证据支持预防性使用退热药来减少脑卒中后的发热（见本章"营养问题"）。事实上，正在进行的随机对照试验评估常规使用对乙酰氨基酚来降低体温和在脑卒中后诱导更深的低温[123]。单中心随机对照试验未能证明左氧氟沙星治疗急性脑卒中使感染减少，但需要进一步的试验来确定替代抗生素方案是否更有效[124, 125]。发热的治疗取决于病因（表 11–14）。一旦采集了用于微生物检测的标本，我们通常会开始使用广谱抗生素，因为延误治疗感染可能会阻碍患者的康复。然而，随着许多医院艰难梭菌毒素相关性腹泻的发病率不断增加，必须仔细权衡早期使用广谱抗生素的风险和潜在益处[126]。确诊感染时应给予适当的抗生素和支持治疗（如物理治疗、吸氧）。此外，无论发热的原因是什么，使用风扇并使用对乙酰氨基酚是合理的，因为发热可能会恶化预后（见上文）。即使这样的干预看起来没有风险，也必须记住它们占用了护士的时间，而这些时间可能会在其他活动中发挥更大的作用。

任何功能恶化或未能达到康复目标都应寻找隐匿性感染。

十二、静脉血栓栓塞

下肢深静脉血栓形成在近期脑卒中患者中很

常见，尤其是患有严重偏瘫且无法活动的老年患者。发生率取决于纳入患者的类型、预防措施的使用及检测的时间和方法。最敏感的技术，如MRI直接血栓成像，在大约 40% 的接受阿司匹林和弹力袜治疗的住院患者中检测到深静脉血栓形成，其中大约 50% 是膝盖以上的 [127]（图 11-8A）。不太敏感但更广泛使用的检查，如多普勒超声（图 11-8B）和体积描记法可识别约 20% 的活动受限患者的深静脉血栓形成，其中约 50% 为膝以上。尽管深静脉血栓形成在中国人群中不太常见，但一项研究已显示出与白种人患者相似的发病率 [128]。经检查确认的临床深静脉血栓形成不太常见，发生率低于 5%。

深静脉血栓形成通常无症状或未被识别，但仍可能导致严重并发症 [127]。肺栓塞发生在约 10% 的住院患者中，但与深静脉血栓形成一样，通常无法鉴别 [127]。它是脑卒中后可预防死亡的一个重要因素，并且在尸检中经常发现 [129]。

1. 评估

如果患者的下肢肿胀、发热或疼痛，或者患者出现发热，则应怀疑深静脉血栓形成。不幸的是，临床诊断可能很困难，因为许多偏瘫的下肢会肿胀，主要是由于重力和缺乏运动。如果患者仍在床上接受护理时出现瘫痪性下肢肿胀，则可能是深静脉血栓形成的原因，但患者坐着或活动则无法确诊。有沟通困难、感觉丧失或忽视的脑卒中患者很可能不会抱怨不适或肿胀，因此临床诊断将取决于多学科团队成员的警惕性。

> 有沟通困难、感觉丧失或忽视的脑卒中患者可能不会抱怨与深静脉血栓形成相关的不适或肿胀，因此临床诊断将取决于多学科团队成员的警惕性。如果患者在脑卒中单元出现腿部肿胀，则必须积极排除深静脉血栓形成。

当患者出现深静脉血栓形成或肺栓塞的临床证据时，如果考虑使用抗凝药，则必须进行确诊性检查。我们通常会首先使用多普勒超声来确认

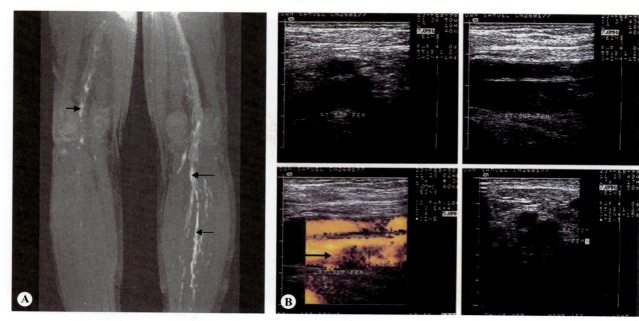

▲ 图 11-8　下肢深静脉血栓形成

A. MRI 直接血栓成像显示下肢广泛的深静脉血栓形成（箭）；B. 股静脉的彩色血流多普勒图像显示管腔内的血栓（箭）。这通常与无法压迫静脉有关，如果静脉阻塞，随着呼吸或挤压小腿，血流增强的能力会丧失

诊断，因为它无创、广泛适用、灵敏度（＞90%）和特异度（＞90%）高，至少可以检测有症状患者的膝以上深静脉血栓形成[130]。然而，超声操作者对结果影响较大，如果对结果有疑问，或者如果希望排除小腿静脉血栓形成，则应进行 X 线静脉造影。

> 脑卒中患者深静脉血栓形成的临床诊断特别困难，因为一方面，下肢肿胀可能是由于瘫痪和重力，另一方面，患者可能因语言和感知问题而不会抱怨疼痛和肿胀。

对无症状脑卒中患者进行深静脉血栓形成筛查的价值尚未确定。在考虑筛查时，必须记住无创性检查如 D- 二聚体和压缩多普勒超声，在没有深静脉血栓症状的患者中的灵敏度和特异度低于有症状的患者，因此"阳性"结果中会有更多的"假阳性"[131]。

鉴于住院脑卒中患者肺栓塞的发生率很高，如果患者具有与肺栓塞相符的临床特征，如呼吸困难和（或）呼吸急促，伴有或不伴有胸膜炎性胸痛和（或）咯血，而没有其他合理的临床解释，肺栓塞的概率很高。在此类患者中，CT 肺血管造影可用于确认或排除肺栓塞[132]，因为如果不进行进一步检查，很难在临床上区分由肺栓塞引起的呼吸困难和其他原因引起的呼吸困难。

2. 预防

可降低深静脉血栓形成和肺栓塞风险的措施包括以下几个方面。

• 患者尽早活动并避免长时间卧床。目前，大多数指南建议在脑卒中发病 24h 内进行早期活动[133]。然而，最近的 AVERT 试验表明，接受极早期活动（中位活动时间为 18.5h）的患者在 3 个月内不太可能获得良好的预后（46% vs. 50%，P=0.004）[134]。亚组分析进一步表明，脑出血患者可能更容易受到伤害。因此，应根据脑卒中的类型、患者的医疗状况和身体耐受性来个体化最佳的活动时机。

• 水化 / 液体可能会影响静脉血栓栓塞的风险。尿素升高可能表明脱水，意味着深静脉血栓形成的风险较高[135]。此外，一项随机对照试验评价脑卒中患者血液稀释的结果表明，这可能会降低深静脉血栓形成和肺栓塞的风险（OR=0.54，95%CI 0.30～0.99）[136]。尚不清楚这是血液稀释的特定作用还是改善水化的非特异性作用。我们为大多数急性脑卒中和行动不便的患者静脉注射生理盐水，部分原因是他们通常无法口服足够的液体量（见本章"吞咽问题""代谢紊乱"）。

• 间歇性气压治疗是通过缠绕在腿上的充气袖子进行的，这些袖子由魔术贴固定。它们一次充气一侧以不断压缩腿部，首先是远端，然后是近端，以增加静脉回流。CLOTS 3 试验已经表明，如果在入院的前 3 天开始，这会显著降低深静脉血栓形成（治疗组为 8.5%，对照组为 12.7%），死亡率也有降低的趋势[137]。虽然机械预防血栓通常不如抗凝药有效，但它可用于可能有抗凝禁忌证的高出血风险患者（例如，有出血转化风险的大面积脑梗死患者）。

目前不推荐将全长渐变压力袜用于脑卒中患者的深静脉血栓形成预防。对接受手术的患者进行随机对照试验的研究表明，穿加压袜可使深静脉血栓形成的概率降低了约 60%[137, 138]。然而，在脑卒中时，分级弹力袜并不能降低深静脉血栓形成的风险。虽然容易获得，但压力袜并非没有潜在危险。它们偶尔会导致压疮（图 11-9A）或急性肢体缺血，特别是在患有糖尿病、周围神经病变或周围血管疾病的患者中（图 11-9B）。因此，目前不推荐使用分级弹力袜预防脑卒中患者的深静脉血栓形成[139]。

直接口服抗凝药

• 在怀疑缺血性脑卒中 48h 内开始服用阿司匹林，可将肺栓塞的相对风险降低约 30%，并改善患者的总体长期预后[140]（见第 13 章"选择性使用：抗凝药"）。一旦排除颅内出血或其他禁忌证，我们就会常规开始服用阿司匹林（首剂 300mg，之

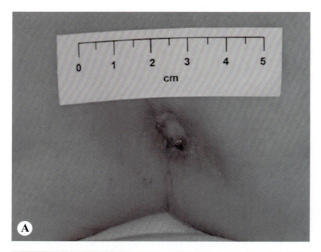

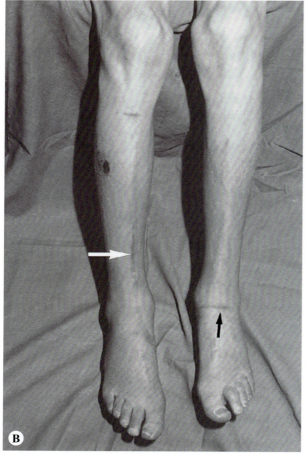

▲ 图 11-9　压疮

A. 由于分级压力袜和护理人员监护不足导致膝后压疮；B. 一名患有外周血管疾病和糖尿病的患者穿着渐变压力袜。注意胫骨前缘（白箭）和长袜在足踝处折痕（黑箭）处的坏死皮肤。两个足后跟也有坏死区域未能愈合，并在血运重建术不成功后导致右膝以上截肢

后每天 75mg）。

• 肝素已被证明可降低缺血性脑卒中患者发生深静脉血栓形成的风险，但这种益处被出血性并发症的风险所抵消，因此常规使用肝素并不能改善总体预后（见第 13 章"选择性使用：抗凝药"）。我们为判断为深静脉血栓形成和肺栓塞风险特别高且出血并发症风险低的患者使用低分子肝素，但是得承认这些判断是基于不充分的证据[139]。此类患者可能包括患有严重腿部无力和活动能力受限的缺血性脑卒中，以及癌症、血栓形成倾向或既往静脉血栓栓塞的患者（见第 13 章"选择性使用：抗凝药"）。

• 其他预防方法（如功能性电刺激）已被建议用于脑卒中，但尚未得到充分评估[139, 140a]。

3. 治疗

在确诊膝以上深静脉血栓或肺栓塞的脑卒中患者中，治疗的主要方法是抗凝，目的是防止与进一步血栓形成相关的并发症。目前，美国食品药品管理局（Food and Drug Administration，FDA）已批准 4 种口服抗凝药用于治疗深静脉血栓形成和肺栓塞（即达比加群、利伐沙班、阿哌沙班和依度沙班）[141-143]。也可以考虑使用维生素 K 拮抗药（华法林）进行抗凝。然而，由于其起效较慢和维生素 K 依赖性凝血因子消耗延迟，在治疗的初始阶段应同时给予低分子肝素进行抗凝直至 INR 达到治疗范围（即 2.0～3.0）。普通肝素也可以提供替代抗凝。由于要经常监测部分活化促凝血酶原激酶时间和准确的剂量，具有更可预测的药物代谢动力学和药效学特性的低分子量肝素是优选的。在脑卒中引起的深静脉血栓形成或肺栓塞中，治疗时间至少为 3 个月。对于未经抗凝治疗而复发风险较高的患者（如活动性恶性肿瘤、潜在的血液病等），应考虑延长治疗时间。

如果患者有症状，我们通常也会治疗仅限于小腿静脉的深静脉血栓，尽管这取决于是否存在任何相关的治疗禁忌证[144]。对于没有症状的仅限于小腿静脉的深静脉血栓患者，如果复查多普

勒超声显示血栓在腘静脉或股静脉中扩展，我们也会进行抗凝治疗。抗凝治疗的持续时间应为 6 个月左右，具体取决于我们对患者复发风险的判断，同时考虑到患者的活动情况和出血风险[145]。对于经证实的膝以下深静脉血栓患者，颅内出血不是抗凝治疗的绝对禁忌证，因为如果患者有危及生命的肺栓塞，则值得承担抗凝治疗的风险。或者可考虑置入腔静脉过滤器，但没有可靠的研究可以帮助我们在这两种治疗方法之间做出决定[146]。在少数患者中，大面积肺栓塞或深静脉血栓形成可能需要考虑溶栓，但尚未在脑卒中患者中进行评估，并且不可避免地有颅内出血风险。

十三、尿失禁和尿潴留

在入院的急性脑卒中患者中，有 1/3～2/3 的患者在最初几天会出现尿失禁[147, 148]。尿失禁在老年患者、严重脑卒中、其他致残疾病和糖尿病患者中更为常见[147, 149]。尿失禁可能是由脑卒中本身引起的，但可能有 1/5 的患者脑卒中以前曾尿失禁。虽然逼尿肌不稳定是导致最初 4 周后尿失禁的最常见的单一原因，但许多其他因素也可能在急性期起作用（表 11-15）。尿失禁是患者和护理者痛苦的一个重要原因，增加了压疮的风险（见本章"压疮"），经常干扰康复（如中断物理治疗或增加肌张力，见本章"痉挛和挛缩"）并影响患者对持续护理的要求[149, 150]。尿失禁也可能导致患者脱水，因为患者往往会在没有通知护士或医生的情况下限制自己的液体摄入量，以减少尿失禁。

> 尿失禁也可能导致患者脱水，因为患者往往会在没有通知护士或医生的情况下限制自己的液体摄入量，以减少尿失禁。

1. 评估

要识别患有尿失禁的患者，只需询问护理人

表 11-15　可能导致尿失禁的因素
• 意识水平降低（见本章"意识水平下降"）
• 活动受限（无法及时上厕所）（见本章"活动受限和定位不良"）
• 沟通问题（不能要求上厕所）（见本章"沟通困难"）
• 上肢功能受损（无法操作衣服或尿壶）（见本章"四肢无力、躯体控制不佳、步态不稳"）
• 运动障碍（见本章"视觉空间障碍"）
• 失去对膀胱收缩的抑制（逼尿肌不稳定）
• 泌尿感染（通常没有任何其他症状）（见本章"发热和感染"）
• 由于流出阻塞（如前列腺炎）导致的尿液溢出
• 粪便嵌塞（见本章"大便失禁和便秘"）
• 由于大量液体摄入、利尿药和糖尿病控制不佳导致的尿量过多（见本章"代谢紊乱"）
• 护理人员 / 护士太少（不能及时照顾患者）
• 护理人员 / 护士低估了尿失禁的重要性

员即可。这些人是最了解泌尿问题的人，因为他们必须处理尿失禁的后果。问一问很重要，因为许多人认为大小便失禁是脑卒中的必然结果，因此不值一提。常规使用 Barthel 指数等指标来监测患者在脑卒中单元的进展，应识别所有尿失禁患者。问问患者，他们认为是什么导致了他们的小便失禁，这通常是有用的，但经常被忽视。例如，这可能有助于区分真正的尿失禁和由于患者手部灵活性差而意外导致从尿壶溢出尿液（图 11-10）。我们的许多患有严重脑卒中的患者，通常有一些认知功能障碍，似乎没有意识到尿失禁。当被问到时，他们通常否认尿失禁。更详细的信息，包括排尿量、频率和排尿时间，可以与排尿图表进行对比，有助于确定尿失禁的原因（如利尿药、沟通困难）和制订诊疗计划。

> 我们的许多患有严重脑卒中的患者，通常有一些认知功能障碍，似乎没有意识到尿失禁。当被问到时，他们通常否认尿失禁。尽管我们排除了特定原因并尝试了行为和药物干预措施，包括使用尿垫或留置尿管。

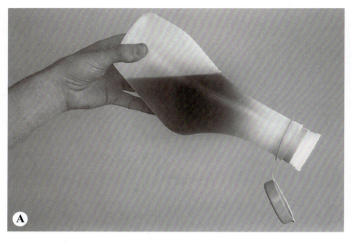
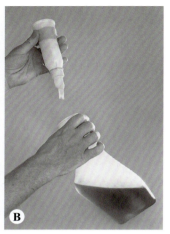

▲ 图 11-10　尿壶

一些患者操作尿壶有困难，这会导致溢出，甚至导致失禁。A. 这种尿壶可以倒置而不会漏水；B. 插入尿壶颈部的单向阀可防止内容物溢出

如果尿失禁的原因不清楚，并且持续几天以上应该调查原因。尿液试纸检测白细胞和硝酸盐可能有助于排除感染，但是，鉴于脑卒中患者尿路感染高发（见本章"发热和感染"），作为一项单独测试是不够准确的；还应进行显微镜检查和培养以排除或确认诊断[122]。测量残余尿量（通过膀胱超声或导尿）有助于评估膀胱感觉、收缩性和流出量。我们采取正式的尿动力学研究，这可以更好地识别逼尿肌反射亢进和反射减退以及膀胱流出问题，用于少数原因不明的尿失禁患者，这些患者在脑卒中后持续数周且尿失禁与脑卒中的严重程度不成比例。

> 白细胞和硝酸盐的尿试纸阴性并不能可靠地排除尿路感染；如果可能，应采集中段尿并进行显微镜检查和培养。

2. 预后

尿失禁是急性脑卒中后预后和生存率不佳的重要预测因素（见第 10 章"患者预后"）：30%～60%的失禁患者在接下来的几个月内死亡[147, 151]。然而，在幸存者中大多数尿失禁都会消失，除非它发生在脑卒中之前。较年轻、不太严重的脑卒中和腔隙性脑卒中尿失禁更容易治疗[149, 151]。持续性尿失禁功能恢复较差和住院率也较高[149, 151, 152]。

3. 治疗

关于脑卒中后尿失禁的治疗，几乎没有可靠的证据[153]。如果患者是尿失禁，但能够理解，那么应该仔细解释原因和可能的预后。照顾者通常也会从这些信息中受益。由于尿急是脑卒中患者失禁的常见原因，所以一些简单的措施都是有效的，如定期如厕，为失语患者提供某种方式向护士表达需求，改善他们的活动能力或在床边提供马桶。提供合适的衣服，如带有魔术贴开口的裤子，可以让患者独立使用尿壶或马桶，从而促进控制尿失禁。当然，人们应该努力治疗根本原因（如感染、尿道阻塞），并在可能的情况下消除不利因素（例如，过多的液体、高血糖或利尿药）。在排除了容易治愈的原因后，我们首先采用了"膀胱再训练"，促使患者定期排尿。如果无效，我们先使用床边超声排除 100ml 或更多的残余尿量，排除禁忌证（如闭角型青光眼）后使用抗胆碱能药物（如奥昔布丁或托特利定）[154]。人们显然必须警惕这些药物可能产生的不良反应（表 11-16）。这种方法获得了不错的效果，所以需要进行正式尿动力学检查的患者相对较少[155]。

表 11-16 用于抑制膀胱收缩的药物及其不良反应
抗胆碱能药物 • 盐酸黄酮哌酯 • 盐酸奥昔布宁 • 酒石酸托特罗定 • 盐酸丙哌维林 • 溴丙胺太林 • 三环类抗抑郁药 • 丙咪嗪 • 阿米替林 • 去甲替林 **常见的不良反应** • 口干 • 视物模糊 • 恶心，呕吐 • 便秘/腹泻 • 老年人精神症状 • 膀胱颈梗阻的尿潴留 • 诱发急性青光眼

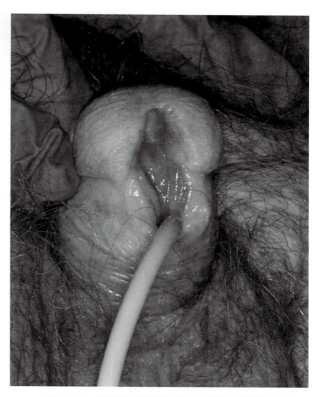

▲ 图 11-11 由留置导尿管引起的创伤性尿道下裂

这最有可能发生在有认知或沟通问题的男性身上，他们可能不会表示自己不舒服，并且由训练有素的护理人员照顾

应尽可能避免留置导尿管，因为它无法检测到尿失禁是否已经解决，并可能导致许多并发症（图 11-11 和表 11-17）。间歇性导尿有助于发现和分辨尿失禁，并可能降低细菌尿的发生率，但它会增加劳动强度，因此可能不实用[118]。其他辅助器具可能有助于避免不必要的导尿（表 11-18）。然而，当患者存在压疮高风险（见本章"压疮"），并且其他方法未能使皮肤保持干燥，或者如果由于某种原因需要准确监测体液平衡，则留置尿管是最佳选择。其他情况也可能需要导尿术以缓解尿潴留（见下文），直到可以消除病因（例如，前列腺肥大、尿路感染、严重便秘、抗胆碱能药物）。有限的证据表明预防性抗生素可降低留置尿管患者的细菌尿发生率，而这一做法可能会增加细菌耐药性和艰难梭菌相关性腹泻的发生率[116, 118]。

有时，如果因尿失禁无法出院转入社区，使用硅胶导管进行长期导尿可能是首选方案。这个问题应与患者及其照顾者（如有）进行讨论。失

禁顾问、经过专门培训以管理失禁的护士，以及可以获取相关信息、辅助工具和设备的人员通常可以帮助其他专业人员、患者及其照顾者[153]。尿失禁辅助器具和导管的选择范围很广，但很少有严格的研究来确定哪些是最具成本效益的，并且最能被患者和护理人员接受[158, 159]。

> 如果可能，应避免留置尿管，因为这会造成无法评估尿失禁是否痊愈，并可能导致许多并发症。

4. 尿潴留

尿潴留可以是急性或慢性的，在脑卒中患者中很常见，在男性中更常见。主要原因是先前存在的尿道阻塞、便秘、活动受限，以及使用具有抗毒蕈碱作用的三环类抗抑郁药等药物可能会加

表 11–17　留置导尿管的问题（和解决方案）[156]	
问　题	方　案
插入时疼痛	• 向患者解释即将发生的事 • 使用大量麻醉凝胶并留出时间使其发挥作用
包皮嵌顿	• 确保包皮在插入后没有被留在回缩状态
创伤性尿道下裂（图 11–11）	• 避免牵拉并监控；如果发生则换耻骨上导尿
自卑	• 解释为什么需要导尿、导尿的工作原理以及导尿管的留置时间 • 提供一个隐蔽的引流袋
引流袋导致无法活动	• 为活动患者使用支撑良好的腿袋
导管泄漏	• 使用合适尺寸的导管 • 用抗胆碱能药物抑制膀胱不自主收缩（表 11–16）
堵塞	• 如果导管堵塞，更换导管 • 确保足够的尿量 • 拔除结痂的导尿管
感染	• 避免不必要的导尿，因为没有经过验证的方法可以防止感染
尿道扩张或盆底松弛致尿管脱落	• 确保球囊充盈到合适的体积或使用更大体积的球囊
膀胱收缩致尿管排斥	• 避免大体积球囊 • 用抗胆碱能药物抑制（表 11–16）
患者拔出尿管	• 在没有尿管的情况下进行护理以避免进一步的创伤
拔管时疼痛	• 避免经常更换尿管 • 向患者解释过程 • 球囊充分泄压
球囊无法泄压	• 沿充盈通道引入输尿管导管探针

表 11–18　可能对尿失禁患者有用的辅助器具[157]	
吸尿垫 / 裤	可以吸收的尿量、形状，以及将它们固定在适当位置的方法各不相同
尿壶	适用于行动不便或尿急而没有足够时间上厕所的男性。它们可以为手不灵巧的患者配备防溢阀（图 11–10）或吸液颗粒，以减少溢出
床边马桶	适用于尿急与行动不便情况，患者没有足够的时间上厕所（图 11–33B）
阴茎鞘	通常视为没有尿道梗阻的男性留置尿管的替代品，但它很容易脱落，因此不适合激动或精神错乱的患者。其他问题包括由于尿潴留或胶条引起的皮肤糜烂，以及因鞘的扭曲和阴茎回缩导致排尿渗漏

剧这种阻塞[160]。尿潴留可能表现为滴漏性尿失禁、躁动或意识模糊，在意识水平降低、沟通困难或其他认知问题的患者中很容易漏诊。对患者腹部进行触诊很重要或如果不确定还可以进行膀胱超声检查，入院时及以后如果出现排尿问题或患者躁动，先排除膀胱扩张。排尿后膀胱容量大

于 150ml 的慢性潴留会增加感染的风险。导尿管可迅速缓解尿潴留，但应优先处理加重因素，避免应用导尿管，或者做到至少可以快速去除导尿管。在患有良性前列腺肥大的男性中，α受体阻断药（如哌唑嗪）或非那雄胺（抑制前列腺中睾酮代谢为二氢睾酮）可能减少拔除导尿管后的复发。

重要的是在入院时触诊患者的腹部，以后如果出现泌尿问题或躁动，排除膀胱扩张。

十四、大便失禁和便秘

便秘在脑卒中后很常见，可能会导致腹部不适、焦虑、大便失禁。行动不便、液体和食物摄入不足、镇痛药和抗胆碱能药物是常见原因。大便失禁影响约 1/3 的脑卒中后患者，与年龄增加、糖尿病、其他致残疾病、脑卒中严重程度、活动受限和脑损伤大小有关 [147, 161]。

1. 评估

应监测排便频率。简单的监测可以帮助区分便秘和腹泻，并有助于确定何种大便失禁的模式。审查用药通常会确定可能的原因。腹部和直肠检查通常会发现粪便是否嵌塞，以及便秘的粪便是硬的还是软的。有时，如果患者有大便失禁并伴有腹泻，则对粪便进行培养、检测艰难梭菌毒素以排除感染或对腹部进行 X 线检查以排除大便嵌塞。除非存在持续的无法解释的问题，否则不需要更详细的检查。

2. 预后

脑卒中后早期大便失禁通常会在幸存者中痊愈，但可能会在那些最初是大便失禁的人中进展 [147, 161]。后期发生大便失禁通常是由于药物和人员配备不足等可预防的原因。由于大便失禁在实际和社会上都难以处理，而且给护理人员带来相当大的压力，因此实现自主控制是让患者出院回家的关键。

与严重认知问题无关的大便失禁几乎总是可以通过处理便秘或腹泻来治愈。直肠通常充满软便，患者无法有效排出。

3. 治疗

几乎没有可靠的研究来指导治疗 [162]。通过摄入足够的液体和纤维来避免便秘是最好的方法，但有时需要泻药、栓剂，有时还需要灌肠。我们发现刺激性泻药（如番泻叶）在老年患者中通常比渗透性泻药（如乳果糖）更有效，选择哪种会受到粪便是硬还是软的影响。重要的是要记住，泻药可能会导致行动不便的患者大便失禁。如果患者无法自己如厕，并且护理人员无法随时待命，则可能需要诱导便秘（如使用磷酸可待因）然后通过定期灌肠来缓解便秘，以配合护理人员的护理工作。简单的干预措施，包括关于饮食、液体和使用泻药的建议，从长远来看有助于减少问题。

十五、压疮

当皮肤和皮下组织的局部压力长时间超过毛细血管开口压力时会引起缺血，就会发生压疮。此外，摩擦可能会导致皮肤起疱和破损。压疮通常发生在承重的骨突上（图 11–12）。溃疡发生在躺着或坐着时不能移动且无法重新分配自身体重的患者。住院脑卒中患者发生压疮的频率必然会因所研究的人群、使用的预防方法和诊断标准而异。压疮在营养不良、感染、大小便失禁或患有严重基础疾病的患者中更为常见 [163]。压疮会引起疼痛，增加痉挛，减缓恢复过程，如果并发严重败血症，可能会致命。压疮延长了住院时间，通常需要强化治疗，因此可能非常昂贵 [164]。它们可以而且应该被预防，尽管它们可能会在脑卒中发病与住院之间的时间段内出现。

1. 评估

行动不便的患者应定期检查（有时一天数次）以确定压力损伤的早期迹象（即皮肤发红）。重

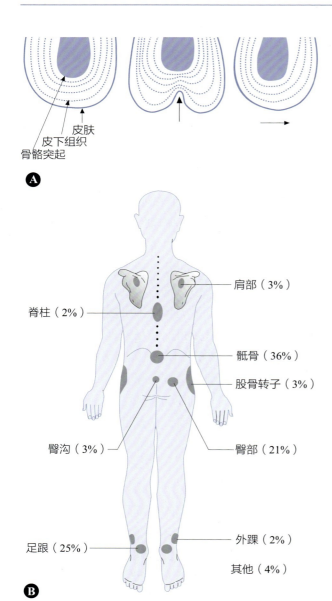

皮肤
皮下组织
骨骼突起

A

肩部（3%）

脊柱（2%）

骶骨（36%）

股骨转子（3%）

臀沟（3%）

臀部（21%）

足跟（25%）

外踝（2%）

其他（4%）

B

▲ 图 11-12 压疮

A. 由于压缩或剪切力而导致骨突出处的组织变形，这可能导致压疮；B. 根据英国对 Pegasus Airwave 系统护理患者压疮的横断面调查数据，确定压疮的解剖分布。尽管脑血管疾病患者是该样本中最大的群体，但他们仅占整个群体的 14%（引自 St Clair 1992 [164a]. © 1992 Elsevier）

要的是要尽早发现存在压疮风险特别高的患者，以便采取预防措施。Waterlow 量表（表 11-19）是用于指导个体患者风险的众多临床评分系统之一。大多数量表包括一些对活动能力、失禁、认知功能和营养状况的测量，并且基于不理想的评估，没有一个量表明显优于其他量表 [165]。

应评估和记录每位患者的压疮风险；应采取与风险水平相适应的措施来预防压疮的发生。良好的护理可以预防压疮。

临床医生应警惕有沟通和认知问题的患者的行为，这些行为可能表明有疼痛的受压区。患者可能会反复将自己移出所需的位置。例如，骶骨疼痛的患者，俗称"助椎式患者"，可能会通过伸展腰部的身体来强迫自己离开椅子。这可能成为护理人员的主要问题。如果患者出现压疮，对其严重程度进行一些客观测量是有用的，以便监测愈合情况或愈合不足的情况。包含厘米尺度的照片是一种方便且可靠的方法来证明变化，但如果没有这种设施，追踪溃疡的边界或简单地在几个平面上测量是有用的 [166]。应对有风险或已形成压疮的患者进行检查，以排除营养不良、低白蛋白血症、贫血和感染（在压疮或其他地方），因这些情况都会减缓愈合 [166]。

2. 预防

预防溃疡最重要的方法是在足够长的时间内以足够的频率缓解组织的压力，以使组织获得足够的血液供应。这通常可以通过定期给患者换体位来实现（根据风险评估，每 2～4 小时），但这会占用大量熟练的护理资源。尽管引入各种特殊的床垫和靠垫（表 11-20）可能会减少定期翻身的需要，但大多数患者仍然需要翻身。一些床被设计为自动翻动患者（如网状悬挂床）。

减压床垫和靠垫（图 11-13A）分为"被动"和"主动"系统（表 11-20）。"被动"系统将患者的体重分散到更大的区域，使他们更容易重新挪动自己。高规格泡沫床垫比标准泡沫床垫更有效 [164]。"主动"系统（图 11-13B）通常通过定期充气和放气来减轻每个点的压力，对于重症监护患者比被动系统更有效 [164]。然而，它们价格昂贵，并且会使某些护理任务变得更加困难（例如，将患者置于减少挛缩风险的位置、帮助呼吸和促

		表 11-19		**Waterlow 等级**						
体形 / 重量		**皮　肤**		**失　禁**		**活　动**		**性别 / 年龄**		**饮　食**
平均	0	健康	0	完全自控	0	完全活动	0	男	1	平均 0
高于平均	2	干爽	1	偶尔失禁	1	受限 / 困难	1	女	2	较差 1
低于平均	3	干燥	1	导尿管 / 大便失禁	2	焦躁 / 烦躁	2	14—49 岁	1	厌食症 2
		水肿	1	大小便失禁	3	冷漠	3	50—64 岁	2	
		潮湿	1			活动受限 / 牵引	4	65—74 岁	3	
		变色	2					75—80 岁	4	
		破损	3					81 岁以上	5	

总分 10 分表示患者有压疮风险，15 分表示高风险，20 分表示非常高风险
除了将 6 个方面（即体重、皮肤、失禁、活动、年龄 / 性别和饮食）的分数相加的基本量表外，还为特殊风险因素增加了额外的分数：营养不良（8 分）；包括脑卒中在内的感觉丧失（5 分）；大剂量抗生素、类固醇（3 分）；每天吸烟＞10 支（1 分）；骨科手术或腰以下骨折（3 分）

表 11-20　专用床垫、靠垫和床

被动系统

- 羊皮毛毡和羊毛靴，它们能减少皮肤摩擦和湿气；天然羊毛比人造羊毛好，但由于清洁不好和床单覆盖而变得无效
- 含有聚酯纤维的软垫床垫（如 Spenco）
- 聚苯乙烯珠系统
- 泡沫床垫（如 Vaperm）的减压特性各不相同
- 凝胶垫可用于足跟和骶骨下方
- Roho 坐垫很有效，但非常昂贵（图 11-13A）。

主动系统

- 波纹床垫和电波系统提供交变压力；电池越大越好，但往往会损坏和泄漏
- 提供恒定低压的低空气损失系统（如 Mediscus）；虽然有效，但往往噪声大、昂贵且复杂，需要定期维护和培训（图 11-13B）
- 漂浮床和水床很难护理患者，很重，有些患者会眩晕
- 干式漂浮提供由空气吹制的玻璃微球产生的恒定低压。当患者需要重新定位时，可以关闭空气，有效但笨重且昂贵。
- 机械床帮助患者翻身（如网状悬挂床），效果不确定，患者可能不喜欢被悬吊（完全暴露在他人视线中）；对翻身疼痛患者有用

进吞咽），因为它们提供的支撑不够稳固。

其他干预措施，如专业培训、营养支持和应用于未破损皮肤区域的局部治疗（如乳霜、乳液），可能在预防方面发挥作用，但其有效性尚未得到证实[167, 168]。选择何种预防方法将取决于对患者压疮风险的评估、有没有护士、患者的其他需求（如体位）和可使用资源。需要进一步研究以确定预防压疮最具成本效益的策略[164]。研究必须考虑患者发生溃疡的绝对风险、每次干预降低的风险、干预的成本及治疗压疮的成本。然而，我们相信，无论采用何种技术，如果要预防压疮，足够数量熟练的护理人员是必要的。

最后，重要的是要认识到某些护理措施（例如，坐在椅子上、使用分级弹力袜）实际上也可能会导致压疮，除非它们使用得当和并密切监测（图 11-9）。

3. 治疗

对于已存在压疮的患者，缓解压力仍然是促进愈合的最重要因素。"主动"减压系统比"被动"系统更有效[169]。此外，重要的是通过提供充足蛋白质摄入和积极治疗并发症（如感染、心

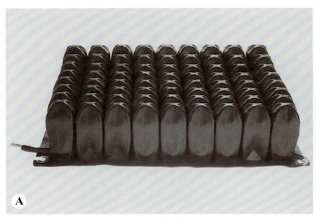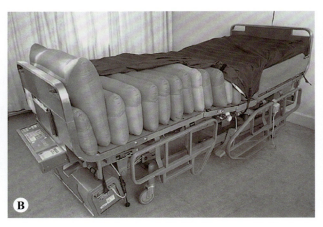

▲ 图 11-13　减压辅助工具
A. Roho® 缓冲垫；B. 低空气损失床

力衰竭）来优化患者的一般状况。对于嗜睡或有吞咽困难的体弱、年老、厌食症患者，可能需要强化护理。溃疡引起的疼痛会增加张力并导致挛缩（见本章"痉挛和挛缩"）从而阻碍康复，而疼痛也可能影响患者的情绪，甚至进一步造成病情恶化。应给予患者充分镇痛，必要时给予阿片类药物，尤其是在更换敷料之前。如果有局部或全身感染（播散性蜂窝织炎、骨髓炎），可能需要使用抗生素。有时可能需要清创以去除坏死组织，并进行皮肤移植以实现皮肤覆盖。

有多种令人眼花缭乱的局部敷料和治疗方法（例如，维生素 C、锌、超声波、电刺激、紫外线），旨在促进愈合和减少感染。已经报告了一些评估这些干预措施的小型随机对照试验，但需要进行系统评价[170, 171]。

十六、吞咽问题

在床边测试中，多达一半急性脑卒中入院的清醒患者无法安全吞咽[172]。然而，由于定义、检测吞咽困难的时间和方法，以及选择研究患者的不同，对吞咽困难发生率的估计有所不同。吞咽困难与高病死率和较差的功能恢复有关，并且肯定会使患者面临误吸、肺炎、脱水和营养不良的风险[172]。然而，过高的死亡率和发病率可能是由于脑卒中本身的严重性而不是吞咽困难。

（一）吞咽困难的机制

已通过荧光透视确定了以下脑卒中后吞咽困难的模式[173, 174]。

• 口腔控制不佳（口腔准备阶段）和延迟触发吞咽会导致吞咽前误吸（即在吞咽开始之前液体从舌后滴下）。此外，面部或舌头瘫痪或不协调的患者通常难以将液体保持在口中，难以咀嚼和控制食物以产生良好的食物团。

• 喉部内收不良会导致吞咽过程中的误吸。

• 咽部"蠕动"减少或环咽部功能障碍可能使食物积聚在咽部并溢出，通过声带进入气管。因此，吸入发生在吞咽之后。

口腔控制不佳和吞咽延迟触发是导致脑卒中后吞咽困难的最常见机制，但通常可以在某些患者中发现不止一种机制。

（二）吞咽困难的检测

尽管吞咽问题很常见，而且未能发现吞咽问题会造成严重后果，但对于因急性脑卒中入院的患者通常不会系统地检查吞咽问题[62]。目前推荐的方法是让经过适当培训的护士或其他医护人员进行简单的床旁吞咽筛查（图 11-14），以区分能够安全地口服食物和液体的患者和需要更详细评估的患者[175]。在非随机研究中，吞咽筛查和适当喂养的系统方法与较少的肺炎发作有关[176, 177]。临床医生有时使用呕吐反射来测试是否吞咽安

第11章　脑卒中患者存在的问题及一般处理

What are this patient's problems? A problem-based approach to the general management of stroke

吞咽筛选试验—— 一个跨学科的工具		地址，或
预评估标准：　　　　　　地点：		姓名：
如果患者昏昏欲睡，无法坐直，那么完成此评估是不安全的。它们应该继续禁食（NBM）。监控意识水平：在评估完成前，应每天尝试进行筛查		出生日期： 号码：

所有患者的营养筛查需要＜48h

筛选记录		已筛选？	未筛查原因和需要的操作
日期	姓名首字母 / 标记 / 病房	是或否	
		是或否	
		是或否	
		是或否	
		是或否	

风险因素检查表：
不能咳嗽　　　　　　　　　　[ ]
声音沙哑　　　　　　　　　　[ ]
口腔分泌物过多　　　　　　　[ ]

如果有任何注意　➡

→ 考虑直接推荐到言语和语言治疗师
→ 继续口腔卫生

患者准备：
坐直 90°　[　　]　　　确保头部没有后仰　[　　]　　　检查口腔卫生　[　　]

给一茶匙水
　　没有试图吞下　　　　[ ]➡
　　　　尝试吞下　　　　[ ]

给第二茶匙水
有问题　　　　　　　　[ ]➡
没问题　　　　　　　　[ ]

给第三茶匙水
有问题　　　　　　　　[ ]➡
没问题　　　　　　　　[ ]

小口喝水
有问题　　　　　　　　[ ]➡
没问题　　　　　　　　[ ]

给半杯水
有问题　　　　　　　　[ ]➡
没问题　　　　　　　　[ ]

有问题：➡
[ ] 不能咽下
[ ] 咳嗽
[ ] 窒息
[ ] 呼吸困难
[ ] 湿啰音
[ ] 吞咽延迟
[ ] 任何其他问题

• 患者禁食
• 咨询言语和语言治疗师
• 补水——立即启动
• 用药——医务人员与药剂师确认
• 营养——填写完整的营养评估表，并与团队讨论
• 继续严格的口腔卫生

• 开始饮食 / 液体
• 监督第一次用餐时间，并注意任何问题
• 如果有任何问题，请咨询言语和语言治疗师
• 如果情况有恶化，请重复筛查测试
• 以适当的表格记录营养管理的变化

结论
明天重新筛查　[　　]
可安全经口摄入　[　　]
转诊至言语和语言治疗师　[　　]
转诊至营养师　[　　]

▲ 图 11-14　吞咽困难筛查和评估流程图——由 NHS Lothian 员工开发的交互式培训包

全，但这既不准确也不可靠 [178]。

> 呕吐反射不是脑卒中患者吞咽能力的有用指标。

对吞咽筛查"失败"的患者进行更详细的评估，通常包括由语言治疗师进行的详细床边评估，必要时辅以仪器测试，例如，荧光透视（图 11-15）或纤维内镜吞咽功能评估（fiberoptic endoscopic evaluation of swallowing，FEES）（图 11-16）。荧光透视可提供有关吞咽困难机制的详细信息，并可以识别无症状的吸入，这可能很重要，因为无症状的吸入可能出现并发症的风险最大 [179]。它被认为是评估脑卒中后吞咽的"金标准"方法。表 11-21 总结了主要评估方法的优点和缺点。临床评估可能会确定 40%～90% 的患者接受荧光透视检查 [180]。

目前尚不清楚在床旁吞咽评估或荧光透视中发现的吞咽困难是否能更好地预测那些会出现肺炎等并发症的人。一些研究强调，患者喉部咳嗽反射的完整性可能是比吞咽能力更重要的肺炎风险决定因素 [181, 182]。其他技术，如颈部听诊和吞咽过程中的检测血氧饱和度下降情况等仍不清楚是否有效 [172]。我们建议采用以下方法筛查吞咽困难。

- 首先，确定那些可能有吞咽问题的患者（例如，那些有严重半球、脑干或双侧脑卒中或意识障碍）。表 11-22 列出了一些特征，这些特征单独或组合在一起提醒人们吞咽困难的高风险。

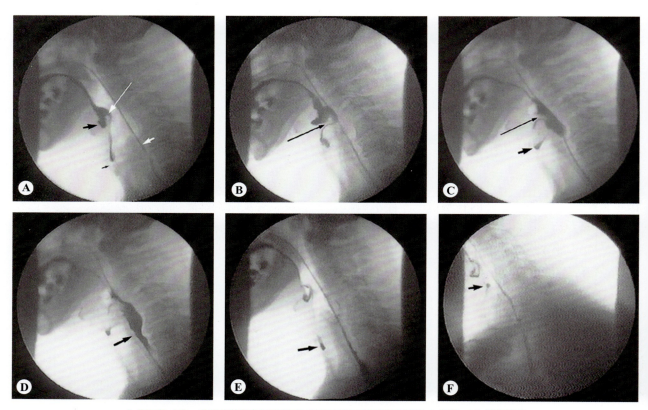

▲ 图 11-15　来自吞咽困难的脑卒中患者的荧光透视检查 6 帧图（均为侧位）

A. 含有放射性物质的食物团已被舌头推入咽部并充满会厌谷的空间（大黑箭）。食物从会厌谷溢出，经过会厌（长白箭），流向声带（小黑箭）。注意鼻胃管（短白箭）。吞咽尚未触发；B. 吞咽已触发（最终）伴随会厌的抬高和倒置（箭）；C. 会厌完全倒置（长箭）。没有发生进一步的喉部穿透，这表明喉部闭合有效（但较迟）。然而，一些食物已经通过声带（短箭）；D. 食团通过环咽括约肌（箭）；E. 吞咽完成，但部分食团仍留在声带下方（箭）。患者没有咳嗽，表明感觉受损（即该患者有无症状的吸入）；F. 患者被要求咳嗽，这种自主咳嗽可有效将吸入的食物清除回咽部（箭）（引自 Diane Fraser 提供的视频透视）

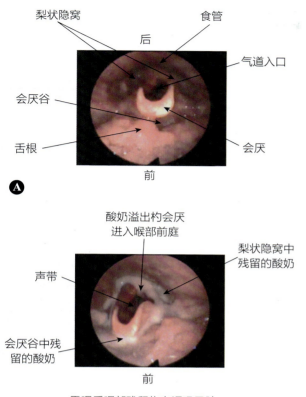

A

梨状隐窝
食管
后
气道入口
会厌谷
舌根
会厌
前

声带
酸奶溢出杓会厌进入喉部前庭
梨状隐窝中残留的酸奶
会厌谷中残留的酸奶
前
吞咽后咽部残留物有误吸风险

B

▲ **图 11-16** 在纤维内镜下对吞咽进行评估时拍摄的照片，显示了主要的解剖结构

• 其次，对于没有这些特征的患者，或者难以找到对吞咽困难感兴趣的言语和语言治疗师时，医生或护士可以评估患者的吞咽情况。要求患者总共吞下大约50ml的水，最初是5ml等份，同时以直立姿势坐着，颈部弯曲（保持呼吸道关闭），头部向未受影响的一侧倾斜（避免水从瘫痪的口咽部流下）。应备有吸痰设备。可以用勺子或用吸管来控制水的饮用量和速度（图11-17）。如果只是递给一个杯子喝，患者可能会尝试将其全部喝完并吸入大量的液体。每次吞咽后，等待不自主的咳嗽并让患者说话。咳嗽或患者声音的变化（即湿啰音）表明有误吸。在评估患有呼吸系统疾病的患者时应特别小心，这些患者甚至可能因轻微程度的误吸而受到影响。

• 最后，如果在简单的床边测试中显示可能存在吞咽困难，则让患者"禁止口服"并通过替代途径给他们补水，直到可以进行更详细的评估（见本章"代谢紊乱"）。当患者"禁止口服"时，他们的口腔应保持湿润和清洁，并定期进行口腔护理。

（三）预后和治疗

1. 预后

大多数脑卒中后立即出现吞咽困难的患者要么死亡，要么好转，因此存活超过1～2周的患者持续吞咽困难的情况相对较少见。有趣的是，许多饮食正常的患者在脑卒中后的几个月里持续存在异常，包括荧光透视下的误吸，但其意义尚不清楚 [173]；这引发了对荧光透视有效性的质疑。

2. 治疗

语言治疗师对患者吞咽能力的持续评估对指导他们的液体和进食方案很有价值，这样患者就避免非必要地被剥夺营养或面临误吸的风险（见本章"营养问题"）。语言治疗师在发现吞咽问题方面可能并不比护士或医生更准确，但他们确实提供了更详细的评估和潜在的解决方案。评估包括：以不同的姿势（例如，倾斜到一边或另一边）；使用不同质地食物（例如，液体、增稠液、糊状或固体）；逐渐增加食物体积；使用不同的进食方法；以及使用不同的语言提示或指示 [183]。对于持续吞咽困难，吞咽困难的原因不确定，或怀疑患有反复胸部感染的无症状误吸，或考虑经皮内镜胃造口术（见本章"营养问题"）的患者可以使用荧光透视和（或）FEES。

根据他们的吞咽评估，包括荧光透视和（或）FEES，语言治疗师可以教患者和护理人员解决方法，直到恢复 [175]。可以使用以下简单的干预措施来帮助患者安全吞咽。

• 确保患者在评估期间处于适当的位置并坐直。

• 教给患者一些动作，例如，"下巴收紧"或"头部转动"，这些动作可以降低误吸的可能性。

• 根据患者的吞咽能力调整液体和食物的稠度。例如，浓稠的液体通常比水更容易吞咽，因为它们通过口咽的速度更慢，因此有更多的时间

表 11-21 现有吞咽评估的优缺点：床旁、荧光透视和纤维内镜吞咽功能评估

	优 点	缺 点
床旁	在病房床边进行	未检测到无症状误吸
	广泛可用、快速、安全	预测有效性有限（即测试结果不能预测肺炎或其他患者结果）
	无须专业设备	吞咽困难的解剖学或机制的信息很少
	技术培训很容易	周末无法使用，除非语言治疗师提供这项服务
	可在急性期使用，可每天重复	
	可以尝试各种食物、液体和质地	
	评估治疗的有效性	
荧光透视	大多数医院都有，快速安全	辐射暴露和钡剂吸入的可能性
	评估吞咽的所有解剖阶段	急性期很少使用——通常需要提前预约
	可以测试各种食物	调查结果可能无法反映病房情况
	允许评估治疗	钡的密度意味着误吸可能无法反映其他食物的风险
	被认为是"金标准"方法	需要培训
		不完美的"黄金标准"——良好的"表面效度"但有限的"预测效度"（即结果不能预测肺炎等）
纤维内镜	在床旁进行，患者可正常的饮食	没有广泛使用
	提供咽/喉的良好解剖学数据	需要熟练的操作人员
	可以定期重复	"白化"通常会掩盖误吸
	可以进行感觉检测	没有收集到关于口腔控制的信息
		迄今为止关于有效性的数据有限

表 11-22 表明吞咽问题可能性的特征（来自多项研究[175, 183, 184]）

- 意识水平下降（包括精神异常）
- 坐姿平衡不佳
- 双侧脑卒中
- 年龄较大
- 舌头或上腭运动异常
- 无力或无自主咳嗽
- 湿啰音或水泡音
- 胸部感染的证据
- 咽部感觉减弱

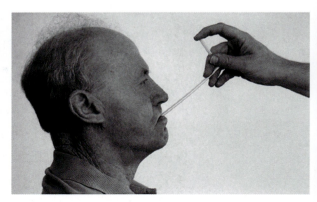

▲ 图 11-17 在吞咽评估过程中，患者接收的液体量可以通过使用吸管作为移液管来控制

开始吞咽。理想情况下，应提供一系列指定稠度的饮食。重要的是，负责准备食物的人，包括善意的亲属，要了解患者的个人需求。

• 选择合适类型的饮水器。如果患者没有严重的面部瘫痪并且可以吸吮，吸管通常会有所帮助。有出水口的烧杯往往会鼓励患者伸长脖子饮用，这会打开呼吸道并帮助吸气（图 11–18）。

这些干预措施包括吞咽食物或液体，通常被称为代偿性或"直接"策略，而实际上不涉及吞咽任何东西并旨在改善运动控制的练习被称为"间接"策略。一项随机的单中心试验表明，与非系统的方法相比，由语言治疗师进行系统评估，必要时辅以荧光透视检查，以及直接和间接治疗措施获得了更好的吞咽恢复 [185, 186]。特定的干预措施如口腔刺激，尚未被证明能改善吞咽能力 [187]。

> 所有参与为患者提供食物或饮水的人，包括他们的亲属，都必须了解患者的吞咽困难情况，以及患者可以安全吞咽和不能安全吞咽的食物。培训和有效沟通至关重要。

十七、代谢紊乱

代谢紊乱本身可能会出现类脑卒中症状（见第 3 章"突发脑部局灶性症状的鉴别诊断"），在严重脑卒中患者中很常见 [188]。它们之所以重要，是因为它们可能导致"恶化"（见本章"脑卒中后进展"），但往往很容易纠正。

（一）脱水

脑卒中患者容易脱水，原因如下。

• 急性脑卒中后吞咽困难很常见（见本章"吞咽困难"）。

• 活动受限意味着患者依赖他人为他们提供饮水（见本章"活动受限和定位不良"）；他们甚至可能已经躺在地板上几小时才被发现。

• 他们可能有沟通问题（见本章"沟通困难"），因此无法诉求饮水。

• 他们可能有偏盲或视力忽视（见本章"视觉空间障碍"），因此可能看不到他们旁边的水壶。

• 他们通常是老年人，因此可能对口渴的敏感性降低 [189]。

• 他们可能发热、胸部感染（见本章"发热和

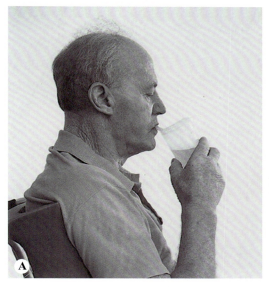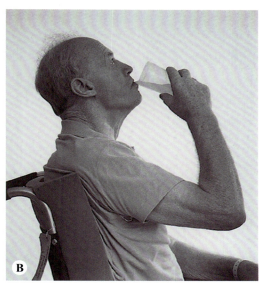

▲ 图 11–18　有喷嘴的烧杯鼓励患者喝水

尽管带喷嘴的烧杯可以防止溢出，但烧杯与儿童用的相似，这可能使其不受某些患者的欢迎。它们还让患者在饮水时伸长脖子，这可能会导致误吸。不要这样做：A. 将杯口放在嘴唇上；B. 将头向后仰，打开气道，然后大口喝

感染"）、高血糖症（见本章"代谢紊乱"）或正在服用利尿药，所有这些都会增加体液流失[190]。

- 他们可能会限制液体摄入量，以避免出现令人尴尬的尿失禁（见本章"尿失禁和尿潴留"）。

需要液体增稠的吞咽困难患者和服用利尿药的患者特别容易脱水[190, 191]。渗透压升高与 3 个月存活率较差[192]相关，血浆尿素升高与静脉血栓栓塞症发生率较高相关[135]（见本章"静脉血栓栓塞"）。

1. 评估

临床体征（表 11-23）可能有助于识别脱水，但难以可靠评估，尤其是在老年患者中[193]。心动过速、外周灌注差和颈静脉压低可能对严重病例有用。现代电动仿形床允许患者"倾斜"，即使在无法站立的情况下也能检查直立性低血压（图 11-7）。检查包括测量尿比重或渗透压和血钠、尿素（以及测定尿素 / 肌酐比率的肌酐）和血渗透压可能比床旁评估更可靠[194]。如果患者患有低血压或肾衰竭，插入中心静脉直接测量右房压力并监测补液情况有时可能是有价值的。在医院，记录患者的液体摄入量和输出量也很有帮助，但往往不准确，尤其是称重尿垫，很难（尽管并非不可能）在患者大小便失禁时监测患者的输出量（见本章"尿失禁和尿潴留"）。高钠血症通常是由于水流失而没有伴随的钠流失，如果患者没有喝足够的量，经常会发生高钠血症。由于临床难以检测，只能通过测定血钠来诊断。极少数情况下，高钠血症表明糖尿病患者处于高渗透压状态（见本章"代谢紊乱"）。

2. 预防和治疗

不能或不愿口服足量液体以预防或逆转脱水的患者，应通过其他途径（即静脉、皮下或鼻胃管）补液。当患者脱水时，通常需要静脉输液，而皮下补液通常足以维持水分[195]（表 11-24）。有研究一致认为，急性脑卒中后的 1～2 天应避免输注葡萄糖（见本章"代谢紊乱"）。肠外补液应通过定期监测尿素和电解质来指导，因为患者对液体的需求是不可预测的（取决于尿液和无感

表 11-23 脱水的临床指标
一般标志
• 口渴
• 皮肤萎缩
• 黏膜干燥
• 眼睛凹陷
心血管
• 四肢厥冷
• 外周静脉塌陷
• 体位性低血压
• 颈静脉脉搏弱或中心静脉压低
• 少尿
检查
• 尿比重上升
• 血红蛋白浓度升高
• 血细胞比容升高
• 血清钠升高（水丢失的证据）
• 血清尿素升高（与血清肌酐不成比例）

丢失）并且可能发生水中毒[196]。

如果患者愿意并且能够口服液体，他们应该获得足够的液体（即杯子和水壶应该放在他们够得着的地方，而不是放在任何忽视或偏盲的一侧），重要的是，经常鼓励他们喝水。如果患者有高钠血症，补充足够的等渗液通常会使血钠恢复正常。

> 始终确保能够安全吞咽的患者能够随时获得液体。

（二）低钠血症

低钠血症在缺血性脑卒中和脑出血后并不常见，但在蛛网膜下腔出血后更为常见（见第 15 章）。它可能是由于如利尿药导致的过量盐分丢失，或者可能是脑损伤、药物或医疗并发症造成的体液稀释（反映抗利尿激素的不当分泌）[196]。稀释是缺血性脑卒中或脑出血后低钠血症的传统解释，但在蛛网膜下腔出血后，低钠血症更常归因于肾盐丢失过多（见第 15 章"术后管理"）。

第11章　脑卒中患者存在的问题及一般处理

What are this patient's problems? A problem-based approach to the general management of stroke

表 11-24　为无法吞咽的患者补水的不同方法的优缺点

	优　点	缺　点
静脉	可以在低血容量时快速大量给予	如果没有适当的监测，可能会超负荷
	可以给予静脉药物或刺激性液体	需要技术人员插入套管（如果更换套管，可能会中断给药）
		套管部位可能有很严重感染
		套管应定期更换，但价格昂贵
		可能与局部红肿、脓肿有关
皮下	可以由相对不熟练的医护进行（这可能会减少中断）	
	针头可以放在患者无法触及的地方，减少移位的可能性	吸收可能无法预测
	不会快速输注大量液体，因此不太可能出现液体超负荷	无法快速大量补液以纠正低血容量和严重脱水
	蝴蝶套管相对便宜	不能使用插管进行给药或刺激性液体
	更符合"生理性"和不易超负荷	可能会增加误吸的风险
鼻饲	可以通过管子喂食和补水	经常被躁动的患者拔出而中断补液
	可以通过管子给予口服药	患者和亲属可能不太接受
	不需要昂贵的装置或无菌液体	使用 X 线检查位置时有辐射

目前尚不清楚这种所谓的"脑耗盐综合征"在其他类型的脑卒中发生的频率。与对照组相比，脑卒中患者抗利尿激素水平较高但没有低钠血症[197]。低钠血症偶尔会导致患者的神经系统恶化，因此监测很重要，因为它通常是可逆的。

1. 评估

我们测量所有脑卒中患者的尿素和电解质，作为基线评估的一部分。我们定期监测基线评估异常的患者，如严重脑卒中和有吞咽问题的患者。低血钠应积极寻找病因，包括检查用药（表11-25）、补水（表11-23）和液体平衡的临床评估，以及视情况而定的一些检查，如血糖、尿素和肌酐、血浆和尿渗透压及尿钠浓度、血浆抗利尿激素水平（如果有），或许还可以做胸部 X 线片检查，以确定抗利尿激素分泌不当的另一种原因。

2. 治疗

低钠血症的治疗显然取决于病因，例如，停用利尿药、限制稀释性低钠血症的液体供应，以及在证实脑耗盐的情况下谨慎地静脉注射等渗盐水（见第 15 章"术后管理"）。通常建议用几天而不是几个小时来慢慢纠正低钠血症，以降低脱髓鞘的风险[198]。

（三）高血糖

高血糖症（定义为空腹血糖水平＞6.7mmol/L或 120mg/dl）发生在约 1/3 的非糖尿病急性脑卒中患者和 2/3 的糖尿病患者中[199]。已知大约 1/4的高血糖患者已经患有糖尿病，另外 1/4 糖化血红蛋白升高，这表明他们的血糖在脑卒中前的一段时间内一直处于高水平，称为"隐性糖尿病"[200]。对非糖尿病患者的高血糖是由于释放儿茶酚胺和皮质类固醇作为应激反应的一部分的解释，是有争议的[201]。

脑卒中后高血糖，至少在非糖尿病患者中，与增加的病死率和较差的功能恢复相关[199, 202]。

表 11-25　常用于脑卒中患者引起低钠血症的药物		
药　物	症　状	章　节
利尿药	高血压 / 心力衰竭	本章"脑卒中后的高血压和低血压"、第 16 章"脑动静脉畸形"
卡马西平、奥卡西平	癫痫发作	本章"代谢紊乱"
选择性 5- 羟色胺再摄取抑制药	抑郁 / 情绪化	本章"心理问题"
血管紧张素转换酶抑制药	高血压 / 心力衰竭	本章"发热和感染""脑卒中后高血压和低血压"

这可以用更严重的脑卒中产生更大的应激反应和高血糖来解释，因此高血糖只是严重脑卒中中的一个标志。然而，一些研究表明，在调整了脑卒中严重程度和其他基线预后因素后，高血糖与预后不良相关 [199]。这一发现，以及一些（但不是全部）动物研究表明，高血糖可以加剧缺血性神经元损伤，这使得许多人相信高血糖和不良预后之间存在因果关系 [202, 203]。

1. 评估

所有脑卒中患者均应测随机血糖。在血糖升高的人中，空腹血糖和糖化血红蛋白将有助于区分隐性糖尿病和脑卒中本身引起的高血糖症。脑卒中发作后的最初几天，血糖水平可能会自发下降 [204]。如有必要，在急性期（即患者病情稳定时）后进行葡萄糖耐量测试可能有助于区分哪些患者患有糖尿病或葡萄糖耐量受损，以及哪些患者仅患有与急性脑卒中有关的高血糖症。应评估已确诊糖尿病和隐性糖尿病患者以排除血管和神经系统并发症。

2. 治疗

我们目前的目标是在急性脑卒中后的最初几天内将血糖保持在 11mmol/L（200mg/dl）以下。这将使患者避免口渴和过度利尿以及进一步的脱水情况（见本章"代谢紊乱"）。更积极地控制血糖是否明智，这至少在理论上对缺血半暗带有好处，将取决于是否有任何益处及低血糖的风险，也取决于能否频繁监测 [203]。一项小型和一项中等规模但效力不足的随机对照试验表明，葡萄糖 - 钾 - 胰岛素（glucose-potassium-insulin，

GKI）输注可用于控制急性脑卒中的高血糖，具有合理的安全性，但未证明生存或功能结果有任何改善 [204, 205]。

（四）低血糖

低血糖临床症状有时可能与脑卒中或 TIA 相似（见第 3 章"突发脑部局灶性症状的鉴别诊断"）。理想情况下，应在首次接触医疗服务（例如护理人员、初级保健医生）时通过测量所有服用降糖药物的患者的指尖血糖来排除它 [206]。由于吞咽困难（见本章"吞咽困难"）或其他脑卒中后问题（见本章"营养问题"）而减少食物摄入但接受降血糖药物的糖尿病患者，以及努力使血糖正常化（见本章"代谢紊乱"）的高血糖患者，脑卒中后也会发生低血糖症。由于低血糖如果未被检测到或者严重低血糖可能会导致神经功能缺损恶化，因此服用降血糖药物的糖尿病患者应严密监测血糖。

十八、营养问题

（一）营养不良

营养不良是入院患者的常见问题，但往往未被认识到，尤其是老年患者 [207]。脑卒中后营养不良的报告率不可避免地因患者选择、营养不良的定义，以及评估的方法和时间而异，估计为 8%～34% [208, 209]。目前尚不清楚哪些因素与入院时营养不良有关，但非脑卒中文献表明，营养不良在老年患者、生活在机构中和社会环境差的患者，以及先前有认知障碍、身体残疾或胃肠道疾病的患者中更为常见。在一部分脑卒中患者中，

入院期间营养状况可能会恶化[210, 211]。

与任何急性疾病一样，脑卒中可能会导致能量负平衡和更高的营养需求，但与此同时，脑卒中患者可能无法适应这些[212, 213]。他们经常有吞咽困难（见本章"吞咽困难"），即使那些能够吞咽的人也可能因为缺乏与脑卒中本身[214]、药物、并发症、抑郁或冷漠相关的味觉而食欲不振；由于面瘫、没有假牙或上肢功能不佳，他们可能会吃得很慢。

营养不良与肌肉力量降低、对感染的抵抗力降低和伤口愈合慢有关（尽管并非针对脑卒中患者）。在脑卒中患者中，肌肉无力、感染和压疮很常见，并导致许多死亡和症状[109]。即使调整了其他因素，入院时营养不良也与病死率增加和功能恢复较差有关，但尚不清楚这种联系在多大程度上是因果关系[215, 216]。

（二）肥胖

肥胖在住院的脑卒中患者中很常见[37, 217]。除了是脑卒中（见第 6 章"缺血性脑卒中的危险因素"）和可能脑卒中复发危险因素外，肥胖也可能是脑卒中恢复过程中的一个问题。在患者行动不便的情况下，尤其是在他们依靠他人帮助进行活动的情况下，肥胖可能是他们在医院停留多长时间，以及需要多少护理的关键因素。从长远来看，实现对血管危险因素（如高血压和糖尿病）的充分控制方面也是一个问题。患者经常在脑卒中后体重增加，可能是因为能量消耗减少和卡路里摄入过多。

（三）评估

在临床实践中，评估脑卒中患者的营养状况存在困难。由于患者的沟通问题，可能无法获得饮食和体重史，并且如果患者平时独自生活，则可能无法从其他途径获得此信息。简单地评估体重和身高来估计体重指数给不能动的脑卒中患者带来了一些问题。首先需要使用专用设备，例如可容纳轮椅的升降机和秤或称重床，其次身高可能必须根据患者的半跨距或足跟－膝盖长度来估计（图 11–19）。血红蛋白、血清蛋白、白蛋白和

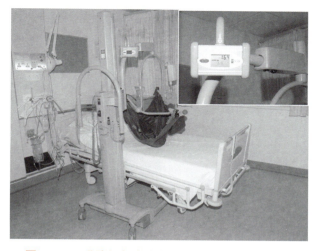

▲ 图 11-19　升降机包含一个电子秤（插图），用于称量无法独立站立或坐着的活动受限脑卒中患者

转铁蛋白等实验室参数可能不一定反映营养状况。更复杂的人体测量、维生素评估、抗原皮肤测试和生物电阻抗都用于研究，但并未广泛使用。

认识到营养不良的可能性是确定营养不良患者的一个关键因素。在脑卒中单元中使用标准化的营养问题筛查工具可能是值得的，它可以突出那些将从营养师的建议中受益的患者，但尚未对脑卒中患者进行充分评估[218, 219]。一个简单且非正式的床旁评估（即患者是营养不良、正常还是超重？）总比没有评估好，因为它可靠地识别出大多数具有低体重指数和人体测量异常的脑卒中患者，以及预测结果[215, 220]。在入院时评估患者的 BMI、连续体重以识别体重减轻，并监测膳食摄入量，同时监测他们在卒中单元的情况。如果有临床证据表明营养不良或恶化，监测包括人血白蛋白在内的简单实验室检查可能是值得的。

所有因脑卒中入院的患者都应及早评估其营养状况。在没有正式评估工具的情况下，团队对患者是否营养不良、正常或超重的判断总比没有好。至少这能让团队关注这一重要的护理方面。

（四）预防和治疗营养不良

1. 一般的做法

让语言治疗师和营养师参与评估和护理有吞咽问题的患者，或由于其他原因（如精神异常）而导致营养摄入不足的患者是很有用的。脑卒中后患者通常吃得很慢，需要监督以确保安全吞咽。不应忽视简单的细节，例如，提供适当稠度的食物（见本章"吞咽困难"），将患者的饭菜放在其视野中，并确保患者有合适的假牙。在住院期间用他们的名字标记患者的假牙有助于防止丢失和混淆。人员短缺可能意味着患者食物不足，最终导致营养不良，或者仓促将食物强行灌入，这非常有辱人格，影响患者精神。在训练有素的工作人员无法应对的情况下，患者家属甚至志愿者可以接受培训以帮助喂养。

假牙经常在住院期间丢失。用他们的名字标记患者的假牙有助于防止丢失和混淆。

大多数人不喜欢被喂饭，他们更喜欢自己吃。为患者提供合适的器具或他们可以拿的食物可以让他们自己吃（见本章"对日常活动的依赖性"）。如果无法做到这一点，则需要聘用足够的工作人员或受过培训的家庭成员。

2. 口服营养补充剂

在住院的脑卒中患者中，常规的口服营养补充剂同时提供蛋白质和热量可能是不必要的，因为尚未证明其对预后具有临床上的有益影响。FOOD 试验将 4023 例急性脑卒中患者随机分配到住院期间是否接受常规口服营养补充剂。总体而言，生存或功能恢复没有显著差异，但入组营养不良的患者数量不足，无法确定这一亚组是否可能受益[217]。因此，FOOD 试验的结果，加上大量较小的关于老年患者营养支持的单一中心随机对照试验，表明口服补充剂可能有用，但仅限于那些被确定为营养不良或食物摄入不足的人[217]。

3. 肠内管饲

在吞咽困难的情况下，早期插胃管鼻饲可能会降低死亡风险，尽管可能以使更多重度残疾患者存活为代价（图 11-20）[37]。这也便于重要药物的给药。早期鼻饲似乎不会影响胸部感染的风险，但似乎会增加胃肠道出血的风险（见本章"气道、呼吸和循环系统"），尽管尚不清楚为什么会发生这种情况，以及任何预防性治疗（如质子泵抑制剂）是否有效（表 11-26）。

插入鼻胃管通常很困难，并且在每次喂食开始时确保它们在胃中而不是在肺中并不简单[221]。此外，患者经常发现鼻胃管不舒服，并且经常因患者反复拔出胃管而中断进食。约束患者（图 11-21）可以提高鼻胃管喂养的连续性，但患者、他们的家人和医护人员并不总是能接受这种限制。

尽管通过经皮内镜胃造口进行肠内喂养被认为在提供规定的食物方面更加舒适和可靠，但其常规早期使用与更好的生存或功能结果无关[37]。事实上，FOOD 试验包括 321 例分配通过鼻胃管或经皮内镜胃造口管饲的患者，结果表明，分配给经皮内镜胃造口喂养的患者往往有更差的结果 [死亡或严重残疾风险增加 7.8%（95%CI 0.08%～15.5%）]。然而，如果患者可能需要延长管饲时间，或鼻饲不可行，经皮内镜胃造口通常是最佳选择（表 11-26），但必须考虑相关并发症。1/5 的患者会在插入后不久发生吸入性肺炎，约 10% 会发生伤口感染，约 1% 的患者会出现可能危及生命的并发症，如腹膜炎和大出血[223-228]。需要告知患者或者更多的是他们的亲属相关风险，告知他们可能在手术后的几天内死亡的可能。

在吞咽困难患者中，早期引入经皮内镜胃造口管喂养，而不是坚持使用鼻胃管，不太可能带来更好的结果。然而，如果鼻胃管喂养变得不切实际，则可能无法替代经皮内镜胃造口。

（五）肥胖症的治疗

应该鼓励肥胖患者并提供饮食建议（见第 17

根据 FOOD 试验估算，早期喂养
100 例患者，预防约 6 例死亡

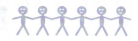

与避免早期喂养组相
比，早期肠管喂养组
在 6 个月随访时死亡
的患者比例绝对值
降低了5.8%（95%CI
0.8%～12.5%）；
死亡或依赖性仅减少
1.2%（95%CI 4.2%～
6.6%）

低于 95%CI：早期喂养
100 例患者，并导致约
1 例死亡

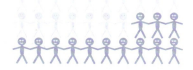

高于 95%CI：早期喂
养 100 例患者，预防
约 13 例死亡

▲ 图 11-20 FOOD 试验的结果
FOOD 试验比较了入院后早期开始肠内管饲（主要通过鼻胃管）与避免肠内管饲至少 1 周后的
结果（每 100 例接受治疗的患者中 6 个月的死亡率）

章"生活方式的改变"），特别是如果肥胖导致行
动不便或糖尿病或血压控制出现问题。

（六）其他注意事项

重要的是要记住，饮食在我们的社交生活中

扮演着重要的角色，并且是快乐的源泉。在脑卒
中的恢复阶段，与其他人一起吃饭可以促进交流
和社交互动。脑卒中后担心自己的外表（例如由
于面瘫）的患者可能会从这个社交机会中获得信

表 11-26	鼻胃管和经皮内镜胃造口术喂养的优缺点	
	优 点	缺 点
鼻胃管	使用广泛	容易插入肺部
	便宜	经常拔出来
		难看
		不舒服
		可能导致误吸
		鼻刺激 / 溃疡
		胃出血
		干扰吞咽
经皮内镜胃造口术	很少移位	不易开展
	美观	昂贵
	可长期使用	在镇静状态下插入时易误吸
		伤口感染
		出血
		腹膜炎

心。另外，将食物滴在衬衫上或者掉在桌子或地板上，可能会让患者感到不安，并减少社交活动。关于允许患者独立进食的设备应寻求专业治疗师建议，以最大限度地提高在公共环境中进食的积极性，并最大限度地减少消极性（见本章"对日常活动的依赖性"）。

十九、痉挛和挛缩

痉挛被定义为一种运动障碍，其特征是速度依赖性的肌张力高并伴有肌腱反射亢进。在入院的脑卒中患者中，一年内有 1/5～1/3 的人会发生这种疾病，在偏瘫和严重脑卒中后更常见，上肢比下肢更常见[229, 230]。然而，痉挛只在少数偏瘫患者中导致残疾[230, 231]。

痉挛通常伴有肌肉无力和笨拙，有时还伴有屈肌或伸肌痉挛。脑卒中后，四肢和躯干的肌张力可能会低于、等于或高于正常水平。造成这种差异的原因尚不清楚。虽然急性期的肌张力可能低于正常，但在大多数没有恢复的患者中，肌张力在最初的几周内往往会增加。在偏瘫患者中，上肢屈肌的肌张力通常大于伸肌，而下肢伸肌的肌张力通常大于屈肌。这解释了典型的偏瘫姿势（即肘关节、手腕和手指屈曲，上肢内收内旋，

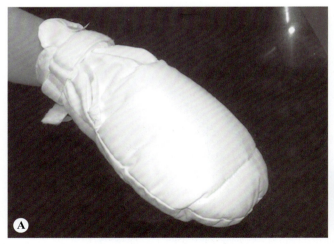
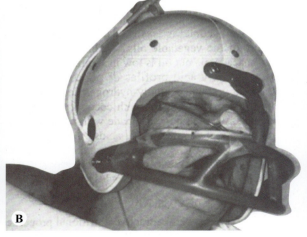

▲ 图 11-21　约束患者鼻胃管脱出的方式

A. 用于防止患者移除鼻胃管的手套；B. 美式橄榄球头盔，以防止患者拔出鼻胃管（引自 Levine and Morris 1995 [222]. © 1995 Elsevier）

下肢在臀部和膝盖处伸展，足跖屈曲和内翻）。躯干肌张力也可能异常高或低。

任何肌肉群的肌张力都可能增加，以至于限制了剩余肌肉力量可以产生的主动运动。肌张力失衡最终会导致肌肉缩短和永久性畸形，从而限制整个运动范围（即挛缩）。相关反应是由各种刺激引起的患侧的不自主运动（最常见的是上肢弯曲），包括使用未受影响的肢体（如自行推动轮椅、打哈欠或咳嗽）和直立姿势[103, 232]。随着肌张力的增加相关反应变得更加明显。相关反应可能被家属和不了解情况的工作人员误解为自主运动，他们应该接受相关教育，以防止他们对患者的运动恢复过于乐观。

痉挛和挛缩可能会导致疼痛、畸形、残疾，如果严重的话，还会导致继发性并发症，如软组织接触点处的压疮（例如，大腿内收肌挛缩患者的膝盖内侧）。

> 相关反应可能被家庭和不了解情况的工作人员误解为自主运动，他们应该接受相关教育，以防止他们对患者的运动恢复过于乐观。

1. 评估

(1) 肌张力和痉挛：医生会训练患者，通过让患者放松（这几乎肯定会产生相反的效果）来评估肢体的肌张力，然后在每个关节以不同的速度移动肢体，并注意到这些运动的任何阻力。不幸的是，许多医生没有意识到患者的姿势、焦虑、疲劳、疼痛和药物等因素会在多大程度上影响肌张力。肌张力每分钟都可能不同，这使得评估很难得到良好的观察者间可靠性。理疗师比医生花更多的时间处理患者，他们更能意识到肌张力的变化，并试图在治疗中利用这些变化。

可以使用临床量表（如改良的 Ashworth 量表，表 11-27）或诸如电测角法或定量神经生理学等技术，尝试对肌张力进行正式测量。不幸的

表 11-27　肌张力临床评估的改良 Ashworth 量表[234]	
0	肌张力没有增加
1	当受影响的部位屈曲或伸展时，肌张力略有增加，表现为接球和释放，或运动范围末端的阻力最小
1+	肌张力略有增加，表现为接球，随后在剩余的运动范围内（不到 50%）阻力最小
2	在大部分运动范围内，肌张力明显增加，但受影响的部位很容易移动
3	肌张力显著增加，被动运动困难
4	屈曲或伸展时受影响的部件刚性

是，后两者在常规临床实践中并未广泛使用。改良的 Ashworth 量表的观察者间可靠性通常对评估上肢和膝盖周围的肌张力较好，但对于评估足踝周围的肌张力很差[233]。在评估单个患者或一组随机对照试验患者的治疗效果时，测量功能（如行走速度或穿衣）或特定目标的实现情况（允许手掌接触以保持卫生）可能比肌张力本身的测量更好。事实上，对异常肌张力的治疗，就像康复的所有其他方面一样，应该以实现现实、相关的和可衡量的目标为目的（见第 10 章 "提供综合的治疗管理计划"）。

(2) 挛缩：挛缩更容易评估，因为根据定义，畸形是固定的。因此，人们可以客观地测量关节周围的运动范围并重复测量，以确定干预是否改善了该范围。然而，注射肉毒杆菌毒素后偶尔会出现明显的肌肉痉挛（见后文），这表明肌肉缩短是由于肌肉收缩，而不是肌肉或肌腱的永久性缩短。

2. 预防和治疗

在康复过程中，我们的目标是调节肌张力的变化以使患者受益。例如，增加松弛腿的肌张力，从而为患者提供更安全的行走基础，或降低手臂的肌张力以促进更主动的运动。我们使用几种互补的方法来防止出现不需要的肌张力模式，并减轻由于痉挛和挛缩引起的问题。有些方

法适用于任何患者，而其他方法仅用于处理特殊问题。

- 避免加重因素：疼痛、尿潴留、严重便秘、皮肤刺激、压疮、焦虑和任何其他不愉快的刺激，都可能导致不必要的肌张力增加。必须避免或减轻这些因素。

- 体位和坐姿：不良体位，尤其是在行动不便的患者中，会导致不利的肌张力变化。例如，长时间仰卧会增加伸肌痉挛，这可能是由基本反射的促进造成的。定期改变体位，例如，肩部外旋，似乎可以减少不必要的肌张力变化[235]。不

幸的是，对于偏瘫患者的最佳位置似乎存在很多不确定性，并且将它们保持在所需位置也存在实际困难[236]。在大多数脑卒中单元（图 11-22）上可以找到的定位图只能用作一般指南。为患者找到最佳位置通常需要反复试验，并且依赖于治疗师和护士的经验。可以为个别患者量身定制的适当座位是必不可少的（图 11-23）。理想情况下，患者应该坐在一个平衡、对称和稳定的位置，让他们感到舒适并能够发挥作用（如吃、喝等）。

- 被动运动和理疗：重要的是肌肉不能长时间保持在放松和缩短的位置。例如，如果上肢在肘

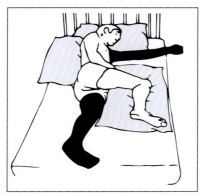

躺在受影响的一侧没有靠背
枕头 1～2 个，受影响的肩膀向前拉得很好，把下肢向前放在枕头上，枕头放在背后

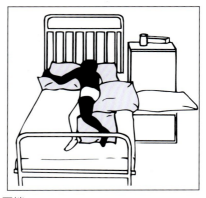

平躺
没有靠背，枕头 1～2 个，受影响的肩膀向前，手臂放在枕头上，将受影响的下肢向后放在枕头上，枕头放在背后

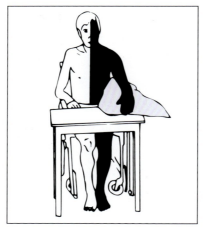

坐起来
坐在椅背和椅子中央，受影响的上肢向前放在桌子或枕头上，双足平放在地板上，跪在足的正上方

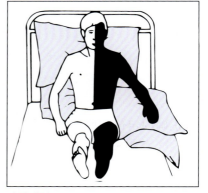

坐在床上
坐在床上是不可取的，受影响的上肢放在枕头上，下肢伸直，坐直，支撑良好

▲ 图 11-22　用于指导脑卒中偏瘫患者卧床定位的典型图表（以黑色显示偏瘫）

450

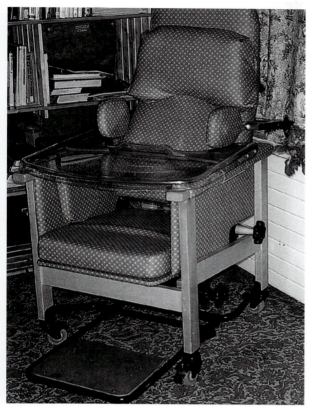

▲ 图 11-23　可以根据患者的个人需求量身定制的椅子
该模型可以升高或降低，可以调节靠背和座椅，扶手可以改变，可以插入额外的支架

部处于弯曲姿势，或者足在床上屈跖，这可能会导致永久性缩短和挛缩。即使在非常急性的阶段，也应被动移动患者的四肢以伸展肌肉并保持活动范围。然而，重要的是，培训照料者在不损害肩膀等脆弱结构的情况下这样做（见本章"肩痛"）。例如，移动过程中的操作方式也会影响张力，至少在短期内如此[237]。理疗师在培训护士和非正规护理人员正确的定位和操作方式方面发挥着重要作用，以最大限度地减少受伤（对患者和训练者）和不必要的痉挛风险。

偏瘫患者经常试图"过度使用"他们健全的一侧以实现活动能力，但结果是患侧的肌张力可能会增加。使用健侧下肢自行推动轮椅会导致患侧上肢和下肢的痉挛增加[238]。与此类活动相关的任何肌张力变化对功能恢复的影响尚未确定[239]。

治疗师使用的许多促进和抑制技术的目的

是，利用基本的反射和体位变化来促进功能。然而，这些技术虽然被广泛接受和实践，但尚未在随机对照试验中得到充分评估（见本章"四肢无力、躯体控制不佳、步态不稳"）。各种物理技术，包括冷或热、夹板和电刺激的应用，至少可以在短时间内减轻痉挛状态[237, 240, 241]。这可以缓解不适，改善卫生状况，并可以进一步使用石膏铸型或夹板。这些物理技术是否具有直接的长期益处尚不清楚[240]。

• 夹板和石膏铸型：有时这些可能是预防或治疗挛缩所必需的。渐进式夹板和石膏的应用可以改善运动范围，但最佳持续时间和最佳方法尚不清楚。此外，不合适的石膏和夹板会导致疼痛、压疮和肌腱损伤，这可能会加剧而不是缓解痉挛和挛缩。

• 口服抗痉挛药物：在物理技术无法充分控制痉挛状态或患者有疼痛性肌肉痉挛的情况下，提倡使用某些药物，例如，巴氯芬、氯硝西泮、丹曲林和替扎尼定，这些药物都通过改变神经递质功能、脊髓或肌肉中的离子通道来降低肌张力[242]。根据我们的经验，它们很少会产生积极作用，并且会产生许多不良反应（表 11-28）。不良反应在老年患者中更为常见，但可以通过从低剂量开始并缓慢增加剂量直至达到预期效果或停药来使不良反应最小化。我们通常只在理疗师认为可能受益的患者中使用巴氯芬或替扎尼定进行试验。

• 局部治疗：将肉毒杆菌毒素直接注射到肌肉中可以减少肌痉挛。小型随机对照试验证实，这确实会降低张力，这可能会减少手指的爪形畸形并改善皮肤卫生[243-245]。这种治疗似乎是安全的，至少在短期内是安全的，但由于其效果会在几个月内逐渐消失，因此可能需要重复注射，而且治疗成本可能非常高。有时，单次注射可以使更简单的措施得以实施，从而避免需要进一步注射。正在进行进一步的大型试验以确定功能是否真的得到改善。

偶尔在简单措施不够充分的情况下，痉挛可能会非常麻烦，以至于需要进行有创的手术。

表 11-28　抗痉挛药物的不良反应				
不良反应	巴氯芬	地西泮	丹曲林	替扎尼定
镇静 / 中枢神经系统抑制	++	+++	+	+
精神异常	+	+		
肌张力减退 / 瘫痪	+	+	++	+
共济失调	+	++	+	+
癫痫发作加重	++			
精神疾病 / 幻觉	++		+	
失眠	+			+
头痛	+	+		
尿潴留	+	+	+	
口干			++	
低血压	+	+		+
恶心、呕吐	+	+		+
腹泻 / 便秘	+	+	+	+
肝功能异常	+	+	+++	+
高血糖	+			
视觉障碍	+	+		
皮疹	+	+	+	
心包炎 / 胸腔积液			+	
血恶病质		+		
戒断症状	+	++		
药物相互作用	++	+	+	

+. 偶尔；++. 频繁；+++. 可能致命

- 用乙醇或苯酚进行局部神经阻滞，虽然偶尔对解决特定问题有帮助，但可导致不必要的肌肉无力和疼痛的感觉迟钝[246]。
- 使用植入泵鞘内输注巴氯芬[247]。
- 外科手术，如前后根切断术和背根切开术（所谓的髓内切开术）[240]。
- 例如，肌腱延长和移位有助于减少马蹄内翻畸形[240]。

在过去 30 年中，严重挛缩的发生率似乎急剧下降，这可能是普通护理标准提高的结果。我们现在几乎不必求助于此处描述的有创操作。

二十、四肢无力、躯体控制不佳、步态不稳

患者病情的这 3 个方面是不可能分开的，因此放在一起讨论。上肢或下肢的无力，或两者兼

而有之，有时伴有单侧面瘫，可能是脑卒中引起的最常见和被广泛认识的症状。然而，躯干肌肉经常也伴随但不太明显的问题，这些问题影响了躯干控制和行走。

面瘫影响约40%的患者（表11-2），除了影响外观外，还可能导致构音障碍（见本章"沟通困难"），并导致吞咽过程的口腔准备阶段出现问题（见本章"吞咽问题"）。上肢无力影响约50%的患者（表11-2），造成肌张力变化与肩痛（见本章"肩痛"）和手部肿胀（见本章"四肢肿冷"）。手和上肢功能不佳是患者日常活动需要照顾的主要原因。影响约45%患者的下肢无力（表11-2），可能严重到足以使患者无法活动，并容易出现运动并发症（见本章"活动受限和定位不良"）。下肢无力，使患者难以独立站立、转移或行走，是延长脑卒中患者住院时间的重要因素之一。在偏瘫患者中，大约55%的患者上肢肌力通常比下肢肌力差（表11-2）。

1. 评估

在评估脑卒中患者的功能时，与诊断不同的是，观察四肢自主运动的范围和控制比评估单个肌肉群的力量更有用。例如，患者是否只能粗略控制臀部或肩部周围的运动，或者他是否保留了更远端关节的运动？在脑卒中患者中，远端运动通常比近端运动受损更严重。运动功能和躯干控制的评估在第3章中进行了描述。

偏瘫的恢复被比作婴儿早期发育，因为躯体控制的恢复遵循与成长中儿童相同的模式。头部控制首先恢复，然后是翻身、坐姿平衡和站立平衡，最后患者可以越来越稳定和迅速地行走（图10-16）。脑卒中后，在评估预后和设定康复目标时，了解患者处于"发育阶段"的哪个位置很有用[248]。评估躯体控制和步态也很重要，因为中线小脑病变患者可能发生躯体共济失调而没有肢体共济失调。事实上，在发现躯体共济失调和诊断出小脑卒中之前，患者进行全面的胃肠道和代谢检查以阐明呕吐的原因并不是什么新鲜事。同样荒谬的是，尽管行动不便是脑卒中患者需要留

在医院进行康复的主要原因，但收治脑卒中患者的医生往往没有正确评估他们的行动能力和平衡能力[61]。

在强调了测试躯体控制和步态的重要性之后，重要的是这样做时别让患者和医生有受伤的风险。不良的搬运和抬起动作可能会使患者松弛的肩膀脱臼（见本章"肩痛"），或跌倒导致骨折（见本章"跌倒和骨折"），甚至可能伤及医生的背部。理疗师理应为所有参与处理患者的工作人员和非正式照顾者提供适当的培训。

单个肌肉群的无力程度通常使用MRC量表[249]进行分级（表11-29）。这最初旨在评估由单个外周神经损伤引起的运动无力，而不是脑卒中。不幸的是，尽管MRC量表在严格应用的情况下具有良好的观察者间可靠性[233]，但它经常被误用，并且可选的扩展包括额外的等级（4+和5-）使其在运动无力的常规记录中更不可靠。运动指数是MRC量表（表11-29）的改良版，用于脑卒中患者，允许观察者对偏瘫的严重程度进行分级，而不是对每个单独的肌肉群进行分级[250]。这在以研究为目绘制患者进展趋势方面可能很有用，但在常规临床实践中价值有限，因为很难记住各个运动所应用的权重，而且需要去评估握力。还有其他几种工具可用于客观测量和记录运动功能（表11-30）。

2. 治疗

运动功能的自然恢复程度是有很大差异的。最初的损害越严重，完全恢复的可能性就越小。一项研究表明，脑卒中发病后5天的运动和感觉功能可以解释Fugl-Meyer量表6个月时运动功能变化的74%[252]。在偏瘫患者中，人们通常认为下肢的运动功能比上肢的改善更多，尽管这一点受到了质疑[253]。除非患者在脑卒中后1个月内握力有所恢复，否则功能恢复可能性比较小[254]。

理疗是偏瘫的主要治疗方式，尽管技术各不相同。最常用的两种主要方法是"促进和抑制"技术和"功能性"方法。

- 促进和抑制技术的前提是姿势和感觉刺激可

表 11–29　MRC 量表，以及从 MRC 量表开发用于脑卒中患者的运动指数 [249, 250]

MRC 量表

0	无收缩
1	轻微收缩或收缩痕迹
2	消除重力的主动运动
3	对抗重力的主动运动
4	对抗阻力的主动运动
5	肌力正常

运动指数

上肢	捏握
	肘部屈曲（从 90° 开始）
	肩外展（从胸部开始）
	上肢总分
下肢	踝关节背屈（从足踝开始）
	膝关节伸展（从 90° 开始）
	髋关节屈曲
	下肢总分

抓握评分系统

0	抓握，无动作
11	开始抓握
19	握住（不抗重力）
22	握住（对抗重力）
26	对抗拉力较弱
33	正常

除抓握以外的动作评分系统

0	无动作
9	仅可触及的收缩
14	运动但不对抗重力 / 有限范围
19	抗重力运动 / 全范围
25	弱于健侧
33	正常

表 11–30　运动功能测量

功能障碍
- MRC 量表（表 11–29）
- 运动指数（表 11–29）
- 躯干控制测试
- 运动俱乐部评估
- Rivermead 运动评估
- 肌力测定法

残障
- 上肢
  - 九孔柱测试
  - Frenchay 上肢活动检查
  - 动作研究臂试验
- 躯体控制 / 活动
  - 站立平衡
  - 功能性步行量表
  - 定时 10m 步行
  - 躯体控制
  - Rivermead 运动指数
  - 人口普查和调查办公室分部量表 [251]

以改变脑损伤后出现的基本反射模式。一些工作人员基于这一概念开发了不同的治疗方法，最著名的是 Bobath[255] 和 Brunnstrom[256] 的治疗方法。尽管这些技术有所不同，但都有一些共同特点 [257]（表 11–31）——尽可能使受影响侧的姿势和运动模式恢复正常。

- 另外，功能性方法只是旨在通过训练和加强健侧，以弥补损伤，实现最大功能。例如，可以鼓励患者在脑卒中后尽快活动和行走。促进和抑制方法的支持者声称，尽管功能方法可能会更早地促进患者独立，但它会导致更多不正常的肌张力和运动模式，从长远来看，这可能会导致痉挛和功能丧失。涉及健侧的剧烈活动可能会在活动期间增加患肢的肌张力。似乎并非所有活动（如踩踏板）都会发生这种情况，并且对肌张力的任何长期影响尚不清楚 [258]。

我们相信这两种方法在临床实践中都有一席之地。很多时候，尽管经过长时间的理疗（使用促进和抑制方法），患者仍未获得有用的独立活

表 11-31　基于促进 / 抑制治疗的共同特征 [257]

- 认识感觉和运动之间的密切关系
- 认识基本反射活动的重要性
- 使用感觉输入和不同的姿势来促进或抑制反射活动和运动
- 基于活动重复和刺激频率的运动再学习
- 将身体视为一个整体而不是专注于一个部分
- 治疗师和患者之间密切的个人互动

动能力，我们会转向功能性方法以最大限度地提高患者的自主性。例如，训练患者独立活动和自行推进轮椅，尽管这可能会导致短期内不必要的肌张力变化。

对理疗技术的正式评估很少。虽然已经报告了几个小的随机对照试验，但关于它们的相对优点还不能得出明确的结论 [259]。在多数情况下，不同技术的比较可能与当前的临床实践的相关性有限，因为许多治疗师采用折中的方法，针对个别患者适当使用每种技术的选定方面。因此，有一些关于脑卒中后理疗的重要问题需要在设计合理的随机对照试验中得到解答。

- 理疗应该什么时候开始？
- 应该持续多久？
- 理疗的最佳强度是多少 [260]？
- 哪些具体的治疗干预措施最有效？
- 由相对不熟练的治疗师提供的治疗是否与熟练的治疗师提供的治疗一样有效？
- 哪些患者从理疗中获益最多，我们可以前瞻性地识别出他们吗？

小型随机对照试验的结果支持以下假设：理疗尤其是专注于完成特定任务，即使在脑卒中后开始较晚时也能改善功能 [261]。试验通常表明，治疗对特定运动障碍的影响比对由此产生的残疾的影响更大。这可能是因为由此产生的残疾是感觉、认知，以及运动问题的综合结果。任何治疗效果的大小都可能受到治疗强度的影响 [260]。然而，许多年龄较大、病情较重的患者可能无法耐受强化治疗，这需要进一步研究以确定特定患者

亚组的最佳理疗方案 [262]。系统地审查和执行理疗技术（和其他治疗师的）随机对照试验的方法上存在的困难，这是一个艰巨的挑战（表 11-1）。

3. 其他干预

为了改善运动功能或步态，已经开发了大量的理疗技术。一些已在小型随机对照试验中进行了评估，其中包括高度选择的患者，并且更多地关注损伤而不是残疾作为结果测量。没有足够的证据支持推荐它们的常规使用 [261]。这些技术如下。

- 肌电图、视觉和听觉反馈 [263-265]。
- 作为矫形器有效的功能性电刺激。应用时，它可以减少足下垂以促进步态，并可能增加肌肉力量，但尚不清楚它是否能改善功能结果，许多患者会感到不舒服 [261, 266]。
- 针灸 [267] 和经皮神经电刺激（transcutaneous electrical nerve stimulation，TENS）[268]。
- 有或没有体重支撑的跑步机步态训练 [269]。
- "强制使用"或"约束诱导治疗"，即未受影响的上肢在 1 天的大部分时间和理疗期间被固定 [270]。
- 促进运动恢复的药物。在 FLAME 研究中，根据 Fugl-Meyer 运动量表评分，在缺血性脑卒中发作后 5~10 天开始服用氟西汀（一种 5- 羟色胺再摄取抑制剂）3 个月，可促进运动恢复 [271]。尽管氟西汀是一种抗抑郁药，但其治疗益处不仅仅在于它对情绪的影响。通过增加运动皮质上的活动来调节自发的大脑可塑性和促进增强效应，从而优化依赖活动的学习被认为是促进运动恢复的可能机制 [272]。

4. 其他方法

在本节中，我们讨论了旨在通过改善功能障碍来减少残疾的干预措施。本章"对日常活动的依赖性"介绍了提供适当的行动辅助工具（如拐杖、夹板和轮椅）的补充措施。

二十一、感觉障碍

在约 1/5 的急性脑卒中患者中，由于意识水

平下降、精神错乱或沟通问题，无法充分评估感觉，但其余约 1/3 的患者至少有一种感觉模式障碍（表 11-2）。右脑而不是左脑卒中患者更容易发现感觉问题，这可能是因为他们的沟通困难较少。严重的感觉丧失可能与瘫痪一样致残，尤其是当它影响本体感觉时。此外，肢体疼痛和温度感觉的丧失，或因忽视而导致的感觉丧失，可能会使患者面临被热水等伤害的风险。麻木或感觉异常的感觉障碍，即使没有功能障碍，如果持续存在，也可能是像脑卒中后疼痛一样让一些患者痛苦（见本章"疼痛"）。我们在第 3 章中讨论了评估感觉功能的一些困难。

> 患者经常痛苦地抱怨在医生看来只是感觉上的微小变化。不要低估面部麻木或手刺痛对患者情绪的影响。

关于脑卒中后感觉恢复的具体情况知之甚少，尽管它可能遵循在大多数其他损伤中看到的类似模式（见第 10 章"患者预后"）。然而，随着时间的推移，感觉症状可能会演变甚至变得让患者更加痛苦，并且在并发症（如感染）期间可能会恶化，从而导致患者对脑卒中复发的担忧。在这种情况下，向患者和护理人员提供适当的解释和保证是很重要的。

尽管患者可能会接受感觉刺激作为治疗的一部分，但这种或任何其他干预对感觉的影响尚不清楚[273]。如果患者肢体失去温度或疼痛感，特别是如果有相关的忽视，重要的是向他们提供常识性建议以避免肢体受伤。

二十二、疼痛（不包括头痛）

疼痛是脑卒中患者的常见主诉。可能有 1/3 的患者在急性脑卒中后住院期间需要进行镇痛（不包括肩部疼痛），尽管随着时间的推移，疼痛变得越来越轻，但持续的剧烈疼痛可能会影响约 1/5 的患者[109, 274]。疼痛有许多潜在的原因，其中

一些是碰巧同时发生，而另一些则在某种程度上是由脑卒中引起的（表 11-32）。通常，当询问患者疼痛的分布、性质和发作并检查相关区域时，原因会变得显而易见。然而，某些疼痛（例如由于痉挛、躯体关节炎和中枢性脑卒中后疼痛）可能对患者来说难以描述和定位。对于有沟通和认知问题的患者，镇痛药需求的评估尤其困难。

疼痛的治疗取决于病因。简单的镇痛药（如对乙酰氨基酚）加上一些保证疼痛不表示任何严重问题的安慰，可能就已经足够了。其他干预措施，例如局部热敷或冷敷、经皮神经电刺激或针灸，可以缓解症状且不良反应风险较低。痉挛引起的疼痛最初应通过缓解加重因素和改变患者体位来治疗（见本章"痉挛和挛缩"）。偶尔需要抗痉挛药物，但很少起作用，而且有显著的不良反应（表 11-28）。肌肉骨骼疼痛可以用简单的镇痛药来治疗，如果这些药物无效并且没有相关禁忌证，则可以改用 NSAID。如果关节变得剧烈疼痛，则可能需要休息并检查以发现其他更严重的原因（例如，化脓性关节炎、骨折，利尿药或阿司匹林加剧的痛风）。我们发现，在多学科团队会议上讨论患者的疼痛很有用，在那里可以确定不同环境下（如在病房、夜间、治疗期间）疼痛的模式、严重程度和控制情况。这为疼痛的原因和最佳治疗方法提供了重要线索。

表 11-32　脑卒中后疼痛的原因
• 血管病变引起的头痛（见第 3 章"偏头痛"和本章"头痛、恶心和呕吐"） • 肩膀疼痛（见本章"肩痛"） • 深静脉血栓形成和肺栓塞（见本章"静脉血栓栓塞"） • 压疮（见本章"压疮"） • 肢体痉挛（见本章"痉挛和挛缩"） • 骨折（见本章"跌倒和骨折"） • 动脉闭塞伴肢体、肠或心肌缺血 • 因活动受限或治疗而加重的关节炎 • 器械（如导管、静脉插管、鼻胃管） • 中枢性脑卒中后疼痛（丘脑疼痛 /Dejerine-Roussy 综合征）（见本章"疼痛"）

脑卒中后中枢性疼痛

不同患者通常诉有表面烧灼感、撕裂感或刺痛感，通常因触摸、运动、寒冷和焦虑等因素而加剧[275]。它常常影响身体的 50%，但可能更局限于局部，如影响 25% 身体、一条肢体或只影响面部。发病 6 个月内，它总共影响 10% 的住院患者，5% 为严重影响[276]，尽管这一估计肯定高于我们在临床实践中的预期。还有一个不太常见但相关的问题是脑卒中后瘙痒[277]。

脑卒中后中枢性疼痛通常与痛觉、温觉的某些异常有关，并且可能伴有自主神经变化，例如出汗或呼吸道感染[278]。它可能在脑卒中后立即开始，但更常见的是在延迟几周或几个月后[275]。虽然术语"丘脑疼痛"通常与脑卒中后中枢性疼痛同义，但这是误导性的，因为感觉通路任何部分受到影响的脑卒中患者身上都会发生[279]。

脑卒中后中枢性疼痛通常治疗效果差。避免那些加剧症状的因素是重要的第一步。三环类抗抑郁药（如阿米替林）可以缓解症状并解除任何相关的抑郁症[280]。最初应在睡前使用小剂量，然后缓慢增加直至症状得到充分控制或不良反应变突显。如果三环类抗抑郁药无效，添加钙通道调节剂（如加巴喷丁或普瑞巴林）是合理的二线治疗。其他替代药物，包括其他抗癫痫药（如卡马西平、拉莫三嗪、苯妥英、丙戊酸盐、氯硝西泮）、选择性 5- 羟色胺再摄取抑制药（如氟伏沙明）、抗心律失常药物（如美西律）、阿片类药物和鞘内注射巴氯芬都已被提倡，但没有一种在安慰剂对照随机试验中得到充分评估[280-282]。针灸和经皮神经电刺激等物理方法值得尝试，因为它们偶尔可能会缓解疼痛，并且相当安全，不会产生任何持久的不良影响。心理干预可能会有所帮助，但尚未经过正式评估。更具侵入性和破坏性的技术，如立体定向中脑束切开术或脑深部刺激，偶尔用于其他治疗方式无效的严重病例，但也不一定有效。

二十三、肩痛

至少有 1/5 的患者在脑卒中后 6 个月内报告有肩痛。在最初的几个月里其发生率较高。它在有严重感觉运动障碍的患者中更为常见，并且通常影响偏瘫一侧的肩部[283-285]。尽管许多因素（表 11-33）与肩痛有关，但它们在肩痛发生中的作用尚不清楚[285]。小部分主诉脑卒中后肩部疼痛的患者有其他临床特征，包括反射性交感神经营养不良综合征或肩手综合征（表 11-34）。目前尚不清楚这代表的是每个不同的个体，还是仅仅是这类问题的严重者。

表 11-33　与脑卒中后肩痛相关的因素
相关功能
• 脑卒中前肩痛
• 肌张力低引起的肘关节半脱位 / 错位（图 11-25）
• 痉挛（见本章"痉挛和挛缩"）
• 手臂严重无力（见本章"四肢无力、躯体控制不佳、步态不稳"）
• 感觉丧失（见本章"感觉障碍"）
• 忽视（见本章"视觉空间障碍"）
• 视野缺损（见本章"视觉问题"）
神经机制
• 反射性交感神经营养不良（肩手综合征）（见本章"肩痛"）
• 脑卒中后疼痛（见本章"疼痛"）
• 臂丛神经损伤
骨科问题
• 粘连性关节囊炎（肩周炎）
• 因操作或定位不当导致的肩袖撕裂
• 肩锁关节炎
• 肩周关节炎
• 三角肌腱下炎

表 11-34　反射性交感神经营养不良的特征
• 上肢在肩部外展、屈曲和外旋时的疼痛和压痛
• 腕骨疼痛和肿胀
• 掌指和近端指间关节肿胀
• 手部皮肤温度、颜色和干燥度的变化
• 手背皮肤折痕消失，指甲改变
• 骨质疏松症

注意：反射性交感神经营养不良和 Wanklyn[286, 287] 描述的冷臂（见本章"四肢肿冷"）之间可能存在相当大的重叠

我们对肩痛的原因和预后的忽视在一定程度上是由于定义上的重大问题，以及缺乏经过充分验证和可靠的评估工具[288]。但是，尽管我们对肩部疼痛的流行病学和病因的了解还不完全，但参与脑卒中康复的任何人都不能怀疑它的重要性。它会给患者带来极大的不适，可能会严重影响情绪，并造成患者抗拒康复。在一些患者中这种症状会持续数月甚至数年。

预防和治疗

对已确诊肩痛的治疗通常无效，因此任何防止其发展的措施都是重要的。在非随机对照研究中，在脑卒中单元引入可减少脑卒中后肩痛的措施是有用的（表 11-35）。根据表 11-33 中的因素确定风险特别高的个人，并使所有工作人员意识到潜在的问题，也可能是有用的。更具体的干预措施，包括吊带、袖带和捆绑以支撑松弛的上肢（图 11-24）和功能性电刺激可能会减少半脱位，但它们对肩痛发生率和上肢功能的影响尚未得到证实[289-291]。许多治疗师担心，使用吊带和袖带会阻碍上肢功能的恢复，因为它所在的位置会造成痉挛。

当患者主诉肩部疼痛时，排除肩关节脱位（图 11-25）、骨折或特定肩部综合征非常重要。例如，疼痛弧（冈上肌肌腱炎）可能对特定措施（如局部注射类固醇）反应更好，尽管支持这些特定综合征治疗的证据也很差[292, 293]。

已经提出了许多治疗肩痛的方法。一些已在小型随机对照试验中进行了评估，但需要进一步研究来确定最佳治疗方法（表 11-36）。一些干预措施可能是无害的（例如，冷敷、热敷、胶带、经皮神经电刺激），即使它们产生的是短期缓解也值得尝试。其他药物具有潜在的严重不良反应和成本（如口服皮质类固醇），因此需要进一步评估，然后才能用于常规临床实践[285]。

> 脑卒中后的肩部疼痛很常见，人们不了解且难以预防。任何建议的治疗方法都没有可靠证据支持。

二十四、四肢肿冷

瘫痪或被忽视的手、上肢或下肢经常出现凹陷性水肿，有时还会出现疼痛，通常发生在最初几周内[295, 296]。肿胀可能会限制受影响部位的运动，而疼痛不仅会进一步限制运动，还会加剧痉挛和相关反应。一些患者诉四肢冷，上肢比下肢更常见[297]。久坐患者的下肢更容易出现肿胀。重力和缺乏肌肉收缩会减少静脉和淋巴回流，这可能起到一定作用，但自主神经变化和局部血流控制也可能起部分作用[297]。疼痛和肿胀的手可能是肩手综合征的一种轻微表现形式。还有许多其他原因需要考虑（表 11-37）。患有骨折或肢体急性缺血的人通常会抱怨剧烈疼痛，但有感觉表

表 11-35　可减少脑卒中后肩痛发生率的一般措施	
指导所有员工和护理人员	
支撑松弛的手臂以减少半脱位	教患者在坐着或站立时不要让受影响的上肢在没有支撑的情况下悬吊。坐着时，他们可能会使用连接在椅子或轮椅上的几个上肢支架之一。所有这些都比大部分时间都放在地板上的枕头更有效。肩 / 臂矫形器根据其设计可以防止半脱位，但尚未显示可以减少肩痛的频率（图 11-24C）
处理患者时，避免拉动受影响的手臂	工作人员和护理人员应接受移动患者方法的培训，以避免牵引损伤
避免任何导致肩膀不适的活动	心理治疗有时弊大于利
保持肩部被动运动范围	

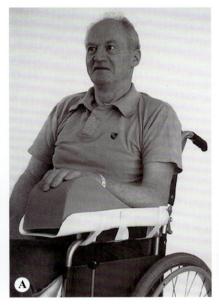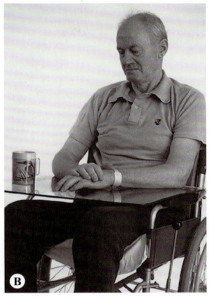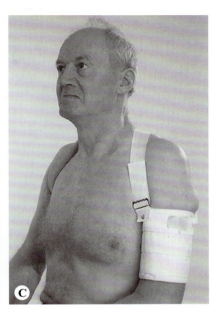

▲ 图 11-24　改善肩痛的干预措施

通过支撑手臂的重量，可以减少肩关节半脱位。这可以在患者坐下时使用附在椅子或轮椅上的上肢支撑（A）或有机玻璃托盘（B）来实现，因为它是透明的，患者可以检查他们的足的位置。两者都比总是放在地板上的枕头好。当患者直立时，可以使用几种吊带（C）设计来减少半脱位

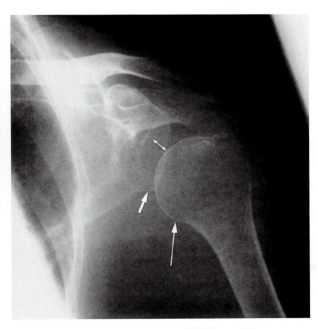

▲ 图 11-25　肩关节半脱位的 X 线片

这在脑卒中患者中很常见，注意关节间隙变宽（双头箭）和关节盂下缘（短箭）与肱骨头下缘（长箭）之间的距离增加（经 Dr. Allan Stephenson 许可）

失、视觉空间功能障碍或沟通困难的脑卒中患者可能不会，这可能导致漏诊。

1. 评估

肢体肿胀应先通过临床查体和适当的检查排除其他原因，然后才能将肿胀简单地归因于静止或下垂。下列检查通常不必要，但多普勒超声或静脉造影可以排除下肢深静脉血栓形成，手腕或足踝肿胀的简单 X 线片可以排除骨折，以及查血清白蛋白可能有用。尽管体积描记法已用于研究，但任何干预措施的效果都可以通过简单地测量肢体的周长来监测[298]。

2. 治疗

治疗显然取决于病因。如果肿胀是由于不动引起的，我们尝试以下方法。

- 休息时患肢抬高。
- 鼓励积极的运动（如果严重无力是不可能运动的，但如果疏忽引起的，鼓励运动就很重要）。
- 下肢渐进式压力袜（全长或膝盖以下，取决于肿胀程度）或上肢的绷带，尽管后者可能会加重手部肿胀。
- 间歇性按压肢体，尽管在一项随机试验中显示这在减少上肢肿胀方面无效[299]。

表 11-36　用于治疗肩痛的方法
理疗
• 定位和活动
• 锻炼
• 热或冷敷
支撑
• 束带
• 肩 / 臂矫形器（图 11-24C）
• Bobath 吊带
• Rood 肩部支撑
• 用于床或椅子的上肢支撑
• 膝上型托板（图 11-24B）
• 前臂支撑
• 轮椅支撑（图 11-24A）
药物
• 全身
− 镇痛药
− 非甾体抗炎药
− 皮质类固醇 [294]
− 解痉药（表 11-28）
− 苯氧苯甲胺
− 抗抑郁药
• 局部
− 肩部皮质类固醇注射
− 局部麻醉
− 肉毒杆菌毒素作用于关节周围肌肉
− 星状神经节阻滞
其他理疗
• 超声
• 针灸
• 生物反馈
• 经皮神经电刺激
手术
• 交感神经切除术
• 肱骨头悬吊术
• 挛缩松解术

表 11-37　脑卒中后肢体肿胀的原因
• 肢体下垂的重力
• 肌肉收缩不足
• 深静脉血栓形成（见本章"静脉血栓栓塞"）
• 肿瘤等压迫静脉或淋巴管
• 心力衰竭
• 低白蛋白血症（见本章"营养问题"）
• 隐匿性损伤（见本章"跌倒和骨折"）
• 急性缺血
• 痛风
• 反射性交感神经营养不良（见本章"肩痛"和表 11-34）

此外，在肢体疼痛的情况下，简单的镇痛可能会改善疼痛对肌张力的继发影响，疼痛会进一步导致痉挛和挛缩。除非有心力衰竭的证据，否则应避免利尿药，因为不能活动的脑卒中患者有脱水和大小便失禁的风险。

二十五、跌倒和骨折

脑卒中后跌倒很常见。预计有 1/3 的患者在住院治疗期间会跌倒 [109, 300-302]。出院后跌倒也很常见 [303, 304]。许多因素促成了这种趋势，表 11-38 列出了一些因素，拥有的因素越多越容易跌倒，但患有严重脑卒中的患者通常风险较低，因为他们根本无法活动 [304]。已经开发了几个"跌倒风险评分"，其中包含了这些（和其他）因素，但还没有一个被证明是实用和足够准确的以得到广泛使用 [301, 305, 306]。

一小部分（<5%）发生在医院或最初几个月在家中的跌倒（约 1%）会导致严重伤害，最常见的是髋部、骨盆或腕部骨折，但其他伤害（例如头部和软组织）、恐惧和失去信心是非常常见的后果 [300, 303, 307]。跌倒还与抗凝治疗相关的颅内出血风险增加有关，因此心房颤动患者通常无法接受最佳二级预防。

骨折特别是髋部骨折的风险估计分别从每年（7～22）/1000 例患者至（22～36）/1000 例患者不等 [308]。骨折的风险随着年龄的增长而增加，女性高于男性。脑卒中后第一年骨折的风险最高（约 4%）。它随着年龄的增长而增加，女性高于男性 [308-312]。

大多数髋部骨折影响偏瘫一侧，可能是因为患者倾向于跌倒偏瘫一侧，但在偏瘫一侧发生的骨质疏松症可能是一个促成因素 [313]。低维生素 D 水平在脑卒中患者中很常见，但其相关性尚不清楚 [314]。

表 11-38　可能导致脑卒中后跌倒的因素

患者

- 肌肉无力（尤其是股四头肌）（见本章"四肢无力、躯体控制不佳、步态不稳"）
- 感觉丧失（尤其是视觉障碍）（见本章"感觉障碍"和"视觉问题"）
- 平衡、翻正反射和共济失调受损（见本章"四肢无力、躯体控制不佳、步态不稳"）
- 精神异常（见本章"认知障碍"）
- 视觉空间忽视（如否认偏瘫）（见本章"视觉空间障碍"）
- 畸形（如拇指屈曲导致脚趾卡住）（见本章"痉挛和挛缩"）
- 癫痫发作（见本章"癫痫发作"）
- 药物或脱水引起的体位性低血压（见本章"气道、呼吸和循环系统"和"代谢紊乱"）

环境

- 不合适的鞋（如拖鞋）
- 湿滑的地板、深绒地毯和松散的地毯
- 过多的家具
- 位置不佳的滑轨和不适当的辅助工具
- 缺乏监护
- 防火门（这些可能会自动关闭并击中行动缓慢的脑卒中患者）

药物

- 镇静催眠药
- 降压药
- 抗痉挛药物（表 11-28）
- 抗癫痫药物

有沟通问题、感觉丧失或忽视的脑卒中患者可能不会诉说受伤或疼痛，因此在入院时和发生任何事故后应寻找骨折迹象（即畸形、肿胀、瘀伤）非常重要。对疑似骨折应常规 X 线检查。

预防和治疗

让患者卧床可以避免跌倒和骨折，但这显然不是康复期间的解决方案。理疗师和护理人员密切合作，确保患者在充分的监护和支持下活动起来，从而将跌倒和受伤的风险降至最低。识别跌倒风险特别高的患者也很有用（见上文）。停用不必要的利尿药和精神药物并避免任何相关的环境因素，有助于降低跌倒的风险（表 11-38）。有证据表明，综合考虑个体风险因素和环境因素并针对个体提供干预措施的多学科方法，可以降低跌倒风险[315, 316]，尽管这并非专门针对脑卒中患者。

目前没有足够的证据推荐常规使用任何干预措施，包括髋关节保护器、激素、双膦酸盐、维生素或旨在减少跌倒继发伤害的口服补充剂[315, 317]。由于脑卒中患者骨折的发生率很低，因此需要进行大量研究来证明骨骼保护或任何其他方法在预防脑卒中患者骨折方面的有效性[308, 318]。

鉴于非脑卒中患者的证据，似乎有理由建议患有骨质疏松症相关骨折的脑卒中患者，服用双膦酸盐以及钙和维生素 D，以降低骨折复发的风险。考虑到与使用激素相关的血管事件增加，应避免使用激素替代疗法[319]（见第 7 章"药物和毒品"）。

二十六、视觉问题

由于屈光不正、白内障、青光眼、糖尿病视网膜病变和老年性黄斑变性，脑卒中患者通常发病前就存在视物问题[320]。尽管处理它们的具体措施超出了本书的范围，但重要的是临床医生了解它们及其原因，因为它们很可能对患者的功能产生重要影响。

简单的措施，例如，确保患者的眼镜干净、可用并且戴在他们的鼻子上，这些措施是显而易见的，但很容易被忽视。

（一）视野缺损

大约 1/5 的脑卒中患者有明显的视野缺陷（表 11-2）。然而，另外 20% 的人由于意识水平降低或沟通困难而无法评估视力。在院患者视野缺损的发生率显然取决于患者的选择和检测方法。视野缺损除了对脑卒中病变定位有价值（见第 3 章"脑血管事件的诊断"）外，还具有一定的预测价值。例如，与运动和认知障碍相关的同向视野缺损通常是由于大面积脑卒中造成的，与相对较差的预后有关（见第 4 章"脑卒中临床分类"）。

行动不便且有视野缺损的患者跌倒和受伤的风险更大。许多有视野缺损的患者发现阅读和看电视很困难，尽管他们的困难可能是由于认知和注意力引起的。同向视野缺损（图 3-23）对希望开车的患者（有时对不幸的行人和骑自行车的人）具有重要影响（见本章"对日常活动的依赖性"）。在第 3 章"脑血管事件的诊断"中讨论了检测脑卒中患者视野缺损方面的困难。

关于脑卒中后视野缺损恢复的研究很少。一项研究发现，只有约 1/5 的完全性同向偏盲患者在脑卒中后 1 个月视野恢复正常[321]。视野的恢复大多发生在最初的 10 天内。在同一时期，约有 70% 仅有不完全偏盲的患者视野初步康复。这项研究支持了我们的临床印象，即视野缺陷（特别是偏盲）在 7～10 天仍然存在，尽管也有例外。

> 视野缺陷会持续存在，除非它们及早解决，但也有例外。

目前尚无治疗方法可促进视野缺陷的恢复。因此，旨在减少由此造成残疾的干预措施是最重要的。避免将具有同向视野缺损患者放在靠墙的床上，这样他们就看不到周围发生的任何事情。可以想象，这种"感官剥夺"可能对情绪不利。可以教患者通过扫视和头部转动等策略来补偿视野缺损[322]。即使没有相关的忽视，偏盲也会使阅读变得困难。失去右视野意味着患者阅读时部分单词在盲区，尤其是在他们没有黄斑回避的情况下。左视野的丧失使得患者很难找到每行的起点，患者很容易失去位置。有时可以通过在每行下放一把尺子和他们的手或在左边空白处放一个明亮的彩色物体，并训练他们在开始新的一行之前看这个。大字体使阅读更容易。一些患有右侧同向偏盲的患者发现他们可以更容易地倒置阅读，因为他们可以从右到左扫视。床位定向、计算机辅助训练和菲涅尔透镜（将偏盲视野中的图像转换为完整的图像）的效果已在小型随机试验中进行了评估，但这些效果并未显示出显著的益处[322-325]。

有视野缺陷的患者经常在脑卒中后的几个月内花很多钱购买新眼镜，因为他们错误地认为问题出在他们的眼睛上。因此，重要的是向患者和护理人员解释问题的性质，并且仅在存在未矫正的屈光不正的情况下才建议佩戴新眼镜。

> 患者经常将脑卒中后视力不佳归咎于眼镜不足。向患者解释他们视力问题的性质和原因，以免他们将钱浪费在不合适的新眼镜上。

（二）眼球运动障碍、复视和幻视

脑卒中可能导致共轭凝视麻痹，因此患者无法朝特定方向看，或由于眼球运动异常导致复视（见第 3 章"脑血管事件的诊断"）。在基于社区的研究中，约 5% 的脑卒中患者出现复视，约 8% 的脑卒中患者出现共轭凝视麻痹[326]（表 11-2）。脑卒中后眼球运动异常的模式有助于定位脑卒中病变，幕上脑卒中合并凝视麻痹表明预后不良。

共轭凝视麻痹很少会导致残疾。可能由眼球运动失调引起的复视和眼球震颤更麻烦，有时会加剧步态问题，使阅读、看电视和驾驶变得困难。评估脑卒中后眼球运动的实际困难在第 3 章"脑血管事件的诊断"中讨论。早期缓解复视患者最有效的方法是在一只眼睛上戴上眼罩。我们建议用较差的敏锐度或活动度来修复眼睛，并且推荐交替使用。复视通常会在脑卒中后数周内消退，但如果仍然存在，可以通过配备棱镜的眼镜来帮助治疗。然而，在复视伴不同程度的散光情况下，棱镜是没有用的。应警告患者在达到稳定状态之前不要买大量新眼镜。视振荡有时会持续存在，导致阅读困难。个例和小人群的症状改善得益于许多药物，包括加巴喷丁、美金刚、氯硝西泮和巴氯芬[327]。

（三）幻视

患者在脑卒中后偶尔产生幻视（见第3章"脑血管事件的诊断"）。然而，酒精戒断或药物不良反应相关的急性精神错乱状态（见本章"认知障碍"）更易发生幻视，并且随着病因的治疗而消失。如果持续存在，应进一步检查以排除癫痫发作，尤其是如果幻觉是刻板的并局限于偏盲区的情况下。通常，患者只需要解释和安抚，但如果幻觉伴明显的躁动，则可能需要丙戊酸钠或镇静药。

二十七、视觉空间障碍

视觉空间障碍包括视觉和感觉忽视，视觉和感觉注意力不集中或消失，结构性运动障碍和失认。不幸的是，由于对同一现象使用不同的术语，命名法变得复杂和混乱（表3-16）。由于患者选择、评估时间，以及使用不同的定义和评估，脑卒中患者视觉空间功能障碍的发生率在已发表的文献中差异很大[328]。据报道，33%～85%的右脑卒中患者和0%～47%的左脑卒中患者存在视觉忽视[329]。优势半球脑卒中视觉空间功能障碍的发生率可能被低估，因为评估患有优势手瘫痪或语言问题的患者时存在困难（表11-39）。

1. 评估

包含广泛视觉空间问题评估的测试组合[例如行为注意力不集中测试（Behavioural Inattention Test，BIT）（表11-40）]不可避免地比在床旁使用的简单筛查测试更敏感（表3-15）。BIT包含评估感官忽视（患者对传入刺激的感知）和运动忽视（患者探索外部空间的意愿）的测试，但不能检测到团队可能注意到的所有忽视现象[330]（表11-39）。已经提出了多种筛查测试，包括轮椅碰撞测试[331,332]。

表11-39　住院患者在脑半球首次脑卒中后3天内出现视觉空间障碍的发生率[329]				
	右半球脑卒中患者（*n*=69）		左半球脑卒中患者（*n*=102）	
	可评估人数（例）	有症状人数[例（%）]	可评估人数（例）	有症状人数[例（%）]
视觉忽视	61	50（82）	74	48（65）
注意力不集中	63	44（70）	87	43（49）
触觉消退	52	34（65）	43	15（35）
麻醉	59	32（57）	46	5（11）
视力消失	60	14（23）	81	2（2）
失认症	60	17（28）	56	3（5）
厌食症	60	16（27）	53	1（2）
假肢妄想症	68	20（36）	48	14（29）
凝视麻痹	69	20（29）	99	25（25）
视野缺损	61	22（36）	93	43（46）

除假肢妄想症、凝视麻痹和视野缺损外，左右发生率差异均具有统计学意义。该数据中这些现象的相对较高频率（表11-2）可能反映了该医院数据中脑卒中的严重程度，以及所用检测组合的敏感性

表 11-40　行为疏忽测试的组成部分	
完整版	**修改版**
交叉线	指病房里的物品
字母划消	盘子里的食物
星号划消（图 3-14）	阅读菜单
图形和形状绘制	阅读报纸文章
线平分	星号划消（图 3-14）
线划消	观察图片
绘画	挑选硬币
电话拨号	复制图像
目录阅读	
文章阅读	
说出和设置时间	
硬币分类	
地址和句子抄写	
地图导航	
卡片分类	

引自 Wilson et al. 1987 [333]

2. 预后

视觉空间问题是残障的主要原因，阻碍功能恢复，并与不良结果相关 [334, 335]（表 10-4）。很少有关于视觉空间功能恢复的研究，但这些研究表明，与大多数其他脑卒中相关的损伤一样，第 1 周或第 2 周恢复最快，然后恢复速度减慢 [336]（见第 10 章 "患者预后"）。如果视觉忽视很严重并与失认症相关，则不太可能恢复 [337]。

3. 治疗

视觉空间障碍对康复有重大影响。例如，很难说服失认症患者参与治疗。旨在改善脑卒中后视空间功能干预的随机对照试验很少，它们都遇到了上述的困难（表 11-1）。几项小型随机对照试验表明，特定干预措施对测试发现的忽视有效，但对日常生活中更相关的活动作用较小 [338]。

换句话说，治疗似乎只对特定任务有效，但通常不会改善一般的视觉空间能力。

因此，目前我们必须采取的策略不一定会改善潜在损伤的严重程度，但可能会减少由此造成的残疾，并帮助护理人员应对问题。护理人员经常对视觉空间功能障碍的行为感到困惑、沮丧或愤怒，因此花时间解释缺陷的不寻常性质非常重要。如果不这样做，那么护理人员可能会错误地断定患者精神错乱、故意刁难，甚至故意忽视他们。

单侧忽视的患者通常被安置在病房中，使他们完好无损的一侧面对墙壁，以鼓励他们对患侧的刺激做出反应。然而，由于几乎没有证据表明这种策略会影响结果，我们通常的目标是将患者放在病房的中间，这样他就可以从两边接受刺激，因为如果他们不受到刺激，他们的精神可能会受到影响 [323]。

在我们的经验中，单侧忽视和偏瘫的患者可以被教会走路，但由于他们很容易摔倒，所以通常这种方法的作用有限。除非在行走时有人监督，否则患者的注意力可能会被吸引到健侧，这可能会抑制患侧的活动并导致跌倒。很难说服没有意识到自己偏瘫的患者只能在有人监护的情况下才尝试行走，而且无人监护的行走有摔倒和骨折的风险（见本章 "跌倒和骨折"）。忽视的患者在其他情况下也有风险，如在厨房里，因为他们没有意识到受患侧的危险。必须采取措施降低这种风险，例如，使用微波炉而不是传统的炊具。

> 护理人员经常对视觉空间障碍的行为感到困惑、沮丧和愤怒，因此花时间解释这种障碍的不寻常性质非常重要。

二十八、认知障碍

大多数脑卒中患者是老年人，并且脑卒中之前存在痴呆很常见。其估计发生率约为 9%，具体取决于所研究的脑卒中人群、定义和使用的确定方法[339]。在临床实践和正式研究中，重要的是从家人那里收集有关患者脑卒中前认知状态的信息，尤其是在患者有沟通问题的情况下。老年人认知功能减退调查问卷（The Informant Questionnaire on Cognitive Decline in the Elderly，IQCODE）是一种经过充分验证的工具，它利用了来自患者及其家人的信息[340]。没有这些信息，就不可能区分脑卒中前痴呆与急性精神混乱状态，以及继发于脑卒中本身的痴呆。这些可能性具有不同的改进潜力。

（一）急性精神错乱

在基于医院的前瞻性研究中，根据《精神疾病诊断和统计手册》（*Diagnostic and Statistical Manual of Mental Disorders*，DSM）Ⅲ R 版或Ⅳ版的标准定义，急性脑卒中患者发生急性谵妄的概率为 10%～48%。这比那些表现为急性冠状动脉综合征的患者要高得多[341]。已经确定了许多危险因素，但最一致的是年龄增加、脑卒中前痴呆和严重脑卒中。鉴于与脑卒中严重程度相关，未选择的脑卒中患者（即包括未入院的患者）中急性精神错乱的发生率可能低于已发表的基于医院的研究。

脑卒中后的急性精神错乱可能是脑功能障碍或非脑部并发症的直接后果（表 11-41）。定向障碍、记忆力差和破坏性行为使其他患者和护理人员感到痛苦，并严重阻碍康复[342]。急性精神混乱的患者住院时间更长，出院回家的可能性更低，身体和认知预后更差[341]。

1. 评估

在住院的老年患者中，认知障碍经常被忽视[343]。由于非结构化评估具有较差的观察者间可靠性，因此将大量可用的评估工具（例如，包含 10 项的 Hodkinson 简略心理测试）（表 11-42）或更长的小型精神状态检查表（Mini Mental State Examination，MMSE）（表 11-43）纳入患者进入脑卒中单元时的常规评估中很重要。然而，两者都容易受到语言障碍的影响（见本章"沟通困

表 11-41　脑卒中后认知功能障碍的原因

合并（已存在）
- 阿尔茨海默病和其他痴呆

直接由脑卒中引起
- 大半球病变
- 位于重要位置的病变（如丘脑）（见第 3 章"脑血管事件的诊断"）
- 血管性痴呆
- 淀粉样血管病（见第 8 章"脑血管疾病和畸形"）
- 巨细胞动脉炎[a]（见第 7 章"炎症性血管病"）
- 中枢神经系统原发性血管炎[a]（见第 7 章"炎症性血管病"）
- 感染性心内膜炎[a]（见第 6 章"来自心脏的栓塞"和第 8 章"脑血管疾病和畸形"）

脑卒中并发症
- 感染[a]（见本章"发热和感染"）
- 缺氧、低血压等[a]（见本章"气道、呼吸和循环系统"）
- 代谢异常[a]（见本章"代谢紊乱"）
- 抑郁症[a]（见本章"心理问题"）
- 脑积水[a]（见第 15 章"早期管理"）
- 癫痫发作[a]（见本章"癫痫发作"）
- 尿潴留[a]（见本章"尿失禁和尿潴留"）
- 酒精和药物戒断[a]
- 药物（如抗精神病药、抗胆碱能药、抗痉挛药、镇静药、抗抑郁药、利尿药）[a]

类脑卒中（见第 3 章"突发脑部局灶性症状的鉴别诊断"）
- 疱疹性脑炎
- 慢性硬膜下血肿
- 脑脓肿或硬膜下脓胸
- 脑肿瘤
- 克雅病

a. 潜在的可逆原因

难"）。Addenbrooke 的认知评估包括 MMSE，但提供了更全面的认知评估[344, 345]。在基线上进行衡量，就可以确定后续的变化并寻找原因。在患者无法沟通的情况下，通常需要依靠家人和团队对患者行为和学习能力进行观察。

2. 治疗

治疗应侧重于任何潜在可逆原因，如感染、电解质失衡或缺氧（表 11-41）。精神错乱的患者

表 11–42　Hodkinson 简略心理测验
患者年龄
• 时间（估计到最近的小时）
• Mr. John Brown, 42 West Street, Gateshead（应重复，以确保患者正确听到，然后在测试结束时复述）
• 医院 / 地点名称
• 当前年份
• 识别两个人（如医生、护士）
• 患者的出生日期
• 第一次世界大战日期 [a]
• 现任君主或总统
• 从 20 倒数到 1
• 患者正确回答一项得 1 分

a. 现在可能更适合询问第二次世界大战的日期

需要更密切的观察，以减少跌倒的风险，以及私自拆除氧气面罩、静脉插管、鼻胃管和导尿管。在采取其他措施之前，必须仔细权衡每个患者的风险和收益，如地板上的床垫（这可能会减少伤害，但会增加定向障碍，并使护理更危险）、身体束缚（一些人认为这是不道德的，可能会导致伤害），以及精神药物（有许多不良反应，包括精神错乱、低血压、脱水和非自主运动）[347]。

（二）脑卒中后痴呆

缺血性脑卒中后，10%～20% 的幸存者发展为新的痴呆，有时仅在脑卒中后几个月内观察到 [348–351]。年龄、糖尿病史、白质变化的严重程度、内侧颞叶萎缩和潜在的阿尔茨海默病是与脑卒中和 TIA 后痴呆症相关的危险因素 [349]。脑卒中后痴呆的长期生存率和功能预后更差 [352]。

1. 评估

即使是在脑卒中后数月或数年，重新评估患者的认知功能也非常重要，尤其是在患者或护理人员发现任何认知或功能状态恶化的情况下。简单的床边评估，如 MMSE（表 11–43）和蒙特利尔认知评估（Montreal Cognitive Assessment, MoCA）[353]，通常足以达到这一目的，但重要的是要意识到，这些评估往往强调语言功能障碍，在识别例如视觉空间问题时不那么敏感（见本章"视觉空间障碍"）。更详细的神经心理学评估（例如 Raven 的渐进矩阵 [354] 和 Addenbrooke 的认知评估）较少依赖于完整的语言功能，可以更好地反映患者的认知障碍程度。有关脑卒中患者认知评估的进一步讨论，请参见第 12 章。

2. 预防和治疗

不幸的是，脑卒中后痴呆很少是可逆的，但可以通过治疗血管危险因素和抗血栓药物来预防和减缓其进展。许多药物被广泛用于治疗血管性痴呆（例如，吡拉西坦、奥喷替林、草酸萘替罗呋酯、甲磺酸甲地角辛酯），但几乎没有证据表明它们有疗效。多奈哌齐似乎可以改善轻度和中度血管性痴呆患者的认知功能，但尚不清楚这是否会转化为任何有用的功能改善 [355]。当然，如果可能，应排除任何可能导致急性精神错乱（见本章"认知障碍"）和可逆性痴呆原因（例如，严重抑郁症、甲状腺功能减退）的因素 [356]。

近年来，越来越多的证据支持右半球脑卒中后视觉空间康复，以及干预左半球脑卒中后失语和失用以改善与认知障碍相关的功能障碍 [357, 358]。在规划患者的康复、安置和长期护理时，重要的是要有一系列的认知评估，以评估他们参与康复计划的能力。如果患者定向障碍或有严重的记忆问题，则治疗之间的"延续"通常很差，导致康复进展缓慢。我们目前的做法旨在充分利用有限资源，尽早发现患有不可逆转的严重认知功能障碍的患者，并在考虑到这一点后着手规划长期安置和适当的护理方案。理想情况下，在认知功能障碍限制患者参与康复的情况下，应安排一段时间的支持性护理，之后再进一步评估他们从康复中获益的能力。不幸的是，目前大多数脑卒中服务的僵化使这种方法变得困难。

> 在早期阶段系统地寻找脑卒中前后的认知问题，以便在规划康复、安置和长期护理时考虑到这些问题。

表 11-43　小型精神状态检查	最高分	患者得分
情况介绍		
• 你能告诉我今天的（日期）/（月）/（年）吗？今天是哪一天（星期几）？你能告诉我它是哪个（季节）吗	5	
• 我们在哪个城市 / 城镇？什么（县）/（国家）？我们在什么（建筑物）内，在什么（楼层）上	5	
登记		
我想测试你的记忆力（说出 3 个常见的物体，如"球、车、人"）		
你能重复我说的话吗？（每个单词得 1 分）	3	
（重复最多 6 次试验，直到记住所有 3 个试验）（此处需要记录试验次数）		
注意力和计算		
• 从 100 中继续减去 7 并给出每个答案；5 个答案后停止（93、86、79、72、65）。或	5	
• 从前向后拼写单词"WORLD"（D、L、R、O、W）		
复述		
我之前让你说的三个字是什么？（如果登记测试没有记住所有三个对象，请跳过此测试）	3	
语言		
命名这些物品（展示手表）（展示铅笔）	2	
复述以下内容："没有、如果、与或但"	1	
阅读、写作		
出示卡片或写下"闭上眼睛"		
阅读这句话并按照它所说的去做	1	
现在你能为我写一个简短的句子吗	1	
三段指令		
给一张纸		
用左手（或右手）拿这张纸，对折，把它放在地板上	3	
结构		
请你画出这张图	1	
总得分	30	

经 Elsevier 许可转载，改编自 Folstein et al. 1975[346]

二十九、沟通困难

脑卒中后最常见的沟通问题是失语和构音障碍，它们可能单独发生但经常并存。失语几乎总是合并书写困难，有时合并阅读障碍（见第 3 章"脑血管事件的诊断"）。脑卒中后患者偶尔会轻声交谈，有时似乎是因为语言和呼吸协调困难。其他异常包括非优势半球病变（见第 3 章"脑血管事件的诊断"）发生的韵律失常（言语情感内容丧失）。

（一）失语

失语发生率的估计不可避免地取决于所使用的人群和筛查方法。在基于社区的研究中，20%～30%[359] 的可评估患者在首次评估时出现失语（表 11-2），而在基于医院的哥本哈根脑卒中研究中，根据 Scandinavian 脑卒中量表（表 11-6）[360, 361]，大约 40% 有意识的患者被判定为失语。大约 50% 的患者有流利性失语，50% 患者在急性期言语不流利[360]。

1. 评估

全面评估患者的沟通能力不仅对定位和分类脑卒中病变（见第 3 章"脑血管事件的诊断"）很重要，还有以下作用。

• 找到一种让患者表达自己感受并让护理人员了解需求的方式，以避免因尿失禁等原因造成不必要的痛苦（见本章"尿失禁和尿潴留"）。

• 了解患者的理解能力，以便根据他们的理解水平调整信息提供；治疗师还需要找到一种方法让患者遵循相当复杂的指令，而且许多治疗师都是非语言交流的专家。

• 评估患者的预后并设置适当的康复治疗目标。

• 保护患者免于失去对其事务的控制。我们曾看到律师对患者严重的失语症和阅读障碍视而不见，他们解释复杂的文件，要求（并获得）患者的签名。这种明显的"理解和同意"的危险是不言而喻的，但医生往往没有考虑到。重要的是，让家属和律师了解患者的理解程度。

尽管沟通问题可能很明显，但正如第 3 章所讨论的那样，区分失语症和构音障碍并不总是那么容易（见第 3 章"脑血管事件的诊断"）。第 3 章表 3-16 概述了对语言功能的简单评估。重要的是不要忽视先前存在的障碍，例如，耳聋、不合适的假牙和视力不佳，这些都会对患者的沟通能力产生不利影响。在测试理解之前，患者必须佩戴助听器，助听器应打开并正常运行。

语言功能随疲劳、焦虑和并发症而变化是很常见的。如果在这些情况下患者沟通恶化，重要的是要解释这不是由于脑卒中复发。康复团队的不同成员可能会以不同的方式判断每个患者问题的严重程度。根据我们的经验，护士经常高估患者理解语言的能力，部分原因是在与患者打交道时，他们使用了大量非语言暗示，这当然具有巨大的价值。

在对诊断有疑问的情况下或在研究项目中，使用标准化工具（如西方失语测验组套、Aachen 失语症测试、Porch 交际能力指数、波士顿诊断性失语检查）对语言功能进行更正式的测试有时是有用的，但这些测试通常由语言治疗师进行。Frenchay 失语筛查测试（Frenchay Aphasia Screening Test，FAST）由非专家开发用于常规临床实践，具有合理的信度和效度[362, 363]。

确定患者有沟通问题后，应确保采取所有简单措施来优化他们的沟通能力，例如，使用合适的假牙、助听器和眼镜。这些简单的事情很容易被忽视，但可以对患者产生很大的影响。如果经常使用，许多助听器的电池需要每 2 周更换 1 次。

2. 预后

失语是导致长期障的常见原因。一般来说，严重程度会随着时间的推移而降低，被归类为流利性失语的比例会增加[360]。轻度失语症和较轻脑卒中的患者预后较好[361]。

3. 治疗

关于语言治疗在失语中的有效性存在相当大的争议，主要是因为评估干预措施的试验方法学上的缺陷，如表 11-1 所述[364]。一项关于语言治疗效果的随机和非随机研究的 Meta 分析得出结论，治疗，尤其是强化治疗和早期治疗，可以促进自发恢复[365]。然而，另一项仅包括随机试验的系统评价得出的结论是，没有足够的证据证明有益[364]。然而，2 位作者都同意，需要更强大的随机对照试验来确定特定的可重复干预措施，这些干预措施可以增加失语症的恢复率，减少残障[364]。

有一些证据表明药物可能会改善语言功能或增强语言治疗的效果[366]。不幸的是，没有一种被证明具有长期的临床获益。

最近，正在积极探索重复经颅磁刺激用于失语症康复。重复经颅磁刺激是一种无创的脑刺激方法，它利用磁场来激发和去极化大脑中的神经元。通过调整刺激频率，它可以瞬时调节大脑中目标皮质区域的兴奋性水平。来自 7 项试验的 Meta 分析的证据表明，低频重复经颅磁刺激可能会改善脑卒中后失语患者的语言恢复[367]。然而，由于现阶段可用的证据有限，需要进一步研究以确定重复经颅磁刺激的长期影响，然后才能将其作为临床治疗标准。

语言治疗师在失语症患者中发挥着重要作用。他们帮助评估患者的沟通问题，做出准确的诊断，并向团队中的其他成员解释这一点，最重要的是向患者和护理人员解释。他们还就可能的预后提供建议，并提供关于替代沟通策略的培训（例如，通过手势或使用文字和图表）。他们还可以帮助监测患者在康复期间的进展，并将他们转介给患者支持小组，这有助于通过分享经验来加强患者和护理人员的应对技能。

（二）构音障碍

构音障碍影响约 20% 的脑卒中患者的沟通和心理。语言治疗师的治疗目的是通过培训和干预提高言语的清晰度，以应对社交互动。对于语言和认知功能完整的构音障碍患者，笔和纸、字母和图表以及电子通讯器等交流辅助工具可能会有所帮助。

已经探索了更先进的干预措施（例如，行为干预、针灸和经颅磁刺激）的有效性。不幸的是，这些研究受到样本量小和功效不足的限制，其益处和风险仍不清楚[368]。

三十、心理问题

（一）情绪低落和焦虑

与年龄和性别匹配的对照组相比，脑卒中患者的心理症状更多[369, 370]。抑郁症状、焦虑和非特异性心理困扰尤为常见。

大约 1/3 的患者在脑卒中后的第一年会出现抑郁症，尽管由于抑郁症的定义、检测方法、脑卒中发作和评估之间的间隔以及患者选择的不同，对发生率的估计会有所不同[371-373]。大约 1/4 的患者也出现广泛性焦虑症[374, 375]。患者经常既有焦虑也有抑郁的症状。

既往抑郁、脑卒中严重程度、身体功能差和社交活动少是与脑卒中后抑郁最一致的危险因素[375-377]。尽管许多文献以病变部位与脑卒中后抑郁相关的小研究为主，但系统性综述得出结论，很少或根本没有证据表明这种关系[378-381]。当然，抑郁是其他非神经系统疾病的常见后果，因此脑卒中后的抑郁可能是对疾病的非特异性反应，而不是由于大脑损伤本身引起。脑卒中后情绪障碍的病因必然是多因素的，"脑卒中后抑郁"可能不是一个独立的疾病实体。

焦虑症在女性中更为常见，但与脑卒中严重程度和预后不良的相关性不如抑郁症[375, 382]。高频率的焦虑并不奇怪，因为脑卒中，即使是轻微的脑卒中，对大多数患者都是相当大的威胁。此外，在一些脑卒中幸存者中可以观察到创伤后应激综合征的症状[383]。患者可能会害怕死亡、残疾或再次脑卒中。他们在家庭中的角色和生计可能会受到威胁。其中一些威胁因患者及其家人对脑卒中知识的缺乏而加剧，这增加了他们的不确定性。脑卒中后抑郁患者的短期和长期生存率更低，功能预后也更差[384]。

1. 评估

情绪低落、兴趣或快乐减少、疲劳或精力丧失、失眠和精神运动性激动/迟缓都可能表明存在抑郁症[385]。然而，在脑卒中之后，诊断抑郁症可能特别困难，尤其是在患者无法交流的情况下。由于面瘫而导致的悲伤表情、因情绪激动（见本章"心理问题"）或沮丧而哭泣、对右半球病变的冷漠，以及说话时失去正常的语调调节（节律），都可能是观察者对抑郁导致错误印象。失眠可能是由于病房嘈杂，吞咽困难或医院食物令人食欲不振，而不是抑郁症。另外，康复缺乏进展可能表明抑郁症的发作。

用于检测抑郁和焦虑的单一问题（如"你经常感到悲伤或沮丧吗"）和问卷已在脑卒中患者中进行了应用（表 11–44）[386, 387]。这些工具通常非常敏感适合筛查，但它们的特异性不够高，不足以用作诊断工具。它们在研究中更有用，尽管结构化的精神病学调查，如现状检查表（Present State Examination, PSE）、情感障碍和精神分裂症时间表（Schedule for Affective Disorders and Schizophrenia, SADS），被认为是做出准确精神病学诊断的"黄金标准"。不幸的是，有沟通和其他认知困难的患者的反应率通常很低。视觉模拟量表和观察者评分量表，例如，脑卒中失语抑郁症问卷（Stroke Aphasia Depression Questionnaire, SADQ）和失语抑郁评定量表（Aphasia Depression Rating Scale, ADRS）已经被开发出来克服这一问题，但不可避免地，验证已被证明在方法上具有挑战性，目前尚不能推荐常规使用[388, 389]。

2. 预后

虽然有些患者会自动康复，但多达 1/3 的患者在脑卒中发作后的第 1 年或更长时间内仍会持续抑郁[372]。症状越严重的患者对治疗的反应越差，长期预后也更差。

3. 预防

通过花更多时间给患者和护理人员解释脑卒中的性质和预后，可能会减少心理疾病的发病率，特别是焦虑，尽管这么做对情绪影响的有效性尚未确定[396]。重要的是，患者和护理人员要意识到，尽管脑卒中的症状会很快出现，但在数周或数月后症状会改善；他们不应该对自己的康复不是"一蹴而就"（见第 10 章"患者预后"）感到惊讶或失望。根据我们的经验，许多患者对死亡或脑卒中复发的风险也有过于悲观的看法。一些有关风险的真实信息可能会让人们放心（见第 10 章"患者预后"和第 17 章"未来血管事件的预后和预测"）。患者可能需要不止一次的沟通，以便所有护理患者及其家人的工作人员能够以一致的方式解决问题。认知行为疗法旨在教患者及其护理人员如何识别和解决问题的方法，这可能会改善情绪但这种方法需要进一步严格的评估，特别是因为提供它所需的资源很少[397]。没有药物方案被证明可以预防脑卒中后情绪异常[397]。

> 应告知患者和护理人员，尽管脑卒中症状出现很快，但会在数周或数月内出现改善。他们不应该对复苏并非"一蹴而就"感到惊讶或失望。

4. 治疗

在患有脑卒中后抑郁的患者中，抗抑郁药似乎可以改善情绪[398]，尽管尚不清楚这是否会转化为更好的身体和社会预后。明智的做法是从小剂量开始，然后逐渐增加以尽量减少不良反应，但不要错误地认为脑卒中后的抑郁症在某种程度上比"普通"抑郁症对药物更敏感而使用亚治疗剂量。由抗抑郁药引起的情绪改善通常发生在治疗开始至少 2 周后。没有明确的证据表明在这种情况下任何一种药物都比另一种药物更有效，因此每种药物不良反应的发生率和类型决定了抗抑郁药的选择[399, 400]。对于既往有抑郁病史且在治疗停止后又复发的老年患者，应该继续长期治疗，以防止复发而产生严重的后果。即使对脑卒

表 11–44　用于识别脑卒中后心理问题的自我报告问卷（在有数据的情况下，我们包括对诊断精神疾病的灵敏度和特异度的估计，被精神病学调查定义为"黄金标准"）

量表（研究）	典型特征	反馈（%，获得方式）	诊　断	灵敏度（%）	特异度（%）
常规健康问卷	多个版本，12～60 项目				
[390][a]	30 项，截止 9/10	92%（调查）	DSM Ⅳ抑郁症	85	64
[391][a]	28 项，截止 5/6	—	DSM Ⅲ抑郁症	78	81
Beck 抑郁量表	21 项				
[392]	截止 9/10	77%～88%（自行报告）	DSM Ⅲ抑郁症	92	75
医院焦虑和抑郁问卷	14 项				
[391][a]	截止 5/6	—	DSM Ⅲ抑郁症	61	50
[390][a]	截止 6/7	76%（自我报告）	DSM Ⅳ抑郁症	80	79
流行病学研究中心抑郁量表	20 项				
[393]	截止 15/16	—	DSM Ⅲ抑郁症	73	100
[394]	截止 20	—	非正式临床	56	91
Wakefield 抑郁量表	12 项	—			—
老年抑郁量表	30 项				
[394]	截止 10		非正式临床	88	64
[391][a]	截止 10/11	—	DSM Ⅲ抑郁症	84	66
Zung 抑郁量表	20 项				
[394]	截止 45	—	非正式临床	76	96
患者健康问卷	9 项				
[395]	截止≥10		DSM Ⅳ抑郁症	78	96
	2 项				
	截止≥3			78	95
视觉模拟情绪量表					
[392]	10cm 水平线	49%	—	—	

a. 一些作者发表了几个临界点的灵敏度和特异度
DSM. 精神疾病诊断和统计手册

中后抑郁的诊断存在一些疑问，也许是因为沟通困难，也值得尝试性使用抗抑郁药。脑卒中后开始使用的一些药物（例如，用于治疗新发现的高血压的 β 受体拮抗药）本身会导致抑郁，因此在开始使用抗抑郁药之前查看药物列表非常重要。

　　在小型随机对照试验中，心理治疗并未显示

有助于改善脑卒中后的情绪。偶尔可能需要电休克治疗并且在脑卒中后使用时没有出现并发症，但其尚未得到正式评估[401-403]。

> 从小剂量的抗抑郁药开始，逐渐增加，以尽量减少不良反应。重要的是不要错误地认为脑卒中后的抑郁症对药物特别敏感，因此不要使用亚治疗剂量。

（二）情绪化

大约 1/4 的患者在脑卒中后 1 年内难以控制情绪表达[404]。这个问题已经用各种重叠的术语来描述，包括情绪主义、病态情绪主义、情绪不稳定、情绪失禁、病态哭 / 笑和假性延髓麻痹。患者突然开始哭泣，或者偶尔失控地大笑，有时没有明显的起伏。更常见的情况是，由一句善意的话（例如，你感觉如何？）或带有情感色彩的想法（例如，想到孙子、孙女）引起，但情感反应与"内心悲伤"（或欢笑）的程度不成比例。通常发作是短暂的，但可能很频繁，足以完全打断谈话、治疗或社交活动。这种情绪爆发会给患者及其护理人员带来相当大的痛苦，并可能成为康复和融入社会的主要障碍。虽然曾经描述为假性延髓麻痹的特征（如双侧脑卒中），但情绪化通常发生在单侧脑卒中之后。它在早期最常见，但因为正在发生其他事情所以在最初几天可能不会被注意到。通常，随着时间的推移，情绪化的发作会变得不那么严重和不那么频繁[404]。情绪化患者的脑卒中更严重，心理症状更多，认知功能往往比未受影响的患者更差，因此重要的是不要忽视这些额外的痛苦来源[405]。

1. 评估

如果患者比脑卒中前更容易流泪或哭泣，则应怀疑情绪化。应询问患者、护理人员或工作人员哭泣是否是突然发作的，以及患者是否可以控制。患者可能会描述类似控制笑声的问题，但这种情况要少得多。确定哭泣是一个问题后，需要

评估这仅仅是由于情绪化，还是反映了沮丧或抑郁。当患者难以完成某项任务（如失语患者试图说话）时总是发生哭泣，这表明情绪爆发是由于挫折造成的，但这并不意味着没有其他心理问题。医生需要与患者、护理人员和工作人员沟通，以评估患者是否抑郁。让患者记日记以记录情绪爆发的频率和严重程度会很有用，特别是在计划开始治疗的情况下。

2. 治疗

患者和护理人员经常因患者情绪化而感到困惑和苦恼。因此，重要的是要解释问题是由脑卒中引起的，它是相对常见的，它并不代表它所反映的痛苦程度，而且它通常会随着时间的推移变得不那么严重。当患者泪流满面时，不要走开，而是要趁机向他们解释问题的本质。如果它是一个持续存在的问题，并且给患者和家人造成重大痛苦或干扰治疗过程，则可以开具抗抑郁药。它们似乎减少了情绪爆发的频率，但自相矛盾的是，问题主要是精神运动反应而不是情绪[404]。症状通常在开始治疗的最初几天内得到改善，不像抑郁症的症状在 2 周内很少改善。小剂量通常是有效的。如果 1 周内症状没有好转，缓慢增加剂量，直到患者有反应或开始出现剂量相关的不良反应。对于存在持续问题和剂量相关不良反应的患者，改用另一种抗抑郁药可能有效。

> 脑卒中后的情绪化可能发生在大脑任何部位或多或少的单个或多个病变中。它通常由某种情绪触发（如看到孙子孙女），但反应与刺激完全不成比例。

（三）厌烦

长期住院康复的患者经常抱怨厌烦，这并不奇怪，因为他们的大部分时间都花在无所事事上[406, 407]。在周末和晚上，当患者没有接受治疗或至少没有从治疗师那里接受治疗时，这是一个特别的问题。对于出院回家的患者来说，如果他

们被困在家里、被社会孤立，无法恢复正常的休闲或工作活动，这也可能是一个问题。厌烦会导致动力降低、士气低落，并最终影响康复。团队应该对问题保持警惕并询问患者。有许多方法可以缓解住院患者的厌烦感。

- 尽可能灵活地安排探视时间，以最大限度地与家人和朋友进行社交接触。
- 在脑卒中单元为患者提供的各种休闲活动；有些甚至聘请休闲活动协调员。
- 鼓励家庭在可行的情况下将患者带出医院（例如，在院子里散步、去酒吧、回家吃饭）。
- 介绍脑卒中单元的志愿者与患者一起工作，并在周末开展小组活动。
- 鼓励患者遵守自己的时间表，以便他们可以计划空闲时间。
- 为患者提供平板电脑或电脑、电脑游戏、带遥控器和耳机的电视、视频和数字视频光盘等上网服务。

这些干预措施可以与康复计划相结合并纳入目标设定，从而以其他方式使患者受益。不幸的是，即使在专门的脑卒中单元中，患者也会花费太多时间凝视天空[408, 409]。对于在家中的患者，通常有俱乐部、日间中心和志愿组织可以帮助他们走出家门，与其他人见面并参与休闲活动。

（四）疲劳

1/3～2/3 的脑卒中患者抱怨疲倦或乏力，这可能是非脑卒中患者的 2 倍[409-411]。这通常严重到足以限制康复并延迟恢复正常的日常活动。尽管疲劳可能是抑郁症的症状，但它通常发生在没有其他情绪症状的患者身上。年轻患者，尤其是那些没有残留神经损伤的患者，似乎发现疲劳最为麻烦，这可能是因为他们对能够正常工作的期望更高。幸运的是，许多患者的疲劳感会自发缓解，但对其他患者来说，疲劳感会持续数年。

已使用疲劳影响量表（一种自我报告问卷）测量脑卒中患者的疲劳情况[409]。我们通常会寻找明显的原因，例如抑郁症或药物（如β受体拮抗药），但在大多数情况下，我们无法确定原因。

尽管如此，脑卒中团队简单地承认疲劳是脑卒中后公认的问题，并且通常会解决，这可能对患者有所帮助。

三十一、对日常活动能力的依赖性

在前面的章节中，我们讨论了许多由脑卒中引起的损害。在本节中，我们将集中讨论由此产生的残疾，以及可以采取哪些措施来限制残疾。他们在脑卒中幸存者中的发生率见表11-45。旨在减少身体、认知和情绪障碍的干预措施都可以改善日常活动能力。然而，越来越多的随机对照试验证据表明，专业治疗包括培训和实践、引入辅助器具及改变患者环境，也可以减少对日常活动能力的依赖性和残疾[412]。除了少数例外，这些试验没有报告治疗对日常活动能力具体项目的影响[413]。

（一）活动

本章"活动受限和定位不良"和"四肢无力、躯体控制不佳、步态不稳"描述了不活动的问题，以及旨在预防并发症和减少损伤的干预措施。本节将讨论因活动不便而导致的残障。许多患者在脑卒中1年后有活动问题（表11-45）。尽管脑卒中的神经系统损伤是导致这些问题的大部分原因，但其他病理原因特别是关节炎和髋部骨折，增加了行走障碍的负担[414]。

1. 评估

简单的历史记录提供了令人惊讶的信息。自述能够在床上翻身、坐起来、转移（即从床到椅子，从坐到站）、走路（并使用助行器、家具）和爬楼梯（上下或两者兼有，有或没有栏杆）可以相当清楚地描述患者的残余问题。了解患者是否可以（并且确实）走出他们的活动范围，以及是否需要另一个人的身体或口头支持，这是很有用的。确定问题的原因也很重要（即是否由于关节或脚部疼痛、呼吸困难、心绞痛、间歇性跛行、失去信心、抑郁导致缺乏动力、尴尬、环境因素，例如，高台阶、缺乏扶手，甚至邻居的好斗的狗）。观察患者和照顾者在自己家里进行各

表 11-45　牛津郡社区脑卒中项目（OCSP）中，首次脑卒中后存活 1 年的连续 246 例患者在日常生活能力依赖频率（基于 Barthel 指数）

功　能	依赖性 [例（%）]	独立性 [例（%）]
肠道功能	23（9）	223（91）
梳洗	26（11）	220（89）
如厕	30（12）	216（88）
翻身	33（13）	213（87）
室内散步	36（15）	210（85）
膀胱功能	41（17）	205（83）
吃饭	44（18）	202（82）
穿衣	53（22）	193（78）
上下楼梯	64（26）	182（74）
户外散步	76（31）	171（69）
洗澡	80（33）	166（67）

值得注意的是，有的等级如上下楼梯、户外散步和洗澡是最困难的任务，而大多数患者都可以控制大小便、梳洗和如厕（来自 OCSP 未发表的数据）

种操作是有用的，因为环境因素往往决定着与活动能力受损相关的障碍程度。

有几种量表可用于衡量活动（如 Rivermead 活动指数 [415]）（表 11-46）。10m 计时步行特别有用，因为它简单、客观，只需要秒针手表，而且可以获得与年龄有关的标准数据（即＜60 岁需要 10s；60—69 岁需要 12.5s；≥70 岁需要 16.6s）[416]。

2. 治疗

如果患者有残留问题，理疗师或专业治疗师可以改善活动能力 [417]。旨在改善心肺功能的训练可能会提高步行速度 [418]。在脑卒中后数月或数年的稳定期后，患者的活动能力通常会恶化。这可能归因于进一步的脑卒中、并发症（如关节炎）的进展，或常规理疗的益处减弱。重要的是，任何负责监测患者进展的人，通常是全科（家庭）医生，对此保持警惕并将患者转给理疗师。尽管没有随机对照试验的支持，我们对这种所谓的"补充"理疗的价值几乎没有怀疑，尽管它的有

效性将不可避免地取决于病情恶化的原因。

在患者的家中进行治疗可能比在医院门诊进行治疗更有帮助，因为治疗师可以帮助处理患者正在经历的真实、日常的问题。例如，可以教患者爬自己的楼梯，克服与自己家的布局相关的特殊问题。两项随机对照试验比较了家庭理疗和医院理疗的效果，结果显示，在家中接受理疗的患者日常活动功能改善稍大，但其他结果并无差异 [419]。

即使在脑卒中后很晚才开始干预，治疗师仍能够减轻患者的损伤程度，治疗师在这一点上的主要工具是提供活动辅助设备（表 11-47 和表 11-48）。当开具辅助器具时，重要的是培训患者和护理人员如何使用，并确保辅助器具维持在良好的状态（图 11-26 至图 11-36）。许多患者不使用所提供的辅助器具，这既是对资源的浪费，也表明这种辅助器具缺乏价值。重要的是要跟踪那些接受过辅助治疗的患者，以确保器具符合患者

表 11–46　Rivermead 活动指数 [415]	
在床上翻身	你是否能在没有帮助的情况下从仰卧转为侧卧
从躺到坐	从躺在床上，你会自己起床坐在床边吗
坐姿平衡	你是否能在床边坐 10s 而不需要扶持
从坐到站	您是否在 15s 内（从椅子上）站起来，并站在那里 15s（用手，必要时借助帮助）
无支撑站立	在没有任何帮助或支撑的情况下，观察 10s
移动	你能在没有任何帮助的情况下移动吗，如从床到椅子并返回
室内走动，如果需要的话可以帮助	您是否步行 10m，必要时使用辅助工具，但没有助手帮助
爬楼梯	你能在没有人帮助的情况下爬楼梯吗
户外行走（平地）	你会在没有人帮助下在外面的人行道上走吗
室内行走（没有助手）	您是否能在不使用支具、夹板、辅助工具也没有旁人扶持的情况在室内行走 10m
捡东西	如果你把东西掉在地板上，你是否会走 5m，捡起它，然后走回去
户外行走（不平坦的地面）	您是否在不借助帮助的情况下在不平坦的地面行走（草、砾石、泥土、雪、冰等）
洗澡	你会自己进浴室并在无人看管的情况下洗澡吗
上下四个台阶	你能在没有栏杆和帮助的情况下上下四级台阶，但如果需要的话，可以使用辅助设备吗
跑步	您能否在 4s 内跑完 10 m 而没有跛行（快走是可以接受的）

注意：只有"无支持站立"取决于直接观察。该索引形成一个层次结构，因此不必问所有问题。然而，作者指出，通过询问所有问题，并找出患者无法进行某些行为的原因，可以获得指导治疗的有用信息

的需求并实际使用了这些器具，还要取回任何未使用的器具。

如果开具了辅助器具，则应教患者或护理人员如何使用它，确保它解决问题，检查它是否保持良好的工作状态，并提供后续随访以确保其继续使用或适当取回。

无法在户外行走，或只能短距离行走，或难以使用自己的或公共的交通工具的患者，可以让他们使用当地的其他交通方案来帮助他们。例如，在英国，可以提供特殊的经济津贴来帮助因无法移动而增加的额外费用，可以提供特别改装的出租车，一些购物中心提供电动轮椅。在过去几年中，开展了一项重大运动，以改善残疾患者进入公共场所的机会。

（二）驾驶

许多脑卒中患者再也没有开车 [426, 427]。有几个原因：严重的运动、感觉、视觉或认知障碍是最常见的。在许多国家，政府对脑卒中后驾驶进行了限制，特别是在脑卒中合并癫痫发作的情况下（见本章"癫痫发作"）。法规的变化可能反映了该领域相关研究的缺乏。特殊的或更严格的规定适用于那些驾驶商用车、出租车和重型货车的人。政府面临的主要问题不是脑卒中复发的风险

表 11-47　助行工具[420]	
鞋	应该舒适、有支撑力并有防滑鞋底
	有时，光滑的鞋底有助于足下垂患者在地毯上行走时平稳摆动
手杖	可以提高站立稳定性和步行速度，但必须根据患者量身定制（即长度、柄形状、重量和外观）[421, 422]，但没有充分证据[423]；一根长手杖可以用来鼓励患者通过患侧腿来承受重量（图 11-26D）
	更换磨损的橡胶套圈（即棍子末端的橡胶头）
	偏瘫患者应由未受影响的手握住手杖，但这意味着患者的功能正常的手不再可用于其他任务
	其他用途包括扩大患者的活动范围和"自卫"
三脚架和四脚架	提供比手杖更广泛的支撑
	它们的重量可能会引起相关反应，并可能使步态质量恶化[421]
	在不平坦的地面上无用
	有多种尺寸和形状可供选择，带或不带轮子
	在平衡不佳的情况下很有用，尤其是当患者后倾时
	经常给患者信心
助行框架（图 11-26）	需要良好的上肢功能，当然患者不能用手或搬运东西；许多患者附上篮子或使用带轮子的手推车来克服这个问题
	患者经常试图拉起框架以从椅子上站起来，这可能导致他们跌倒
	框架可能会绊倒患者并且在有很多家具和厚地毯的情况下难以操作
	不能用于上下楼梯，因此患者可能需要多个框架，每层一个
	当心弯曲的框架、突出的螺丝、松动的把手和磨损的套圈
	其他用途如晾干内衣
踝足矫形器或支具（图 11-27）	通常采用热塑性塑料结构并为个人量身定制
	偶尔可用于痉挛性足下垂以改善步态模式[424]，但不会改善痉挛状态[425]，实际上可能会加剧问题
	小心有水肿和下肢溃疡倾向的患者
护膝	偶尔需要防止膝关节过度伸展
功能性电刺激	用于纠正脑卒中后足下垂的实验性治疗（见本章"四肢无力、躯体控制不佳、步态不稳"）
扶手	短扶手可用于提供支撑，尤其是在门槛和门口
	楼梯上的全长扶手对于平衡性、信心或视力不佳的人来说非常宝贵
	应从专业治疗师处获得有关放置扶手的建议；扶手放置不当可能导致事故或可能无法使用

表 11-48　其他移动辅助设备

椅子（图 11-28）	较高的座椅（但不会太高以致双足悬垂）没有太大的向后角度，以及坚固的扶手（具有正确的高度、形状和长度）有助于转移
	如果患者在准备站立时可以将他的足跟放在椅子下，则从椅子上站起来会更容易
	椅子应根据个人的要求量身定制，但现在的椅子可能会升降
	带轮的椅子可能很危险
弹射椅（图 11-29）	座椅或椅子可以弹起以提供初始升力以允许患者站起来
	这些必须根据个人的体重量身定制，以避免患者被弹出房间
	将患者缓慢带到半直立位置的电椅有时很有用，但价格昂贵，体积庞大，需要经过培训才能正确使用
床	正确高度的坚固床垫将有助于从床上移动
	墩子或足托可用于改装现有床
	连接在床架或地板上的扶手可以促进独立移动（图 11-30A）
	可能无法将辅助工具连接到沙发床上
	帮助患者坐在床上的机械设备有时会有所帮助（图 11-30B）
轮椅	提高机动性的宝贵手段
	数百种设计，包括自行式、手推式和电动椅
	需要根据个人需求量身定制
	必须保持良好的工作状态（图 11-31）
坡道	对坐轮椅的人和他们的照顾者有用
	许多设计可用于不同的情况
升降机	许多类型，包括以下几种
	家用楼梯升降机（图 11-32），适用于无法上下楼梯的人
	轮椅通过楼层升降机进入较高楼层
	短距离升降机，用于轮椅使用者进入车辆或在没有足够空间安装坡道的地方
	升降机很贵，可能需要改变结构才能容纳它们

（远低于英国普通司机每年 20% 的比例），而是身体残疾和认知障碍很难判断。

医生通常不会询问患者是否开车，因此许多人继续驾驶并违反当地法规[427-429] 将生命置于危险之中。医生有责任询问患者是否开车，以便向他们提供相关信息。不这样做可能会产生严重后果，尽管尚不清楚罹患脑卒中并重新开车的患者是否会增加道路交通事故的风险[430]。

关于评估残疾患者是否适合驾驶的最佳方法似乎没有达成一致意见。

非正式判断通常由患者或其家庭医生做出[427]。对包括认知功能在内的神经损伤的床边

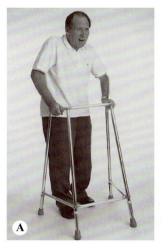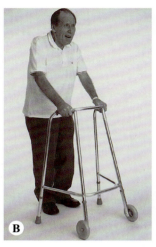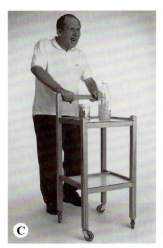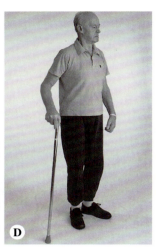

▲ 图 11-26　助行工具

A. 一种典型的可调节高度的轻型步行架，如果患者平衡不佳但上肢和手部功能正常，可能会很有用；B. 带轮子的助行架可能比图 A 更适合倾向于向后跌倒或帕金森病患者；C. 一辆茶车，它将为患者提供支持，并允许他们将物品从一个地方带到另一个地方；D. 健侧手上握着一根长手杖，可用于鼓励患者将更多的重量放在患侧下肢

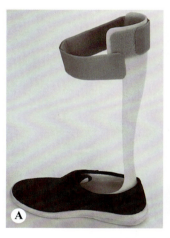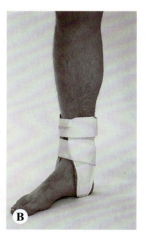

▲ 图 11-27　脚踝支撑

A. 热塑性踝足矫形器：著名的 AFO 夹板。虽然这对下运动神经元病变继发的足下垂患者非常有用，但在脑卒中患者中，有时它可以通过刺激足底来增加跖屈的倾向；B. 对于行走时有足内翻倾向的患者，侧踝支撑可能有用

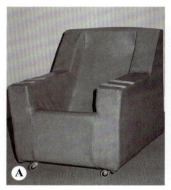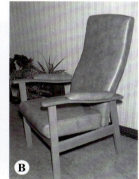

▲ 图 11-28　为从坐到站有困难的脑卒中患者选择合适的椅子

A. 一把坏椅子，不利于用户站起。座椅太低并且向后倾斜，手臂柔软，几乎没有阻力可以让人们向上推，底座实心因此患者不能将足塞在下面，这把椅子是带脚轮的，这样如果患者最终设法站起来，椅子滑开并导致他们向后跌倒。请注意上肢的魔术贴，以便将托盘固定在用户的逃生路线上；B. 一把便于移动的好椅子。这把椅子高度合理，是直立的，有结实但有衬垫的扶手，允许使用者把足塞在下面，这样更容易让他们的重量放在脚上。这把椅子没有翼垫，它可以在睡觉时为用户的头部提供支撑，但也阻止与坐在两侧的其他人的互动

测试、驾驶模拟器评估和道路测试都被提倡[430]。可以从床旁评估开始，以排除任何身体功能上的障碍，主要是视觉、视觉空间和认知障碍，这将使安全驾驶变得非常不可能[431, 432]。通过床旁测试的患者可以在驾驶模拟器或"越野"测试中进行评估，以识别那些明显不能安全驾驶的人[433]。其余的则可以在双控制汽车中进行道路测试，并

由受过适当培训的教练[434, 435]进行测试，这可以在评估者之间进行良好的可靠性测试。这种循序渐进的方法应该将患者、教练员和其他道路使用者受伤的风险降至最低。

许多国家都设有评估残疾司机的专业中心。

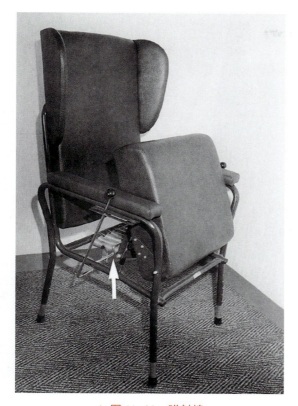

▲ 图 11-29　弹射椅

弹簧（箭）的数量可以根据用户的体重而改变。一些患者发现这种类型的椅子会使他们失去平衡

这些中心不仅评估驾驶技能，还提供有关车辆改装的建议，使严重身体残疾的患者能够开车。一项小型随机对照试验对驾驶模拟器的培训进行了评估。在这项研究中，驾驶模拟器治疗被证明比认知康复更好。模拟器程序在脑卒中后 6 个月加速了驾驶技能的恢复，但效果在 5 年后不再持续。虽然模拟器训练不能取代道路训练，但它允许在不危及他人的情况下进行危险道路情况的训练，这可以帮助患者在道路训练之前更好地做好准备[436]。

（三）如厕

小便失禁和大便失禁问题已分别在本章"尿失禁和尿潴留"和"大便失禁和便秘"中讨论。大约 10% 的幸存患者在第一次脑卒中 1 年后仍然辅助如厕，因为无法独立移动、行走或穿衣脱衣（表 11-45）。对于认知完整的患者来说，这是一种令人尴尬的残疾，严重损害了他们的自尊心。

专业治疗师的评估应确定问题的严重程度和原因。患者如厕的能力很大程度上取决于环境，

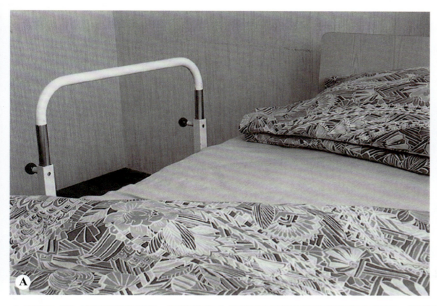

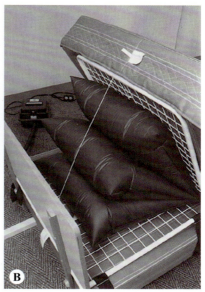

▲ 图 11-30　起床辅助工具。尽管许多人热身后可以在治疗期间独立起床，但他们可能需要帮助才能在半夜或早上第一次起床

A. 附在床上的扶手可以帮助从躺到站立的转换，因此可以防止夜间失禁。这个模型的高度可以调整以适应每个人；B. 气动床垫升降机有助于让患者从躺着转为坐着

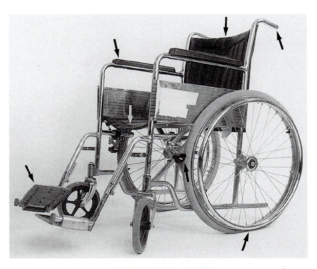

▲ 图 11-31　轮椅

这种轮椅有许多危险和不舒服的特点，检查轮椅时要注意的事项：①检查轮胎充气是否正确（箭）。轮胎瘪了会使轮椅难以推进，刹车也不起作用。②检查制动器工作（箭）。③检查侧面和臂（箭）是否可拆卸，以便转移到马桶、汽车等。④检查脚板是否固定（箭）或摆动。任何一个问题都可能导致受伤。不使用时，脚板应折叠整齐且牢固，不碍事。⑤检查扶手（箭）是否有适当的衬垫，以避免尺神经的不适和压迫性神经病变。⑥检查背部（箭）和座椅（箭）是否下垂，并使用适当的垫子来降低压疮的风险。⑦检查把手是否完好（箭）

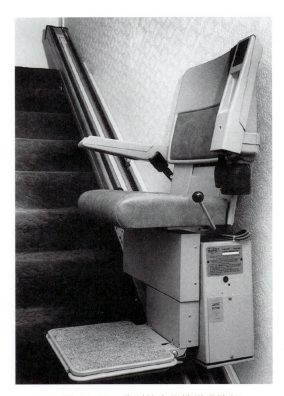

▲ 图 11-32　典型的家用楼梯升降机

扶手折叠起来方便转移。搁脚板和座椅在不使用时可折叠起来。控制装置位于扶手上

因此家庭评估可能特别有用。厕所或浴室门的宽度、厕所的位置和高度，以及卫生纸架的位置等简单因素，对患者能否独立使用厕所具有至关重要的影响。

　　旨在改善活动能力、转移能力和着装能力的治疗都将促进厕所的独立性。表 11-49 列出了一些常见的问题和简单的解决方案，图 11-33 显示了一些简单的助便器。

（四）洗漱和洗澡

　　大约 10% 和 30% 的人在一生中首次脑卒中 1 年后分别需要辅助洗漱和洗澡（表 11-45）。运动、感觉、视觉空间和认知障碍都会导致这些残疾。虽然上肢功能不佳使清洗和梳理更加困难，但大多数患者可以用健侧完成这些任务，但那些有视觉空间和认知缺陷的患者，即使上肢功能看起来正常，仍可能无法独立清洗和梳理自己。独自洗澡显然需要移动的一些独立性。老年人的其

表 11-49	如厕问题和解决方案
问　题	解决方案
由于行动不便或出入问题无法上厕所	尿壶（图 11-10）
	多种设计马桶以满足个人需求（图 11-33）
	化学马桶，在无法定期排空马桶的情况下很有用
无法上厕所或平衡差，难以穿脱衣服	扶手
	马桶架（图 11-33）
	升高或可调节的马桶座圈（图 11-33）
	卫生纸架在健侧，可以单手使用
无法自己清洁	大口径马桶座
	自洁式马桶，即坐浴盆和马桶合二为一

第11章　脑卒中患者存在的问题及一般处理

What are this patient's problems? A problem-based approach to the general management of stroke

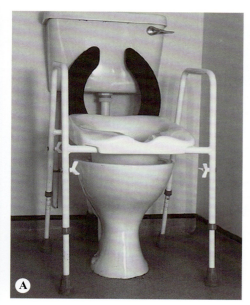
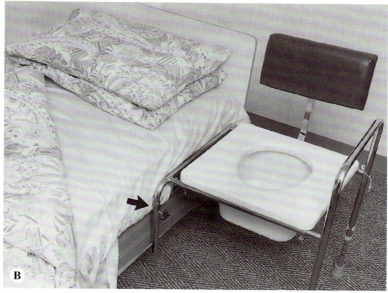

▲ 图 11-33　简单的厕所辅助工具

A. 带升高框架的马桶座圈；B. 马桶；这个可以牢固地固定在床上（箭），以便在晚上使用

他残疾状况（如疼痛性关节炎）通常也会影响。由专业治疗师进行熟练的评估，最好是在患者自己的家中进行评估，就会勾勒出问题所在。这项评估确保有足够的卫生间（如轮椅）。浴室的大小和布局将决定可以使用哪些辅助设备。

　　旨在改善这些障碍，特别是导致洗漱和洗澡问题的运动障碍的治疗，可能会有一些帮助，但在这个阶段，提供广泛的可用辅助手段，使患者能够弥补其障碍是更有效的（图 11-34 和表 11-50）。在医院和患者家中对洗澡辅助器的使用进行专门培训，似乎确实增加了洗澡频率[437]。当然，很多患者更喜欢淋浴而不是洗澡，这通常会降低难度。一个普遍的观点是，洗澡有困难的患者应该确保房子里还有其他人，并且卫生间的门没有锁，这样如果他们摔倒或无法离开浴缸，有人可以很容易地帮助到他们。

独立洗澡有困难的患者洗澡时不应单独留在家中。某种形式的警报，甚至是无绳电话或手机都会增加安全性。

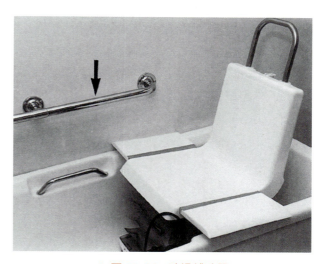

▲ 图 11-34　洗澡辅助器

一种气动洗澡辅助器，用于将患者放入浴池中和将其抬出浴池。然而，普通的浴室栏杆（箭）和其他一些简单的辅助工具是让人们独立使用浴缸所需的一切

　　一些浴室改造费用昂贵，并对患者的家造成相当大的破坏。进行适当的评估以避免不必要的建筑工作，并确保任何修改确实可对患者和（或）护理人员有所帮助。对于一些独居的患者，或者在没有辅助设备和不合适改造的地方，有必要建议仅进行简单的脱衣清洗，或者介绍一名护士、

表 11-50　洗漱或洗澡 / 淋浴的问题和解决方案	
	解决方案
一只手不能刷假牙	在水槽里装一半的水，用吸盘将刷子固定在水槽上，然后用有功能的手刷牙
进不去，更重要的是出不去浴缸	适当地安装在浴缸周围的扶手
	防滑浴垫
	浴凳
	浴板
	充气或液压浴缸座椅，这可以将患者降低到浴缸中或将其抬出浴缸（图 11-34）
	起重机
	把浴缸换成淋浴

护理助理或家庭成员来帮助洗澡，这样患者就可以留在自己的家里。

（五）穿衣

约 20% 的幸存患者在首次脑卒中后 1 年后需要他人帮助穿衣（表 11-45）。穿衣依赖通常是由于上肢无力或不协调、无法独立站立拉起下装，以及认知和视觉空间问题[438]。肩膀疼痛使穿衣更加困难（见本章"肩痛"）。专业治疗师的详细评估应阐明原因并确定残疾程度。

专业治疗师花费相当多的时间来训练患者穿衣打扮。如果残疾仅仅是由于运动障碍，那么"穿衣练习"即教导患者弥补他们的残疾，通常是成功的[438]。如果患者有认知或视觉空间问题或其他非脑卒中问题（如关节炎），这种治疗的益处就不那么明显了。对穿衣训练的正式评估很少。

关于衣服的最佳款式，建议可以让患者独立穿着（即避免穿有小纽扣或拉链的紧身衣服，避免穿有鞋带的鞋子）。椭圆形纽扣比圆形纽扣更容易操作[439]。魔术贴扣件彻底改变了只有一只手功能的患者的穿衣，比其他固定装置更容易使用和更受患者喜爱。表 11-51 和图 11-35 显示了一些常见问题和可能的解决方案。如果患者仍然无法自己穿衣，则需要护理助理或家庭成员来

表 11-51　穿衣问题和解决方案（图 11-35）	
	解决方案
无法使用拉链或纽扣	按压式纽扣或拨动按纽扣允许患者用一只手扣紧纽扣
	用椭圆形纽扣代替圆形纽扣
	挂钩拉起拉链
	使用魔术贴代替纽扣和拉链
不能穿鞋或系鞋带	长柄鞋拔
	用松紧带或魔术贴带代替鞋带
	鞋带扣
够不着或拉不起衣服	梳妆钩，甚至是拐杖
	够物辅助工具

帮助。

（六）吃饭

第一次脑卒中 1 年后，大约 20% 的幸存患者吃饭需要其他人的帮助（表 11-45）[440]。吃饭的依赖是最有辱人格的问题之一，因为患者像在婴儿期一样。上肢和手部功能受损是最常见的原因，尽管坐姿平衡、面瘫，以及视觉空间和感觉功能问题也可能很重要。少数患者可能存在吞咽

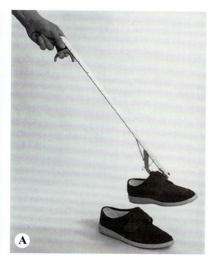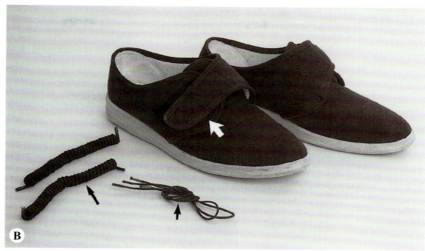

▲ 图 11-35 简单的穿衣辅助工具

A. 随手工具；B. 弹性鞋带（黑短箭）、只需拉紧的螺旋鞋带（黑长箭）和魔术贴（白箭），对于只有一只手正常工作或手不灵巧的人来说是非常宝贵的穿衣辅助工具

问题（见本章"吞咽问题"）。大多数问题可以简单地通过与患者和（或）护理人员交谈来确定，但通常由训练有素的观察者（通常是专业治疗师）来评估患者。

强化治疗可能会改善上肢功能，但在脑卒中后期，提供和培训使用吃饭辅助器可能更有效。有时会忽略仅需要简单解决方案的非常简单的问题。例如，假牙都必须处于良好的工作状态并且在口腔中而不是在床头柜上的一杯水中，这一点很重要。此外，患者坐在适当高度的餐桌旁椅子上，并且刀锋利。食物的类型可能会影响患者是否能够自己进食。偏瘫患者可以独立吃三明治，但不能独立吃牛排。表 11-52 和图 11-36 显示了一些较常见的吃饭问题和可以提供帮助的辅助工具。

（七）准备食物

由于各种各样的脑卒中后损伤，许多患者无法为自己或家人准备食物。认知和视觉空间问题可能会使患者和居住在同一栋建筑中的其他人面临割伤、烧伤、火灾、气体中毒、爆炸和洪水的危险。同样，通过观察厨房与患者沟通或观察患者，很容易发现问题。专业治疗师能够教给患者执行某些任务的替代方法，对于许多有身体问题而不是认知问题的患者，有大量的厨房辅助工具

表 11-52 吃饭问题和解决方案（图 11-36）

	解决方案
由于上肢功能障碍，无法切碎食物	如果手部有中度无力，一把大柄锋利的刀可能就足够了 刀子和勺子或叉子的组合会有帮助，但警告患者小心不要割伤他们的嘴
切菜或舀勺时不能保持碗或盘子不动	防滑垫或托盘，或带吸盘的容器
不能将豌豆推到叉子或勺子上	提供一个侧面或边缘凸起的盘子
面瘫引起流涎	带嘴的杯子或吸管可能会有所帮助。如果患者由于面瘫而无法使用吸管吸吮，但吞咽功能良好，则可以使用带有单向阀的吸管

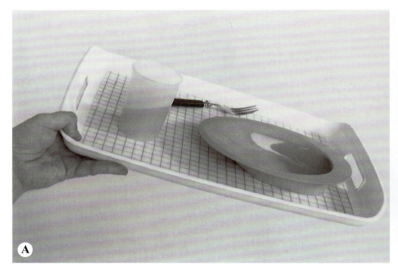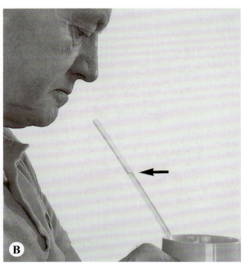

▲ 图 11-36　简单的喂食辅助工具

A. 叉子和刀的组合，以及带有高边或护板的盘子，有助于单手进食。防滑托盘有助于固定盘子，还降低了溢出的风险；B. 这种吸管有一个单向阀，这样当使用者停止吮吸时，液体就不会回落到烧杯中（箭）。这可能对面部无力、嘴唇闭合不良但吞咽正常的患者有用

可用于帮助解决特定困难（表 11-53）。有认知问题的患者下列措施可能会得到一些帮助，例如，自动关闭的电热水壶和自动中断供应的气体检测系统，但对于那些有严重认知问题的人，可能需要禁止他们进入厨房或移除炊具。

如果患者不能为自己准备食物，显然重要的是确保将准备好的食物送到他们的家里，或者有一个可以做饭的护理助理。通常，亲属和社会服务机构提供这些服务。

三十二、社会问题

我们已经讨论过脑卒中相关的损伤如何导致日常生活障碍。然而，不仅是日常生活能力，环境因素在决定脑卒中对一个人在社会中的角色及其残疾的影响方面变得极其重要。这一部分将讨论患者及其护理人员往往最关心的一些社会因素。

（一）住宿

大约 50% 的脑卒中幸存患者在日常生活活动中需要依赖他人（表 11-45）。一些患有复杂或严重残疾的患者如果入院，可能无法返回自己的家中。患者回家的能力取决于对以下问题的能否

表 11-53　食物准备问题和解决方案	
	解决方案
不能用健侧手打开罐头	壁挂式（电动）开罐器
不能用健侧手打开瓶子	将瓶子固定在工作面上的瓶子或罐子稳定器
不能用健侧手切开或剥去配料	可在其上刺穿待切割的物品的有钉案板

解决。

• 残疾是否会随着时间的推移而改善或恶化？

• 辅助和适应能减少依赖性吗？

• 患者的住宿条件如何？

• 可获得何种程度的非正式支持（如家庭）？

• 可获得何种程度的社区支持（如社区护理、家庭帮助）？

任何评估都必须确定患者的需求，以确定这些需求是否可以在患者当前实际的住宿条件下提供，或者是否需要替代或改进住宿条件。这可能涉及与患者和护理人员进行一次或多次家访，以确定实际问题是什么。如果短期访问还不够，那么几个昼夜的家访（有可能进行"全天候"监督）

可能有助于预测患者和护理人员在长期内将如何应对问题。家的布局显然很重要，前门是否有台阶使人难以进入？厕所和浴室在楼上吗？家里是不是布满了家具？地毯是否很厚，可能会给垂足的患者带来困难？一些脑卒中单元在医院设有出院前公寓，允许团队和患者监督评估患者的应对情况。然而，这可能不等同于出院转回社区。

何时进行住宿评估很难预测，因为通常需要相当长的时间才能找到替代住所，或对患者当前的家进行重大结构改变。因此，如果要避免在医院不必要的延误，就必须在患者达到最佳功能状态之前做出决定。需要相当大的判断力来"最佳猜测"患者的最终功能水平，并在出院前很好地确定他们的住宿需求。

经过全面评估后，患者及其家人需要在团队的帮助下决定他们希望住在哪里，同时考虑到所有实际问题，包括财务限制。毕竟，只要有无限的资金，即使是最严重的残疾患者，也几乎可以在家养活。最终决定通常是患者、护理人员和团队成员之间协商的结果。例如，有视觉空间或认知问题的患者可能不会意识到出院后他们的照顾者可能面临的问题。由于这些原因，并不总是能够同时满足患者和护理人员的愿望。

不同的地方、不同的国家和不同的时间，替代住所的选择，以及社区提供的支持都是不同的。一般来说，需要各种的住宿以提供不同程度的支持和监督，以满足每个患者的需求。

（二）就业

大约 1/3 的脑卒中患者处于就业年龄。主要由于方法学因素[441]，对重返工作岗位比例的估计差异很大。显然，以前工作的性质、残余损伤和残疾、患者自己的意愿、雇主的态度和政策、健康和安全立法以及保险问题，将决定重返就业是否可行[442]。当地支付疾病津贴的安排也可能会影响患者是否重返工作岗位，以及他们返回的时间。当然，许多接近退休年龄的患者可能无论如何都不想重返工作岗位。

评估患者重返工作岗位的能力通常由患者和家人进行，但团队成员（即职业治疗师、语言治疗师、理疗师和社会工作者）的参与对探索可能的工作选择非常有用。一些雇主设有职业健康部门，可以就他们自己的具体规定提供进一步的专家建议以促进这一点，包括重返工作岗位，以及对工作环境或工作本身的任何改变。

重要的是要向患者及其家属说明患者的限制。他们经常误认为脑卒中后患者应该休息，而身体活动会导致再次脑卒中[443]。这种误解可能使他们不恰当地排除了重返工作岗位的可能性。

> 许多患者及其护理人员误以为运动、努力工作或压力会导致再次脑卒中。应该劝告他们消除这些误解。

患者可能需要特定的专业治疗来提高特定工作所需的身体技能和（或）再培训以改变就业。患者经常抱怨严重的疲劳，因此开始先去兼职工作，通常比努力应对全职工作更成功。他们可能会发现，虽然他们体力上可以完成工作，但他们的注意力可能不行。在许多国家，有专门的计划为残疾人提供就业机会。

（三）休闲活动

2/3 的脑卒中患者已退休。对他们来说，恢复休闲活动比工作更重要。休闲活动受限可能是身体或认知障碍原因造成的，但也可能是心理因素造成的，甚至担心某项活动可能会导致进一步的脑卒中。许多残疾的患者无法继续他们的正常休闲活动，也不会参加他们能力范围内的新活动[444]。休闲活动的减少会加剧社会孤立、情绪低落，并对与照顾者的关系产生不利影响。社交活动的水平，包括休闲活动，可以使用 Frenchay 活动指数来衡量；然而，Nottingham 休闲问卷是专门为此目的而开发的[445, 446]。

就保持休闲活动和社交的价值向患者及其护理人员提供咨询是有用的，并可能产生重大影响（图 11-37）。专门针对提高休闲活动参与度或利

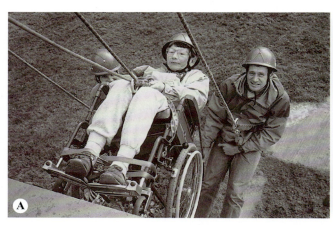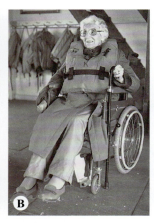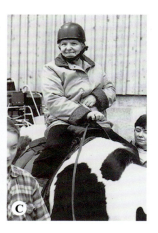

▲ 图 11-37　脑卒中后行动不便患者的休闲活动

A. 坐在轮椅上索降；B. 准备划独木舟；C. 骑马（引自 Renzo Mazzolini for the Chest Heart and Stroke Association, Scotland）

用休闲目标来改善日常生活能力的治疗，在大型多中心试验中被证明无效[447]。

（四）航空旅行

我们经常被问到患者脑卒中后是否可以乘坐商业航班。我们不知道有任何关于这样做的安全性或其他方面的研究。在长途飞行中长时间不动伴随着静脉血栓栓塞的风险，以及海拔高度[大多数商用飞机被加压到相当于大约 7000 英尺（2133.6m）高度的水平]对大脑的影响，是需要考虑的 2 个问题。对于所有患者，尤其是那些患有与卵圆孔未闭相关的缺血性脑卒中的患者，强调降低静脉血栓栓塞风险的简单措施可能是明智之举，例如，充足的水化和避免长时间不动[448]。

提供建议时，还需要考虑以下内容。

• 航班的重要性（例如，是回家还是只是假期的一部分？）。

• 脑卒中的间隔时间将部分决定脑卒中复发的风险。

• 患者在飞机上日常活动的能力，如如厕和进食。

• 陪同者能否照顾。

• 航空公司和患者旅行保险公司的态度。

许多在度假期间脑卒中的患者在 1～2 周被空运回国，没有明显的不良影响。

（五）性生活

尽管许多脑卒中患者是老年人，但他们在脑卒中前性生活较多。但在脑卒中后，患者及其伴侣的性欲、性交频率和满意度都会降低[449]。这种活动的减少是由于身体和社会心理因素造成的，后者可能更为重要（表 11-54）。减少性活动可能会导致与伴侣的情感关系恶化。

患者及其伴侣可能认为，对性关系的满意度降低是脑卒中的必然结果。虽然我们经常与人们谈论他们生活的这些方面时感到尴尬，但讨论性问题很重要。由于患者的损伤导致的身体障碍通常可以通过一点常识来克服，并且意识到性交并不意味着必须进入阴道。导致性功能障碍的心理问题往往是最难解决的。有时只需要告知患者和他们的伴侣，性活动就像任何其他身体活动一样不会诱发新脑卒中。慈善机构和组织提供的传单可以有效地补充口头信息，其中包括对患者和护理人员的建议。

我们鼓励患者在脑卒中后尽快恢复性生活。但一个例外是新近有动脉瘤破裂的患者，由于某种原因没有进行介入或夹闭治疗。可以想象与性高潮相关的血压升高可能会导致再破裂出血。

不幸的是，脑卒中会给一段更难维系的关系带来巨大的压力。如果性功能障碍是由药物引起的（表 11-54），停药和用替代药物可能是有效的。对于勃起功能障碍男性，西地那非可能有用，尽

第11章　脑卒中患者存在的问题及一般处理

What are this patient's problems? A problem-based approach to the general management of stroke

表 11-54　脑卒中后性生活满意度降低的原因
社会心理因素
• 失去兴趣
• 害怕勃起功能障碍
• 害怕再次脑卒中
• 情绪变化可能会对关系产生不利影响
• 无法讨论问题
身体因素
• 身体残疾可能使性交变得困难或不可能，例如留置尿管，萎缩
• 由于以下原因导致勃起功能障碍和性欲降低
– 药物（如噻嗪类利尿药、β受体拮抗药、三环类抗抑郁药）
– 并发症（如糖尿病、外周血管疾病）

管在脑卒中后使用它的经验有限，制造商建议在这种情况下谨慎使用。许多脑卒中患者服用硝酸盐治疗缺血性心脏病，因此不能使用西地那非。如果在处理了简单而明显的问题后问题仍然存在，那么转诊到性功能障碍诊所或寻求关系指导可能是有用的。

（六）财务问题

脑卒中可能会给患者及其家人带来相当大的经济负担。就业及收入可能会受到影响[450]。残疾以及克服残疾所需的帮助和适应，也可能代价高昂。即使患者仍在医院，护理人员也可能难以支付交通费用，如果是开车，则在他们到达那里时可能难以支付停车费用。这很重要，因为如果无法定期探视，患者的士气可能会受到影响，这可能会对结果产生不利影响。

所涉及的专业人员必须对任何影响患者的财务问题保持警惕，并准备好根据需要提供帮助。在政府对家庭护理的支持程度取决于患者个人财务状况的国家，可能需要进行财务评估以规划护理。

根据对其需求的评估，有时包括财务评估，患者或护理人员可能有资格从政府、慈善机构和其他来源（如退休金计划、保险单等）获得经济利益。

三十三、照顾者问题

照顾残疾患者给照顾者带来了相当大的身体和精神压力。照顾者担心患者的需求及其满足需求的能力。照顾患者很可能会限制照顾者的就业和休闲活动，并导致社会孤立和孤独。残疾患者的照顾者经常焦虑和抑郁，身体健康状况不佳[451]。这些困难的程度似乎与患者的依赖程度、情绪、行为和认知功能相关。然而，照顾者所感知的照护负担的大小，可能与他们自己的身体和情绪状态以及患者的身体和情绪状态有关。脑卒中对家庭的影响会随着时间而改变。可能会给照顾者带来特别压力，以及可能需要额外支持的时期如下。

• 脑卒中后：照顾者必须立即接受可能危及生命的事件，以及可能对患者和照顾者未来共同生活产生潜在重大影响的事件。

• 在长期住院治疗期间：探视可能因为路途遥远而变得困难，也可能因为患者的行为可能会给照顾者带来情绪压力。

• 出院前后：突然间本由一群熟练的专业人员照顾的患者，至少在照顾者看来似乎变成了照顾者独自承担。

• 在出院后的几周和几个月内，专业支持减少（有时是不恰当的和突然的），朋友们不再打电话，照顾者身心疲惫。

已经确定了家属通常要经历的几个调整阶段（表 11-55）。这些不适用于所有照顾者，但在管理患者及其家人时了解它们是有用的。

尽管照顾脑卒中致残患者的身体方面很困难，但往往是患者的心理和由此产生的行为问题给照顾者带来的痛苦最大。照顾者可能会注意到患者性格的变化，患者可能会变得脾气暴躁、易怒、抑郁或冷漠。这种变化可能会导致他们的关系恶化，而他们的性生活可能会因停止或紊乱而加剧关系恶化。

照顾者经常感到内疚，这增加了他们的痛苦。他们担心自己对脑卒中有所贡献，可能是因

表 11-55　脑卒中患者家属的调整阶段 [450]	
第一阶段：危机	震惊
	思想混乱
	高度焦虑
	对恢复的期望很高
	否认残疾是永久性的
	悲伤时期
第二阶段：治疗阶段	对未来恐惧
	工作
	活动
	生活
	应对能力
	愤怒
	拒绝
第三阶段：遗留残疾	绝望
	沮丧
	抑郁
第四阶段：适应	

为给患者错误的饮食，或者是因为一些照顾者认为应该避免的小事。他们对没有足够的探视或没有尽快让患者回家感到内疚。出院后，他们对想要继续自己的生活感到内疚。他们经常担心患者会摔倒、再次脑卒中甚至死亡，除非他们一直在看护。这些恐惧除了增加照顾者的痛苦外，还可能导致照顾者对患者过度保护，从而可能损害患者的治疗结果。

1. 评估

重要的是，所有参与照顾脑卒中患者的人都应意识到照顾残疾患者给家庭和其他照顾者带来的负担，应邀请照顾者讨论他们的问题。这通常最好在患者不在时进行，因为如果患者在场，照顾者在谈论他们自己的问题时通常会感到不舒服或内疚。事实上，照顾者通常需要很多鼓励来讨

论他们的问题。然而，应该鼓励他们这样做，不仅是为了他们自己，也是为了患者。如果他们不采取应对措施，这将对患者产生不利影响。

评估照顾者继续提供必要护理的身心能力非常重要。如果患者在医院，让照顾者帮助护理患者并参加他们的治疗过程通常是有用的。这让照顾者可以了解护理可能涉及的内容，它可以帮助照顾者和团队成员在出院前识别并解决问题，并且它提供了一个宝贵的机会来"培训"照顾者。出院前 1 天或周末的回家探访具有类似的功能。照顾者可能需要身体上或仅仅是心理上的支持。已经开发了一系列评估工具来衡量提供的护理量以及这给照顾者带来的主观负担（如照顾者压力指数）[452]。

2. 预防和治疗

患者住院期间的身体支持通常是有限的，然而照顾者可能需要在财务和探视方面提供帮助。然而，患者出院回家后，身体支持可能会变得更加重要。示例如下。

- 提供家务帮助，让照顾者有更多时间提供个人护理。
- 提供护理助理或护士来帮助患者的个人护理。
- 提供护理方面的培训（如移动、穿衣）[453]。
- 如果患者持续存在尿失禁或大便失禁，则提供洗衣服务。
- 安排患者去日间医院或日间中心，或安排"患者就诊"服务，让照顾者可以去购物、做头发或参加一些社交活动。
- 安排定期进入医院或疗养院，让照顾者能够去度假，或者只是休息一下。

此类服务可能很昂贵，但可能会阻止或推迟对长期机构护理的需求，而这种需求甚至更加昂贵。

(1) 心理支持：护理人员通常需要时间来适应脑卒中患者发生的变化。他们有许多问题和担忧来源（表 11-56）。在患者住院期间及之后，都需要给予支持。支持可以有多种形式。

表 11-56　照顾者提出的常见问题
急性期
• 什么是脑卒中
• 他们会死吗
• 他们残疾吗
• 为什么会这样
• 是我的错吗
• 它会再次发生吗
出院后
• 他们会持续康复多久
• 他们的语言功能会变得更好吗
• 为什么他们不是我以前认识的人
• 我可以让他们一个人出去吗
• 他们可以锻炼吗，会不会再次脑卒中
• 我会一直觉得很累吗
• 我在哪里可以获得资金方面的帮助
• 我在哪里可以获得有关洗澡的帮助
• 我可以获得休息或度假的机会吗

• 与顾问、护士、治疗师或社会工作者的非正式交谈；这些是照顾者提问的宝贵机会。

• 成立照顾者小组，在那里他们可以向团队成员提问，分享经验，并相互支持。

• 与咨询师进行正式会议，这可以帮助他们解决问题[454]。

提供支持的环境需要针对个人量身定制，例如，不是每个人都想参加照顾小组。当患者在医院或在门诊时，对此类服务的需求可能并不明显。此外，对于脑卒中后未入院或仅住院几天的患者，患者及其护理人员提出问题和获得建议的机会往往有限。一种方法是提供专门的脑卒中家庭支持人员，他们可以识别患者及其家人的身体和情感需求，并尝试使用所有可用资源来满足他们。在许多地方，社会工作者和团队的其他成员已经至少部分承担了这一角色，但在弥合医院和社区护理之间的差距方面往往存在困难。虽然这种支持受到其接受者的重视，其对患者和照顾者结果的影响尚不清楚（见第 19 章 "从医院转移到社区"）。

(2) 提供信息（见第 19 章 "脑卒中服务提供中的一般问题"）：照顾者可能对脑卒中及其原因和后果知之甚少，并且经常从家人和朋友那里接收到误导性信息[443]。照顾者与患者一样，他们想要的脑卒中信息的数量、类型和格式各不相同。因此，信息的提供需要针对个人进行调整。传单、音频或视频可能有助于加强信息的口头传递，但需要对其相对有效性进行更正式的评估。培训计划似乎增加了照顾者对收到的信息的了解和满意度，但不一定会增加他们的情感结果[454]。为患者和照顾者提供一致的信息和建议以避免混淆是很重要的。因此，潜在信息提供者之间的良好沟通至关重要。

第 12 章　脑卒中患者的认知能力是否受到影响

Have the patient's cognitive abilities been affected

Leonardo Pantoni　著

赵同源　薛绛宇　译

一、脑卒中后认知障碍：问题的相关性

神经精神缺陷和认知障碍是脑卒中最常见和最严重的后果之一。一项在脑卒中患者、护理人员和卫生专业人员中进行的调查，旨在收集与脑卒中后生活相关的治疗不确定性，探索有关治疗 / 干预效果的尚未回答的问题，并确定最高优先级问题，发现认知和相关障碍是与脑卒中后生活相关的十大优先事项之一[1]。流行病学方面，对 1998—2006 年发表的一项回顾性研究指出，在急性脑卒中后 3～24 个月，脑卒中后痴呆的患病率为 9.2%～31.8%，大多数研究报告的患病率高于 20%[2]。一项针对已发表的 30 项研究的 Meta 分析显示，10% 的患者在首次脑卒中后不久出现痴呆，超过 1/3 的患者在复发性脑卒中后出现痴呆[3]。有许多与脑卒中后痴呆相关的因素，这些因素归类为：人口因素（如年龄、教育）、血管高危因素（糖尿病、心房颤动、高血压等）、脑卒中相关因素（言语障碍、左侧大脑半球脑卒中、既往多次脑卒中）、脑卒中早期并发症（如缺氧或缺血发作、急性意识模糊状态、早期癫痫发作等）和脑成像因素（如白质病变、沉默梗死、皮质或内侧颞叶萎缩）。除了这些变量之外，*ApoE* 基因型等遗传因素也可能产生影响[4]。

绝大多数脑卒中后认知障碍的研究是以缺血性脑卒中或缺血性和出血性脑卒中混合系列患者为样本进行的。由此，出血性脑卒中后痴呆的问题尚未明确。来自混合缺血性—出血性脑卒中研究的可用数据，并未显示出与出血性脑卒中相关的脑卒中后痴呆有什么不同发病率[5]，但缺乏具体的比较数据。最近在单纯颅内出血患者队列中进行的一项研究发现，在 218 例患者（中位年龄 67.5 岁）中，发病前不存在痴呆，随访 6 个月时，63 例出现新发痴呆，脑出血后 1 年的痴呆发病率 14%[6]。痴呆发病率在 4 年时上升至 28.3%。与非脑叶出血患者相比，脑叶出血患者新发痴呆的发病率高出 2 倍以上[6]。

需要注意的是，并非所有脑卒中后痴呆患者均按常用标准诊断为血管性痴呆，部分患者被归类为混合性痴呆甚至阿尔茨海默病[7]。此外，在脑卒中后被发现患有痴呆的患者中，不可忽视数量的患者在脑卒中事件发生前已经存在认知障碍（所谓的脑卒中前痴呆）[3, 8]。这反映了脑卒中相关和退行性机制之间的相互作用，但也突出了目前缺乏捕捉脑卒中后痴呆全谱的标准。然而，脑卒中后认知障碍的临床确诊应该与可能导致认知障碍的其他潜在机制区别开。事实上，与诊断出来的痴呆病因类型无关，脑卒中病史会带来大约 2 倍的患痴呆的风险。65 岁或以上受试者的痴呆发病率在近期脑卒中的人群中更高[4]，并且这种

关联不能由人口统计学或心血管危险因素解释。

从临床和应用的角度来看，更重要的是要考虑到并非所有出现脑卒中认知障碍的患者都可以归类为受脑卒中后痴呆的影响。他们中的一些人，患有与临床相关的认知下降但严重程度不足以达到痴呆症的标准。在澳大利亚一项针对198名近期脑卒中（n=164）或TIA（n=34）患者进行的研究中，脑血管事件后3～6个月，诊断为血管性痴呆36例（18.2%），81例（40.9%）没有认知障碍，另外81例（40.9%）患者出现血管性轻度认知障碍[9]。有趣的是，脑卒中后轻度认知障碍患者不能被认为是一个稳定的群体。在新加坡的一项小型研究中，62例被诊断为脑卒中后轻度认知障碍的患者，在1年后重新评估中36例保持稳定，19例恢复正常认知状态，7例进展为痴呆[10]。

除了脑卒中对患者认知能力的直接影响外，还存在与脑卒中后认知能力下降有关的其他后果。其中最相关的是认知缺陷可能对功能康复产生影响[11]。事实上，脑卒中后早期认知功能是脑卒中后长期功能性预后的重要且独立的预测因子，神经功能障碍（使用NIHSS测量）和脑卒中前个人日常生活活动（如Barthel指数）[12]。

在韩国的一项研究中，脑卒中后认知障碍的存在与相关的生活质量有关，这与认知障碍的程度相关（即痴呆患者比轻度认知障碍患者更严重）[13]。值得注意的是，脑卒中后认知缺陷与生活质量之间的相关性不仅限于严重脑卒中患者，在轻度脑卒中患者的研究中也有明确报道[14]。正如本研究的作者所指出的，医疗保健系统和康复计划并不认为这些患者需要康复，只是因为他们中的大多数人可以独立执行基本的日常功能[14]。

血管性痴呆的存在也会影响经济成本。在南美洲的一项研究中，血管性痴呆患者的每位患者每年的费用略高于阿尔茨海默病或额颞叶痴呆患者[15]。

尽管上述所有关于脑卒中认知障碍的结论的数据频率非常高，临床医生和研究人员很少关注这个话题，仅记录了这一趋势的最初近期反转。脑卒中医师群体似乎尤其受到这种不足的影响[16]。对当代已发表的脑卒中试验的系统评价显示，在8826项修订的脑卒中研究中，只有408项（4.6%）包括认知测量[17]。

二、如何诊断脑卒中患者的认知障碍

在2010年AHA关于脑卒中患者护理和跨学科康复护理的科学声明中，沟通和认知障碍有一个相关部分（表12-1），并审查了评估和康复的缺陷和可能的工具[18]。根据这份声明，住院康复环境中的交流和认知评估的目标是：①确定是否存在缺陷，因此产生的治疗需求；②量化和限定受损和保留能力的性质，包括使用补偿策略，为治疗刺激和程序的选择提供信息。

脑卒中患者认知缺陷的评估和诊断问题涉及脑卒中后的急性/亚急性和慢性阶段。急性/亚急性期可以任意地定义为事件发生后的前4周[19]。直到最近，临床研究的重点一直是脑卒中患者在事件发生后至少3个月的认知评估，并且绝大多数研究报告了慢性脑卒中患者的数据[3, 7]。

三、慢性期脑卒中后痴呆和脑卒中后认知障碍的诊断

尚未制订具体标准来定义脑卒中后痴呆和脑卒中后轻度认知障碍。例如，AHA/ASA的医疗保健专业人员关于血管对认知障碍和痴呆的贡献的声明没有报告脑卒中后认知下降的任何具体标准[20]。因此，大多数关于脑卒中后痴呆的研究都使用了血管性痴呆甚至一般痴呆的通用标准，并将其应用于脑卒中环境[3, 7]。其中一些标准强调了脑卒中与认知能力下降之间的时间关系的重要性。值得注意的是，在一项研究中，根据不同标准做出的脑卒中后痴呆诊断的一致性并不高[21]。结果与在阿尔茨海默病中发现的结果非常相似[22]。

对脑卒中患者是否存在认知障碍的理想评估，是通过综合调查进行专家和多学科评估，但这种方法在大规模和所有参与脑卒中护理的中心似乎并不可行[23]。在实践中，通常采用或至少建

表 12-1　脑卒中患者发生的沟通和认知障碍
沟通障碍
构音障碍
言语失用
失语
认知沟通 [由于潜在的注意力、记忆力和（或）执行功能缺陷而导致社交语言和复杂沟通技巧受损]
认知障碍
忽视综合征
特定注意功能受损
顺行性遗忘
逆行性遗忘
失认症
脱抑制

改编自 Miller et al. 2010 [18]

议采用两步系统：用于筛查的基线认知测试和连续的专家评估，以确定根据筛查结果提供的认知问题。然而，即使这种方法被认为是有效的，也没有就首选的测试策略达成共识，并且各种认知筛查工具都有很大的变化 [23]。

在上述引用的 Lees 等 [17] 的调查中，在 408 篇涉及脑卒中试验和在实施一些认知测量的情况下，使用的不同评估工具总数为 300 种，其中大部分仅用于一两项研究。首选最常用的认知测量是 Folstein 的简短认知测试（Mini Mental State Examination，MMSE）（180 篇文章，占所有修订文章的 37% 具有认知 / 情绪结果）。第二个最常用的测试是韦克斯勒成人智力量表（Wechsler Adult Intelligence Scale）[17]。

在最近的一项系统评价中，分析了用于脑卒中患者的不同认知筛查工具的准确性 [24]。结论远非确定性的。在可获得数据的测试中，发现 MMSE 的敏感性和特异性大多不足，而蒙特利尔认知评估（Montreal Cognitive Assessment，MoCA）的 5 项研究中有 3 项报告了可接受的灵敏度和特异度。正如本章后面所讨论的，为 MoCA 准确性选择不同的临界值的问题使得临床实践的建议很难达到。然而，对于其他筛查测试，基于单一经验 [24] 报告了令人鼓舞的结果。

四、急性期脑卒中患者的认知评估

脑卒中后慢性期的认知评估是相关的，但提供了对该问题的部分看法，因为认知缺陷可能在事件发生后不久出现，并可能严重影响脑卒中幸存者、家庭成员和护理人员的生活，并影响治疗和康复策略。因此，应尽早重视脑卒中患者的认知评估。

（一）认知功能是否在常见的脑卒中量表中进行评估

综上所述，脑卒中的认知问题全球关注不足，比如在（至少部分或间接）在评估急性脑卒中情况中最广泛使用的脑卒中量表，其中认知方面的相关项目的代表性非常有限。除了评估语言和忽视的项目外，这些量表不包括认知的其他方面。在斯堪的纳维亚脑卒中量表 9 个项目中，只有 2 个认知功能评估（定向和语言）[25]。在 Orgogozo 量表中，在认知方面，语言交流是 10 个评估的唯一的项目[26]。加拿大神经功能评分（Canadian Neurological Scale）有关于定向和语言的项目[27]。在 NIHSS 中，使用最广泛的急性脑卒中量表、语言和忽视与定向一起评估[28]。

已经实施 NIHSS 的子量表 Cog 4，用以评估其作为认知障碍快速测试的作用[29]。Cog 4 包括以下项目：意识水平（项目 1b）作为定向力的标志，遵循命令的能力（项目 1c）作为执行功能的标志，语言（项目 9）和注意力不集中（项目 11）。Cog 4 评分是从一项研究由 9147 例患者参与的急性脑卒中及在脑卒中发生后 90 天随访的评估图表中生成的。该研究评估了 Cog 4 的统计特点、其与基线临床特征的关系，以及第 90 天的其他功能的测量。正如预期的那样，作者发现受到左侧大脑半球脑卒中的影响，平均得分严重偏倚。年龄、脑卒中严重程度和既往脑卒中是 Cog 4 的重要预测因素。Cog 4 与独立性和残疾程度显著相关。作者得出的结论是，第 90 天的 Cog 4 量表不能被视为有用的认知测试，因为它只是表面上测量认知。它严重依赖于脑卒中的大脑半球，不可避免地与功能相关（作为 NIHSS 的一个子集），并且遭受深刻的"地板"效应[29]。

关于急性期的另一个问题是，不太可能将或多或少孤立性的认知缺陷认定为脑卒中发作的症状。例如，广泛使用的辛辛那提院前脑卒中评分（Cincinnati Prehospital Stroke Scale）并未对所有认知方面进行评估[30]。

（二）如何评价急性脑卒中患者的认知表现

一旦脑卒中被诊断出来并且可能得到治疗，除了一些临床研究背景之外，认知缺陷仍然很少受到关注。如上所述，最近人们对急性期脑卒中患者的认知评估越来越感兴趣。后者是一种特殊情况，其特点是需要重症监护、需要住院、并存的医疗条件和严重的心理困扰。广谱的神经心理学评估，尽管一直被认为是此类评估的"黄金标准"，但在这一阶段几乎是不可行的，至少在大

范围和非学术中心是如此。此外，广谱的神经心理学评估需要专门的人员，在脑卒中单元中并不总是可用。脑卒中单元设置本身主要是对脑卒中患者进行全面神经心理学评估的障碍。在一项荷兰研究[31]中，共有 73 例首次出现症状性脑梗死、年龄 <81 岁、改良 Rankin 量表为 2～4 分的患者入组。其中 74% 可以在脑卒中后 4～20 天内通过由 16 项测试组成的完善的神经心理学检查进行检查。作者表明，77% 的患者能够在为流程设置的最长时间 1.5h 内完成 82% 的测试[31]。当然，使用广谱的神经心理学评估会改善特定领域损伤的发现，因此有助于识别认知缺陷的存在。同一荷兰小组，通过评估在脑卒中事件发生后的前 3 周内 168 例首次脑卒中患者，来评估领域特定认知能力的预后价值[32]。计算神经心理障碍的患病率，并与 75 例匹配的健康对照者进行比较，目的是寻找认知障碍（通过后续神经心理学检查评估）和功能障碍（通过修正的 Barthel 指数和 Frenchay 活动指数评估）长期的独立预测因子。31% 的患者表现出长期认知障碍。患者存在基本的和工具辅助的活动日常生活障碍分别有 19% 和 24% 的。特定领域的认知功能比任何其他变量更好地预测认知和功能结果。此外，当认知预测因子被添加到标准医学模型。抽象推理和执行功能的障碍是长期认知障碍的独立预测因素。注意力不集中和知觉障碍在长期预测中更为重要功能障碍。作者得出结论，脑卒中早期的特定领域认知能力是长期认知和功能预后的极好独立预测因子[32]。

尽管广谱的评估可以被视为黄金标准，但它不太可能大规模应用于整个脑卒中患者群体。因此，建议使用一个简短的认知工具。最近，许多小组报告了他们在这方面的经验，并且正在讨论在脑卒中患者急性评估中实施的最佳工具[24]。

（三）蒙特利尔认知评估

在这个意义上更广泛研究的工具之一是 MoCA[33]。MoCA 是一种简短的筛查工具，最初旨在识别美国记忆诊所的老年患者的轻度认知障碍。MoCA 是一个单页的 30 点测试，可在大约

15min 内完成，评估各种不同的领域，包括注意与集中、执行功能、记忆、语言、视结构技能、抽象思维、计算和定向力（图 12–1）[34]。MoCA 已在急性脑卒中环境中进行了测试，并且一次共识会议提议实施将缩短版本作为对血管性认知障碍患者的首次评估[35]。与另一种广泛使用的认知筛查测试（MMSE[36]）相比，发现了 MoCA 的一个优势是对执行功能的评估以及是否存在要求更高的视觉构建能力，这些领域被认为在脑血管损伤患者中受到的影响更大[37]。共识会议提案通常针对没有其他特定血管性认知障碍的患者[35]；然而，MoCA 最近已被各种研究小组用于脑卒中环境。

我们小组报告了在急性脑卒中阶段使用 MoCA 的数据。在连续入选的 137 例患者中 [NIHSS 平均评分为（8±8）]，MoCA 完全适用于 113 例（82.5%）[38]。MoCA 由一名训练有素的医学生在脑卒中后 5 天和 9 天内进行评估。语言缺陷、脑卒中前认知状态受损和意识受损是该测试仅部分适用或未适用的主要原因。在多变量分析中影响 MoCA 适用性的因素是较高的基线 NIHSS 评分、左侧病变的存在和更差的病前功能状态。考虑到这组患者的 MoCA 表现，平均得分为（17.8±7.1），远低于作者最初提出的用于检测参加记忆诊所的老年患者群体中轻度认知障碍的临界值[33]。发现以下因素会影响 MoCA 的表现：教育程度低、基线 NIHSS 评分较高和病前功能状态较差[38]。

在脑卒中事件发生后对同一样本的脑卒中患者进行长达 6～9 个月的随访，以评估 MoCA 对认知障碍诊断的预测价值[39]。通过广谱的神经心理学和功能评估对患者进行了重新评估。在 137 例脑卒中患者中，80 例（58.4%）接受了随访 [平均年龄（68.2±14.6）岁，平均 NIHSS 评分（3.6±4.8）]。47 例患者（59%；35 例轻度认知障碍，12 例痴呆）被诊断为脑卒中后认知障碍。在一项考虑年龄、教育程度、功能和认知病前状态、脑卒中严重程度和既往腔隙性梗死的多变量分析中，MoCA 基线评分与脑卒中后认知障碍的诊断独立相关（OR=1.4，95% CI 1.1～1.8），以及脑白质疏松症的严重程度相关。使用受试者操作特征（receiver operator characteristic，ROC）分析，MoCA 截止分数 21 以 91.4% 的灵敏度、75.8% 的特异度、80% 的阳性预测值和 89.3% 的阴性预测值，预测脑卒中后认知障碍的诊断[39]。

其他研究小组评估了 MoCA 在急性脑卒中环境中的使用，通常与其他测试进行比较[19, 40]。这些研究的总体评估表明，尽管存在一些局限性，但在急性 / 亚急性和慢性脑卒中后期间使用 MoCA 作为一种简短的认知工具是可行的[19]。MoCA 用于急性期，对随访中脑卒中后认知障碍的发展具有良好的预测价值[23, 39]。由于轻微脑卒中后的急性和暂时性认知障碍很常见，MoCA 还有一个优点是它对这些变化敏感，而 MMSE 则不敏感[41]。

在慢性、中期脑卒中后阶段，MoCA 与身体表现和功能结果相关，与其他短期认知测试相比具有良好的相关性，并且在预测缺血性和出血性脑卒中中的脑卒中后认知障碍方面表现出高敏感性和特异性[19]。

MoCA 的主要问题之一是其在失语症患者中的应用有限，这些患者在急性脑卒中环境中占了一定数量的病例。我们已经指出，这种限制更多是理论上的而不是实用性的，因为在脑卒中单元中，言语缺陷比其他认知缺陷更容易被证明[38]。例如，NIHSS 能够很快指出语言问题，在脑卒中患者的常规护理过程中，语言问题不太可能不出现。此外，患有语言障碍的脑卒中患者通常会接受特定的康复程序。

（四）脑卒中患者的蒙特利尔认知评估和其他简短认知测试

尽管有前面讨论的要点，失语症患者的评估问题仍然存在。一个法国小组提出了一个测试来克服这个问题[42]。他们制订了一个评估量表——脑卒中患者的认知评估量表（Cognitive Assessment Scale for Stroke Patient，CASP），用

视空间 / 执行功能		画"钟"（11 点 10 分）（3 分）	得分

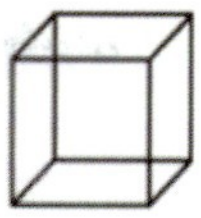

复制立方体

⑤ E 结束 　 A 　
① 开始 　 B 　 ② 　
D 　 ④ 　 ③ 　
C 　 [ ] 　 [ ]

[ ] 轮廓　　[ ] 数字　　[ ] 指针　　__/5

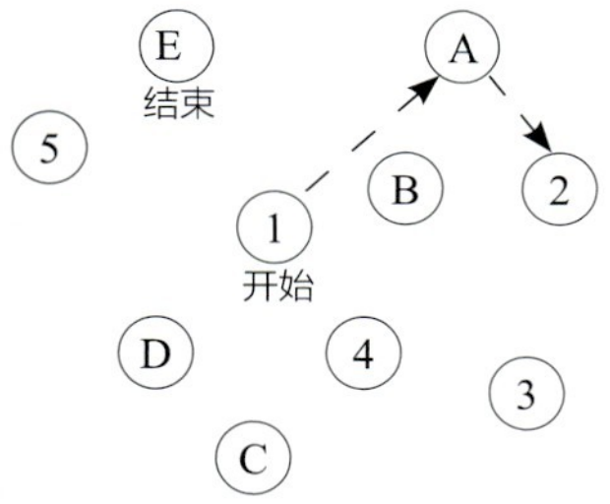

命名		__/3

[ ]　　　　[ ]　　　　[ ]

记忆	阅读名词清单，必须重复阅读。读 2 次，在 5min 后回忆一次		脸面	天鹅绒	教堂	雏菊	红色	没有分数
		第 1 次						
		第 2 次						

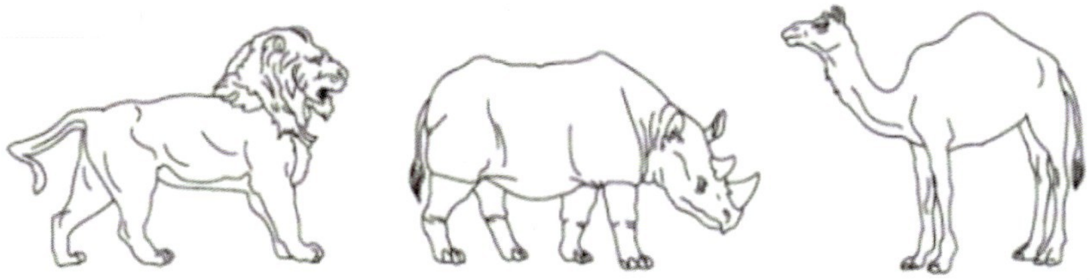

注意力	现在我阅读一组数字 (1/s)　　顺背 [ ] 2 1 8 5 4　　倒背 [ ] 7 4 2	__/2

现在我阅读一组字母，每当读到 A 时请用手敲打一下。错 2 个或更多得 0 分。　　__/1
[ ] F B A C M N A A J K L B A F A K D E A A A J A M O F A A B

现在请您从 100 减去 7，然后从所得　[ ]93 [ ]86 [ ]79 [ ]72 [ ]65　　__/3
的数目再减去 7，共计算五次。连减：4 个或 5 个正确得 3 分，2 个或 3 个正确得 2 分，1 个正确得 1 分，0 个正确得 0 分。

语言	现在我说一句话，请清楚地重复一遍，这句话如下 "我只知道今天李明是帮过忙的人。" [ ] "当狗在房间里的时候，猫总是藏在沙发下。" [ ]	__/2

流畅性 / 固定开头词语 "请您尽量多地说出以"发"字开头的词语或俗语，如"发财"，我给您 1min 时间，您说得越多越好，越快越好，尽量不要重复。"　[ ]___（N ≥ 11 个词）　__/1

抽象能力	请说出它们的相似性。　　例如：香蕉—橘子 [ ] 火车—自行车 [ ] 手表—尺 [ ]	__/2

没有提示		面孔 [ ]	天鹅绒 [ ]	教堂 [ ]	雏菊 [ ]	红色 [ ]	只在没有提示的情况下给分
选项	类别提示						__/5
	多选提示						

定向力	[ ]星期　　[ ]月份　　[ ]年　　[ ]日　　[ ]地方　　[ ]城市	__/6

© Z. Nasreddine MD　www.mocatest.org
执行：_____

正常 ≥ 26/30

总分　　__/30
教育年限 ≤ 12 年加 1 分

▲ 图 12-1　蒙特利尔认知评估（中文版）
引自 http://www.mocatest.org/

于评估存在严重语言障碍的脑卒中后患者的认知障碍。该工具由 9 个项目组成，评估 5 种认知功能：语言、实践、短期记忆、时间定位、空间 / 视觉构建忽视和执行功能。这些项目部分取自其他测试。作者发现，CASP 的不可纳入数（18%）明显低于 MMSE（36%，P=0.05），而与 MoCA 相比仅略低（30%，P=0.21）。在 3 名患有孤立性言语表达障碍的患者中，没有观察到 CASP 测试失败，而他们无法完成其他两项测试 [42]。值得注意的是，CASP 的平均测试时间 [（13±4）min] 显著长于 MMSE[（8±3）min]，但并不明显长于 MoCA[（11±5）min]。

Lees 及其同事对已发表的关于脑卒中患者样本中认知筛查工具测试准确性的数据进行了分析 [23]。他们分析了总共 32 项研究（包括 3562 名参与者），通过与临床诊断（11 项研究）或详细的神经心理学评估（21 项研究）进行比较，可以获得筛查测试的准确性数据。描述了 23 种不同的测试；最常见的是 MMSE 和 MoCA。4 个测试的准确性汇总数据是可能的：修正的 Addenbrooke 认知考试（阈值分数≤88）；MMSE（阈值≤24 和≤26）、MoCA（阈值<26 和<22）和 Rotterdam-CAMCOG（阈值<33）。准确度因评估时间和环境而异，急性测试产生更高敏感性和较低特异性。从配对汇总 ROC 曲线的分析来看，在急性期进行评估的那些研究的总体准确性更好。然而，没有概述明显优于认知筛查测试的方法，也没有证据表明更新或更长的筛查测试必然比已建立的筛查具有更短的管理时间 [23]。作者的结论是，如果初步筛选的目的是找出所有潜在病例以进行进一步评估，那么 MoCA 可能是更可取的测试，因为它比其他同样敏感的测试提供高灵敏度和更短的测试时间。对于 MoCA 在脑卒中中的使用，如果目的是评估痴呆 / 多域损伤，则可能需要调整筛查阳性阈值，并且测试准确性可能会随着脑卒中事件后的时间而变化 [23]。

第13章　急性缺血性脑卒中的特异性治疗

Specific treatment of acute ischemic stroke

Eivind Berge　Peter Sandercock　著

李钊硕　译

脑血管的突然闭塞或脑血流量低灌注引起的局部脑缺血，会引发一系列事件，导致该血管供血的脑组织发生不可逆的神经元损伤或死亡（即梗死）。一系列的病理生理学反应依次（或并行）发生[1, 2]。在血管系统中，血小板和凝血因子发生快速地变化，血管壁（特别是内皮）和血栓的相互作用，产生了一个动态的改变，这不仅发生在血管闭塞的部位，而且发生在宏观和微循环中。

脑组织中缺血发生后，神经元、神经胶质细胞和其他结构成分随时间发生不同程度的变化，这意味着脑梗死是一个动态和高度不确定性的过程，而不是单纯的"一次性"事件。换句话说，梗死并不是一种"有或无"的发作，即发病瞬间发生严重程度达到最大，并且在6h内不可逆[3]。

本章从病理生理学的角度回顾开始，特别是与本章后面所描述的治疗相关的问题。我们决定是否使用某一治疗方法时，不仅要考虑其假定的生理效应，还要考虑来自随机对照试验的证明使用该治疗方法相关的临床利弊的证据。鉴于此，每一种特定的治疗方法将评估现有的证据强度，基于对该特定的治疗所有相关随机对照试验的系统综述（和Meta分析）的结果提出建议。

一、急性缺血性脑卒中的病理生理学

急性缺血性脑卒中的病理生理学包括2个连续的过程：①引起局部脑血流量减少的血管、血液或心脏事件（第6章和第7章）；②由缺血引起并导致神经元、神经胶质和其他脑细胞坏死的细胞化学变化。本章将讨论脑代谢、脑血流量的调节、脑缺血的分子变化，以及理解这些过程如何导致的各种急性缺血性脑卒中治疗的进展。

（一）脑代谢

与其他器官不同，人脑对能量的代谢需求很高，它使用葡萄糖（75～100mg/min或125g/d）作为能量代谢的主要底物。葡萄糖在脑内完全通过糖酵解和三羧酸循环代谢（图13-1）。

每个葡萄糖分子在一系列酶促反应（糖酵解）中被分解成2个丙酮酸分子。在这些反应中，氧化形式的烟酰胺腺嘌呤二核苷酸（nicotinamide adenine dinucleotide，NAD$^+$）被还原（还原为NADH），二磷酸腺苷（adenosine diphosphate，ADP）和细胞内2个分子的磷被转化为2个三磷酸腺苷（adenosine triphosphate，ATP）分子。在氧气存在的情况下，丙酮酸被代谢，首先通过丙酮酸脱氢酶，然后通过一系列线粒体反应，生成二氧化碳（carbon dioxide，CO_2）和水，并生成36个ATP分子。这是最大的ATP产生途径。在

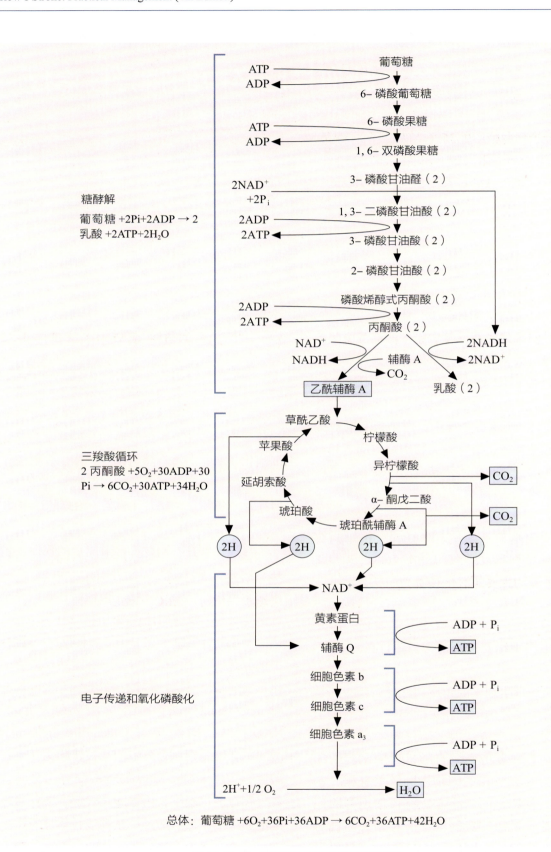

▲ 图 13-1　葡萄糖有氧代谢的生化途径

缺乏氧的情况下，这一过程在丙酮酸氧化阶段被阻断或延迟，导致丙酮酸被 NADH 和乳酸脱氢酶还原为乳酸。因此，厌氧糖酵解仍然导致 ATP 和乳酸的形成，但能量产量相对较小（2分子，而不是从1分子葡萄糖产生 36 个 ATP 分子）。此外，乳酸在细胞内外蓄积，线粒体失去了隔离钙的能力，因此任何进入或释放细胞内的钙都会提高细胞内的钙水平[4-6]。

虽然经典的神经能量学认为葡萄糖是脑细胞的唯一能量底物，其完全氧化提供了支持大脑功能所需的所有能量，但最近的数据揭示了更复杂的图像，星形胶质细胞在代谢耦合中起核心作用，并提供乳酸作为额外的能量底物与谷氨酸活性有关[7]。其基本机制涉及谷氨酸激活的有氧糖酵解；星形胶质细胞对谷氨酸的钠耦联再摄取及随后的 Na+-K+-ATP 酶激活触发葡萄糖摄取和通过糖酵解进行加工，导致乳酸从星形胶质细胞释放。乳酸可以促进与突触传递相关的神经元能量需求的活动依赖性补充。乳酸可以促进与突触传递相关的神经元能量需求的活动依赖性补充。一种可操作的模型——"星形细胞—神经元乳酸穿梭"，在实验上得到了大量证据的支持和用于解释从功能性脑成像研究中获得的数据的细胞基础[8]。当神经元同时存在葡萄糖和乳酸时，它们优先使用乳酸作为主要的氧化底物[9]。

> 大脑使用葡萄糖作为其主要的能量来源。在有氧代谢时，每个葡萄糖分子产生 36 分子的 ATP，但在无氧代谢时，只产生 2 分子的 ATP 和乳酸。

ATP 是能源的常见形式。大脑中的神经元需要持续供应 ATP 来维持其完整性，并将细胞内的主要阳离子钾离子（K+）保持在细胞内，以及细胞外的主要阳离子钠离子（Na+）和钙离子（Ca2+）保持在细胞外。因为大脑无法储存能量，它需要持续供应含足够葡萄糖浓度的氧合血液，以维持其功能和结构的完整性。

> 处于休息状态的大脑消耗能量的速率相当于一个 20W 的电灯泡。

健康青年人的脑血流量为每分钟 50～55ml/100g 脑组织，且其在 20 岁以下的人群中数值明显较高，在 60 岁以上的人群中明显较低。对于一个平均重量的大脑（一个 60～65kg 成年人的大脑为 1300～1400g），仅占成年人总体重的 2%，在静息状态下总的脑血流量约为 800ml/min，这是总的心输出量的 15%～20%。在这一血流水平下，全脑的耗氧量通常以脑氧代谢率（cerebral metabolic rate of oxygen，CMRO2）来衡量，为 3.3～3.5ml/（100g·min，即每分钟 45ml 氧，占身体休息时总耗氧量的 20%。

（二）脑血流调节

由于脑血流量、脑血容量和脑葡萄糖代谢率（cerebral metabolic rate of glucose，CMRglu）与耦联，因此从血液中摄取的氧分数（oxygen extraction fraction，OEF）在整个大脑中是十分恒定的[10]。因此，在正常静息大脑中，脑血流量的测量是 CMRO2 的可靠反映。然而，如果脑血流量下降 [降至 20～25ml/（100g·min）]，OEF 会增加以维持 CMRO2（见后文）。

在过去的 60 年，测量脑血流量的方法逐渐变得更加准确和可靠，对于我们理解脑血流量的调节和脑缺血的病理生理学有着重大的影响[3, 11-17]。PET 现在可以测量健康人和脑卒中患者大脑不同感兴趣区域的脑血流量、CMRO2、OEF 和 CMRglu[11, 14, 18]。

1. 脑灌注压

正常情况下，脑血流由脑灌注压（cerebral perfusion pressure，CPP）和由血液黏度及颅内血管大小所施加的脑血管阻力（cerebrovascular resistance，CVR）决定（即流量＝压力/阻力）。脑灌注压代表进入脑循环的动脉压和静脉压之间的差异。平均脑灌注压是平卧位时大脑底部的平均体循环动脉压，约等于舒张压（约 80mmHg）加上 1/3 脉压（约 40mmHg 的 1/3）减去颅内静脉压（约 10mmHg），即 80～85mmHg。

2. 脑血管阻力

当静息脑灌注压恒定时，在正常情况下，任何脑血流量的变化必须由脑血管阻力的变化引起，通常是由于颅内小动脉或微动脉直径的改变。在这种情况下，脑血流量和血管内脑血容量之间存在直接的相关性。脑血流量和脑血容量随着血管扩张而增加，随着血管收缩而减少。在正常脑灌注压下，CBV：CBF 在较宽的脑血流量范围内保持相对恒定。

当动脉狭窄导致脑血管阻力增加时，或当脑血流量增加时，该段动脉的血流速度增加。这是经颅多普勒超声解释基底动脉血流速度的原理之一（见第 6 章"检查"）。颅内动脉的平均血流速度为 40～70cm/s。由于血流速度与血管半径的二次方成正比，因此不能与血管半径的四次方成正比的血流量（ml/s）线性相等。如果血管管径是恒定的，则可以根据流速测量得出一些体积流量的假设，但颅内大血管的管径随着血压、动脉血二氧化碳分压（partial pressure of arterial carbon dioxide，$PaCO_2$）、颅内压和年龄的变化而变化。

3. 脑组织代谢率

在脑灌注压正常的静息大脑中，脑血流量与脑组织的代谢需求密切匹配。因此，代谢率较高的灰质区域的脑血流量高于代谢率相对较低的白质。脑血流量与代谢的比值在大脑的所有区域都是高度一致的，因此，从血液中提取葡萄糖的 OEF 和功能在不同区域是相同的。通常情况下，区域 OEF 约为 1/3，区域葡萄糖的摄取率约为 10%。同样，即使在稳定状态下全脑血流趋于相当稳定，局部脑血流也会直接随局部脑功能变化 10%～20%。例如，在手随意运动时，对侧运动皮质的代谢在几秒钟内增加，并伴有局部脑阻力血管的快速扩张，导致脑血流量和脑血容量增加，而不是 OEF 或葡萄糖提取分数增加。相反，

低代谢区域的活动（可能发生脑梗死）与代谢需求减少或低脑血流量相关。因此，低血流并不一定意味着血管堵塞，在这里它可能意味着无功能大脑。尽管一个多世纪以来人们一直怀疑血流与代谢功能的这种耦合，但其机制尚不清楚。可能是大脑的代谢活跃的区域产生舒血管物质，或者阻力血管受到神经调节，抑或两者兼有。这就是功能 MRI 的原理[19]。

> 正常大脑中，血流量与代谢需求密切相关。然而，如果大脑受损，血液流动和代谢就会脱钩，因此正常的血液流动就不再意味着正常的代谢功能。

4. 动脉血二氧化碳分压

$PaCO_2$ 对脑血流量有着重要的影响[20]。正常人 $PaCO_2$ 为 20～60mmhg（2.7～8.0）kPa 时每升高 1mmHg，会造成脑阻力血管扩张，立即引起脑血流量增加 3%～5%。但在慢性呼吸衰竭引起的 CO_2 潴留中，脑血流量是正常的。PaO_2 的变化对脑血流量有一定的反作用，除非 PaO_2 下降至约 50mmHg（6.7kPa）以下，导致血氧饱和度下降，脑血管阻力下降，脑血流量增加。PaO_2 高于正常水平对脑血流量影响不大。

5. 全血黏度

通常情况下，脑血流量与全血黏度呈负相关。由于全血黏度（在正常剪切率下）的主要决定因素是红细胞比容，因此脑血流量和红细胞比容呈负相关。但是，这种关系并不是因为高的红细胞比容提高了黏度，从而减慢了血流（至少在正常血管中不是这样）；相反，高红细胞比容血液中较高的氧含量使脑血流量较低，但仍可根据代谢需求维持向组织的正常氧输送。一个真实的病例是在患有白血病或副蛋白血症的患者中，有非常高的血液黏度，但脑血流量正常（如果存在贫血，脑血流量甚至会高于正常），因为脑血流量更多的是依赖于血液中的氧含量而不是黏度。

然而，在非常低的剪切速率下，全血黏度更多地依赖于血浆纤维蛋白原，而不是红细胞比容。例如，在缺血的大脑中，由于局部血管扩张，全血黏度更多地依赖于血浆纤维蛋白原。此外，其他局部因素（如红细胞聚集、血小板聚集，以及可能由于缺氧而增加的红细胞脆性）都可能在减少血液流动方面发挥作用。

6. 自动调节

在正常情况下（即平均体循环动脉压在60～160mmHg），即使脑灌注压发生变化，但脑血流量仍保持在相对稳定的水平（图13-2）。这种维持稳定脑血流量的能力是自动调节的现象[21-23]。

> 自动调节是脑血流在平均动脉压和脑灌注压发生变化时保持稳定的能力。

自动调节主要通过改变毛细血管前阻力来实现。当血压下降时，软脑膜和颅内小动脉发生代偿性血管扩张，当血压升高时发生代偿性血管收缩。目前尚不清楚这种反应是由肌源性、代谢性还是神经源性引起的。

如果平均动脉压低于40～50mmHg，代偿性血管扩张，因此脑灌注储备耗尽，脑血流量与血压持平（见第6章"从症状、体征和临床综合征到病因"）。由于向大脑输送的氧通常远远超过需求，因此代谢活动仍然可以通过增加血液中的氧摄取来维持在40～50mmHg的平均血压（图13-3）。这种OEF增加的状态被称为"贫瘠灌注"[14]。然而，当OEF增加时，存在"缺血"状态。血流不能满足代谢需求时[<20ml/（100g·min）]，细胞代谢受损，因此$CMRO_2$开始下降（见后文）[24]。当神经元活动停止时，患者通常会出现神经功能缺损的症状。

如果平均动脉压高于血管代偿性收缩最大的自动调节范围（即高于正常人约160mmHg），则出现充血，随后出现血管源性水肿、颅内压升高和高血压性脑病的临床综合征（见第3章"突发

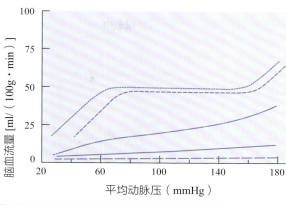

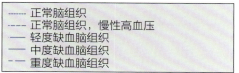

▲ 图13-2　自动调节：正常脑组织和脑缺血时平均体循环动脉压与脑血流量的关系

在正常情况下，只要平均压保持为60～160mmHg，脑血流量就能维持在一个相对稳定的水平，不受体循环动脉血压的影响。这种维持恒定脑血流量的能力是由于自动调节现象。在慢性高血压中，曲线向右偏移

脑部局灶性症状的鉴别诊断"）。

动态的脑自动调节不受衰老的影响[25]，但长期高血压患者的自动调节曲线"设定"的较高。因此，高血压患者在血压高于（如血压平均值低于50mmHg）非高血压患者时（如血压平均值低于约70mmHg）血压可以不升高，并出现缺血症状（图13-2）。

在头外伤、弥漫性脑缺氧、缺血性脑卒中、继发于蛛网膜下腔出血的迟发性脑缺血等多种疾病状态以及部分颈动脉狭窄或闭塞患者中，自动调节会受损[21-23]。如果$PaCO_2$升高，则自动调节也会受损，这可能是因为血管无法进一步的扩张，因此脑灌注储备会被耗尽[26]。在一些发生过TIA或轻度缺血性脑卒中但是血管造影正常的患者中，自动调节和脑血管对$PaCO_2$的反应性也可能会紊乱数周。在所有这些自动调节受损的情况下，脑血流量和血压的直接变化成为"被动压力"，因此易增加脑卒中发生的风险，特别是在围术期服用降压药的患者中。

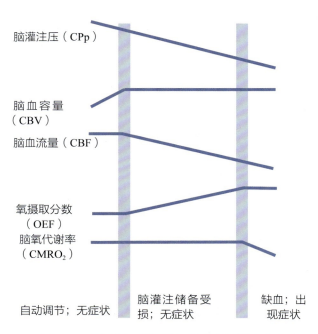

脑灌注压（CPp）

脑血容量
（CBV）

脑血流量（CBF）

氧摄取分数
（OEF）
脑氧代谢率
（CMRO₂）

自动调节；无症状　　脑灌注储备受　　缺血；出
　　　　　　　　　　损；无症状　　　现症状

▲ 图 13-3　脑灌注压进行性下降的保护性反应示意

随着脑灌注压下降，颅内动脉扩张（自动调节）以维持脑血流量。这导致了脑血容量的增加。当血管扩张到最大时，脑灌注压进一步下降导致脑血流量下降，从而增加氧摄取分数（OEF），以维持组织氧合。这代表了脑灌注储备受损的状态。当 OEF 最大时，脑灌注压进一步下降，导致脑氧代谢率（CMRO₂）降低，出现脑缺血症状

传统上，我们测量动物大脑的自动调节，以及对动脉血压静态变化的反应。脑血流量或其估计值，比如脑血流量速度，通常是药物产生的较大的血压变化时测量的[27]。然而，这种技术并不适用于脑卒中患者或有脑卒中风险的患者，因为诱发的血压变化可能会导致或增加脑缺血的风险。为了安全和无创地监测脑血流量的自动调节，或是自动调节的下限，后续尝试使用了间接和动态指标，例如，对高碳酸血症（而非血压变化）等血管舒张刺激做出反应时，通过 TCD 超声确定的脑血流量速度[22]。虽然这些间接测量通常与大脑自动调节的直接测量相关，但确实测量了略有不同的生理反应。其他测量动态自动调节的无创方法适用于脑卒中危险患者，目的是评估脑血流量或脑血流量速度对动脉血压微小生理变化的反应。这包括使用双侧袖套引起的血压变化，袖套在收缩上膨胀，然后突然放气，引起血

压短暂下降，以及由伺服控制的体积描记仪引起的动脉血压自发性变异[27]。血压变化的时间模式与 TCD 测量的大脑中动脉脑血流速度的变化相关[26]。这两种方法之间与经典的静态自动调节评估之间有密切的一致性，尽管 TCD 测量大脑中动脉的脑血流速度只有在血压变化过程中大脑中动脉直径没有变化的情况下才适合。

7. 脑灌注储备

脑血流量与脑血容量的比值是脑灌注储备的衡量（见前文），低于约 6.0 比值表明血管扩张和脑血容量最大，即使脑血流量仍然正常也表明储备耗尽。如果有条件，PET 扫描在这一阶段会显示 OEF 上升以维持 CMRO₂（图 13-4）[10, 15, 28, 29]。如果不能使用 PET，可使用脑血流量：脑血容量的倒数，即平均脑通过时间（mean cerebral transit time，MCTT）来代替[30]。血管在静息状态和暴露于舒张刺激情况下（如吸入 CO_2、静脉给予乙酰唑胺或屏气）后测定脑血流量，从而测定脑血管储备能力的其他技术，如下。

• 氙 133（¹³³Xe）吸入（¹³³Xe 是一种亲脂性放射性示踪剂，可吸入或注射，并容易扩散通过血脑屏障；放置在头皮上的探头可以测量大脑皮质的灌注）[19, 31]。

• 稳定的（"冷"）氙气增强 CT[32]。

• 采用 ¹³³Xe、¹²³Ie 标记的异丙基碘安非他明和锝 99m（⁹⁹ᵐTc）标记的 HMPAO 进行 SPECT[19, 33]。

• MRI 灌注成像[13, 16, 17, 19]。

• CT 灌注成像[34-37]。

脑血管的反应性也可通过以下方式进行评估。

• 三维 ToF-MRA；重度饱和的血流信号提示脑血管反应性受损的可能性较高，但其敏感性和特异性较差[19]。

• 结合 CO_2 的 BOLD 对比 MRI[38-40]。

• TCD 超声测量大脑中动脉的血流速度，作为脑血流量的替代指标，结合彩色或黑白双 M 模式超声的 CO_2（以估计颅外颈动脉的血流量）[19, 32, 41]。

在临床实践中，脑灌注储备通常通过测量

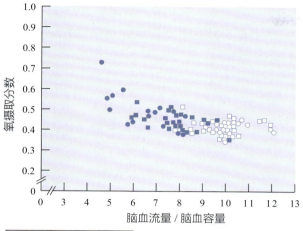

▲ 图 13-4　氧提取分数与脑血流量之间的关系：来自 32 例不同程度颈动脉狭窄和闭塞的患者和 9 例正常受试者的 82 个大脑中动脉区域的脑血容量（CBF/CBV）比例 [15] CBF/CBV 是对脑灌注储备的一种测量。CBF/CBV 低于约 6.0 表示最大的血管舒张和脑血流量，以及耗尽的储备，即使脑血流量仍然正常。如果脑血流量在此阶段继续下降，则氧提取分数上升以维持 CMRO₂（经 Elsevier 许可转载，引自 Gibbs et al. 1984[15]）

基线脑血流量和血管舒缩刺激 [如 CO₂（通过吸入或憋气）或乙酰唑胺（通过静脉给药）] 后脑血流量的相对差异来间接评估，除非脑扩张能力耗尽，这些刺激会增加脑血流量。例如，静脉注射 1g 血管舒张药乙酰唑胺（Diamox®）可在 20～30min 使脑血流量增加 5%～100%。缺乏这种流量增强表明自动调节的丧失和脑血管储备不足 [36, 42]。

TCD CO₂ 检测可完全无创评估脑血管储备能力是目前临床应用最广泛的方法。TCD CO₂ 检测的缺点是 10%～20% 的患者颞骨超声窗不足，诊断准确性相对较低。事实上，当脑血流量、脑血容量、OEF 和血管反应性之间的正常关系发生变化时，所有测量脑灌注储备的间接方法（如 SPECT、TCD、MCTT）都是不准确的，比如在脑缺血或脑梗死的患者中（见第 6 章 "从症状、体征和临床综合征到病因"）[28]。

临床中常见的储备功能可能受损是患者的一侧或双侧颈内动脉狭窄或闭塞严重到足以导致脑灌注压下降（直径狭窄至少达到 50%）。如果眼和软脑膜侧支脑血流量不足，OEF 增加，则存在 "贫瘠灌注" 状态 [16, 43]。在这种情况下，大脑易受脑灌注压进一步下降的影响，如患者迅速站起来、接受全身麻醉或开始或增加口服抗高血压药或血管扩张药时可能发生。在有症状的颈内动脉闭塞患者中，贫瘠灌注（或脑血管收缩反应性严重受损作为替代指标）会使同侧颈内动脉将来患缺血性脑卒中的风险增加 7～8 倍 [15, 44, 45]。

激发试验灌注成像（如 PET-OEF，Xe/CT 乙酰唑胺灌注）可能能够识别脑灌注储备降低的患者，从而受益于颅外—颅内（extracranial to intracranial，EC-IC）旁路术以增加脑血流量 [28, 42, 46]。然而，不同方法测量继发于灌注压降低的自动调节的血管舒张的相关性差异很大，因此限制了血流动力学损害与脑卒中风险相关研究的有效性 [28]。一项正在进行的临床试验使用 PET 扫描测量 OEF，将试图确定患有闭塞性血管疾病的患者人群，这些患者有足够高的脑卒中风险，值得采取颅外—颅内旁路术 [46, 47]。

（三）脑缺血的病理生理学

1. 血栓形成

急性脑缺血通常由血栓或栓子引起脑血管闭塞，动脉多于静脉（见第 6 章）。仅由低灌注引起的很少见。

当一条主要动脉突然闭塞时，闭塞部位远端动脉血压和血流发生下降，该血管供应的脑组织就会突然失去血液供应，出现缺血。静脉梗死的病理生理学是相似的，但关于它的报道较少。

活化的血小板在动脉血栓形成（见第 6 章 "动脉粥样硬化和大血管疾病"）和介导颅内炎症反应（见后面的炎症部分）中发挥关键的作用。活化的血小板脱颗粒并黏附在白细胞上，从而形成血小板—白细胞共聚集体。它们通过在表面表达 P– 选择素来实现这一作用，P– 选择素与白细胞受体 P- 选择 GP 配体 -1 结合，由此诱导白细胞活化和炎性细胞因子的释放 [48]。

脑缺血的代谢和临床预后不仅取决于血栓形成诱导的级联事件（即血栓形成和神经毒性类酸性物质的生物合成、炎症、血脑屏障的破坏，这些产物扩散到周围的大脑，以及原始病灶周围缺血半暗带内的微血管流量减少），还包括脑缺血的部位、严重程度和持续时间、侧支循环、其他全身和组织因素及再灌注治疗的效果 [49]。

2. 脑缺血的部位

神经元是最容易受到缺血影响的脑细胞，其次是少突胶质细胞、星形胶质细胞和内皮细胞。然而，即使在相同的神经元群体中，也存在不同类型的神经元对缺血的敏感性也不同，在某些情况下，这种易损性随细胞位置的不同而变化。最容易受到轻度缺血影响的神经元是海马 CA1 区和 CA4 区的锥体神经元，其次是小脑、纹状体和大脑皮质的神经元。

大脑中动脉近端的急性闭塞可降低远端的脑灌注压。皮质大脑中动脉供血区脑灌注压降低最严重的是其中心（外侧裂）区域，而在大脑中动脉和大脑前、后动脉 [3] 之间的边界区域最少。豆状核和部分脑白质血管吻合较少，容易受到严重影响 [3]。PET 研究表明，在近端大脑中动脉闭塞的早期，梗死核心通常累及纹状体，而半暗带（见下文）通常累及皮质 [19]。然而，有时核心早在发病后 4h 就广泛延伸至皮质区域 [19]，可能是由于软脑膜侧支代偿不足或颈动脉闭塞。核心体积与入院病情评分和最终梗死体积相关。

3. 侧支循环

由于侧支循环维持缺血区域的血液供应，所以动脉闭塞会减少但不会完全停止对相关部位的氧和葡萄糖的输送。这不完全缺血的原因是脑梗死的时空动力学 [24]。一些大脑的其他区域，包括梗死组织，可能会表现出相对或绝对的充血（称为"奢侈灌注"），这是由于良好的侧支循环、闭塞动脉的再通，以及过度呼吸引起的炎症或血管扩张（即血管扩张超过了代谢需求，OEF 减少）。

4. 缺血临界血流阈值的严重程度

根据脑缺血的严重程度和持续时间，从正常脑血流量到脑血流量减少、缺血半暗带和明显的组织梗死（见下文）是分阶段发生的（图 13-5）。

> 病理生理学概念的重点是将低灌注组织分为三部分：原则上会存活的组织（低灌注），可能死亡或存活的组织（缺血半暗带），以及不可避免死亡的组织（梗死核心）。

局灶脑缺血的实验模型已经确定了某些细胞功能的临界血流阈值（图 13-5），尤其是风险组织、电衰竭（神经元电活动丧失）和膜衰竭（细胞离子稳态丧失）的阈值 [4, 5, 21]。

最初，脑灌注压和脑血流量的小幅下降 [＜50ml/（100g·min）] 可通过局部血管扩张来代偿来维持脑血流量（自动调节），使局部脑血容量增加（见本章"急性缺血性脑卒中的病理生理学"和图 13-3）。随着灌注压的持续降低 [＜45ml/（100g·min）] 和所有血管容量的增加，OEF 和葡萄糖摄取分数增加，以维持正常的 $CMRO_2$ 和 CMRglu 在正常水平 [29]，蛋白质合成也受到抑制。这是一种以脑血流量降低、OEF 增加（从正常值的 30%～40% 到理论最大值 100%）、氧耗相对保留甚至正常（$CMRO_2$）为特征的"贫瘠灌注"状态 [3]，脑组织处于危险之中。

5. 血容量不足

随着脑缺血进一步加重 [＜35ml/（100g·min）]，缺氧会抑制线粒体代谢，激活的葡萄糖无氧代谢，导致局部的乳酸生成增加，从而 pH 下降，导致细胞内和细胞外酸中毒（图 13-5）。细胞膜维持离子稳态的能量依赖功能逐渐受损，K^+ 渗出到细胞外间隙，Na^+ 和水进入胞内（细胞毒性水肿），Ca^{2+} 也进入细胞内（导致线粒体衰竭，损害胞内膜控制离子通道的能力，导致细胞毒性）[2, 6]。

代偿机制开始发挥作用，这些机制牺牲电生

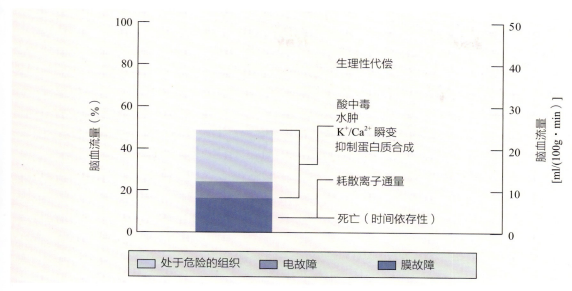

▲ 图 13-5 细胞功能障碍或死亡的脑血流阈值

理活动来维持接近正常的 ATP 浓度和膜离子梯度，短暂保持细胞的活力。这就是脑电图上神经元电活动被抑制的原因，目的是减少能量的消耗。然而，如果中度缺血持续（即几个小时），处于缺血状态的脑组织就会死亡。

6. 神经元电活动和功能的缺失

当脑血流量低于 20～25ml/（100g·min）时，即达到神经元电活动丧失的阈值（即电故障）[4, 5]。此时，OEF 最大，$CMRO_2$ 开始下降（图 13-3），大脑皮质的正常神经元功能受到影响，神经递质开始释放，从局灶性缺血区域诱发的大脑反应波幅降低，皮质细胞的电活动开始衰竭[50]。随着血流进一步下降，诱发电位消失，脑电图变平，然后变成等电位。

脑血流量由平均 50ml/（100g·min）降至 20ml/（100g·min）以下，神经功能受损，但组织完整，这就是缺血半暗带。

7. 细胞离子稳态的丧失

当血流量降至约 15ml/（100g·min）时，即达到细胞离子稳态丧失（即膜失效）和缺氧去极化的阈值[4, 5]。缺血组织的水和电解质含量

由于细胞泵衰竭而改变（见下文）。不可逆性细胞损伤的临界阈值是脑血流量达到约 10ml/（100g·min）。在短时间内，如果恢复灌注，神经元可以保持活性并恢复功能。否则，由于质膜的破坏，会使 K^+ 迅速外排和 Ca^{2+} 迅速内流，导致细胞和内部细胞器水肿，蛋白质降解和 DNA 破裂。

8. 缺血的持续时间

组织预后取决于两个因素：血流减少的严重程度（见上文）及其持续时间（图 13-6）[50]。定义核心的脑血流量阈值随着时间的推移而增加，直到它达到半暗带阈值，这时所有的半暗带完全梗死了。因此，在半暗带内，脑血流量越低，早期梗死的风险越高。PET 研究表明，高达 90% 的患者在发病 6h 内存在明显的半暗带，在 9h 内下降至约 50%，但有大约 30% 的患者在发病 18h 后仍保持完整[3]。发病 16h 后，有高达 52% 的患者仍存在半暗带[51]。

两项试验表明，在缺血性脑卒中发病后 3～9h 给予溶栓药物去氨普酶（DWI-PWI 不匹配>20% 的患者）是有效的，同时影像学研究表明，在脑卒中后 16～18h，大量的脑组织持续存在"危险"且有可能存活，部分患者提示缺血性脑卒中的治疗时间窗在人类中可能比在动物研究中更长[3, 51-53]。

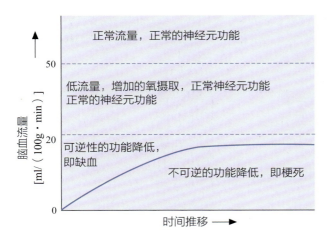

▲ 图 13-6 局灶性脑缺血时残余脑血流量和缺血持续时间对神经元功能障碍可逆性的共同影响

实线描述了所有神经元存活的缺血严重程度和持续时间的界限[50]

事实上，我们从随机对照实验中得到教训，即使急性心肌梗死胸痛发作 24h 后给予溶栓仍是有效的，能降低病死率。尽管在这些研究之前，人们基于动物模型普遍认为，如果在心肌梗死发生后超过几小时给予溶栓治疗就不可能是有效的[54]。

脑缺血是一个在最初几个小时内严重程度波动的动态过程，对任何个体而言可能无法预测治疗干预的时间窗[3]。事实上，不太可能为所有患者设置一个严格的、通用的时间窗，因为个体在动脉闭塞、侧支循环、缺血持续时间、缺血区域的大小、缺血区域的位置和涉及的细胞，甚至可能是患者的基因组成，存在异质性[3]。治疗时间窗也可能因动脉闭塞或脑缺血的部位不同及不同的治疗措施而异。例如，溶栓药的治疗时间窗可能比神经保护药或抗血栓药的时间窗要短。

> 对于人类来说，尚不清楚缺血的大脑能通过再灌注或保护神经元存活多久。因此，有效的治疗"时间窗"仍然是未知的。

9. 其他系统性或组织因素

脑血流量轻度减少的脑组织 [一般为 20~50ml/（100g·min）] 可能长期维持其功能，不太可能发展为脑梗死。然而，由于脑灌注压降低的继发性事件（如血管源性水肿和全身性低血压）或加重血流—代谢不匹配的因素（如高血糖和发热），低血流量也可能影响缺血半暗带或梗死核心[11]。这可能解释了缺血性脑卒中后早期避免生理并发症和维持血压可能带来的益处。

10. 缺血半暗带的概念

发现了两个独立的阈值，一个用于电信号的停止，另一个用于离子稳态的丧失，这两个阈值被一个以细胞电活动停止为特征的中间区隔开，随着膜电位的保留，引出了脑组织缺血半暗带的概念[19]。缺血半暗带可以被定义为一个严重缺血、功能受损、有梗死的风险但仍存活的脑组织，如果在不可逆的损伤之前进行再灌注来挽救和恢复的区域[3, 11, 13, 55, 56]。否则，它将逐渐变化为梗死的核心，直到全部梗死。缺血半暗带不仅仅是一个地形上的位置，还是一个动态的（时间×空间）过程[3]，其特征是一个不断演变的区域。缺血半暗带的概念为脑卒中后组织存活的本质提供了重要的参考，并为治疗提供了重要的靶点。水稳态的变化，包括细胞间质的收缩和血浆对水的摄取，也发生在半暗带区域。

> 当脑血流量从正常的平均 50ml/（100g·min）下降到 20ml/（100g·min）以下时，神经元的电活动和功能会受到抑制。随着脑血流量进一步下降，当细胞完整性开始破坏时，又达到了另一个阈值。处于这两个阈值之间的细胞构成了"缺血半暗带"。它们可能不再发挥功能，但仍可存活，可以通过早期再灌注或不良代谢或神经化学级联反应的早期中断恢复功能，或者死亡。

11. 缺血半暗带的影像学特点

采用各种技术的影像学研究已经确立了挽救半暗带的临床重要性，显示未进展为梗死的半暗带体积与神经功能评分和功能的改善之间有明确的相关性[57]。受累组织必须满足以下几个标准（表13-1）。缺血半暗带的成像方法主要包括PET、MRI、CT灌注成像和SPECT[12, 13, 19, 34, 39, 58, 59]。表13-2列出了所映射的参数，用来识别半暗带的标准，以及它们的主要优点和局限性[19]。

（1）正电子发射断层扫描：最初，PET测量是用氧-15（^{15}O）稳态技术进行的。这种定量成像绘制了组织缺血的主要生理变量，即脑血流量和$CMRO_2$，以及OEF和脑血容量[3, 11, 45]。然而，由于这些流量和能量代谢的测定需要动脉血和复杂的组织工作，很难在急性脑卒中患者中执行，在溶栓治疗时也不可能进行。这阻碍了通过示踪剂（显示组织完整或缺氧）结合灌注的半定量测量，来无创测量半暗带的发展。

[^{11}C]氟马西尼（Flumazenil，FMZ）是一种带有^{11}C标记的中枢苯二氮䓬受体的配体。在缺血性脑卒中最初的几个小时内，它能检测到大脑皮质的神经元损伤，因此它是组织完整性的标志（但在脑白质和基底节中没有那么多有低浓度苯二氮䓬受体的神经节）[60]。

[^{18}F]氟米异硝唑（Fluoromisonidazole，FMISO）是另外一种示踪剂，它指示处于缺氧但存活的组织，也可用于检测缺血半暗带，结果可以直接用常规PET测量校对[57]。然而，由于FMISO摄取的检测延迟（示踪剂注射和成像之间至少2h），其在指导急性缺血性脑卒中治疗决策方面的价值十分有限。根据验证的阈值，PET可将受影响组织分为核心、半暗带或高灌注低血症区[3, 19, 60]。血量减少表现为轻微的灌注减少（即脑血流量中度减少，高于半暗带阈值，OEF偏高）。高OEF本身并不等同于半暗带，因为只要脑血流量降低，这个分数就会上升。在缺血性脑卒中发病18h内，约1/3的患者出现早期的自发性高灌注，几乎无一例预示着$CMRO_2$的保留和组织完整性，提示这是半暗带恢复再通的标志[19]。

尽管PET仍然是测量缺血半暗带的金标准[59]，特别是考虑到它的准确量化作用，但它受到了昂

表13-1 目前公认的缺血半暗带的定义标准[19]

- 灌注不足：每分钟<20ml/100g脑组织
- 急性的神经功能缺损症状
- 除死亡外，与细胞功能障碍相一致的生理和（或）生化特征
- 存活的不确定性（即缺血脑组织可能死亡或恢复正常，这取决于再灌注得时间和程度）
- 脑组织的挽救与良好的神经功能恢复相关

贵的设备和多学科团队组织复杂的限制。

> 正电子发射断层扫描能够区分缺血性脑卒中急性期的正常脑组织、半暗带和梗死组织。然而，由于其在逻辑和实践上的局限性，其在急性脑卒中中的应用十分有限。

（2）弥散加权和灌注加权磁共振成像：一种应用更为广泛的方法是MRI技术的DWI和PWI，分别作为组织完整性和脑灌注的测量（见第5A章"脑卒中影像学""第2步：定义梗死核心和缺血半暗带"）[12, 13, 17, 19, 61–63]。DWI上的表观扩散系数是DWI序列中自由水在一个区域内相对于其他区域扩散的"表观"或"相对"的度量[61]。在脑血流量极低的脑缺血区，其水平会降低[64, 65]。表观扩散系数的降低被视为DWI上的高密度区域（由于水的弥散运动受到限制），最早在脑卒中后11min就会出现[66]。由于DWI异常通常演变为无再灌注的梗死[62]，因此有人认为DWI异常对应于缺血核心，但情况并非总是如此[12, 63, 67]。

另外，PWI通过顺磁性对比剂（如钆基螯合剂）提供组织血流动力学状态的信息。在磁共振灌注成像数据的基础上，可以计算出显示缺血核心和周围脑区灌注受损的相关脑血流量图，从而补充了DWI获得的信息[68]。在脑卒中发展的最初几个小时，PWI典型表现为灌注异常区域比DWI异常区域大。据推测，这种不匹配反映

表 13-2	主要的成像技术及其映射的参数、识别半暗带的标准及主要的优点和局限性 [19]			
技　术	参　数	半暗带的识别	优　点	局　限
CT				
灌注	脑血流量、脑血容量、平均通过时间	脑血流量相对＜66%*，脑血容量＞2.5ml/100g	使用普通 CT，方便、快捷	脑覆盖范围有限，后循环不敏感，梗死核心间接成像，使用碘对比剂
氙（Xe）	脑血流量	脑血流量 7～20ml/（100g·min）	定量，使用普通 CT	未完全证实，仅提供脑血流量，Xe 的药理作用
MRI				
DWI-PWI	脑血流量、脑血容量、平均通过时间、达峰时间、表观扩散系数	达峰时间（或平均通过时间）延迟相对＞4s[a] 和正常 DWI	速度快，敏感性高，无辐射，直接显示梗死核心	实用性有限，半暗带的概念未得到验证，脑血流量值不准确，需要患者的配合，禁忌证较多
动脉自旋标记	脑血流量	不能证实	不需要使用对比剂	仅提供脑血流量，对低血流量的敏感性较差
基于 MRI（包括 PWI）	脑血流量、摄取的氧分数、脑氧代谢率	不能证实	摄取的氧分数、脑氧代谢率能够无创定位	有效性尚不明确
光谱	乙酰天冬氨酸、乳酸	乳酸升高、乙酰天冬氨酸正常	显示脑组织的生物化学特征	未得到验证，分辨率差
PET				
多重示踪剂 150	脑血流量、脑血容量、平均通过时间、摄取的氧分数、脑氧代谢率	脑血流量 7～22ml/（100g·min），摄取的氧分数＞0.70	定量，验证	复杂、耗时、普及率低、昂贵
[11C]FMZ（+H2 15O）	示踪剂绑定	相对结合力＞3.4[b]，脑血流量＜14ml/（100g·min）	基于神经元的完整性	如上所述，仅适用于皮质，且未经过验证
[18F]FMISO	示踪剂摄取	摄取比＞1.3[a]	产生组织缺氧的直接图像	如上所述且未得到完全验证，成像时间长
SPECT				
[99mTc]– 示踪的 HMPAO 或 ECD	脑血流量	脑血流量相对＜65%[a]	便宜，相对实用	仅提供灌注，因此阈值不确定，空间分辨率有限，脑动力学缓慢

a. 相对于对侧大脑半球的平均值

b. 相对于对侧正常的脑白质

DWI. 弥散加权像；ECD. 半胱氨酸乙酯二聚体；FMISO. 氟米索咪唑；FMZ. 氟马西尼；HMPAO. 六甲基丙烯胺肟；NAA. N– 乙酰天冬氨酸；PWI. 灌注加权像；SPECT，单光子发射计算机断层扫描

了缺血半暗带（即围绕不可逆损伤的缺血核心的功能受损的"危险组织"）[17, 19, 69]。通常，PWI>DWI 的病变与随后的梗死扩大相关，但由于 PWI 在灌注减少的检测方面非常敏感，PWI/DWI 错配区域可能不仅包括有风险的组织，还包括脑血流量值高于临界活性阈值的低灌注组织。此外，评估扩散—灌注不匹配程度的可靠性尚未建立[70]。

缺血半暗带（低灌注的 DWI 病变）的弥散—灌注不匹配的概念现在已经被修正了，因为人们认识到，低灌注的大脑部分反映良性缺血，而所谓的 DWI 核心实际上有一部分是可能得到挽救的。与 PET 相比，DWI 和 PWI 的不匹配证据作为缺血半暗带的有效性和可靠性，在最近的小型研究中得到了支持[63]。然而，它在预测病变扩大和治疗反应方面的有效性尚不确定，一些进行的研究正在对其进行评估[12, 17, 19, 71-73]。表 13-3 总结了 DWI-PWI 不匹配假说的证据基础[19]。

基于 T_2 的 BOLD MRI 可以使脱氧血红蛋白可视化，并可作为 OEF 的有效非侵入性指标，从而显示缺血脑组织的代谢状态[39]。与此同时，缺血半暗带的定义可能会有其他的改进，包括用光谱学测量生化阈值，以及通过测量蛋白表达的基因标志物对"分子半暗带"的成像[1]。

尽管早期的研究表明，各种磁共振成像技术，如灌注加权和弥散加权像，可以区分半暗带和梗死，但最近的研究表明，这可能是一种过度简化。

（3）计算机断层扫描灌注：CT 灌注获得的脑血流量和脑血容量对梗死具有敏感性和特异性，可能对区分梗死和半暗带有实用价值[34]。半暗区的特征是脑血流量（减少）和脑血容量（维持）不匹配，而梗死区显示这两个参数的匹配减少。

增强计算机断层扫描技术可以在急性脑卒中中勾画出梗死组织和半暗带组织。

12. 再灌注和脑损伤

恢复时间内缺血组织的再灌注可以挽救细胞并帮助其恢复正常（通过恢复缺血脑组织的氧气和营养供应）。然而，它也可能是有损害的，造成所谓的"再灌注损伤"，因为葡萄糖（可能增加乳酸酸中毒）、氧气（可能引发有害自由基的产生）、水和渗透物（可能加剧血管源性水肿）和血源性细胞（如中性粒细胞）的再灌注损伤，可能加剧缺血损伤[74, 75]。

表 13-3　DWI-PWI 不匹配假说识别缺血半暗带[19]	
操作标准（见表 13-1）	DWI-PWI 不匹配
灌注<20ml/（100g·min）	PWI 的绝对脑血流量值是不可靠的；但 TTP>4s 延迟显示对应的 PET 来源的脑血流量<20ml/（100g·min）
与急性临床功能缺损相关的异常神经元功能	DWI 的病灶和体积与急性脑卒中的严重程度显著相关
生理和（或）生化特征	在人类中，ADC 开始下降与细胞功能障碍一致，但与死亡不一致，对应半暗带的阈值。ADC 下降代表细胞毒性水肿，并与 $CMRO_2$ 降低一致。在大鼠中，ADC 下降与有氧糖酵解受损和 ATP 生成减少有关。
不确定是否存活	如果没有早期再灌注，缺血的脑组织会进展为完全梗死
脑组织的可逆与较好的临床恢复相关	挽救有危险的组织可得到更好的结局，并与临床转归相关

ADC. 表观扩散系数；$CMRO_2$. 脑氧代谢率；TTP. 达峰时间

> 通过恢复血液供应或中断不良的代谢或神经化学级联，挽救半暗带是急性脑卒中治疗的基础。

正如后面所讨论的，白细胞在再灌注后数小时内迁移到损伤区域，并可能通过阻塞微血管、产生氧自由基、释放细胞毒酶、改变血管舒缩反应性、增加细胞因子和化学引诱物的释放[76]。然而，经验证据表明再灌注的好处大于危害（见本章"选择性使用：溶栓药物""选择性使用：血管内介入治疗"）。

（四）细胞死亡的阶段和介质

脑血流量短时间内突然下降且长时间的下降，低于约 10ml/（100g·min），由于 ATP 水平和能量储备低、离子破坏和代谢衰竭，几分钟内受损伤区域的核心就会发生缺血性梗死[77]。然而，并非所有的脑细胞在脑卒中发生时立即死亡。在缺氧核周围的缺血半暗带中，细胞可以通过快速再灌注得到挽救。缺血性脑细胞的死亡由 3 种主要机制会合而成：兴奋毒性和离子失衡、氧化应激和凋亡样细胞死亡（图 13-7）[77-82]。

1. 兴奋性毒性

当大脑某一部分的血液供应中断时，Na^+-K^+-ATP 酶泵失效，快速（在几分钟内）被剥夺氧气和葡萄糖供应的神经元无法产生足够的 ATP 和能量来维持跨膜离子梯度，这会导致细胞外 K^+ 的增加，以及 Na^+、Cl^- 和 Ca^{2+} 流入细胞内。最初的细胞外 K^+ 的增加可能会扩散，触发神经元的去极化和氨基酸转运体的逆转。在这些条件下，电压门控和受体门控的钙通道都会失效，从而引发胞质游离 Ca^{2+} 的升高。去极化的突触前神经元将神经递质谷氨酸释放到突触间隙。谷氨酸的再吸收受损，导致胞外兴奋性氨基酸谷氨酸的浓度增加。谷氨酸激活突触后受体，包括电离性 N- 甲基 -D- 天冬氨酸（N-methyl-D-aspartate，NMDA）、α- 氨 基 -3- 羟 基 -5- 甲基 -4- 异唑烯丙酸（α-amino-3-hydroxy-5-methyl-

4-isoxazolepropionic acid，AMPA）和 KA（kainate）受体[83]。激活后，相关的离子通道被打开，允许 Ca^{2+} 和 Na^+ 离子流入[2, 84]。星形胶质细胞中谷氨酸诱导的 Na^+ 增加会引起细胞间 Na^+ 和 Ca^{2+} 代谢波的传递和葡萄糖摄取的增加[85]。

在生理条件下，Ca^{2+} 控制着大量的细胞进程，包括细胞生长、分化和突触活性。因此，存在着能量依赖性的体内平衡机制来维持较低的细胞内 Ca^{2+} 浓度（约为其细胞外浓度的 100 倍），从而使 Ca^{2+} 信号保持在空间和时间上的定位。这使得多个独立的 Ca^{2+} 介导的信号通路可以在同一个细胞中发生。在兴奋性毒性中，谷氨酸的过度突触释放导致 Ca^{2+} 的过度涌入，以及细胞内隔室的任何 Ca^{2+} 释放，可以抑制 Ca^{2+} 调节机制，这导致 Ca^{2+} 稳态调节失调，最终导致细胞损伤和死亡。细胞损伤与细胞内胞质 Ca^{2+} 非生理性不规律上升有关，主要是由总钙内流的变化引起[6]。

最初的钙负荷被线粒体隔绝了，至少部分被隔绝了。线粒体损伤与线粒体功能的失效有关，如氧化磷酸化和活性氧的释放（见下文）[6, 84]。线粒体钙的积累和氧化应激会引发线粒体内膜高导孔的组装（打开）。线粒体通透性转变（mitochondrial permeability transition，MPT）孔导致 H^+ 的电化学电位的崩溃，从而阻止 ATP 的产生并触发活性氧的进一步产生。

总钙内流的增加还通过激活 Ca^{2+}-ATP 酶（导致细胞的 ATP 进一步消耗），激活 Ca^{2+} 依赖的磷脂酶、合成酶、蛋白酶和内切酶（它降解关键的细胞骨架和酶蛋白，如磷脂、蛋白质和核酸）和蛋白质磷酸化的改变导致细胞死亡[2, 84, 86]，蛋白质磷酸化的改变会影响蛋白质合成和基因组表达。此外，细胞内 Ca^{2+} 的增加也增强了细胞外谷氨酸的增加，从而传播了兴奋性毒性[84]。尽管 Ca^{2+} 失调对神经退行性变至关重要，但 Ca^{2+} 离子实际上介导兴奋性毒性的确切机制尚不清楚。假设认为，Ca^{2+} 依赖的神经毒性发生在突触 Ca^{2+} 进入关键点下游不同信号级联的激活之后，这些级联的触发器与特定的谷氨酸受体在物理上共定位[2]。

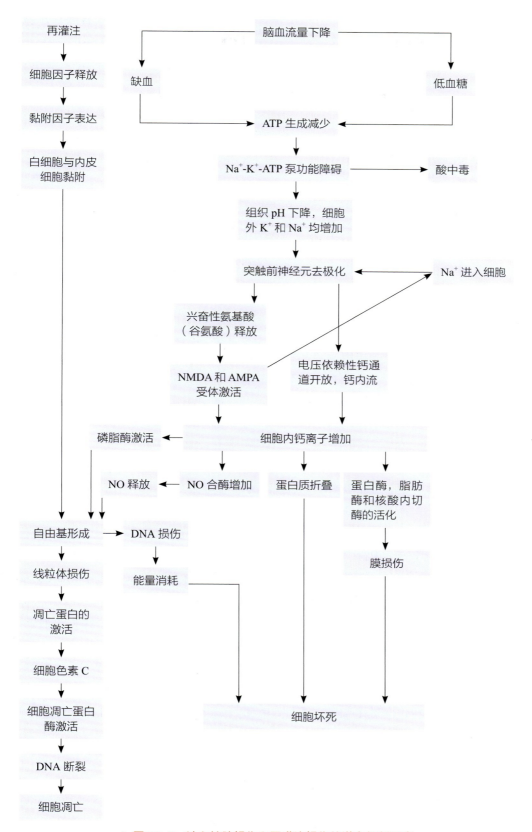

▲ 图 13-7　缺血性脑损伤和再灌注损伤的潜在机制示意
ATP. 三磷酸腺苷；AMPA. 氨甲基膦酸；NMDA. 门冬氨酸；NO. 一氧化氮

钙内流导致细胞内和线粒体内 Ca²⁺ 浓度升高和致死的代谢紊乱，包括细胞内酶系统的钙依赖性激活、氧化磷酸化的失败和自由基的产生，自由基通过攻击蛋白质、脂质和核酸进一步损害细胞。

2. 氧化应激（自由基的产生）

自由基是在最外层轨道上有一个未配对电子的任何原子、原子群或分子[80]。在所有需氧细胞中，正常的细胞过程都会产生少量的自由基。例如，线粒体电子传输中的"漏洞"允许氧接受单电子，形成超氧化物（O_2^-）。然而，自由基本身是有毒的。它们可以与蛋白质、核酸、脂类和细胞外基质糖胺聚糖（如透明质酸）等其他类型的分子发生反应并破坏它们，尤其含硫氨基酸和多不饱和脂肪酸（在大脑中高浓度存在）容易受到伤害。幸运的是，细胞拥有适当的防御机制，以自由基清除剂和代谢自由基或其前体的酶的形式存在。

在严重的脑缺血期间，充足的氧气无法接受沿线粒体电子传递链传递的电子，最终导致该系统的组成部分减少（"电子饱和"）。脑缺血时包括 O_2^-、羟基（OH）和一氧化氮（NO）自由基的升高。一氧化氮主要由神经元和诱导 NO 合酶（NO synthase，NOS）产生[84]。与其他自由基一样，脑缺血时升高的自由基与蛋白质、核酸和脂质，特别是膜磷脂中的脂肪酸组分发生反应并损伤，引起细胞膜流动性和通透性的改变（脂质过氧化作用）[80, 84]。自由基还会引起微血管功能障碍，破坏血脑屏障，导致脑水肿。此外，黄嘌呤脱氢酶向黄嘌呤氧化酶的转化促进了细胞中毒性氧自由基（如超氧阴离子）的形成，从而进一步破坏细胞膜、细胞骨架和核结构。氧化应激介导的脑损伤的一个重要来源是过氧化亚硝酸盐形成的氧化反应，过氧化亚硝酸盐是 NO 和超氧化物相互作用产生的强氧化剂。这种阴离子已被证明通过多种机制引起细胞损伤，包括脂质过氧化、

酪氨酸硝化、巯基氧化和亚硝基化以及 DNA 断裂[84]。遭受氧化应激相关损伤的神经元通常表现为细胞外信号调节蛋白激酶（extracellular signal regulated protein kinase，ERK1/2）激活的双相或持续模式[87]。

再灌注时（见本章"急性缺血性脑卒中的病理生理学"），游离花生四烯酸（缺血时由膜磷脂释放）反应产生的副产物可能产生活性氧自由基，产生前列腺素和白三烯，可能导致脑及其微血管的再灌注损伤。

3. 凋亡

凋亡是细胞合成蛋白质并在自身死亡中起积极作用的一种程序性细胞死亡模式。它在生理和病理情况下都有发生。例如，在正常的人类胚胎发育过程中，细胞凋亡导致手指和足趾正常形成所需的指甲丢失。同样，蝌蚪在发育成青蛙的过程中也会失去尾巴。肠绒毛细胞的正常周期也是凋亡的，正常淋巴细胞的周期也是凋亡的。事实上，抑制淋巴细胞的凋亡死亡可能导致 B 细胞淋巴瘤。

尽管坏死是脑卒中后细胞死亡的主要机制（如前所述，由兴奋性毒性介导），越来越多的证据表明，缺氧/缺血细胞死亡在缺血开始数小时至数天后仍在一定程度上继续，特别是在梗死周围区或缺血半暗带内，凋亡是基因调控程序的结果，该程序允许细胞在最小炎症或遗传物质释放的情况下死亡。

导致细胞凋亡的酶家族（如半胱天冬酶、凋亡诱导因子[88]）在神经元中表达，并在缺血性脑卒中期间并在之后被激活。活性半胱天冬酶通过裂解关键的细胞修复和稳态蛋白以及细胞骨架蛋白来杀死细胞[82]。换句话说，它们破坏了细胞质和细胞核中的多个细胞过程，从而通过自杀来促进细胞死亡类似细胞凋亡的机制[81]。c-Jun N-末端蛋白激酶（c-Jun N-terminal protein kinase，JNK）信号通路与缺血诱导的神经元凋亡有关[89]。细胞凋亡在形态学上表现为染色质粗而规则的凝结、细胞体积的减少和细胞膜结合的细胞质的挤

压细胞片段（凋亡小体），以及缺血损伤后神经元和胶质细胞中 DNA 碎片的生物化学作用。坏死可能通过最近在秀丽隐杆线虫（Caenorhabditis elegans）中发现类似的程序化途径[90]。

4. 细胞缺血性死亡的其他介质

尽管兴奋性毒性的原始模型强调钙通过谷氨酸受体耦联离子通道流入，离子失衡（和细胞死亡）也可能通过其他途径进行[81]。

(1) 酸中毒：由于持续的组织缺血而导致能量缺失的结果。它可能会导致组织损伤，并在复氧过程中通过多种机制阻止或延迟恢复：激活新型酸敏感离子通道，进一步扰乱钠和钙的内稳态[91]，抑制线粒体呼吸和乳酸氧化[4, 5]。细胞酸中毒也可能通过 Na^+/H^+ 和 $Cl^-/$ 碳酸氢（HCO_3^-）耦合交换诱导细胞内 Na^+ 和 Cl^- 的积累，从而促进细胞内水肿的形成（见本章"急性缺血性脑卒中的病理生理学"）。

(2) 梗死前的去极化：如前所述，缺血引起的 Na^+-K^+-ATP 酶泵的失效会导致细胞外 K^+ 的增加，而 K^+ 可能会扩散，触发神经元和神经胶质去极化的传播波（皮质扩散抑制），与神经元生物电活性的降低、膜离子梯度的短暂丧失，以及细胞外钾、神经递质和细胞内钙的大量激增（是基础水平的 150 倍）有关[92]。在最初的短暂充血（高达基线值的 200%）后，皮质扩张性抑制通过引起持续达 3 天的深度低血，加剧细胞损伤并增加组织损伤，从而在低氧组织中重新建立离子平衡的能量负担[93]。皮质扩散抑制还通过激活脑基质金属蛋白酶改变血脑通透性[92]，并与即时早期基因、生长因子和炎症介质的改变有关，如白介素（interleukin，IL）-1β 和肿瘤坏死因子（tumor necrosis factor，TNF）-α[92]。纤溶酶原激活物和金属蛋白酶对神经血管基质的蛋白水解，被认为与脑梗死和脑水肿的出血性转化有关。然而，基质金属蛋白酶抑制药治疗并没有被证明能保护大脑。事实上，最近的一项研究表明这些抑制药可能导致脑损伤[94, 95]。

(3) 炎症：脑缺血通过活跃的基因表达在数小时到数天内引发炎症反应，这种反应可能持续数月[76, 96]。重要的转录因子被激活和（或）合成，包括核因子（nuclear factor，NF）-κB、缺氧诱导因子 1、干扰素调节因子 1 和 STAT3[97]。介质如黏附分子、属于金属蛋白酶家族的蛋白水解酶（包括基质金属蛋白酶）和炎症细胞因子被释放或激活[98, 99]。细胞因子可能激活炎症相关基因的表达，如诱导型 NOS 和环氧合酶 -2（cyclooxygenase-2，COX-2）[98]。其结果是白细胞浸润到脑实质，并激活驻留的小胶质细胞和星形胶质细胞[98, 99]。炎症的影响是有害的（如水肿加剧）和潜在有益的。

(4) 基因表达：缺血不仅会减少蛋白质和 mRNA 的合成，还会诱导至少 100 个基因（进而导致蛋白质合成），包括立即早期基因、应激蛋白、生长因子、黏附蛋白、细胞因子、激酶和直接调节凋亡的基因[87, 89]。

细胞死亡通过坏死途径发生，其特征为细胞缺血性变化或细胞水肿变化。死亡也通过凋亡样途径发生，其特征为 DNA 梯状，依赖于半胱天冬酶活性、特征蛋白和磷脂变化以及凋亡的形态学属性。自噬作用也可能导致死亡。

5. 细胞死亡的 4 个主要阶段

细胞死亡过程有 4 个主要的阶段[78]，如下所示。

(1) 第一个阶段是诱导期，包括缺血和再灌注引起的变化，这些变化很可能在细胞死亡中起主要作用。包括抑制（以及随后的再激活）电子传递，降低 ATP，降低 pH，增加细胞 Ca^{2+}，释放谷氨酸，增加花生四烯酸，以及导致细胞因子合成的基因激活，参与自由基产生的酶的合成和白细胞的积累。这些变化导致激活了被称为肇事者的 5 个破坏事件：自由基及其产物过氧亚硝酸盐的破坏作用，Ca^{2+} 依赖性蛋白酶 calpain 的作用，磷脂酶活性，多 ADP 核糖聚合酶（poly-ADP ribose polymerase，PARP）活性，以及凋亡通路的激活。

(2) 细胞死亡的第二阶段包括由"肇事者"引起的大分子或关键代谢物的长期变化。

(3) 第三阶段包括这些大分子和代谢物变化及一些诱导过程对关键细胞功能和结构的长期损伤效应，这些损伤会导致细胞损伤的特定结束阶段。这些靶向功能和结构包括质膜、线粒体、细胞骨架、蛋白质合成和激酶活性。

(4) 第四个阶段是细胞死亡的形态和生化结束阶段。

在这 4 个阶段中，最后 2 个是我们陌生的。对于如何破坏细胞的结构和功能，以及这些变化是否及如何导致细胞死亡，我们知之甚少。缺血细胞死亡的关键步骤是"肇事者"的充分激活[78]。

6. 未来神经保护治疗的启示

神经血管单元，一个由脑内皮细胞、星形胶质细胞、神经元和细胞外基质组成的概念模型，为理解缺血性脑卒中的病理生理学和基于组织损伤演变的综合和动态观点的治疗提供了一个框架。保护神经血管单元的药物（神经保护药）已经在大量的临床前和临床试验中进行了评估。然而，一项对急性脑卒中 1026 种实验性药物治疗（临床：114 种药物研究，动物模型：912 种药物研究）的系统综述发现，没有证据表明临床使用的药物比仅在动物模型中试验的药物更有效[100]。研究的质量有很大的差异，如下。

- 试验研究设计缺陷。
- 样本量不足。
- 结果评价不可靠。
- 研究人群的解剖学和病因学异质性。
- 从年幼大鼠的结果外推到有共病的老年人。
- 药物不良反应所施加的剂量上限。
- 药物渗透到病变部位的量不足。
- 缺血灰质和白质之间可能存在反应性差异。
- 治疗时间窗口后给药。
- 基础科学文献发表偏倚。

- 基础科学研究的误导性假设将 NMDA 受体介导的兴奋性毒性与缺血神经元死亡联系起来。

所有这些都对脑卒中临床试验中是否选择了最有效的药物提出了疑问，并表明需要在动物数据的实施、报道和分析方面更加严格，以改进从实验到临床的转化[100]。此外，还需要新的细胞保护方法和靶点[84, 101-105]。从缺血到神经元细胞死亡的途径似乎很多，阻断其中的一条可能是徒劳的，也许这就像将供给动脉与动静脉畸形结扎（总有其他动脉会代偿以维持其血液供应）。

（五）缺血性脑水肿

脑缺血不仅会引起神经元功能的丧失，还会引起脑水肿。发病数小时内，由于细胞膜损伤导致细胞内积水，细胞毒性脑水肿出现。灰质比白质受到的影响更大。CT 和 MRI 表现为包括皮质和皮质下的边界清晰的信号和密度改变（见第 5A 章"第 2 步：定义梗死核心和缺血半暗带"）。细胞毒性水肿在 2～4 天达到最大体积，1～2 周消退。

最初，内皮细胞维持紧密的连接，血脑屏障保持完整。然而，缺血数天后，血脑屏障发生破坏，血浆成分进入大脑细胞外间质，导致血管源性脑水肿，对白质的影响大于对灰质的影响。血脑屏障的破坏可能由几种促炎介质（氧化介质、黏附分子、细胞因子、趋化因子）的启动和调节。这些介质不仅调节白细胞向脑实质外渗的程度，还直接作用于内皮细胞，引起内皮细胞间连接复合体松动，增加脑内皮屏障通透性，引起血管源性水肿[106]。血管源性水肿的脑组织扫描表现包括白质信号密度改变的手指状突出，这是脑肿瘤的特征性表现。影像学研究表明，梗死后的液体量在 7～10 天达到峰值，水肿持续约 1 个月。

脑水肿通过增加血管外空间的压力进一步影响血液流动，从而引起血管充血，有时还会引起出血转化，并引起肿块效应、脑移位，最终导致脑疝（图 13-8 和图 13-9）。疝出的主要危险是它会压迫血管和组织，导致更大范围的脑缺血，进而导致更大范围的充血和水肿，最终导致更多的脑组织扩张和疝出。此外，脑疝可压迫导水管和

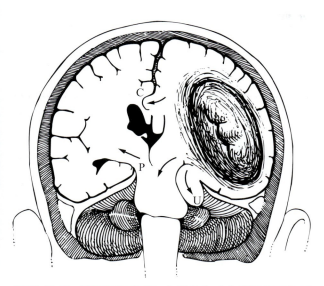

▲ 图 13-8 **钩扣和扣带疝：大脑出血或水肿性梗死等肿块在水平和尾侧使间脑和中脑移位**

病灶一侧的扣带回（C）在大脑镰下疝出。同侧颞叶钩扣（U）在小脑幕下疝出，呈槽状水肿，可压迫同侧动眼神经（第三对脑神经），引起瞳孔扩张（Hutchinson 征）。幕上切迹对面的脑蒂（P）压迫幕顶边缘，导致凹槽（Kernohan 切迹[107]），并导致脑肿块病灶同侧麻痹。中心向下位移也会发生，但没有图 13-9 中那么明显（改编自 Plum F, Posner JB. The Diagnosis of Stupor and Coma. Philadelphia: F.A. Davis and Co, 1985）

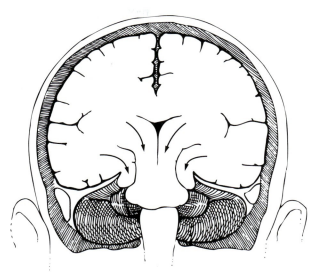

▲ 图 13-9 **中央小脑幕切迹疝**

脑半球弥漫性或多灶性水肿（或双侧硬膜下或硬膜外血肿）从上方压迫和拉长间脑，体尾部移位，扣带回没有突出（改编自 Plum F, Posner JB. The Diagnosis of Stupor and Coma. Philadelphia: F.A. Davis and Co, 1985）

蛛网膜下腔，干扰脑脊液循环，导致脑积水，脑脊液压力升高。

幕上脑移位有 3 种解剖模式，可根据其结束阶段进行识别：扣带突出、中央幕后脑突出和网膜突出。

1. 扣带疝

当扩张的大脑半球移位穿过颅内腔时，就会发生扣带突出位于大脑镰下的同侧扣带回，压迫并使大脑内静脉和同侧大脑前动脉移位。这可能导致大脑前动脉区域的额外梗死（图 13-8）。

2. 中脑幕间区中央疝

中脑幕间区中央疝是大脑半球和基底节移位的最终结果，压迫并最终使中脑和邻近的中脑通过脑幕切迹向脑喙部移位（图 13-9）。大脑的大静脉受到挤压，这就提高了它所引流的整个深部区域的静水压力。此外，中脑和脑桥的向下移位拉伸基底动脉的内侧穿支（动脉不能向下移位，

因为它被完全固定在大脑动脉环上），导致脑干中央部位的缺血（如果继续灌注会出血）。

3. 沟回疝

当颞窝内病变扩大或颞叶移位时，常发生沟回突出钩状带和海马回向中线的内侧，基部边缘，使它们凸出于切骨之上将相邻的中脑推向对面的切骨边缘（图 13-8）[107]。第Ⅲ对脑神经和扩张的颞叶一侧的大脑后动脉，经常夹在悬垂、水肿的钩状肌和幕状肌的游离边缘或岩突韧带之间，这导致第Ⅲ对神经麻痹和枕部和内侧颞叶的梗死和水肿，这进一步加剧了问题。

小脑幕切迹疝是急性脑卒中后第 1 周内最常见的死亡原因，约占脑梗死后死亡的 80%，脑出血死亡的 90%。脑出血的死亡风险在 24h 内达到峰值，但随着脑水肿的发展，在 4～5 天后发生脑梗死。脑干受压，随后脑干内出血和梗死，是与疝相关的预后极差的原因。

小脑幕切迹疝是缺血性脑卒中和脑出血发病后第一周内最常见的死亡原因。

二、一般治疗注意事项

广义地说，本章所考虑的具体治疗的主要目的是，尽量减少缺血性脑损伤的体积。假设，如果这可以在没有并发症的情况下实现，那么神经损伤、残疾和功能障碍都会相应地减少。对于缺血性脑损伤体积大的患者，尽可能地减少梗死体积会降低早期死亡的风险，特别是由脑水肿和小脑幕切迹疝引起的死亡。急性脑缺血的病理生理是复杂的（见本章"急性缺血性脑卒中的病理生理学"），许多潜在的治疗可能有不止一种的机制发挥作用。对一些治疗方法，确切的机制是未知的。然而，早期治疗的主要目标是恢复并维持血流，同时在血流恢复时尽可能多地保持缺血脑组织的存活，无论是自发的还是治疗的。

（一）如何评估不同治疗方法的证据

1. 循证医学

我们试图根据来自随机对照试验和此类试验的综述证据，在临床实践中决定是否使用特定的治疗方法。这种方法是现在所知的"循证医学"的一部分，Sackett 描述这种医疗实践为"一个自我导向的终身学习过程，在这个过程中，对我们的患者的照顾创造了对诊断、预后和治疗等临床重要信息的需求"[108]。Sackett 及其合著者关于这一主题的著作简短而清晰，并就如何找到最佳证据、对其进行批判性评价，以及如何将其应用于日常临床实践提供了简明的建议（表 13-4）[108]。本节总结了最佳证据形式是什么（及为什么），以及在哪里可以找到最新的证据。

2. 为什么随机对照试验是评估治疗的最佳方法

随机对照试验是评价大多数治疗方法的最佳方法，几乎没有任何异议[109]（表 13-4）。有缺陷的研究设计（即没有任何对照的病例、有历史对照的病例和同时有对照但非随机分配治疗的病例）可能会在疗效评估中存在较多的偏倚[108-110]。统计学家 Sir Austin Bradford Hill 设计的英国医学研究委员会链霉素治疗肺结核的试验，可能是"第一项严格按照随机分配的临床试验"这一称

表 13-4　一篇评价治疗关键性的文章中的方法学问题
患者接受的治疗分配真的是随机的吗 [a]
• 是否记录了各组之间的相似性
• 预后分类是否用于治疗分配
• 预先可能知道随机分配的治疗方案吗
是否报道了所有相关的临床结局
• 是否报道了死亡率和发病率
• 是否报道了所有原因导致的死亡
• 是否进行了生活质量评估
• 临床结局的评估对治疗分配是不是盲法的
研究中的患者是否与你自己的患者相似
• 是否有重复定义的排除标准
• 接受的是初级、中级或是高级治疗
• 是否明确描述研究中所包含的患者类型
是否同时考虑了统计学和临床意义
• 如果统计学有显著差异，那么差异有临床意义吗
• 如果没有统计学上的显著性，如果真的存在这种差异，那么这项研究的规模是否足够大以显示临床意义上的差异呢
这种治疗方法在临床实践中是否可行
• 它是否实用、经济、合理
• 是否避免了污染[b]和共同干预
• 这个项目的实施是盲法的吗
• 是否测量了依从性
在研究结束时，是否所有进入研究的患者都得到了解释
（即在分析中是否对退出、不合规和跨组的人进行了适当的处理）

a. 治疗分配方法（如交替、使用医院编号或出生日期）均可预先了解下一次的治疗分配，因此可颠覆试验分配过程，从而可能导致两个治疗组之间的选择偏倚

b. 在这种情况下，污染意味着一些被分配积极治疗的患者要么没有接受治疗，要么接受了其他治疗组应该接受的治疗，或者接受了一些与所测试的试验干预措施之一具有相似性质的非试验治疗[127]

随机对照试验研究的报道应尽量符合 CONSORT 声明的要求（改编自 Sackett et al. 2000, 1991[108, 109]）

号的最有力竞争者，尽管对这一说法存在一些争议[111, 112]。该试验不仅证实了该疗法的益处，而且是利用当时英国非常有限的药物供应的最合乎伦理和最公平的方式。它还防止了治疗在未经适

当评估的情况下"私自"进入常规临床实践。

如果将更大比例的脑卒中患者纳入合适的随机对照试验，我们就能更快地回答本书中提出的许多治疗的问题。

严格的随机分配和适当的盲法可最大限度地减少选择偏倚[110, 113]。如果随机分配的临床医生能够确定下一个患者将被分配接受何种治疗（例如，将密封的试验分配信封对准强光），他可能会忍不住不让该患者进入试验。分配盲法减少或避免了这种情况的发生[113]。中央电话随机化系统提供完全盲法：临床医生打电话给随机化中心并提供患者的详细信息，然后这些信息在呼叫过程中被记录在中央计算机上，只有在检查并输入所有基线数据后，计算机才生成下一次治疗分配。然后患者不可逆转地参与试验，因此不会发生选择偏倚[113]。患者在参与试验的医院选择有编号的药盒，服用药盒中的药物/安慰剂，然后致电中心办公室通知试验管理人员有患者已进入试验，这样的研究容易出现各种偏倚。在最糟糕的情况下，可以在不通知患者试验办公室的情况下将包装打开并交给患者（例如，在发生早期不良事件的情况下），包装可以只记录为"打开并丢弃"。此外，不可能在重要的关键预后变量上平衡治疗分配，这可能导致治疗组和对照组之间的不平衡，从而导致结果的错误。

如果可能的话，通过对患者和收集结果数据的观察者同时"盲法"，减少观察者偏倚非常重要[110, 113]。

通过招募大样本量的患者来减少随机误差。然而，随机对照试验需要非常大的样本量才能提供特定治疗的利弊平衡的真正可靠证据[110]。如果结局的衡量是不常见但严重的事件，例如死亡，并且治疗对结局的影响只有中等程度，那么该试验可能需要招募数千例患者[110]。为了招募如此庞大的人数，往往需要许多国家的临床医师

参与，因此试验设计需要简单，数据收集和审核需要最少（尽管在当前监管过度和官僚主义的研究氛围下，这样的简单性更难实现）[110, 114]。开展如此大规模的随机对照试验所付出的努力是巨大的，而且许多"大型试验"使用析因设计来同时评估两种或三种治疗，而不缺失统计学效力[110]。

良好的试验设计寻求减少治疗效果评估中的偏倚和随机误差。对评估者和参与者的治疗分配进行盲法和严格随机化可减少选择偏倚，盲法可减少观察者偏倚，招募大量患者可减少随机误差。

3. 1956 年至今急性脑卒中随机对照试验的问题

1948 年链霉素试验发表 8 年后，Dyken 和 White 在书中提到了他们在评估急性脑卒中治疗时发现的许多方法学问题，最重要的是了解个体患者的治疗是否有效[115]。他们在第一份关于急性脑卒中药物治疗的随机对照研究报告中写到这一点[115]。36 例患者被交替（但不是随机）分配到可的松组或对照组。13 例接受可的松治疗的患者和 10 例对照组死亡；这是一种反对治疗的趋势，但不是决定性的结果。遗憾的是，回顾自那以后 40 年（1956—1996 年）进行的急性脑卒中药物治疗的随机对照试验最终报道的质量，结果都是令人失望的[116]。许多试验存在不足，包括：纳入标准过于复杂；所用方法（特别是随机化方法）描述不完整；样本量不足；结果评价不当；执行标准差；"失访"的患者比例高得令人难以接受；不恰当的统计方法（常伴有不恰当的亚组分析）；并没有考虑所有患者[116]。另外，试验质量似乎随着试验规模的增加而提高[116]。虽然这是令人鼓舞的，但最近一项对 2001 年之前完成的急性脑卒中随机对照试验报道的综述显示，大多数试验规模太小，无法给出可靠的治疗效果估计，因为他们对事件发生率使用了不恰当的假设，并且对治疗效果的预期太过于乐观[117]。这些缺陷将使他们观察不到真正的治疗效果[117]。

迄今为止，大多数急性脑卒中的试验都是由药物企业直接申办（或财政支持）[118, 119]。由制药

公司资助的研究当然不会比其他研究质量更差，但令人担忧的是，与其他来源资助的研究相比，由制药公司资助的研究更有可能报道对申办方有利的结局 [120, 121]，而且有推迟发表不利结果（甚至根本不发表）的趋势 [122, 123]。工业界资助的脑卒中试验数量正在增加 [119]，但现在有了关于脑卒中试验申办方和研究者之间关系的指南，这可能会改善这种情况 [124]。因此，我们需要继续增加脑卒中随机对照试验的数量、规模和质量，增加非商业资金来源，并提高文献中这些试验的报告质量。不幸的是，在开始试验之前必须克服的监管障碍非常大 [114]，以至于他们可能会扼杀这种重要的临床研究形式，使"大多数脑卒中患者在随机对照试验的背景下得到治疗"的理想成为一个相当遥远的梦想 [125, 126]。

4. 提高文献中脑卒中试验和试验报告的质量

CONSORT 小组已经制订了提高随机对照试验报告质量的指南 [127]。他们的声明有几种语言版本，并得到了《柳叶刀》(The Lancet)、《内科医学年鉴》(Annals of Internal Medicine) 和《美国医学会杂志》(Journal of the American Medical Association) 等著名医学期刊的支持。由检查表和流程图组成，有助于提高随机对照试验的报告质量。清单包括报告中需要讨论的项目，流程图清晰地显示了试验中所有参与者从被纳入试验至参与试验结束的进展情况。其目的是使实验过程更清晰，无论是否有缺陷，这样数据的使用者可以更恰当地评估其有效性。CONSORT 网站提供了支持清单各个方面的证据，具有很强的实用性 (http://www.consort-statement.org)。我们只能希望，未来脑卒中试验人员在设计试验和报道结果时能够遵守这些指南。

5. 数字描述治疗的效果

治疗的效果可以用多种方式表示。相对的治疗效果可以使一种治疗看起来有令人印象深刻的好处（"药物降低了一半的风险"）。表 13-5 描述了如何计算最常用的相对和绝对处理效果的数值度量。绝对获益对临床决策更为重要，并且在很大程度上受对照组事件发生频率的影响。如果在对照组中发生的事件很少，那么绝对的好处（无论相对治疗效果有多大）将是很小的。在这种情况下，相应地，预防一个事件所需的治疗数量（number needed to treat，NNT）将很大，因此治疗在低风险患者中可能没有什么临床价值。例如，在一项随机对照试验中，如果服用阿司匹林的脑卒中患者中有 0.5% 发生了致死性肺栓塞，而服用阿司匹林和第二种抗血栓药物（如低分子肝素）的脑卒中患者中有 0.25% 发生了致死性肺栓塞，相对风险降低了惊人的 50%，但绝对风险差异仅为 0.25%。换句话说，如果我们治疗 1000 例患者，只有 2 例或 3 例患者可以避免致死的肺栓塞，而防止 1 例患肺栓塞的所需的治疗数量为 400。然而，如果致死性肺栓塞发生在 5% 的对照组中，而相对风险降低仍为 50%，则绝对风险差将为 2.5%，所需的治疗数量仅为 40 例患者。

6. 什么是系统评审，我们为什么需要它们

生物医学文献是如此庞大，临床医生面临着难以管理的大量信息要吸收。例如，Cochrane 脑卒中组的脑卒中研究数据库包括超过 24 000 篇关于随机对照试验、对照临床试验和系统综述的参考文献（访问 2017 年 1 月），脑卒中试验文献正在快速增长，在过去几年里，平均每年约有 1200 篇新的脑卒中试验报告被添加到登记册中（Brenda Thomas，个人交流）。面对如此庞大、令人困惑和快速变化的治疗信息，忙碌的临床医生应该怎么做？关注发表在知名英语期刊上的几篇精选报告？这样的选择很容易导致对治疗效果的偏见评估。依赖于制药公司的信息？但愿不是。最小化偏差的最佳方法是系统地审查所有相关随机对照试验的所有证据，包括已发表和未发表的证据 [108]。简单、系统地回顾一下。

- 定义要回答的问题。
- 使用定义的搜索方法来识别相关研究。
- 选择研究并使用明确的标准从中提取数据。
- 尽可能以定量的方式综合证据（即提供治疗

表 13-5 描述临床试验数值结果的方法		
	治疗组	对照组
最初分配的人数	1000	1000
随访结束时死亡的人数	80（A）（8%）	100（B）（10%）
随访结束时存活的人数	920（C）（92%）	900（D）（90%）
风险评估	缩略词	计算 / 结果
死亡相对风险度	RR	8%/10%=0.80[a, b]
死亡相对风险度降低	RRR	（1–RR）×100%=（1–0.80）×100%=20%
死亡优势比	OR	（A/C）×（B/D）=AD/BC=0.78[a]
优势比的 95% CI	95%CI	0.58～1.06
相对优势比减少	ROR	（1–OR）×100%=（1–0.78）×100%=22%[b]
对照组死亡的绝对风险	AR	100/1000×100%=10%
治疗组死亡的绝对风险	AR	80/1000×100%=8%
死亡的绝对危险度差异	ARD	10%–8%=2%，或每 1000 例接受治疗的患者中需要避免 20 例死亡
避免一项事件所需的治疗数量	NNT	100/ARD=100/2=50[b, c]，例如，治疗 50 例患者需要避免 1 例死亡

a. 优势比（OR）和相对危险度（RR）均提供了相对疗效的估计。如果对照组的绝对风险较低，则估计值会相似。然而，如果对照组的绝对风险较高，则 OR 将大于 RR。例如，在关于脑卒中单元（与普通内科病房相比）影响的 Cochrane 综述中，在普通内科病房治疗的患者中，约 58% 在随访结束时死亡或不能自理，而在脑卒中单元治疗的患者中，这一比例为 54%。这使得脑卒中单元的 OR=0.80，相对比值减少 20%。当将相同结果表示为 RR 时，与脑卒中单元获益相关的 RR=0.91 和相对危险度降低 9% 似乎较为温和。OR 容易计算，但难以理解；RR（及其 95%CI）更难计算，但更容易理解。Cochrane 手册对每种测量方法的优缺点给出了实用的建议[346]

b. 计算这些效应估计值的置信区间很重要的。在本例中，置信区间上限超过了单位，这相当于在"P<0.05 水平上不显著"。虽然可能没有统计学差异，但死亡风险降低 20% 可能具有临床显著性。然而，要检测出这种差异，需要一项至少有 10 000 例患者样本量的试验。为了可靠地确定不同亚组对死亡的影响是否不同，需要数万例患者的更大规模试验[110]。许多统计学教科书中都有计算置信区间的公式[347]

c. 如果效应估计值在统计学上未显示出差异，则不应计算所需的治疗数量（NNT）。如果使用一项包含数项试验系统综述的数据来计算 NNT，应谨慎解读结果，因为"总体"NNT 主要受到对照组事件发生率的影响。最好是对相对治疗效果进行总体估计，并将其应用于将接受治疗组的患者的预期事件发生率[346]

Cochrane 手册是关于这一主题的最新来源，可通过 Cochrane 图书馆在线获取[346]

效果的总体估计）。

读者在阅读系统评审报告时，应考虑表 13-6 中的清单。PRISMA 声明是报告系统评估和 Meta 分析的新指南。虽然 PRISMA 的主要重点是随机对照的系统综述报告，但也可用于其他类型研究的系统综述报告，特别是干预措施的评价[128]。

7. Meta 分析是什么

Meta 分析是一种数值的技术，它从综述中包含的所有试验（系统的或非系统的）中估计出总体的治疗效果。这种来自系统综述的总体估计避免了从试验子集中得出的选择估计所固有的选择偏差，而且比来自任何一个试验的估计更精确（即较少受随机误差的影响），因为它们是基于更

表 13-6 系统综述关键性评估中的方法学问题
• 是否明确说明问题和方法
• 定位相关研究的检索方法是否全面
• 是否明确使用方法来确定将哪些文章纳入综述
• 是否评估了主要研究的方法学质量
• 主要研究的选择和评估是否可重复且无偏倚
• 是否充分解释了各研究结果的差异
• 主要研究的结果是否可以有机地结合
• 审稿人的结论是否可以得到数据的支持

关于系统综述的设计、实施、分析和报告的全面细节可在定期更新的 Cochrane 手册中获取，也可在网上获取[346]（引自 Sackett et al. 1991[109]）

多数据的结果。

> 对系统综述中的数据进行 Meta 分析，是从一组对同一类型患者采用相同干预措施、使用同一类型结果指标的类似试验中获得偏倚最小、最精确估计治疗效果的最佳方法。

8. 试验（系统综述）中不适当的亚组分析的危害

亚组分析在临床试验专家和那些喜欢提出假设来解释特定试验的"阳性"或"阴性"总体结果的人中很受欢迎。然而，这是十分危险的，因为即使在亚组中观察到明显的效应，也可能仅仅是由于运气而不是治疗本身[110, 129]。基于单一试验的亚组分析或 Meta 分析的治疗益处声明需要谨慎看待，并应被视为假设生成。为了可靠地检验这些亚群假设，通常需要进一步使用适当的和预先指定的假设进行非常大规模的试验[110, 129]。

不恰当的亚群分析可能会造成灾难性的后果。加拿大阿司匹林磺胺吡松试验的报告得出结论，总体而言，在有脑卒中风险的人群中，阿司匹林可显著降低 30% 的脑卒中或死亡风险[130]。亚组分析表明，这种益处仅限于男性，在女性中没有发现。因此，美国 FDA 批准阿司匹林用于预防脑卒中，但只适用于男性，不适用于女

性。然而，1994 年抗血小板试验专家合作组织对所有相关随机对照试验的系统回顾结果显示，在高危人群中，抗血小板药物的疗效在男性和女性中相似，从而推翻了加拿大试验亚组分析的结果[131]。FDA 直到 1998 年才批准阿司匹林用于预防女性脑卒中，所以 1980—1998 年，世界上许多脑卒中风险高的女性没有服用阿司匹林，因此出现了本可以避免的脑卒中。同样，在 Meta 分析中过分强调单一积极试验的结果可能会导致误导性的阳性结论。例如，最被广泛引用的急性缺血性脑卒中溶栓治疗研究——神经疾病和脑卒中（Neurological Diseases and Stroke，NINDS）试验，可能高估了该治疗在临床应用中的益处（见本章"选择性使用：溶栓药物"）[132, 133]。

9. 将试验结果和系统综述转化为临床实践

现在有很多关于如何利用试验结果和系统评价来提高临床实践的书籍和文章。然而，它需要大量的时间和资源来采取下一步的步骤（即制订和实施基于证据的指南或政策文件，然后在很长一段时间内持续地应用于整个临床服务）。许多提高临床医生表现的策略，从财政激励，到指导方针，到继续医学教育都被提出。Cochrane 有效实践和护理组织（Effective Practice and Organization of Care，EPOC）小组正在进行系统审查，以确定哪些干预措施最有可能实现医疗专业人员临床实践的改善[134]。如果我们要从有限的卫生服务资源中拿出一部分用于提高医疗保健专业人员的护理标准，那么重要的是，我们只能把钱花在那些能在临床实践中带来可衡量和可持续变化的方法上（并且这样做具有成本效益）（见第 17 章表 17-22）。我们提高护理标准的努力绝不能浪费在不加评判的干预措施的应用上，这些干预措施需要很大的努力，但收效甚微[135]。

10. 根据随机对照试验、系统综述和临床实践指南的最新报告来源

基于证据的医学要求人们使用最新的报道，随着本书出版后的每年，我们引用的证据将越来越多地被取代。然而，有一些定期更新的证

据来源可以填补这一"信息空白"[108]。例如，Cochrane 协作脑卒中评论小组协调了一系列针对脑卒中治疗和预防的不同形式的医疗保健的系统评论，这些评论会随着新信息的出现而更新[136]。它的网站包括一个到 Cochrane 协作网站的链接，在那里可以免费获得所有 Cochrane 系统评论的摘要（http://stroke.cochrane.org/home）。因此，在可能的情况下，我们在本书中引用了来自 Cochrane 系统评论数据库的评论，因为这些评论质量高，而且比发表在传统纸质期刊上的许多相应评论更新得更频繁[137]。如果没有相关的 Cochrane 综述，我们会寻找高质量的系统综述。Cochrane 图书馆包括疗效评论摘要数据库（Database of Abstracts of Reviews of Effectiveness，DARE），这是一系列有质量保证的评论（及其摘要），是此类评论的一个非常有用的来源。如果找不到系统的综述，要么求助于该领域的知名专家，要么搜索 Cochrane 中央对照试验登记册（Central Register of Controlled Trials，CENTRAL）；在 Cochrane 图书馆（2013 年第 5 期）中，CENTRAL 收录了约 698 000 篇随机对照试验和其他对照临床试验的参考文献。

还有其他一些定期更新的证据来源，以下是我们常用的一些证据来源。

• 华盛顿大学互联网脑卒中中心，这是一个关于脑卒中治疗和研究的独立网络资源，其中包括当前脑卒中试验的相当全面和最新的登记注册（http://www.strokecenter.org/）。

• BMJ 最佳实践（BMJ Best Practice）是一个在线资源，可以找到关于有效医疗保健的最佳可用证据（https://bestpractice.bmj.com/）。

• 伦敦皇家医学院（http://www.rcplondon.ac.uk）。

• 苏格兰校际指导网络（http://www.sign.ac.uk/）。

• 脑卒中研究数据库（Database of Research in Stroke，DORIS）包含了由 Cochrane 脑卒中组收集的超过 24 000 篇关于随机对照试验、对照临床试验和系统综述的参考文献，以一种搜索简单的研究为基础格式。该数据库包含已完成、正在进行的和计划中的试验，以及当前脑卒中指南的链接。还有相关 Cochrane 评论和协议的链接（http://www.askdoris.org/）。

• NHS 证据（NHS Evidence）旨在为患者和医生提供有关有效医疗保健形式的最新信息（https://www.evidence.nhs.uk/）。

（二）急性脑卒中护理的组织

在一个特定的医院中，急性脑卒中护理的组织方式在很大程度上取决于可用的资源和计划的治疗（见第 17 章）。急性脑卒中的临床和放射学诊断将在第 3～5 章中讨论。急性期一般管理的其他方面将在第 10 章和第 11 章中讨论。

（三）常规、选择性或完全不使用治疗方法

强有力的证据支持在几乎所有急性缺血性脑卒中患者中常规使用阿司匹林（见本章"常规使用：阿司匹林"）。对于抗凝药，现有的大量数据不支持其常规使用，但有时由于特定原因，在相对小比例的患者中使用抗凝药是合理的（见本章"选择性使用：抗凝药"）。同样，有充分的证据表明，对于特定的患者应采用溶栓治疗或血管内治疗（见本章"选择性使用：溶栓药物"和"选择性使用：血管内介入治疗"）。还有许多其他的干预措施也在一定程度上进行了测试，但证据仍然不确定。本章的其余部分将更详细地探讨这些广泛的结论。一些治疗如静脉溶栓，应该只在有组织的急性脑卒中专科服务的背景下进行，尽管阿司匹林等其他药物可以广泛使用，即使在医疗资源有限的地方。

（四）不同国家治疗的差异

不同国家之间和国内对急性脑卒中的一般治疗存在巨大差异[138-140]。脑卒中单元设施的可获得性存在差异[141]，抗凝药等特定药物的使用也存在差异，无论是作为急性治疗还是作为二级预防[140]。例如，一项针对 36 个美国医学中心的调查显示，在 497 例急性缺血性脑卒中患者的样本中，29% 的患者接受了静脉注射肝素治疗，但不同中心之间的治疗比例差异很大，从 7 个中心的"完全不"到一个中心的 88%[142]。在对 280 名美

国神经学家和 270 名加拿大神经学家的进一步调查中，研究了这种差异的原因。美国神经科医生明显比加拿大神经科医生更有可能使用静脉肝素治疗进展性脑卒中（51% vs. 33%）、椎基底动脉脑卒中（30% vs. 8%）、颈动脉区脑卒中（31% vs. 4%）和多发性 TIA（47% vs. 9%）[143]。美国神经学家比加拿大神经学家更经常引用医学法律因素作为决策过程的潜在影响[143]。尽管发表的四项临床试验没有显示肝素对急性缺血性脑卒中患者有任何长期益处，但美国和加拿大的神经学家都将大量使用静脉注射肝素治疗急性缺血性脑卒中[143]。显然，有必要了解为什么在世界上的一些地方，临床医生坚持使用一种没有可靠证据支持的治疗方法，而在其他国家，这种治疗方法已经被放弃[144]（急性缺血性脑卒中的静脉注射肝素）。同时，为什么一种被证明是有益的治疗方法（缺血性脑卒中和心房颤动患者口服抗凝药）仍然使用不充分[140, 145]（见第 17 章"抗凝药"）。同样，在美国[146, 147]和欧洲[148]，急性缺血性脑卒中的溶栓治疗也存在很大差异。这些差异可能有许多原因，但缺乏来自适当大规模随机对照试验的真正可靠证据和广泛认可的系统综述。对于溶栓治疗，对出血风险的担忧、急诊科医生认为缺乏益处的证据，以及急诊科提供神经保护的差异，是导致差异的一些医生相关因素[148-150]。有效提供溶栓治疗的障碍在第 19 章"讨论脑卒中综合服务时的一般原则"中讨论。

> 某些治疗方法的使用有很大差异，有时表明缺乏真正可靠的证据证明这种治疗方法的效果；有时它仅仅代表医生或卫生系统不愿改变。无论原因是什么，临床实践或服务提供中的重大变化是不公平的，在道德上是站不住脚的。

（五）任何特定潜在原因的治疗

尽管绝大多数缺血性脑卒中都或多或少地与动脉粥样硬化及血栓栓塞并发症、颅内小血管疾病和心源性栓塞有关（见第 6 章），但也有一小部分是由其他较为罕见的疾病引起的。这些不寻常的原因及其治疗方法已在第 7 章讨论。需要强调的是，尽管血管炎等疾病并不常见，但未能正确认识和治疗它们可能导致不良结果。一个系统的历史记录、检查、调查的方法，将最大限度地减少错过一个潜在的可治疗的原因缺血性脑卒中的风险。

三、常规使用：阿司匹林

（一）基本原理

1. 潜在益处

在动脉方面，阿司匹林可能通过多种方式减少缺血损伤的脑组织体积。它可以防止动脉血栓向远端和近端逃逸，防止微循环中的再栓塞和血小板聚集。它还能减少血栓素和其他神经毒性类环氧二烷的释放，甚至可能具有神经保护作用[151, 152]（见本章"急性缺血性脑卒中的病理生理学"）。在静脉循环高危患者（主要是由于普通或骨科手术）中，抗血小板药物降低了深静脉血栓形成（深静脉血栓形成）和肺栓塞的风险[153]。

2. 潜在的危害

由于抗血小板药物具有止血作用，其与颅内和颅外出血有一定程度的关系[131]。

（二）证据

1. 可用的数据

阿司匹林治疗急性心肌梗死的疗效于 1988 年首次得到可靠证实[154]。由于缺乏抗血小板药物在缺血性脑卒中急性期作用的数据，两项关于阿司匹林的大型随机对照试验——国际脑卒中试验（International Stroke Trial, IST）[155] 和中国急性脑卒中试验（Chinese Acute Stroke Trial, CAST）[156] 纳入了 40 000 多例患者。在 IST 中，开放的析因设计将患者被分配到每天 300mg 的阿司匹林、肝素及两者的组合，或两者都不使用，持续 14 天。在 CAST 中，双盲设计将患者被分配给 1 个月的阿司匹林，每天 160mg 或匹配的安慰剂。关于阿司匹林治疗急性缺血性脑卒中的证据主要有两个来源。第一个是 Cochrane 系统综述，包括所有已完成的抗血小板药物治疗急性脑卒中的随机对照试验，并分析了它们对各种短期和长期临床结果的影响[157]。第二项是对来自 CAST 和 IST 的个体患者数据的 Meta 分析，研究了在预定治疗期间特定类别患者服用阿司匹林的效果[158]。关于其他抗血小板方案的证据有限。中国的 CHANCE 试验表明，在 TIA 和急性小缺血性脑卒中患者中，阿司匹林和氯吡格雷联合治疗可能对早期复发脑卒中提供更大的保护[159]。然而，这一结果需要在西方人群中得到证实，因为在背景治疗可能更加密集的西方人群中，更严重脑卒中患者出血风险更高[160]。静脉注射糖蛋白Ⅱb/Ⅲa 受体拮抗药的作用见本章"价值未被证实：其他再灌注策略"[161]。

2. 对主要事件和结局的影响：复发性脑卒中、颅内出血、死亡和功能状态

阿司匹林对各种结局的影响如表 13-7 所示。阿司匹林在治疗期间能够显著降低缺血性脑卒中 30% 的复发概率（95%CI 0.2～0.4），从对照组的 2.3% 到治疗组的 1.6%（即每 1000 例治疗患者避免 7 次事件）[158]。阿司匹林有少量的症状性颅内出血（包括梗死的症状性转变）；在 0.8% 的对照组和 1.0% 的治疗患者中，治疗组相对概率增加了 21%（95%CI –0.01～0.49），或绝对增加约 2/1000 例[158]。阿司匹林在治疗期间显著降低了 8% 的相对死亡率（95%CI 0.01%～0.16），从对照组的 5.4% 降至治疗患者的 5.0%（即每 1000 例治疗患者避免 4 例死亡）[158]。"治疗期间复发性脑卒中或死亡"方便地概括了疗效和风险的总体平衡，因为它包含了收益和危害：复发性缺血性脑卒中、类型未知的复发性脑卒中、症状性颅内出血、梗死的症状性出血转化和任何原因的死亡。我们把这种结果称为"脑卒中或死亡"。阿司匹林将这种进一步脑卒中或死亡的相对概率显著降低 11%（95%CI 0.05～0.15），从 9.1% 降低到 8.2%；每 1000 例有 9 例患者在治疗期间避免了进一步

表 13-7 急性缺血性脑卒中后 24h 内开始阿司匹林的作用	
治疗期间内发生的事件	每 1000 例接受治疗的患者中避免的事件（例）
致死性或非致死性肺栓塞	1（0～2）
复发缺血性 / 不明原因性脑卒中	7（4～10）
症状性颅内出血	–2（–4～0）
颅外大出血[a]	–4（–7～–2）
随访结束时的临床结局	
全因死亡	9（2～15）
死亡或生活不能自理	13（3～23）
脑卒中症状完全恢复	11（2～21）

这些事件并不是相互排斥的，所以各种事件不能相加。在国际脑卒中试验（IST）和中国急性脑卒中试验（CAST）中，急性治疗期分别为 14 天和 1 个月，随访结束时间分别为 6 个月和 1 个月[158]

a. 大出血被定义为严重到需要输血或导致死亡的出血

的脑卒中或死亡（图 13-10）[158]。结束时在随访中，每 1000 例接受治疗的患者中，阿司匹林可避免约 9 例死亡[157]，并可显著降低 6%（95%CI 0.02～0.08）的死亡率死亡或生活依赖的概率。风险差异是额外 13 例存活患者和每 1000 例患者接受独立治疗。阿司匹林还显著提高了 6% 的完全康复的概率（95%CI 0.01～0.11），每 1000 例接受治疗的患者中有 11 例患者完全康复[157]。

3. 对深静脉血栓形成和肺栓塞的影响

阿司匹林能够显著降低 29%（95%CI 0.04～0.47）肺栓塞的发病概率，从对照组的 0.5% 降低到治疗组的 0.3%（即每 1000 例治疗患者中有 1 例避免肺栓塞）[157]。IST 和 CAST 没有对肺栓塞进行系统筛选，因此很有可能进行了系统筛选低估了阿司匹林的绝对益处，但其比例降低不太可能被低估。如果在对照组中肺栓塞的真实发生率为 3%，并且应用相同比例的减少，那么每 1000 例服用阿司匹林的患者中，就有 12 例可能避免

肺栓塞。这些益处与阿司匹林预防外科患者肺栓塞的系统综述[153]和肺栓塞预防试验[162]中所见的结果一致。

因此，这些数据加强了在脑卒中急性期常规使用阿司匹林并继续长期使用的理由。阿司匹林可能为存在低中度深静脉血栓和肺栓塞风险的脑卒中患者提供一定程度的血栓预防。对于静脉血栓栓塞的高危患者，可能因为有静脉血栓栓塞史或存在易栓症，间歇气动压缩装置或低剂量皮下肝素是替代方案，详细讨论在第 11 章"静脉血栓栓塞"。

4. 亚组分析

个体患者数据的 Meta 分析并没有发现阿司匹林的益处或危害，明显高于或低于上述报道的平均水平的任何组[158]。在所有 28 个亚组中，对照组患者的复发风险相似，所以在年龄、性别、意识水平、心房颤动、CT 表现、血压、脑卒中亚型或伴发肝素使用方面没有显著差异。也没有很好的证据表明 11% 的死亡概率相对降低在任何亚组中被逆转，或者在任何亚组中出血性脑卒中的增加远远大于约 2/1000 的平均值，并且在预定治疗期间进一步脑卒中或死亡的减少之间没有异质性（图 13–10）。

5. 阿司匹林在未进行脑部计算机断层扫描或磁共振成像的出血性脑卒中患者中的应用

在 IST 和 CAST 纳入的 9000 例事先没有进行 CT 的患者中，阿司匹林似乎是完全获益的，在出血性脑卒中后随机分配的 800 例患者中，没有增加的风险（进一步的脑卒中或死亡）的证据：阿司匹林组 63 例，对照组 67 例[158, 163]。这些数据大体上能令人接受，那些无意中进入试验的出血性脑卒中患者（他们随后只服用了一次到两次的阿司匹林）平均而言不会因此而受到伤害。然而，他们并没有确定脑出血患者继续服用阿司匹林的安全性，也没有确定对根本没有进行 CT 扫描的患者服用阿司匹林的安全性。Berkowitz 进行了决策分析，将 CAST 和 IST 的结果应用于一系列假设的脑卒中人群，其中出血性脑卒中的比例是不同的（对应于一系列中低收入国家报道的频率）。他的结论是："在病因不明的急性脑卒中后首次住院期间使用阿司匹林治疗，预计可以降低急性脑卒中相关的死亡率和住院期间脑卒中的复发率，即使在脑出血引起的急性脑卒中的报道比例最高的情况下也是如此。"这表明，在许多资源匮乏的环境中，CT 是不可行的，在没有事先扫描的情况下，用阿司匹林治疗所有急性脑卒中很可能是可行的，疗效大于风险[164]。

（三）应该治疗哪些患者

早期的阿司匹林治疗对大多数的患者都是有利的。因此，建议所有疑似急性缺血性脑卒中的患者，无论病变部位和病因（即使是心源性栓塞）均应服用阿司匹林，除非有明确的禁忌证[165, 166]。

1. 心房颤动患者

IST 和 CAST 试验在随机分组纳入了约 4500 例心房颤动患者。在这些患者中，对照组脑卒中复发的风险为 2.9%，而服用阿司匹林的患者为 2.0%。阿司匹林可使缺血性脑卒中复发风险降低 1/3，与患者是否患有心房颤动无明显差异[158]。在一项 Cochrane 系统综述中，我们发现在急性缺血性脑卒中患者中，肝素相比阿司匹林没有表现得更好[167]。因此，这类患者都应该在一开始就服用阿司匹林。

2. 已经在服用抗血小板药物的患者

如果 CT 或 MR 扫描显示脑卒中是缺血性的，即使有一些出血点转化，继续服用抗血小板药物可能是合理的。对于已经服用阿司匹林或其他血小板药物的脑卒中患者，采用何种抗血小板方案进行长期二级预防的问题在第 17 章"抗血小板药物"中讨论。如果扫描显示是出血性脑卒中，一般应停止抗血小板药物。正在进行的随机对照试验探究出血性脑卒中后是否应该给予抗血小板方案作为长期二级预防，我们建议让患者参加这些试验[168]。

（四）哪些患者不能采用阿司匹林治疗

有些患者有明显的阿司匹林使用禁忌证，例如有明确的阿司匹林过敏史的患者（例如，暴

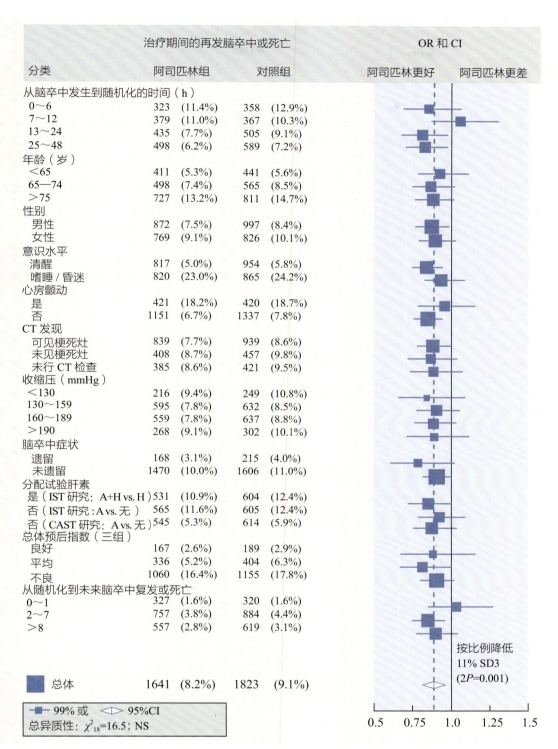

▲ 图 13-10　中国急性缺血性脑卒中研究（CAST）和国际脑卒中研究（IST）治疗期间不同的亚组之间，阿司匹林对于急性缺血性脑卒中再发性脑卒中和死亡的作用

研究纳入致命和非致命事件。对于某个特定的亚组，列出了阿司匹林组和非阿司匹林组患者的事件，以及优势比（深紫色正方形，面积与发生事件的患者总数成比例）及 99%CI（水平线）。在竖（实）线的左边的正方形表示没有治疗的差异（优势比 1.0），只有当整个 99%CI 在竖（实）线左侧时，P<0.01 才有意义。A 代表阿司匹林，H 代表肝素。在本研究和其他研究中，特定信息缺失的患者的结果未单独列出（CT 结果除外），但可以通过从总结果中减去亚组结果得到其分子和分母（例如，未计算预后指数的人数为阿司匹林组 16/638 vs. 对照组 18/638）（经 Lippincott Williams & Wilkins 许可转载，引自 Chen et al. 2000[158]）

露于阿司匹林后出现喘息或皮疹）。对于脑出血患者，是否应该给予阿司匹林或其他抗血小板药物则比较困难。如上所述，没有明确的证据表明，在等待 CT 检查时服用阿司匹林会造成伤害 [158, 163]。一项回顾性观察研究表明，在脑出血患者中，在出血时服用阿司匹林会增加血肿扩大的机会 [169]。一项前瞻性队列研究对 207 例脑出血生存者进行了研究，其中 46 例（22%）服用了抗血小板药物（最常用于预防缺血性心脏病），研究发现抗血小板药物的使用与复发性脑出血没有显著相关性，作者得出结论，使用抗血小板药物似乎与复发性脑出血风险的大幅增加无关 [170]。因此，脑出血患者如果有非常明确且迫切需要继续服用阿司匹林的指征（如不稳定型心绞痛），并且被认为进一步发生脑出血的风险较低，继续服用阿司匹林可能是合理的 [163, 170]。在我们看来，目前还不清楚阿司匹林或其他药物抗血小板药物在脑出血后的应用利大于弊，所以我们支持正在进行的随机对照试验纳入此类患者 [168]。

（五）何时开始治疗

没有明确的证据表明阿司匹林的益处存在 "时间窗口"。晚期（脑卒中发作后 24～48h）治疗的患者与早期（发病后 0～6h）治疗的患者，取得的疗效是相同的 [158]。我们建议，一旦 CT 或 MR 扫描排除脑出血为脑卒中的原因，就应该开始服用阿司匹林。"立即进行 CT，如果排除出血，则给予阿司匹林" 是最有效的策略 [171]。如果不能立即进行 CT，而根据患者的临床特征，临床医生确信脑卒中不太可能是出血性的（即脑卒中发作早期没伴有头痛或呕吐史，患者神志完全清醒等），那么可以在 CT 或 MR 扫描时开始服用阿司匹林。这一政策似乎没有减少阿司匹林的疗效 [158]。如果患者正在考虑进行溶栓治疗，可能有必要推迟阿司匹林治疗的开始。对于链激酶溶栓，如果与阿司匹林同时给予，则会增加颅内出血的风险 [172, 173]。同样，阿司匹林会增加 rt-PA 导致出血的风险 [174]，美国和欧洲的指南建议，阿司匹林只能在溶栓治疗 24h 后开始使用 [165, 166, 175]。阿司匹林的治疗应推迟到溶栓后 24h。

（六）剂量和给药途径

在脑卒中的急性期，我们建议每天至少服用 150mg 的阿司匹林。最初的剂量必须很高（当然也高于长期二级预防所需），以尽可能快速和完全抑制血栓烷的生物合成 [176, 177]。对于有吞咽障碍的患者，阿司匹林可以通过肛门栓剂 [178]，通过鼻胃管或静脉注射（如 100mg 赖氨酸盐，注射 10min 以上）。

（七）不良反应

严重的颅外出血（定义为严重到足以导致死亡或需要输血）是最常见的严重不良反应。在试验中，相对优势增加很大（68%，95%CI 0.34～1.09），但绝对超量很小，每 1000 例接受治疗的患者中有 4 例额外的严重颅外出血（表 13-7）[157]。在使用肝素的患者中，超量更大（单独使用肝素 0.9%，阿司匹林加肝素 1.8%；超量 9/1000），高于其他患者（无阿司匹林 0.5%，阿司匹林 0.7%；超量 2/1000）[158]。最好通过避免与抗凝药联合治疗，以降低阿司匹林的短期和长期不良事件的风险 [179]（见第 17 章 "抗凝药" 中关于人工心脏瓣膜患者联合治疗的使用）。

四、选择性使用：抗凝药

（一）基本原理

1. 潜在的好处

抗凝药适用于动脉和静脉循环。在腔隙性梗死的大动脉和穿通动脉中，治疗的目的是防止任何血栓（或栓子）的逃逸，有利于血栓的自发性溶解，并防止任何近端动脉或心脏来源的再栓塞。在小动脉和微血管中，抗凝药也可以防止血栓形成，这可能导致梗死核心周围半暗带的缺血。在静脉循环中，抗凝可降低静脉血栓栓塞和血栓栓塞的风险，这两种疾病是脑卒中后活动受限的常见并发症（见第 11 章 "静脉血栓栓塞"）。

2. 潜在的危害

脑梗死在最初的几天，红细胞会从微血管中渗出。在大脑 CT 或 MR 扫描中，表现为轻微程度的渗漏瘀点，但如果出血更广泛，则可能形成实质血肿。这一病理生理过程称为脑梗死的出血性转化（见第5A章"灌注后阶段的成像"）。因此，从理论上讲，任何抗凝药、抗血小板药、溶栓药或抗纤维蛋白原的药物都可能增加颅内出血的倾向，这可能抵消部分或全部的疗效。

出血性转化的临床影响超过了脑梗死的影响（即出血性转化对预后的独立贡献），很难在单个患者中进行评估。轻微程度的转变不会造成临床结局的危害，然而发展为一个大的实质血肿可能是致死的。抗凝药也会增加新生颅内出血的风险（如颅内、蛛网膜下腔或硬脑膜下出血）和颅外出血的风险。

（二）证据

1. 可获取的数据

截至2014年，在23 748例参与者中完成了24项比较抗凝药与对照的随机对照试验，并可进行审查[180]。尽管该综述从那时起就没有更新过，但也没有发表过进一步的抗凝药与对照的随机对照试验。综述中包括的试验测试了标准的未分离肝素、低分子肝素、类肝素和直接凝血酶抑制药，以及两种测试的肝素仅给予24h，然后口服抗凝[180]。大多数数据来自未分离的肝素通过皮下注射中剂量（12 500U，每日2次）或低剂量（5000U，每日2次）的试验。试验共包括23 748例急性缺血性脑卒中患者。患者通常在脑卒中发作后48h内随机分组，治疗持续约2周。直接比较一种药物与另一种药物的试验较少[181]。另一篇综述集中在比较低分子肝素或类肝素与对照组在急性缺血性脑卒中的试验[182]。已经有少量的试验比较抗凝药和抗血小板药物；一项综述包括了16 558例患者的4项试验数据，比较了未分离肝素或低分子肝素与阿司匹林[167]。这些综述完成后，又发表了一些小型试验，比较静脉全剂量肝素与阿司匹林[183]、静脉全剂量肝素与低剂量肝素[184]、不同剂量低分子量肝素[185]、低分子肝素与阿司匹林[186]，以及阿加曲班（一种直接凝血酶抑制药）与对照（所有患者在最初48h内服

用阿司匹林）[187]。在我们看来，这些后续研究的结果并没有改变关于抗凝药在急性缺血性脑卒中中的作用的总体结论。

2. 对主要事件和结局的影响：复发性脑卒中、颅内出血、死亡和功能预后

Cochrane综述基于对比抗凝药与对照组（22 562例患者）的21项试验，结果显示在治疗期间（图13-11）或随访结束时（图13-12），没有任何证据表明会从中获益[180]。尽管抗凝药与每1000例接受治疗的患者中至少9例复发性缺血性脑卒中相关（OR=0.76；95%CI 0.65～0.88），它们也与症状性颅内出血增加9/1000相关（OR=2.52，95%CI 1.92～3.30，图13-11）。在随访结束时，没有证据表明抗凝药降低了全因死亡的概率（OR=1.05，95%CI 0.98～1.12，图13-12）。如果有什么区别的话，那就是使用抗凝药的死亡人数没有显著增加。同样，没有证据表明抗凝药降低了随访结束时死亡或生活不能独立的概率（OR=0.99，95%CI 0.93～1.04，图13-12）。

3. 不同治疗方案的出血风险

在Cochrane综述中，与对照组相比，每一种试验方案似乎都增加了症状性颅内出血和颅内外出血的风险[180]。症状性颅内出血的相对增加在不同方案中是一致的，尽管（因为数量较少）仅在皮下注射普通肝素组有统计学意义（图13-11）。不同给药方案的间接比较显示，高剂量给药方案的出血风险较高。在IST中，皮下注射普通肝素的患者被分配给高剂量组（12 500U，每日2次）或低剂量组（5000U，每日2次），症状性颅内出血的比例分别为1.8%和0.7%，高剂量患者的比例为11/1000，非常显著[155]。

就颅外出血而言，每1000例接受抗凝药治疗的患者中，约有9例出现严重的颅外出血。不同药物的间接比较显示，高剂量方案的出血风险较高。在IST中，高剂量肝素组的患者发生颅内外出血的风险为2%，低剂量肝素组的患者发生颅内外出血的风险为0.6%，高剂量患者的发生率为14/1000。

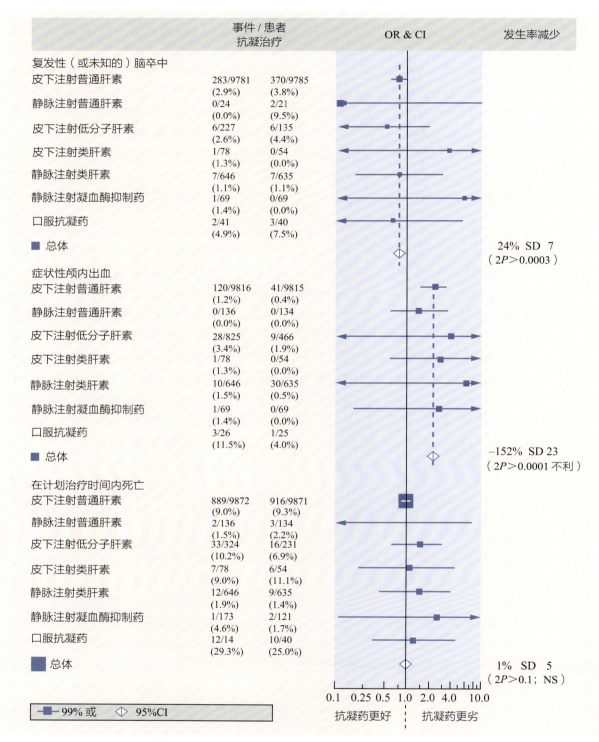

▲ 图 13-11　急性缺血性脑卒中的抗凝治疗：治疗的相对作用

对 24 个随机对照试验研究的急性缺血性脑卒中使用肝素治疗和对照组进行系统比较：治疗时间内的复发性脑卒中、症状性颅内出血及死亡率。每种肝素治疗方案的治疗效果用 OR（方块）及 99%CI（水平线）表示。正方形的大小与可用的信息量成正比。OR 为 1.0 代表无治疗效果，OR ＜ 1.0 提示治疗效果优于对照组，OR ＞ 1.0 提示治疗效果劣于对照组。总体的治疗效果和 95%CI 用正方形代表。右边的数字代表相对发生率降低（标准差）[经 Cochrane Collaboration 许可转载，引自 Sandercock P et al. Antiplatelet therapy for acute ischaemic stroke. Cochrane Database Syst Rev 2003;(2): CD000029]

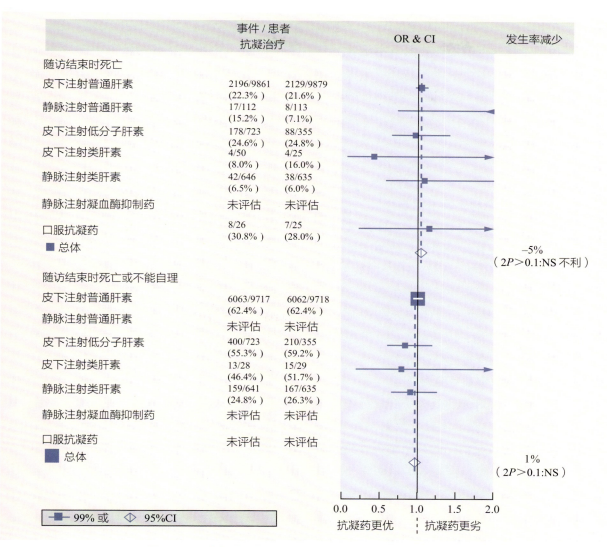

▲ 图 13-12　急性缺血性脑卒中的抗凝治疗：随访结束时的相对结果
对 5 项比较抗凝药和对照治疗的长期随访的随机对照试验研究进行系统综述，与图 13-11 类似 [经 Cochrane Collaboration 许可转载，引自 Gubitz G et al. Anticoagulants for acute ischaemic stroke. Cochrane Database Syst Rev 2004; (3): CD000024.]

　　一项比较急性缺血性脑卒中使用高剂量和低剂量抗凝药的试验的系统综述支持这一发现，即颅内出血和颅外出血的出血风险与剂量有关[188]。此后发表的比较不同剂量低分子肝素治疗急性缺血性脑卒中的随机对照试验也显示，颅内出血的风险是剂量依赖性的[185, 189]。一项开放的随机对照试验比较了脑卒中发作后 3h 内开始使用全剂量静脉肝素和皮下注射低剂量肝素，也显示高剂量者发生颅内出血的风险更高（6.2% vs. 1.4%）[184]。

4. 对深静脉血栓形成和肺栓塞的影响
　　关于抗凝药对深静脉血栓形成影响的数据仅为 916 例患者。试验之间存在异质性，这使得很难对治疗效果做出可靠的总体估计。总体而言，43% 的对照组和 15% 的治疗组患者发生了有症状或无症状的深静脉血栓，使用抗凝药相对发生率显著降低了 79%（95%CI 0.61～0.85）。因此，每 1000 例接受治疗的患者中，有 280 例避免了深静脉血栓的形成。在试验中没有系统地寻找到死性或非致死性肺栓塞。只有 0.9% 的对照组和 0.6% 的治疗患者（即每 1000 例治疗患者中 3 例避免肺栓塞）使用抗凝药的相对概率显著降低 39%（95%CI 0.17～0.55）。从间接比较中很难判断深静脉血栓形成或肺栓塞的降低是剂量依赖性的。在 IST 中，高剂量组的患者中有 0.4% 发生致死性或非致死性肺栓塞，低剂量组的患者中有 0.7% 发生致死性肺栓塞，差异不显著[155]。对所有直接比较的系统回顾证实，剂量越高，肺栓塞的降低越显著，但绝对获益不明显[157, 188]。如果我们考虑到肺栓塞的可能不确定（见本章"常规使用：阿司匹林"），并假设对照组的真实风险为 3%，然后应用同样的 39% 比例降低（即从 3% 降到 1.85%），每 1000 例接受治疗的患者中约有 12 例会避免肺栓塞。然而，即使好处是如此之大，它仍然会被大量抵消，因为额外的 9 例患者将会有与抗凝药相关的严重的颅外出血。

5. 是否有患者从抗凝药中绝对获益

一项针对肝素、类肝素和低分子肝素抗凝治疗的五项随机对照试验的个体患者数据 Meta 分析，探讨针对性使用抗凝治疗的策略是否可能带来绝对获益[190]。这样的患者要么是高动脉和静脉血栓栓塞风险和低出血风险，要么是高出血风险和低血栓风险。没有证据表明血栓事件风险较高或出血性事件风险较低的缺血性脑卒中的患者受益于肝素。因此，不可能确定一种有针对性的方法来选择从早期的抗凝治疗中获益的患者。

6. 心房颤动患者

IST 研究对 3169 例伴有急性缺血性脑卒中和心房颤动患者的详细分析表明，此类脑卒中患者的早期死亡的风险高于正常窦性节律的患者。这种较高的死亡率与心房颤动患者年龄较大和梗死面积较大有关，但与早期复发性缺血性脑卒中风险较高无关。在心房颤动患者中，早期脑卒中复发的绝对风险很低（在 IST 中，约 5% 的心房颤动患者被分配在"不使用肝素组"，在 14 天内发生了缺血性或未知类型的脑卒中复发），肝素治疗没有绝对优势[191]。Cochrane 综述显示，在最终随访中，无论是否怀疑（OR=1.00，95%CI 0.85～1.18）或不怀疑（OR=1.00，95%CI 0.94～1.06）心脏栓塞源是脑卒中的原因，治疗对死亡或生活依赖的影响无统计学差异[157]。小型肝素在急性栓塞性脑卒中试验（Heparin in Acute Embolic Stroke Trial，HAEST）对 449 例急性缺血性脑卒中和心房颤动患者应用低分子肝素与阿司匹林进行了比较，结果显示低分子肝素没有表现出任何优势[192]。这些数据并不支持在心房颤动相关的缺血性脑卒中急性期，广泛使用全剂量的普通或低分子肝素的方案[165, 166]。

> 在合并心房颤动的急性缺血性脑卒中患者中，没有证据支持常规使用肝素类药物立即抗凝。阿司匹林是一种安全有效的抗凝替代，它降低了患者早期脑卒中复发的风险，但颅内出血的风险并没有增加。

7. 进展性的脑卒中患者

除了脑动脉血栓形成外，神经功能缺损恶化的原因有很多。如果可能的话，应查明并治疗这些原因。对于排除了这些进展原因的患者，许多著作和评论建议立即静脉注射肝素。然而，尚未有任何专门用于进展性脑卒中患者的静脉注射肝素的试验，普通肝素的试验、低分子肝素或类肝素的试验均未显示总体的疗效[157]。因此，没有直接或间接的证据支持在这一特定类型的患者中使用肝素（静脉或皮下）[165, 166]。

8. 基底动脉血栓形成的患者

IST 纳入了 2000 多例后循环梗死患者，没有证据表明该亚组的治疗效果与试验中看到的总体效果有任何不同[155]。然而，可能只有一小部分基底动脉闭塞。对"椎基底区梗死"进行进一步的抗凝试验可能没有必要；但是，虽然试图招募一种在临床实践中很少遇到的患者的试验是非常困难的，但专注于已证实基底动脉闭塞的患者的试验可能是合理的。由于缺乏证据，最近的一项指南指出，不建议在此适应证中使用抗凝药[165]。

9. 急性心肌梗死患者

处理的第一步是确定脑卒中是否由脑出血引起，是自发的还是医源性的（如由溶栓或抗凝治疗引起）。一些患者可能会发生医源性的缺血性脑卒中，这是由于栓塞作为冠状动脉造影或血管成形术的并发症到达大脑。抗凝药在这些患者中的价值尚不清楚，因为栓塞物质通常是来自大动脉的动脉粥样硬化碎片，而不是新鲜血栓或血小板聚集物。透壁型前壁心肌梗死患者发生左心室血栓的风险高于平均水平（见第 6 章"来自心脏的栓塞""确定缺血性脑卒中和短暂性脑缺血发作的 3 种最常见原因"）。尽管两项小型试验[193, 194]显示中等剂量皮下肝素（12 500U，每日 2 次）可降低左心室血栓的发生频率，但对急性心肌梗死的 26 项抗凝药试验（包括 73 000 例患者）的综述发现，在服用阿司匹林的患者治疗中添加皮下或静脉肝素几乎没有任何显著的进一步临床获益（就主要临床事件而言）的证据[195, 196]。因此，抗凝血药在急性心肌梗死合并急性缺血性脑卒中患者中的价值尚不明确。然而，对于被认为是由左心室栓塞引起的心肌梗死并发急性缺血性脑卒中的患者，尤其是充血性心力衰竭、心房颤动或广泛的左心室功能不全的患者，口服抗凝药 6 个月可能是合理的[196]。

（三）治疗对象

尽管没有证据表明急性缺血性脑卒中患者需要常规使用抗凝药[165, 166, 175, 197]，但一些临床医生认为在某些情况下使用抗凝药仍是合理的。它们列在表 13-8 中，并在下面进行讨论。在本章"选择性使用：溶栓药物"讨论了在溶栓后使用肝素来防止闭塞开通动脉的再闭塞。

> 当肝素用于急性缺血性脑卒中患者的即时治疗时，带来的风险（脑出血和其他部位出血）会抵消获益（较少的复发性缺血性脑卒中和静脉血栓栓塞）。因此，我们通常不推荐使用这种治疗方法。

表 13-8　疑似心源性栓塞的急性缺血性脑卒中或短暂性脑缺血发作应考虑抗凝治疗的患者，以及应接受抗凝治疗的患者推迟或完全避免接受抗凝治疗

使用抗凝药有价值

- 心房颤动（永久性或阵发性）
- 其他可能的心源性栓塞（例如，过去几周内发生过心肌梗死）

使用抗凝药可能没有价值

- 栓塞风险低的心脏疾病（例如，肥厚性心肌病、二尖瓣脱垂）
- 长期抗凝治疗获益甚微（患者濒临死亡或脑卒中前存在有严重残疾）
- 感染性心内膜炎
- 患者接受抗凝治疗的依从性较差
- 严重、不可控制的高血压
- 颅脑 CT 显示严重的出血转化
- 存在有抗凝治疗的禁忌证（表 13-9）

---

1. 深静脉血栓形成的高危患者

脑卒中后深静脉血栓形成和肺栓塞增加的风险因素包括偏瘫或卧床、脱水、静脉血栓栓塞史、遗传性血栓病或癌症[198]。

指南中关于肝素是否应用于预防深静脉血栓的建议各不相同，目前尚不清楚皮下注射低剂量肝素是否能在不增加出血并发症的情况下，增加阿司匹林预防静脉血栓栓塞的效果[155, 167]。苏格兰校际指南网络推荐所有缺血性脑卒中患者使用阿司匹林，低剂量皮下肝素只应该在静脉血栓栓塞高风险患者的阿司匹林中加入[197]。脑卒中后腿部或长袜血栓（CLOTS 3）的第三项研究最近显示，与不进行间歇气动压缩相比，间歇气动压缩在前 30 天内降低了近端深静脉血栓形成的风险（8.5% vs. 12.1%，绝对风险降低 3.6%，95%CI 1.4～5.8）。间歇气动压缩也与死亡率有统计学上的显著影响，且耐受性良好，因此可能是脑卒中且住院不能活动的患者的标准治疗方法[199, 200]。预防静脉血栓栓塞的其他策略（如补液、早期活动）和对入院后出现静脉血栓栓塞症状和体征的脑卒中患者的管理已在第 11 章"静脉血栓栓塞"中讨论。

> 对于轻度脑卒中患者，如果在 1 天左右的时间内就能活动，并且没有其他导致深静脉血栓形成的诱因，阿司匹林可能就足够了。对于不能活动的患者，除了阿司匹林外，CLOTS 3 试验中使用的间歇气动压缩系统将是我们的首选。

2. 心房颤动患者

作为二级预防，如果没有禁忌证（表 13-8），长期口服抗凝药对心房颤动患者有明显的好处。然而，如前所述，在急性期，肝素不推荐用于预防早期复发性缺血性脑卒中[165, 166, 175, 197]。相反，患者应该在急性期服用阿司匹林。决定何时开始口服抗凝药，应该考虑可能增加梗死出血性转化风险的因素，以及复发性缺血性脑卒中的可能风险（见本章"选择性使用：抗凝药"）。参见本章"选择性使用：抗凝药"何时启动抗凝治疗和选择药物。

（四）哪些患者不能治疗

使用抗凝药的相关禁忌证和注意事项见表 13-9。所有发生过颅内出血的急性脑卒中患者，或未进行 CT 脑扫描以排除颅内出血的患者，都不应采用抗凝药。关于肝素在出血性脑卒中患者中的作用的证据很少，但表明它很可能与一些伤害有关，尽管置信区间很宽[163]。

（五）何时开始治疗

现有的试验数据并没有提供可靠的证据说明何时开始使用抗凝药。因此，在一些的情况下，我们确实觉得必须在急性脑卒中患者中使用（见本章"选择性使用：抗凝药"），这个决定必须基于不治疗的可能发生的风险，以及治疗后出血转化的风险。在 TIA 或轻度缺血性脑卒中的患者中，出血性转化的风险可能可以忽略不计。如果这样的患者有长期抗凝药（最常见的是心房颤动）

表 13-9 全剂量抗凝药的禁忌证和注意事项
没有矫正的出血性疾病
• 血小板减少症
• 血友病
• 肝衰竭
• 肾衰竭
无法控制的严重高血压
• 收缩压＞200mmHg
• 舒张压＞120mmHg
潜在出血病变
• 活动性消化性溃疡
• 食管静脉曲张
• 未破裂的颅内动脉瘤（特别是较大且未经治疗的动脉瘤）
• 增生性视网膜病变
• 近期的器官活检
• 近期的头部外伤或手术
• 经证实的颅内或椎管内出血
• 既往颅内出血的 MRI 或 CT 证据
• 近期脑卒中，脑 CT 或 MRI 显示大面积梗死（即出血性转化的高风险）
肝素禁忌证
• 肝素诱导的血小板减少或血栓形成史
法华林禁忌证
• 妊娠（前 3 个月）
• 纯合子蛋白 C 缺乏（皮肤坏死风险）
• 华法林相关皮肤坏死史
• 不合作或不可信的患者

（改编自 Scottish Intercollegiate Guidelines Network[202]）

的适应证，我们将立即开始治疗，并在抗凝药完全有效时停用阿司匹林（对于服用维生素 K 拮抗药的患者，这可能需要 5～7 天）。梗死的症状性出血性转变最常发生在脑卒中发生后的前几天，梗死体积大的患者脑卒中险最高[201]。因此，对于有严重缺血性脑卒中和心房颤动的患者，我们会在 1 周后开始治疗。当以这种方式开始口服抗凝药时，在急性事件发生一段时间后，可能不需要同时使用肝素（以克服与华法林开始相关的任何短暂的血栓前状态）[202]。

对于短暂性脑缺血发作或轻微缺血性脑卒中的心房颤动患者，可以立即开始服用阿司匹林和口服抗凝药，在抗凝药完全有效后停用阿司匹林（对于服用维生素 K 拮抗药的患者，这可能需要 5～7 天）。对于有严重脑卒中的患者，我们会立即开始服用阿司匹林，并在一周内避免使用抗凝药，如果我们觉得梗死灶出血性转化的风险仍然很高（如伴有占位效应的大灶梗死），我们会延长开始使用抗凝药的时间。

（六）药物 / 剂量 / 途径

1. 药物

口服抗凝药的起效速度不够快，不能在缺血性脑卒中发病的最初几个小时内产生主要效果。如果他们想要达到快速的治疗效果，抗凝药必须注射治疗。大多数关于肝素治疗急性脑卒中的证据来自使用普通肝素的试验[180]。尽管已经测试了其他药物，但对不同方案的直接和间接比较的系统回顾，并没有提供任何一种药物优于皮下注射普通肝素的证据[180, 203]。在选择不同的肝素方案和阿司匹林时，2013 年 AHA 指南指出："不建议急性缺血性脑卒中患者使用紧急抗凝治疗，目的是预防早期复发性脑卒中、阻止神经系统恶化或改善急性缺血性脑卒中后的预后。""在急性缺血性脑卒中后 24～48h 口服阿司匹林（初始剂量为 325mg）。大多数患者的治疗建议为脑卒中发作"[165]。2012 年英国国家指南指出："急性脑卒中后和静脉需要抗凝的地方不应常规使用抗凝预防血栓栓塞，应优先使用低分子肝素而不是普通肝素"[175]。

2. 剂量和给药途径

肝素出血的风险明显是剂量依赖性的[155, 185, 189]，剂量越高，颅内和颅内外出血的风险越高，没有证据支持使用全剂量的静脉注射普通肝素或肝素。快速抗凝预防缺血损伤（Rapid Anticoagulation Prevents Ischemic Damage，RAPID）试验在 67 例

发病 12h 内的非腔隙性缺血性脑卒中的患者中进行，比较了全剂量静脉注射普通肝素和每日 300mg 阿司匹林。没有证据表明静脉注射全剂量肝素优于阿司匹林[183]，尽管另一项脑卒中发作后 3h 内静脉注射全剂量肝素优于皮下注射低剂量肝素的随机对照试验显示，高剂量肝素的疗效要高于阿司匹林[184]。因此，由于出血是与剂量相关的，如果要使用抗凝药，最好采用低剂量的皮下治疗方案。静脉血栓栓塞的治疗方案在第 11 章 "静脉血栓栓塞" 讨论。

（七）不利影响

表 13-10 列出了使用肝素时应考虑的最重要的不良反应和注意事项。对生命威胁最大的危险是大量颅内或颅外出血。严重颅外出血的处理包括停止任何肝素给药并静脉注射鱼精蛋白逆转[202]。使用抗凝药患者的出血处理建议见表 13-11，低分子肝素、类肝素、维生素 K 拮抗药或新型口服抗凝药的逆转建议见表 13-12 和表 13-13[202]。

（八）已经接受抗凝药治疗的急性脑卒中患者

1. 抗凝药治疗颅内出血患者的抗凝紧急逆转

如果口服抗凝药的患者出现出血性脑卒中的症状（表 13-11），则必须立即进行 CT 或 MR 扫描。如果 CT 或 MR 扫描显示硬脑膜外、硬脑膜下、蛛网膜下腔或颅内出血，则应停止使用抗凝药并紧急逆转。如果扫描没有显示颅内出血，考虑神经功能缺损可能是由脊柱血肿引起的可能性，特别是如果神经功能缺损不包括面部并与颈部疼痛相关（诊断最好通过脊柱 MR 扫描确认）。脊髓硬膜外血肿可能需要神经外科治疗[204]。

欧洲脑卒中组织（European Stroke Organisation，ESO）指导小组从随机对照试验中没有找到选择快速逆转最佳方法的可靠证据[205]，但可选择维生素 K、凝血酶原复合物浓缩物（prothrombin complex concentrates，PCC）、重组因子Ⅶa 或新鲜冷冻血浆（fresh frozen plasma，FFP）[206]（表 13-12 和表 13-13）。新型口服抗凝药快速逆

表 13–10　肝素的不良反应

轻微并发症

- 注射部位不适或瘀血
- 穿刺部位疼痛或感染（静脉注射）
- 因输液管和泵导致患者活动能力降低（静脉注射）

全身并发症

- 颅内出血
  - 脑梗死的出血转化（可能致残或致死）
  - 脑出血
  - 蛛网膜下腔出血
  - 硬膜下血肿
- 颅外出血
  - 皮下（有时是肿块）
  - 内脏（呕血、便血或血尿）
- 血小板减少症
  - I 型：剂量和持续时间相关，可逆，症状轻微，通常无症状，不严重通常可自发消退
  - II 型：特发性、过敏性、严重（可能伴有动脉和静脉血栓形成）。3%～11% 接受静脉注射肝素治疗的患者受影响，而接受皮下注射肝素治疗的患者受影响的比例不到 1%
- 骨质疏松
- 皮肤坏死
- 脱发

表 13–11　关于使用抗凝药患者问题的管理建议

适合立即进行头颅 CT 或 MRI

- 严重头部损伤（如丧失意识或失忆或头皮撕裂）
- 头痛（尤指最近发作或加重）
- 伴有肢体神经功能缺损的急性颈部疼痛 [a]
- 嗜睡
- 混乱
- 出现局灶性神经症状或体征

如果扫描显示颅内出血

- 抗凝拮抗药（表 13–12 和表 13–13）
- 如果扫描显示硬膜外或硬膜下出血或脑积水，可考虑逆转后手术减压
- 如果扫描只显示蛛网膜下腔出血，考虑 CT 或 MR 血管造影以排除潜在动脉瘤

如果患者正在考虑进行涉及脊柱的诊断或治疗（腰椎穿刺、硬膜外麻醉或脊柱麻醉或脊髓造影）

- 这会导致脊椎硬膜外出血、脊髓受压和截瘫。在使用抗凝拮抗药之前，应与神经科医生或神经外科医生讨论该项操作的必要性，因为抗凝拮抗药有血栓栓塞的风险。可采用其他检查（如磁共振扫描）或其他麻醉方法

a. 急性颈部疼痛伴四肢神经功能缺损，但脑部扫描无颅内出血迹象的患者，可能需要对脊椎进行 MRI 以排除硬膜外血肿 [204]

转的最佳策略存在争议 [207]。成功逆转后，可能需要进一步治疗，这取决于血肿的位置和任何潜在的病因性病变，例如，硬脑膜下血肿的清除、破裂颅内动脉瘤的夹闭或脑内或脊柱血肿的清除。

2. 停止抗凝后动脉血栓栓塞的风险

动脉血栓栓塞的高风险患者（通常是因为他们存在机械性心脏瓣膜或心房颤动），在口服抗凝药时出现颅内出血，这就造成了特殊的管理困难 [208-210]。需要平衡风险：如果永久停用抗凝药，可能会发生瓣膜血栓和再次栓塞，如果再次使用抗凝药，可能会发生进一步的颅内出血 [208-212]。一项回顾性观察研究对 141 例在服用华法林时发生颅内出血的缺血性脑卒中高风险患者进行了研究，研究了相关的风险 [209]。抗凝药的适应证分为三类：52 例患者存在人工心脏瓣膜，53 例患

表 13–12　口服抗凝拮抗药的策略 [202]

危及生命的出血（颅内或消化道大出血）

- 停止口服抗凝药
- 对于使用华法林的患者，静脉给予维生素 K（5mg，如有必要重复），并给予
  - 静脉注射凝血因子 IX 复合浓缩物 50U/kg 体重和凝血因子 VII 浓缩物（50U/kg 体重）（如果有）
  - 重组凝血因子 VII a
  - 新鲜冷冻血浆（15ml/kg，即成年人约 1L）
- 对于使用非维生素 K 口服抗凝药的患者，应给予特殊的拮抗药

不太严重的出血（如血尿、鼻出血）

- 停用口服抗凝药 1～2 天
- 使用华法林的患者，静脉推注维生素 K 0.5～2mg 或口服 5～10mg

国际标准化比值较高，但无出血

- 停用华法林，国际标准化比值＜5.0 时重新启动华法林治疗

表 13-13　逆转华法林作用的选择 [202]

方法和计量	优　点	缺　点
停止使用华法林	简便	国际标准化比值数天才能恢复正常
维生素 K	缓慢给药安全	缓慢起效，0.5～5mg 静脉滴注：2～6h；口服 5～10mg：12～24h
凝血因子IX复合浓缩物，50U/kg 体重	立即给药，剂量小，起效迅速	个体可能存在接触乙型肝炎的血液制品。作用是暂时的（8～24h），需要重复给药。应与维生素 K 联合使用。有血栓栓塞的风险
凝血因子VII复合浓缩物，50U/kg 体重	需要与凝血因子IX复合浓缩物连用	需要连用凝血因子IX复合浓缩物
重组凝血因子VIIa	无血源性感染风险	昂贵
新鲜冷冻血浆 1L	起效迅速	大剂量注射，过敏反应。不如凝血因子IX复合浓缩物有效。由于体积大，难以重复给药。首选病毒灭活血浆

者患有心房颤动，36 例患者患有复发性 TIA 或缺血性脑卒中。出血后华法林停用的中位时间为 10 天。3 例患者在停止华法林后 30 天内发生缺血性脑卒中。在三组中，Kaplan-Meier 估计停用华法林后 30 天内发生缺血性脑卒中的概率分别为：人工心脏瓣膜 2.9%（95%CI 0～0.08），心房颤动 2.6%（95%CI 0～0.76），TIA 或缺血性脑卒中 4.8%（95%CI 0～1.36）。一篇综述报道了 16 例人工心脏瓣膜患者在停用华法林（平均 7 天）后，未出现复发性血栓栓塞事件 [212]。因此，从这些非常有限的数据看来，在颅内出血后停止口服抗凝药 1～2 周，复发血栓栓塞的风险很低。

3. 颅内出血后是否可以重新开始抗凝，如果可以，在谁身上，什么时候使用

关于既往颅内出血患者给予维生素 K 拮抗药后颅内出血复发风险的资料很少。在一项研究中，在重启华法林治疗的 35 例患者中，141 例患者在同一次住院期间均无颅内出血复发 [209]。另一项研究报道了 13 例机械性人工心脏瓣膜患者在颅内出血后重新抗凝的 2 年随访数据 [212]。4 例以脑出血为首发出血的患者中，无复发性颅内出血，2 例发生血栓栓塞事件。在重新使用口服抗凝药后，13 例患者中有 9 例的目标 INR 降

低。尽管作者得出的结论是，在这些患者中仔细重新给予口服抗凝药是合适的，但这显然是一个需要临床试验的验证。"心房颤动患者在发生抗凝相关脑出血后，阿哌沙班与抗血小板药物或不使用抗血栓药物的对比"（APACHE-AF）试验正在进行中 [213]，更多的试验正在计划中（SoSTART、NASPAF-ICH、STATICH、Rustam Al-Shahi Salman）。

4. 如果扫描显示梗死，有什么治疗方案

如果 CT 或 MRI 正常或显示无出血迹象的梗死，必须寻找梗死的原因。通常的原因是华法林剂量不足，但必须排除感染性心内膜炎。如果 INR 在脑卒中前或脑卒中时低于目标范围，需要更仔细的检测以维持患者的 INR 在目标范围内，应进一步降低缺血性脑卒中的风险。如果 INR 控制不佳，尽管明显符合华法林规定的剂量，必须仔细询问其他处方药治疗的近期变化、非处方药的使用或饮食的变化，因为所有这些都可能与华法林相互作用。然而，如果患者在 INR 正常的情况下出现复发缺血性脑卒中，可以考虑更换一种新的口服抗凝药或添加低剂量的阿司匹林。然而，虽然添加阿司匹林可以降低脑卒中复发的风险，但它也会增加颅内出血 [179, 214]（见第 17 章"抗血小板药物"）。

五、选择性使用：溶栓药物

（一）基本原理

1. 可能的好处

脑血管闭塞后血流应尽快恢复，应能减少缺血损伤的脑组织，减少大脑水肿的可能性，才能获得更好的临床疗效（见本章"急性缺血性脑卒中的病理生理学"）。因此，通过溶栓药物、动脉溶栓、超声或这些方法的组合（见本章"选择性使用：血管内介入治疗""价值未被证实：其他再灌注策略"），使闭塞的动脉再通来加速再灌注的治疗应该是有帮助的。

2. 潜在的风险

溶栓药物也会溶解止血栓，因此可能增加脑缺血区、脑缺血区周围或颅外部位（皮肤、关节、胃肠道或泌尿系统）的出血。动脉机械取栓需要在动脉内置入器械，这可能会导致许多并发症，包括动脉夹层和破裂。

（二）证据

1. 可获得的溶栓药物再灌注的数据

本部分基于 2014 年 Cochrane 系统综述，包括 27 项随机对照试验 10 187 例患者[173]。大约一半的数据与静脉应用 rt-PA 试验有关，其余与静脉应用链激酶、静脉应用尿激酶和动脉内应用重组尿激酶试验有关。本综述的一个子集，仅限于使用 rt-PA 静脉溶栓的试验，rt-PA 是唯一获得许可的药物，发表于 2012 年，包括 IST-3[133, 215] 的结果，在症状出现 6h 内给予 rt-PA 的效果如表 13-14 所示。包括 IST-3 在内的最新个人患者数据 Meta 分析也已发表[216]，一些小规模的随机对照试验也已发表，比较了不同的对照药物、同一药物的不同剂量和不同给药途径[217]。

2. 颅内出血

在所有试验中，溶栓后致死颅内出血过量的趋势非常一致，且所有药物的过量比例相似（图 13-13）[173]。绝对过量取决于对照组的出血风险，而这一风险在试验之间有所不同。静脉注射 rt-PA 是唯一获批的溶栓药物，其治疗使致死颅内

表 13-14 在 6h 内，每 1000 例患者接受重组组织型纤溶酶原激活药（rt-PA）治疗的绝对疗效

	每 1000 例患者治疗的疗效（95%CI）
7 天内的事件	
死亡（总的）	25（11～39）
出血转化导致的死亡	29（23～36）
非出血转化导致的死亡	−4（−16～8）[a]
症状性颅内出血	58（49～68）
症状性水肿	−2（−18～13）[a]
随访结束时的结局	
死亡	7（−11～25）[a]
生活能够自理（mRS 0～2）	42（19～66）
预后良好（mRS 0～1）	52（30～74）
生活不能自理	−50（−73～−27）[a]

a. 每 1000 例接受 rt-PA 治疗的患者中发生的事件较少
mRS. 改良 Rankin 评分量表

出血的风险增加了约 4 倍，从对照组的 1% 增加到约 4%，相当于每 1000 例接受治疗的患者中有 29 例额外的致死性颅内出血（表 13-14）。rt-PA 使致死性或非致死性症状性颅内出血的风险增加 3 倍[133]。许多出血发生在缺血区域内，但也有出血发生在远离缺血的部位。这些远端出血可能代表未发现的病理血管病变的出血（小动静脉畸形、淀粉样血管病影响的血管或先前的微出血）[218]。然而，数据也表明微出血的存在并不会显著影响溶栓出血的风险[219]。

对 9 个随机对照试验（6756 例患者）的个体患者 Meta 分析显示，在最严重的脑卒中患者中，颅内出血的绝对风险更高（图 13-14）[220]。一项系统综述试图通过分析 55 项研究的数据，在 65 264 例患者中测量了 43 个基线变量，从而找出在治疗后发生症状性或致死性颅内出血的概率高于平均水平的患者的危险因素[221]。与 rt-PA 相

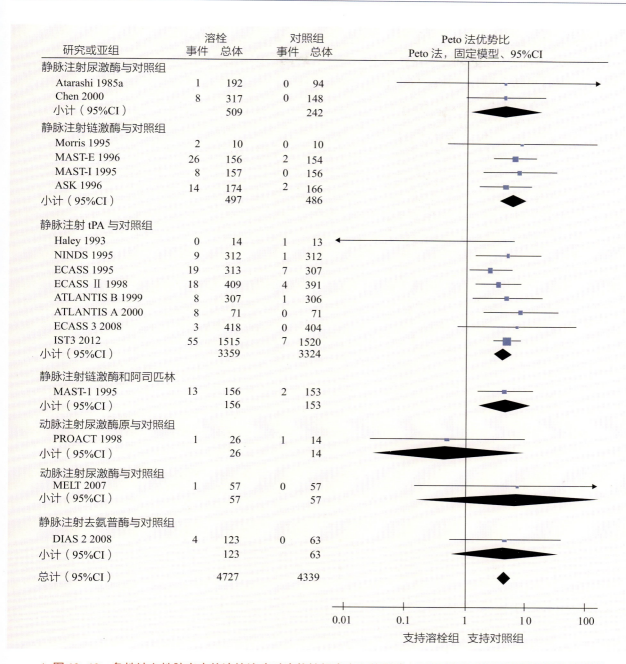

研究或亚组	溶栓		对照组		Peto 法优势比 Peto 法，固定模型、95%CI
	事件	总体	事件	总体	
静脉注射尿激酶与对照组					
Atarashi 1985a	1	192	0	94	
Chen 2000	8	317	0	148	
小计（95%CI）		509		242	
静脉注射链激酶与对照组					
Morris 1995	2	10	0	10	
MAST-E 1996	26	156	2	154	
MAST-I 1995	8	157	0	156	
ASK 1996	14	174	2	166	
小计（95%CI）		497		486	
静脉注射 tPA 与对照组					
Haley 1993	0	14	1	13	
NINDS 1995	9	312	1	312	
ECASS 1995	19	313	7	307	
ECASS Ⅱ 1998	18	409	4	391	
ATLANTIS B 1999	8	307	1	306	
ATLANTIS A 2000	8	71	0	71	
ECASS 3 2008	3	418	0	404	
IST3 2012	55	1515	7	1520	
小计（95%CI）		3359		3324	
静脉注射链激酶和阿司匹林					
MAST-1 1995	13	156	2	153	
小计（95%CI）		156		153	
动脉注射尿激酶原与对照组					
PROACT 1998	1	26	1	14	
小计（95%CI）		26		14	
动脉注射尿激酶与对照组					
MELT 2007	1	57	0	57	
小计（95%CI）		57		57	
静脉注射去氨普酶与对照组					
DIAS 2 2008	4	123	0	63	
小计（95%CI）		123		63	
总计（95%CI）		4727		4339	

0.01　0.1　1　10　100

支持溶栓组　支持对照组

▲ 图 13-13　急性缺血性脑卒中的溶栓治疗对症状性颅内出血的影响：26 项随机对照试验研究系统综述的结果[173]

与图 13-11 相似，不同的是 95% CI（经 Cochrane Collaboration 许可转载，引自 Wardlaw et al. 2014[173]）

关的颅内出血的相关因素是年龄、脑卒中严重程度和较高的血糖水平。伴有心房颤动、充血性心力衰竭、肾损害、既往抗血小板药物、白质病变和预处理脑成像中可见的急性脑缺血病变的颅内出血的概率约增加 1 倍。不同研究之间关联大小的变化很少是由队列的来源、颅内出血的定义或混杂变量的调整程度解释的。换句话说，个别基线变量仅与 rt-PA 后颅内出血有一般的联系。因此，如果仅根据单一的临床或影像学因素预测 rt-PA 后颅内出血可能是困难的。这些观察数据并不能根据预测的颅内出血风险提供可靠的个体化治疗方法。

3. 梗死后大面积水肿

脑梗死后大面积水肿是急性缺血性脑卒中后早期死亡的常见原因，更容易发生在闭塞动脉不能自发开通的患者（见第 5A 章 "灌注后阶段的成像"）。我们可以合理地假设，闭塞再通的动脉可能会降低这一事件的风险，降低死亡的风险，并增加从脑卒中中获得良好预后的机会。一项早期观察性研究表明，rt-PA 增加了致死性大面积脑水肿的风险[222]。在 IST-3 中，影像学证实的严重脑水肿在 7 天内导致致死或非致死的临床恶化发生在 rt-PA 组的 68/1515 例（4%）患者中，而对照组的 42/1520 例（3%）患者中（OR=1.66，95%CI 1.11～2.49，P=0.014），绝对多出 17/1000 例治疗患者（95%CI 4～31）。然而，在所有报道该结果的 rt-PA 试验的最新 Meta 分析中，没有总体效果，OR 为 0.97（95%CI 0.79～1.19）[133]。

4. 死亡

总的来说，溶栓显著增加了脑卒中最初 2 周内的死亡风险，这主要是增加颅内出血风险的结果[173]。然而，IST-3 显示，接受 rt-PA 治疗的患者在 2 周至 6 个月期间的死亡风险降低，因此到 6 个月时，溶栓组和对照组之间不再存在差异（图 13-14）[133, 215]。在 IST-3 之前，仅在 NINDS 试验中随访 12 个月的 624 例患者中研究了 rt-PA 对长期生存的影响[223]。IST-3 证实，在更多的 2348 例随访至 18 个月[224] 和 1946 例随访至 36 个月[225] 的患者中，生存期没有差异。然而，在功能预后和生活质量方面存在明显的临床差异，更加有利于治疗（见后文）[224]。

5. 死亡或生活依赖，或在随访结束时完全康复

尽管颅内出血导致的死亡人数较多，但存活下来的患者平均残疾的严重程也度较低（图

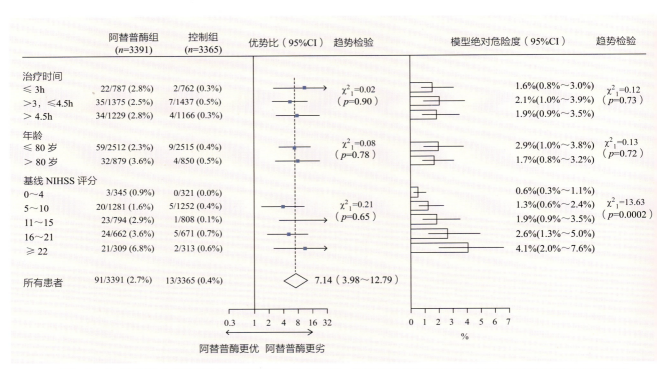

▲ 图 13-14　急性缺血性脑卒中的溶栓治疗：治疗时间、年龄和脑卒中严重程度对 7 天内致死性脑出血的影响

对于所示的 3 个基线特征中的每一个，OR 亚组估计值来自单一试验分层的 Logistic 回归模型，该模型允许在校正其他两个基线特征后分别估计每个亚组的 OR 值（但不包括与这些特征的相互作用）。整体的治疗效果（菱形块表示）是试验分层 Logistic 回归根据治疗分配调整的。每个亚组的绝对危险度（95%CI）是通过所有随机分配的患者中观察到的 OR（或其可信限），与该亚组中控制分配的患者平均预期危险度的比值（通过在所有参与者中校正试验、治疗分配、感兴趣的亚组和其他两个基线特征的平均水平的逻辑斯回归模型估计）来估计

OR. 优势比；NIHSS. 美国国立卫生研究院脑卒中量表（经 Elsevier 许可转载，引自 Whiteley et al. 2016[220]）

13-15）[173]。大多数试验报道了 3 个月的随访。在 12 个静脉 rt-PA 溶栓的试验中（7012 例患者），溶栓使每 1000 例患者的生存和生活独立的概率增加了 17%（OR=1.17，95%CI 1.06～1.29，

$P=0.001$），绝对增加了 42 例 /1000 例（95%CI 19～66）（表 13-14）。治疗效果存在显著的异质性。生活依赖性的精确定义并没有实质性改变这些结论（即"依赖"被定义为修正 Rankin 量表 /

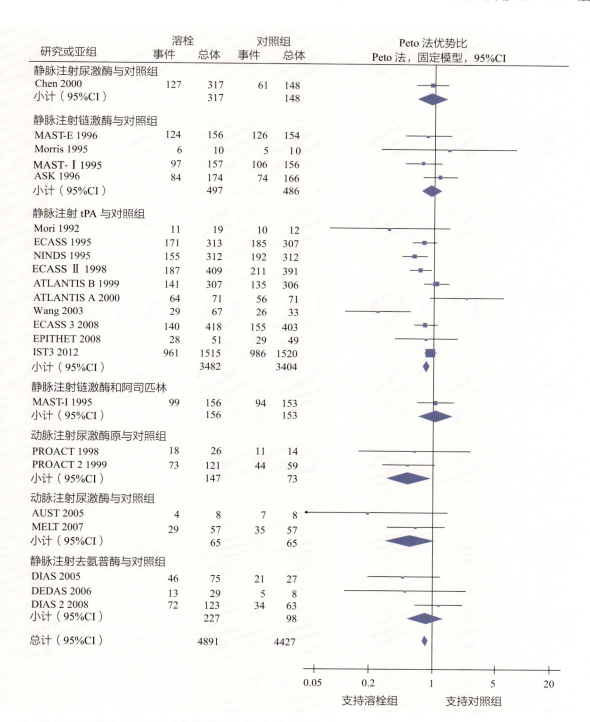

▲ 图 13-15　急性缺血性脑卒中的溶栓治疗：在随访结束时对死亡或生活依赖的影响（与图 13-13 相同）

经 Cochrane Collaboration 许可转载，引自 Wardlaw et al. 2014[173]

牛津障碍量表的评分 3~5 分或 2~5 分没有太大区别）（见第 19 章"评估和监测脑卒中服务"）。脑卒中患者完全康复的比例（牛津障碍量表 0 分）也随着溶栓而增加。NINDS 试验随访 12 个月，IST-3 试验随访 18 个月。在 3 个月和 6 个月时看到的好处持续到 12 个月和 18 个月 [223, 224]。

有必要阐述阿替普酶的疗效和风险，包括对预后的有益影响和早期颅内出血和死亡的风险。图 13-16 是根据脑卒中严重程度和治疗时间的阿替普酶对 mRS 评分分布的影响 [220]。

6. 亚组：预测预后与预测溶栓治疗效果是不同的

有大量关于缺血性脑卒中预后的临床和放射学因素的文献 [226]，尽管有一些简单、有效和可靠的预测模型对临床有用的实践非常少（见第 10 章"患者预后"）[226]。我们真正需要的是预测治疗反应好坏的因素，而不仅仅是那些预测好结果的因素 [220, 221]。我们需要清楚的是，在有和没有上述特征的患者身上，治疗效果是否真的不同。在统计方面，如果一个变量确实影响治疗效果的大小或方向，则该变量与治疗之间存在"相互作用" [129, 227, 228]。最常见的相互作用类型是治疗对有和没有变量的人有效，只是治疗效果的大小略有不同（例如，一种治疗对男性和女性都有效，但对男性的好处更大），这被称为定量的相互作用。一种不太常见的情况是，两组患者的治疗效果方向不同（例如，对男性有害或无效，但对女性有益），这被称为定性相互作用 [129, 227, 228]。寻找这种相互作用的亚组分析通常是不足的，多个探索性不足的亚组分析可能导致不适当的解释 [110, 129, 228]。对于溶栓治疗的随机对照试验证据来说就是如此，因为缺乏足够的数据，几乎无法对所有会影响治疗反应的不同特征的影响进行可靠分析。也有大量的病例旨在证明影响溶栓治疗反应的因素，但非随机对照的研究根本无法提供与治疗相互作用的没有偏倚的估计。

7. 亚组：自脑卒中发作的时间

rt-PA 的个体患者数据 Meta 分析 [216, 229] 提供

的证据表明，越早治疗，获益越大（图 13-17 和图 13-18）。在统计学上，rt-PA 治疗与治疗时间之间存在显著的相互作用，但很难解释，因为时间只是 3 个密不可分的因素之一：脑卒中严重程度（严重脑卒中最快到达医院，轻度脑卒中更晚到达）；基线 CT 的特点（脑卒中越严重，脑梗死的可能性越高，扫描越早，时间越长，CT 显示梗死的可能性越大）；时间本身（时间越长，治疗的效果越差）[230]。除时间外，其他因素也可能影响治疗效果 [231]。然而，就目前而言，对患者来说，最重要的是治疗的绝对获益。这可以通过每 1000 例接受 rt-PA 治疗的患者中存活和生活独立的数量的增加来说明，在 3h 内接受治疗的患者中，有 90 多例患者存活并生活独立，但对于那些 3~6h 接受治疗的患者中仅有 18 例存活且生活独立。

8. 亚组分析：哪些临床特征的患者会受益

在缺乏统计学上显著的治疗相互作用的情况下，从相关试验的 Meta 分析来看对特定患者治疗的相对效果的最佳估计是整个试验的平均效果，甚至更好。使用一个模型来检验最重要的预后因素对治疗与从发病到治疗的时间之间关系的影响。这些分析表明，脑卒中的严重程度不影响对治疗的反应（图 13-18），严重颅内出血的可能性不受治疗时间的影响 [216, 229]。IST-3 和紧接的 Meta 分析显示，除了时间之外，没有明确的证据表明任何一个可靠的因素确定了一个组具有高于平均的获益可能性，这也说明了在 80 岁以上患者的治疗中与年轻患者一样有效 [133, 215]，这一发现在个体患者数据的 Meta 分析中得到了证实（图 13-18）[216]。个体患者数据 Meta 分析也显示，严重脑卒中患者颅内出血的风险增加（图 13-14）[220]，进一步的分析将确定是否有其他任何临床或基线影像学特征（除了发病时间和脑卒中的严重程度），从而挑选出那些具有高于平均风险的患者（因此有较低的获益机会）。非常轻微的脑卒中患者，通常被认为是 NIHSS 评分为 5 分或更低的患者，存在风险和获益平衡的不

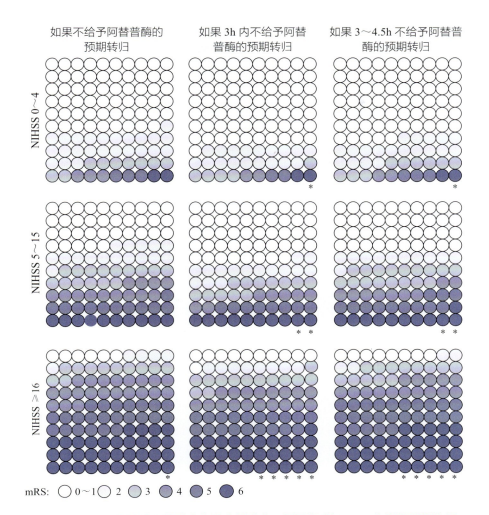

▲ 图 13-16 急性缺血性脑卒中的溶栓治疗：不同患者组 3~6 个月的预期转归

改良 Rankin 量表评分（modified Rankin scale，mRS）0~1 分表示预后良好，无症状或无活动丧失的残余症状。mRS 5~6 表示 3~6 个月时卧床或死亡。每个 10×10 网格代表 100 例脑卒中严重程度在美国国立卫生研究院脑卒中量表（National Institutes of Health Stroke Scale，NIHSS）上为 0~4 分、5~15 分或 ≥16 分的患者
*.7 天内死于 2 型脑实质出血的患者

确定性，众所周知因为多达 1/3 的明显轻微脑卒中患者预后不佳。但同样的，在这类患者中，致死性或致残性出血的风险并非为零，因此，在这类患者中，PRISMS 试验将静脉应用 rt-PA 与对照组进行了比较[232]。同样，轻度或快速改善的脑卒中患者，有证据表明颅内大血管闭塞可能在脑卒中后几小时突然恶化发病（即超过溶栓时间窗），因此 TEMPO-2 试验比较在这类患者中静脉注射替奈普酶与对照（ClinicalTrials.gov identifier:NCT02398656）。

一项小型研究对 98 例疑似心栓塞性缺血性脑卒中患者进行了 rt-PA 与对照组的比较，显示溶栓的获益不显著[233]。在 IST-3 中，3035 例患者中的 914 例（30%）在基线时存在心房颤动，尽管他们对溶栓治疗的反应比那些没有心房颤动的患者预后更差，因此提供了证据，心源性脑卒中虽然更严重，但确实能从溶栓中获益[215]。

9. 亚组分析：影像学特征确定哪些患者受益

关于治疗前扫描的早期梗死迹象是否应该排除溶栓，一直存在很多争论[234-236]。一项对

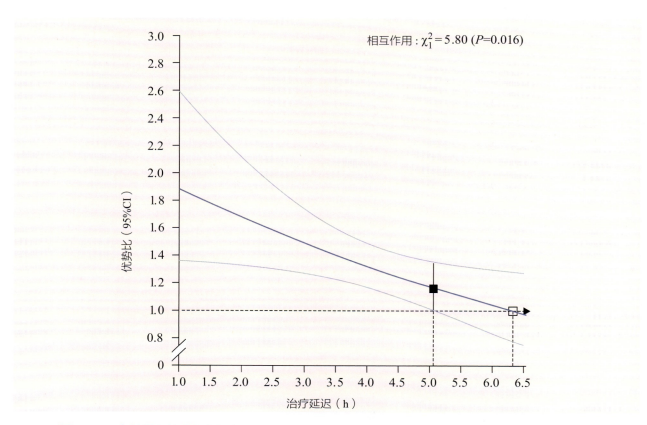

相互作用：$\chi_1^2 = 5.80$ ($P=0.016$)

纵轴：优势比（95%CI）
横轴：治疗延迟（h）

▲ 图 13−17　急性缺血性脑卒中的溶栓治疗：阿替普酶治疗时机对脑卒中预后良好（**mRS 0～1**）的影响 [216]

实线是阿替普酶组与对照组相比脑卒中预后良好的对数比值比（纵轴）和治疗延迟（横轴，相互作用的 $P=0.016$）的最佳线性拟合。估计值来自回归模型，该模型将阿替普酶、治疗时间、年龄和脑卒中严重程度（以二次方式处理）作为主要效应，但纳入的唯一治疗交互作用是与治疗时间之间的交互作用。198 例患者发病至就诊时间＞6h。白方框表示估计的治疗效果与 1.0 相交的点。黑方框表示估计疗效低于 95%CI 首次越过 1.0 的点（经 Elsevier 许可转载，引自 Emberson et al. 2014[216]）

1990—2003 年发表的文献的系统回顾评估了这一证据。在 3468 例患者的 15 项关于早期梗死体征和预后的研究（包括 7 项溶栓试验）中，任何"早期梗死特征"都增加了不良预后的风险，无论如何治疗 [236]。但是，仅有的两项寻求早期梗死特征和溶栓治疗之间相互作用的研究发现，没有证据表明在有早期梗死特征的情况下给予溶栓治疗，其效果与没有早期梗死特征的情况不同 [236]。应用 ASPECTS 对 NINDS 和 ECASS-2 研究的扫描结果进行了重新分析，发现早期缺血改变比最初报道的更为频繁，但没有证据表明早期缺血变化的存在改变了对 rt-PA 的反应 [237, 238]。作者得出结论，需要进一步的工作来确定任何早期梗死的特征是否应该影响有关溶栓的决定。在 IST-3 中，

没有证据表明基线扫描上的缺血改变会显著影响治疗效果 [215]。灌注—弥散"不匹配"的存在（通过 MR 或 CT 评估）也是一个备受争议的影像学标准 [239, 240]，但 EPITHET 研究发现"不匹配"与治疗没有相互联系 [241]。IST-3 血管造影亚研究的一份报道，包括对所有获得预处理血管造影的静脉溶栓试验的 Meta 分析，显示颅内大血管闭塞的患者从静脉溶栓中获得的益处似乎更大，尽管该数据也与非大血管闭塞的患者的获益一致 [242]。

10. 是否某个药物比另一种更好

在急性心肌梗死患者中，不同溶栓方案的试验有大量数据 [243]。对 14 项试验（142 907 例患者）的 Meta 分析显示，30～35 天的病死率无显著差异，但 rt-PA 组的总体脑卒中和出血性脑卒

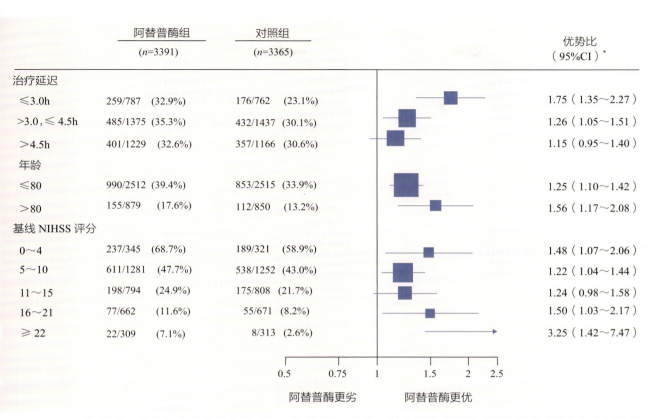

	阿替普酶组		对照组			优势比
	(*n*=3391)		(*n*=3365)			(95%CI)*
治疗延迟						
≤3.0h	259/787	(32.9%)	176/762	(23.1%)		1.75（1.35~2.27）
>3.0, ≤4.5h	485/1375	35.3%	432/1437	30.1%		1.26（1.05~1.51）
>4.5h	401/1229	32.6%	357/1166	30.6%		1.15（0.95~1.40）
年龄						
≤80	990/2512	39.4%	853/2515	33.9%		1.25（1.10~1.42）
>80	155/879	(17.6%)	112/850	(13.2%)		1.56（1.17~2.08）
基线 NIHSS 评分						
0~4	237/345	(68.7%)	189/321	(58.9%)		1.48（1.07~2.06）
5~10	611/1281	(47.7%)	538/1252	(43.0%)		1.22（1.04~1.44）
11~15	198/794	(24.9%)	175/808	(21.7%)		1.24（0.98~1.58）
16~21	77/662	(11.6%)	55/671	(8.2%)		1.50（1.03~2.17）
≥22	22/309	(7.1%)	8/313	(2.6%)		3.25（1.42~7.47）

0.5　0.75　1　1.5　2　2.5

阿替普酶更劣　　阿替普酶更优

▲ 图 13-18 急性缺血性脑卒中的溶栓治疗：根据治疗延迟、年龄和脑卒中严重程度，阿替普酶对脑卒中良好转归（mRS 0~1）的影响

*. 表示对于三种基线特征中的每一种，估计值均来自根据试验分层的单因素 Logistic 回归模型，这样就可以在对其他两项基线特征进行校正后单独估计每个亚组的 OR（但不能对与这些特征可能的交互作用进行估计）。mRS. 改良 Rankin 量表评分。NIHSS. 美国国立卫生研究院脑卒中量表（经 Elsevier 许可转载，引自 Emberson et al. 2014[216]）

中发生率高于链激酶组（总体脑卒中：OR=1.29，95%CI 1.1~1.5；出血性脑卒中：OR=1.8，95%CI 1.1~2.9）[243]。作者得出结论，在心肌梗死中，所有溶栓药物似乎在降低死亡率方面具有相似的疗效，而且在脑卒中中，链激酶优于新的药物（替奈普酶、瑞替普酶、阿替普酶/rt-PA）[243, 244]。

不幸的是，目前还没有任何比较大规模的随机对照试验，直接将大量缺血性脑卒中患者在链激酶、rt-PA 和尿激酶之间进行随机试验，以便对这些药物进行可靠的比较[217]。一些小型试验比较了替奈普酶和阿替普酶，发现了有希望的结果，但需要大规模的Ⅲ期试验去验证[217, 245]。现有的间接比较并不是比较治疗效果的可靠方法，但值得注意的是，一旦考虑到治疗的时间，它们并没有显示出 3 种药物之间疗效差异的明确

证据[173, 217, 244]。

总之，对不同的静脉和动脉内溶栓药物治疗脑卒中的间接和直接随机比较的系统综述，并没有确定任何一种药物明显优于另一种[173, 217]。一些小规模随机对照试验正在评估较新的溶栓药物（特替普酶、瑞替普酶、微纤溶酶）、静脉或动脉内溶栓治疗，以及溶栓药物与静脉糖蛋白Ⅱb/Ⅲa抑制药联合使用[246]。

11. 哪种剂量最合适

rt-PA 0.9mg/kg（最大剂量 90mg）是接受最广泛的缺血性脑卒中的剂量。ENCHANTED 试验将这一剂量与低剂量进行了比较，发现 0.6mg/kg与颅内出血的风险显著降低相关，但将低剂量与标准剂量阿替普酶进行比较，试验在 90 天内并未显示出死亡和残疾的非劣效性[247]。也有研究

表明，低剂量尿激酶和低剂量 rt-PA 有较低的症状性颅内出血的风险，但由于一些因素，如基线脑卒中严重程度、药物的竞争和治疗时间，因此无法给出"最佳"剂量的准确建议 [173, 217]。

12. 是否合并抗血小板或抗凝治疗

对于在接受溶栓治疗时已经服用抗血小板药物的患者，有证据表明，虽然这可能会在一定程度上增加症状性颅内出血的风险，但并不会降低溶栓治疗的总体获益 [248]。对于同时积极给予抗血小板治疗和溶栓药物的患者，抗血小板治疗的加入既显著增加了出血风险，又降低了溶栓的绝对获益 [172, 174, 249]。在其他所有试验中，抗血小板治疗并不是随机分配的，因此很难确定症状性颅内出血的差异是由于阿司匹林治疗还是由于其他因素（如溶栓药、剂量、延迟等）。然而，在最初 24h 内避免抗栓治疗的试验中，溶栓效果更有利，且抗栓治疗越少，结果越有利 [173]。

使用动脉内溶栓时，对辅助应用的抗凝药的需求可能不同，但目前还没有直接将患者随机分为"静脉注射肝素"和"不静脉注射肝素"的动脉内溶栓试验。在急性血栓栓塞动脉内尿激酶（Prolyse in Acute Cerebral Thromboembolism，PROACT）- I 研究中，在血管造影时，前 16 例患者静脉给予 100U 普通肝素，随后 1000U/h 输注。然而，由于颅内出血的高发生率，后续患者肝素剂量有所降低 [250]。在 PROACT-II 研究中，所有患者都接受了 2000U 的静脉注射，然后静脉输注 500U/h 的未分离肝素，并在动脉内溶栓时静脉给予肝素 [251]。不幸的是，这些数据并不能可靠地确定辅助肝素治疗是否会增加动脉内或静脉溶栓的好处，以及如果是的话，最好的抗血栓方案是什么。

13. 血压管理

NINDS 试验中使用的血压准入标准和管理算法，被纳入接受溶栓治疗的脑卒中患者的 ASA 指南中 [252]。然而，对 NINDS 试验的独立再分析发现了几个问题研究中的血压测量和管理 [253, 254]。基于这些观察，作者得出结论，在 NINDS 试验

中治疗的急性缺血性脑卒中患者，血压及其管理对临床结局的影响无法评估。观察数据显示，既往高血压和收缩压高是溶栓治疗后症状性颅内出血的危险因素 [221]，但溶栓的基线血压排除标准或溶栓治疗中血压管理的建议缺乏证据。在 IST-3 中，基线收缩压或舒张压与治疗获益之间没有相互联系 [215]，在 VISTA 数据库的分析中，Frank 同样发现，在收缩压＞185mmHg 或舒张压＞110mmHg 的患者中，没有证据表明 rt-PA 会降低获益 [248]。正在进行的 ENCHANTED 试验旨在确定在接受溶栓治疗的患者中，强化降压是否优于基于指南推荐的降压 [255]（第 11 章"脑卒中后的高血压和低血压"讨论了急性脑卒中高血压和低血压的一般处理）。

14. 动脉内溶栓治疗

机械取栓在本章"选择性使用：血管内介入治疗"中讨论。已有 5 项仅进行动脉内溶栓而未进行取栓的小型随机对照试验，以及 3 项静脉与动脉内溶栓联合 rt-PA 的试验 [173]。在其中两项试验中，大多数患者都可以进行血管造影确认 [233, 256]，而在两项 PROACT 试验中，血管造影确认是进入试验的先决条件 [250, 251]。两项 PROACT 试验比较了尿激酶前体加静脉肝素与单独静脉肝素的比较。澳大利亚尿激酶脑卒中试验（Australian Urokinase Stroke Trial，AUST）比较了动脉内溶栓加肝素与单独肝素治疗基底动脉血栓的疗效，由于招募困难，仅纳入 16 例患者后终止 [257]。与对照组相比，间接比较表明动脉内溶栓的好处似乎至少与静脉使用 rt-PA 相同（图 13-15）。正如预期的那样，PROACT 试验中对照组使用肝素治疗发生症状性颅内出血的风险相当高（PROACT-1 和 PROACT-2 对照组分别为 14% 和 4%），在接受动脉内溶栓治疗的患者中比例更高（分别为 15% 和 10%）。SYNTHESIS 试验提供了静脉注射和动脉内治疗的最可靠的直接比较，但尽管动脉内治疗非常迅速，但动脉内治疗并不明显优于静脉治疗 [258]，并在结合两个较小试验的 Meta 分析 [217] 中得到了证实。目前，动脉

内治疗并不优于静脉注射治疗，只能在少数高度专业化的中心进行，而且只适用于极少数的脑卒中患者。此外，即使在大的脑卒中中心，在发病3h内提供及时的再通仍是一个大的挑战。及时静脉溶栓治疗必须仍然是绝大多数患者的首选。

15. 血管造影或动脉内介入治疗后的缺血性脑卒中

有创的放射治疗（见第6章"从症状、体征和临床综合征到病因""检查"和第7章"围术期脑卒中"）后的脑卒中有许多可能的原因，必须首先进行CT检查以排除颅内出血[259]。如果病变是缺血性的，如果导管还存在与动脉内（或已插入导管鞘），放射科医生可以注射对比剂来检查脑动脉是否闭塞。可能很难确定血管是否因为局部血栓形成、内膜剥离、动脉痉挛、导管从近端动脉部位排出的栓子，甚至是介入设备本身的金属碎片而导致的闭塞[259]。两篇论文描述了动脉内介入治疗的并发症和建议的治疗方法，但报道的证据水平仅为"专家意见"[260-262]。

16. 未解决的问题

关于如何在常规临床实践中使用这种治疗方法仍有许多问题。哪些患者最有可能出现早期危险？哪些患者将获得最大的长期利益？时间窗口有多长（即是否有病例在4.5h后能得到有效治疗）？所有缺血性脑卒中亚型的窗口期都一样吗？为了准确地回答这些问题，我们需要大量的试验[110, 114]。有3035例患者的IST-3是迄今为止脑卒中rt-PA治疗的最大随机对照试验，虽然解答了一些问题，但仍有许多问题。独立的个体患者数据分析也有助于回答这些遗留问题[231]。

（三）治疗对象

人们普遍认为溶栓治疗应该只在有一个建立急性脑卒中护理体系的脑卒中中心进行。超急性期脑卒中的诊断与溶栓治疗在第3章"脑血管事件的诊断"讨论，选择治疗患者的影像学检查在第5A章"脑卒中影像学"讨论。支持溶栓治疗的急性脑卒中所需的服务（包括通过远程医疗的支持）在第19章"讨论脑卒中综合服务时的一般原则"讨论。

如果要安全地进行溶栓，就需要对当地团队和部门的各个环节的工作人员进行培训和大量的准备工作：呼叫急救中心、救护车、急诊科、放射科和急性脑卒中单元。考虑到工作人员的流动性，这种培训需要每隔一段时间重复进行一次，培训课程必须有明确、简单的书面协议作为保障。在许多不同的网站上都可以找到有用的材料。以下列出了一些与溶栓相关的选择。

• 美国NIHSS网站提供了一个基于网络的培训工具，用于管理NIHSS并提供能力认证：http://asa.trainingcampus.net/uas/modules/trees/windex.aspx。

• 互联网脑卒中中心有各种关于脑卒中的教育材料：http://www.strokecenter.org/prof/index.html。

• 从基础护理到高级溶栓治疗，STARS网站为参与脑卒中护理的各级医疗保健专业人员提供免费在线培训（提供认证）：http://www.stroketraining.org/。

• ACCESS神经成像研究提供急性缺血性脑卒中CT扫描的解释经验，并对您的表现提供反馈：www.ed.ac.uk/edinburgh-imaging/access。

1. 临床或影像学选择标准

由监管当局制定的静脉溶栓治疗的临床和放射学选择标准在各个国家指南中有所不同。在欧洲批准使用的资格标准的细节，在rt-PA的产品特性摘要中详细说明。表13-15总结了许多指导方针的共同项目。

2. 知情同意

溶栓导致致命性颅内出血的风险使大量患者、急诊科医生、神经科医生和脑卒中专科医生不敢给予治疗[150, 263]。尽管临床医生担心治疗导致的颅内出血可能会导致诉讼，但在实践中，至少在北美，对符合条件的患者未能实施治疗是更常见的诉讼原因[263]。然而，当被问及时，许多人（还没有脑卒中的人）准备接受短期风险（严重出血或死亡），以获得无残疾生存的机会[264, 265]。患者是否愿意接受治疗的风险，往往

（续表）

表 13-15　溶栓治疗的基本方面

准备和维护服务组织

- 审计现有服务，识别延误
- 与所有相关学科和部门协商，制订"快速通道"诊疗路径
- 培训相关人员
- 通知公共和初级保健人员

马上评估患者

- 救护车医务人员进行基本的评估，并提前向医院发出预警
- 抵达医院后立即由训练有素的"分诊"护士或辅助医务人员进行评估

启动急性脑卒中的方案包括

- 简短的系统评估
  - 自出现脑卒中症状以来的小时数
  - 局部神经系统症状和体征
  - 生命体征（脉搏、血压、呼吸、体温）
- 静脉插管和采集血液样本进行基础的血液血检查（血糖测量必不可少）
- 立即行神经影像学检查
- 将神经影像学初步的结果发送给脑卒中小组
- 经过培训的脑卒中医生复查诊断、神经影像和其他信息
- 在可行的情况下征求患者和（或）亲属的同意

如果下列任何一种情况属实，则不要给予溶栓治疗

- 脑卒中发作时间不清楚
- 神经影像学显示
  - 急性颅内出血
  - 症状性梗死的年龄比病史大得多
  - 提示非脑卒中性病变是引起症状的原因（如脑瘤）
- 正在接受抗凝治疗（如国际标准化比值＞1.7）
- 出血障碍史（如血友病）
- 近期出血史
- 过去 14 天内不易压迫的动脉穿刺
- 过去 14 天内大手术
- 过去 3 个月内脑卒中或严重头部外伤
- 轻微的神经功能缺损
- 高血压危象
- 血糖＜3mmol/L 或＞22mmol/L

如果符合以下任何一种情况，在进行溶栓治疗前寻求专家意见

- 未破裂的颅内动脉瘤
- 月经期
- 妊娠期

是否给予溶栓治疗的决定必须由脑卒中小组的高级成员做出

- 如果决定进行溶栓，则转移到可以进行溶栓的地方，并密切监测
- 如果尚未进行溶栓，则建立静脉通道
- 估计体重，拟定 0.9mg/kg rt-PA 的输注剂量
- 静脉输注 rt-PA：10%，超过 1～2min，其余超过 60min
- 监测脉搏和血压
  - 在输注过程中每 15 分钟一次
  - 接下来的 2h，每 30 分钟一次，然后
  - 每小时 1 次，持续 5h
- 每小时观察神经功能

急性期后的管理

- 转移到脑卒中单元（如果还没有）
- 注射 24h 后每日开始服用阿司匹林 160～300mg
  - 如果能安全吞咽，就通过口服
  - 如果不能安全吞咽，则通过静脉注射或通过直肠（见本章"常规使用：阿司匹林"）

此禁忌证清单是基于英国对产品特性的总结
rt-PA. 重组组织型纤溶酶原激活物

受到他们自己对脑卒中严重程度认识的影响。如果患者有忽视或其他感知障碍，这可能会使知情同意的程序进一步复杂化[266]。

溶栓的风险是明确的，并非微不足道，因此，无论溶栓是在常规临床实践中还是在随机对照试验中使用，完全知情的同意都是可取的。但在实践中，获得完全知情的同意往往是早期治疗的障碍[267]：患者的急性神经损伤可能影响沟通和签字，亲属或伴侣可能在关键时刻不在，时间窗的压力可能使所有相关方都难以做出决定[264, 268-272]。然而，为了满足当地临床和研究实践的伦理标准，必须寻求获得一定程度的同意。简单的材料（适用于常规临床或试验使用）已经在患者和非专业人员的输入下开发出来，这可以促进知情同意的过程[265, 272]。然而，当溶栓在临床实践中，往往无法获得研究中所需的严格知情同意标准。一项对 Connecticut 医院常规临床实践中同意程序的调查发现，相当大比例的脑卒中患者接受

rt-PA 治疗时没有同意记录，当患者有能力表示同意时，代理人通常会表示同意，而能力下降的患者有时也会自己表示同意[273]。

> 随机对照试验和临床实践不应该有双重标准，但在常规实践中接受治疗的患者往往没有得到任何解释或信息。

3. 治疗

目标应该是尽快治疗符合以下所有标准的患者。

• 知道症状出现的确切时间。

• 确诊为急性脑卒中，严重程度足以承担治疗风险。

• 没有明确的临床或影像学检查的禁忌证。

• 同意（或亲属同意）是按照当地要求记录的。

• 通过上述系统的速度足够快，可以在发病 4.6h 内很好地治疗。

• 而且有足够多的工作人员在输液期间和治疗后密切监测患者。

（四）哪些不能治疗

溶栓的绝对禁忌证如表 13-15 所示。此外，文献中报道了许多相关的禁忌证，但都没有充分的证据支持。有案例报道溶栓药物用于急性缺血性脑卒中患者的治疗，这些患者确实有这些相对禁忌证，包括近期脑卒中、妊娠[274]、月经[275]、近期手术[276]、未破裂颅内动脉瘤[277] 和 INR 较高的抗凝治疗[278, 279]。Frank 的分析表明，这些相对禁忌证中的许多可能并不像目前的产品批准和指南所建议的那样重要[248]。

关于治疗的决定通常需要综合临床和影像学信息综合分析。上午 8 点接到一位独居的 70 岁老人的急救电话后，于上午 9 点被救护车送到急诊科。他患有失语症，右臂严重无力。CT 显示左侧大脑中动脉区域缺血与他的症状相符。然而，病灶显示出明显的低密度和相当清晰的边缘，这表明它存在的时间比救护人员建议的 1h 要长得多。未给予溶栓治疗。这名患者的侄女后来证实，她在前一天晚上 10 点给他打电话时，她叔叔讲话"听不清"，表明他的缺血性脑卒中病变在入院前至少存在了 11h。能够检测这种"临床—影像学不匹配"强调了培训溶栓人员的重要性。

（五）何时开始治疗

由于治疗的获益机会（但可能不是风险）是非常依赖于时间的，越早治疗越好。需要一种系统方法来确保治疗过程中的每一步都尽可能有效地完成，从患者出现脑卒中症状到安全完成住院治疗。提供有效的治疗存在许多障碍，但已经评估了克服这些障碍的各种干预措施（见第 17 章"落实二级预防"）[267, 280, 281]。

许多中心设立的"脑卒中溶栓箱"（图 13-19）很有用。其内容的设计和选择将根据当地情

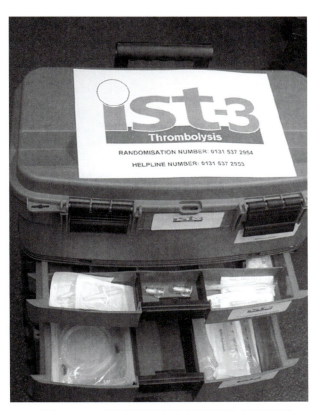

▲ 图 13-19　爱丁堡西部总医院使用的"溶栓箱"

最上面的抽屉里有输液泵，以及护理管理、监测和疑似并发症管理的书面协议（在层压片上）。下面的抽屉里装着给药所需的其他物品（经 I Kane 许可转载）

况而有所不同，但它应该是便携式的，包含对患者进行快速评估然后开始治疗所需的一切（即所有信息单、协议、药物、标本瓶、申请表格、静脉输液泵、药物处方、药物图表、临床监测记录等）。如果所有东西都放在一起，就可以节省宝贵的时间。

（六）药物、剂量、途径、伴随治疗

1. 药物、剂量和路线

静脉应用 rt-PA 是唯一获得监管部门批准得用于治疗脑卒中的药物。批准的方案是 0.9mg/kg rt-PA 静脉注射，10% 的剂量为静脉推注 1min 以上，其余静脉输注 1h 以上，最大剂量为 90mg[173, 217]。根据 ENCHANTED 试验的结果，在假定颅内出血风险增加的情况下，也可考虑较低剂量的 0.6mg/kg[247]。

动脉内溶栓还没有获得监管部门的批准，但已经使用了多种方案。在 PROACT-Ⅱ 试验中，患者动脉内给予 9mg 重组尿激酶原[251]。在急性粒细胞白血病患者中，动脉内尿激酶是递增的，从 100 000U 增加到 1 000 000U 的最大剂量。SYNTHESIS 试验比较了标准剂量静脉注射 rt-PA 治疗方案为抗凝治疗，初始剂量为 5000U 静脉注射肝素，随后每小时输注 500U，直到血管造影结束，随后将微导管放置在血栓附近（或在血栓内部或外部）。rt-PA 的全部注射剂量不超过每千克体重 0.9mg（体重≥100kg 的患者最大注射剂量为 90mg），并且必须在 1h 内给予[258]。

动脉内溶栓有许多潜在的缺点：当进行诊断性血管造影和放置微导管时，纤溶开始延迟（溶栓开始时间通常比静脉输注开始时间晚 50～90min）。这个需要大量的操作和经济成本。而且这种治疗只能在具备血管内治疗能力的二级和三级医院进行[246]。

2. 抗栓的伴随治疗

目前美国和英国的指南建议，在 rt-PA 静脉溶栓后至少 24h 内应避免使用阿司匹林或肝素进行抗血栓治疗[165, 166, 175, 197]。对于动脉内溶栓的患者，情况就不那么清楚了。一些中心采用在动脉内溶栓随机对照试验中使用一种抗凝治疗方案[250, 251, 257]，而另一些中心则使用阿司匹林而不是肝素作为治疗后的抗凝治疗方法[282]。

3. 接受溶栓治疗患者的血压管理

以前的指南[252] 推荐了 NINDS 试验治疗算法[132]，但最近的指南没有给出这样肯定的建议[165, 166, 175, 197]（见第 11 章 "脑卒中后的高血压和低血压" 关于血压监测和管理的一般指南）。

（七）不利影响

颅内或颅外出血是溶栓治疗最可怕的不良反应。所有的治疗方案都应该有关于如何监测和治疗这些并发症的明确安排。表 13-16 和表 13-17 概述了对疑似颅内或颅外出血的处理建议。

如果患者出现颅内出血，早期指南建议考虑手术清除颅内血栓[252]。然而，STICH 试验和系统综述未能证明清除脑内血肿的绝对获益[283-285]。然而，如果患者有硬膜下或硬膜外出血，但没有大的脑内血肿，手术引流可能是合理的。出血未控制前，对于任何类型的颅内出血的手术都应该延迟。

rt-PA 引起的过敏性反应，可能需要立即进行支持性治疗，如肾上腺素、氢化可的松、氯苯那敏和输液。重要的是要注意一种不常见的过敏性反应，即口舌的血管神经性水肿，在接受 rt-PA 治疗的患者中有 2%～5% 会发生这种反应，如果患者使用 ACE 抑制药，这种反应更有可能发生[286, 287]。如果舌头迅速肿胀导致上呼吸道阻塞，可能会危及生命，需要气管插管[287]。

六、选择性使用：血管内介入治疗

（一）原理

颅内大血管闭塞的血栓通常不容易被溶栓药物溶解。相反，经皮血管内介入治疗可以使闭塞的动脉再通，包括机械清除血栓（取栓术）、球囊成形术、潜在动脉粥样硬化病变的支架植入术和动脉溶栓术[165, 246]。经颅超声（加或不加微泡注射）单独或作为溶栓治疗的辅助手段，也可能改善血栓溶解和再通[246, 288]。

表 13-16　rt-PA 治疗疑似颅内出血患者的处理建议

如果出现以下情况，则怀疑颅内出血

- 新出现的头痛
- 神经功能障碍加重
- 意识水平下降
- 血压突然升高
- 癫痫发作
- 恶心或呕吐

需要立即做的

- 停止 rt-PA 输注
- 紧急头颅 CT
- 检查纤维蛋白原、凝血酶原时间、活化部分凝血活酶时间、全血细胞计数
- 如有需要，支持静脉输液循环

如果扫描显示颅内出血

- 如果扫描显示硬膜外、硬膜下出血或脑积水，可考虑在止血后进行手术减压
- 如果扫描只显示蛛网膜下腔出血，考虑 CT 或 MR 血管造影以排除潜在动脉瘤

如果扫描显示没有颅内出血

- 如果 CT 或 MRI 显示无颅内出血，考虑其他恶化原因
- 如果患者有与脊柱位置一致的神经功能缺损，但面部除外，特别是如果有急性颈部或背部疼痛，考虑对脊柱进行 MRI 以排除硬膜外血肿

rt-PA 的厂家建议，大多数严重出血的患者可以通过容积置换治疗[348]。由于药物的半衰期短，对全身凝血因子的影响很小，很少需要更换凝血因子。对无反应者，应考虑输注冷沉淀剂、新鲜冷冻血浆和血小板。如果患者对这些初始措施没有反应，英国血液病学协会建议给予抑肽酶或氨甲环酸等纤溶抑制药，并根据凝血筛查结果更换凝血因子（表 13-17）[349]

　　一项 7739 例患者的系统综述表明，对有 ST 段抬高的急性心肌梗死患者，PCI 优于静脉溶栓治疗[289]。PCI 在减少早期死亡、非致死性再梗死、脑卒中及死亡明显更好。在长期随访中，初次 PCI 的优势持续存在，且与使用的溶栓药物的类型无关。

（二）证据

　　五大随机对照试验的个体患者数据 Meta 分

表 13-17　rt-PA 治疗疑似颅外出血患者的处理建议

如果有以下情况，则怀疑有颅外出血

- 血压下降
- 临床休克
- 失血的证据，如黑便、血尿

需要立即做的

- 停止 rt-PA 输注
- 如果可能的话，使用机械压迫来控制出血
- 检查纤维蛋白原、凝血酶原时间、活化部分凝血活酶时间、全血细胞计数，并根据情况送血进行"分组保存"或交叉匹配
- 通过适当的输液和输血支持血液循环
- 与血液科讨论结果

对补液无效的严重危及生命的出血

- 考虑给予纤溶抑制药（取决于凝血筛查结果）
  - 50 万 U 抑肽酶激酶抑制药静脉注射超过 10min，谨记着 20 万 U 静脉注射超过 4h
  - 氨甲环酸 1g 静脉滴注超过 15min，必要的话每 8h 重复一次
  - 新鲜冷冻血浆和（或）冷沉淀
- 推迟任何手术，直到出血得到纠正

rt-PA 的生产厂家的建议，大多数严重出血的患者可以通过容积置换治疗[348]。由于药物的半衰期短，对全身凝血因子的影响很小，很少需要更换凝血因子。对无反应者，应考虑输注冷沉淀、新鲜冷冻血浆和血小板。如果患者对这些初始措施没有反应，英国血液病学协会建议给予抑肽酶或氨甲环酸等纤溶抑制药，并根据凝血筛查结果更换凝血因子（表 13-16）[349]

析[290-294] 显示，机械取栓能有效改善急性大血管闭塞性脑卒中后 90 天的功能预后（图 13-20）[295]。1 例患者在改良 Rankin 量表上至少降低 1 级的所需的治疗数量为 2.6。死亡率和症状性颅内出血无差异[295]。

　　在预先指定的亚组中，治疗效果没有异质性，包括年龄在 80 岁及以上的患者，症状出现后 300min 以上随机化的患者，以及不适合静脉注射阿替普酶的患者（图 13-21）。这些试验中的大多数患者在取栓前接受静脉注射阿替普酶，但分析显示，在接受静脉注射阿替普酶的患者和不符合条件的阿替普酶患者中，效果相似[295]。

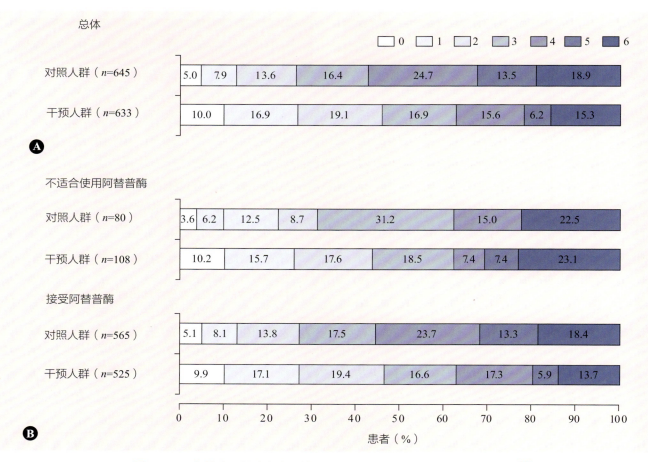

▲ 图 13-20　急性缺血性脑卒中机械取栓治疗：90 天改良 Rankin 量表评分 [295]

A. 治疗组和对照组在整个试验人群中 90 天的评分分布；B. 接受静脉注射阿替普酶治疗或不符合条件的患者（经 Elsevier 许可转载，引自 Goyal et al. 2016[295]）

这五项试验与之前的试验不同 [258, 296, 297]，因为它们纳入了当前临床实践的关键要素，包括大动脉闭塞的证明、治疗及时和使用第二代的取栓设备（主要是支架回收器）。与之前的试验相比，大多数试验也强调工作流程，以减少再灌注时间，一些试验排除了在初始成像时出现大面积不可逆脑损伤的患者。

未解决的问题

一些患者，特别是大面积梗死、后循环闭塞、发病 12h 以上的患者，以及那些在脑卒中前有严重残疾（mRS 评分≥2）的患者被排除在试验之外，所以现有试验的结果在多大程度上外推到这些患者群体中是不确定的。此外，尚未发现先进的影像学检查会影响患者取栓后的预后或降低脑出血的风险 [295, 298]。

除了优化的患者选择，试验还应该探索和确定最佳的技术和动脉内溶栓药物的剂量（如果有的话）。

目前的文献表明，在局部麻醉下进行血管内治疗比全身麻醉效果更好。然而，还需要进一步的试验来证实或推翻这些说法 [299, 300]。

对于机械取栓前是否有必要进行静脉溶栓存在争议，个体患者数据的 Meta 分析显示既往溶栓治疗与取栓获益无直接的联系 [295]。虽然静脉溶栓可能会增加出血的风险，但毫无疑问，一些接受静脉治疗的患者在到达导管室时闭塞的大血管已经恢复再通。关于这个问题的地方政策将受到组织机构、转运时间和其他因素的指导。

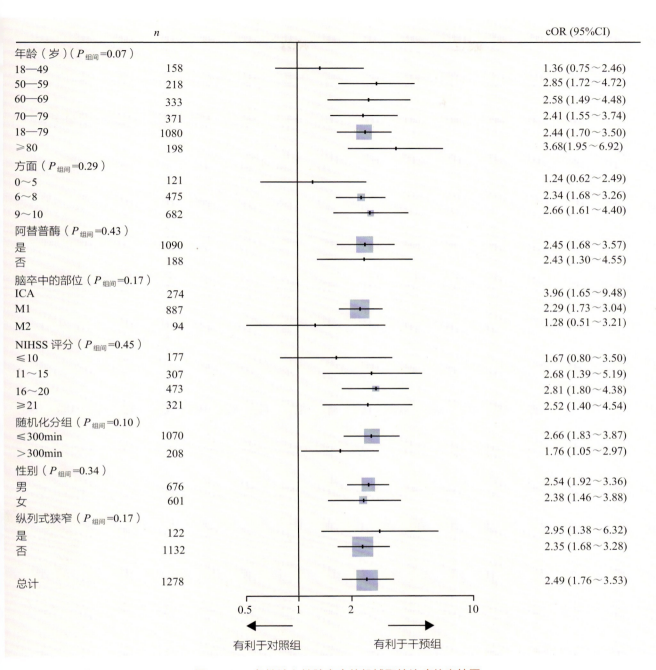

	n		cOR (95%CI)
年龄（岁）（$P_{组间}$=0.07）			
18—49	158		1.36（0.75～2.46）
50—59	218		2.85（1.72～4.72）
60—69	333		2.58（1.49～4.48）
70—79	371		2.41（1.55～3.74）
18—79	1080		2.44（1.70～3.50）
≥80	198		3.68（1.95～6.92）
方面（$P_{组间}$=0.29）			
0～5	121		1.24（0.62～2.49）
6～8	475		2.34（1.68～3.26）
9～10	682		2.66（1.61～4.40）
阿替普酶（$P_{组间}$=0.43）			
是	1090		2.45（1.68～3.57）
否	188		2.43（1.30～4.55）
脑卒中的部位（$P_{组间}$=0.17）			
ICA	274		3.96（1.65～9.48）
M1	887		2.29（1.73～3.04）
M2	94		1.28（0.51～3.21）
NIHSS 评分（$P_{组间}$=0.45）			
≤10	177		1.67（0.80～3.50）
11～15	307		2.68（1.39～5.19）
16～20	473		2.81（1.80～4.38）
≥21	321		2.52（1.40～4.54）
随机化分组（$P_{组间}$=0.10）			
≤300min	1070		2.66（1.83～3.87）
>300min	208		1.76（1.05～2.97）
性别（$P_{组间}$=0.34）			
男	676		2.54（1.92～3.36）
女	601		2.38（1.46～3.88）
纵列式狭窄（$P_{组间}$=0.17）			
是	122		2.95（1.38～6.32）
否	1132		2.35（1.68～3.28）
总计	1278		2.49（1.76～3.53）

0.5　1　2　10

有利于对照组　　有利于干预组

▲ 图 13-21　急性缺血性脑卒中的机械取栓治疗的森林图

图示在预先设定的亚组中，90 天的 mRS 评分，亚组间异质性的 P 值[295]。cOR. 共同优势比；mRS. 改良 Rankin 量表；ASPECTS.Alberta 脑卒中计划早期 CT 评分；ICA. 颈内动脉；M1. 大脑中动脉 M1 段；M2. 大脑中动脉 M2 段；NIHSS. 美国国立卫生研究院脑卒中量表（经许可转载，引自 Goyal et al. 2016[295]）

（三）治疗对象

对于发病 6h 内前循环大血管闭塞引起的缺血性脑卒中患者，应考虑行经皮血管内机械取栓治疗[301, 302]。其疗效在不同年龄和初始脑卒中严重程度的患者中均可见，且适用于与阿替普酶静脉预处理无效的患者。然而，正如 Muir 所指出的，机械取栓的适应证应该明确。他分析了一项包含 263 例急性缺血性脑卒中患者的前瞻性登记，并应用了最近的取栓试验的纳入标准。在这些患者中，17% 有资格参加 4 项试验，低于 10% 有资格参加 2 项试验[303]。只有 3 例患者（1%）符合所有研究的条件。总的来说，大约 15% 的患者在脑卒中发作 6h 内可能符合取栓的适应证。

（四）哪些患者不能治疗

一些患者群体，特别是那些基线时有大面积梗死的患者，那些后循环闭塞的患者，那些出现超过 12h 的患者，以及那些脑卒中前有严重残疾（mRS 评分≥2）的患者被排除在试验之外。结果无法外推到这些患者身上，需要新的试验来证明他们是否能从治疗中受益。

（五）何时开始治疗

个体患者数据 Meta 分析显示，治疗越早越有效，因此应在脑卒中发生后尽快进行治疗[295]。在纳入的试验中，发病到腹股沟穿刺时间为 200～269min，再灌注时间为 241～355min。从脑卒中症状出现后 300min（通常＜420min）随机进行的患者会从治疗中获益。这通常对应于在脑卒中发作后 8h 内开始手术。影像学选择的治疗超过 6h 的患者获益的证据仍有待建立，正在进行的试验（NCT02142283、NCT02586415、NCT01852201）中进行。

（六）技术

支架回收器是五大试验中使用的主要设备，该技术在血管内取栓的治疗效果中最为突出。因此，支架回收器构成了衡量未来取栓方法的基准。在持续闭塞的患者置管时，71% 的患者至少有一半受影响的血管区域再灌注。尽管与旧技术相比效果显著，但仍需进一步提高再灌注成功率和缩短手术时间。

有一些数据表明，局部麻醉比全身麻醉效果更好，但这需要在新的试验中进行验证[299, 300]。

（七）不利影响

动脉内机械取栓的症状性颅内出血和复发性脑卒中的风险相似（在所有动脉区域）[295]。在 MR CLEAN 试验中，与其他研究相比[290]，机械取栓增加了脑卒中复发的风险。复发性缺血性脑卒中被定义为发生在不同血管区域的新发的缺血性脑卒中，此外，部分机械取栓患者同时接受颈动脉支架植入术（即第二次血管重建手术）[290]。总的来说，Meta 分析表明机械取栓治疗急性缺血性脑卒中是相对安全的。

七、价值未被证实：其他再灌注策略

（一）超声强化溶栓

1. 基本原理

在体外和体内对新鲜血栓应用超声能量似乎可以促进自发的和药理学上的血栓溶解，尽管其机制尚不清楚。

2. 证据

在 2～4MHz 的频率下对同侧闭塞的大脑中动脉进行连续体外超声，有促进闭塞血栓溶解的潜力[304]。它目前仅适用于大脑中动脉闭塞，可与 rt-PA 静脉溶栓同时使用或不同时使用，以增强药物的溶栓效果。对 5 项小型研究（233 例患者）的系统回顾表明，接受声溶栓治疗的患者在 3 个月后死亡或残疾的可能性较低（OR=0.50，95%CI 0.27～0.91）[304]。超声溶栓组再通失败发生率较低（OR=0.28，95%CI 0.16～0.50），在死亡和脑出血方面无显著差异。然而，由于需要操作人员的技能和专家的监督，这种治疗措施的应用非常复杂。目前正在开发这种疗法的更可行的形式，需要较少的专业知识和监督，如果成功，可能会为确定这种干预是否应该被广泛采用所急需的大规模三期试验铺平道路。

3. 结论

超声增强溶栓是复杂的、资源密集型的，还未成为常规的临床实践。

（二）糖蛋白Ⅱb/Ⅲa 抑制药的原理

1. 基本原理

血小板糖蛋白Ⅱb/Ⅲa 受体是血小板聚集的最终共同途径，阻断该受体的药物具有抗血栓和溶栓作用。在接受 PCI 治疗的急性心肌梗死患者中，糖蛋白Ⅱb/Ⅲa 抑制药阿昔单抗改善了支架植入前的冠状动脉通畅、支架植入成功、6个月后的冠状动脉通畅、左心室功能和临床结果[305]。一项 Meta 分析显示，在急性心肌梗死患者中，辅助应用阿昔单抗可显著降低 PCI 治疗患者的 30 天病死率和长期病死率，但在接受溶栓治疗的患者中无显著降低[306]。因此，阿昔单抗和其他一些类似的药物正在对急性缺血性脑卒中进行试验。

2. 证据

阿昔单抗是这类药物中被广泛测试用于治疗急性缺血性脑卒中的药物。一项 400 例患者的 II 期研究显示了有希望的结果[307]，但一项更大的试验（AbESTT-2）在 808 例患者（目标 1800 例患者）入组后过早停止，原因是不利的伤害 / 获益比，很大程度上出现了高于预期的颅内出血风险[308]。根据 AbESTT-2 试验结果，阿昔单抗不太可能成为急性脑卒中的既定的治疗方法。另外两种糖蛋白 II b/ III a 抑制药，依替巴肽和替罗非班也在急性脑卒中中进行了试验，无论是单独使用还是与溶栓药物联合使用，这些药物的试验都没有明确证据表明它们对急性缺血性脑卒中有益[309, 310]。

还有大量动脉内糖蛋白 II b/ III a 抑制药（大多数与阿昔单抗或替罗非班有关）用于 PCI[311]（如颅内动脉瘤盘绕术[312]或颈动脉成形术和支架植入术[313, 314]）期间"抢救"治疗脑栓塞并发症的未控制病例。一项对连续 1373 例接受神经血管内手术的患者的回顾性研究发现，29 例（2%）患者的手术并发急性血栓栓塞事件，随后接受阿昔单抗治疗[315]。36 条动脉中 29 条（81%）动脉造影得到改善。当阿昔单抗用于血栓斑块破裂时，发生 3 例脑出血（10%），其中 2 例出血患者术前也给予了 rt-PA 治疗[315]。

3. 结论

目前没有证据表明糖蛋白 II b/ III a 抑制药在缺血性脑卒中的急性期提供绝对的临床获益。

（三）抗纤维蛋白原药物

1. 基本原理

最广泛测试的抗纤维蛋白生成药是安克洛酶，一种从马来西亚蝮蛇的毒液中提取的丝氨酸蛋白酶。它会导致血浆纤维蛋白原、纤溶酶原、纤溶酶原激活物抑制药和抗纤溶酶的水平下降[316]。大量循环纤维蛋白原和纤维蛋白降解产物产生，组织纤溶酶原激活物从血管内皮释放。安克洛酶还能降低血浆和全血黏度[316]。因此，抗纤维蛋白生成可能改善缺血脑的灌注，因此有绝对获益的效果，只要它不与明显的出血相关。

2. 证据

Cochrane 系统综述了急性缺血性脑卒中中抗纤维蛋白原药物的应用，包括 7 项试验，涉及 5701 例患者[317]。6 项试验检测了安克洛酶（包括 ESTAT 试验[318]），2 项试验检测了降纤酶。评审人员得出结论，尽管纤维蛋白原消耗药看起来很有前景，但目前的证据还不足以支持纤维蛋白原消耗药用于急性缺血性脑卒中的常规治疗。

3. 结论

目前抗纤维蛋白原药物在临床应用的证据尚不充分。

八、选择性使用：大面积脑梗死的手术减压

（一）原理

大面积脑梗死预后不良的部分原因是脑水肿，可能引颅内压升高、脑疝和死亡。因此，释放硬脑膜和颅骨的限制，让梗死脑组织膨胀是一种合理的方法。试验研究表明，在组织抢救和早期病死率方面有明显的有益效果，大量观察性研究也同样表明，与标准内科治疗相比，接受手术治疗的患者早期病死率明显下降[319]。许多专家受到这些非常有希望的结果的鼓舞，在临床实践中实施了外科治疗[320]。另一些人由于缺乏随机对照试验，倾向于更保守的方法[320]。

（二）证据

1. 幕上大面积梗死的偏侧颅骨切除术

3 个去骨瓣减压手术的小型随机对照试验已经完成[321-323]，一项个体患者数据 Meta 分析的结果已经发表[324]。这 3 个试验都指向同一个方向并共同表明，48h 内的治疗对两个主要影响变量都有很大的有益影响：1 年内的死亡和 1 年内的"不利"结果，定义为 mRS 评分 5~6（即严重残

疾或死亡）。综合分析显示，除了对生存有明显的有利影响外，mRS 评分为 3 或 4（即中度或重度残疾）的患者数量也有明显增加。换句话说，对"不利"结果的积极影响，定义为 5~6 分或 4~6 分，是由于手术治疗组的死亡人数较低，并转化为中度或重度残疾患者数量的增加。这就提出了如何定义和衡量治疗的绝对获益的问题。通常情况下，产生有价值的好处的治疗措施也有一定的风险（例如，急性缺血性脑卒中的溶栓或颈动脉狭窄的动脉内膜切除术）。如果不同结果（即死亡、严重残疾的存活和无严重残疾的存活）的比例相等，则绝对获益可计算为积极结果和消极结果的总和。然而，在现实生活中，患者对这些结果赋予了不同的价值，患者需要权衡治疗成功的机会与严重残疾的生存风险[325]。因此，减压手术的绝对获益的大小只能在个人基础上进行评估。

其他未回答的问题与结果的普遍性有关。分析中患者的平均年龄大约为 45 岁，可能不会将结果外推到年龄较大的患者，他们可能颅内压升高的风险较低（由于脑萎缩），更容易发生手术并发症，对风险有其他态度[7]。然而，DESTINY Ⅱ 试验最近完成，并报道了对 60 岁以上患者的疗效，与年轻患者的疗效相当[326]。不清楚是否在脑卒中发作 48h 后进行治疗还有效。只有一项试验纳入 96h 以上的患者，但没有发现治疗 48h 后的患者有任何获益[321]。

2. 颅后窝减压术或分流术治疗大面积小脑梗死

对大面积小脑梗死的手术减压（或脑室分流术），可改善脑灌注，缓解梗阻性脑积水，从而预防早期死亡。减压手术还没有经过充分设计的试验来评估，因此对于小脑梗死患者应该接受减压手术、分流术还是药物治疗仍有争议。

（三）结论

尽管代价是更多患者残留有的中度或中重度的残疾（但不是重度残疾），但减压手术挽救了生命。然而，为了指导对单个患者的管理，我们需要更多关于患者对脑卒中后不同结局的使用价值的信息，以及不同类型患者和脑卒中发病后不同时间间隔的治疗效果的信息。其中一些问题有望在未来的试验中得到解决。

九、价值未被证实：脑水肿和颅内压升高的其他治疗

（一）糖皮质激素

1. 基本原理

血管源性脑水肿往往在脑卒中发作后 24~48h 或更长的时间内发生，特别是在大梗死区及其周围，可通过皮质类固醇（如地塞米松）减轻。几乎在缺血发生后立即发生的细胞毒性水肿可通过神经保护药物减轻，神经保护药物可防止钠离子和水流入细胞（见本章"急性缺血性脑卒中的病理生理学"）。

2. 证据

Cochrane 对 8 个小型试验（共 466 例）的系统综述显示，1 年内两组患者的生存率或功能预后无显著差异[327]。个别试验的结果不一致。

3. 结论

这些数据不支持在急性缺血性脑卒中中常规或选择性使用糖皮质激素。我们认为唯一的适应证是炎症性血管疾病（如巨细胞动脉炎、结节性多动脉炎、系统性红斑狼疮，见第 7 章"自身免疫性疾病和全身性血管病""炎症性血管病"）

（二）甘油和甘露醇

1. 基本原理

甘露醇和 10% 的甘油溶液是高渗剂，可能减少脑水肿，并可能增加脑血流量。这些治疗通过减少梗死相关水肿来降低颅内压，从而改善梗死区内及周围的灌注。

2. 证据

Cochrane 系统回顾了 11 项随机对照试验，比较了静脉注射甘油（482 例患者）和对照组（463 例患者）的效果[328]，结果显示，在治疗期间，甘油与死亡风险显著降低相关（OR=0.65，95%CI 0.44~0.97）。然而，在计划随访期结束

时，无显著差异（OR=0.98，95%CI 0.73～1.31）。只有两项研究报道了功能预后，甘油组在计划随访结束时获得良好预后的患者数量没有显著增加（OR=0.73，95%CI 0.37～1.42）。溶血似乎是甘油治疗的唯一相关不良反应。

Cochrane 对甘露醇的 3 个小型试验（226 例患者）的系统综述显示，短期随访后无效[329]，但未报道病例的死亡率和功能结局。Cochrane 对甘露醇治疗外伤性头部损伤的一项类似研究发现，没有证据表明，对于无法手术清除颅内血肿的颅内压升高患者有益处[330]。

3. 结论

这些数据不支持在急性缺血性脑卒中中常规或选择性使用甘油或甘露醇（尽管重症监护室可能在一些缺血性脑卒中后颅内压严重升高的患者中使用甘露醇）。

（三）过度通气

过度通气用于降低颅内压（见第 14 章"常见并发症的预防和处理"和第 15 章"早期管理"），但尚无这种对急性脑卒中干预的随机对照试验。Cochrane 对重型颅脑损伤患者过度通气的研究总结了上述数据，现有资料不足以评估过度通气可能导致的任何潜在益处或危害[331]。因此，我们不建议使用过度通气来降低颅内压升高，尽管我们接受重症监护的同事有时会对一些缺血性脑卒中后颅内压严重升高的患者使用过度通气。

十、价值未被证实：其他干预措施

（一）神经保护药物的原理

1. 基本原理

在血管闭塞和不可逆细胞死亡之间的病理生理级联中，有许多点可能是药物干预有益的（见本章"急性缺血性脑卒中的病理生理学"），制药工业已经通过大量化合物进行临床开发和测试。神经保护药物的定义尚无共识，但在急性缺血性脑卒中，这类药物的目的是限制缺血损伤的脑容量。在进行任何大规模临床试验之前，首先在动物和人类的临床前试验中确定一种有潜在获益的

药物，这之间需要采取许多步骤[332, 333]。对现有动物数据的系统回顾可能有助于减少临床前数据评估中的偏倚[334-337]，更多地关注偏倚的可能性可能会增加神经保护药物临床开发和获得许可的成功机会。

2. 证据

许多试验已经完成，但还没有神经保护药物获得临床使用许可。2006 年，NXY-059 药物在 1700 例急性缺血性脑卒中患者中的 SAINT- I 试验显示其显著改善功能预后（P=0.038）[338]。然而，第二项Ⅲ期试验 SAINT-2 显示，与安慰剂相比，其没有改善功能结果[339]，这一结果导致该公司停止了该化合物的临床开发。Cochrane 对脑血管素治疗急性缺血性脑卒中的 5 项试验（1501 例患者）的回顾显示，没有证据表明脑血管素有益处，严重不良事件增加了约 1/3[340]。吡拉西坦是另一种被认为是用于治疗急性脑卒中的神经保护药物，尽管 Cochrane 对随机对照试验的综述显示没有证据表明它有益处，并提示它可能与早期死亡的增加有关[341]。指南不支持使用脑血管素或吡拉西坦。两篇论文强调了这些药物的使用在临床上是不适当的、浪费的，而且在患者必须为药物付费的情况下是不道德的做法[342, 343]。

3. 结论

目前尚无证据表明神经保护药物是治疗急性缺血性脑卒中的有效药物。

（二）血液稀释

1. 基本原理

血液稀释的目的是降低全血黏度，从而增加脑血流量，而不减少脑血氧的输送。假设这将减少梗死区内及周围的缺血损伤，血液稀释一般通过输注右旋糖酐、羟乙基淀粉或白蛋白来进行。这种输注增加了血容量（高血容量性的血液稀释）。在急性脑卒中患者中，总血量的增加可能是不可取的，血液稀释可以通过同时去除血液来实现等容。

2. 证据

Cochrane 对 21 项试验（4174 例患者）的系

统综述显示，在脑卒中发作后 72h 内开始的血液稀释并没有显著降低 3～6 个月的死亡或生活依赖率，该综述的总体结果与血液稀释的中等益处和中等危害相一致 [344]。一种常用的血液稀释药是羟乙基淀粉，但由于安全问题，该产品在 2013 年被欧洲药品管理局（European Medicines Agency）吊销了许可证。

3. 结论

基于这一综述，我们看不到在常规临床实践中使用血液稀释的理由，特别是如果它是通过静脉输注羟乙基淀粉来实现的，尽管它有时在一些欧洲国家使用。

（三）钙通道阻滞药

1. 基本原理

钙通过电压门控通道流入在缺血引起的神经元死亡中起作用，这种流入可以被钙通道阻滞药抑制（见本章"急性缺血性脑卒中的病理生理学"）。

2. 证据

Cochrane 对 34 项随机对照试验（7731 例患者）的系统回顾显示，在随访结束时，钙通道阻滞药对死亡或不良预后无影响 [345]。静脉和口服给药的间接比较显示静脉给药的不良疗效患者数量增加，不同剂量尼莫地平的间接比较表明，尼莫地平最高剂量与不良疗效相关。发病 12h 内给药与预后不良的患者比例增加有关，但这种影响主要是由于静脉给药相关的不良结果。

3. 结论

这些试验没有提供任何证据支持静脉或口服钙通道阻滞药在急性缺血性脑卒中患者中的常规使用。

第 14 章　脑出血的具体治疗
Specific treatment of intracerebral hemorrhage

Shoichiro Sato　Craig S. Anderson　著
栗超跃　赵黎明　译

一、流行病学

脑出血是目前预后最差和最难治疗的脑卒中类型，占所有脑卒中的 10%~25%[1]。在白种人人群中，脑出血的发病率为每年 25/100 000，而且这一数字在近几十年来并未下降[2]。然而，脑出血的类型似乎发生了变化，这可能是由于社区中对高血压病采取更好的管理，导致深部脑出血逐年减少，但老年人群中更广泛地使用抗血栓治疗导致皮质脑出血增加[3]。亚洲人群和低收入和中等收入国家的脑出血发病率分别远高于非亚洲人和高收入国家的人群[1, 2]。此外，男性脑出血发生率高于女性[4]，以及在季节性环境温度较低的地区[5, 6]，可能由于温度较低，全身血压和脑血流量的变化，也会引发脑出血事件[7]。

脑出血患者在 1 个月内的病死率约为 40%，其中 50% 的死亡事件发生在发病后的前 2 天[8, 9]，只有 50% 的幸存者在 1 年后能够实现正常生活[10]。在全球范围内，与急性缺血性脑卒中相比，脑出血往往会影响更年轻的人，会因"生产生活年限损失"而产生更严重的影响，尤其是在低收入和中等收入国家[11]。

二、病理生理学和危险因素

对脑出血的病理生理学的关注大多集中在衰老与高血压之间的相互作用，高血压被认为会导致直接从大脑内主要动脉分支的穿透血管的退行性变化（即脂透明质化和 Charcot-Bouchard 微动脉瘤）。过度的收缩压变异性，特别是高峰值，也会增加脑出血的风险，以及脑卒中事件[12]。

直径为 50~200μm 的小血管破裂会在纹状体、丘脑和脑干的深层位置导致脑出血[13, 14]，由于它们非常接近，通常会导致脑出血流入脑室 [即脑室内出血（intraventricular hemorrhage，IVH）]（图 14-1）[15]。然而，人们越来越认识到，血压非依赖性的内皮损伤可能由其他因素引起，特别是高盐饮食引起的炎症变化[16]，这在脑出血高发人群中非常常见。

脑出血还与脑淀粉样血管病相关，脑淀粉样血管病主要发生在 70 岁以上的人群中。脑淀粉样血管病的特征是血管淀粉样蛋白沉积、扩张和血管壁破裂，导致倾向于叶状的脑出血[17]。脑淀粉样血管病本身是否具有强致病性，或破坏脑血管的完整性以降低血压升高的不良后果的阈值，但目前仍不确定[18, 19]。

随着老年人群心房颤动发病率、静脉血栓栓塞（venous thromboembolism，VTE）的预防和心血管疾病发病率的增加，应用药物（特别是抗凝药、抗血小板药和溶栓药），是脑出血的一个日益常见的原因。某些遗传性凝血病（如凝血因子缺

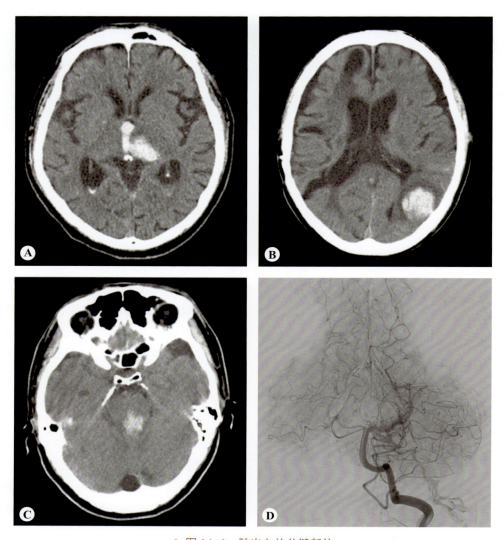

▲ 图 14-1　脑出血的关键部位

A. 深部脑出血（合并脑室出血）；B. 脑叶出血；C. 脑干出血；D. 平扫显示图 C 患者因动静脉畸形继发脑出血

乏症）和全身性疾病（如血小板减少症）也可引起脑出血。

　　脑出血的其他重要原因是血管及结构性病变，例如，动静脉畸形（图 14-1）、颅内动脉瘤、脑海绵状血管瘤（cerebral cavernous malformation，CCM）、颅内静脉血栓形成、硬脑膜动静脉瘘（dural arteriovenous fistula，DAVF）和肿瘤。由于脑出血患者可能有多种潜在原因，因此仔细考虑因果关系非常重要。

　　脑出血的原发性损伤主要与邻近脑组织的机械破坏和由此产生的占位效应有关。随着脑出血

的发展和血肿内压力的增加，血肿周围的小血管被挤压、破裂，导致血肿进一步增加 [13, 20]。随着血肿扩大，内部和周围组织的压力将达到平衡，出血停止。继发性损伤是由各种其他机制引起的，特别是血肿周围早期的水肿，它包括一种称为离子性水肿的富含电解质、蛋白质含量低的液体，这种水肿在血脑屏障明显破坏之前即迅速发展。随后，出血性炎症和凝块分解产物（如血红蛋白、血红素和铁）的释放会进一步促进血肿周围水肿（血管源性水肿），从而导致血肿周围组织损伤，继而导致血脑屏障的破坏 [21, 22]。大范围

血肿合并血肿周围水肿的占位效应，或脑室内出血引起的脑积水，可升高颅内压并减少脑血流灌注，导致神经元死亡或脑疝；组织损伤的严重程度则预示了长期预后（图14-2）。

三、临床结果预测模型

脑出血的病死率从30天内的40%增加到1年和5年的55%与70%[10, 23]。大约一半的幸存者在日常生活中依赖他人，1/5的幸存者在事件发生后的几个月内出现认知障碍或痴呆[2, 24]。高龄、意识下降、严重的神经功能缺损、脑出血量大、脑室内出血和幕下脑出血部位都是死亡、残疾和生活质量差等不良后果的可靠预测因素[25-28]。

此外，一些急性生理参数（例如，更高的血压、血压变异性和更高的心率）[12, 29-31]和实验室参数（高血糖水平、低钠水平、肾功能受

损）[32-34]也与脑出血的不良预后有关。脑衰弱的影像学标志物，包括脑小血管疾病（cerebral small vessel disease，CSVD）的特征，如白质病变和脑萎缩，也预示着预后不良。由于这些脑小血管疾病标志物与老年人的认知能力下降、抑郁、步态障碍和轻度身体残疾有关[35-37]，因此它们表明脑出血是潜在进行性疾病（即脑淀粉样血管病）的一部分，或者它们只是降低了对脑出血后果的敏感性。

目前已经开发了各种临床评分系统来评估脑出血后的预后，其中最广为人知和使用的是原始脑出血评分（original intracerebral hemorrhage score，OICH）[26]。其他包括修改后的脑出血评分[38]、ICH分级评分（intracerebral hemorrhage grading score，ICH-GS）[39]、Essen ICH评分[40]、FUNC评分[41]、急诊科脑出血（Emergency Department intracerebral hemorrhage，EDICH）评

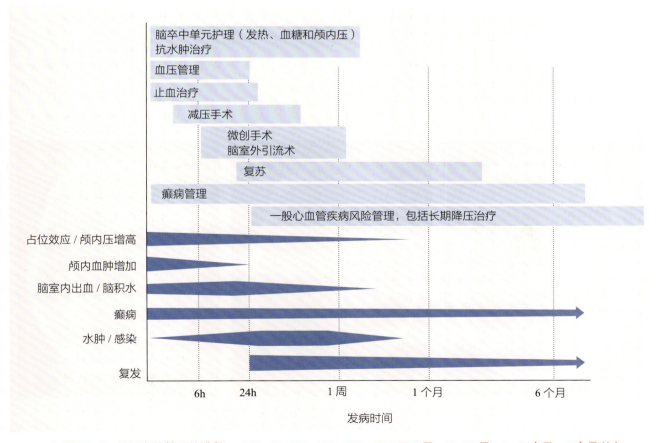

▲ 图 14-2 根据自然管理的进程：＜6h、6～24h、24～72h、72h 至 7 天、7～30 天、1～2 个月、3 个月以上

分 [42] 和修改后的 EDICH 得分 [43]。由于所有这些评分系统都具有相当的"一般到良好"的预测能力和临床效用 [44-47]，因此有人认为，与评分系统相比，经验丰富的临床医生的判断与结果的相关性更密切 [48]。此外，通常难以可靠地预测脑出血患者发病时的结局，特别是有证据表明，过早使用"不复苏"或"停止治疗"的姑息治疗独立预测死亡率 [49, 50]。

至少 1/3 的脑出血患者血肿体积增加至临床显著程度在症状出现后 24h 内出现 [51-54]；它不仅是不良临床结果的重要预测指标 [55-57]，而且是脑出血中明显的潜在治疗靶点（如降血压、止血治疗）[21]。血肿增加的概率可以采用 BRAIN 评分系统进行估算 [58]，这是一种基于基线脑出血体积的 24 分临床预测算法（ml/评分，≤10=0，10～20=5，>20=7），指标事件是否为复发性脑出血（是=4），脑出血是否与华法林抗凝相关（是 =6），是否存在脑室内出血（是 =2），以及从症状出现到基线 CT 的时间（以 h 为单位）（≤1=5，1～2=4，2～3=3，3～4=2，4～5=1，>5=0）。脑出血增加的风险（≥6ml）从 0 分的 3.4% 到 24 分的 86% 不等。脑出血增长的其他临床因素包括症状发作

后的早期表现 [59, 60] 和口服抗凝药的使用 [61, 62]。

最近的重点集中在血肿形态的重要性上。特别是在 CTA 上出现"斑点征"，这表明对比剂外渗，在血肿内或血肿边缘产生斑点或红晕，可高度预测血肿的增长和随后的发病率和死亡率（图 14-3）[63, 64]。然而，患者可以在没有斑点征的情况下出现血肿增长，并且需要相当高的技能来快速识别该征兆以做出紧急的临床决策。鉴于这些注意事项，以及缺乏经过验证的时间紧迫的管理策略，目前在脑出血中常规使用紧急 CTA 似乎是不合理的。相反，普通 CT 上的几个简单特征（即低密度 [65, 66]、异质密度 [67, 68]、不规则形状 [67, 68]、混合征 [69]、液位 [70, 71] 和漩涡征 [72]）均可表明血肿增大和预后不良的可能性，并且在紧急情况下更普遍可行（图 14-4）。

四、初期管理

脑出血是一种危重疾病，需要快速地评估和处理，这些患者往往不稳定并可能迅速恶化。意识丧失是脑出血的一个显著特征，这使得评估神经功能障碍的量表的使用变得复杂，如美国 NIHSS。因此，广泛使用的 GCS，以及关键的影

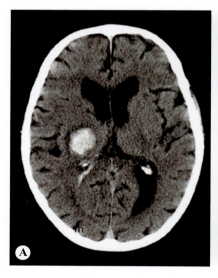
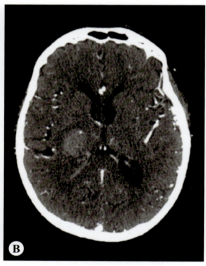
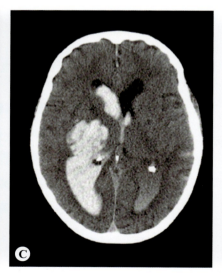

▲ 图 14-3 脑出血"斑点征"

主要特征从（A）基线 CT 平扫，到（B）基线 CT 血管造影显示血肿边缘的斑点，以及随后（C）11h CT 平扫显示血肿增加（经 A. Demchuk，University of Calgary 许可）

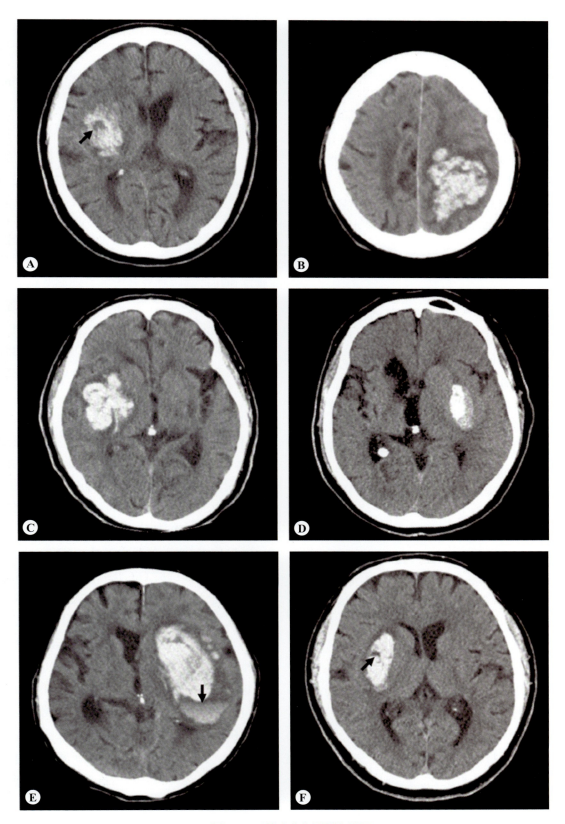

▲ 图 14-4 脑出血血肿形态特征
A. 低密度（箭）；B. 不均匀密度；C. 不规则形；D. 混合征；E. 液面（箭）；F. 漩涡征（箭）

像特征（即血肿的部位、体积和是否存在脑室内出血）与就诊时间相关[73]，在根据是否需要加强监测和护理、呼吸支持及手术干预，对患者进行分诊时最有用。

鉴于很难预测患者在出现脑出血时的预后，建议启动积极的治疗计划，除非存在明确的临床情况（如伴有深度昏迷的大量脑出血）、并发症（如晚期痴呆或恶性肿瘤）或病史（如先兆表现）的情况。积极护理使患者有机会稳定病情，并消除潜在的复杂因素（如癫痫发作和脱水），使得家庭成员适应危机并接受与其文化、宗教和个人信仰相关的咨询。主动护理包括对神经功能恶化和不良事件的监测和及时干预，理想情况下是在重症监护室或加护病房。组织良好的急性脑卒中单元护理通过根据神经损伤的类型和严重程度指导有效的治疗，使脑出血患者受益程度与急性缺血性脑卒中患者相同[74]。

虽然平扫 CT 是确认脑出血最合适的初步检查，但它在确定潜在的结构性原因方面用处不大。如果脑出血在不典型的深部或脑叶位置，蛛网膜下腔出血或血肿周围不成比例的水肿，以及在没有高血压病史或非法药物使用作为易感因素的年轻患者中，则应进一步检查。

CTA 或 MRA 应该是任何潜在血管异常的下一步诊断方案[75]，例如颅内动脉瘤、动静脉畸形、硬脑膜动静脉瘘、脑海绵状血管瘤和脑静脉窦血栓形成。这可以在就诊时或早期随访期间进行，具体取决于临床特征、可用资源和服务组织。在血管异常的可能性很高且正在考虑介入治疗的情况下，需要进行常规脑血管造影术。

尽管早期活动被认为有利于克服急性脑卒中患者的功能失调和静脉血栓栓塞风险，但一项大型多中心研究[76]的结果令人惊讶地表明，早期活动的不良后果，特别是在脑出血患者中，这可能由于低血压或血液压力变化。同样，并从头部损伤患者进行推断，包括脑出血在内的脑卒中患者的头部抬高被认为是有益的，但一项大型临床试验表明，这种体位对结果没有好处（或危害）[77]。

五、生理变量的控制

（一）血压

血压升高，由收缩压水平定义≥140mmHg，见于大约 4/5 的急性脑出血患者[78]，可独立预测不良结局，包括血肿增加、脑水肿、神经功能恶化、残疾和死亡。就诊时的收缩压水平与随后的血肿增长之间存在明显的近线性关联，当收缩压＞175mmHg 时最为明显[79]。

尽管临床认为高血压与不良预后相关，但长期以来人们一直担心脑出血患者的快速降压可能会因脑灌注压下降而导致脑缺血[80]，特别是在慢性高血压或脑损伤导致大脑自动调节功能下降的患者中[81]。然而，使用 PET 和 CT 灌注成像的研究未能证实任何此类损害，且在急性脑出血患者中，无论是在血肿周围区域（即同侧和对侧半球）内或之外，降压与脑血流之间都没有显著的关系[81-83]。

急性脑出血试验的主要阶段强化降压试验（INTERACT2）测试了目标驱动的早期强化降压治疗（在 1h 内收缩压＜140mmHg 并持续 7 天）与同期治疗（收缩压＜180mmHg）相比的有效性，纳入了 2839 例在发病 6h 内出现收缩压升高（150～220mmHg）的脑出血患者[84]。该研究显示，强化组 90 天时死亡和残疾率显著降低（主要结果：mRS3～6；OR=0.87，95%CI 0.75～1.01；P=0.06），相当于需要治疗的人数为 28。然而，对预先指定的关键次要结果的分析显示：在对 MRS 的所有类别进行有序转移分析时，功能恢复明显更好（对于更大的残疾，OR=0.87，95%CI 为 0.77～1.00；P=0.04）。强化组的健康相关生活质量也显著提高。尽管一项嵌套成像子研究显示，在强化治疗后 24h 内血肿增长仅有轻微且不显著的减弱趋势，但在随后的研究中，通过对所有纳入 INTERACT2 的随机对照试验进行 Meta 分析，对这一最可信的机械性替代终点的影响是显著的[85, 86]。

第二项急性脑出血抗高血压治疗（Antihypertensive Treatment for Acute Cerebral Hemorrhage，ATACH-Ⅱ）试验[87]比较了"非常早期"（<4.5h发病）及"非常快速和强化"（静脉注射尼卡地平 24h，收缩压<140mmHg）与标准血压管理（收缩压<180mmHg）的降压效果。两组在 90 天的死亡和残疾率（主要结果：MRS 4~6）没有差异 [调整后的相对风险（relative risk，RR）=1.04，95%CI 0.85~1.27；P=0.72]。虽然在 72h 内与治疗相关的严重不良事件没有总体差异，但强化组在前 7 天出现更多的肾脏不良事件（9.0% vs. 4.0%；P=0.002），严重不良事件的发生频率在 90 天后显著增加（调整后 RR=1.30，95%CI 1.00~1.69；P=0.002）。有趣的是，尽管患者的基线特征相似，但 ATACH-Ⅱ的总体死亡率低于 INTERACT2，非常强化组的血肿增长没有明显减少的趋势。

在血压管理方案方面，这两个试验之间应该注意到几个重要的差异。第一，ATACH-Ⅱ试验的所有患者在发病时的收缩压均高于 180mmHg（平均 200mmHg），而 INTERACT2 组中只有一半的患者有相同水平的收缩压。第二，大多数 ATACH-Ⅱ试验参与者静脉注射尼卡地平，而 INTERACT2 参与者根据成本和局部可获得性接受各种静脉和口服降压药，但使用预先指定的方案。第三，ATACH-Ⅱ试验强化治疗组患者达到的平均最低收缩压低于 130mmHg，且 ATACH-Ⅱ试验停止静脉降压治疗时的血压水平（<110mmHg）低于 INTERACT2 试验（<130mmHg）。INTERACT2 的一项子分析表明，在最初 24h 内达到 130~139mmHg 的平均收缩压与脑出血的最佳预后相关；血压水平<130mmHg 的患者预后较差概率略有增加[88]（图 14-5）。这些差异表明，对于有极高血压的脑出血患者，非常迅速和密集地将血压降至<130mmHg 的治疗目标可能会抵消早期降压的潜在好处。更多的研究，特别是来自个体患者数据的 Meta 分析，可能会进一步阐明急性脑出血的最佳血压控制水平。

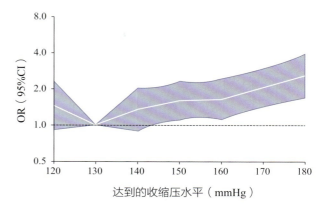

▲ 图 14-5　根据 90 天时改良 Rankin 量表评分 3~6 分，脑出血发生后 24h 内达到的收缩压对死亡或严重残疾的影响
在校正了年龄、性别、地区、发病至随机分组的时间、美国 NIHSS 评分、血肿体积和位置、脑室扩大和随机治疗后，根据随机分组后达到的收缩压显示了 OR 和 95%CI（阴影区域）。随机分组后达到的收缩压为 130mmHg（经 Wolters Kluwer Health 许可转载，引自 Arima et al. 2015[88]）

（二）葡萄糖

与其他危重疾病一样，高血糖预示着脑出血的不良结局，它与血肿增长、早期神经功能恶化、不良功能结局和较高死亡率有关，无论糖尿病状态[32, 89, 90]。在急性脑卒中护理质量（Quality in Acute Stroke Care，QASC）群组随机试验中，多学科干预明显改善了功能结果，其中包括在脑卒中患者（包括 5% 的脑出血患者）使用滑动量表控制血糖[91]。然而，一项随机对照试验，在英国脑卒中试验中的葡萄糖胰岛素试验（United Kingdom Glucose Insulin in Stroke Trial，UK-GIST）[92]显示，在缺血性或出血性脑卒中患者中，在最初 24h 内持续输注葡萄糖 – 钾 – 胰岛素治疗以维持正常血糖，对死亡或残疾没有有利影响。目标血糖水平和控制方法，特别是脑出血患者的目标血糖水平和控制方法仍不清楚。仔细监测血糖，避免低血糖和高血糖（如<70mg/dl 或 3.9mmol/L，以及>180mg/dl 或 10mmol/L）似乎是合理的[93]。

（三）温度

发热，通常定义为体温>37.5 或 38℃，见于 30%~40% 的脑出血患者，是预后不良的另一个独立预测因素[94-96]。尽管发热通常与感染、药物治疗和与中央温度控制相关的结构（如下丘脑和中脑）的机械损伤有关[97]，但脑室内出血、脑出血的蛛网膜下腔扩展以及血肿周围的炎症反应可引起发热[98]。

基础研究表明，诱导低温可以减少血肿引起的继发性损伤，特别是凝血酶和促炎细胞因子[22]，这一机制得到了初步临床研究的支持[99]。尽管在随机对照试验中尚未确定针对脑出血后体温的特定干预的益处[100, 101]，但前面提到的 QASC 研究表明，早期治疗发热可以改善预后[91]。该结论目前正在继续研究中[102, 103]。

六、常见并发症的预防和处理

（一）癫痫发作

脑出血后癫痫发作很常见，临床上有高达14% 的病例表现出癫痫发作，但亚临床发作的频率要高得多[104-110]。癫痫发作源于大脑完整性的破坏和生化紊乱（例如，兴奋性神经递质的释放、血液降解产物的直接毒性作用），尤其是在涉及皮质时[106, 110]。长期或单次严重癫痫发作应使用苯二氮䓬类药物或负荷剂量的抗癫痫药物治疗，因为复发的可能性很高，对于其他原因不明的精神状态改变的患者，应考虑试用抗癫痫药物治疗。使用连续脑电图监测来确定亚临床癫痫发作是可能的，但由于使用镇静药、脑损伤和记录干扰而变得复杂[109, 111]。

早期癫痫发作似乎不会影响预后，无论是死亡率还是功能结果，但它们确实会增加癫痫的风险[105, 112]。与急性缺血性脑卒中一样，脑出血后的长期癫痫发作与胶质瘢痕形成和神经元重组有关[105]。晚期癫痫发作的风险可以使用 CAVE 评分[113] 来估计，该评分为 4 个因素，每一个提供1 分：皮质（cortical）受累，年龄（age）<65 岁，血肿体积（volume）>10 ml 和早期（early）癫痫发作；晚期癫痫发作的风险从 0.6%（得分为 0）增加到 46.2%（得分为 4）。鉴于癫痫发作与功能预后不良和复发率高相关[114, 115]，各种指南[105, 107]

建议使用抗癫痫药物。然而，不建议预防性使用抗癫痫药物来防止脑出血后癫痫发作[93, 114, 115]。

（二）静脉血栓栓塞预防

静脉血栓栓塞发生在多达 1/5 的脑出血患者中，虽然它通常无症状或仅限于外周深静脉血栓形成[116-118]，但它可能导致 1%～2% 的患者发生危及生命的肺栓塞[119]。静脉血栓栓塞的预防措施包括低剂量普通肝素或低分子量肝素、分级弹力袜和间歇充气加压。对 4 项小型研究（均存在方法学缺陷）的 Meta 分析表明，肝素与肺栓塞显著减少（RR=0.37，95%CI 0.17～0.80；所需的治疗人数为 86）和死亡率下降（RR=0.76，95%CI 0.57～1.03）相关，重要的是肝素对血肿扩大没有任何显著影响（RR=1.42，95%CI 0.57～3.53）[120]。然而，INTERACT2 研究的后倾向评分匹配分析表明，与其他患者相比，接受肝素治疗的脑出血患者更有可能死亡或有严重残疾（OR=2.06，95%CI 1.53～2.77；所需的治疗人数为 6）[121]。然而，对于那些持续活动受限且经放射学证实血肿大小稳定的患者，在1～4 天后开始使用肝素似乎是合理的[93]。应避免使用渐进式弹力袜，因为它们无效并会导致并发症[116, 117]。一项大型临床试验表明，间歇性气动加压可降低脑出血患者静脉血栓栓塞的风险（OR=0.36，95%CI 0.17～0.75；所需的治疗人数为 10）[118]。

考虑到患者发生静脉血栓栓塞的个体风险（即静脉血栓栓塞的危险因素、临床状况）、血肿扩大的可能性（从脑出血发作的时间、大小和血肿的稳定性，脑叶与深部位置），以及这些干预措施的潜在危害，下腔静脉滤器可被视为治疗性抗凝的替代方案[122]。

（三）颅内压升高

接近平均动脉压的颅内压升高会影响脑灌注，并可能导致继发性缺血性损伤[123]。年轻患者，尤其是大量血肿、广泛的血肿周围水肿、脑室内出血和新出现的脑积水患者，发生颅内压升高的风险最大[124]。脑出血中升高的颅内压的处理类似于创伤性脑损伤患者，并且涉及逐步采取侵入性措施[93]。一种流行的方法是将患者的头部抬高至30°，以减少脑水肿并确保最佳的颈静脉引流。最近的一项试验对这种方法的益处提出了质疑[77]，尽管这项研究纳入的重症脑出血患者很少。使用镇痛药或镇静药降低颅内压尚未明确定义。理论上，血压应控制在50～70mmHg以确保脑灌注压，但在没有任何明确的替代数据的情况下，INTERACT2提供的数据（目标是收缩压＜140mmHg）似乎是合理的[84]。明确的颅内压的治疗阈值尚未确定。但一项研究表明，颅内压＞30mmHg与不良预后相关[125]。渗透疗法（如甘露醇）通常用于颅内压升高的患者，特别是在亚洲，但Cochrane综述[126]和INTERACT2研究的事后倾向评分匹配分析表明这种治疗没有任何益处[127]。没有证据表明大剂量皮质类固醇对脑出血患者有益[128]，而且它们明显具有导致谵妄、高血糖和骨脱矿质的风险。其他降低颅内压的方法（即高渗盐水、神经肌肉阻滞、强制过度通气、低温治疗、半颅骨切除术、巴比妥类昏迷和脑室外引流）尚未得到系统研究。

七、医源性脑出血的止血治疗

（一）止血疗法

关键因子Ⅶ治疗急性出血性脑卒中试验（FAST）研究是一项关于强效止血药重组活化因子Ⅶ（recombinant activated factor Ⅶ，rFⅦa）的随机对照试验，研究显示血肿增长显著减少，但对生存或功能结局没有影响，并伴有动脉血栓栓塞事件的增加[129]。鉴于这一结果，以及两项针对CTA证实的斑点征患者静脉注射rFⅦa的小型研究的阴性结果（结果于2017年2月在得克萨斯州休斯顿举行的国际脑卒中会议上公布），因该治疗方法不能在脑出血中推荐。静脉注射氨甲环酸是一种更便宜且广泛使用的替代止血药，具有减少血肿生长的潜力[130]，目前正在进行多项试验，采用不同的选择标准（如阳性斑点阳性和时间窗口）和给药制度[130-132]。

（二）抗血小板相关脑出血的治疗

系统评价显示，通常用于心血管预防的抗血小板治疗会增加血肿增长和死亡的风险[133, 134]。尽管脑出血患者应立即停用抗血栓药物，但一项随机试验显示，使用血小板输注替代无功能的血小板，会增加不良结局和更严重不良事件的风险[135]。尽管另一项正在进行的血小板输注试验（更多选定的患者组）的结果符合预期，但目前认为针对脑出血的血小板输注作用是有限的，例如，对于在既往接受过抗血小板治疗且需要紧急神经外科手术的情况下[136, 137]。

（三）抗凝药相关性脑出血的治疗

华法林等维生素K拮抗药使脑出血风险增加7～11倍[137a, 138]。与自发性脑出血及其他类型的脑出血相比，华法林相关的脑出血的初始血肿体积往往更大[139]，随着时间的增加而血肿体积增加[62]，最终预后更差[140, 141]。因此，常规做法是通过快速补充维生素K依赖性凝血因子（Ⅱ、Ⅶ、Ⅸ和Ⅹ）[142]并给予维生素K和（或）血液制品，来逆转凝血酶原时间国际标准化比值（prothrombin time international normalized ratio，PT-INR），尽管抗凝逆转的策略有相当大的差异，其有效性尚未得到充分证明[143]。

德国一项大型回顾性队列研究表明，PT-INR在4h内迅速逆转至＜1.3（逆转治疗包括凝血酶原复合物浓缩物、新鲜冷冻血浆、抗凝血酶和静脉注射维生素K），与较低的血肿增长率相关[144]。尽管维生素K具有持久的效果，但它不足以快速逆转PT-INR，因此快速逆转华法林作用的另外两种治疗选择是输注凝血酶原复合物浓缩物和新鲜冷冻血浆。由于凝血酶原复合物浓缩物的输注量较小，因此容量过载的风险较低，并且其快速的输注速度可以快速逆转[145, 146]。相反，新鲜冷冻血浆含有所有凝血因子，但在输注前需要解冻，从而导致治疗延误。据报道，30U/kg四因子凝血酶原复合物浓缩物在开始治疗后3h内逆转PT-INR方面优于20ml/kg新鲜冷冻血浆，并且凝血酶原复合物浓缩物治疗患者的血肿增长明显少于新鲜冷冻血浆[147]。

华法林相关性脑出血且 PT-INR 升高的患者应停用华法林，静脉注射维生素 K（10min 以上，10mg）和凝血酶原复合物浓缩物（如无，选择新鲜冷冻血浆 10～20ml/kg）或加权基础剂量（20～50U/kg）。应定期检查 PT-INR（例如，在接下来的 24～48h 内每隔 6～8h 检查一次），因为华法林的半衰期很长。

与华法林相比，直接作用口服抗凝药（direct-acting oral anticoagulant，DOAC）阿哌沙班、达比加群、依度沙班和利伐沙班，急性缺血性脑卒中和系统性栓塞发生率相同或更低，而脑出血发生率更低[148]。一些观察性研究表明，与华法林相比，DOAC 引起的脑出血更小，血肿扩大的可能性更小，更有可能有更好的结果[149-151]。

然而，直到最近人们对 DOAC 的担忧仍然存在，因为它们缺乏在紧急情况下逆转其抗血栓作用的解毒药。严重出血患者 DOAC 的非特异性逆转主要基于专家，包括静脉注射 50U/kg 四因子凝血酶原复合物浓缩物或 50U/kg 活化四因子凝血酶原复合物浓缩物（FEIBA）[137, 152]。如果在最后一次服药后 2～3h 内发生脑出血，可考虑对所有 DOAC 脑出血患者注射 50g 活性碳。

一项前瞻性队列研究的中期分析显示，对患有无法控制或危及生命的出血（包括颅内出血）或需要紧急手术的患者静脉注射单剂量 5mg 依达赛珠单抗（达比加群特异性单克隆抗体）作为达比加群的解毒药，抗凝作用完全、立即和持续逆转[153]。尽管对临床结果的疗效尚不清楚，但依达赛珠单抗已被许多药物监管机构批准用于紧急逆转达比加群相关的脑出血患者[154]。

DOAC 的另一种解毒药是安地萨特（andexanet alfa），这是一种生物工程改造的人类 Xa 因子诱饵蛋白，能够与循环中的 Xa 因子抑制药（阿哌沙班、依度沙班和利伐沙班）结合并逆转其抗凝作用[155]。安地萨特正在用于逆转阿哌沙班、依度沙班和利伐沙班的临床试验[156, 157]。最后，人们正在研究一种直接与普通低分子肝素、口服 FXa 抑制药（阿哌沙班、依度沙班和利伐沙班）以及直接口服凝血酶抑制药（达比加群）结合的可溶于水的小分子阿利帕津 / 西帕他格（ciraparantag）（PER977），以实现其抗凝作用的有效和快速逆转[158]。

（四）溶栓相关脑出血的治疗

在接受阿替普酶静脉溶栓治疗的急性缺血性脑卒中患者中，有 2%～7% 会出现具有显著占位效应的症状性脑出血，并且与残疾和死亡率密切相关[159-161]。当患者出现脑出血的症状时（例如突然的神经功能恶化、头痛、恶心呕吐或血压急性升高），应立即停止溶栓治疗，并应行 CT 平扫以进行诊断。虽然阿替普酶的血浆半衰期只有几分钟，且在停止输注后 10min 内约有 80% 的阿替普酶被清除[162]，但阿替普酶可以减少循环中的纤维蛋白原，且持续时间超过 24h[163, 164]。因此，一些指南建议使用含有纤维蛋白原的冷沉淀（初始 10U，然后进一步给药，目标纤维蛋白原水平为 150mg/dl），用于逆转溶栓[137, 160, 165]。如果没有冷沉淀，可考虑静脉注射 10～15mg/kg 氨甲环酸（20min 以上）或 4～5g ε- 氨基己酸（20min 以上）作为替代方案。

八、手术治疗

（一）开颅手术

尽管数十年来进行了许多良好的多中心临床试验，但传统开颅手术在减轻脑出血血肿和挽救患者生命（并减少残疾）方面的作用仍然存在争议[166, 167]。因此，对患者进行手术的决定仍然取决于临床判断，以及可用的专业知识和资源。全世界对脑出血手术的应用差异很大。神经外科医生面临的主要挑战是：①克服切入健康大脑的明显风险、患者全身麻醉和并发症相关的风险，以及术后再出血和感染的风险；②在适当的时间识别神经功能恶化似乎正在进展但未发生不可逆转的脑损伤的患者；③认识干预的净效益可能是适度的。对脑出血中手术试验的个体患者数据 Meta 分析表明，如果手术在早期（<8h）和在患者发

生深度昏迷之前进行，患者通过手术的获益越大，这在临床上是有意义的（图14-6）。虽然目前暂时没有专门针对位于颅后窝且脑干受损的脑出血的随机试验，但手术减压通常被认为是风险可接受的治疗标准。同样，有症状的阻塞性脑积水通常需要脑室引流。

（二）微创手术

涉及内镜引导和（或）钻孔引流或导管置入技术的微创手术技术，无论是否注入溶栓药，都越来越受欢迎，目的是在其他情况稳定的患者（血肿稳定）中尽可能彻底地引流血肿和（或）脑室内出血。这种方法在世界一些地区是标准护理方法，特别是在中国，由于中国部分地区神经外科专业知识有限，钻孔引流是一种低成本的手术，可以由称职的神经科医生进行。对几个试验的 Meta 分析，包括一些来自中国的试验，表明了这种干预的有益效果[168]，但它在中国以外的常规实践中的接受度有限。继第二阶段试验[169]的可行性和安全性结果之后，由美国 NINDS 资助的脑出血第三阶段微创手术试验（MISTIE-Ⅲ）正在如期进行，并在 2019 年公布了该方法的临床结果。

血栓溶解：评估脑室出血加速消退（CLEAR Ⅲ）试验[170]是由与 MISTIE 研究相同的研究小组和资助机构进行的，该试验涉及在 500 例临床指征为使用脑室内引流治疗脑室内出血和小型脑出血的患者中使用小剂量阿替普酶与生理盐水进行比较。在 180 天时，治疗组的病死率显著低于

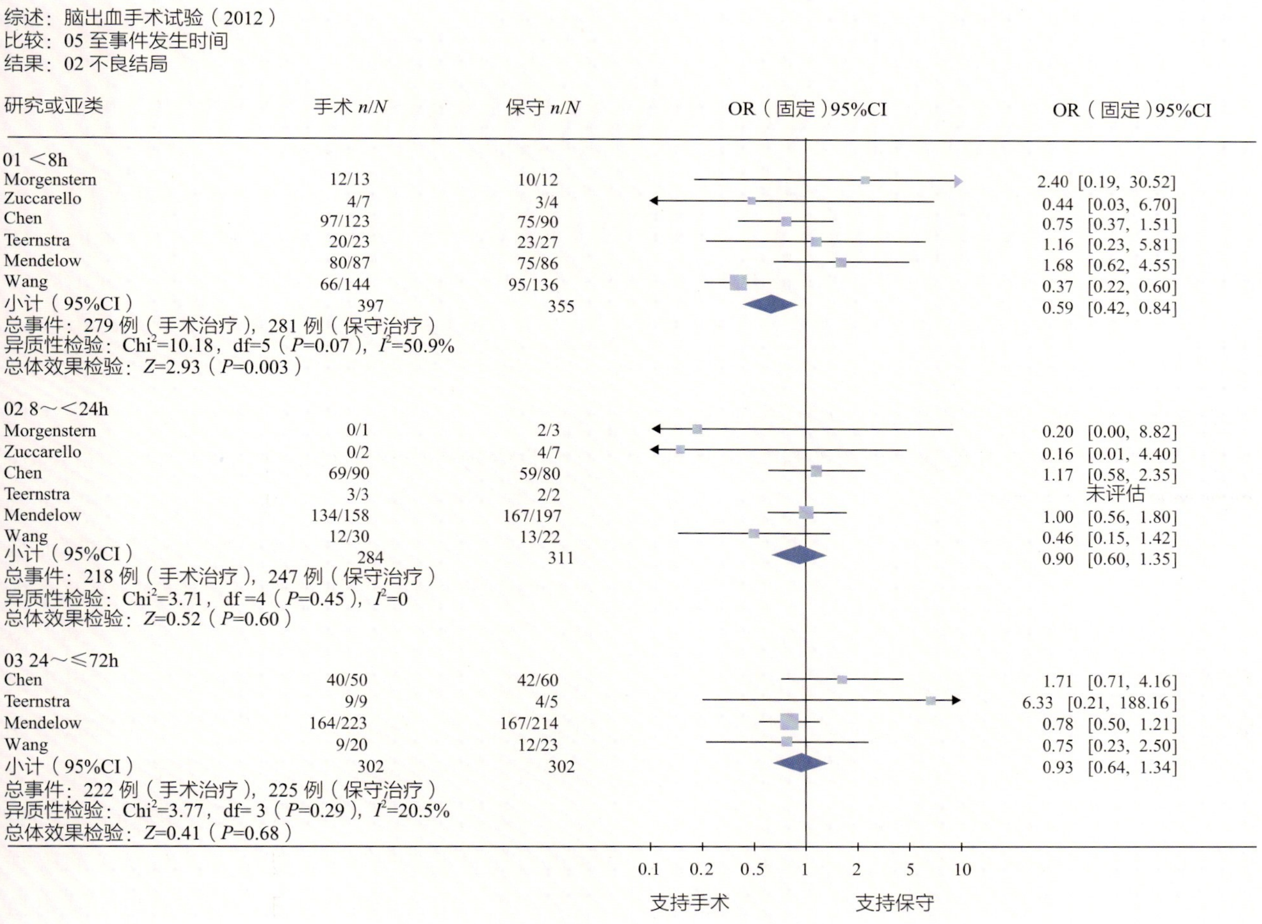

综述：脑出血手术试验（2012）
比较：05 至事件发生时间
结果：02 不良结局

研究或亚类	手术 n/N	保守 n/N	OR（固定）95%CI	OR（固定）95%CI
01 ＜8h				
Morgenstern	12/13	10/12		2.40 [0.19, 30.52]
Zuccarello	4/7	3/4		0.44 [0.03, 6.70]
Chen	97/123	75/90		0.75 [0.37, 1.51]
Teernstra	20/23	23/27		1.16 [0.23, 5.81]
Mendelow	80/87	75/86		1.68 [0.62, 4.55]
Wang	66/144	95/136		0.37 [0.22, 0.60]
小计（95%CI）	397	355		0.59 [0.42, 0.84]

总事件：279 例（手术治疗），281 例（保守治疗）
异质性检验：$Chi^2=10.18$, df=5（$P=0.07$），$I^2=50.9\%$
总体效果检验：$Z=2.93$（$P=0.003$）

02 8～＜24h				
Morgenstern	0/1	2/3		0.20 [0.00, 8.82]
Zuccarello	0/2	4/7		0.16 [0.01, 4.40]
Chen	69/90	59/80		1.17 [0.58, 2.35]
Teernstra	3/3	2/2		未评估
Mendelow	134/158	167/197		1.00 [0.56, 1.80]
Wang	12/30	13/22		0.46 [0.15, 1.42]
小计（95%CI）	284	311		0.90 [0.60, 1.35]

总事件：218 例（手术治疗），247 例（保守治疗）
异质性检验：$Chi^2=3.71$, df=4（$P=0.45$），$I^2=0$
总体效果检验：$Z=0.52$（$P=0.60$）

03 24～≤72h				
Chen	40/50	42/60		1.71 [0.71, 4.16]
Teernstra	9/9	4/5		6.33 [0.21, 188.16]
Mendelow	164/223	167/214		0.78 [0.50, 1.21]
Wang	9/20	12/23		0.75 [0.23, 2.50]
小计（95%CI）	302	302		0.93 [0.64, 1.34]

总事件：222 例（手术治疗），225 例（保守治疗）
异质性检验：$Chi^2=3.77$, df=3（$P=0.29$），$I^2=20.5\%$
总体效果检验：$Z=0.41$（$P=0.68$）

0.1　0.2　0.5　1　2　5　10
支持手术　　　支持保守

▲ 图 14-6　按随机时间划分的 Meta 分析

经 Wolters Kluwer Health 许可转载，引自 Gregson et al. 2012[166].

对照组 [46（18%）vs. 73（29%），危险比（hazard ratio，HR）0.60，95%CI 0.41～0.86；P=0.006]。这些结果表明，快速清除脑出血可以提高生存率，但可能会使一些患者留下明显的残疾。这种随机证据对于在干预的关键决策中为家庭成员提供咨询非常重要。

九、脑出血合并结构异常的治疗

（一）脑海绵状血管瘤

脑海绵状血管瘤是（大多数直径＜1cm）由异常扩张的薄壁血管组成，没有供血动脉，也没有中间的脑组织的血管畸形。据报道，脑海绵状血管瘤引起的脑出血年发病率为 0.24/10 万成人[171]。位于大脑半球或小脑的海绵状血管瘤导致复发性脑出血，通常手术切除风险最小。然而，切除脑干海绵状血管瘤具有很高的手术风险[172]。一项研究脑海绵状血管瘤引起的症状性脑出血 5 年风险的个体患者数据 Meta 分析表明，脑干海绵状血管瘤患者出现脑出血或局灶性神经功能障碍的 5 年风险估计最高（在未经治疗的随访期间约为 30%）[173]。因此，脑干海绵状血管瘤手术切除的适应证是有争议的。立体定向放射外科是脑海绵状血管瘤保守治疗的潜在替代疗法，但应考虑用于具有高度侵袭性的临床病程和手术无法触及的脑海绵状血管瘤患者[174, 175]。鉴于脑出血的潜在风险较低，无论其位置如何，无症状脑海绵状血管瘤都不需要治疗[176]。

（二）动静脉畸形

脑动静脉畸形由动脉和静脉系统之间的异常通讯组成，没有插入的毛细血管网络。由动静脉畸形引起的脑出血年发病率约为每 100 000 例成年人中的 1 例[171]。对选定的脑出血患者进行系统调查，可以识别大约 20% 的潜在动静脉畸形[177]。引起出血的动静脉畸形再出血的风险高于未出血的动静脉畸形[178, 179]，因此及时治疗动静脉畸形可以预防脑出血复发。对于伴有反复出血危险因素（包括深部动静脉畸形定位、仅深静脉引流和任何相关动脉瘤）的动静脉畸形破裂患者，可考虑手术干预，例如，显微外科手术、血管内栓塞术、放射外科手术及其组合[180]。

在未破裂的动静脉畸形方面，未破裂脑动静脉畸形的随机试验（ARUBA）表明，在预防未破裂动静脉畸形患者的死亡或脑卒中方面，单独的医疗管理优于医疗管理加介入治疗[181]。此外，该结果通过一项前瞻性、基于人群的长期随访队列研究得到了外部验证[182]。因此，不建议对从未出血的动静脉畸形进行手术治疗。

（三）硬脑膜动静脉瘘

硬脑膜动静脉瘘是导致脑出血的罕见病因。硬脑膜动静脉瘘可能继发于静脉窦闭塞，脑膜动脉的异常静脉引流可能进入硬脑膜或进入大脑表面的浅静脉。年发病率约为 0.2/10 万成年人[171, 183]，高达 20% 的硬脑膜动静脉瘘患者会出现脑出血[184, 185]。软脑膜静脉逆行引流与硬脑膜动静脉瘘导致的脑出血密切相关[186]。尽管它与复发出血的相关性尚不明确，但脑出血或进行性神经功能障碍的患者倾向于手术治疗[187, 188]。由于解剖结构的异质性，有多种方法封堵瘘管，包括血管内治疗、外科手术治疗或立体定向放射治疗，可以根据个人情况来考虑相应的治疗方案[189]。在过去，硬脑膜动静脉瘘的治疗方法是手术切断病理性动静脉交通，并尽可能切除瘘管窦道[190, 191]。最近，介入技术的进步使血管内栓塞成为主要治疗方法[192, 193]。

（四）烟雾病

烟雾病（大脑动脉环自发性闭塞）的特征是双侧颈内动脉末端的慢性进行性狭窄，继而在大脑底部形成由代偿小血管组成的异常血管网，偶尔会破裂[194]。约 50% 的烟雾病成年患者出现脑出血[195]。通过在颞浅动脉和大脑中动脉之间建立旁路来缓解侧支循环的血流动力学压力是一个可行的方法[196]。一项日本成年人烟雾病（JAM）随机对照试验表明[197]，在经历过脑出血的成年烟雾病患者中，颅内外血管搭桥术减少了脑出血的复发。

十、脑出血二级预防的血压控制

有效的长期降压是对复发性脑出血和其他严重心血管事件进行二级预防的最有效的单一干预措施[198, 199]。然而，实现血压控制的最佳收缩压目标或方案尚不确定。此外，无论亚型（即大叶与非大叶）如何，血压控制不佳都会增加脑出血复发的风险[18]。在培哚普利预防脑卒中复发研究（PROGRESS）试验中，包括 660 例基线有脑出血病史的受试者，降低血压使复发性脑卒中的相对风险显著降低了 49%（95%CI 0.2～0.67），降低血压和降低复发性脑卒中风险存在近乎连续的关系[199]。此外，对 PROGRESS 队列随访期间达到的收缩压水平的观察分析表明，与在 140mmHg 左右出现平台期的缺血性脑卒中预防相比，更低的收缩压水平与更低的脑出血复发风险持续相关，收缩压水平甚至低至 115mmHg（图 14-7）[200]。

最近的皮质下脑卒中二级预防（SPS3）试验[201]也表明了对于降压对于预防脑出血的作用，其中复发性脑卒中和缺血性脑卒中的相对风险降

低了 63%，但结果意义并不显著。这些数据表明，与目前指南中推荐的收缩压＜140mmHg 相比，更严格的血压控制可能在预防心血管事件复发方面提供更大的益处。

然而，众所周知，长期控制血压具有挑战性。体位性低血压和药物不良反应（即疲劳、肾衰竭）的潜在危害可能超过任何潜在的益处。大多数高血压患者需要多种降压药物才能实现充分的血压控制[202]，但多药联合治疗影响患者依从性，且易增加不良事件。采用电子提醒和更简单、更容易接受的治疗方案，例如，联合低剂量降压药[203]，可以通过提高这一高风险患者组的依从性来实现更好的血压控制。

随着人口老龄化，越来越多的患者出现脑出血合并有冠心病或糖尿病，在治疗过程中，常常提出这样的问题，即心血管治疗与脑出血之间是否存在相互作用，尤其是他汀类药物对脑出血的作用，以及是否应该停止这些治疗。

他汀类药物似乎会增加脑出血的风险[204]，但鉴于它们对高危个体的严重心血管事件具有实质性的保护作用，并且缺乏证据表明对血肿生长

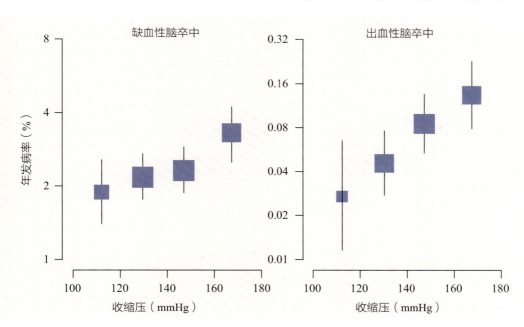

▲ 图 14-7　根据培哚普利预防复发脑卒中研究（PROGRESS）试验中达到的随访收缩压水平，缺血性脑卒中和出血性脑卒中的年发病率
经 Wolters Kluwer Health 许可转载，引自 Arima et al. 2006[200]

或临床结果的不利影响[205]，在脑出血后对那些能够获得益处的患者继续进行这种治疗似乎是合理的。医护工作者应向脑出血患者提供生活方式建议，包括戒烟和体育锻炼，尤其是心血管疾病高风险患者。

十一、总结

脑出血是一个严重的全球健康疾病，特别是在有大量高血压人群的发展中国家。除了早期控制血压和针对性手术外，目前没有经过良好验证的治疗方案。患者管理主要基于组织良好和积极的护理方法，包括早期使用重症监护支持和由专业医护人员进行密切的神经系统监测，以早期发现和处理并发症。一旦患者病情稳定，早期康复可能会降低进一步并发症的风险，并促进康复和恢复日常活动。良好的长期血压控制是降低脑出血复发和其他严重心血管事件可能性的最重要的唯一策略。

第 15 章 动脉瘤性蛛网膜下腔出血的治疗

Specific treatment of aneurysmal subarachnoid hemorrhage

Gregory Arnone Sepideh Amin-Hanjani 著

李 立 邵秋季 译

考虑到有 10%～15% 的患者在接受治疗前就已经死亡[1]，动脉瘤性蛛网膜下腔出血（subarachnoid hemorrhage，SAH）的病死率仍然高达 50%[2]。在出血后最初几周存活的 50% 患者中，大约 50% 会留下永久性神经功能障碍，通常是在高级功能（神经心理学）方面，极大地影响患者的社会生活质量[3]。预后不良除由最初出血导致外，也可能与其他并发症共同作用，包括迟发性脑缺血（delayed cerebral ischemia，DCI）、脑积水、癫痫发作、各种系统性疾病或动脉瘤治疗的并发症[4-7]。尽管由出血本身和众多并发症造成的危害无法避免，但 SAH 患者的预后在过去几十年中逐渐改善[2, 8]。

需要尽快将患者转至临床救治经验丰富的中心[9]。对于 SAH 级别较高的患者转诊尤为重要[10]，此类患者可能由于早期再出血、血肿扩大、急性脑积水或心血管疾病而需要紧急干预。治疗动脉瘤性 SAH 患者不仅仅是针对破裂的动脉瘤，还需要应对潜在并发症，因此，此类患者的治疗需要一个具有多学科团队的中心来完成。因地理因素等无法及时转诊的患者，专家团队必须提供持续的远程指导。

本章讨论动脉瘤性蛛网膜下腔出血患者的治疗。非动脉瘤性蛛网膜下腔出血的诊断和治疗不在本章的讨论范围内，将在本书其他章节讨论。

动脉瘤破裂后 SAH 患者的具体治疗可分为 3 个阶段：早期治疗，使患者病情稳定；通过夹闭或栓塞动脉瘤防止再出血；在动脉瘤破裂后的亚急性期监测和 SAH 相关并发症的治疗。

一、早期管理

（一）迅速系统性评估

对疑似动脉瘤性 SAH 患者的早期管理，应遵循高级心血管生命支持（Advanced Cardiovascular Life Support，ACLS）指南原则（即检查气道、呼吸和循环状态）。呼吸暂停或心脏骤停的患者需要气管插管和心肺复苏。即使对于有自主呼吸的患者，如果患者维持通气功能欠佳，也应给予气管插管，并对患者进行机械通气。通常，Glasgow 昏迷量表（Glasgow Coma Scale，GCS）评分为 8 分或以下的患者都应行气管插管以保持通气。长时间昏迷的患者常发生吸入性肺炎，可以通过临床表现和影像学表现加以评估。呼吸机的使用取决于患者肺部情况，其主要目的是维持充足的氧合和正常的二氧化碳含量。如果需要的话，也可以在短时间内使用以降低 pCO_2 为目标的过度通气，来控制颅内压的升高。

患者应在重症监护室接受持续心电和氧饱和监测；应进行全面的实验室检查，包括动脉血气、电解质、血细胞计数和凝血功能；任何凝血功能障碍或血小板减少都应加以纠正；应进行常规毒理学筛查，检查是否有可卡因等药物；使用等渗盐水维持静脉输液。

（二）神经系统检查

入院时的神经系统检查具有临床和预后的意义。根据神经系统状况和影像学检查结果，已经设计出各种分级表，对动脉瘤性 SAH 的严重程度进行分类。GCS 提供了对意识水平的总体评估[11]。具体到 SAH，最广泛使用的分级系统是 Hunt-Hess 分级表[12, 13]和 SAH 世界神经外科医师联盟委员会（World Federation of Neurological Surgeons，WFNS）分级系统[14]，其中包括 GCS（表 15–1）以及对任何局灶性运动缺损的评估。动脉瘤性蛛网膜下腔出血入院时预后（Prognosis on Admission of Aneurysmal Subarachnoid Hemorrhage，PAASH）分级表仅使用 GCS，并以不同的切点来划分等级[15]。每个量表的分数越高，预后就越差，4 级或 5 级一般意味着死亡或不良预后风险高[16, 17]。此外，Fisher 量表[18]根据 CT 成像评估出血的严重程度（表 15–1 和图 15–1），并与随后的脑血管痉挛和迟发性脑缺血的风险进一步相关（见下文），Fisher 3 级具有最高风险。

在入院评估时，应使用标准化的 SAH 分级量表对患者的神经系统状况进行分级，因为其是评估患者预后最重要的指标。

（三）心肺因素

1. 心功能不全

动脉瘤破裂通常与心律失常、心肌缺血，甚至心脏骤停有关[19]。心源性休克也可能发生，通常伴有肺水肿。SAH 后心功能异常的主要机制为持续的交感刺激，并与儿茶酚胺[20, 21]、皮质醇和抗利尿激素[20]的大量释放相关。从超声心动图[22]，Tn I 水平升高[23]，尸检时的组织学特征（包括收缩带、局灶性心肌坏死和心内膜下缺血）[24]可以明显看出心肌的结构性损伤。

对于出现 SAH 的患者，应行心脏相关生物标志物和心电图监测，当心脏检查指标异常或肺水肿时，应进一步行超声心动图检查评估心脏功能。约有 1/3 的动脉瘤性 SAH 患者表现出心肌酶[Tn I 或肌酸激酶同工酶（creatine kinase muscle-brain，CK-MB）]的升高[25, 26]。此外，15% 的 SAH 患者和半数以上肌钙蛋白水平升高的患者存在左心室功能低下，射血分数＜50% 和（或）超声心动图上有局部室壁运动异常[25-27]。

SAH 患者中的左心室功能障碍通常与心尖"气球状"综合征（又称应激性心肌病）相一致，其特征是局部室壁运动异常，涉及基底节段以外的左心室心尖和心室中部的多条冠状动脉分布区域[28]。在接受高血容量治疗以预防或治疗迟发性脑缺血的患者中，降低射血分数变得尤为重要。如果伴有左心室衰竭，临床上表现为早期血压升高后的突然低血压、一过性乳酸中毒和 CK-MB 分数的轻度升高[29, 30]，则应使用正性肌力药物。至少在 1～2 周左心室功能恢复、射血分数有所提高为主要改善指标[26, 27]。在急性神经源性心功能不全，无法使用正性肌力药物或血管收缩药物的情况下，有报道显示诱导高胰岛素血症的代谢干预可起到一定的缓解作用[31]。

1/3 的 SAH 患者可发生心律失常，SAH 最常见的心电图异常是 ST 段压低 或抬高、T 波改变、病理性 Q 波和束支传导阻滞[32]。危及生命的心律失常，如心室颤动和"尖端扭转型心肌病"[33]，可能发生在 5% 以内的患者[19, 34]。大型队列研究中发现，每个患者都至少含有一项心电图异常[35]。在 10 天的观察期内，几乎所有心电图异常都可不规律地演变为其他心电图异常，并最后消失。Q-T 间期延长通常表示为心室复极延迟和易发生室性心律失常，但在 SAH 患者中，它作为严重颅内功能障碍的预测指标，比潜在严重心脏并发症的指标更为重要[35, 36]。

2. 肺部并发症

20% 以上的动脉瘤性 SAH 患者会出现肺部并发症，大约 1/3 的患者会出现不同程度的肺水

（续表）

表 15-1　蛛网膜下腔出血患者的分级量表

Glasgow 昏迷量表（GCS）

特　征	描　述	分　数
睁眼反应	自然睁眼	4
	呼唤会睁眼	3
	有刺激或痛楚会睁眼	2
	对于刺激无反应	1
语言反应	说话有条理	5
	可应答，但有答非所问的情形	4
	可说出单字	3
	可发出声音	2
	无任何反应	1
肢体运动	可依指令动作	6
	施以刺激时，可定位出疼痛位置	5
	对疼痛刺激有反应，肢体会回缩	4
	对疼痛刺激有反应，肢体会弯曲	3
	对疼痛刺激有反应，肢体会伸直	2
	无任何反应	1
		总计 15

Hunt-Hess 评分

分　级	描　述
0	未破裂动脉瘤
I	无症状或轻微的头痛和轻微的颈项强直
I a	无急性脑膜 / 脑反应，但有固定的神经功能缺损
II	中重度头痛，颈项强直，除脑神经麻痹外，无神经功能缺损
III	嗜睡、意识模糊或轻度局灶性缺陷
IV	昏迷、中度至重度偏瘫，可能有早期去大脑强直及自主神经系统功能障碍
V	深度昏迷、去脑强直、濒死状态

若有严重全身性疾病（高血压、糖尿病、慢性阻塞性肺病、动脉粥样硬化）或动脉造影显示的严重血管痉挛，加 1 级

世界神经外科医师联盟委员会（WFNS）SAH 分级

分级	GCS	运动缺陷
I	15	无
II	13～14	无
III	13～14	有
IV	7～12	有或无
V	3～6	有或无

动脉瘤性蛛网膜下腔出血入院时预后（PAASH）分级表

分　级	GCS 评分
I	15
II	11～14
III	8～10
IV	4～7
V	3

Fisher 评分

分　级	描　述
1	未见出血
2	弥漫性出血或出血在垂直面上厚度<1mm（大脑纵裂、岛池、环池）
3	存在血肿和（或）出血在垂直面上厚度＞1mm（大脑纵裂、岛池、环池）
4	脑内血肿或脑室积血，但基底池内无或有少量弥漫性出血

肿[37, 38]，但暴发性肺水肿要少得多（迄今为止最大的系列研究中发生率为 2%）[39]。肺水肿通常发病很快，在 SAH 发生后数小时内可出现。引发肺水肿的原因尚不清楚，可能与多种因素有关，包括心脏功能受损、急性肺损伤或成人呼吸窘迫综合征（adult respiratory distress syndrome，

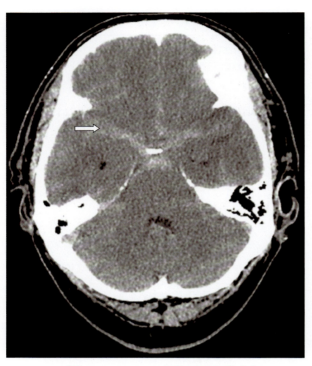

▲ 图 15-1　Fisher 3 级蛛网膜下腔出血
右侧侧裂池积血垂直厚度＞1mm（箭）

ARDS）。此外，颅内压升高可导致由下丘脑前部介导的大量交感神经放电，导致"神经源性"肺水肿。这被认为是导致肺部毛细血管床内皮细胞渗透性增加，从而引起水肿的主要神经源性病因。然而，任何心力衰竭都可能加重此类情况[37]。典型的临床表现包括突发的呼吸困难、发绀以及产生粉红色泡沫痰。治疗上的难点在于，临床输液可有利于脑血流灌注，但可延迟肺水肿的恢复，从而影响大脑供氧，而且呼气末正压通气会造成颅内压升高。早期肺部并发症通常见于较严重、分级严重的 SAH 患者，预示着预后较差。

SAH 后心功能障碍并不少见，应通过心电图和肌钙蛋白水平进行评估。需要超声心动图进一步评估心脏功能异常情况。肺水肿可由心功能障碍引起，也可由神经源性病因引起。应使用呼吸支持、颅内压耐受的呼气末正压通气和合理的液体管理来维持大脑氧供。

（四）血压控制

动脉瘤性 SAH 的血压控制，在动脉瘤闭塞前的初始阶段是至关重要的。既往研究表明，由于 SAH 后患者脑血流自动调节受损，颅内压升高，脑灌注压降低，对 SAH 后高血压进行控制会产生负面影响[40]。然而，这些队列中的大多数患者在出血后的第 12 天左右才进行手术，而此时发生脑血管痉挛和迟发性缺血性神经功能缺损的风险尚处于高峰。相比之下，目前的做法是在出血 48h 内稳定破裂的动脉瘤，血压控制的重点是防止动脉瘤在术前的窗口期和血管痉挛风险期内再次出血。在一项前瞻性病例对照研究中，连续输注钙通道阻滞药尼卡地平降低了 SAH 患者的脑灌注压，但与对照组相比，区域脑组织氧合度（regional brain tissue oxygenation，$PbtO_2$）仍保持不变，其结果反对将放任高血压的控制作为保存 $PbtO_2$ 的一种手段[41]。虽然与 SAH 患者没有直接关系，但最近一项多中心前瞻性随机试验比较了目标收缩压＜150mmHg 与＜180mmHg 的颅内出血患者的血压控制策略，发现血肿周围相对脑血流量在各组之间没有差异[42]。

此外，最近一项回顾性队列研究表明，收缩压＞160mmHg 是颅内动脉瘤再破裂出血的独立危险因素[43]。此外，控制收缩压＜160mmHg 对脑损伤患者是安全的。因此，在 SAH 后早期，将目标收缩压控制在＜160mmHg 是可取的。虽然没有确切数据支持关于 SAH 后稳定破裂动脉瘤的最佳血压控制水平，但由于与再出血相关，因此在破裂动脉瘤手术之前，较低的目标血压可能是合适的，但避免低血压也同样重要。

为了指导血压调控，应该给予动脉压监测，尤其是对于需要经静脉药物控制的高血压患者。目前缺乏有关控制血压的最佳药物数据。常用的选择包括尼卡地平、拉贝洛尔或硝普钠；但应考虑到使用硝普钠可能造成的颅内压升高的影响。尼卡地平剂量调整幅度较小[44]，并且相比硝普钠而言，其不需要监测因长期使用可能产生的罕见但有潜在危险的氰化物毒性[45]。

对于 SAH 和尚未行手术治疗的破裂动脉瘤患者，应行血压控制，目标收缩压为<160mmHg，可使用经静脉药物联合动脉血压监测。

（五）癫痫发作

8%～15% 的患者在 SAH 发病时可伴有癫痫发作，约 5% 的患者在住院期间伴有癫痫发作[46-48]。据报道，SAH 后早期癫痫发作的危险因素包括年龄<40 岁、再出血、Hunt-Hess Ⅲ～Ⅳ级、Fisher 3～4 级、肾盂积水厚度和急性脑积水[46,48]。

关于 SAH 患者的癫痫预防和管理存在争议。尽管可常规使用预防性抗癫痫药物，仍有许多关于癫痫发作的报道[47-49]。值得担心的是，当癫痫发作时，发生的生理反应（如高血压）可能会增加尚未手术治疗动脉瘤的再破裂风险。此外，据报道，在预防性使用抗癫痫药物的 SAH 患者中，抗癫痫药物的不良反应高达 25%[48]，对 1991—1997 年纳入的 4 项大型前瞻性 SAH 随机试验的 3552 名患者的数据进行回顾性分析表明，使用抗癫痫药物（主要是苯妥英或苯巴比妥）的患者发生院内并发症的风险更高[50]。一项单中心回顾性研究中发现，预防性使用苯妥英钠与不良神经和认知结果相关[51]。此外，大多数研究中，与 SAH 相关的早期癫痫发作似乎不能预测晚期癫痫发作[46,48]，但并非所有研究[52]。癫痫发作与功能结局的关系尚不清楚[47,52]。

除了在动脉瘤性 SAH 患者中是否常规使用抗癫痫药物不确定性外，研究之间和研究内部的抗癫痫药物选择差异太大，无法就具体选择抗癫痫预防与相关药物不良反应的受益得出具体结论。具有更少不良反应的新型抗癫痫药物尚无研究报道，需要进一步的前瞻性研究来确定抗癫痫药物预防和长期持续治疗在 SAH 患者中的确切作用。尽管如此，在动脉瘤性 SAH 患者中预防性使用抗癫痫药物（避免使用苯妥英钠）被认为

是合理的做法，特别是在急性期，以避免在癫痫发作的生理应激情况下动脉瘤再出血[53]。在出现癫痫发作的患者中，抗癫痫药物的使用为常规治疗，但治疗的维持时间并不明确。一般来说，在急性脑损伤的情况下，首次癫痫发作后再发作的风险在 2 周内会迅速下降，6 个月的抗癫痫药物的应用可能过于谨慎。

对于出现癫痫发作的患者应给予抗癫痫药物治疗。预防性抗癫痫药物的有效性未得到证实，但在破裂急性期应用是合理的；然而，苯妥英钠应用与不良预后有关，应该避免使用。

（六）脑积水和颅内压升高

动脉瘤性蛛网膜下腔出血患者中约有 20% 发生急性脑积水，发病率与临床分级相对应[54,55]。在出血后 24～48h 逐渐出现意识不清，有时伴有瞳孔对光反应迟钝、眼睛向下偏斜，是急性脑积水的特征性表现[56,57]，部分患者在出血后数小时内因脑积水昏迷。伴有大量脑室积血的急性脑积水往往是临床预后不良的早期指征。

在急性脑积水患者中，侧脑室外引流是脑脊液引流的首选策略，既可以释放脑脊液，又可以监测颅内压（图 15-2）。在急性症状性脑积水的病例中，如果 SAH 与脑实质内血肿或明显的阻塞模式伴有第三/第四脑室被出血阻塞，应避免腰椎穿刺，该操作有可能造成小脑幕切迹疝的风险。

约 2/3 的急性症状性脑积水患者在放置侧脑室引流管和脑脊液引流后，其神经状态会显著改善[54]。尽管关于脑脊液引流对动脉瘤再出血影响的研究结果相互矛盾[58,59]，但一般认为脑脊液的快速引流与动脉瘤再次出血有关。在早期动脉瘤治疗时代，动脉瘤性 SAH 后的脑室外引流脑脊液（平均初始引流水平约为 15cmH_2O）并未显示出与再出血相关[58]。动脉瘤性 SAH 后脑脊液引

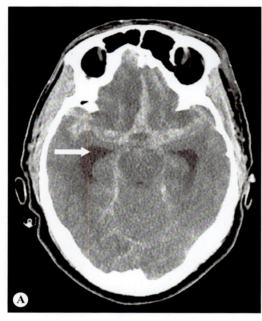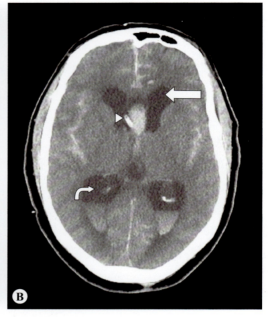

▲ 图 15-2　脑积水

A. 蛛网膜下腔出血（伴血肿及脑室内出血）和并发的脑积水。颞角扩张（箭）；B. 另外的层面显示突出的额角（箭）和枕角（弯箭），以及第三脑室的气球样变。右侧额部脑室外引流管到位（箭头）

流率没有严格的指导原则，只要颅内压得到充分控制，在动脉瘤治疗前避免过度的脑脊液引流是可行的。

尽管放置了侧脑室引流管和脑脊液持续引流管，但颅内压持续升高仍可以通过使用高渗溶液或甘露醇来控制。此外，还可以使用诸如抬高床头、短暂过度换气和镇痛等技术。

> 对于急性脑积水患者，脑室外引流是脑脊液引流的首选策略，既可以释放脑脊液，又可以监测颅内压。可以考虑腰椎穿刺引流，但在伴有脑实质内血肿或阻塞性脑室内出血的患者中必须要避免，以免发生脑疝。

（七）脑内出血和硬膜下血肿

约有 1/3 的动脉瘤破裂患者出现脑内出血（图 15-3）[60]。并且，此类患者的临床结局比单纯 SAH 患者更差[61]。患者意识水平恶化最可能原因是大量的颞叶出血，通常是大脑中动脉的动脉

瘤破裂引起，此类患者应考虑立即手术治疗。传统的干预措施是开颅血肿清除，同时行动脉瘤夹闭术。行头部血管 CTA 确诊即可，无须等待经导管的脑血管造影后再进行手术。该方法得到了一项小型随机研究的支持，其中手术组 15 例患者中有 11 例存活，保守治疗组 15 例患者中仅有 3 例存活（RR=0.27；95%CI 0.09～0.74）[62]。通常建议在血肿清除后进行去骨瓣减压术，以防止随后出现脑水肿[63]。也可以通过血管内填塞弹簧圈的方法栓塞动脉瘤，然后清除血肿[64]，但最好避免这样，除非最短的时间内完成脑血管造影和弹簧圈栓塞治疗。

大约 2% 的患者颅内动脉瘤破裂可合并急性硬膜下血肿，通常是后交通动脉瘤破裂引起。这种情况在复发性动脉瘤破裂比首次出血更常见[65]。有时蛛网膜下腔没有相应出血，显示动脉瘤破裂是潜在的原因[66]。动脉瘤破裂继发的急性硬膜下血肿，与所有此类血肿一样，由于占位效应和脑中线移位，可迅速危及生命。此时需要立即清除血肿，同时做好手术处理潜在动脉瘤的准备[67]。

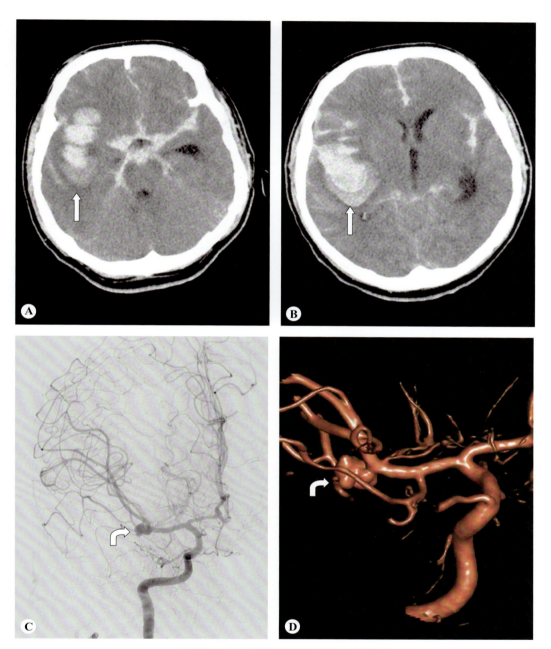

▲ 图 15-3 动脉瘤破裂导致的脑内出血

A 和 B. 右侧大脑中动脉分叉动脉瘤破裂导致蛛网膜下腔出血和右侧颞叶大血肿（箭）；C 和 D. 数字减影血管造影和三维重建显示右侧大脑中动脉分叉部大动脉瘤（弯箭）。患者需要紧急行开颅血肿清除和动脉瘤夹闭术

（八）镇痛药物及一般护理

1. 意识水平及意识障碍

对于动脉瘤性 SAH 患者，应至少每小时进行 1 次神经学检查，包括意识水平、定向力、语言、脑神经检查、肌力等。任何意识水平的改变或出现新的意识障碍或局灶性神经系统体征，可能意味着动脉瘤再出血、脑积水、缺氧、早期脑缺血、癫痫发作、感染或全身性内科并发症。此外，在随后的住院过程中，由于隔离、睡眠不足、麻醉药品和酒精戒断的综合影响，谵妄在重症监护室环境中并不少见。必须对意识改变或意识混乱的可治疗原因进行频繁复查和病情检查。

2. 头痛

头痛有时可以用简单的镇痛药如对乙酰氨基酚来治疗。水杨酸盐由于其抗血小板作用应避免使用，这不利于不稳定的动脉瘤患者和可能需要接受神经外科干预或脑室外引流患者。必要时可酌情使用麻醉药品，如静脉注射吗啡或口服可待因，剂量不会改变神经检查的可靠性。

抗焦虑药物或合成阿片类药物（如曲马多），也可能有助于缓解疼痛。便秘是所有阿片类药物的常见反应，有必要使用大便软化剂以预防胃肠道并发症。只要动脉瘤还没有手术干预，患者就应该保持卧床休息，尽可能少受外界刺激，任何形式的刺激都可能影响血压并增加再出血的风险。

3. 静脉通路

建立静脉通路，以便紧急使用降压、扩容或抗癫痫药物；首选中心静脉通路，其还可在动脉瘤治疗后提供中心静脉压力监测，以及必要时给药，如血管活性药物、液体、胶体或高渗溶液。

4. 尿液管理

为了准确计算液体平衡，绝大多数情况需要留置尿管，除非是那些意识清醒且排尿意识良好的患者。安全套由于容易出现泄漏或者滑落，对于这些危重患者并没有实际用处。间歇性导尿可以大大降低泌尿系统感染的风险，但是对于 SAH 和未行手术治疗的动脉瘤患者来而言，该过程过于紧张，可能会增加动脉瘤再破裂出血的风险。因此在最初的检查和治疗中，应优先考虑使用留置导尿管。

5. 胃肠道管理

对于所有患者，尤其是机械通气患者或有胃食管反流或溃疡病史的患者，应考虑使用 H_2 受体阻滞药预防应激性溃疡。避免用力排便，以防止动脉血压升高，应该定期给予通便药物。应避免灌肠，该操作可能导致腹内压明显升高，其次是颅内压升高。应给予止吐药物，以避免与呕吐有关的颅内压激增。

> 为降低再出血和颅内压升高的风险，尚未行手术治疗的破裂动脉瘤患者应卧床休息，使用镇痛药、止吐药、抑酸和通便药物及给予导尿。麻醉药品应谨慎使用，以避免妨碍神经功能检查的监测。

二、预防再出血

（一）再出血的风险

包括一项前瞻性研究在内的早期研究报道显示，出血后第一天的再出血风险约为 4%[68]，此后至第 14 天的再出血风险为 1.5%。然而，最近的数据表明，这些研究可能低估了"超急性"或"超早期"再出血的发生率；据报道，首次出血后最初 24h 内破裂动脉瘤再出血的发生率高达 9%～17%，其中大部分再出血发生在首次出血后 6h 内 [69-72]。在报告中，再出血率的差异可能是由于再出血发生在入院或转院之前，或发生在初次影像学检查之前。例如，在一项大型前瞻性观察研究中，3521 例患者中只有 50% 在 SAH 后 24h 内入院，只有 45.2% 的患者在最初出血后 24h 内接受 CT[73]。第一天之后，再出血的累积风险在前 2～3 周内最高 [74]（图 15-4），随后下降。至第 6 个月时，累计再出血率达到 50%[75]。此后，未行手术治疗的动脉瘤仍有持续的再出血风险，每年约 3%[76]。

一旦再出血，预后较差 [73]，高达 80% 的患者死亡或残疾 [4, 74]。再出血是预后不良的主要原因，即使在能够开展早期闭塞破裂动脉瘤的中心也是如此 [71, 77]。关于再出血风险增加的预测因素，存在相互矛盾的数据。动脉瘤大小、多发动脉瘤的存在、相关血肿、GCS、Hunt-Hess 分级、收缩压升高和早期血管造影是早期再出血的危险因素 [78]。然而，这些因素都不能可靠地预测哪种患者动脉瘤再破裂风险是最高的。

（二）动脉瘤治疗时机

目前，对于所有动脉瘤性 SAH 患者，动脉

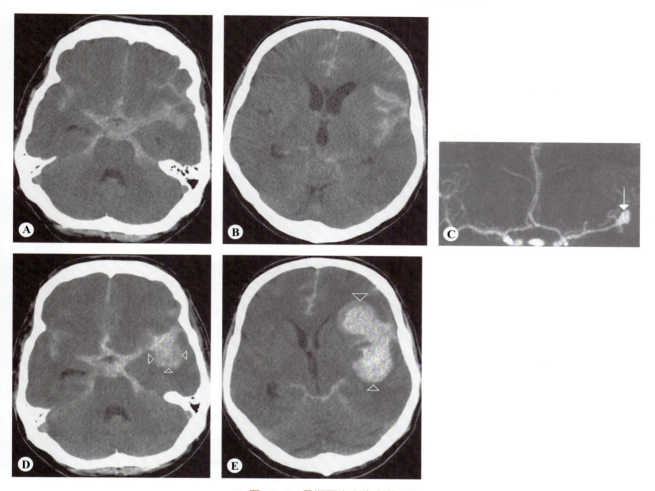

▲ **图 15-4 早期再出血患者的 CT**

A 和 B. 入院时 CT 显示基底池和左侧外侧裂有大量蛛网膜下腔积血；C. 入院时的 CT 血管造影显示左侧大脑中动脉动脉瘤（箭）。初次 CT 后不久，患者突然意识丧失；D 和 E. 病情恶化后再次行 CT 证实出血增多（箭头）

瘤通常要尽早治疗，通常在首次出血后 3 天内，如果条件允许，可在 24h 内手术治疗[71]。早期治疗的主要目的是防止动脉瘤再出血，有利于改善患者预后。早期动脉瘤治疗的另一个重要优势在于，如果出现血管痉挛、脑缺血，可以积极地进行高血压和高血容量治疗，而不会引起再出血。

关于动脉瘤手术时机的最可靠数据，来自一项动脉瘤手术时机的国际多中心研究，这是一项跨越 14 个国家的前瞻性观察性流行病学研究，评估了 SAH 手术和药物治疗后的患者预后，并根据治疗时间（0～3 天、4～6 天、7～10 天、11～14 天或 15～32 天）比较手术结果[73, 79]。在20 世纪 70 年代之前，破裂动脉瘤的手术通常在

破裂后至少 1 周，以便有时间解决最初出血损伤的影响。由于脑水肿的影响，早期手术被认为更加困难，延迟手术往往具有更好的手术结果[80]。然而，更好的手术结果必须与 SAH 后未稳定的破裂动脉瘤相关的再出血风险进行权衡。事实上，除了 SAH 的最初损伤外，血管痉挛和再出血是导致 SAH 患者死亡和残疾的主要原因。比较动脉瘤手术的时机，发现早期（0～3 天）或晚期（11～14 天）手术在 SAH 后 6 个月的"良好预后"[Glasgow 预后评分（Glasgow Outcome Score，GOS）评估] 和死亡结果方面比较没有差异。该研究认为，事实上，早期手术组相关的围术期并发症发生风险并不高于延迟手术组的再出

血和脑血管痉挛的风险[73, 79]，这表明对此类患者早期手术的不良影响的担心是没有根据的。值得注意的是，在出血后第 7~10 天进行手术的患者，其结果更差，可能是由于在此期间脑血管痉挛的风险增加。该研究致使针对破裂动脉瘤的治疗倾向于早期手术，当今手术技术的发展也使得早期手术更为有利。此外，对 11 项研究的 1814 例破裂动脉瘤 SAH 患者进行的 Meta 分析表明，早期（72h 内）治疗会带来更好的结果；这不仅对出血等级较轻（WFNS 1~3）的患者具有统计学意义，RR=0.41（95%CI 0.34~0.51），对出血等级较重（WFNS 4~5）的患者也有相应趋势，RR=0.84（95%CI 0.67~1.05）[81]。

由于该国际多中心研究是在弹簧圈广泛应用之前进行的，随后的研究显示，针对破裂动脉瘤进行弹簧圈栓塞的时机对结果的影响，发现早期行弹簧圈栓塞对围术期并发症或 6 个月预后评估并无不利影响[82]。此外，在第 4~10 天，弹簧圈栓塞似乎是安全的，在此前的国际多中心研究中，这段时间被认为是不利于手术干预的[83]。即使存在脑血管痉挛，也可以行血管内治疗[84]。随着手术和麻醉技术的进步，最近的数据也表明，现在可以在血管痉挛期进行手术干预，甚至在确认脑血管痉挛的情况下也可以进行手术干预，而不会增加治疗风险[84, 85]。因此，颅内动脉瘤的治疗，无论是外科手术夹闭还是血管内治疗，即使是在发病前几天出现脑梗死，也应及时行手术治疗[86]。总的来说，现有的数据支持在 72h 内通过弹簧圈栓塞或动脉瘤夹闭，最近的数据甚至支持在 SAH 24h 内行手术治疗[87]。

> 破裂的动脉瘤应尽快治疗，以达到完全闭塞动脉瘤的目的。手术时机最好在出血后的 24h 内进行。

（三）手术夹闭

对破裂出血的动脉瘤行手术夹闭历来是主要的干预方式。现代，尚无随机试验报道保守治疗与手术治疗的疗效对比。20 世纪 50 年代在伦敦进行的唯一一项比较 SAH 患者手术与保守治疗的随机试验，手术采取的是结扎闭塞颈动脉，而非动脉瘤夹闭术，而且仅限于在前 12 天存活的患者[88]。然而，许多数据支持手术干预。为了量化手术收益，统计模型将预防再出血与手术并发症进行了权衡，得出手术与保守治疗相比，不良结果风险的绝对值降低近 10%，RR 降低 0.81[74]。

目前动脉瘤夹闭术为开颅后通过动脉瘤夹夹闭动脉瘤瘤颈，从而隔绝腔内血流（图 15-5）。目前通过三维血管造影，可更准确地进行手术规划[89]。近年来使用的动脉瘤夹通常是由钛合金制成，患者可行 MR 扫描，并减少 CT 和 MR 成像的伪影。外科手术夹闭是一种使脑动脉瘤闭塞最持久的治疗方案。经治疗后的动脉瘤再出血的情况非常罕见，但仍有可能出现动脉瘤迟发性生长的较低风险，或在原来动脉瘤部位或其他部位形成新的动脉瘤，或未破裂且未手术治疗的动脉瘤破裂出血。因此，此类患者因保持长期随访[90]。

自从动脉瘤夹闭术问世以来，神经外科和麻醉技术在 20 世纪 60 年代手术显微镜开始应用后，经历了相当大的发展。研究发现了各种减少手术并发症的技术。术中轻度低温曾被认为可以减少手术中缺血和创伤造成的影响，然而，动脉瘤手术中低温随机试验（Intraoperative Hypothermia for Aneurysm Surgery Trial，IHAST）显示，术中轻度低温对改善神经预后没有明显作用[91]。

许多治疗复杂动脉瘤的外科技术已经发展起来，在破裂动脉瘤的手术治疗中起到重要作用（表 15-2 和图 15-6）。此外，还有一些策略可以优化手术效果，避免血管受损和缺血（表 15-2 和图 15-7）。当出现术中动脉瘤破裂时，不利于患者预后[92]，因此避免和处理术中动脉瘤破裂的技巧也很重要（表 15-2）。动脉瘤手术方面的专业知识是动脉瘤破裂手术治疗结果的一个重要预测因素，其与术者的经验和患者人数相关。研究表明，在高手术量中心行破裂动脉瘤的开颅手术

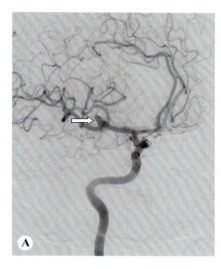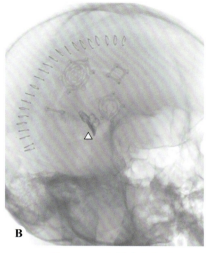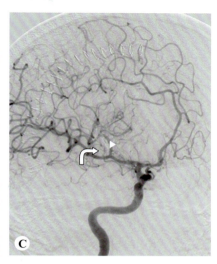

▲ 图 15-5 动脉瘤夹闭术

A 和 C. 蛛网膜下腔出血患者的术前和术后数字减影血管造影图像，显示手术夹闭右侧大脑中动脉分叉处破裂动脉瘤（箭），术后动脉瘤无残余（弯箭）；B. 非减影图像显示动脉瘤夹（箭头）的位置

表 15-2 破裂动脉瘤手术的专用神经外科技术

术中策略

- 防止术中破裂
  - 为避免或防止术中破裂而暂时阻断载瘤血管[297]
  - 腺苷诱导暂时性心脏骤停以控制术中破裂[298]
- 避免血管受损 / 术中缺血
  - 术中经导管血管造影[299, 300]
  - 吲哚菁绿血管造影[301]
  - 血管流量测定[302]
  - 神经电生理监测[303, 304]

专门的手术技术

- 血管重建技术
  - 永久闭塞载瘤血管或夹闭动脉瘤，无须血运重建[305, 306]
  - 永久闭塞载瘤血管或切除 / 夹闭动脉瘤，使用原位搭桥进行血运重建（例如，旁侧对旁侧吻合，切除载瘤动脉后行端对端吻合）[307]或颅外—颅内搭桥[308]
  - 打开动脉瘤进行血栓切除术，然后用动脉瘤夹重建载瘤动脉[309]
  - 梭形 / 血疱样动脉瘤的动脉瘤夹环绕或包裹[310]

手术方法

- 颅底入路（包括眶颧入路和远外侧 / 经髁入路）[311, 312]
- 锁孔入路（包括眉毛切口）[313-315]

可以改善预后[93, 94]。

（四）血管内治疗

在过去的 20 年中，动脉瘤的血管内治疗已成为破裂动脉瘤的重要治疗手段。该技术包括使用铂金可解脱弹簧圈填塞动脉瘤[95]。因为外科治疗后循环动脉瘤的并发症发生率较高，这项技术最初主要用于治疗后循环动脉瘤（图 15-8），但目前已越来越多地应用于前循环动脉瘤的治疗。有时对于大型或复杂动脉瘤的治疗，弹簧圈栓塞也可与外科手术治疗相结合[96]。

并不是所有动脉瘤均适合单纯弹簧圈栓塞治疗，存在一定的技术障碍，弹簧圈栓塞取决于包括瘤颈宽度和纵横比等在内的形态学特征。后来对弹簧圈栓塞技术进行了改进，如使用球囊临时放于动脉瘤瘤颈处，防止弹簧圈从动脉瘤腔内脱至载瘤血管。该技术可对宽颈或复杂动脉瘤进行弹簧圈填塞，被称为球囊辅助弹簧圈栓塞技术（图 15-9）。尽管最初担心临时球囊闭塞载瘤血管对手术并发症的影响，但一项比较球囊辅助弹簧圈栓塞与传统单纯弹簧圈栓塞破裂动脉瘤的大型多中心前瞻性研究发现，两组在血栓栓塞事件、术中动脉瘤破裂或再出血方面没有差异[97]。此

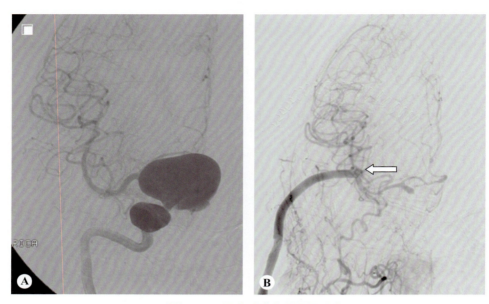

▲ 图 15-6　巨大动脉瘤的开颅手术

A. 蛛网膜下腔出血患者的数字减影血管造影显示右侧颈内动脉眼段巨大动脉瘤，以及右侧颈内动脉海绵状窦段巨大动脉瘤；B. 患者行开颅手术，暴露眼动脉段动脉瘤和未破裂的海绵窦段动脉瘤，结扎右侧颈内动脉，并使用大隐静脉从右侧颈外动脉到右侧大脑中动脉搭桥（箭）

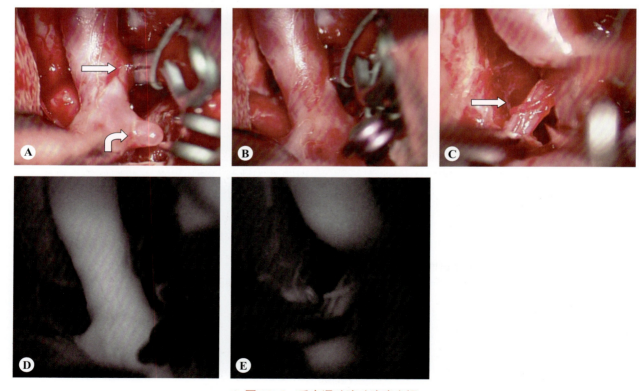

▲ 图 15-7　后交通动脉动脉瘤夹闭

A. 手术显微镜下可见一个破裂的右侧后交通动脉动脉瘤，钛动脉瘤夹穿过该动脉瘤瘤颈（箭），还可见一个未破裂的右侧脉络膜前动脉瘤（弯箭）；B. 将脉络膜前动脉瘤夹闭；C. 通过轻柔操作，可见自右侧后交通动脉和脉络膜前动脉发出的穿支动脉（箭）；D 和 E. 动脉瘤夹闭术后颈内动脉主干血管和穿支动脉的吲哚菁绿造影

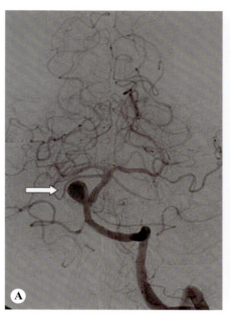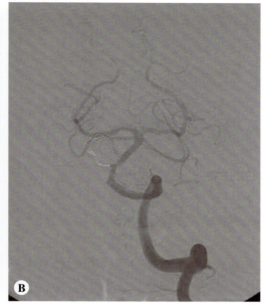

▲ 图 15-8 破裂的基底动脉中段动脉瘤（箭）患者在栓塞前（A）和栓塞后（B）的数字减影血管造影

外，在球囊辅助弹簧圈栓塞组中报告了更高的动脉瘤完全闭塞率。

尽管血管内支架植入是宽颈未破裂动脉瘤栓塞的主要辅助手段，但在破裂动脉瘤的情况下，因为此时双重抗血小板治疗具有较高的并发症风险，最好避免使用支架。多个小型研究评估了支架辅助弹簧圈栓塞破裂动脉瘤的安全性和有效性，显示其具有更高的出血并发症和不良事件发生风险。在一项支架辅助弹簧圈栓塞破裂动脉瘤的研究中，8% 的患者出现出血并发症，6% 的患者出现血栓栓塞事件，33% 的患者预后不良或死亡[98]。较既往报道的不使用支架辅助栓塞破裂动脉瘤的研究而言，支架辅助弹簧圈栓塞的良好预后率更低[99]。

弹簧圈栓塞治疗在技术上并非所有患者都适用[100]，此外，栓塞治疗还伴有其他手术相关并发症的风险。一项单中心的大型研究显示，681例患者中有 40 例患者发生了手术相关并发症（5.9%；95%CI 4.2%～7.9%），死亡 18 例（死亡率 2.6%；95%CI 1.6%～4.2%），另有 22 例患者致残（致残率 3.2%；95%CI 2.0%～4.9%）[101]。

最常见的并发症是血栓栓塞事件，其发生率为 4.7%；术中动脉瘤破裂发生率为 1.2%。当在栓塞过程中发生破裂时，出血比开放手术更加难止住，导致此类并发症具有 40% 的病死率[102]，并且较小的动脉瘤尺寸是该并发症重要危险因素之一[102, 103]。为了减少血栓栓塞的风险，大多数介入栓塞手术在手术过程中需肝素化，并在某些特殊情况下甚至持续应用 1～2 天。如果 1 个或多个弹簧圈移位、突出或脱至载瘤血管，可影响载瘤血管或远端血管的血流通畅性，导致缺血事件的发生，并需要抗血小板以减少血栓栓塞事件。在某些情况下，可行外科手术将脱出的弹簧圈取出。此外，动脉瘤在行弹簧圈栓塞后，占位效应可能持续存在或恶化，尤其在巨大动脉瘤中可能会出现[104]。

除了与动脉瘤血管内治疗相关的颅内并发症外，还可能出现包括股动脉在内的通路血管相关并发症，包括血管壁夹层、腹膜后或腹股沟血肿、股动脉假性动脉瘤和外周血管血栓栓塞并发症。与通路血管相关的并发症在支架辅助弹簧圈栓塞手术中变得尤为突出，术后的急性期需要双

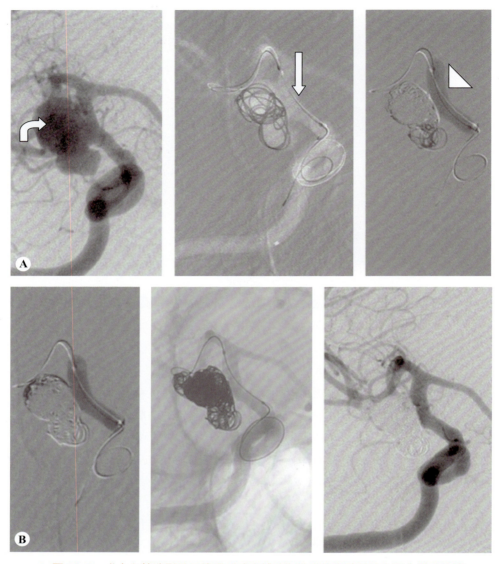

▲ 图 15-9　术中血管造影显示使用"球囊辅助"技术栓塞破裂的右后交通动脉瘤

A. 宽颈动脉瘤（弯箭）；未充气的球囊穿过动脉瘤颈部（箭），球囊在栓塞时膨胀（箭头）；B. 球囊防止弹簧圈脱垂进入载瘤血管，并在动脉瘤完全闭塞后移除

重抗血小板治疗和可能的全身抗凝治疗，可导致严重的出血并发症（包括急性出血或延迟性多器官衰竭导致的死亡）。早期发现出血并发症对于预防患者的严重并发症发生率至关重要，但于 SAH 患者而言，相关并发症的发现较为困难。当 SAH 患者意识水平或精神状态改变时，出现腹膜后血肿的典型症状（如腹痛或背痛），将更难确定[105]。因此对接受血管内介入治疗的 SAH 患者应该提高警惕，包括增加血流动力学监测提高神

经血管检查的频率（如外周脉搏检查）。

（五）外科治疗与血管内治疗

20 世纪 90 年代初，弹簧圈栓塞术问世后不久，一项随机试验将弹簧圈介入栓塞术与外科夹闭术进行了比较。1994—2002 年，国际蛛网膜下腔动脉瘤试验（International Subarachnoid Aneurysm Trial，ISAT）[99]进行了迄今为止最大样本的多中心研究，对 2143 例既可以接受外科治疗也可以接受血管内治疗的动脉瘤患者进行了

随机对照试验。该研究的第一项分析结论是，对于破裂的颅内动脉瘤，与外科夹闭术相比，弹簧圈栓塞术更有可能在 1 年内使患者实现无残疾生存。采用介入栓塞术的患者 1 年死亡或残疾的 RR 值降低了 22.6%，绝对风险降低了 6.9%（2.5%～11.3%），从 23.7% 降低到 30.6%。随后进行了一项关于外科夹闭和弹簧圈栓塞的随机试验（1 个大型试验和 2 个小型试验）的系统综述，共包括 2272 例患者[106]。大多数患者临床情况良好，且多为前循环动脉瘤。随访 1 年后，与夹闭术相比，介入栓塞术的不良预后（死亡或残疾）的 RR=0.76（95%CI 0.67～0.88）。不良预后的绝对风险降低了 7%（95%CI 为 4%～11%）。对于前循环动脉瘤，预后不良的 RR=0.78（95%CI 0.68～0.90），绝对风险降低 7%（95%CI 3%～10%）。对于后循环动脉瘤，获益更大，RR=0.41（95%CI 0.19～0.92），绝对风险降低 27%（95%CI 6%～48%）。

尽管在迄今为止的分析中，动脉瘤栓塞术的结果似乎是更有利的，但由于几个原因，必须谨慎解释和应用。首先，某些位置的动脉瘤更适合用某一种技术进行治疗。基底动脉动脉瘤和许多其他部位的后循环动脉瘤相对容易填塞[107]，而外科手术治疗往往更困难。相反，通常很难在不影响到血管分支的情况下，对位于大脑中动脉分叉处的动脉瘤进行栓塞，但外科手术则很容易暴露，此类动脉瘤较适合夹闭。这种情况反映在 ISAT 研究中后循环动脉瘤和大脑中动脉的代表性不足[99]。动脉瘤血管内治疗的另一个问题是动脉瘤不完全闭塞的发生率较高。在上述对破裂动脉瘤夹闭与栓塞的系统评价中，与手术夹闭相比，血管内栓塞组动脉瘤不完全闭塞的风险增加[106]。最新的大型单中心前瞻性随机试验——Barrow 破裂动脉瘤试验（Barrow Ruptured Aneurysm Trial，BRAT），对 349 例患者进行了 3 年的随访，结果也与上述类似[108]。鉴于外科手术闭塞后的早期再出血率很低，用弹簧圈闭塞动脉瘤的持久性依然是一个值的关注的问题。理

想情况下，在栓塞后，任何残留的动脉瘤瘤腔都会缓慢血栓形成而最终完全闭塞，但即使手术成功，早期或晚期再出血仍会发生。一项对 1307 例采用血管内栓塞治疗破裂和未破裂动脉瘤患者，进行了 11 年随访的大型单中心回顾性研究显示，因动脉瘤复发导致的再治疗率为 7.2%[109]。在 BRAT 研究中，动脉瘤栓塞治疗的再治疗率明显较高，并在 3 年的随访中再次得到证实[108]。

动脉瘤血管内治疗后的再出血率较高。在 431 例患者的连续性研究中，6 例（1.4%）患者在栓塞后 30 天内再次出血，其中 4 例患者的动脉瘤在手术过程中已完全闭塞[110]，并且该 6 例患者在再出血后全部死亡。该研究中再出血的危险因素是动脉瘤附近存在血肿、前交通动脉瘤和小动脉瘤。在 ISAT 试验中，从手术开始到第一年结束期间，介入栓塞术后的靶动脉瘤再出血率高于外科夹闭组（2.6% vs. 1.0%），且大多数再出血发生在前 30 天[111]，栓塞组中的动脉瘤再出血 RR=2.46。随后的随访显示，在治疗后平均 9 年的时间里，栓塞组的动脉瘤再出血仍多于夹闭组，但再出血导致的死亡在各组之间没有差异[112]。尽管如此，ISAT 报道，尽管再出血率较高，但 1 年的死亡或残疾率降低，血管内治疗与外科手术治疗相比，7 年仍有生存优势[99]。BRAT 研究在设计上与 ISAT 不同，它允许纳入所有动脉瘤（而不仅仅是那些被认为适合栓塞和夹闭的动脉瘤），最初也显示出在 1 年内通过弹簧圈栓塞治疗的意向性结果有所改善[113]。然而，在随后的 3 年随访中，各组之间的结果并无明显差异。这表明远期疗效并没有因为接受血管内栓塞治疗而较外科夹闭有所改善[108]。对此类研究进行系统回顾得出，对于出血等级较轻的患者而言，栓塞术可以获得更好的临床结果，但栓塞术的再出血风险更高[114]。

此外，关于动脉瘤外科夹闭与介入栓塞的其他研究数据表明，尽管数据有限，动脉瘤栓塞 1 年后的认知障碍往往小于开颅夹闭[115]。在 ISAT 研究中也观察到，与外科夹闭相比，血管内栓塞

治疗的患者癫痫发作的发生率更低[116]。

> 破裂动脉瘤的治疗应该在具有动脉瘤外科夹闭和介入栓塞专业知识经验丰富的团队评估后进行。对于两种方法均能做到完全闭塞的动脉瘤，首选采用弹簧圈填塞的治疗方式。此外，年龄、临床状况、血肿的存在、并发症，以及特定动脉瘤的位置等因素，都可能会使一种治疗方式优于另一种。

（六）药物治疗

鉴于脑脊液中的纤维蛋白溶解活性被认为可以分解封闭动脉瘤囊破裂处的血块，因此合乎逻辑的假设为，在 SAH 后，抗纤溶酶药物可以迅速穿过血脑屏障，防止动脉瘤再出血[117]。目前，两种最常用的抗纤维蛋白溶解剂是氨甲环酸（1g 静脉注射或 1.5g 口服，每天 4～6 次）和 ε- 氨基己酸（3～4.5g，3h 静脉注射或口服）。这两种药物在结构上与赖氨酸相似，阻断了赖氨酸的结合位点，血浆蛋白原分子据此与纤维蛋白上的互补位点结合。据推测，在脑脊液中实现对纤维蛋白溶解的完全抑制需要 36h。

迄今为止，已经进行了几项针对 SAH 抗纤溶药物应用的随机试验。最新的 Cochrane 综述包括 10 项研究，涉及 1904 例患者[118]，该治疗对所有原因导致的死亡（RR=1.00；95%CI 0.85～1.18）或不良预后（死亡、植物状态或严重残疾；RR= 1.02；95%CI 0.91～1.15）没有明显影响。另一方面，特异性事件发生率有显著差异，抗纤溶治疗在随访结束时降低了再出血的风险，但试验之间存在一定的异质性（RR=0.65；95%CI 0.44～0.97），同时，药物应用增加脑缺血风险（RR=1.41；95%CI 1.04～1.91）。最近的研究显示，使用了预防脑缺血的特定治疗方法[70, 119]与四项较早的研究之间存在相当大的异质性。然而，即使在有尼莫地平和避免低血容量药物应用的前提下，抗纤溶药物仍然没有改善总体结果[119]。在瑞典进行

的研究中，共纳入 505 例患者，但在氨甲环酸治疗的患者中，尽管再出血有显著减少，但总体结果仍然没有明显改善[70, 120]。

抗纤溶药物治疗如何诱发脑缺血的机制尚不清楚，可能的解释包括血液黏度增加、微血栓的形成、颅底动脉周围血块的清除延迟，以及血液吸收延迟导致脑积水的形成。最近，基于回顾性数据，再次提出了在早期动脉瘤闭塞前短期使用的概念[120]，尽管尚未有明确的研究证明这种方法的有效性。

作为减少再出血的药物辅助手段，一个小队列研究中探索了重组因子Ⅶa（一种激活的凝血药）应用的可行性。尽管一项开放标签、剂量递增安全性的临床研究显示，在前 9 例患者中没有缺血性并发症的证据，但当第 10 例患者出现动脉瘤对侧大脑中动脉分支闭塞时，该研究就被暂停了[121]。

> 尽管可使颅内动脉瘤再出血风险降低，但目前的证据不支持 SAH 患者常规使用抗纤溶药物。在进一步研究之前，早期短期治疗可能会发挥作用。

三、术后管理

（一）迟发性神经功能恶化

动脉瘤性 SAH 相关的大部分并发症发生在手术后的几天内，因此破裂动脉瘤手术治疗后的前几天是决定预后的关键时期。对患者进行神经功能查体，任何迟发的神经功能恶化必须及时处理和治疗。多种因素可能导致患者神经功能变化，包括迟发性脑缺血、癫痫、晚期脑积水、脑水肿、发热、电解质素乱或其他全身状况等。通常情况下，最初的检查包括 CT、常规血液检查和脑电图检查。进一步的评估可能包括实验室培养、胸部 X 线检查，包括肝功能检查在内的全面代谢检查，以及诊断潜在脑血管痉挛的

DSA 等。

手术治疗后神经功能迟发性恶化的患者必须及时评估潜在的病因，包括脑血管痉挛、癫痫发作、脑水肿和颅内压升高引起的迟发性脑缺血、脑积水、发热、电解质或代谢紊乱（包括低钠血症），以及内分泌功能障碍等。

（二）迟发性脑缺血

迟发性脑缺血是 SAH 后常见的并发症，主要与脑血管痉挛有关[122]，但这两者并非直接等同。血管痉挛的出现可能不会导致缺血，相反，缺血损伤可以在没有大血管痉挛的情况下发生。这种现象可能与 SAH 后微循环功能障碍和皮质扩散抑制等现象有关[123]。

1. 发病机制

迟发性脑缺血的许多预测因素是相互关联的，它们之间的相互作用较为复杂。有相当一部分最终发展为迟发性脑缺血的患者与此类影响因素无关[124]。尽管如此，SAH 的位置和血栓的"厚度"与血管痉挛和迟发性脑缺血的发生之间似乎存在密切关系[125]。传统上，入院时的 Fisher 分级已被用作血管痉挛发展的有力预测指标。在最近的多变量分析中，发现初始血凝块体积和每天清除凝块的百分比是血管痉挛的重要预测因素[126]。

脑血管痉挛通常被认为是 SAH 后脑缺血或脑梗死的主要原因，因其在第 5～14 天的峰值频率与迟发性缺血的峰值频率一致。此外，脑血管痉挛通常是广泛发生的，这与临床表现的多灶性或弥漫性，以及颅脑 CT 和尸检发现的缺血病灶的多灶性或弥漫性相一致。然而，正如前文所述，脑血管痉挛并不等同于迟发性脑缺血。动脉狭窄可以是无症状的，即使是严重狭窄，也只是参与了破裂动脉瘤患者脑缺血发作的众多因素之一（图 15-10）。

此外，动脉狭窄并不一定意味着动脉壁平滑

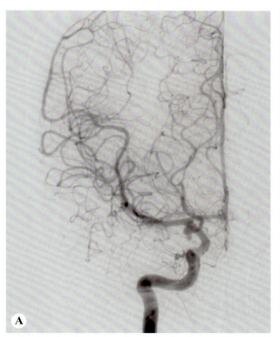
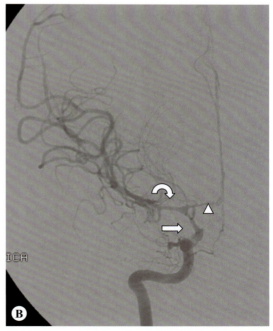

▲ 图 15-10 破裂动脉瘤患者脑缺血发作

A. 右侧后交通动脉瘤和颈内动脉分叉动脉瘤破裂患者的术前脑血管造影；B. 术后 6 天进行血管造影显示右侧颈内动脉床突上段（箭）、右侧大脑中动脉（弯箭）和右侧大脑前动脉（箭头）中度血管痉挛。该患者无血管痉挛相关症状

肌收缩，但可能代表坏死和继发性水肿 [127] 或内膜增生 [128]。此外，降低血管痉挛的策略可能无法获益（如内皮素受体拮抗药），而降低脑缺血风险的策略可能没有影响血管痉挛（如钙离子拮抗药）。总体而言，1/3 的血管痉挛患者不会发生脑缺血，1/3 的脑缺血患者没有血管痉挛 [124]。因此，这一领域治疗的最终目的是防止缺血，而不仅仅是防止动脉狭窄本身。

寻找可能成为脑动脉狭窄和迟发性脑缺血影响因素的工作正在进行。即使相关物质可能从所出血块中释放，出血量和迟发性脑缺血的发展之间的关系还不能用一个简单的概念来充分解释。有趣的是，即使与出血量相匹配 [131]，动静脉畸形引起的 SAH 后很少出现迟发性脑缺血，尽管有些病例有动脉狭窄 [129]，也有脑外伤出血 [130] 和非动脉瘤 SAH。因此，SAH 似乎不是迟发性脑缺血发生的充分因素，并且，破裂动脉瘤的部位也很重要。此外，出血时全身灌注不足是发生迟发性脑缺血的独立危险因素 [132]。出血后意识丧失也是迟发性脑缺血的一个重要的独立预测因素 [133]。因此可以推测，在这一短暂时期的全身缺血，以及颅内压的大幅升高，可能会使神经元对与后期并发症（如动脉狭窄）相关的边缘灌注敏感。

2. 预防

(1) 高血容量：维持较高血压可能是有助于预防脑缺血的措施之一，避免在血管痉挛高峰期出现低血容量。一般来说，预防性高血容量并未显示出明显优于正常血容量的优势，并且增加了 SAH 患者心肺并发症的风险，尤其是在老年患者中 [134]。Cochrane 综述评估了主动高血容量预防 SAH 后迟发性脑缺血的疗效 [135]。只有两组具有相似基线特征的随机试验可以纳入分析。动脉瘤夹闭后扩容并未改善预后（RR=1.0；95%CI 0.5～2.2），迟发性脑缺血也没有改善（RR=1.1；95%CI 0.5～2.2），但有增加并发症发生率的趋势（RR=1.8；95%CI 0.9～3.7）。在另一项没有纳入该分析的随机试验中，研究了术前高血容量的

影响，仅在手术当天（SAH 后 7～10 天）进行评估 [136]。其结果显示术前高血容量可减少术前继发性缺血（RR=0.33；95%CI 0.11～0.99）和病死率（RR=0.20；95%CI 0.07～1.2）。综上所述，仅有两项试验对动脉瘤性 SAH 患者的扩容治疗进行了研究，而且样本量很少，到目前为止还没有确凿的证据支持预防性的高血容量治疗。

由于氟氢可的松具有盐皮质激素活性（在肾远端小管中重吸收钠），氟氢可的松具有矿物皮质激素活性（在肾远端小管中重新吸收钠），理论上可以防止钠离子负平衡、低血容量，以及由此产生的缺血性并发症 [137]。一项针对 91 例 SAH 患者的小规模随机研究显示，虽然醋酸氟氢可的松在出血后的前 6 天确实减少了尿钠排泄，但对血容量消耗或缺血并发症没有确切的影响。此外，由于对照组患者在出现缺血临床体征后使用了血浆扩容治疗，其有利作用可能被掩盖 [138]。这些结果在一项针对 30 例患者进行的小型试验中得到了证实 [139]。最后，氢化可的松在 28 例患者的小型试验中也被证明可以预防低钠血症和中心静脉压的下降 [140]。这些研究的证据不够确凿，不足以证明其能作为所有 SAH 患者的常规用药。

总体而言，应尽量避免出现低血容量，但没有良好的证据支持通过输注白蛋白、胶体或氟氢可的松预防性增加血浆容量来预防 SAH 后的脑缺血事件。

(2) 钙通道拮抗药：一篇 Cochrane 的系统评价评估了治疗动脉瘤性 SAH 患者的钙通道拮抗药应用试验 [141]，包括尼莫地平（8 项试验，1574 例患者）、尼卡地平（2 项试验，954 例患者）、AT877（1 项试验，276 例患者）和镁剂（1 项试验，40 例患者）。总体而言，钙通道拮抗药降低了不良结局的风险，RR=0.82（95%CI 0.72～0.93），绝对风险降低为 5.1%，其预防一次不良结局事件所需的治疗人数为 20 例。仅考虑口服尼莫地平时，RR=0.70（95%CI 0.58～0.84）。使用钙通道拮抗药治疗的死亡事件 RR=0.90（95%CI 0.76～1.07），迟发性脑缺血的 RR=0.67（95%CI

0.60～0.76），CT 或 MR 证实脑梗死的 RR=0.80（95%CI 0.71～0.89）。简而言之，在单一大型的口服尼莫地平的试验中，不良结局的风险降低在统计学上是可靠的[142]，单独使用尼卡地平、AT877 和镁剂的证据并不确凿。

占主导地位的尼莫地平试验（60mg 口服，每 4h 1 次，共 3 周）目前被认为是动脉瘤性 SAH 患者的标准治疗。在真实世界中，药物服用一般在出院时停止，即使药物应用缩短至 3 周，也没有因缩短了疗程而出现明显的疗效损失[143]。如果患者无法吞咽，可以通过鼻胃管鼻饲。有限的证据表明尼莫地平静脉给药可能与口服给药一样有效，但这并没有得到严格的研究。静脉制剂更昂贵，并不是在所有国家普遍提供[144]。此外，通过静脉途径使用钙通道拮抗药与低血压有关[145]，口服尼莫地平也存在这一个问题。当出现低血压时，如果没有发现其他引起低血压的原因，尼莫地平的剂量应首先减半（30mg/2h）。如果血压因药物反应而继续下降或患者仍处于低血压状态，则应停药。

尼莫地平在动脉瘤性 SAH 后有效作用的机制尚不清楚。钙通道拮抗药可抑制平滑肌细胞的收缩特性，特别是在脑动脉。不过相矛盾的是，它们对迟发性脑缺血的影响无显著性。几项关于尼莫地平的研究发现，在后续的血管造影中，接收尼莫地平治疗的患者和对照组之间的动脉狭窄频率没有差异[142, 146]。因此，至少对于尼莫地平来说，对神经元的保护作用似乎比减少血管痉挛更重要。

（3）硫酸镁：低镁血症发生在 50% 以上的 SAH 患者，并与迟发性脑缺血和不良预后相关[147]。镁可以减少实验性大鼠 SAH 后的梗死体积[148]，其可能的作用方式是抑制兴奋性氨基酸的释放和阻断 N- 甲基 -D- 天冬氨酸 - 谷氨酸受体。它也是电压依赖性钙通道的非竞争性拮抗药，可扩张脑动脉。

尽管除了尼莫地平外，一项静脉注射硫酸镁的随机试验显示迟发性脑缺血发生率降低[149]，

但随后的 III 期试验，除对 7 项随机试验的 Meta 分析外，未能显示与对照组相比，硫酸镁治疗动脉瘤性 SAH 后的不良预后减少[150]。因此，尽管低镁血症应该得到适当的处理，但对于 SAH 患者常规使用硫酸镁是没有必要的。

（4）阿司匹林和其他抗血栓药物：多项研究发现，血小板从 SAH 后第 3 天开始被激活，主要是由于血栓素 A_2 的稳定代谢产物血栓素 B_2 水平升高，促进血小板聚集和血管收缩[151, 152]。但接下来的问题是，旨在对抗血小板活化的干预措施是否在治疗上有用。一项对 242 例 SAH 后前 4 天存活患者的回顾性分析显示，在出血前使用过水杨酸盐的患者发生伴或不伴永久性神经系统症状迟发性脑缺血的风险显著降低[153]。一项对 50 名患者早期手术后服用阿司匹林的研究证实，这种治疗似乎是安全的[154]。然而，在一个随机试验中，阿司匹林的疗效无法得到证实。该试验包括 200 例患者，当中期分析表明阿司匹林产生积极影响的可能性微乎其微后即提前终止。在最后的分析中，阿司匹林并没有减少迟发性脑缺血的风险，也没有减少不良预后的风险[155]。其他抗血小板药物已经在 SAH 患者中进行了测试，如双嘧达莫[156]，血栓素 A_2 合成酶抑制药奥扎格雷[157, 158] 和噻氯匹定[159]。在一项关于动脉瘤性 SAH 抗血小板治疗的随机对照试验的 Cochrane 综述中，尽管有减少不良结果和继发性脑缺血的趋势，但结果并没有达到统计学意义[160]。在目前的研究基础上，对于动脉瘤性 SAH 患者，不建议使用抗血小板药物来预防缺血或不良结局。最近，磷酸二酯酶 3 的选择性抑制药西洛他唑在两个小的随机试验中显示出良好的前景，其中一个试验显示症状性脑血管痉挛的发生率显著降低[161]，另一个试验报道在出院时显著改善了患者临床预后[162]。但仍需要进一步的研究来证实研究结果，并评估对总体结果的影响。

一种名为依诺的低分子肝素也已经在 170 例患者的试验中进行了测试，但它并没有改善临床结果，而且发现其与试验组 85 例患者中的 4 例

颅内出血有关[163]。最近，在一项 86 例患者的小规模非随机预试验中，低剂量静脉注射肝素被报道在降低临床血管痉挛风险方面是安全有效的[164]。

（5）他汀类药物：HMG-CoA 还原酶抑制药或他汀类药物主要用于降低低密度脂蛋白（low-density lipoprotein，LDL）胆固醇水平，但它们也具有抗炎、免疫调节、抗血栓作用和改善血管内皮功能。此类效应可能有助于减少心脑血管事件的发生，而不仅仅是低密度脂蛋白胆固醇的减少。在 SAH 患者中，关于他汀类药物的前两项随机试验是小型研究，一项仅包括 39 例患者，发现在发病 48h 内给予 80mg 辛伐他汀可减少"血管痉挛"[165]；另一项有 80 例患者入组，发现在 72h 内给予 40mg 普伐他汀，可分别减少血管痉挛和自动调节反应障碍，以及与血管痉挛相关的缺血性并发症[166]。相反，一项观察性研究发现，先前使用他汀类药物增加了血管痉挛的风险，但不会增加相关缺血并发症的风险[167]。

在随后一项针对 32 例患者的单中心前瞻性、随机、双盲、安慰剂对照试验中，研究者观察到每天服用 80mg 辛伐他汀的患者与安慰剂组，在经颅多普勒的脑血管痉挛发生率、迟发性脑缺血的临床症状和不良结局方面没有区别[168]。接下来的最新 Meta 分析包括 6 项随机对照试验，共 309 例患者，发现他汀类药物可减少 SAH 患者的延迟缺血性神经功能障碍，但对神经系统恢复不良或死亡没有任何明显影响[169]。其他 5 项队列研究和 1 项病例对照研究的 Meta 分析显示，使用他汀类药物在延迟神经系统恶化、死亡或不良神经系统结局方面没有差异[169]。其他 2 期和 3 期临床试验正在进行中，这可能有助于解决 SAH 患者使用他汀类药物的问题；目前，充其量只有微弱的证据支持为预防迟发性脑缺血而开始使用他汀类药物[53]。然而，对已经长期服用他汀类药物的患者继续服药是合理的。

（6）其他药物：替拉扎特是一种 21- 氨基类固醇自由基清除药，在几个随机对照试验中没有得到持续改善结局的结果[170-172]。一项 Cochrane 综述纳入了 5 项试验，共 3821 例患者，口服或静脉注射尼莫地平作为基础标准治疗。尽管替拉扎特治疗组（OR=0.80，95%CI 0.69～0.93）发生迟发性脑缺血的概率较低[173]，但对于死亡或不良结局无明显差异。一项在 162 例患者中使用另一种羟自由基清除药 N′- 丙基烟酰（nicaraven）的单一试验显示，SAH 后 3 个月迟发性脑缺血降低，但临床预后不佳[174]。然而，在一项对 286 例患者进行的试验中发现了相反的情况，依达拉奉是一种硒有机化合物，通过类似谷胱甘肽过氧化物酶的作用具有抗氧化活性[175]。最后，在 91 例患者的随机试验中对一种较新的自由基清除药依达拉奉进行了评估，在有延迟性缺血性神经功能障碍的患者中，降低了血管痉挛引起的脑梗死和不良后果的发生率[176]。总的来说，到目前为止，自由基清除药用于 SAH 的证据还不充分。

硝唑芬酮是一种阴离子通道阻断药，被认为可以抑制谷氨酸的释放。一项随机试验对 100 例患者进行了研究（其中只有 90 例被纳入分析）[177]，结果发现，脑血管痉挛和不良预后发生率没有受到影响，只有在对有血管痉挛的患者亚组分析发现，其对不良预后有影响。

内皮素 A/B 受体拮抗药 TAK-044 在 420 例患者中进行了多中心 2 期试验[178]。延迟性缺血性缺损的风险没有显著降低。高剂量波生坦（bosentan）是另一种内皮素 A/B 受体拮抗药，一个小型队列研究对其进行了安全性评估[179]，但没有进一步深入评估。然而，另一种内皮素受体拮抗药克拉生坦（clazosentan）已在几项临床试验中进行了评估。CONSCIOUS-2 是一项对接受外科夹闭术的患者进行的随机试验发现，与脑血管痉挛和死亡率相关的并发症有下降的趋势，但也有不良预后增加的趋势[180]。随后的 CONSCIOUS-3 试验仅限于接受行弹簧圈介入栓塞的患者，但在完成了先前的试验后，该试验提前终止，尽管脑血管痉挛相关的发病率降低，但同样没有改善临床预后[181]。一项对所有克拉生坦随机试验的 Meta 分析证实，尽管延迟性缺血性神经功能缺损和脑梗死的发生率降低，但总体结果并没有改善[182]。同样，一项对包括 2601 例患者在内的内皮素受体拮抗药使用情况的系统回顾性研究发现，SAH 患者发生肺水肿、低血压和贫血的风险增加，这可能解释了为什么此类药物可减少血管痉挛，但预后不良的风险增加[183]。

抗炎药也被应用于动脉瘤性 SAH 后迟发性脑缺血的药物治疗。最近，类固醇类药物应用与改善 SAH 患者的预后有关。一项包含 95 例患者的双盲、安慰剂对照、随机试验发现，静脉内甲泼尼龙治疗尽管对临床症状性脑血管痉挛的发生率没有影响，但却降低了 1 年随访时的不良预后的发生率[184]。在向 SAH 患者推荐常规类固醇治疗之前，需要进行额外的验证性试验。

> 应常规给予尼莫地平（60mg/h 口服）以预防迟发性脑缺血。其他药物在预防迟发性脑缺血方面尚未被证实有效。不建议预防性进行高血容量和高血压管理，应维持正常血容量和较宽泛的血压管理。

3. 监测和诊断

(1) 神经系统检查：在 SAH 分级较轻的患者中，监测迟发性脑缺血最重要的工具是神经系统检查，因此，在脑血管痉挛高峰期的 SAH 患者应进行反复的神经系统评估（通常是每小时），以判断是否为脑血管痉挛引起的新脑缺血或梗死性的神经功能缺损症状。对于出现迟发性脑缺血体征的清醒患者，在通过辅助检查确认诊断之

前，启动药物治疗是合理的。然而，并非所有的缺血事件都有临床症状，甚至在常规的神经系统检查中也不明显。在一项单中心的前瞻性研究中，CT 显示约有 21% 的患者可以识别无症状的梗死[185]，在意识昏迷患者中则更为常见。在另一项研究中，MRI 也发现 23% 的 SAH 患者有临床上未被识别的梗死[186]。这些发现支持在患者中常规行影像学检查，特别是那些出血分级较重的患者中。在出血分级较轻的患者中，影像学检查频率可适当降低[187]。

(2) 影像学检查：经颅多普勒是用于 SAH 患者脑血管痉挛常规筛查的主要模式，尽管该模式对检测血管痉挛和迟发性脑缺血的诊断准确性差异很大[188, 189]。总体而言，与常规血管造影相比，经颅多普勒在检测脑血管痉挛方面具有相当高的特异性，但只有中等程度的敏感性。经颅多普勒血流速度的常用阈值[190]见表 15-3。此外，在几天内迅速增加的血流速度标志着血管痉挛发展的风险增高。任何超过阈值的数值都应该值得注意，并进行治疗，包括高血压等。然而，我们必须牢记脑血管痉挛和脑缺血之间是不同的，在没有神经系统恶化的情况下，对于检查结果可靠的出血分级较轻的患者，继续进行临床监测，允许而不是诱导高血压，维持水电解质平衡，比积极的预防措施更可取。

多种影像学模式可用于诊断脑血管痉挛和迟发性脑缺血，包括常规 DSA、CT（包括 CT 血管造影和 CT 灌注）和 MRI[53]。DSA 是检测脑血管痉挛的金标准，可用于神经系统检查有变化时的诊断。对于神经系统恶化原因不确定的患者，DSA 不仅可以提供诊断，而且还为在同一环境下

表 15-3 经颅多普勒血管痉挛阈值的解释

	正 常	轻度痉挛	严重痉挛
平均大脑中动脉速度（cm/s）	<120	120～200	>200
大脑中动脉 / 颈内动脉比率（Lindegaard 比率）	<3	3～6	>6

进行血管内治疗提供了可能。

与 DSA 相比，CTA 对大动脉血管痉挛的特异度为 87%～95%，但高估了血管狭窄的程度。高特异度和 95%～99% 的阴性预测值表明，CTA 有可能被用作筛选工具，可减少有创性 DSA 的使用[191, 192]。然而，与 DSA 一样，CTA 仍然涉及碘对比剂的使用和辐射暴露。

虽然 DSA 是诊断脑血管痉挛的金标准，但它无法量化血流或评估灌注是否足以满足脑组织的代谢需求。脑灌注成像可识别出即将发生梗死的脑缺血区域，并阐明何时需要预防性干预。与 DSA 相比，CT 灌注成像发现的平均通过时间延迟 >6.4s，并结合 CTA 的动脉狭窄，为预测脑血管痉挛的诊断和血管内介入治疗的需要提供了最佳的准确性[193, 194]。该方法的缺点是患者研究样本量小，对颅后窝的评估不准确。在提供有用信息前，需要更多基于磁共振的灌注成像作为替代迟发性脑缺血监测工具的数据，但通常 MRI 在危重患者中更难实现，MRI 成像时间较长，并且在磁场附近限制了其他设备的使用，以及需要长时间的通路用于静脉滴注和通气。

（3）其他设备：虽然临床查体在发现清醒患者的可逆性缺血事件方面是可靠的，但对于昏迷患者的可靠性较低。在常规 CT 发现梗死发生之前，额外的检查手段可能有助于发现可逆性缺血。因此，除了经颅多普勒外，生理监测手段也被用于监测脑缺血[195]。$PbtO_2$ 和脑微透析技术（cerebral microdialysis，CMD）均已用于 SAH[196, 197] 患者迟发性脑缺血的监测。在一项单独的研究中发现，与脑灌注压相关的 $PbtO_2$ 值可以预测迟发性梗死[198]。然而，基于 $PbtO_2$ 监测的干预措施在预防梗死或不良功能结局方面的效果尚不清楚。

脑电图的 α 波变异性降低表现也与迟发性脑缺血相关，并被提出作为早期检测的工具[199, 200]。然而，没有任何试验研究证实脑电图指导治疗对预防或逆转迟发性脑缺血是否存在作用。其他技术，如热扩散脑血流监测和近红外光谱等仅在小

研究中被提到[201, 202]。

在风险期，应在神经重症监护环境中监测患者迟发性脑缺血的症状或体征。经颅多普勒是日常筛查的主要手段，并可通过 CTA 及 CT 灌注成像等技术加以补充。然而，DSA 仍然是诊断潜在脑血管痉挛的金标准。

4. 治疗

随着迟发性脑缺血筛查工具的多样化，问题往往是何时开始治疗以及应该开始何种治疗。对于那些神经检查有延迟缺血改变的患者，特别是那些经颅多普勒或其他检查显示有脑血管痉挛 / 迟发性脑缺血高风险的患者，应及时进行药物治疗，首先从诱导高血压和容量维持开始。

（1）诱导高血压和容量扩张：自 20 世纪 60 年代以来，诱导性高血压已被用于治疗 SAH 患者的缺血性损伤。后来，诱导高血压通常与血容量扩张和血液稀释相结合，即所谓的"HHH"或 3H[高血压（hypertension）、高血容量（hypervolemia）、血液稀释（hemodilution）] 疗法，以治疗 SAH 患者的迟发性脑缺血。在这种情况下，HHH 疗法的基本原理是，神经损伤导致大脑自我调节功能障碍，使大脑灌注量被动依赖于全身血压。因此，通过增加心脏充盈压和静脉回流，心输出量将增加到足以提高脑血流量。血液稀释的效用被认为与微循环的血流量有关，允许通过微循环途径增加血液流量。

在预防性治疗迟发性脑缺血患者时，高血容量并没有显示出比正常血容量更明显的优势，并增加了心肺并发症的风险[203]。液体平衡的目标是避免低血容量，而不是快速扩容。借助中心静脉导管可以监测中心静脉充盈压维持在正常生理范围内。与高血容量 / 血液稀释相反，高血压已被证明可以增加脑血流量[204]，并有助于逆转 2/3 的可逆性脑缺血患者的缺血性损伤[203]。去氧肾上腺素等药物是合适的，尽管没有明确的证据表

明使用一种降压药优于另一种。长时间使用大剂量的外周血管收缩药可能会导致手指和脚趾的外周缺血，特别是在患有潜在外周血管疾病的患者[205]，在这种情况下必须予以注意。高血压治疗的特定目标还没有明确的界定，也没有明确合适的目标参数应该是收缩压还是平均动脉压。一般来说，临床中的目标是收缩压>180～200mmHg，或平均压>110～120mmHg。然而，根据神经功能的评估，血压目标可以按顺序调整甚至更高或更低。在SAH后的诱导性高血压的环境中，存在可逆性后部脑病综合征的病例，此时出现神经功能恶化，而非改善。同时，还可伴有顶叶/枕叶水肿的特征性影像学表现[206, 207]。

对于SAH所致心功能不全的患者，联合监测心输出量、容量状态和血压可能比仅监测后两项参数更有用。传统上，心脏参数的监测需要有创技术，如肺动脉导管，这本身就有风险，包括感染、气胸、血胸和室性心律失常。使用较新的基于动脉压的心输出量监测仪设备可能有助于减少有创操作风险，同时提供有关心肺状态和心输出量的关键信息[208]。即使在没有心脏功能障碍的情况下，对于那些临床上对血压升高没有反应的患者，正性肌力药物也可使用，重点是提供输出动力，而非仅仅用于升高血压[209]。可以使用多巴酚丁胺和米力农等药物，以增加心脏指数为目标。具体的目标定义不明确，但心脏指数>4.0L/(min·m²)是一个典型的目标。文献报道主动脉内球囊反搏泵可用于增加SAH[210, 211]患者的心输出量和脑灌注，但仅在少数基础心力衰竭患者中描述。

对于动脉瘤稳定的患者，高血压联合必要的正性肌力药物支持以增加心输出量是逆转脑缺血的一线治疗方案。值得注意的是，即使是在伴有其他未治疗的未破裂动脉瘤的情况下，只要破裂的动脉瘤已被充分闭塞，这种治疗策略似乎也是安全的[212]。

(2) 经皮腔内血管成形术和血管扩张药物：使用经皮腔内血管成形术和直接动脉灌注血管扩张药物治疗动脉瘤性SAH患者的症状性血管痉挛，在过去的20年中得到了重要的发展。为导致脑缺血的药物难治性血管痉挛提供了一个重要选择（图15-11）。一般来说，血管成形术对脑血管痉挛的治疗效果良好，80%～100%的病例可见血管造影上改善，临床改善率为30%～80%[213]。进入大脑前动脉区域较为困难，该区域血管成形术成功率较低[214, 215]。此外，该技术一般不适合用于远端血管，因为导管难以进入远端血管，而且有较高的血管破裂风险。脑血管球囊扩张成形术并非没有风险，根据最初的经验，总体并发症发生率约为5%，血管破裂发生率高达1.1%[216]。报道的并发症，如血管穿孔、血栓事件、动脉夹层、再灌注出血和腹股沟通路血管并发症等，在决定进行治疗时值得考虑，随着技术经验的不断积累，可减少如血管破裂等并发症的发生率[215]。值得注意的是，在一项针对170例患者的2期多中心随机试验中也评估了预防性血管成形术的有效性，该试验在SAH后96h内对Fisher Ⅲ级出血患者进行了经皮球囊血管成形术。虽然看到了良好的趋势，但预防性血管成形术的策略并没有导致预后结果的明显改善[217]，而且有4.7%的血管破裂率，死亡率很高。因此，不建议在SAH患者中以预防血管痉挛为目的进行预防性血管成形术。

血管扩张药物（主要是钙通道阻滞药如维拉帕米、尼莫地平和尼卡地平）的直接动脉输注也是治疗血管痉挛的可行选择，特别是对于球囊血管成形术不容易到达的动脉区域，并被证明可以显著降低经颅多普勒血流速度，增加血管口径。高达72%的患者临床症状得到改善[218-220]。在注射这些药物时必须仔细监测血压，以防出现全身性的影响。一般来说，通过降低注射速度可以避免低血压。动脉内注射罂粟碱也被证明对治疗血管痉挛有效，但由于其作用时间短，不良反应大，包括颅内压升高和脑干抑制，这种治疗方法已不再受到青睐[221]。遗憾的是，动脉内直接输注血管扩张药的治疗效果是短暂的，其持久性明显低于血管成形术；因此，有些患者可能需要进

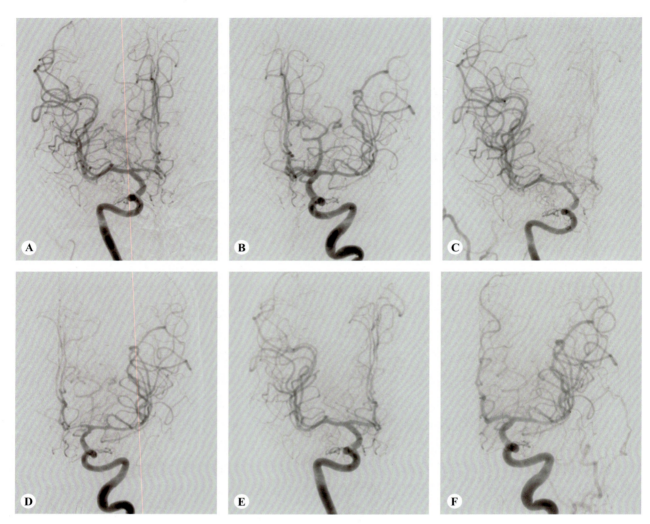

▲ 图 15-11　左侧 A3 段夹层动脉瘤患者的症状性血管痉挛

A 和 B. 术前影像；C 和 D. 术后 4 天血管造影显示双侧大脑内动脉床突上段、M1、M2、A1、A2 段痉挛；E 和 F. 该患者接受了动脉内注射维拉帕米及前循环多支血管的球囊血管成形术，获得了良好的血管造影结果，所有受累节段的痉挛均显著改善

行多次血管内介入干预以治疗脑血管痉挛。

血管内介入治疗 SAH 患者脑血管痉挛和迟发性脑缺血的时机仍存在争议。一些中心提倡早期血管内治疗，以防止潜在的治疗延误和梗死，而另一些中心则为那些对积极药物干预（通常是 HHH 疗法）没有反应的病例进行血管内治疗，以尽量减少有创操作的并发症风险。

虽然已有关于血管内治疗脑血管痉挛的可行性、持久性和安全性的数据，但缺乏通过随机对照试验证实对治疗效果和对患者结局影响的确切证据。一项单中心回顾性分析显示在 SAH 患者

行经皮球囊血管成形术后的 6 年中，与血管成形术治疗脑血管痉挛之前的时间段相比，出院时严重残疾和死亡率及 1 年死亡率的降低趋势并不显著[222]。此外，一项针对美国非创伤性 SAH 患者入院情况的全国性调查显示，在进行血管成形术的医院中入院患者出院时良好预后的比率更高[223]。毋庸置疑，脑血管痉挛的血管内治疗是一个重要的治疗选择，现有关于其疗效的观察数据，特别是在药物难治性病例中，可能会使未来的随机研究变得不可行。然而就血管内介入的时机、使用血管成形术与动脉内灌注药物的选择策

略，以及对各种动脉内血管扩张药的进一步开发和研究，提供更明确的决策方案，将有助于确定血管内治疗脑血管痉挛的作用。

（3）腰大池引流和脑池内纤溶药物应用：由于蛛网膜下腔血液的厚度与脑血管痉挛的发展具有相关性，通过引流或纤溶的方法清除蛛网膜下腔血液已被建议用于预防血管痉挛。这已在多个试验中进行研究。在一项非随机的比较中，使用脑脊液腰大池引流的患者比没有腰大池引流的患者更少发生脑梗死[224]。尽管结果良好，但尚未进行随机试验，因此，这一策略不能推荐用于常规临床实践。一种更积极的清除蛛网膜下腔血液的方法是进行脑池内纤溶。这项治疗策略的 Meta 分析包括 9 个试验，其中只有一个是随机的[225]。汇总结果显示了治疗的有益效果，但用于实践的结论受到非随机研究占多数的限制。在 Meta 分析后的一项开放随机对照试验，对 110 例接受血管内弹簧圈栓塞治疗的患者进行了纤溶检测[226]。通过腰椎穿刺术插入微导管，将尿激酶注入枕大池。发现脑血管痉挛的主要结果方面在统计学上有显著改善。尽管病死率并未降低，但治疗组患者的临床结果更好。在这种治方式疗可以在临床实践中常规实施之前，需要以总体临床结果为主要终点的更大规模的研究证实。

> 诱导性高血压联合正性肌力支持优化心脏指数是迟发性脑缺血患者的一线治疗方案。虽然积极的扩容并没有带来好处，但应严格维持良好的血容量。对于血压升高无效的患者，可进行血管腔内成形术和动脉内应用血管扩张药。

（三）慢性脑积水和脑脊液紊乱

1. 慢性脑积水

10%～15% 的动脉瘤性 SAH 患者发展为慢性分流依赖型脑积水[227, 228]。与 SAH 后慢性脑积水相关的危险因素包括 Hunt-Hess 分级、Fisher 分级、急性脑积水、脑血管痉挛、脑室出血，以及更具争议的动颅内脉瘤栓塞[229]。尽管先前有相互矛盾的单项研究结果[230]，但一篇关于动脉瘤手术中终板造瘘术的综述，并未显示该方法可以降低动脉瘤样性 SAH 患者的分流依赖型脑积水的发生率。

脑室外引流（external ventricular drainage，EVD）的逐步撤除对防止慢性脑脊液分流无影响，并延长了住院时间[231]。既往小系列研究表明，蛋白质和红细胞计数升高不会对随后的脑脊液循环功能和患者存活率产生不利影响[232, 233]。对于行脑室外引流治疗的患者，当脑脊液内血清除后，即可以开始短暂的（24～48h）夹闭试验。通常基于经验上的红细胞计数（如<10 000/mm³）和（或）蛋白质水平（如<100mg/dl）[232, 233]。夹闭试验失败表现为颅内压升高、神经状态改变或影像学脑室增大。此时需要进行脑室—腹腔分流术。对于合并有脑血管痉挛或处于高风险期的患者，由于颅内压升高可能危及脑灌注，此时应避免夹闭试验，而任何神经功能恶化的病因将更难确定与潜在的脑积水或血管痉挛相关的迟发性脑缺血有关。然而，脑室外引流相关感染的发生率随着植入后时间的增加而增加[234]，因此应避免不必要的推迟拔管和分流手术。常规更换脑室外引流无助于降低感染风险[235]，但使用抗生素浸渍的导管已证明降低了颅内感染风险[236]，同时也减少了预防性全身抗生素的应用。

值得注意的是，即使能耐受脑室外引流夹闭和拔出的，也有一小部分患者会出现迟发性脑积水，其特征符合正常压力而不是高压脑积水，如认知能力下降和平衡困难。这些症状可以是轻微的，如症状改善后再加重，其改善不如预期明显[237]。如果 CT 上表现为脑室增大，即使延迟分流，通过分流也可以获得临床症状的显著改善。

2. 其他脑脊液紊乱

术中通过腰大池置管引流脑脊液在动脉瘤手术中并不少见，可促进大脑组织松弛以有利于手术视野暴露，并减少术中脑回缩。然而，应避免过度引流，脑脊液容量过低可能会导致术后"脑下垂"的可能性，特征是经小脑幕突出的迹象（瞳孔不对称、去大脑强直和精神状态改变）和基底池消失。脑下垂最常发生在开颅术后 2～4 天，必须及时发现，以避免出现不可逆转的后遗症状。在 CT 上表现为"瘦长的中脑"，脑干呈长方形外观（图 15-12），DSA 上显示颅后窝血管系统扭结[238]，这些神经系统体征和影像学发现提示存在该综合征。这种情况下，可以使用垂头仰卧位[239]，如果需要封闭腰椎区任何持续的脑脊液漏，可联合硬膜外血贴治疗这种情况。

在血管痉挛高峰期后，可通过短暂的夹闭试验（24～48h）评估脑室外引流管是否拔出。无法拔出脑室外引流或出现慢性脑积水症状的患者，需要永久性脑脊液分流（如脑室—腹腔分流术）。

（四）癫痫

虽然在动脉瘤性 SAH 中预防性使用抗癫痫药物仍然存在争议（见本章"早期管理"），但在遇到癫痫发作时，有必要进行药物治疗。如果没有进一步的癫痫发作，药物治疗的时间长短仍然存在争议。抗癫痫药物通常应用 3～6 个月，如果随访脑电图显示无癫痫样活动，则停药。报道显示，3%～8% 的 SAH 患者新发癫痫会在出院后再出现[47, 240, 241]。动脉瘤的治疗方式似乎确实影响了动脉瘤性 SAH 患者治疗后的慢性癫痫的发作。据报道，血管内弹簧圈治疗的患者癫痫发生率低于手术夹闭治疗的患者[111, 116, 241]。其他已报道的晚期癫痫发作的危险因素包括年龄较小、皮质梗死、重度出血、硬膜下血肿、发作时意识丧失 >1h，以及持续的神经功能障碍[46, 48, 242]。大脑中动脉动脉瘤的位置也被确定为一个特定的危险因素[240, 241]。相反，发作时或治疗期间的癫痫发作似乎不能预测随后的慢性癫痫

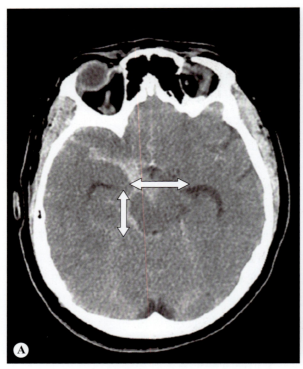
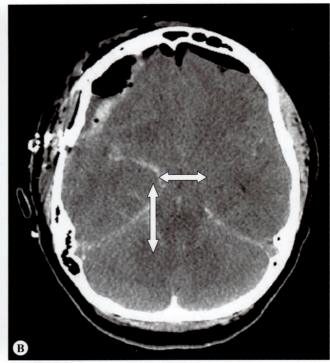

▲ 图 15-12　脑下垂

A. 右侧后交通动脉瘤破裂的 SAH 患者术后即刻头颅 CT 平扫；B. 第 2 天头部 CT 中脑前后长度增加，并且与脑下垂有关的前后（垂直箭）与脚间（水平箭）比率增加

发作[46, 48]。

非惊厥性癫痫持续状态（nonconvulsive status epilepticus，NCSE）是 SAH 患者的另一个潜在并发症。最近的研究报道显示，非惊厥性癫痫持续状态是 SAH 患者预后不良的有力预测因素。非惊厥性癫痫持续状态高危患者包括高龄、Hunt-Hess 分级Ⅳ～Ⅴ级、脑室引流、脑水肿、脑出血、脑卒中[243, 244]。总体而言，SAH 患者中非惊厥性癫痫持续状态的发生率为 2%～3%，但对于神经状况较差的患者来说，非惊厥性癫痫持续状态的发生率更高，约为 8%[243, 244]。连续脑电图的使用可能对非惊厥性癫痫持续状态的高危患者有用，例如，没有改善的昏迷患者，或其他临床状态下降的患者，同时对神经系统恶化的其他原因并行检查。

长期（＞3～7 天）预防性抗癫痫药物是不必要的。对于早期癫痫发作的患者，通常会使用 3～6 个月的抗癫痫药物，如果脑电图没有明显的癫痫样波形，则停止使用。延迟性癫痫发作/慢性癫痫应以与任何慢性癫痫情况相同的方式使用抗癫痫药物进行治疗。

（五）心肺

HHH 治疗 SAH 患者迟发性脑缺血的主要并发症之一是发生肺水肿。与 SAH 最初的神经损害引起的肺水肿相似，典型的临床表现包括呼吸困难、血氧饱和度降低，以及产生粉红色泡沫痰，胸部 X 线检查可查出。一个治疗难题是，如果继续应用有利于脑灌注的治疗可能会推迟恢复或加剧肺水肿。应谨慎使用利尿药治疗肺水肿，以防止 SAH 患者的低血容量和低血压。根据病情的严重程度，可能需要插管和机械通气。此外，呼气末正压通气治疗肺水肿通常有效，但也会增加颅内压。患者静脉液体应用与肺水肿的发生相关，监测患者的液体平衡至关重要。有多种测量容量状态的方法可用，包括有创和无创检测

方法，但没有一种方法被证明优于积极的液体平衡管理[53]。中心静脉压监测通常用于测量容量状态，虽然并不总是可靠，但很有帮助[245]。肺动脉导管可以直接测量肺毛细血管楔压，从而间接测量左心房压力，这可以评估血容量状况，以及肺水肿时如何平衡利尿药物。虽然此类方法可获得有用的临床信息，尤其是在血流动力学不稳定的患者和肺水肿患者中，但并发症发生率仍然很高[246]。如前一节所述，利用基于动脉压的心输出量监测设备可用于监测心输出量和液体状态，但尚未在大型系列研究中得到系统的验证。

使用血管升压药和诱导性高血压也可诱发心脏缺血和功能障碍，特别是在已有心脏疾病的患者中。对于出现脑血管痉挛和迟发性脑缺血证据的这类患者，必须考虑是否合理使用高血压疗法，并尽早使用如血管内治疗等替代疗法。

（六）代谢紊乱

1. 低钠血症

多达一半的 SAH 患者可能出现低钠血症，此为神经系统损伤导致水和钠排泄增加的结果[247]。这一过程通常被称为"脑性耗盐综合征"，但确切的机制尚不清楚。SAH 后的低钠血症是继发于盐分消耗和低血容量，而不是其他大多数低钠血症中更常见的抗利尿激素分泌失调综合征（syndrome of inappropriate antidiuretic hormone，SIADH）。这一区别非常关键，因为这两种情况的治疗方法有很大不同。对于伴有低钠血症的 SAH 患者，不应使用液体限制来试图纠正钠水平，应短暂地给予高渗盐水或矿物皮质激素（氢化可的松或氟氢可的松）并避免低血容量，通常可以适当地纠正低钠血症。事实上，在随机对照试验中，氟氢可的松已被证明可以纠正负钠平衡，并减少对额外液体的需求[138, 139]。如果需要的话，只有在使用替代液体以维持血容量时，才能限制自由水的摄入。盐片（salt tablet）也可以作为一种辅助措施，在患者能接受的情况下服用（1～3g，每日 3 次）。

SAH 后低钠血症几乎普遍继发于脑性耗盐综合征，应通维持血容量和补盐治疗（根据需要口服或通过高渗液体）。

2. 高血糖

1/3 的 SAH 患者在临床病程中发现高血糖，并与入院时 WFNS 分级、Fisher 分级和 GCS 较差相关[248]。一项对 SAH 后高血糖和预后关系的 Meta 分析表明，高血糖与不良临床结局的风险增加相关[249]。高血糖的明确分界点尚未定义，在 Meta 分析的不同研究中也不同，为 5.7～>12.0mmol/L（102.6～216mg/dl）。有趣的是，指定的临界点似乎对不良结果的概率没有重大影响（合并 OR=3.1）。随后的一项通过微透析测量大脑代谢的研究显示，只有当血糖水平>7.8mmol/L（140mg/dl）时，大脑葡萄糖水平才会升高，这是不良预后和死亡的独立预测因子[250]。尽管 SAH 患者有高血糖的风险，但治疗上仍应该注意，以避免此类患者发生低血糖。事实上，病情较重 SAH 患者的血糖急剧下降会导致乳酸—丙酮酸比例升高，同时细胞外低血糖，这两者都与昏迷患者的不良预后相关[251]。SAH 的最佳血糖控制尚未明确，虽然强化胰岛素治疗（将血糖控制在 80～120mg/dl，而不是 80～220mg/dl）可以降低重症监护室 SAH 患者的感染率，但在一项小型前瞻性随机研究中，这并不影响术后脑血管痉挛的发生率、神经功能结局和死亡率[252]。

应避免高血糖，合理控制血糖在 80～200mg/dl。

（七）发热

高达 70% 的 SAH 患者会出现发热，这是动脉瘤性 SAH 最常见的内科并发症。SAH 后发热的危险因素包括较差的 Hunt-Hess 分级，出血总量多和脑室内出血[253]。继发于脑血管痉挛的迟发性神经功能缺损的患者也会增加发热的风险[254]。重要的是，发热与 SAH 后的不良结局（包括死亡率增加、更多的功能障碍和认知障碍）独立相关[253]，也可能延长 SAH 等级严重患者的功能恢复时间[255]。控制 SAH 患者的发热可能会减少大脑代谢压力[256]，并降低预后不良的风险[257]，尽管还需要更多的前瞻性试验来证实这些发现。

SAH 患者的所有发热都应对感染原因进行调查并给予适当治疗。也应考虑发热的非感染性原因，发热可能继发于全身性炎症反应或由于下丘脑失去生理性体温调节的"中枢性"发热[258]。有多种治疗发热的方法，包括对乙酰氨基酚、NSAID、蒸发散热、冰袋和冰毯。近来，也有表面和血管内降温装置，可在 SAH 患者的体温调节中发挥重要作用[259, 260]。但应谨慎使用，不要引起过度寒战，这本身不利于新陈代谢[53]。

调查发热来源，并根据需要使用退热药物和物理降温手段进行治疗。

（八）其他全身并发症

1. 玻璃体积血

与 SAH 相关的视网膜前出血可能破入玻璃体腔（Terson 综合征，又称眼 – 脑综合征）。在前瞻性研究中，13% 的患者会出现这种情况[261]。这些出血发生在一只或两只眼睛，通常发生在首次出血时，但有时发生于几天后，且大多与再出血有关。Terson 综合征与 SAH 严重程度和更高的 Hunt-Hess 分级有关[261]。发病数天或数周后，患者才有视物模糊等视觉症状。在大多数情况下，玻璃体积血在数周至数月内自行消失。如果没有自行缓解，可以选择玻璃体切割术来改善视力[262]。

2. 静脉血栓栓塞

深静脉血栓形成和肺栓塞是 SAH 患者在重症监护室治疗过程中遇到的常见并发症。SAH 引起的血液状态改变，再加上长时间的制动，导致多达 18% 的患者出现深静脉血栓形成 [263]。考虑到与深静脉血栓形成和肺栓塞相关的发病率，对神经外科患者进行常规的下肢彩超预防性筛查是其早期发现的一个策略 [264]。尽管常规筛查可以提高深静脉血栓的发现率，但尚不清楚这种做法是否会影响筛查和未筛查的患者之间的肺栓塞发生率。还需要更多的研究来评估常规深静脉血栓形成筛查对 SAH 患者预后的影响 [265]。

预防深静脉血栓对 SAH 患者至关重要。机械方法（序贯加压装置和弹力袜）与各种抗凝药的药物治疗是标准预防的主要措施。普通肝素和低分子肝素在预防神经外科患者深静脉血栓方面似乎同样有效 [266]。尽管在神经外科患者预防血栓栓塞症的 Meta 分析中没有发现脑出血发生率有统计学意义的增加，但使用低分子肝素特别是与机械预防相比，倾向于有更高的出血并发症 [266]。一般说来，抗凝治疗是动脉瘤完全闭塞后才开始启动的，对于那些正在接受手术治疗的患者，可以在术后第 1 天的 24h 内开始抗凝治疗。

肝素引起的血小板减少是肝素使用的主要并发症，大约 5% 的患者会出现 [267]。一些研究表明，它的发生与血管造影术的次数有关，而不是使用肝素预防深静脉血栓形成的 [268]。在所有情况下，肝素引起的血小板减少都应由神经重症监护团队与经验丰富的血液科医生共同管理。

静脉血栓栓塞症的预防应使用加压装置和（或）弹力袜。抗凝治疗是动脉瘤完全闭塞后才开始的，此时也可以使用皮下肝素注射治疗（对于术后第 1 天的手术病例）。

3. 贫血

在住院期间，由于手术和多次抽血，患者血红蛋白水平下降并不少见。大约一半的 SAH 患者通常在发病后的 3～4 天出现 [269]。关于 SAH 患者的最佳血红蛋白水平存在巨大争议。在两项大型回顾性研究中，较高的血红蛋白水平与较好的预后相关 [270, 271]。与此一致的是，将血红蛋白从 8g/dl 提高到 10g/dl，已被证明可以改善氧输送和脑氧分压 [272]。然而，一般情况下，输血可能提高医疗相关并发症和感染风险。在缺乏确切数据的情况下，权衡相对风险和收益。将血红蛋白水平控制在 10g/dl 左右是合理的，应首先考虑减少失血，然后可合理地使用输血。

血红蛋白的下降可以通过最大限度地减少静脉抽血和手术引起的失血加以缓解。输血以保持血红蛋白水平在 10g/dl 左右是合理的。

4. 内分泌功能失调

下丘脑功能障碍和随后的肾上腺功能不全可在一小部分患者中发生。这在临床上可能表现为在治疗高血压期间患者对血管升压药无反应 [273]。在这种情况下，经验性地应用皮质类固醇是一种合理的治疗方案，一旦度过关键时期，随后应进行更详细的皮质醇水平测试和促肾上腺皮质激素刺激测试。

四、预后

SAH 后的预后与临床分级有关，此外还与出血本身和治疗后出现的并发症有关。尽管在总体死亡率和致残率方面，较差级别患者的情况要差，但多个队列研究表明，即使是最差级别的患者，也有多达 1/4 的患者在积极的治疗下，如颅内压管理、早期闭塞破裂动脉瘤和神经重症监护治疗后，表现出良好临床预后 [274, 275]。早期介入栓塞动脉瘤似乎有利于对出血等级较差患者的恢复。因此，不应因等待神经功能改善而推迟手术 [81]。除非患者长期缺乏脑干反射或伴有严重的全身性疾病，否则早期采取姑息治疗或停止治疗是不合理的。

（一）中心通量与患者预后关系

由于动脉瘤性 SAH 需要复杂且多方面的治疗，患者受益于一个可以提供神经重症监护及外科和血管内专业知识的多学科和专业化的环境。多项研究一致证明，高病例流量中心的患者预后更好[276]。在美国 18 个州超过 16 000 例患者的大型管理数据库中，年病例量＞35 例 SAH 患者的中心管理的患者明显好于年病例量较低（＜10 例）的中心，死亡率为 27% vs. 39%[277]。因此，目前 AHA/ASA 制定的 SAH 指南建议将动脉瘤性 SAH 患者转移到高病例流中心[265]。

高病例流中心（＞35 例 / 年动脉瘤性 SAH）有更好的预后；患者应该被转移到这些中心进行治疗。

（二）随访

对于那些在动脉瘤性 SAH 中幸存下来的患者，出院并不代表治疗结束。应当进行积极的随访，包括临床和影像随访。对于外科手术病例，建议在住院期间的术后早期进行血管造影术，以确定动脉瘤的闭塞状态。对于接受血管内治疗的患者，记录弹簧圈栓塞的程度很重要，因为这会影响复发和未来再出血的风险。对于所有 SAH 患者来说，多次的影像学随访是有必要的，以跟踪动脉瘤治疗的持久性和瘤颈部残留大小，并有助于识别复发或新发动脉瘤，该比率为每年 0.67%～1.8%[278-281]。此外，患者还应该常规戒烟和长期血压监测 / 治疗。吸烟和高血压都是动脉瘤形成、发展[90]和破裂[282,283]的已知危险因素。吸烟还与弹簧圈栓塞后复发率较高有关[284]。

考虑到夹闭的持久性相对较高，接受血管内栓塞治疗的患者，其随访血管造影的频率和次数应高于接受开放外科手术治疗的患者。对于患者在血管内治疗后需要多长时间随访和进行影像学随访的频率（超过相当标准的 6 个月），以及最合适的随访技术，仍然是不确定的。传统的血管造影术是最敏感的成像，但有较低的操作风险。磁共振血管成像是可行的，可以提供高质量的图像[285,286]，但其敏感性和特异性尚未在大量患者

中进行研究。对于仅采用 MR 检查的充分性还存在争议，考虑到动脉瘤再通率高达 20%[287]，即使是在弹簧圈栓塞良好的情况下，包括血管造影在内的长期随访也是必要的。可以在术后 6 个月、2～3 年、5 年和 10 年进行影像复查。对于手术夹闭的动脉瘤，可行 3～5 年和 10 年影像随访。当发现弹簧圈栓塞[288]或外科夹闭[289]后复发的动脉瘤颈时，需要进行第二次手术闭塞。由于不完全闭塞的动脉瘤可能发生再出血，只要条件允许，建议再次手术治疗。同样，如果手术夹闭后发现残留动脉瘤再生或增大，建议再次治疗。在这种情况下，可以考虑血管内治疗，以避免需要重新外科手术[290]。

对于那些初步评估发现有多个未破裂的动脉瘤的患者，因为有 SAH 病史的患者未破裂的动脉瘤出血的风险更高[291]，因此当 SAH 恢复后，应着手讨论下一步动脉瘤治疗方案。在出血分级良好的患者中，其他动脉瘤的治疗通常可以在第一次发病后 3～6 个月进行，而对于病情较差的患者，手术决策和治疗时机应该考虑患者的年龄和神经功能状况。

术后应行影像学随访以确认破裂动脉瘤的闭塞情况。在所有患者中，长期随访（5～10 年）对识别新生动脉瘤也是可行的。由于弹簧圈栓塞的复发和再出血的风险更高，因此术后频繁的影像随访尤为重要。

（三）认知和社会心理影响

即使那些看起来功能恢复良好、日常生活能自理的患者，在 SAH 后的第一年也可能出现社会心理和认知障碍[292,293]。尽管 SAH 后 4～18 个月仍有改善，但许多患者及其伴侣在出血后 1～2 年仍有生活质量下降[294]。而且患者对自己预后的评价差于其治疗医生的评价，但比他们配偶的评价要好[295]。在更长时间的随访中，社会心理影响是相当大的。在一项对 610 例患者的调查中，

他们在 SAH 后大约 9 年接受了随访，1/4 的患者已经停止工作，另有 1/4 的患者工作时间更短或担任责任更小的职位[296]。平均而言，患者在出院后大约 9 个月就会重返工作岗位。共有 60% 的患者报告了性格变化，最常见的是易怒（37%）或情绪化（29%）。这些患者的抑郁评分显著高于参考人群，只有 25% 的患者报告完全康复，没有任何社会心理或神经系统问题。

第 16 章　预防颅内出血的特殊干预手段

Specific interventions to prevent intracranial hemorrhage

Preston W. Douglas　Clio A. Rubińos　Sean Ruland　著

许岗勤　薛绛宇　蔡栋阳　译

本章将会讨论那些没有发生脑卒中的患者，这些患者存在一些可能增加将来脑卒中风险的血管病变，也就是未破裂的颅内动脉瘤（unruptured intracranial aneurysm，UIA）或者脑动静脉畸形（brain arteriovenous malformation，bAVM）。有时预防性的干预是必要的，但是有一些情况也存在大量的不确定性[1]。而且，有时干预手段可能坏处大于好处[2]。关于处理这些病变的一个普遍的观点是不存在急需。大部分这类患者处于健康状态，所以谨慎地权衡所有治疗方案的风险和获益并且花时间和患者商讨很重要。当这个病变是因为不相关的症状在做神经影像检查时被偶然发现时，不伤害原则是一个指导性的原则。不伤害原则也包括在将患者介绍给神经介入中心之前，避免将这些病变描述为"在你脑内的不定时炸弹"。尽管不进行干预治疗对于一些患者是最好的选择，但是患者不得不承受未经治疗的动脉瘤或血管畸形对生活质量的威胁，其中焦虑是一个重要的因素，可能需要用自己的方式调整[3]。当考虑对未破裂动脉瘤，或者 bAVM 进行筛查时，权衡利弊和慎重的建议更重要。接受检查的人经常有不切实际的风险认识，筛查会带来一定的心理影响，无论阳性还是阴性[4, 5]。

其他的颅内血管畸形，例如，海绵状血管畸形、硬脑膜动静脉瘘、发育性静脉畸形均没有在本章讨论（见第 8 章"脑血管疾病和畸形"）。这些病变的管理很少是依据他们的脑卒中风险，一些异常如发育性静脉畸形不治疗更好，一部分因为他们有很重要的静脉引流功能。

一、颅内囊状动脉瘤

（一）动脉瘤的流行病学

颅内囊状动脉瘤几乎从不发生在新生儿，也很少见于儿童（见第 9 章"蛛网膜下腔出血的基本概述"）。颅内动脉瘤在成年人人群中的发生率已经得到了越来越多的关注，因为先进的神经影像学的广泛应用使得之前未能检查出的颅内动脉瘤被顺带发现，这也强调了应该重新审视之前对颅内动脉瘤的流行病学和自然史持有的认知。一个收录 68 项研究包含 94 912 例患者共 1450 例未破裂动脉瘤的系统性回顾和 Meta 分析，报道了平均总体患病率为（调整后的离群值数量）3.5%（95%CI 2.0%～3.9%）。表 16–1 显示了某一特定因素对患未破裂的颅内动脉瘤风险影响程度的流行率。未破裂的颅内动脉瘤多见于女性，年龄＞40 岁，以及有常染色体显性多囊肾病（autosomal dominant polycystic kidney disease，ADPKD）病史、有 SAH 家族史、至少有 1 名家庭成员受影响的人群。在几个队列研究中，没有发现欧洲

表 16-1　未破裂的颅内动脉瘤的患病率、危险因素和部位 [6]	
研究人群的患病率	百分比（%；95%CI）
总体流行率	2.8（2.0～3.9）
针对异常人群调整的患病率	3.5（2.7～4.7）
比较	患病率（%；95%CI）
有 SAH 家族史的 ADPKD 与仅 ADPKD 相比	2.0（0.5～7.4）
与 1 名受影响亲属相比，2 名或 2 名以上患有 SAH 或未破裂的颅内动脉瘤的一级亲属	2.2（1.5～3.3）
女性与男性的比较（根据年龄和共病进行调整）	1.61（1.02～2.54）
≥40 岁与＜40 岁相比	2.8（0.1～10.0）
参考是 50% 的 50 岁男性健康人群	患病率（%；95%CI）
ADPKD	6.9（3.5～14.0）
动脉粥样硬化	1.7（0.9～3.0）
1 名或多名 SAH 或未破裂的颅内动脉瘤家庭成员	3.4（1.9～5.9）
参考是 ≥80 岁，患病率为 3.0%	患病率（%；95%CI）
＜30 岁	0.01（0～0.12）
30—39 岁	0.4（0.1～1.6）
40—49 岁	0.4（0.1～1.3）
50—59 岁	0.4（0.1～1.3）
60—69 岁	1.0（0.03～3.3）
70—79 岁	0.6（0.2～2.1）
动脉瘤大小	百分比（%）
＜5mm	66
5～9mm	27
≥10mm	7
动脉瘤位置	百分比（%）
前交通动脉和分支	18
大脑中动脉	35
颈内动脉	32
后交通动脉	10
椎基底动脉	5

ADPKD. 常染色体显性多囊肾病；SAH. 蛛网膜下腔出血

人、亚洲人与美国人有明显的差异。大多数动脉瘤＜ 5mm，位于大脑中动脉或颈内动脉 [6]。重要的一点是，在人群中估计的患病率并不一定与已知动脉瘤的百分比一致。例如，在明尼苏达州奥姆斯特德县的普通人群中，已知的未破裂的颅内动脉瘤的患病率估计为 0.83%，这意味着即使在高度调查的地区，也只有大约 1/4 的动脉瘤被检测出来 [7]。

1. 颅内动脉瘤的家族史和遗传学

患颅内动脉瘤的概率和发生 SAH 的终身风险取决于受影响的一级亲属的数量，一级亲属定义为父母、兄弟姐妹和子女 [8, 9]（表 16-2）。对于有 2 名或 2 名以上一级亲属患病的个体来说，发生 SAH 的终身风险是未知的，因为有这种病史的家族很少，而且这些家族的成员倾向于寻求动脉瘤的筛查和治疗。患动脉瘤的概率不仅取决于受影响亲属的数量，还取决于关系的性质。如果受影响的亲属是兄弟姐妹，患动脉瘤的风险要高于父母或孩子 [8-10]。即使筛选是阴性的，也可能形成新的动脉瘤。有 2 名或 2 名以上受影响的亲属且初始筛选 MRA 正常的人在 5 年内患动脉瘤的风险为 7% [11]。家族性 SAH 患者往往比散发性 SAH 患者更年轻，且在有两代患者的家庭中，年轻一代的患者发病年龄比上一代要早 [12-14]。一项包含 511 例未破裂的颅内动脉瘤患者的家族性颅内动脉瘤（Familial Intracranial Aneurysm, FIA）研究与包含 983 例无破裂史或家族史的未破裂的颅内动脉瘤患者的国际未破裂颅内动脉瘤研究（International Study of Unruptured Intracranial Aneurysms, ISUIA）的队列对比研究

发现，相比散发动脉瘤，家族性动脉瘤更可能是小的、多发的且位于前循环。此外，女性、吸烟史、较少的酒精摄入和较多的咖啡因摄入更常见于家族性动脉瘤患者 [15]。FIA 研究发现，在登记的受试者中，有 1 个或多个受影响家庭成员、女性、更大的烟瘾、高中未毕业与更高的动脉瘤患病风险相关，这表明存在环境激活遗传易感性的可能性 [16]。家族性动脉瘤的破裂风险高于大小和位置相匹配的散发性动脉瘤 [16]。

多个研究试图确定与家族性动脉瘤相关的遗传位点，但许多研究样本量小，因此研究受到限制。一项 Meta 分析包括 66 项研究共 32 887 例颅内动脉瘤，以及来自候选基因研究和全基因组相关联研究的 83 683 例对照样本，确定了 19 例与颅内动脉瘤相关的单核苷酸多态性，主要位于染色体 2、4、8 和 9 上。这些基因参与涉及内皮维护、细胞外基质、肿瘤抑制的多种病理途径 [17]。

2. 常染色体显性多囊肾病

动脉瘤性 SAH 在 ADPKD 患者中很常见 [18]，并且死亡率很高。在 101 例 ADPKD 患者的尸检中，89 例进行了脑部评估，17 例最近发生过动脉瘤性 SAH [19]。尽管可能存在选择偏差，但动脉瘤破裂死亡的比例远高于普通人群 [8]。之前的研究报道称，与无 ADPKD 的患者相比，与 ADPKD 相关的动脉瘤通常更大（＞10mm），更多位于大脑中动脉，并且发病年龄更小 [8, 20]。然而，中国的一项研究利用三维 ToF-MRA 对连续 355 例 ADPKD 患者进行了未破裂的颅内动脉瘤筛查，54 例患者（12.4%）出现未破裂的颅内动脉瘤，患病率随着年龄的增长而增加，发病高峰

表 16-2　根据受影响的一级亲属人数，患动脉瘤的风险和蛛网膜下腔出血的终生风险 [8, 9]		
受影响的一级亲属数量	动脉瘤的终生风险（%；95%CI）	蛛网膜下腔出血的终生风险（%；95%CI）
0	2.3（1.7～3.1）	0.6（0.6～0.7）
1	4.0（2.6～5.8）	3.3（1.0～11）
≥2	8.0（3.9～14）	没有数据

年龄段在 60—69 岁为 23.3%；除 1 例外，所有确诊的动脉瘤大小均<10mm，43.4% 的动脉瘤大小<3mm，47.2% 的动脉瘤大小范围为 3～6mm；全部位于前循环，颈内动脉（48%）和大脑中动脉（26%）是最常见的位置[21]。

出血性脑卒中或颅内动脉瘤的家族史增加了 ADPKD 患者颅内动脉瘤发生的风险（RR=1.97，患病率 22%）。高血压对于这些患者不是重要因素，动脉瘤通常在没有高血压的 ADPKD 患者中发生[20, 21]。PKD1 突变的位置预测动脉瘤的发展，但商用检测该突变的测试还没有[22]。

ADPKD 患者未来可能会因新发动脉瘤而发生 SAH，但目前还没有精确的风险估计[23]。只有三项研究，每项研究的患者人数为 20 例或更少，随访时间不等，报道新动脉瘤的发生率从 7 年后的 1/17（6%）到 15 年后的 5/20（25%）不等[24-26]。新发动脉瘤的大小为 2～7mm。社会指南建议对 ADPKD 患者，尤其是有颅内动脉瘤家族史的患者，提供 MRA 或 CT 血管造影筛查未破裂的颅内动脉瘤[27]。

3. 新生动脉瘤的形成和生长的机制

基于动脉瘤在一生中有持续形成的潜力以及高达 30% 的 SAH 患者存在多个动脉瘤，已经成功治疗一个动脉瘤的患者有再长一个动脉瘤的风险。一些研究报道了复发性（与先前治疗的动脉瘤位于同一部位）或新生（位于另一部位）动脉瘤的风险。初次 SAH 后，发现新动脉瘤的风险随着时间的推移而增加，4 年后约为 2%，10 年后为 10%，15 年后超过 15%[28-32]。近 20% 的新发动脉瘤是复发的（图 16-1 和图 16-2）。那些在另外一个位置发现动脉瘤的病例中，大约 1/3 是真正新形成的，事实上其余的在回顾时就可以看见[32]。新发动脉瘤形成的危险因素包括发生 SAH 时是多发动脉瘤（HR=3.2；95%CI 1.2～8.6）、吸烟（HR=3.8；95%CI 1.5～9.4）和高血压（HR=2.3；95%CI 1.1～4.9）[30, 31]。

新生动脉瘤形成的机制已经通过动物模型进行了广泛研究。动脉瘤可由患高血压时胶原合成

障碍引起。这一过程涉及血流动力学压力导致的弹性层破坏、内皮细胞损伤和内侧平滑肌细胞凋亡，导致动脉壁瘤样外突并伴有巨噬细胞浸润。内皮细胞丢失暴露出胶原蛋白和其他基质蛋白，导致血流改变性血栓和进一步炎症浸润。这导致动脉壁的拉伸强度和血流动力学应力之间的自我永久性不匹配。动物模型中的这些观察结果与已知的易感疾病，如 Ehlers-Danlos 综合征 IV 型、ADPKD 和纤维肌肉发育不良，以及已知的风险因素，如吸烟导致动脉壁炎症[33] 密切相关。

动脉瘤的生长是动脉瘤几何形状、氧化应激、细胞凋亡和蛋白水解基质变性之间复杂相互作用的结果。动脉瘤的大小和形状是动态的特性，血流动力学压力引起的扩张和壁细胞增殖都起了作用。组织学检查发现动脉瘤壁常严重退化。然而，有报道称，丝裂原活化蛋白激酶（mitogen-activated protein kinase，MAPK），特别是 c-p54 JNK 和 p38 的活性磷酸化形式诱导了壁细胞增生。MAPK 在炎症、各种生长因子、机械剪切力和代谢细胞应激源的作用下被激活。这些导致新生动脉瘤形成和生长的类似过程表明，1 个或多个颅内动脉瘤不应被视为单一事件，而是一个持续的过程[33]。

除了复发性或新生动脉瘤外，发生 SAH 后存活的患者可能还患有其他小动脉瘤和以前被遗漏的动脉瘤，或者那些被认为太小而无法治疗的动脉瘤。这些动脉瘤可以生长，从而增加破裂风险。动脉瘤增大率从 9 年后的 25% 增加到 19 年后的 45%[31, 32]。一项包含共计 3990 例患者（超过 11 269 例患者年）的 18 项回顾性队列研究的 Meta 分析，确定了患者和颅内动脉瘤生长所特有的危险因素。患者特有的危险因素包括基线时吸烟（RR=2.03；95%CI 1.52～2.71），存在多个未破裂的颅内动脉瘤（RR=2.04；95%CI 1.56～2.66），女性（RR=1.26；95%CI 0.97～1.62）和高血压（RR=1.24；95%CI 0.98～1.58）。请注意，这些生长风险因素与新生动脉瘤形成的风险因素相同，进一步支持了动脉瘤的发展和生长。与大脑中动

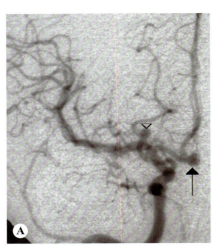
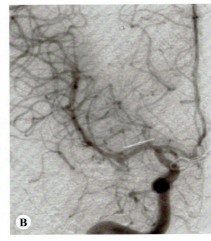
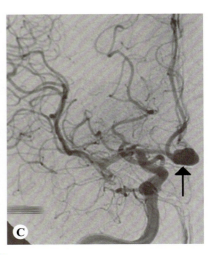

▲ 图 16-1　动脉瘤在初始动脉瘤部位的再生

A. 1992 年一例蛛网膜下腔出血患者的术前导管血管造影，推测是前交通动脉瘤所致（箭）。在后交通动脉远端有一个额外的动脉瘤（箭头）；B. 1992 年的术后血管造影显示 2 个动脉瘤均被夹子完全闭塞；C. 2003 年的血管造影显示动脉瘤在前交通动脉上再生（箭）（经 Oxford University Press 许可转载，改编自 Wermer et al. 2005[32]）

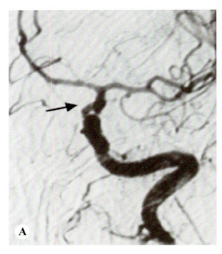
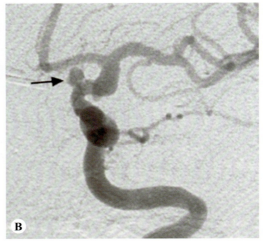

▲ 图 16-2　在与初始动脉瘤不同的部位出现新动脉瘤

A. 1993 年前交通动脉瘤破裂导致蛛网膜下腔出血患者的左颈动脉术前导管血管造影（未显示）。颈动脉上没有动脉瘤（箭）；B. 2001 年的血管造影显示左颈动脉有一个新的动脉瘤（箭）（经 Lippincott Williams&Wilkins© 2003 Stroke 许可转载，引自 Wermer et al. 2003[11]）

脉相比，动脉瘤特有的风险因素包括后循环位置（RR=1.77；95%CI 1.30～2.41）和基底动脉受累（RR=1.94；95%CI 1.22～2.83）。动脉瘤大小与生长风险的增加相关。与 4mm 或更小的动脉瘤相比，5mm 或更大动脉瘤生长的 RR 为 2.56（95%CI 1.93～3.39）和 10mm 或更大动脉瘤生长的 RR 为 5.38（95%CI 3.76～7.70）[34]。

颅内动脉瘤极少是先天性病变；相反，由于动脉壁炎症和血流动力学压力的综合作用，颅内动脉瘤在后天发展。除了易感遗传条件外，吸烟与新生动脉瘤的形成和生长最相关。在吸烟的高血压患者中有较大的后循环动脉瘤者随着时间的推移增长的风险最大。SAH 幸存者面临着新发动脉瘤、已存在但正在扩大的动脉瘤，以及治疗后动脉瘤复发的风险。

（二）未破裂的颅内动脉瘤的破裂风险

一项包含了 1956—2006 年 6 项前瞻性队列研究的汇总分析，调查了未破裂的颅内动脉瘤发生 SAH 的风险。8382 例患者（68% 为女性，平均年龄 60 岁）有 10 272 例未破裂的颅内动脉瘤、29 166 例 / 年的随访，1 年的破裂风险为 1.4%（95%CI 1.1～1.6），5 年的破裂风险为 3.4%（95%CI 2.9～4.0）[35]。重要的是要理解，尽管这些破裂率似乎是确定的，但动脉瘤破裂风险并不是恒定的和非时间依赖的；动脉瘤的形成、生长和破裂是一个连续体的增减过程，在这个连续体中，稳定期被不可预测的生长和可能的破裂期所打断。因此，可能存在短期的高风险，在此期间破裂的可能性更大[36]。这意味着在特定时间段内出现的破裂风险不能外推到患者的剩余寿命。

较大的动脉瘤、后交通动脉和后循环位置是破裂的独立预测因素（表 16-3）。高血压、老年人、女性和日本或芬兰血统也是公认的危险因素[35]（表 16-4）。此外，FIA 研究发现，有家族性动脉瘤的小的未破裂的颅内动脉瘤比散发性动脉瘤中相同大小的未破裂的颅内动脉瘤更容易破裂[16]。

此外，蛛网膜下腔出血幸存者的复发风险有所增加，可能是因为治疗后的动脉瘤反复破裂，也可能是因为新的或增大的动脉瘤破裂。破裂的动脉瘤在成功夹闭后，风险预计在 10 年内为 3% 到 20 年内为 9% 之间[37, 38]。在 SAH 后的前 10 年，SAH 的复发风险大约是普通人群中年龄和性别匹配队列中风险的 20 倍[38]。由于血管内治疗的动脉瘤至少在 SAH 后的最初 1 年内有较高的复发风险，因此接受血管内动脉瘤治疗的患者 SAH 复发的风险，可能比这里给出的估计值更高，但无法精确估计[39]。

使用先进的血管成像技术可以识别一些形态学参数和动力学特性，并提高对动脉瘤破裂风险的认识。分叉动脉瘤或迂曲载瘤动脉上的动脉瘤被报道有更高的风险。来自载瘤动脉的较高流入

表 16-3　动脉瘤破裂的独立预测因素[35]

变　量	风险比（95%CI）
高血压	1.4（1.1～1.8）
有另外一个动脉瘤先前出现 SAH	1.4（0.9～2.2）
动脉瘤大小	
<5mm	参考
5.0～6.9mm	1.1（0.7～1.7）
7.0～9.9mm	2.4（1.6～3.6）
10.0～19.9mm	5.7（3.9～8.3）
≥20.0mm	21.3（13.5～33.8）
动脉瘤位置	
大脑中动脉瘤	参考
大脑前动脉	1.7（1.1～2.6）
颈内动脉	0.5（0.3～0.9）
后交通动脉	2.1（1.4～3.0）
大脑后动脉	1.9（1.2～2.9）
样本来源	
北美和非芬兰欧洲	参考
日本	2.8（1.8～4.2）
芬兰	3.6（2.0～6.3）

SAH. 蛛网膜下腔出血

角导致了不规则的流动模式，这与气泡形成有关，这是壁不稳定的一个小焦点区域[40]。动脉瘤子囊的存在和较高的长宽比（圆顶高度 / 颈部宽度）与动脉瘤破裂有关。此外，动脉瘤尺寸比（最大动脉瘤尺寸 / 载瘤动脉尺寸）也被报道在破裂动脉瘤中比在未破裂动脉瘤中更高。较大的尺寸比与动脉瘤腔内的不规则流动相关，这有助于形成气泡[41]。

与未发生随后破裂的稳定动脉瘤相比，破裂的和破裂前的动脉瘤的基底扩张更大。动脉粥样硬化和更大的血管炎症浸润与动脉瘤生长相关，

表 16–4　血管内治疗策略的即刻和长期动脉瘤闭塞率 [54, 55]			
	裸金属圈（%）	生物活性圈（%）	支架辅助栓塞（%）	单纯弹簧圈栓塞（%）
术后 Raymond-Roy 评分			
完全闭塞	36	37	21	34
瘤颈残留 / 犬耳	27	25	25	26
动脉瘤残留	37	38	54	41
10～14 个月 Raymond-Roy 评分			
完全闭塞	40	44	52	44
瘤颈残留 / 犬耳	28	20	21	24
动脉瘤残留	32	35	27	32

而与未破裂动脉瘤相比，破裂动脉瘤壁中Ⅳ型胶原和 α- 平滑肌肌动蛋白表达减少，纤维连接蛋白与层粘连蛋白比值增加。高危动脉瘤的动脉壁发生特征性变化，导致潜在的可识别和预测的动脉壁运动异常 [42]。

已开发出几种方法来表现动脉瘤壁运动。经颅多普勒超声可以量化整个心脏周期动脉瘤的动态横截面积。然而，它会高估动脉瘤搏动，并且在 20% 的患者中存在解剖局限性。含钆剂的增强 MRA 可以提供详细的高分辨率动脉瘤体积变化，但组织运动多，容易出现运动和血流伪影。三维旋转血管造影和四维 CTA 是很有前途的技术。它们都具有高空间分辨率（0.2～160mm）和时间分辨率（35～165ms），在发达国家广泛使用。局限性包括相对高剂量的辐射暴露和需要静脉注射碘对比剂 [42]。

尽管证据基础不断扩大，但长期破裂风险仍存在不确定性。发表的随访时间超过 5 年的案例很少 [35]。考虑到新发现的动脉瘤可能的后果，它很快就会破裂、以后会破裂，或者永远不会破裂。困难在于确定单个动脉瘤将遵循 3 个过程中的哪一个，并对注定要破裂的动脉瘤进行干预，而不考虑那些不太可能破裂的。需要更多的数据来分析这些细微差别，以便针对那些最需要干预的动脉瘤。

最后，临床医生必须意识到并避免陷入动脉瘤大小的悖论。小动脉瘤预期很少破裂，但在实践中遇到的大多数破裂动脉瘤都很小 [43, 44]。最可能的解释是，绝大多数动脉瘤都很小。即使是很小一部分破裂的小动脉瘤，其数量仍远远超过较小一部分最终破裂的较大动脉瘤患者（就像大多数 Down 综合征儿童是由年轻母亲生的一样，尽管风险随着年龄的增长而增加）。这种"预防悖论"意味着，对高危人群（大动脉瘤）进行筛查对改变动脉瘤性 SAH 的负担几乎没有作用，因为大多数实际患有 SAH 的患者都破裂了 1 个小动脉瘤 [45]。

在一项 Meta 分析中，1 年破裂风险为 1.4%，5 年破裂风险是 3.4%。小动脉瘤比大动脉瘤破裂的可能性小。破裂的其他危险因素包括年龄较大、女性、日本或芬兰血统、高血压、动脉瘤的后交通动脉或后循环部位。家族性动脉瘤患者比同样大小的散发性动脉瘤更容易发生破裂。然而，绝对破裂风险仍有许多不确定性，尤其是在检测后 5 年以上。

（三）治疗方案

干预的主要途径有两种：开放式显微手术夹闭和血管内治疗，包括弹簧圈栓塞和血流导向。

研究一致认为血管内治疗可降低短期残死率，有较少的神经和心脏并发症，有降低住院死亡率的趋势。然而，显微手术夹闭提供了更高的即刻完全闭塞率[46]。动脉瘤治疗的解剖学结果根据Raymond-Roy 量表进行分类，也称为 Montreal 量表（Montreal Scale）。1 级表示完全消除；2 级为瘤颈残留，伴持续性动脉壁缺损，但瘤腔没有血液进入；第 3 类是残余动脉瘤，其中在囊的任何部位都可以观察到血液进入。3 级表示治疗失败[47]。

1. 神经外科干预

一项系统性文献回顾分析包含了 1966—1996 年发表的关于未破裂动脉瘤的神经外科夹闭并发症的 61 项研究，其中 2460 例患者至少有 2568 个动脉瘤[48]。在这些动脉瘤中，1/4 大于 25mm，1/3 位于后循环，这意味着病例选择倾向于"危险"和"难以治疗"的动脉瘤。总病死率为 2.6%（95%CI 2.0%～3.3%）；永久性致残率为 10.9%（95%CI 9.6%～12.2%）。近年来，非巨大动脉瘤和前循环动脉瘤的术后死亡率和致残率显著降低。

一项更近期的对未破裂的颅内动脉瘤外科治疗的系统性回顾，包含了 1990—2011 年涉及 9845 例患者、10 845 个动脉瘤的 60 项研究，为现代外科时代提供了数据。采用随机效应加权（random effects weighted，REW）平均值。手术后死亡率为 1.7%（99%CI 0.9～3.0），手术后第 1 年内的不良结果（包括死亡）为 6.7%（99%CI 4.9～9.0）。亚组分析确定后循环动脉瘤（RR=4.1，99%CI 2.3～7.6）患者和动脉瘤≥10mm（RR=3.5，99%CI 1.4～8.9）患者的风险更高。动脉瘤闭塞率的研究涉及 19 项研究涉、1793 例患者、2180 个动脉瘤，其中动脉瘤闭塞率为 Raymond-Roy 1 级 92%（99%CI 90～93.2），2 级 4%（99%CI 2.9～5.2），3 级 4%（99%CI 3.3～5.7）[49]。

这些 Meta 分析的局限性包括缺乏随机临床试验及现有回顾性和观察性研究的异质性。然而，随着时间的推移，已发表研究中的并发症发生率有所改善，这可能归因于技术和显微外科技术的进步。高容量单中心的报道显示，＜10mm 动脉瘤患者的并发症发生率低至 2%，这表明经验可能是一个重要因素[50-53]。

2. 血管内介入

治疗未破裂的颅内动脉瘤有 3 种主要的血管内策略：弹簧圈栓塞（裸金属和生物活性）、支架辅助弹簧圈栓塞（stent-assisted coiling，SAC）和血流导向。MAPS（MAtrix and Platinum Science）试验是一项多中心随机非劣势试验，纳入 626 例受试者，研究了生物活性聚合物修饰弹簧圈与裸铂圈的有效性。对于后续出血、目标动脉瘤再治疗的需要及 1 年内与设备或手术相关的神经系统相关死亡，生物活性圈的效果不劣于裸铂圈。此外，术后即刻血管造影评估和 1 年后常规插管造影重新评估在两组间相似。组间动脉瘤的位置、大小、破裂状态或血流动力学特征无差异[54]。

MAPS 试验允许治疗医师在很大程度上自由决定是否使用辅助设备。对 361 例未破裂的颅内动脉瘤患者进行了试验后亚组分析，将接受 SAC 治疗的患者与未植入支架的患者进行了比较。与未使用支架的患者相比，植入支架的患者更多的是有较小瘤顶颈比例的宽颈动脉瘤、后循环动脉瘤、使用氯吡格雷和阿司匹林双重抗血小板治疗、冠状动脉疾病和有脑卒中病史。SAC 与术后 2 年缺血性脑卒中或目标动脉瘤复发的风险无关[55]（表 16-4）。

一种治疗未破裂的颅内动脉瘤的新技术是血流导向装置（flow diversion device，FDD），在该装置中，一个专门的支架被放置在穿过动脉瘤颈的载瘤动脉内，以扰乱动脉瘤内的流量，促进动脉瘤内血栓形成。一项系统综述回顾了 2009—2014 年发表的 18 项研究，包含了 1483 例患者共 1704 个未破裂的颅内动脉瘤。患者以女性为主，平均年龄 54 岁。大多数动脉瘤是囊状的，位于前循环内，顶颈比小于 2。略多于 50% 的动脉瘤超过 10mm，1/3 的动脉瘤为 10～24mm。并发症包括术中血栓形成或载瘤动脉急性机械性狭窄（4%）、随访时发现迟发性闭塞或明显狭窄（7%）、缺血性脑卒中（4%）、颅内出血（3%）和死亡（3%）。12 个月时动脉瘤完全闭塞率为90%，随访时间越长，动脉瘤完全闭塞率越高（表 16-5）。

血流导向装置最初设计用于治疗那些被认为不适合弹簧圈栓塞的未破裂的颅内动脉瘤，如因形态不寻常（如梭形、夹层、巨大）、位于分叉处或在栓塞后极有可能加重原有的占位效应的症状性动脉瘤。宽颈、低顶颈比的囊状动脉瘤在血流导向装置治疗中也比弹簧圈栓塞治疗更有效。血流导向装置应用后的迟发性动脉瘤血栓形成，即使在技术上成功的手术后也可能发生动脉瘤破裂，在选择血流导向装置治疗时必须考虑到需要延长双抗血小板治疗，直到动脉瘤完全闭塞和管腔支架内皮化。

3. 总结

随着技术的发展和颅内动脉瘤治疗的新方法的出现，对于面对未破裂的颅内动脉瘤的临床医生来说，转诊的选择变得更具挑战性。下面是上述治疗方案的简要概述。

- 显微外科夹闭后循环动脉瘤和 > 10mm 的动脉瘤比小动脉瘤和前循环动脉瘤的风险更高。
- 裸金属铂线圈和生物活性线圈治疗动脉瘤的1 年完全闭塞率是相似的。
- 支架辅助弹簧圈栓塞在宽颈或者低顶颈比的动脉瘤有效。
- 对于由于尺寸大、梭状或夹层、位于分叉处或担心栓塞可能加重症状性动脉瘤占位效应时，血流导向装置是有效的 [56]。

除了治疗方式之间的技术差异外，必须认识到各治疗中心公布的结果的不一致。一项系统性回顾包含 2692 个进行了选择性治疗的动脉瘤（44.5% 夹闭、55.5% 弹簧圈栓塞），这些动脉瘤来自 2005—2010 年纽约市 10 个最高治疗量的中心，系统性回顾用于评估与预后良好相关的医院因素。在接受显微手术夹闭的患者中，73% 的患者出院回家，相比之下，动脉瘤栓塞的患者出院回家的比例为 88%，这在各中心之间存在很大差异。动脉瘤修补的总病例量和治疗方式占医院间差异的绝大多数。这支持了选择性颅内动脉瘤治疗的专科中心区域化 [57]。社会建议支持在高病例流量中心进行治疗 [27]。

表 16-5 未破裂颅内动脉瘤治疗期间与血流导向装置置入相关的并发症和动脉瘤闭塞率 [56]		
	总体平均值（%）	研究范围（%）
并发症		
急性载瘤动脉血栓形成 / 狭窄	4	0～8
缺血并发症	4	0～14
出血并发症	3	0～8
死亡	3	0～8
动脉瘤完全闭塞率		
即刻	11	2～18
3 个月	60	44～85
6 个月	75	50～93
12 个月	90	81～100

（四）未破裂动脉瘤患者的管理

每次颅内动脉瘤在因为其他目的进行的成像研究中被意外发现时，都会有一个现实的困境：在以后的生活中，未经治疗的动脉瘤破裂导致死亡或残疾的风险，是否超过了当时预防性动脉瘤治疗的风险？如果动脉瘤破裂，权衡风险的两个关键因素是动脉瘤的大小和它的位置，但这些因素不一定有帮助，因为大动脉瘤和后循环动脉瘤的破裂风险和治疗风险都更大。年龄是最具区别性的因素，因为年轻时，如果预期寿命不因其他原因而降低，治疗的益处（长期的）是很大的，而且治疗的风险相对较小。随着年龄的增长，获益随着预期寿命的减少而减少，而治疗风险则增加。需要考虑的其他因素是动脉瘤的类型（偶然的、附加的或症状性的，见本章"颅内囊状动脉瘤"）、家族史和并发症。

有阳性家族史的患者可能有更高的破裂风险，并且与家族中没有 SAH 经历的人有不同的风险认知。如果一个人已经因为 SAH 失去了 1 个或多个亲戚（大多数情况下是小动脉瘤破裂），可能很难接受自己的动脉瘤破裂的风险可以忽略不计，即使它很小。并发症缩短了预期寿命，通常也增加了治疗风险。例如，1 名 64 岁的轻微缺血性脑卒中患者，其有症状性的 50% 颈动脉狭窄，在未来 10 年内死于缺血性心血管或脑血管疾病的概率可能比死于 SAH 的概率高得多，SAH 是由脑卒中后检查发现的左侧大脑中动脉偶发的 9mm 动脉瘤引起的。此外，颈动脉狭窄增加了预防治疗的风险。

为平衡风险和获益，决策分析可能是有用的，但是很多决策分析模型设计的过于简单。一个重要的缺点是，这些模型隐含地假设了一个恒定、不依赖时间的破裂风险，而具有固有高风险短期的"混乱"或"周期性"生长过程更有可能[36]。这意味着在一定时间内发现的破裂风险，不能像前面提到的那样外推到患者的剩余生命周期。PHASES（人群、高血压、年龄、动脉瘤大小、早期 SAH 和动脉瘤部位）评分是根据前面讨论的 6 个前瞻性队列研究的综合分析数据制订的，有助于快速计算个体 5 年破裂风险（表 16-6）。例如，1 名 65 岁的日本男性，既无高血压，也无 SAH 病史，但发现后循环有 5mm 未破裂的颅内动脉瘤，其 PHASES 评分为 8 分，5 年破裂的风险为 3.2%。这种个性化的风险评分允许患者和医生就治疗方案做出更明智的决定[35]。

更进一步的问题是，特别是接诊医生应该知道预防性治疗动脉瘤的风险。然而，在许多情况下，整个过程的风险不过是一个有根据的猜测（可能是接诊医生低估了，而被专科神经学家高估了）。此外，剩余的预期寿命通常是另一种有根据的猜测，特别是因为许多患者在检查其他疾病时已经发现了动脉瘤，这可能对预期寿命有自己的影响。因此，在决策模型应用于临床实践之前，还需要对其进行完善。

尽管存在不确定性，但在某些情况下给出平衡的建议并不难。对于基底动脉顶部动脉瘤＞10mm 的年轻人，如果有丰富经验和良好治疗记录的医生可以很容易地进行血管内治疗，许多医生会建议进行预防性治疗。另一个"容易"的例子是 1 名 75 岁的糖尿病患者，最近发生过心肌梗死，超过 70%（无症状）的颈动脉狭窄，同侧 4mm 的大脑中动脉动脉瘤。尽管动脉瘤有破裂的可能，许多医生还是不建议治疗。另一个可能有用的工具是未破裂的颅内动脉瘤治疗评分（Unruptured Intracranial Aneurysm Treatment Score，UIATS）。该工具依据的是一组合格的专家，包括神经外科医生、介入神经放射科医生、神经学家和临床流行病学专家，在考虑了患者和动脉瘤的特征（包括年龄、破裂危险因素、症状、预期寿命、并发症条件、最大动脉瘤直径、动脉瘤形态和动脉瘤位置）后，为未破裂的颅内动脉瘤治疗提供的建议。将赞成动脉瘤治疗的加权分数与赞成保守治疗的加权分数进行比较，以确定最合理的治疗方案[58]。

第 3 个例子，初看很容易，是一个年轻的患者，在前交通动脉有 1 个 3mm 的动脉瘤，没有

表 16-6　PHASES 5 年动脉瘤破裂风险预测模型[35]	
	分　值
（P）人口 / 原籍地区	
日本	3
芬兰	5
（H）高血压	1
（A）年龄（≥70 岁）	1
（S）动脉瘤大小	
7.0～9.9mm	3
10.0～19.9mm	6
≥20.0mm	10
（E）不同动脉瘤的早期蛛网膜下腔出血	1
（S）动脉瘤部位	
大脑中动脉	2
大脑前动脉、后交通动脉、后循环	4
PHASES 总评分	5 年破裂风险（95%CI）
≤2	0.4（0.1～1.5）
3	0.7（0.2～1.5）
4	0.9（0.3～2.0）
5	1.3（0.8～2.4）
6	1.7（1.1～2.7）
7	2.4（1.6～3.3）
8	3.2（2.3～4.4）
9	4.3（2.9～6.1）
10	5.3（3.5～8.0）
11	7.2（5.0～10.2）
≥12	17.8（15.2～20.7）

其他的危险因素。许多医生会反对动脉瘤治疗。本例的难点在于，是否建议后续影像学检查以评估动脉瘤的生长。年度随访的收益率较低。在一项对 93 例 125 个小动脉瘤患者的前瞻性研究中，CTA 或 MRA 在间隔 1 年后进行[59]。尽管有 3 例患者（3%）发现了 0.5～1.5mm 的轻微增大，但这些动脉瘤没有得到治疗。在同一时期，93 例患者中有 2 例（2%）发生 SAH：1 例发生在之前手术夹闭部位的动脉瘤，破裂并没有增大；另 1 例是新出现的夹层动脉瘤。动脉瘤增大的数量太小，无法进行危险因素分析，但动脉瘤增大的患者通常有 SAH 家族史或既往脑卒中病史，更年轻，更常有多个动脉瘤，而且与未增大的患者相比，更多的是当前吸烟者[59]。由于每 4 个动脉瘤中就有 1 个在 10 年内会增大，每 2 个动脉瘤中就有 1 个在 20 年内会增大，因此需要进一步的研究来评估最佳的筛选间隔。

在某些情况下，患者很容易就能决定是否治疗。例如，患有后交通动脉 6mm 动脉瘤的患者已经因 SAH 失去了 3 个亲人，他可能会要求治疗，而不考虑风险和收益的实际平衡。在所有其他情况下，处理这个问题的最好方法是讨论风险、收益，最重要的是讨论每个选项的不确定性。通过这种方式，患者可以做出明智的决定。

无论最终的治疗决定是什么，都必须强调患者应该避免吸烟，定期检查血压和治疗高血压，因为主动吸烟和高血压是动脉瘤生长和破裂的强烈危险因素[31, 32, 60]。

没有其他危险因素的小型未破裂动脉瘤应该置之不理。年轻患者的大但容易触及的动脉瘤可能应该接受治疗。在大多数其他情况下，医生应该与患者深入讨论每种策略的风险、益处和不确定性。预测模型可能是有帮助的，但在终生破裂风险方面是有限的。决策工具可以提供指导，但最终的决定留给患者，因此受到患者自身风险感知的影响。无论对动脉瘤的治疗做出何种决定，所有患者都应该得到有关危险因素修正的建议。

（五）动脉瘤的筛查

筛查的最终目的不是检测或治疗动脉瘤，而是增加生命质量年数。因此，在对颅内血管成像之前，应权衡筛查的风险和益处。这一过程包括计算诊断程序和任何治疗的风险，以及通过筛查发现的动脉瘤的预防性治疗获得的预期寿命。风险评估还应包括预筛选焦虑的程度、可获得阴性结果的安慰及发现动脉瘤可能引起的焦虑（例如，如果发现 3mm 动脉瘤，未经治疗但定期随访，或发现无关异常）[61]。

申请筛查本身并不会增加焦虑或抑郁，但实际对家族性动脉瘤的筛查与相当大的社会心理影响相关，无论是积极的还是消极的[4, 5]。尽管有这些影响，但只有少数接受筛查的人对自己的决定感到遗憾，大多数人都是主动地进行后续筛查[5, 11]。最后，筛查、反复筛查和预防性治疗不能预防 SAH 的所有发作。在极少数情况下，动脉瘤可以在 5 年的常规筛查间隔内发展和破裂[62]。

目前还没有对高危患者进行动脉瘤筛查的临床试验。至于未破裂的颅内动脉瘤管理决策，筛选决策必须根据计算和假设做出，包括生活的感知质量。

1. 筛查的影像技术

随着颅内血管无创或微创成像技术的出现，筛查成为可能。CTA 和 MRA 的测试特征相似[63]。两者都有丢失 < 3mm 动脉瘤的巨大风险，但如果发现这些病变，通常不会进行治疗[64]。MRA 可用于筛查家族性动脉瘤，与 CTA 相比，其优势在于无须碘对比剂，且无辐射照射[65]。对 12 项研究中 960 例患者进行的 Meta 分析表明，非增强的时间飞跃 MRA 的灵敏度和特异度分别为 95% 和 89%。对比增强 MRA 表现稍好（灵敏度 97%，特异度 89%）。使用 3.0T 磁共振（灵敏度 98%，特异度 93%），并让神经放射科医生对图像进行手绘三维图像重建（灵敏度 97%，特异度 97%），可提高诊断率[66]。相比之下，对 45 项研究中 3643 例患者进行的另一个 Meta 分析显示，CTA 的灵敏度和特异度分别为 97% 和 98%。

与单探测器 CT 相比，16 排或 64 排多探测器 CT 的灵敏度有所提高，尤其是对于 < 4mm 的动脉瘤[67]。先前放置的动脉瘤夹可引起 MRA 的严重伪影，而更久的颅内动脉瘤夹通常是禁忌证[68]。CTA 是这些患者首选的评估技术[61]（图 16-3）。MRA 是已经进行弹簧圈栓塞患者的最佳筛查选择，因为使用这种技术，弹簧圈产生的伪影很少[69]（图 16-4）。

2. 筛查适应证

对于有 2 个或 2 个以上一级亲属的患者和 ADPKD 患者，应考虑进行筛查。因为 20 岁之前很少长动脉瘤，筛查通常在 20 岁以后进行。如果第一次筛查为阴性，应讨论重复筛查。在一项对有阳性家族史和阴性初始筛查的个体研究中，5 年后重复筛查时发现 7% 的患者出现了新动脉瘤[11]。如果因为高龄或者并发症，预期寿命很短，不建议筛查。筛查的最大年龄为 60—70 岁，具体取决于个体的健康状况。如果同卵双胞胎中的一个发生了 SAH，也应考虑对另一个进行筛查，尽管尚没有对双胞胎进行的系统研究。迄今为止，至少有 13 对同卵双胞胎同时患有动脉瘤[70]。在双胞胎中，动脉瘤通常位于同一部位，SAH 往往发生在同一年龄段左右，但在一些双胞胎中 SAH 发生的时间相隔几十年[71, 72]。据报道，至少有 2 对双胞胎中有 1 个患有 SAH，但在筛查时另 1 个没有动脉瘤；这种不同步的同卵双胞胎可能被低估了[73]。

对于只有 1 位一级亲属受影响的个人，筛查不是非常高效或有效。为了预防一次致命性 SAH 发作，必须对 300 名一级亲属进行筛查。因此，不建议对仅有 1 位一级亲属受影响的个人进行常规筛查。如果兄弟姐妹中有 1 个患病的亲属年龄 < 40 岁，对 SAH 高度焦虑，因此生活质量已经受损，则可以例外。Ehlers-Danlos 综合征Ⅳ型患者通常建议不要进行筛查，因为血管脆性会显著增加之后的治疗风险[74]。由于神经纤维瘤病或马方综合征患者 SAH 风险增加尚未确定，因此这些患者没有筛选的适应证。

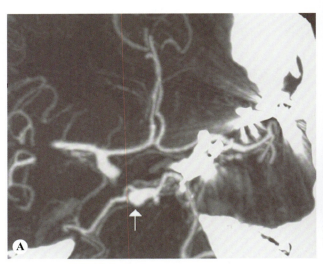
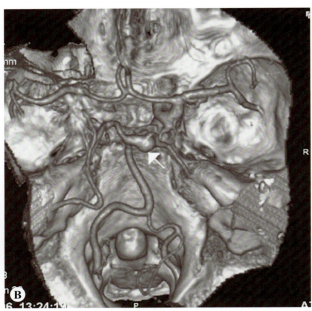

▲ 图 16-3　经神经外科夹闭治疗的后交通动脉瘤破裂患者的 CT 血管造影随访

A. CT 血管造影显示左后交通动脉瘤部位有夹片伪影，基底动脉尖端有动脉瘤（箭）；B. CT 血管造影重建证实了基底动脉尖端动脉瘤（箭），并提供了更好的解剖细节。（请注意，此重建是从上方看到的，因此患者右侧位于右侧）

尽管无动脉瘤家族史和无 ADPKD 的 SAH 患者新发动脉瘤或治疗后动脉瘤复发的风险增加，但根据 Markov 决策模型，不建议对所有 SAH 患者进行常规筛查[32]。一个 QALY 模型发现，虽然筛查降低了 SAH 复发率并延长了预期寿命，但实际上可以降低 QALY。这种悖论可以用伴随筛查和预防性治疗的发病率超过 SAH 风险的实际降低来解释[75]。只有当动脉瘤形成和破裂的风险至少比人群基线高 5 倍时，筛查才能降低成本并增加 QALY[75]。不幸的是，目前无法预先识别此类患者。相反，必须依赖于吸烟、多发性动脉瘤和初发 SAH 时年龄小等已确定的 SAH 复发风险因素[32]。

3. 咨询意见

考虑筛查时的咨询很耗时，但通常可以同时咨询 2 个或 2 个以上的兄弟姐妹或其他亲属，许多亲属更喜欢聚在一起。当咨询可能有 SAH 家族史的患者时，初步画一个家族谱可能是有用的。如果这些人报告其亲属患有脑卒中或 SAH，尽可能多地获取信息。通常，已故亲属的病历很难检索。然而，在一项荷兰研究中，亲属回忆的信息对 SAH 的阳性预测值约为 70%，这对临床实践很有用[76]，随后，解释手术过程和筛查风险，包括动脉瘤发生的概率、动脉瘤破裂的概率、治疗的概率，以及发现一个非常小的动脉瘤不接受治疗但进行随访的概率。应讨论驾驶执照、飞行执照和人寿保险（因国家而异）的含义，以及初始筛查为阴性时重复筛查的收益率。一般来说，筛查应每 5 年考虑 1 次，对于筛查后 5 年内发生新发动脉瘤破裂的罕见家族，应每 2 或 3 年考虑 1 次筛查。有 2 个或 2 个以上受影响的一级亲属的个人，通常愿意接受重复筛查。在一项研究中，超过 80% 的患者在初次筛查 5 年后返回，并被建议进行重复筛查[11]。在初步咨询结束时，关于筛查的决定应留给患者：进行筛查；第二次预约，以便进一步讨论或了解情况（有时兄弟姐妹一起来，但没有配偶，最终想与配偶一起做出最终决定）；或者不再预约。应该建议所有这些人，包括那些不想接受筛查的人，不要吸烟，并定期检查血压。

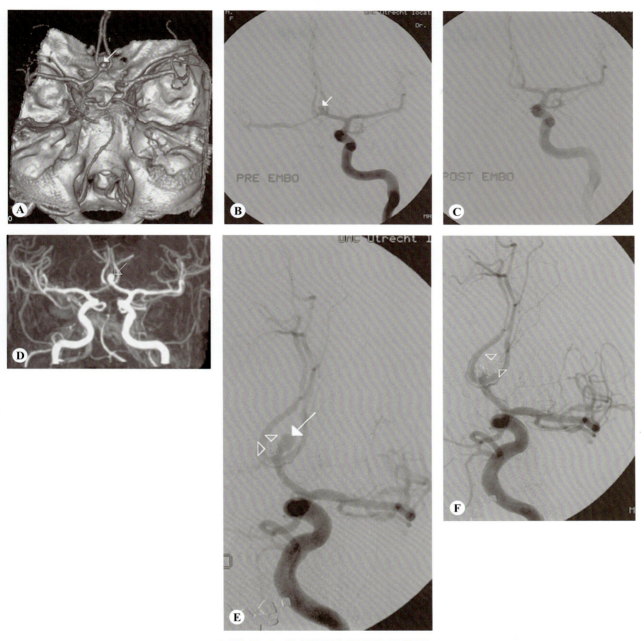

▲ 图 16-4 前交通动脉瘤栓塞后的随访

A. CT 血管造影重建显示前交通动脉瘤（箭）；B. 栓塞前的血管造影证实动脉瘤（箭）；C. 栓塞后，动脉瘤闭塞；D. 栓塞 6 个月后的 MR 血管造影显示，在最初的动脉瘤旁边有一个新动脉瘤（箭）；E. 再次栓塞前的导管血管造影证实新的动脉瘤（箭）靠近初始动脉瘤的栓塞腔（箭头）；F. 再次栓塞后，新动脉瘤也被闭塞（箭头）

二、脑动静脉畸形

关于附带发现未破裂的颅内动脉瘤的章节描述了许多不确定性和不能回答的问题。对于顺带发现的 bAVM，情况更糟。3 种治疗模式（以及这些模式的组合）的存在及不干预的选择，加剧了出血和治疗风险的不确定性。尽管存在巨大争议和争论，但对未破裂 bAVM 的随机试验（ARUBA）是为治疗提供信息的里程碑式努力，尽管这个问题仍然存在激烈争议，ARUBA 代表了进一步研究的起点。

（一）脑动静脉畸形的发病率和临床表现

bAVM 的流行率为在（15～19）/10 万成年人[77]，总的检出率约为每年 1/10 万成年人[78]。它们比颅内动脉瘤罕见得多（见第 8 章"脑血管疾病和畸形"）。此外，与颅内动脉瘤相比，bAVM 很少是多发性的，发生在不到 2% 的病例中[79]。没有数据表明吸烟和高血压等可改变的危险因素会增加 bAVM 发生或破裂的风险。

考虑到是散发的先天性和发育性病变，越来越多的证据表明 bAVM 是动态的而不是静态的。出生后 bAVM 生长、自发消退和完全切除后复发的报道支持这个观点[80, 81]。其发病机制尚不清楚，但有人提出 NOTCH4 基因单核苷酸多态性（single-nucleotide polymorphism，SNP）等遗传因素作为 bAVM 发展的易感基因的作用。此外，NOTCH4 基因变体与出血和癫痫等临床特征有关[82]。家族性 bAVM 很少有报道。在一项系统回顾中，仅确认了来自 25 个家庭的 53 名患者。家族性 bAVM 患者的临床特征与散发性 bAVM 患者相似，除了诊断时的年龄[83]。家族性 bAVM 患者比散发性 bAVM 患者早 8 年（平均年龄 27 岁）。然而，这种家庭数量太少，不清楚这种差异是巧合还是家族性的。

bAVM 的临床特征通常是出血、癫痫、头痛和（或）局部神经功能缺损。然而，有时 bAVM 因为其他原因被诊断，包括非特异的不适。在军事飞行任务的申请者中，偶然发现约 0.1% 的 bAVM[84]。有症状的 bAVM 的比例随着时间的推移而下降，至少在无创脑成像非常容易的情况下，非出血性表现更容易检测到[1]。在检测到单个 bAVM 的所有患者中，近 50% 患者存在颅内出血[85]，而癫痫占 27%[85]。年轻、男性、脑叶或皮质 bAVM 位置（尤其是颞叶、额叶和动脉边界区）、浅静脉引流和体积大，是癫痫发作的危险因素[86, 87]。神经功能缺损是多发性 bAVM 患者最常见的表现，这可能是由于更多的病灶将血流从正常脑组织转移的影响所致[79]。

出血作为最初表现，被认为是未来出血的主要决定因素[80]。与以前的观点相反，复发性出血往往在初次出血后的前几个月发生率最高，随后出血的发生率在第 1 年内达到高峰，为 6%～15%，此后又恢复到基线[80]。如果技术可行，出血后较高的再出血率支持 bAVM 的闭塞治疗。此外，尽管在最初 1 天或 2 天内治疗病变的紧迫性与动脉瘤破裂患者不同，但如果患者的情况允许，应该致力于在出血后的最初几周内治疗病变。当检测到未破裂的 bAVM 时，会产生最大的不确定性。本节的其余部分将重点讨论这个问题。

（二）脑动静脉畸形的自然史

关于 bAVM 的自然历史的理解是有限的。现有认识存在偏倚，并且基于错误的结果度量和错误的假设。首先，引入偏见是因为对自然病史的研究是基于未接受治疗的患者，而不治疗这些患者的主要原因是 bAVM 很难治疗。难以治疗的 bAVM 的自然病史，可能与"容易"治疗的 bAVM 患者的病史有很大不同。其次，大多数自然史研究都将"出血"作为结果衡量标准，但出血并不总是导致残疾；事实上，一些研究表明，bAVM 出血的危害性低于一般脑出血[88, 89]。一项研究报道称，80%（共 115 例患者）的 bAVM 出血患者的改良 Rankin 量表得分为 1（症状轻微或无残疾）[89]。在前瞻性哥伦比亚动静脉畸形数据库中登记的 241 例患者中，首次破裂后的改良 Rankin 量表评分中位数为 2[90]。同样，bAVM 的复发性出血通常不会导致发病率增加[89, 91]。最后，大多数研究的随访时间相对较短[92]，即使复发性出血率随着时间的推移而降低，在这一短期内发现的出血率也被重新计算为年破裂率[91]。bAVM 的总年出血风险为 3%。然而，有几个因素影响风险，可细分为以下类别。

- 人口学：与白种人患者相比，西班牙裔患者的出血风险大约增加了 2 倍[93]，女性的出血风险趋向于高于男性[80]。

- 临床表现：如前所述，初发时出血是未治疗 bAVM 患者继发出血的最强预测因子（HR=3.2；95%CI 2.1～4.3）[80]。破裂的 bAVM 的年破裂风险为 4.5%，而未破裂的为 2.2%[93]。bAVM 患者神经影像学上的无症状出血也是新出血随时间推移的强独立预测因子[94]。

• 解剖特征：深静脉引流[85]（HR=2.4，95%CI 1.1~3.8）、脑深部位置[85]（HR=2.4，95%CI 1.4~3.4），包括幕下和相关动脉瘤[85]的存在（HR =1.8，95%CI 1.6~2.0），增加破裂风险[80]。近 20% 的 bAVM 中发现了与血流相关的动脉瘤[95]。病灶大小似乎并不影响出血风险，但多发性 bAVM 患者的总体出血风险（每年 6.7%）高于孤立性 bAVM 患者[79]。

• 遗传学：NOTCH4 rs443198_TT 和 rs915895_AA 基因型[82]、载脂蛋白 Eε2（APOEε2）基因型、IL-6 174GG 基因型和 TNF-α 238A 等位基因，与出血风险增加相关[93]。除了与自然、未治疗过程中的自发性出血相关外，APOEε2 和 TNF-α238A 等位基因在立体定向放射外科术后和手术切除术后均具有较高的出血风险[93]

迄今为止，研究未破裂 bAVM 治疗的唯一随机对照试验 ARUBA 发现，在平均 33 个月的随访期间，随机分配到对照组的受试者中与 bAVM 破裂相关的发病率为 10%。对观察性和队列研究的系统回顾和 Meta 分析得出结论，神经外科切除、立体定向放射外科和血管内栓塞都有相当大的风险，包括出血、永久性神经功能缺损和死亡[96]。如果认为干预有效，其风险必须低于疾病的自然病史。目前，还没有针对 bAVM 的药物治疗。然而，贝伐单抗（VEGF 抑制药）在 bAVM 患者中的临床试验正在进行中（ClinicalTrials.gov 标识符，NCT02314377）。

bAVM 出血的长期风险，更重要的是，死亡或残疾的长期风险尚不清楚。对于无破裂史且无危险因素（深静脉引流）的患者，这些风险可能很低。

（三）脑动静脉畸形的治疗选择

目前可用于 bAVM 的治疗方案有：仅对症治疗（如癫痫或头痛）、神经外科切除、血管内栓塞、立体定向放射外科及这些方式的组合。这些策略没有随机试验或非随机比较。然而，对观察性和队列研究进行的系统回顾和 Meta 分析得出结论，bAVM 治疗结果仍然是一项艰巨的疾病管理挑战，永久性神经功能缺损或死亡的中位数发生率为 5.1%~7.4%[96]。这篇综述还得出结论，并发症发生率随着时间的推移而降低，可能是由于技术进步和经验更丰富。

比较不同治疗策略的结果很困难，因为患者对某些治疗方案的选择和不同的治疗目标可能会导致结果偏差。bAVM 的解剖结构、大小、位置和临床表现的广泛异质性，使得患者选择手术是一个困难的过程。一些研究分析了决定手术风险的因素，因为它们会影响患者的预后，从而促进最佳选择。已制订了每种治疗方式的分类方案，并在下文进行了讨论。

没有两个完全一样的 bAVM，治疗决策需要多学科方法。此外，不同机构之间的治疗策略差异很大[97]。bAVM 治疗研究（Treatment Of Brain AVMs Study，TOBAS）可能有助于为治疗决策提供信息。这个研究对未破裂 bAVM 患者在 10 年随访期间的死亡或致残性脑卒中结局进行保守治疗与介入治疗的比较。此外，还比较在立体定向放射外科或神经外科手术切除之前进行血管内栓塞，是否可以提高立体定向放射外科或单独神经外科手术治疗破裂和未破裂 bAVM 的安全性和有效性[98]。

1. 神经外科切除

神经外科切除术是目前使用时间最长的治疗方法，许多作者报道了其技术成功率、发病率和病死率。对 137 项研究（包括 13 698 例接受显微手术切除、血管内栓塞、立体定向放射外科或多种方式联合治疗的患者）的回顾和 Meta 分析显示，96%（范围 0~100%）接受神经外科切除的患者成功进行了闭塞[96]。此外，与其他治疗方式相比，神经外科手术具有最高的永久性神经功能缺损和死亡率（7.4%），但随后的出血率最低[96]。深部 bAVM 和 Spetzler-Martin Ⅰ~Ⅱ级 bAVM 患者的手术并发症发生率较高（表 16-7）。与之前

的研究 [85, 93] 相比，本综述观察到老年患者和具有典型 bAVM 部位的患者并发症发生率较低。

治疗 bAVM 的主要目标是减少出血引起的死亡和长期残疾。神经外科 bAVM 切除术是消除未来出血风险的最有效治疗方法。然而，并非每个患者都是神经外科候选人。手术风险可以通过 bAVM 特征来评估，包括大小、位置和静脉引流模式。例如，枕叶的小而浅的 bAVM，比累及几乎整个半球并且有来自所有主要动脉的供血

和广泛的深静脉引流的病变更容易接近，出于这些原因，Spetzler-Martin（SM）分级系统考虑到了这 3 个关键特征（表 16–7）[99]。随后，制订了 Spetzler-Martin 补充（SM-S）量表（也称为 Lawton-Young 补充量表）[100, 101]（表 16–7）。这包括额外的神经影像学和临床特征，如患者年龄、表现（破裂或未破裂）和 bAVM 致密性，这些也具有重要的外科意义。总的来说，年轻患者比老年患者更能忍受手术，并且具有更好的神经

分级特征	Spetzler-Martin 评分（SM）	SM 补充评分（SM-S）
表 16–7　Spetzler 和 Martin（1986）[99] 及 Spetzler-Martin 补充分级系统（也称为 Lawton-Young）[100]		
	分　值	分　值
动静脉畸形大小		
小（＜3cm）	1	1
中等（3～6cm）	2	2
大（＞6cm）	3	3
位置		
非功能区	0	0
功能区	1	1
静脉引流模式		
浅表引流	0	0
深部引流（任何部分）	1	1
年龄		
＜20 岁		1
20—40 岁		2
＞40 岁		3
非出血的表现		
无		0
有		1
边界弥散		
否		0
是		1

1 级（1～3 分）：低危；2 级（4～6 分）：中危；3 级（7～10 分）：高危

可塑性。先前出血引起的实质损伤可能有助于解剖，并将与手术相关的进一步组织损伤降至最低，从而避免额外的发病率，并允许触及更深的 bAVM。致密 bAVM 比弥漫 bAVM 更容易切除，因为清晰的边缘有助于建立解剖平面。

SM 和 SM-S 量表均能预测 bAVM 手术后的神经预后[101]，可生成 1～10 分的综合分数。患者分为 3 组：低风险（等级 1=1～3 分）、中等风险（等级 2=4～6 分）和高风险（等级 3=7～10 分）。综合评分为 6 分或以下（低风险组和中等风险组）的患者手术并发症在可接受范围，可接受手术切除[101]。

对于过于轻易区分"功能"和所谓的"沉默"脑区的危险，有一个警告是适当的。大脑皮质特殊区域的损伤可能导致容易识别的缺陷，如偏瘫、失语症或视野缺陷，但这并不意味着大脑中不太特殊的区域在功能上不重要；它们在复杂的心理过程中发挥着重要作用，这些过程至少与基本功能同等重要。例如，右颞叶的手术切除在患者短暂就诊时不会导致明显损伤。然而，与家人交谈将彻底消除以往任何认为"沉默"脑区可以切除而不会对患者情绪或个性产生任何后果的想法。

术语"大脑沉默区"应解释为具有一般功能而非特定功能（如语言或动作）的区域，而不是多余的区域。

癫痫是另一种可以从手术中获益的症状。比较神经外科手术切除、立体定向放射外科和血管内栓塞患者癫痫发作结果的 Meta 分析[102] 显示，手术切除（90.1%，95%CI 0.865～0.948）的癫痫发作控制优于立体定向放射外科（78.7%，95%CI 0.729～0.846）或血管内栓塞（66.4%，95%CI 0.5～0.828）（P<0.01）。同样，神经外科切除术的癫痫完全缓解率（78.3%，95%CI 0.701～0.858）高于立体定向放射外科（62.8%，95%CI 0.55～0.70）或血管内栓塞（49.3%，95%CI 0.321～0.666）（P<0.01）[102]。然而，尽管癫痫控制较好，但切除术与无预处理癫痫患者

的新发癫痫相关。后者可能是由于癫痫灶形成或周围致痫性胶质增生的有限切除所致。因此，一些作者建议术中皮质电描记术针对癫痫放电周围区域进行双极电凝[90]。

2. 血管内栓塞

含栓塞剂（如氰基丙烯酸丁酯、聚乙烯醇颗粒、可拆卸铂线圈或液体聚合物）的血管内栓塞，最常用于缩小 bAVM 大小，使其适合神经外科切除或立体定向放射外科。血管内栓塞还可以降低与深部动脉供血和动脉瘤相关的出血风险。对 bAVM 相关动脉瘤的系统评价[95]表明，选择性血管内栓塞是安全有效的，成功率为 80%，总并发症少于 10%。永久性神经功能缺损仅占 1.4%[95]。另一项研究也表明，在 SM 1～3 级血管内栓塞中，血管内栓塞的病死率较低，并且可能与严格深静脉引流的 bAVM 的病死和出血率较低相关[96]。

过去，血管内栓塞通常被用作"初级治疗"，但只有 13% 的患者实现完全闭塞[96]。然而，对于一些具有良好血管结构的 bAVM 来说，它仍然可以作为治愈性手段[96]。目前，血管内栓塞与立体定向放射外科或神经外科切除术联合使用时最有用。然而，多个程序通常是必要的。的确，立体定向放射外科栓塞前会增加 bAVM 闭塞的机会，但也会增加出血风险和并发症[96]，尽管神经并发症会随着时间的推移而改善[103]。对辅助性血管内栓塞治疗 bAVM 的回顾性研究，确定了治疗后新的神经功能缺损的预测因素，包括 bAVM 直径＜ 3cm 和＞ 6cm、深静脉引流和位于功能区。然而，这些变量不能预测持续的长期神经功能缺损[103]。

3. 立体定向放射外科

聚焦放射治疗是治疗 bAVM 的一个越来越重要的选择，这些 bAVM 被认为是外科手术无法达到的，例如，大脑半球深部、脑干或重要的初级投射区域的病变，如语言或支配手的运动控制。然而，＞3.0～3.5cm 的病灶不适合立体定向放射外科，因为投射到该区域内射线剂量相对于正常

组织过大。因此，较大 bAVM 通常首先用血管内栓塞辅助缩小其大小。

立体定向放射外科的原理是，它通过纤维内膜增生诱导进行性血栓形成，最终阻塞构成 bAVM 的血管[104]。数月或数年后，这种情况会缓慢发生，这是一个重要的缺点，因为在此期间，出血风险仍然不确定[105, 106]。然而，最近的研究表明，出血风险随着时间的推移而降低。

在一项多中心回顾性队列研究中，分析了 509 例仅接受立体定向放射外科治疗的符合 ARUBA 资格的患者，并随访了（86±62）个月。3 年时，44% 的患者完全闭塞，10 年时达到 85%。较小的 bAVM 最大直径（$P=0.012$）和较高的辐射边缘剂量（$P=0.001$）独立预测完全闭塞[107]。在随访期间，32 例患者共发生 34 次出血（6.3%），其中 5 例死亡（bAVM 相关死亡率为 1.0%）。潜伏期内立体定向放射外科后出血的年发生率为 0.9%[107]。一项针对 2236 例 bAVM 患者（包括上述 509 例符合 ARUBA 资格的患者）的大型多中心研究显示了类似的结果，立体定向放射外科后的年出血率为 1.1%[108]。值得注意的是，如果立体定向放射外科之前加上血管内栓塞，这种风险可能会更高[96]。另外一个并发症是放射引起的脑实质改变，27% 的患者有影像学表现，只有 11% 的人有症状[107, 108]。永久性神经功能障碍占 4.5%，死亡率占 4.3%。合并的 8.8% 发病率和死亡率，与 ARUBA 药物治疗组中观察到的 10.1% 脑卒中或死亡率相当[107]。

药物难治性癫痫患者可能受益于立体定向放射外科。近 63% 的 bAVM 引起的癫痫患者在立体定向放射外科后获得癫痫无规则发作。如前所述，手术切除后癫痫控制率较高。然而，当 bAVM 闭塞时，立体定向放射外科治疗患者的无癫痫结局率高于手术切除患者（85.2% vs. 78.3%，$P<0.01$）[102]。此外，在立体定向放射外科后获得癫痫完全缓解的患者中，约有 50% 可能不再需要抗癫痫药物[86]。

一个实用的立体定向放射外科预测模型——弗吉尼亚放射外科动静脉畸形量表（the Virginia Radiosurgery AVM scale，VRAS）[108]（表 16-8）已被提出。

（四）未破裂动静脉畸形患者的管理

尽管通常建议对大多数破裂的 bAVM 进行干预，但对未破裂 bAVM 患者的管理仍存在争议。尽管在 223 例入选受试者之后提前停止了 ARUBA，但平均随访 33 个月，结果表明，与保守治疗组相比，分配给干预组（神经外科、立体定向放射外科、血管内栓塞和联合治疗）的患者，脑卒中（缺血性或出血性）和死亡率高出 3 倍（31% vs. 10%）。它还显示与保守治疗相关的神经功能障碍较低（14.0% vs.38.6%；RR 0.36，95%CI 0.16～0.83）。因此，作者建议对未破裂的 bAVM 患者采取"等待观察"的方法。与基于人群的前瞻性队列研究 ARUBA 相一致，苏格兰颅内血管畸形研究（Scottish Intracranial Vascular Malformation Study，SIVMS）[109] 包括 204 例未

表 16-8　弗吉尼亚放射外科动静脉畸形量表[108]

变　量	分　值
bAVM 体积（cm³）	
<2	0
2～4	1
>4	2
位置	
非功能区	0
功能区	1
出血史	
无	0
有	1

评分为 0～1 分的患者中，80% 的患者取得了良好的结果，即动静脉畸形闭塞，无任何放射手术后后遗症，评分为 2 分的患者有 70%，评分为 3～4 分的只有 45%

bAVM. 脑动静脉畸形

破裂 bAVM 患者，随访长达 12 年。103 例患者接受了干预。保守治疗的患者与 bAVM 或其干预相关的脑卒中或死亡率较低（校正 HR=0.37；95%CI 0.19～0.72）。同样，SIVMS[109] 显示保守治疗组在 4 年中位随访后的神经功能障碍更少（HR=0.59；95%CI 0.35～0.99）。

尽管 ARUBA 的结果有利于保守管理，但它在各个方面受到了批评。一些批评包括 bAVM 自然病史的随访时间短，治疗组缺乏标准化，干预组出血率过高，缺乏干预组 bAVM 闭塞率的数据，以及分配给干预组的许多患者治疗不完全[110]。正在进行的 TOBAS 试验可能有助于澄清关于未破裂 bAVM 最佳管理的剩余不确定性[98]。

虽然癫痫发作可以用抗癫痫药物控制，但一些患者会发展为药物难治性癫痫。先前讨论了干预对难治性癫痫患者癫痫控制的益处。然而，目前尚不确定是否需要对非药物难治性癫痫患者进行干预。一项基于人群的前瞻性观察研究，比较了保守与干预性癫痫管理[87]。在按表现方式分层的分析中，接受干预治疗的患者与保守治疗的 bAVM 患者，首次或复发性无诱因癫痫的 5 年风险没有差异（脑出血：35% vs.26%，P=0.5；癫痫：67% vs.72%，P=0.6；偶发性：21% vs.10%，P=0.4）[87]。此外，对 bAVM 伴有癫痫患者进行 5 年随访后，两组 2 年的癫痫发作自由率相似（57% vs.52%；P=0.7）[87]。在获得更多数据之前，bAVM 干预应侧重于降低出血风险，而不是控制癫痫发作，除非患者患有药物难治性癫痫。

鉴于现有的不确定性，考虑治疗的未破裂 bAVM 患者应进入随机对照试验。如果这不可能，应与患者讨论所有治疗方案的利弊，并根据这些不确定性做出决定。决定是否接受治疗的一个重要因素是患者对未治疗的脑部病变可能意外出血的心理态度。一般来说，了解此类病变会导致生活质量下降[3]。一些患者在处理这些知识时表现出令人钦佩的冷静；然而，对另一些人来说，他们的生活可能被感知到的危险所支配，以至于他们坚持干预，即使在风险权衡似乎会反对这种行动的时候。如果选择治疗，开放手术似乎对浅表性和小的 bAVM 最好。对于较大的病变，在神经外科手术或立体定向放射外科之前进行血管内栓塞似乎是合理的。立体定向放射外科可能是手术无法到达的 bAVM 的一个好的选择，例如由小血管供血的小而深的病变。

在缺乏明确的 bAVM 家族优势的情况下，没有筛查 bAVM 患者亲属的迹象，即使有几个亲属受到影响。在一些家庭中，通过筛查在亲属中检测到 bAVM[111-113]，但在其他家庭中，筛查没有产生任何新的 bAVM 病例[114-116]。对所有 bAVM 患者的近亲进行筛查必然会产生低收益，而且不太可能具有成本效益。拒绝筛查的另一个原因是，发现无症状 bAVM 的临床后果仍不确定。

偏头痛有时被认为是 bAVM 筛查的一个适应证，但偏头痛患者发现 bAVM 可能性远低于 1%[117]。此外，考虑到治疗方面的困境，偏头痛患者是否受益于了解到存在潜在的 bAVM 还远远不能确定。对所有患有定型发作的偏头痛患者进行影像学研究的另一个缺点是，绝大多数患者的成本、不适和阴性检查的风险。

第 17 章　预防脑卒中复发和其他严重的血管事件

Preventing recurrent stroke and other serious vascular events

Cathra Halabi　Rene Colorado　Karl Meisel　著

段光明　李　浩　陈中灿　胡　森　译

一、预防脑卒中复发和其他严重血管事件的一般做法

（一）我们能预防些什么

本章讨论针对既往缺血性脑卒中、TIA 或脑出血患者，采取何种措施以达到对复发性血管事件的长期预防。其中，对于急性缺血性脑卒中、脑出血和蛛网膜下腔出血的特异性治疗措施、罕见病因导致脑卒中的治疗，以及预防脑出血的具体策略在本书第 7 章、第 13～16 章已有论及。

脑卒中和 TIA 患者不仅是脑卒中复发的高危人群，往往还会发生心肌梗死、下肢缺血，以及由脑血管疾病引起的精神和认知障碍。因此，处理脑卒中患者的临床医生不仅需要在临床检查中关注心脏和外周血管疾病，而且在决定实行二级预防时也需如此。事实上，许多预防脑卒中或 TIA 药物及生活方式干预的试验和系统回顾，主要焦点依然是集中在预防"严重血管事件"，通常定义为脑卒中、心肌梗死和血管原因导致死亡的某些组合。本章关注的研究结果，涵盖了可能给脑卒中或 TIA 患者造成风险的最严重的复发性血管事件。尽管，这些研究忽略了周围血管疾病、精神疾病、认知障碍、残疾等严重后果，降低这些额外严重后果的风险显然也非常重要。有些旨在预防脑卒中复发和其他严重血管事件（如降低血压、控制糖尿病和降低胆固醇）的干预试验，试图确定干预是否也能降低脑血管疾病引起的认知障碍的发病及其严重程度（参见每个具体干预措施的对应部分）。

虽然脑卒中的一级预防不是本章的主要主题，但我们在此讨论了对既往无脑卒中或 TIA 病史的人使用各种干预措施的证据，有时也对那些完全没有血管疾病史的人进行讨论，因为在二级预防中仍采取相同的干预措施。

（二）来自随机试验和系统评价的证据

与本书的其他章一样，我们将尽可能采用来自随机对照试验和系统评价的信息（见第 13 章"一般治疗注意事项"），治疗建议建立在现有最佳证据的基础上。如果没有相关的随机对照试验，我们通过在其他患者中（非脑卒中或 TIA 患者）进行的随机对照试验证据，或根据其他来源（如观察性研究、临床推断、病理生理学、常识或个别经验）来做出治疗建议。

（三）治疗的相对和绝对效应

需要强调的是，使用特定预防性治疗应基于其绝对获益而非相对获益（同样，对任何严重风

险要考虑其绝对增加而非相对增加）（见第 13 章"一般治疗注意事项"和表 13-5）。例如，对于次年脑卒中绝对风险为 2% 的患者，将其脑卒中风险降低 50% 的治疗，会将绝对风险降低至 1%，从而产生 1% 的绝对收益。因此，每治疗 1000 名患者将避免 10 次脑卒中，即治疗 100（1000/10）名患者 1 年才能预防一次脑卒中。另一方面，对于次年脑卒中风险为 10% 的患者，给予相同的治疗，降低同样的相对风险，会将绝对风险降低至 5%，即每治疗 1000 名患者避免 50 次脑卒中。这些高危患者中只需要将 20（1000/50）名患者治疗 1 年即可预防一次脑卒中。

　　一般来说，某项治疗的相对效果在绝对风险不同的患者亚组中是一致的。情况并非总是如此，特别是当考虑的结果是一个由几个不同的部分组成复合结果时，其中某些风险增加，而另一些的风险因治疗而降低。然而，如果分开考虑治疗的获益和风险，治疗的相对效果通常保持不变 [1]。因此，如果知道某项治疗的相对效果，就可以计算任何特定患者的绝对益处，只要知道（或估计）患者来治疗的风险是多少。同样，如果考虑治疗的不良反应，如果知道某项治疗增加的相对风险和患者未治疗的风险，就可以计算任何重要不良反应的绝对超额风险。在绝对收益和绝对风险之间的平衡将决定特定患者或患者组治疗的绝对净获益。这种净获益的大小将有助于给出治疗建议。因此，了解我们患者的预后至关重要（见下文）。其他因素，如治疗成本、可用性以及患者的态度和偏好，也将有助于决策过程。

二、未来血管事件的预后和预测

　　脑卒中后早期死亡和残疾的预后已在第 10 章"患者预后"中讨论。本节描述了 TIA 和脑卒中患者对未来可能通过适当治疗而能预防的重要血管事件（特别是复发性脑卒中，以及心肌梗死和死亡）的早期和长期预后。正如第 10 章"患者预后"所强调的那样，我们掌握的有关这些患者预后的大部分信息来自随着时间的推移随访大

量患者。信息量较大的预后研究多符合第 10 章表 10-2 所列的标准。由于 TIA 或脑卒中的不同潜在原因和不同的并发症（见下文），个别患者的预后可能与所有患者的平均预后有很大差异（见下文），因此我们还讨论了对某一具体患者，如何才能更准确地预测其风险，让我们能够回答"该患者发生另一项重要血管事件的风险是什么"这个问题，由此制订个性化但基于证据的管理方法。

（一）短暂性脑缺血发作和轻型脑卒中的早期预后

1. 短暂性脑缺血发作和轻型脑卒中（非致残性）后的早期脑卒中风险较高

　　大约 20% 的脑卒中患者会有先兆性 TIA。这些"预警性"事件为我们提供了进行预防性干预的机会，进行预防性干预的获益有很明确的证据支持。TIA 和轻型缺血性脑卒中不仅在发病年龄、性别、合并基础疾病等方面相似，而且两者在发病后早期或长期的脑卒中复发和其他血管事件的发生上也类似，因此将两者合并讨论 [2-6]。

　　既往对 TIA 的定义是基于时间的，即与血管供应区域相关的神经系统症状的发作和完全消退都必须在 24h 内。最新的定义则是基于组织学的改变，AHA/ASA 发表的声明中，认识到对时间判断的主观性，将影像学上的急性缺血性病变称为脑卒中，而不考虑神经症状是否为短暂性 [7]。然而，MRI 上病变 DWI 演变的影像学研究表明，有些患者既可以不出现急性 DWI 信号改变，要么在因扫描时机不同，出现急性和亚急性期信号的快速演变。此外，短暂性缺血动物模型中，反向 DWI 信号仍然与细胞死亡有关 [8, 9]。症状和影像学改变的动态特征，以及越来越多的证据表明，TIA 是一种高度不稳定的临床事件，必须尽早进行干预，并且任何 TIA 定义都意味着该诊断属于脑卒中。因此，已经开发了许多预后评分来识别 TIA 后脑卒中复发风险最高的患者。多数评分系统在推导和验证队列中使用了传统的基于时间的定义。随后的改进评分

也使用基于时间的定义来保持比较能力，尽管最近提出的评分系统包括影像学和其他诊断试验的资料（见下文），以期能改善预后。识别发生脑卒中风险最高（和最低）的患者，对减少发病和死亡具有重要意义，同时也兼顾安全、成本—效益，建立有效的机制来确定治疗开始的时机和条件。

研究表明，TIA 或轻型缺血性脑卒中后短期内脑卒中的风险很高[10, 11]。加利福尼亚州和阿尔伯塔省的两项基于急诊科的 TIA 研究称，脑卒中 30 天的累积风险约为 7%，90 天的累积风险约为 10%[12, 13]。在其中一项研究中，几乎 50% 的 90 天脑卒中发生在前 2 天内[13]。在英国牛津郡进行的两项基于社区的前瞻性队列研究发现，自首次 TIA 发病之日起，累积脑卒中的风险甚至更高，在 7 天时累积脑卒中的风险约为 8%，在 30 天时为 12%，在 90 天时为 17%。2002—2004 年牛津郡研究中报道与之相似的轻型缺血性脑卒中后早期复发脑卒中的累积风险：7 天为 12%，30 天为 15%，90 天为 18%（图 17–1 和表 17–1）。该研究排除了发生 TIA 或轻型缺血性脑卒中但直到随后发生脑卒中后才就诊的患者，这些风险估计几乎不受排除此类患者的影响[2]。在美国对 TIA 患者进行的进一步基于人群的研究发现，与牛津郡报道非常相似[14]。4 项研究总共报道了约 2500 名脑卒中患者的既往 TIA 时间，发现 23% 的患者既往有 TIA 病史，其中 17% 发生在脑卒中当天，43% 发生在脑卒中前 1 周内[15]。

2007 年，两项观察性研究的 Meta 分析报道了 TIA 后急性脑卒中的风险，并探讨了研究之间报告的早期脑卒中风险的异质性。一项对 18 项研究的分析发现，脑卒中的总体风险在 2 天为 3.1%，在 7 天为 5.2%（18 项研究中有 17 项，超过 9000 名患者）。然而，7 天的风险为 0~12.8%，变化很大[25]（图 17–2）。当按方法、人群或环境对 2 天和 7 天脑卒中的风险计算进行分层时，异质性降低。那些具有颈动脉狭窄或者心房颤动等明确病因的研究则予以排除。最低的脑卒中风险

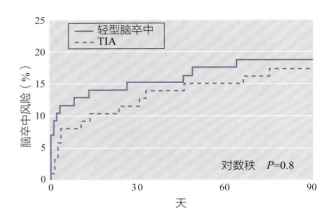

▲ 图 17–1　牛津血管研究中短暂性脑缺血发作（TIA）或轻型缺血性脑卒中后再发脑卒中的累积早期风险

经 BMJ Publishing Group 许可转载引自 Coull et al. 2004[2]。©2004

与急诊或专业人员评估相关，而最高的脑卒中风险则与非急诊条件下的评估相关[25]。另一项 Meta 分析确定了 TIA 后 2 天、30 天和 90 天合并的脑卒中风险，分别为 3.5%、8.0% 和 9.2%，还注意到评估的 11 项研究存在异质性[26]。这些研究中没有将具有明确病因的患者排除。

牛津血管研究随后的一项基于人群的调查指出，在首次 TIA 中，6h、12h 和 24h 的脑卒中风险分别为 1.2%、2.1% 和 5.1%。患者在第 1 天的风险最高，占 TIA 后 30 天内脑卒中的 42%。由于该研究排除了失语症或精神状态受损的患者，因此实际风险可能更高[27]（图 17–3）。

这些研究表明，TIA 是一种紧急情况，大量患者将在数小时或数天内进展为缺血性脑卒中。因此，有 TIA 症状的患者需要快速评估并进行预防性干预[10]。此外，简化评估和早期干预可降低脑卒中的风险[28]。

短暂性脑缺血发作短期内发生脑卒中的风险非常高。大多数 TIA 后的脑卒中发生在最初的 1~2 天。风险估计要依据患者人口特征、医疗条件和评估的紧迫性。应紧急评估有 TIA 症状的患者。

表 17–1	短暂性脑缺血发作（TIA）或轻型缺血性脑卒中、任何缺血性脑卒中和脑出血后死亡、脑卒中和心肌梗死的近似绝对平均风险	
	医院转诊	基于社区
TIA 或轻度缺血性脑卒中后		
死亡		
年平均风险	5%	8%
脑卒中		
第 1 周	—	10%
第 1 个月	7%	14%
前 3 个月内	10%	18%
第 1 年	15%	至少 20%
随后的每年 [a]	3%	6%
心肌梗死		
年平均风险	2%	2%
任何缺血性脑卒中后		
死亡		
第 1 个月	—	10%～20%
第 1 年	—	25%
随后的每年	—	7%
脑卒中		
第 1 年	—	至少 10%～15%
随后的每年	—	4%～5%
心肌梗死		
年平均风险	2%	2%
脑出血后		
死亡		
第 1 个月	—	42%
此后的平均年度风险	—	8%
脑卒中		
年平均风险	4%	6%
心肌梗死	—	—

a. 数据来自 Hankey and Warlow 1994 [16]，风险略微向下调整，以考虑到第 1 年包含较高风险期所导致的高估（引自 Johnston et al. 2000 [13]; Hill et al. 2004 [12]; Coull et al.2004 [2]; Hankey and Warlow 1994 [16]; Touzé et al. 2005 [17]; van Wijk et al. 2005 [5]; Feigin et al. 2003 [18]; Dennis et al. 1993 [19]; Petty et al. 1998 [20]; Hardie et al. 2003 [21]; Dennis 2003 [22]; Counsell et al. 1995 [23]; Bailey et al. 2001 [24]）

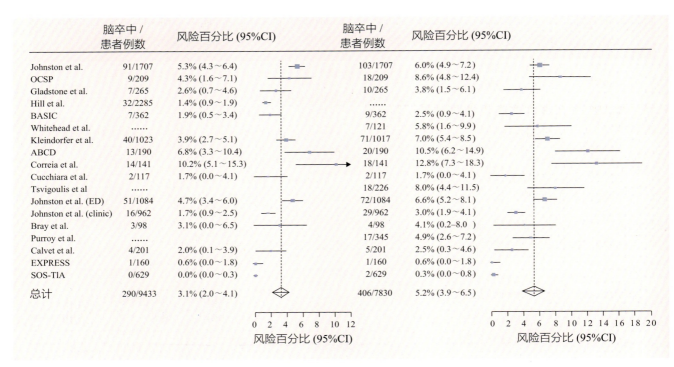

▲ 图 17-2　短暂性脑缺血发作后 2 天与 7 天脑卒中风险的汇总 Meta 分析
引自 Giles and Rothwell 2007[25]。©2007 Elsevier

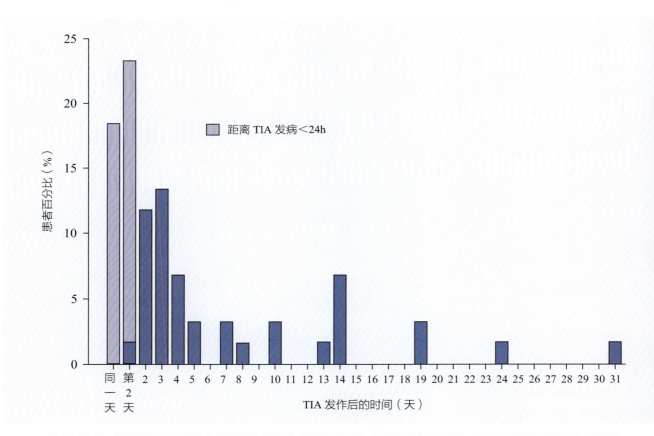

▲ 图 17-3　所有在 TIA 后 1 个月内发生脑卒中的患者从发生短暂性脑缺血发作（TIA）到发生脑卒中的时间

2. 短暂性脑缺血发作或轻型缺血性脑卒中后早期脑卒中风险的个体化预测

上述的 Meta 分析表明，TIA 的临床特征可以提供充足的预后信息。据此进行简单的风险评分，帮助医生在遇到此类患者时对早期脑卒中的风险做出尽可能准确的评估。在加州急诊队列中，年龄增加、症状持续时间延长、运动无力、言语障碍和糖尿病各自独立地增加了 90 天时的脑卒中的风险[29]。在牛津郡社区队列中，7 天脑卒中风险的独立预测因子相同，还有血压升高[30]。随后验证了这两个评分，结果显示在几个

独立的基于人群、基于诊所和基于急诊科的数据中表现良好[31]。随后的 ABCD2 评分系统，即基于加利福尼亚和牛津郡 ABCD 评分中包含的变量，在预测 2 天的风险方面非常好，并且在 7 天和 90 天也表现良好（表 17-2 和表 17-3）[31]。

这些评分可以预测随后的脑卒中风险，部分原因是评分较高的患者比评分较低的患者更可能实际患有 TIA[32, 33]。ABCD2 评分已被临床医生广泛使用，也被纳入各种国际脑卒中预防指南。然而，关于其是否可靠地对脑卒中早期风险进行分层，研究的结果却相互矛盾[34]。

表 17-2　来自美国急诊科 TIA 患者队列（加利福尼亚评分）、英国一项基于人群的 TIA 研究（牛津郡 ABCD 评分），以及两个队列的组合（ABCD2 评分）的短暂性脑缺血发作（TIA）后早期脑卒中风险的独立风险因素和评分系统

风险因素	评分
ABCD2 评分（2 天时的脑卒中风险）	
年龄≥60 岁	1
血压	
收缩压 140mmHg 和（或）舒张压≥90mmHg	1
临床表现	
偏瘫	2
无偏瘫的言语障碍	1
其他	0
症状持续时间	
≥60min	2
10～59 min	1
<10 min	0
糖尿病	1
ABCD3- Ⅰ评分（以上评分加上以下评分）	
再发 TIA（本次 TIA 加上过去 7 天内的 TIA）	2
影像学：同侧≥50% 的颈内动脉狭窄	2
影像学：急性 DWI 高信号	2

（改编自 Johnston et al. 2007[31]; Merwick et al. 2010[35]）

表 17-3　根据 ABCD2 评分，低、中、高风险患者短暂性脑缺血发作后 2 天、7 天和 90 天的脑卒中风险（数据来自加利福尼亚和牛津郡推导队列，以及 4 个加利福尼亚和牛津郡验证队列中总共 4799 例患者）

风险等级	ABCD2 评分	患者例数（h）	2 天风险（脑卒中次数）	7 天风险（脑卒中次数）	90 天风险（脑卒中次数）
低	0～3	1628	1.0%（17）	1.2%（19）	3.1%（50）
中	4～5	2159	4.1%（89）	5.9%（128）	9.8%（211）
高	6～7	1012	8.1%（82）	11.7%（118）	17.8%（180）

引自 Johnston et al. 2007 [31]

根据对评分的综合分析，指南建议 ABCD2 评分≥4 的患者在 7 天内发生脑卒中的风险很高 [36]。一项 Meta 分析探讨了二分法 ABCD2 评分（高风险和低风险）对 TIA 后 1 周内发生脑卒中的患者进行适当分层的能力。Meta 分析纳入了 29 项研究中的 13 700 多例患者。大多数研究排除了 TIA 样发作，几乎没有研究报道 TIA 诊断后的干预措施，并且使用了基于时间的 TIA 定义。总体而言，对于 7 天脑卒中的风险而言，高风险类别的灵敏度为 86.7%，但特异度却低至 35.4%。在大多数研究中，2/3 的评分属于高风险类别。重要的是，有 20% 的颈动脉狭窄＞50% 和（或）心房颤动的患者被归类为低风险类别，而实际上这些患者亚型处于高风险，对其早期治疗与脑卒中事件的显著减少有关。最后，1/3 以上的 TIA 样发作被归为高风险类别 [37]。需要强调的是，ABCD2 评分最初是为了对所有疑似 TIA 症状的患者进行风险分层，供非专业人士使用，而不是用于做出治疗决定。

一项急诊科研究证明了立即评估和治疗 TIA 患者的重要性。该队列中的 670 例患者的 7 天脑卒中的风险与最初的 ABCD2 队列相关。该研究将评分划分为低（0～3）、中（4～5）和高（6～7）脑卒中风险 [38]。诊断为 TIA 的患者迅速接受了全面评估，包括专家会诊的头部影像学和颈动脉评估，低风险患者出院并计划在随后几天进行随访。研究中的脑卒中风险为：低风险组为 1.1%（原始队列为 2.0%），脑卒中险组为 0.3%（原

始队列为 6%），高风险组为 2.7%（原始队列为 12.9%）。在最近的急诊科队列中，90 天的脑卒中风险同样较低，在这种快速综合评估的背景下，就诊时的 ABCD2 评分与随后的脑卒中风险之间没有相关性。较低的风险率、即刻评估以及根据需要进行干预，可能会降低每个类别的风险。其他利用快速和综合评估的研究也证实了这一结果，表明脑卒中早期复发的风险降低了 80% [39]。

其他临床特征有助于预测早期脑卒中风险，从而使这些评分系统得到进一步完善。例如，由于缺血导致的短暂或永久性单眼失明后早期脑卒中的风险要低于大脑半球 TIA 的患者，队列研究的系统评价和 Meta 分析表明，椎基底动脉供血区 TIA 早期脑卒中风险可能高于颈动脉供血区的缺血事件 [40]。

早期脑卒中的风险还取决于血管病变。在四项基于人群的研究中对 1700 例首次脑卒中患者进行的 Meta 分析表明，大动脉粥样硬化血栓性脑卒中患者的复发性脑卒中风险最高，而小血管疾病导致的腔隙性缺血性脑卒中患者的脑卒中复发风险最低（图 17-3）[41]。然而，这些缺血性脑卒中亚型差异在 TIA 患者中可能不太明显，部分原因是 TIA 患者的分类比脑卒中更困难，因而导致偏倚，并且因为一些腔隙性 TIA 患者后续脑卒中的风险非常高，即所谓的"内囊预警综合征" [42]。CT 或弥散加权像 MRI 脑部扫描发现梗死区，会增加 TIA 或轻型缺血性脑卒中后再发脑卒中的风险，而脑微栓子的检测可能会预测大动

脉粥样硬化血栓疾病患者的风险 [10, 42, 43]。

脑和颈动脉影像检查可通过 ABCD 系统（仅使用临床体征和症状）增强 TIA 风险分层。ABCD2 评分已通过多种方式进行了改良，加入这些影像资料以提高其风险分层能力，例如 ABCD3 和 ABCD3-Ⅰ 评分 [44, 45]。ABCD3-Ⅰ 评分增加了既往 TIA 病史、颈动脉狭窄和 MRI 上 DWI 信号改变。对来自多个国家的 16 个队列的患者紧急评估的汇总分析，支持在综合评估后使用 ABCD3-Ⅰ 评分来识别具有早期（2 天）高脑卒中风险的 TIA 患者 [45]。在实际工作中，获取 DWI 图像给急诊服务增加了相当大的负担，因此 ABCD3-Ⅰ 评分在常规临床实践中的实施仍然有限。

尽管关于风险评分及其效用的文献仍在不断发展，特别是 ABCD2 系统的文献，但很明显，在评估时对危险因素、临床特征和诊断信息进行及时的评估，对于识别可治疗的缺血病因，以及实施二级预防干预措施至关重要。

短暂性脑缺血发作的临床特征（如患者年龄、血压、糖尿病、神经功能缺损和症状持续时间、标志性事件前 1 周的相似症状）、患者危险因素（如心房颤动）和诊断资料（脑 MRI 与 DWI、颈动脉血管评估）可以帮助识别脑卒中风险最高的患者。不过，所有 TIA 患者都需要紧急医疗评估和控制危险因素。

（二）短暂性脑缺血发作或轻型缺血性脑卒中的长期预后

关于脑卒中和 TIA 事件后的长期临床结果，目前已有长达 10 年的随访报道。脑卒中复发的直接风险伴随着心脏事件的增加和痴呆风险的增加。在满足研究标准的理想的预后调查中（表 10-2），前 5 年的每年平均风险大致如下（表 17-1）。

• 死亡：在基于社区的研究中，死亡风险约为每年 8%（约为没有 TIA 的同年龄和性别个体的 1.4 倍），在医院转诊队列中约为每年 5%。TIA 后大约 40% 的死亡是由于缺血性心脏病，25% 是脑卒中，5% 是其他血管事件，如主动脉瘤破裂，30% 是非血管疾病。

• 脑卒中：在社区研究中，脑卒中风险约为每年 7%（比没有 TIA 的同年龄和性别个体高约 7 倍），在医院转诊的队列中约为每年 4%。这些脑卒中大部分是缺血性的，大约 2/3 是严重致残性脑卒中。

• 心肌梗死：在社区和医院转诊的队列研究中，心肌梗死的风险每年约为 2% [17]。

• 血管事件（脑卒中、心肌梗死或血管死亡）：在社区研究中，血管事件的风险约为每年 10%，在医院转诊队列中约为每年 8%。

• 痴呆：脑卒中后 30 年痴呆的绝对风险为 11.5% [46]。

2003—2013 年，脑卒中后死亡率的总体趋势在年龄调整后下降了 33.7%，脑卒中总数下降了 18.2%。脑卒中现在是第五大死亡原因，而之前排名第 3。脑卒中的年龄调整死亡率现在为 36.2/100 000。脑卒中后死亡的概率受年龄、性别和种族的影响。女性和黑种人患者的死亡率有所改善，但仍然高于男性和白种人患者 [47]。

我们已经确知 TIA 后短期脑卒中的风险特别高（见本章"未来血管事件的预后和预测"）。然而，一项基于医院的 TIA 队列研究报道了最初几个月后的结果，发现 1 年时脑卒中风险为 15%。这个数字可能被低估了，因为最初 24h 内的脑卒中被排除在分析之外，并且随访是基于管理数据 [12]。在基于社区的研究中，预计第 1 年的脑卒中风险会更高，超过 20% [2]。

因此，上述的近似年平均风险严重低估了第 1 年脑卒中和其他血管事件的风险，并且从第 2 年开始略微高估了这些风险。

大约 10 年的前瞻性随访数据已公布，该队列包含约 2500 例在轻型缺血性脑卒中或 TIA 后 3 个月内招募的患者，参与一项不同阿司匹林剂量和阿替洛尔与安慰剂的随机试验（荷兰 TIA 试验）。最初几年死亡、脑卒中和其他血管事件的平均年风险，略低于上述医院转诊队列报道的风险[5]。这与之前的观察结果一致，反映了招募参加试验的患者年龄略低，预后通常更好[48]。本研究的长期随访表明，相对较高的早期年度脑卒中风险在最初几年下降到第 4 年之后的 1%~2%，年死亡率随着时间的推移从不到 4% 逐渐增加到第 10 年的 7%~8%。每年发生血管事件的风险在前 3 年从大约 7% 下降到大约 3.5%，然后稳步上升至第 10 年的 7% 左右（图 17-4）[5]。一项对 290 例既往 TIA 患者的长期随访研究，这些患者最初被招募到牛津郡的社区或医院队列中，最近一次 TIA 后无脑卒中存活的中位数为 3.8 年，因此被选为低脑卒中风险低，发现连续 10 年中约有每年 2% 的脑卒中风险，每年 3% 的心肌梗死或冠状动脉疾病导致死亡风险，每年 4% 的血管事件风险（图 17-5）[49]。

TIARegistry.org 计划是一项旨在评估脑卒中和其他心血管事件（包括急性冠状动脉综合征和死亡）长期风险的跨国研究。该项目的目标是描述由脑卒中专家紧急评估的 TIA 患者在 1 年和 5 年时间点的风险。随访 1 年的数据显示，与历史研究相比，早期脑卒中的风险较低，这是在许多 TIA 研究中看到的趋势，例如前述诸多研究。总体结局风险为 6.2%，1 年脑卒中的风险为 5.1%。与较早的研究一样，约 20% 的 ABCD2 评分低于 4 的患者发生脑卒中。7 或 8 分会使脑卒中风险增加 1 倍。约 1/3 的患者在初次成像时出现急性梗死，约 20% 的患者至少有 1 条血管有明显的颅内或颅外狭窄（>50%），约 10% 的患者有心房颤动。这项研究增加了有关在专业机构中进行快速评估主要风险和实施早期干预的证据。与早期研究相比，全年脑卒中风险稳步上升，第 2 天为 1.5%，第 7 天为 2.1%，第 30 天为 2.8%，第 90 天为 3.7%[50]。

一旦实施了早期预防措施，就需要长期维持。TIARegistry.org 项目的 5 年后续数据将继续为风险评估概况提供最新的信息。

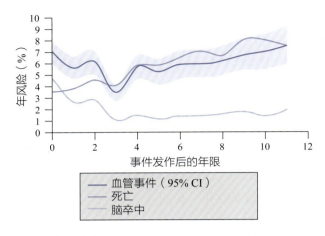

▲ 图 17-4　死亡、脑卒中和血管事件的年风险
引自 van Wijk et al. 2005 [5]. © 2005 Elsevier.

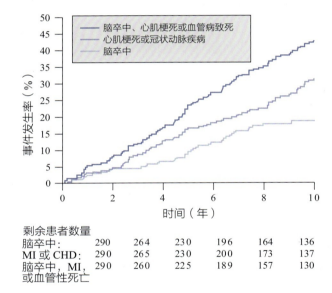

▲ 图 17-5　既往有短暂性脑缺血发作的患者的任何脑卒中、任何心肌梗死（MI）或死于冠状动脉疾病（CHD）的 Kaplan-Meier 事件发生率（来自牛津郡社区脑卒中项目和同时期医院转诊的一系列 TIA 患者），最近一次 TIA 和开始随访之间的中位数为 3.8 年
经 BMJ Publishing Group 许可转载，引自 Clark et al. 2003[49]

在短暂性脑缺血发作或轻型缺血性脑卒中后的高风险期之后，心血管事件的风险最初可能会通过早期干预降低到较低的水平，但随着时间的推移会逐渐上升。预防工作必须尽早开始并长期持续。

短暂性脑缺血发作或轻型缺血性脑卒中的长期预后的个体化预测

几项大型队列研究已经确定了与 TIA 或轻型缺血性脑卒中后血管结局相关的长期风险的独立预测因素。已经开发了 3 个预测模型并在独立数据中进行验证，以期对个体患者进行更精确的风险评估[1, 51-53]。根据原始出版物中的信息，可以使用在线工具快速计算预测风险。另一个例子是使用一组彩色图表来表示脑卒中风险（见本章"用于症状性颈动脉狭窄的颈动脉内膜切除术"，另请参见本章图 17-41），类似用于初级保健时预测心血管风险的图表（见第 20 章"预防高危人群和普通人群的首次脑卒中"）。这些图表提供了模型的简化版本，专门用于预测考虑手术的患者因最近出现症状的颈动脉狭窄导致同侧缺血性脑卒中风险。

造成这些预测模型中包含的变量差异原因很多，包括建模的可用性、患者类型、预测的结果及使用的统计方法。然而，令人惊讶的是，这些变量主要来自临床病史，只有少数来自临床检查和其他调查。荷兰 TIA 试验中，脑卒中、死亡和血管事件的长期风险建模也显示了仅依据病史就可以做出预测的能力。简单地记录患者的年龄、性别、心肌梗死病史、糖尿病、高血压和外周动脉疾病，为确定未来事件的风险提供了基本信息[5]。

简单的临床病史提供了在短暂性脑缺血发作或轻型缺血性脑卒中患者预测脑卒中和其他血管事件的长期风险的基本变量。加入颈动脉的影像学检查可以进一步完善这一预测。

（三）各种严重程度的缺血性脑卒中的预后

急性缺血性脑卒中后最初几个月的死亡和残疾的预后已在第 10 章中讨论。较早的关于脑卒中后长期预后的队列研究，通常报道所有类型脑卒中的综合结果，这通常是因为没有对大部分患者进行头部影像学检查，因此无法确定脑卒中的病理类型（缺血性或出血性）。由于大多数脑卒中是缺血性的，这些研究结果主要反映缺血性脑卒中的预后。有几项研究报道了脑卒中后患者足够早地进行头部影像学检查，其中一些研究报道了脑卒中后数年的结果，其中一些还报道了缺血性脑卒中亚型的数据。

1. 各种缺血性脑卒中后的死亡

从 1990 年开始，针对首次脑卒中的社区研究报道，缺血性脑卒中后第 1 个月的死亡风险为 10%～20%[18]（表 17-1）。第 10 章"患者预后"讨论了早期病死的预测因素和原因。从历史上看，在白种人患者的社区研究中，大约 1/4 的缺血性脑卒中患者在脑卒中后 1 年内死亡，大约 50% 在 5 年内死亡，3/4 在 10 年内死亡。第 1 年的死亡风险最高，此后每年下降至 6%～7%，与 TIA 后的长期年度死亡风险相似（图 17-6 和表 17-1）[19-21]。大多数与脑卒中相关的死亡发生在第 1 个月。从长远来看，脑卒中复发、心脏病和非血管性原因导致的死亡变得越来越重要（图 17-7）[19, 21, 54-56]。

心源性缺血性脑卒中患者第 1 个月的死亡风险最高，腔隙性缺血性脑卒中患者的死亡风险最低，这可能是由于非腔隙性梗死面积较大且脑卒中复发风险较高。在第 1 个月之后，亚型之间的这种差异会减弱。不同疾病的 5 年死亡风险也有不同：心源性脑卒中约为 80%，原因不明的缺血性脑卒中约为 50%，大动脉（动脉粥样硬化血栓形成）或腔隙性脑卒中约为 1/3，尽管这些以医院为基础的系列研究的风险通常较低（图 17-8 和图 17-9）[54, 57-59]。

年龄增加、初次梗死的严重程度（其中缺血性亚型是一个重要指标）、脑卒中复发、心血管和呼吸系统的并发症及癫痫发作，似乎都是缺血性脑卒中后任何时间点死亡的独立预测因素[55]。

TIA 和脑卒中后的生活质量可能与死亡风险一样重要。TIA 和脑卒中的 5 年影响发现，与参加牛津血管研究的患者相比，生存者的生活质量较低[60]。EuroQol-5 维度问卷用于评估 5 年期间的生活质量，患者的反馈依据 20 世纪 90 年代提

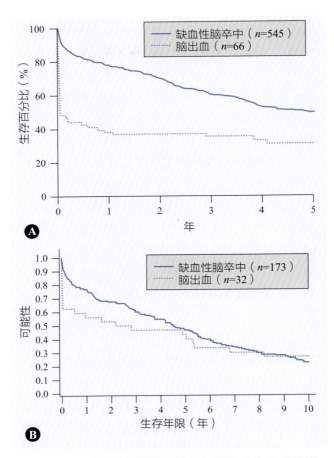

▲ 图 17-6 英国牛津郡社区脑卒中项目（A）和澳大利亚珀斯社区脑卒中研究（B）中首次脑卒中的病理学分层的长期随访生存概率的 Kaplan-Meier 曲线

图 A 引自 Dennis et al. 1993 [19]；图 B 引自 Hardie et al. 2003 [21]

出的英国人口关税产生效用评分。该研究显示，与对照组相比，TIA 和脑卒中幸存者的效用评分较低，并且脑卒中严重程度的增加预示着较低的效用值。TIA 后调整后的 5 年预期寿命为 3.32（95%CI 3.22～3.48）年，脑卒中后为 2.21（95%CI 2.15～2.37）年。

2. 各种缺血性脑卒中后的脑卒中复发

正如对 TIA 和轻型缺血性脑卒中所讨论的那样，研究中对复发性脑卒中的不同定义可能导致低估了脑卒中第 1 年的脑卒中复发风险。然而，研究仍然表明第 1 年（主要限于第 1 个月）的风险要高得多，此后每年的平均风险为 4%～5%，类似于 TIA 或轻度缺血性脑卒中（表 17-1）后的长期风险。

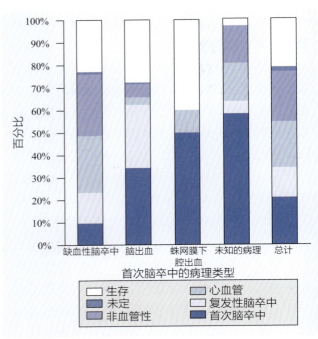

▲ 图 17-7 10 年内按首次脑卒中病理分层的死因和生存模式的直方图

引自 Hardie et al. 2003 [21]

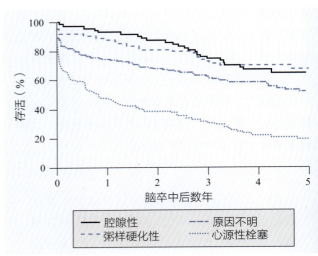

▲ 图 17-8 1985—1989 年明尼苏达州罗切斯特市 442 例居民发生缺血性脑卒中后观察到的存活百分比（Kaplan-Meier 估计），按缺血性脑卒中亚型分类

引自 Petty et al. 2000 [20]

正如在本章"未来血管事件的预后和预测"中看到的，大动脉粥样硬化血栓性缺血性脑卒中的早期复发风险明显高于腔隙性脑卒中，心源性脑卒中和其他类型的缺血性脑卒中介于这两者之间。

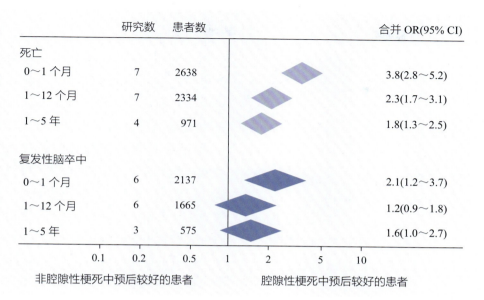

▲ 图 17-9　基于社区和医院的初始队列研究的可用数据的 **Meta** 分析：缺血性脑卒中后 **1** 个月、**1～12** 个月和 **1～5** 年死亡和复发性脑卒中的合并优势比（非腔隙性与腔隙性缺血性脑卒中比较）
合并优势比（OR）由菱形表示，95%CI 由菱形的宽度表示（引自 Jackson and Sudlow 2005 [57]）

这种差异会随着时间的推移而减弱（图 17-9）。大动脉粥样硬化血栓性脑卒中后早期的特别高风险，可能是由于存在不稳定的动脉粥样硬化斑块导致动脉—动脉的栓塞，斑块内皮化或以其他方式"稳定"后风险降低 [61]。

缺血性脑卒中后至少有 3/4 的复发性脑卒中仍属缺血性。真实数字可能高达 90% 或更多，因为在大多数研究中，病理类型不确定的复发性脑卒中的比例很高，其中大多数可能是缺血性的 [59, 62-65]。还有证据表明，复发性缺血性脑卒中往往与标志性脑卒中属于同一亚型（图 17-10）[57, 66, 67]。但是，潜在的偏倚意味着应谨慎解释数据；区分脑卒中复发和神经系统恶化的其他原因有时可能很困难，脑卒中复发的定义因研究而异，识别准确的病理类型和亚型也非常具有挑战性，特别是如果患者有多种危险因素并且神经系统恶化可归因于多个病因 [11]。DWI-MRI 等脑成像技术有助于在急性情况下从导致弥散受限的其他非血管事件中识别缺血性血管事件。如上文风险预测评分所述，最近的研究使用 DWI 来改善评分的可信度或在计算 ABCD2 后提供或正或负预测值 [68-71]。

即使使用 DWI，挑战依然存在，有些脑卒中是 DWI 阴性，有些是 DWI 病变逆转或"假正常化"，并且不完全清楚信号变化是由神经元细胞还是非神经元细胞引起的。此外，即使现有最先进的影像学技术（如 DWI-MRI），复发性脑卒中患者可能不会入院，或者存在 MRI 检查的禁忌证 [57]。

尽管较少，但仍有几项研究评估了各种脑卒中后（即所有病理类型）长期脑卒中复发的独立预测因素。最一致的预测因素是年龄，其他因素包括既往脑卒中、初始脑卒中严重程度、脑卒中亚型、缺血性心脏病、心房颤动、血压升高、糖尿病和吸烟 [54, 62, 63, 65, 72-76]。尽管在本章"未来血管事件的预后和预测"中讨论了 TIA 或轻型缺血性脑卒中患者的预测模型，但不知道有任何经过验证的模型可用于预测各种缺血性脑卒中后个体患者的复发性脑卒中或其他血管事件。

有许多研究专门评估年轻患者（50 岁以下）缺血性脑卒中后脑卒中复发的风险。历史上报道的复发数量非常少，可能不准确，但这些研究普遍发现年轻患者的复发风险比老年患者低得多，特别是那些没有明确原因或危险因素的缺血性脑

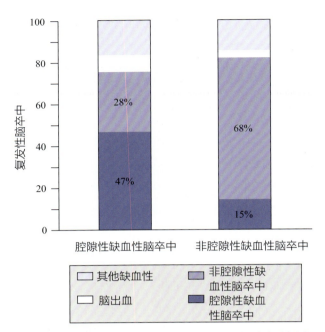

▲ 图 17-10　基线腔隙性和非腔隙性缺血性脑卒中后复发性脑卒中亚型前瞻性研究的汇总数据

腔隙性脑卒中复发总数为 279 例，非腔隙性脑卒中患者为 117 例。"其他缺血性"是未分类的缺血性复发（经 Oxford University Press 许可转载，引自 Jackson and Sudlow 2005[57]）

卒中患者[22, 77-83]。Helsinki 青年脑卒中登记的一项研究评估了 970 例年龄为 15—49 岁、首次脑卒中后至少存活 30 天患者的长期死亡率。他们发现，大动脉粥样硬化患者的年死亡率为 1.6%，甚至更高（5.6%）。复发性脑卒中的风险与恶性肿瘤、心源性栓塞和大动脉粥样硬化患者的最高死亡风险相关，HR > 10[84]。由于一级和二级预防，多年来老年人的脑卒中发病率和复发率一直呈下降趋势，年轻人的脑卒中将继续从干预措施的研究中获益。

3. 各种缺血性脑卒中后的心肌梗死

各种缺血性脑卒中后心肌梗死的风险约为每年 2%，与 TIA 或轻型缺血性脑卒中相同（表 17-1）[17]。没有明确的证据表明最初的心肌梗死风险与复发性脑卒中一样高。在缺血性脑卒中后的第 1 个月内，复发性脑卒中的风险至少是心肌梗死的 2.5 倍，但此后该比率下降到约 2 倍。然而，尽管在缺血性脑卒中的长期随访中，复发

性脑卒中比心脏事件更常见，但从大约 1 个月开始，心脏事件致死率大约是脑卒中致死率的 2 倍[56]。2016 年的一项系统回顾和 Meta 分析，评估了无心脏病史的患者在急性脑血管缺血事件后发生心肌梗死的风险。在 4869 例患者中，超过 50% 的急性脑卒中患者出现无症状冠状动脉疾病，1/3 有冠状动脉狭窄超过 50%。在超过 47 000 例患者中，尽管在脑卒中时未诊断出心脏病，但脑卒中后心肌梗死的风险为 3%[85]。大多数观察和分析的研究是在欧洲、加拿大和美国的白种人患者中进行的。一项纳入未知心脏病史脑卒中患者的前瞻性研究，患者通过超声进行冠状动脉造影和其他全身血管检查，证实了无症状全身性血管疾病的高患病率。近 2/3 的患者通过血管造影发现冠状动脉狭窄；狭窄程度随着其他全身性血管疾病的证据而增加，如颈动脉或股动脉狭窄[34]。目前尚不清楚缺血性脑卒中后心肌梗死的风险是否因缺血性脑卒中亚型而异。几乎没有什么信息表明，不同缺血性脑卒中亚型的心源性死亡发生率大致相同，但即使在对所有可用的数据进行 Meta 分析时，事件的数量也有限，使得结果不准确[57]。

在 TIA 和缺血性脑卒中后，重要的是要认识到心肌梗死等非脑卒中血管事件的风险。合并冠状动脉疾病很常见，从长远来看，它比脑卒中更可能导致死亡。

与 TIA 或轻型缺血性脑卒中患者一样，任何缺血性脑卒中患者在首次事件发生后至少 10 年内仍处于复发性脑卒中和其他严重血管事件的较高风险中，因此预防工作也必须长期持续。

（四）脑出血的预后

脑出血后最初几个月死亡和残疾的预后已在第 10 章 "患者预后" 讨论了。在此，我们讨论脑出血早期和远期血管事件和死亡的情况。

1. 脑出血后的死亡

基于社区的研究表明，脑出血后的早期病死率远高于缺血性脑卒中后，估计 42% 在 1 个月内死亡（表 17-1）。脑出血的发病率相对较低，占所有首次脑卒中的 10%～20%，至少在发病率研究最好的白种人人群中，再加上较高的早期病死率，意味着在单个中心可治疗并能长期随访的患者数量相对较少，使得个别研究的估计不准确[22]。此外，随着脑卒中后早期进行脑影像检查，可能导致被诊断为轻度出血的比例增加，因此改变了随访队列的性质[86]。

与早期病死率较高相关的因素是年龄较大、初始脑卒中的临床严重程度、血肿的大小、脑室内出血和抗凝药的使用。其中一些相关因素，例如血肿大小、脑室内血液和临床严重程度，虽相互关联，但未必是独立的结果预测因子[22]。

第 1 个月后，平均每年的死亡风险约为 8%，与缺血性脑卒中后的长期风险相似（图 17-6）。从长远来看，缺血性脑卒中和脑出血的生存曲线似乎趋于一致。这可能是由于生存效应，脑出血的长期生存者比缺血性脑卒中患者更年轻、更健康[19, 21-23, 87]。发病后 1 个月内的主要死亡原因是初次或复发性脑卒中（约 1/3）和心脏或其他血管原因（约 1/4）[88]。2010 年的一项 Meta 分析发现，1980—2008 年的出版物中，发病率和死亡率在年龄、性别和种族背景方面没有显著性变化[89]。

> 根据目前的诊断，脑出血后第 1 个月的死亡风险至少是缺血性脑卒中的 2 倍。此后，长期死亡风险似乎与缺血性脑卒中相似。

2. 脑出血后复发性脑卒中和心肌梗死

一项对复发性脑卒中研究的系统回顾，分析了来自 3 个社区人群（共 146 例患者）和 7 个医院队列（共 1734 例患者）脑出血的数据。社区研究中汇总的脑卒中复发率为每年 6.2%，医院研究中汇总的脑卒中复发率为每年 4%，与缺血性

脑卒中后的复发率相似（见本章"未来血管事件的预后和预测"）。然而，虽然大多数缺血性脑卒中后复发是再次缺血，但超过一半（59%）的脑出血后复发是再次出血，26% 是缺血性的，15% 是不确定的病理类型[24]。

> 脑出血后脑卒中复发的长期风险似乎与缺血性脑卒中相似（不包括缺血性脑卒中后非常高的早期风险）。

很明显，复发的风险似乎取决于最初出血的根本原因。在年轻患者中，脑出血最常见的原因是颅内血管畸形，具体的复发风险在第 16 章"脑动静脉畸形"中讨论。在针对深部和脑叶出血的研究中，前者的复发率大约是后者的 2 倍[24]。这可能反映了这些不同部位出血可能有不同的原因，其中脑淀粉样血管病被认为是老年患者脑叶出血的基础，而颅内小血管疾病被认为是导致大多数深部出血的血管病变。据说脑淀粉样血管病引起的出血特别容易复发。

携带 APOE ε4 或 ε2 等位基因可能易患脑淀粉样血管病和脑叶出血，一项研究表明，携带 APOEε4 或 ε2 等位基因的脑叶出血患者复发脑出血的风险增加[90]。一些观察性研究还表明，不受控制的高血压是脑出血后复发的危险因素，在有脑卒中病史的患者（包括脑出血）中进行的随机试验降低血压也支持这一点（见本章"药物降压"）[91-96]。

没有关于脑出血后长期心肌梗死风险的真正可靠数据，也没有经过验证的预测脑卒中、心肌梗死或血管事件等导致死亡的模型。由于单中心可用于进行队列研究的个体数量很少，收集来自脑出血队列研究的数据，收集相似的基线数据并使用相似的定义，这可能是获得有关脑出血后预后独立预测因子的更精确数据的最可行方法。有个经过验证的模型可用于预测脑出血后 90 天的功能结果（FUNC 评分），主要根据年龄、GCS、

脑出血位置和体积，以及脑出血前认知障碍进行评分，共 11 分[97]。得分为 4 分或更低的患者没有获得功能独立，而得分为 11 分的患者中有超过 80% 获得了功能独立。总体而言，在这个以医院为基础的 629 例患者队列中，26% 的患者实现了独立。这个分数可以帮助临床医生告知家庭成员。

> 高达 90% 的缺血性脑卒中后复发性脑卒中是仍缺血性的，而大约 60% 的脑出血后复发性脑卒中是再次出血性的。

三、药物降压

（一）观察性研究中血压与脑卒中的关系

血压升高，定义为收缩压≥130mmHg 或舒张压≥80mmHg，是脑卒中最重要的病因和可治疗的危险因素（见第 6 章"缺血性脑卒中的危险因素"）。对健康中年人的前瞻性观察性研究进行系统评价，并对回归稀释偏差进行适当调整，结果表明通常收缩压和舒张压与脑卒中的风险之间存在连续的对数线性关系。通常收缩压每降低 10mmHg、舒张压每降低 5mmHg，脑卒中的相对风险就会降低约 1/3[98-101]。这种对数线性关系在老年人中并不那么陡峭，但因其具有更高的脑卒中绝对风险，意味着在血压下降相同的幅度，其脑卒中的绝对风险降低仍然显著大于年轻人。这一关系在亚洲和白种人人群中相似，无论是缺血性还是出血性脑卒中（如果不是在出血性脑卒中更明显）。这些大型前瞻性观察性研究，既没有足够的事件数量，也没有足够的关于脑卒中亚型的详细信息，无法对血压和缺血性或出血性脑卒中的不同亚型进行比较[98-101]。然而，比较不同缺血性脑卒中亚型患者既往高血压发生率的研究，并不支持腔隙性缺血性脑卒中与血压升高比其他缺血性脑卒中亚型更密切相关的普遍断言[102, 103]。同样，对深部和叶部脑出血患者既往高血压发生

频率进行比较的最有方法学依据的研究数据（如果有的话），几乎没有证据支持人们常说的高血压与深部脑出血尤其相关的观点[104]（见第 8 章"止血因素"）。

早期关于脑卒中后血压与随后的脑卒中风险之间关系的研究表明，脑卒中复发的风险在高血压和低血压下都可能更高，呈现出 U 形或 J 形关系[105, 106]。也有人假设，血压分布两端较高的复发风险可能不是因为血压的因果关系，而是因为所谓的"反向因果关系"（严重脑卒中可能与脑卒中后血压非常高或很低，以及复发的风险较高独立相关）。事实上，在一项抗血小板治疗的随机试验中，既往患有轻度缺血性脑卒中或 TIA 的患者，脑卒中风险与收缩压和舒张压之间的关系与在健康人群中观察到的相似，在观察到的血压范围内，较低的血压会降低脑卒中风险。通常收缩压每降低 10mmHg，舒张压每降低 5mmHg，脑卒中风险就会降低约 1/3（图 17-11）[107]。

然而，颅外颈部动脉严重疾病患者的血压和脑卒中风险之间的关系可能不同，因为脑灌注（和脑血流的自动调节）可能严重受损，直接依赖于全身血液压力。在两项大型颈动脉手术试验中，随机接受药物治疗的有近期轻度缺血性脑卒中或 TIA 病史和至少 1 根颈动脉狭窄的患者的数据表明，尽管大多数有症状的患者的脑卒中风险随血压升高而增加，尤其是对回归偏差进行了适当的校正（图 17-12），但线性关系不像其他有脑卒中或 TIA 病史的患者那样陡峭。而且，重要的是，这种关系在双侧严重颈动脉狭窄患者中发生了逆转，因此在这一小群患者中，较低的血压与脑卒中风险的增加有关（图 17-12C）[108]。总体而言，高血压是世界范围内最普遍的脑卒中危险因素，对其进行正确干预，可以大大降低未来发生缺血性和出血性脑卒中的风险。

（二）降血压药物的随机试验

3 项针对既往脑卒中（发病后两周以上）或 TIA 患者药物降压的大型随机对照试验，为大多数患者血压靶点和（或）降压药的 Meta 分析做

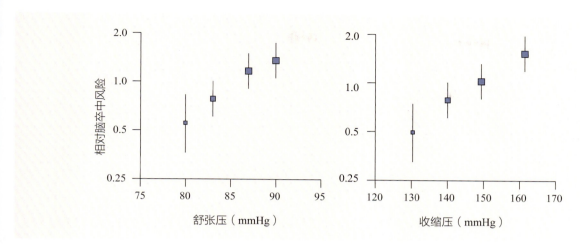

▲ 图 17-11 在 UK-TIA 阿司匹林试验中，2435 例有短暂性脑缺血发作或轻度缺血性脑卒中病史的患者中，以近似正常舒张压和收缩压衡量的脑卒中相对风险

实心方块代表每个类别中相对于整个研究人群中的风险的脑卒中风险。正方形的大小与每个类别中的事件数量成正比。垂直线表示 95%CI（引自 Rodgers et al. 1996 [107]. © 1996 BMJ Publishing Group）

出了贡献，分别是全球培哚普利预防脑卒中复发研究（Perindopril Protection against Recurrent Stroke Study，PROGRESS）、中国脑卒中后抗高血压治疗研究（Post-Stroke Antihypertensive Treatment Study，PATS）和有效避免二次脑卒中的预防方案（Prevention Regimen for Effectively Avoiding Second Strokes，PRoFESS）[109-111]。在 PRoFESS 提供数据之前，一项对 7 个试验的 Meta 分析发现，治疗 3 年可使血压平均收缩压降低 8mmHg、舒张压降低 4mmHg，并在统计学上显著降低脑卒中、心肌梗死和总体血管事件（即脑卒中、心肌梗死或血管性死亡）的风险，尽管血管和全因死亡率的降低没有达到统计学意义（图 17-13）。对照组平均 3 年脑卒中、心肌梗死和血管事件的风险分别为 12%、4% 和 16%。治疗 3 年，脑卒中的绝对风险降低约 1/4，心肌梗死和血管事件约降低 1/5，治疗 1000 例患者可避免或推迟约 34 例血管事件，其中 25 例为脑卒中，9 例为心肌梗死 [96]。

进一步的分析表明，无论基线血压（是否升高）和符合条件的脑血管事件类型（缺血性脑卒中、出血性脑卒中或 TIA）如何，治疗的相对益处都是相似的（图 17-14）[110, 112]。PROGRESS

证明降低血压可迅速减少脑卒中事件，并持续数年，在致残性和非致残性脑卒中，以及不同病理类型（缺血性、出血性或未知）和缺血性脑卒中结局亚型的相对风险降低相似（图 17-15）[110, 112]。在 PROGRESS 中探索其他重要结果的子研究发现，降低血压也与显著减少残疾和认知能力下降有关，尽管这两种益处似乎都是通过减少脑卒中复发来达成的。治疗 1000 例患者 4 年使 30 例患者避免了长期残疾，20 例患者避免了认知能力下降 [113, 114]。

PRoFESS 在 4 个月内招募了超过 20 300 例非心源性脑卒中患者，以接受固定剂量的替米沙坦或安慰剂。该试验专门研究了替米沙坦对复发性脑卒中（其次是对心血管事件和糖尿病）的影响并得出结论，认为替米沙坦并未降低主要或次要结局的风险。值得注意的是，进入研究时两组的平均血压约为 144/83mmHg，除其他血管紧张素受体阻滞药外，两组均附加使用抗高血压药物，在研究期间，干预组血压降低的平均值为 3.8/2.0mmHg。组间最大的血压增量（约 8mmHg）仅仅存在于随机化后的早期，然后在整个研究的其余时间消失。

PROGRESS 2011 年的一项 Meta 分析包括

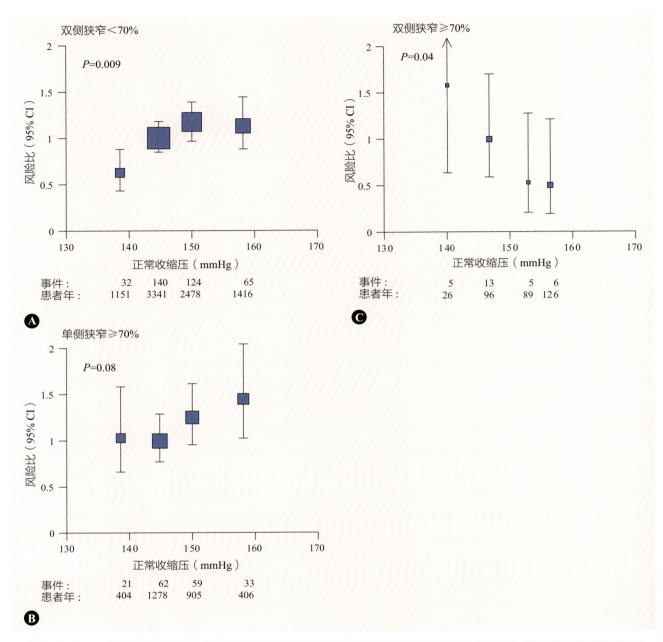

▲ 图 17-12　一北美症状性颈动脉内膜切除试验（NASCET）和欧洲颈动脉手术试验（ECST）患者的正常收缩压与脑卒中风险之间的关系，根据颈动脉疾病的严重程度分层

相关表示参见图 17-11（引自 Rothwell et al. 2003 [108]）

超过 40 200 例患者的 16 项随机对照试验，包括来自 PROGRESS 和 PRoFESS 的患者，结果显示血压降低程度与脑卒中风险相关（相对风险降低 18%），收缩压降低 10mmHg 可使脑卒中风险降低 33%，这与之前讨论的观察性研究一致 [115]（图 17-16）。

2012 年的一项对超过 29 600 例患者进行了试验级 Meta 分析，以确定 ACE 抑制药或 ARB 的使用与脑卒中风险之间的关联，发现风险降低并未达到显著性。值得注意的是，分析中的大多数患者来自 PRoFESS，血压降低幅度很小 [116]。

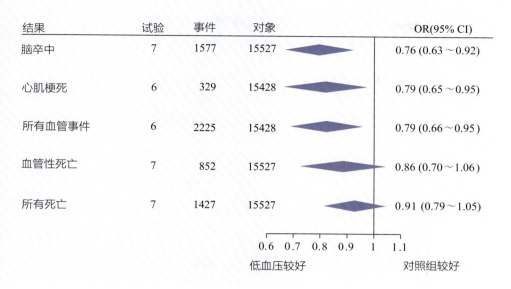

▲ 图 17-13 对既往脑卒中或短暂性脑缺血发作患者进行药物降压治疗的 7 项随机试验的系统评价对血管结果的影响

试验的平均持续时间为 3 年，平均血压降低（治疗减去对照）为 8/4mmHg。比值比（OR）显示用菱形表示，95%CI 为菱形宽度（改编自 Rashid et al. 2003 [96]）

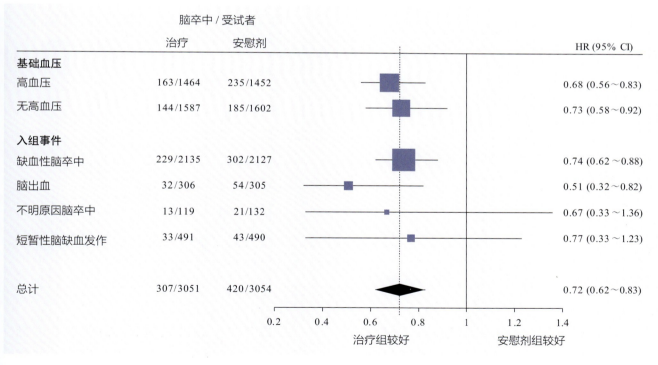

▲ 图 17-14 PROGRESS 中血压降低对基线时有或无高血压患者（收缩压 ≥160mmHg 或舒张压 ≥90mmHg），以及有不同类型的脑血管事件的患者脑卒中风险的影响

风险比（HR）显示为大小与事件数量成正比的正方形，95%CI 为水平线。所有类型的脑卒中组合的结果显示为菱形（95%CI 为菱形宽度）（改编自 PROGRESS Collaborative Group 2001 [110]; Chapman et al. 2004 [112]）

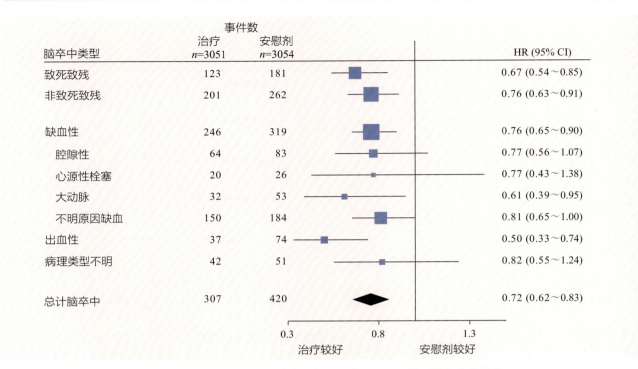

▲ 图 17-15　PROGRESS 随访期间血压降低对不同类型脑卒中的影响

风险比（HR）显示为大小与事件数量成正比的正方形，95%CI 为水平线。所有患者的结果显示用菱形表示（95%CI 为菱形宽度）（改编自 PROGRESS Collaborative Group 2001 [110]; Chapman et al. 2004 [112]）

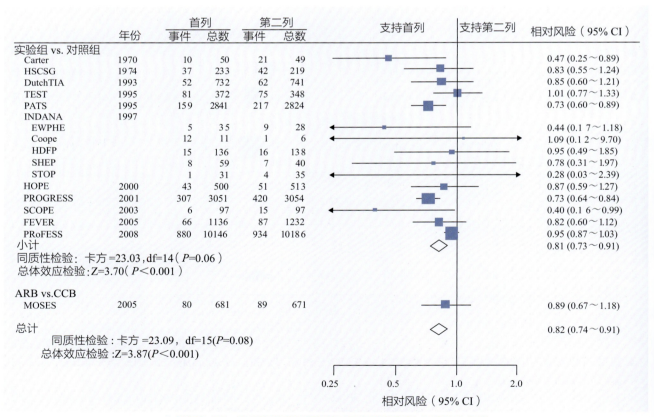

▲ 图 17-16　多种活性药物降低血压和预防脑卒中的综合作用

经 John Wiley & Sons 许可转载，引自 Arima and Chalmers 2011 [115]，figure 8.

既往有脑卒中或 TIA 的患者受益于降低血压的药物治疗，无论是"高血压"还是"血压正常"，无论他们的脑血管事件是缺血性还是出血性。治疗 1000 例这样的人约 3 年以降低约 8/4mmHg 的血压，将避免约 34 例严重的血管事件（25 例脑卒中，9 例心肌梗死）。

（三）选择何种降压药物

来自随机对照试验的数据是用两种方式来比较不同类别的抗高血压药物的效果。第一，可以比较不同药物与不进行抗高血压治疗的相对效果。这种间接比较非常类似于比较两支足球队（比如法国和意大利），通过将他们的分数与第 3 支球队（比如德国）进行比较。往往有大量相关的足球比赛（类似于随机对照试验）可用于此类比较。第 2，还是直接比较可靠一些，例如，法国和意大利之间的比赛或直接比较两种抗高血压药物的随机对照试验。

1. 来自既往脑血管事件患者的随机试验证据

对 7 项比较降压治疗与不治疗试验进行的系统综述的间接比较发现，降低血压幅度更大的方案（单独使用利尿药或利尿药与 ACE 抑制药联合使用）对脑卒中和血管事件的影响更大，降低血压幅度较小的方案（β 受体拮抗药、钙通道阻滞药或单独 ACE 抑制药）对脑卒中和血管事件的影响更小且无统计学意义。。对这 7 项试验的回归分析发现，脑卒中和血管事件减少的幅度与血压降低的幅度之间存在直接关系[96]。最大的试验（PROGRESS）评估了 ACE 药培哚普利与安慰剂相比的效果，无论是否添加噻嗪类利尿药吲达帕胺。与单独使用培哚普利的单药治疗相比，联合治疗对血压和脑卒中风险的降低幅度更大，这与观察到的既往缺血性脑卒中或 TIA 患者的血压与脑卒中之间的关系预测一致（图 17-11 和图 17-16）[107, 117]。值得注意的是，在包括 PROGRESS 在内的大多数积极治疗试验中，高血压的定义是 ≥160/90mmHg；尽管如此，两组患者的血压下降幅度最大。实际工作中鼓励有心血管危险因素和血压 ≥140/90mmHg 的患者尽早使用抗高血压药物[118]。

只有一项随机对照试验（MOSES 研究）在有脑卒中或 TIA 病史的患者中直接比较了一种药物方案与另一种药物方案。2～4 年后，依普罗沙坦（ARB）组的血压平均下降了 13/6mmHg，尼群地平（钙通道阻滞药）组的血压平均下降了 16/7mmHg。依普罗沙坦有一个明显的优势，死亡和所有心脑血管事件（包括 TIA）的主要结局减少了约 1/5，脑血管事件减少了约 1/4[119]。这些结果难以解释，因为它们不是建立在"治疗意愿"基础上的分析，且很大程度上依赖于 TIA 的"软"结果，占脑血管结果事件的 2/3，并且患者可能有更多其他事件，因此结论可能会受到仅在少数患者中发生的多个事件的过度影响。两个治疗组之间首次发生脑血管事件的时间没有显著差异。

2. 来自所有类型患者的随机试验的证据

抗高血压药物在其他类型患者，如高血压、冠心病、糖尿病和其他危险因素的随机对照试验研究资料也很多。因为早期的系统评价表明，无论包括哪些特定类型的患者（包括脑血管疾病患者），降低血压的效果都是相似的，因此这些数据可能有助于指导既往脑卒中或 TIA 患者的治疗决策[117, 120, 121]。

现在已经对各种抗高血压方案和不同类型患者的试验进行了许多系统评价。尽管他们的结果略有不同，具体取决于纳入的试验和数据分析方式，但有个一致的信息：降低血压对主要血管结果的相对益处直接取决于所达到的血压降低值[96, 101, 122, 123]。尽管总有人声称某一特定类别的药物在特定条件或结果方面具有这样或那样的优缺点[124-127]，但当所有相关试验一起考虑时，压倒性的是血压降低的幅度，而不是所使用的特定方案：血压降低幅度越大，在大多数情况下获益越大 [在评估的主要血管结果中，似乎唯一的例外是心力衰竭（图 17-17）[123]，也许还有双侧

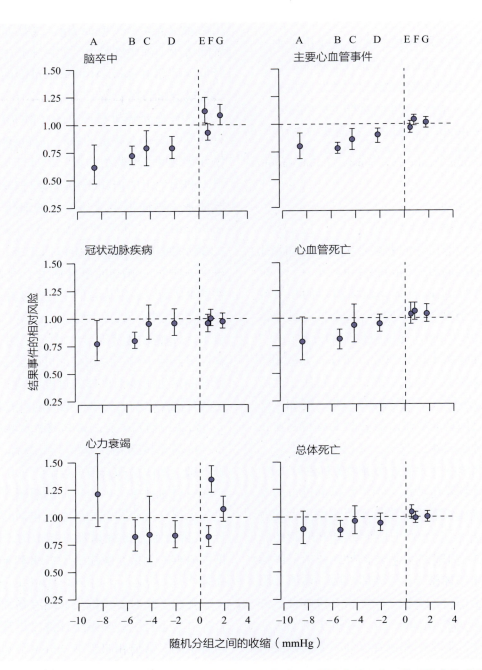

▲ 图 17-17　在所有类型的患者（包括既往脑卒中或短暂性脑缺血发作的患者）中，降压药物与安慰剂或开放对照，以及一种降压方案与另一种的随机试验：治疗组之间血压差异的关联有主要血管结果和死亡的风险
圆圈绘制在每个事件类型的相对风险的效应点估计值和第一个列出的组与第二个列出的组相比的平均随访血压。A：钙通道阻滞药对比安慰剂；B：ACE 抑制药对比安慰剂；C：更密集与更不密集的血压降低；D：血管紧张素阻滞药与对照；E：ACE 抑制药与钙通道阻滞药；F：钙通道阻滞药与利尿药或 β 受体拮抗药；G：ACE 抑制药与利尿药和 β 受体拮抗药(经 Elsevier 许可引自 Turnbull and Blood Pressure Lowering Treatment Trialists' Collaboration 2003 [123]. © 2003 Elsevier)

颈动脉疾病]。个别药物或药物组合的特性可能存在一些细微差别（例如，肾素 - 血管紧张素药物和二氢吡啶类钙通道阻滞药），它们并不能取代大多数有脑卒中风险或复发性脑卒中风险的患者降低血压的重要性。还应考虑个别并发症，例如，糖尿病和心力衰竭，这将进一步讨论。

降低未来脑卒中和其他主要血管事件风险的主要决定因素是血压的降低幅度，而不是使用的某种特定药物或多种药物。

降血压治疗试验者合作研究（Blood Pressure Lowering Treatment Trialists' Collaboration, BPLTTC）直接比较各种不同药物对主要血管事件的影响，并添加随后的大型随机对照试验结果，即盎格鲁 – 斯堪的纳维亚心脏结果试验—降低血压组（Anglo Scandinavian Cardiac Outcomes Trial-Blood Pressure Lowering Arm, ASCOT-BPLA），该试验在超过 19 000 例高血压患者中比较了新的抗高血压方案（氨氯地平联合培哚普利与阿替洛尔联合苄氟噻嗪）[128]。综合所有证据，似乎很少有人倾向选择一种药物类别而不是另一种（图 17-18）。

几项单随机对照试验的结果显示，特定药物类别，特别是 ACE 抑制药和血管紧张素 Ⅱ 阻滞药，除了对血压的影响之外，还具有额外的心脏和肾脏保护作用[129-131]。在一项类似的大型试验中，ACE 抑制药雷米普利实现明显小幅血压降低，但仍与显著的临床获益相关，究其原因可能是把血压测量安排在办公室的时间所致[132]。此外，一项评估 ACE 抑制药和血管紧张素 Ⅱ 阻滞药对肾脏影响的系统评价发现，没有明确证据表明这些药物的肾脏保护作用超出了其降血压作用的预期效果[133]。然而，似乎有一些证据表明 β 受体拮抗药可能不如其他抗高血压药物有效，特别是对于脑卒中的结果[134]。最近的证据还表明，就其他结果（如新发糖尿病）而言，β 受体拮抗药可能不如其他抗高血压药物更有优势[128, 135]。此外，一项包括对直接比较 β 受体拮抗药和噻嗪类利尿药的随机试验进行 Meta 分析的系统评价发现，β 受体拮抗药与因不良反应导致的治疗退出率显著升高有关[136]。

2010 年的一项纳入了 18 项随机对照试验（超过 141 800 例患者）的研究回顾了钙通道阻滞药与其他抗高血压药物作为一线药物在降低主要心血管事件（包括脑卒中）首次发生率方面的表现[137]。全因亡率方面，钙通道阻滞药与其他一线药物之间没有差异。对于脑卒中发生率，钙通道阻滞药与利尿药或利尿药和 β 受体拮抗药联合使用的效果没有差异，但确实优于 β 受体拮抗药、ACE 抑制药和 ARB。

在充血性心力衰竭患者中，钙通道阻滞药的效果比利尿药、ACE 抑制药和 ARB（尤其是对患有肾病的糖尿病患者）更差。值得注意的是，大多数试验使用二氢吡啶钙通道阻滞药与非二氢吡啶钙通道阻滞药。总体而言，作者得出结论，利尿药在减少总心血管事件方面的效果优于钙通道阻滞药，钙通道阻滞药通常优于 β 受体拮抗药，并且钙通道阻滞药与 ACEI 和 ARB 之间没有明显差异。

ACCOMPLISH 在一项超过 11 500 例高危患者的随机对照试验中比较了贝那普利与氨氯地平或贝那普利加氢氯噻嗪，以确定降低心血管事件发生率的功效[138]。主要终点包括全因死亡、非致死性心肌梗死、非致死性脑卒中、心绞痛、心脏复苏和心脏血运重建。目标血压低于 140/90mmHg，如是糖尿病或肾病患者则低于 130/80mmHg。与贝那普利加氢氯噻嗪相比，贝那普利联合氨氯地平的心血管事件发生的绝对风险降低了 2.2%，相对风险降低了 19.6%；每组达到的平均血压相似，并在整个研究过程中血压波动保持 1mmHg 上下。尽管两组的血压控制相似，但由于计算出贝那普利和氨氯地平组合的优越性，该试验提前终止。在 ACCOMPLISH 的主要终点中，重要成分被分组在一起，需要进行更多研究来确定特定药物或药物组合对这些单独成分发生率的影响。

确定单一药物或药物组合是不是最合适的方法非常重要。来自对 354 项关于固定剂量噻嗪类药物、β 受体拮抗药、ACE 抑制药、ARB 和钙通道阻滞药的随机对照试验的 Meta 分析，包括约 56 000 例患者。每种药物的标准剂量都会使血压

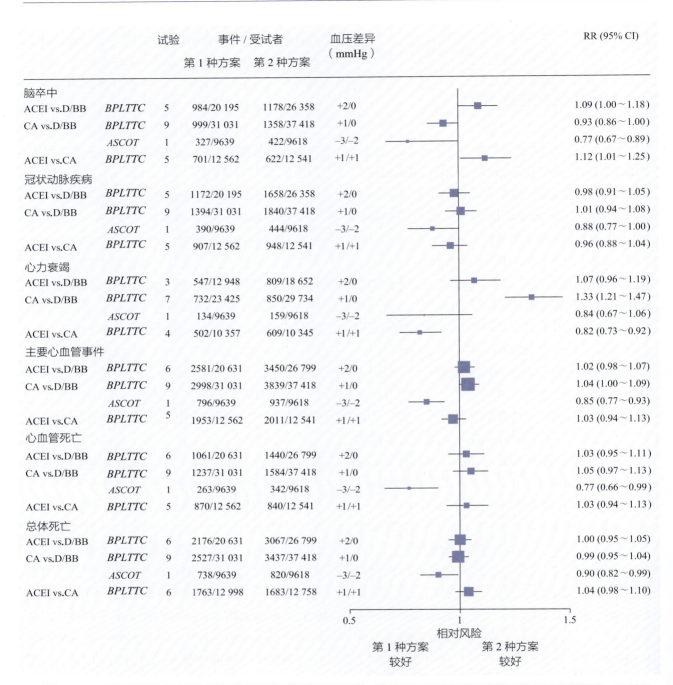

	试验	事件 / 受试者		血压差异		RR (95% CI)
		第 1 种方案	第 2 种方案	（mmHg）		
脑卒中						
ACEI vs.D/BB	BPLTTC	5　984/20 195	1178/26 358	+2/0		1.09 (1.00～1.18)
CA vs.D/BB	BPLTTC	9　999/31 031	1358/37 418	+1/0		0.93 (0.86～1.00)
	ASCOT	1　327/9639	422/9618	−3/−2		0.77 (0.67～0.89)
ACEI vs.CA	BPLTTC	5　701/12 562	622/12 541	+1/+1		1.12 (1.01～1.25)
冠状动脉疾病						
ACEI vs.D/BB	BPLTTC	5　1172/20 195	1658/26 358	+2/0		0.98 (0.91～1.05)
CA vs.D/BB	BPLTTC	9　1394/31 031	1840/37 418	+1/0		1.01 (0.94～1.08)
	ASCOT	1　390/9639	444/9618	−3/−2		0.88 (0.77～1.00)
ACEI vs.CA	BPLTTC	5　907/12 562	948/12 541	+1/+1		0.96 (0.88～1.04)
心力衰竭						
ACEI vs.D/BB	BPLTTC	3　547/12 948	809/18 652	+2/0		1.07 (0.96～1.19)
CA vs.D/BB	BPLTTC	7　732/23 425	850/29 734	+1/0		1.33 (1.21～1.47)
	ASCOT	1　134/9639	159/9618	−3/−2		0.84 (0.67～1.06)
ACEI vs.CA	BPLTTC	4　502/10 357	609/10 345	+1/+1		0.82 (0.73～0.92)
主要心血管事件						
ACEI vs.D/BB	BPLTTC	6　2581/20 631	3450/26 799	+2/0		1.02 (0.98～1.07)
CA vs.D/BB	BPLTTC	9　2998/31 031	3839/37 418	+1/0		1.04 (1.00～1.09)
	ASCOT	1　796/9639	937/9618	−3/−2		0.85 (0.77～0.93)
ACEI vs.CA	BPLTTC	5　1953/12 562	2011/12 541	+1/+1		1.03 (0.94～1.13)
心血管死亡						
ACEI vs.D/BB	BPLTTC	6　1061/20 631	1440/26 799	+2/0		1.03 (0.95～1.11)
CA vs.D/BB	BPLTTC	9　1237/31 031	1584/37 418	+1/0		1.05 (0.97～1.13)
	ASCOT	1　263/9639	342/9618	−3/−2		0.77 (0.66～0.99)
ACEI vs.CA	BPLTTC	5　870/12 562	840/12 541	+1/+1		1.03 (0.94～1.13)
总体死亡						
ACEI vs.D/BB	BPLTTC	6　2176/20 631	3067/26 799	+2/0		1.00 (0.95～1.05)
CA vs.D/BB	BPLTTC	9　2527/31 031	3437/37 418	+1/0		0.99 (0.95～1.04)
	ASCOT	1　738/9639	820/9618	−3/−2		0.90 (0.82～0.99)
ACEI vs.CA	BPLTTC	6　1763/12 998	1683/12 758	+1/+1		1.04 (0.98～1.10)

0.5　　　　　　1　　　　　　1.5
相对风险

第 1 种方案　　　　　　第 2 种方案
较好　　　　　　　　　较好

▲ 图 17-18　所有类型患者的不同降压方案的直接随机试验比较，包括既往脑卒中或短暂性脑缺血发作的患者：比较基于不同药物类别的方案对主要血管结局的影响

每个比较的结果（RR）由一个正方形表示，其大小与事件数量成正比。血压平均差的正值表明第一个列出的组（ACEI 和 CA）的平均随访血压高于第二个列出的组（D/BB 和 CA）。ACEI.ACE 抑制药；CA. 钙拮抗药；D/BB. 利尿药或 β 受体拮抗药；BPLTTC. 降血压治疗试验者合作 Meta 分析；ASCOT. 盎格鲁 – 斯堪的纳维亚心脏结果试验（改编自 Turnbull and Blood Pressure Lowering Treatment Trialists' Collaboration 2003 [123]，Dahlöf et al. 2005 [128]）

降低 9/5.5mmHg 左右。不同种类的药物产生叠加作用。然而，将任何特定药物的剂量加倍，其产生的降血压效果不到 2 倍，而将剂量减半，则产生的降血压效果降低超过一半。每种药物的不良反应率与剂量密切相关，但两种药物联合使用的不良反应症状频率低于相加。得出的结论是，联

合低剂量药物治疗可提高疗效并减少不良反应，这样使用 3 种药物一半标准剂量可将血压降低 20/11mmHg，可能将脑卒中风险降低近 2/3，缺血性心脏病事件风险降低近 1/2[139]。

3. 结论

在临床实践中如何运用所有这些证据进行抗高血压治疗？在可能的情况下，我们尝试通过在我们正在治疗的患者类型（即曾患有脑卒中或 TIA 患者）中进行的随机对照试验获得指导，并在必要时从其他类型患者的试验中获取证据。对脑卒中或 TIA 患者进行的最大规模试验发现，噻嗪类利尿药具有令人信服的益处，而噻嗪类和 ACE 抑制药的联合用药则可进一步获益[86, 109, 110]。因此，我们一般建议从噻嗪类药物开始，必要时加用 ACE 抑制药以达到预期的降血压效果。如果需要，可以添加其他类别的其他药物（同样，通常我们不建议超过标准剂量）。我们倾向于不将 β 受体拮抗药用于一线或二线治疗，除非患者有其他原因需要使用 β 受体拮抗药。我们的重点通常是降低血压，如果噻嗪类药物或 ACE 抑制药因不良反应不能耐受，或因其他原因禁用，则我们会选用另一类药物，如钙通道阻滞药。

> 在没有特定适应证或禁忌证的情况下，对于脑卒中或短暂性脑缺血发作的患者，最合适的降压治疗是从噻嗪类利尿药开始。如果需要进一步控制，则添加 ACE 抑制药，然后如果需要，再添加另一类药物，通常是钙通道阻滞药，以达到所需的降血压效果并避免不良反应。

（四）治疗的下限和不需治疗的情况

早期的研究表明，血压降低幅度越大，获益就越大。然而，如果血压降低得过多，患者会因低血压而出现症状，尤其是在站立时，并且发生这种情况的绝对血压水平因人而异。将血压降低超过这一点可能会导致药物依从性降低。此外，观察数据并没有告诉我们，如果血压降到 120/70mmHg 以下，血压与脑卒中或脑卒中复发之间到底是什么关系（见第 6 章"缺血性脑卒中的危险因素"、图 6-17 和图 17-11）。

最近的研究开始阐明具有危险因素亚型的患者的血压目标，例如腔隙性脑卒中患者。2013 年发表的 SPS3 试验招募了 MRI 验证的小血管缺血性脑卒中患者，其收缩压治疗目标为<150mmHg 与<130mmHg 相比。1 年时，高强度和低强度治疗组的血压平均值分别为 138mmHg 和 127mmHg，平均差异为 11mmHg。脑卒中、心肌梗死和血管性死亡的汇总结果没有差异；然而，在预防出血性脑卒中方面发现了统计学意义（HR=0.37；95%CI 0.15～0.95）。较低目标组中的更多患者使用一种以上的降压药。作者得出结论，对于腔隙性脑卒中患者，将收缩压目标设定在 130mmHg 以下可能是合理和安全的[140]。值得注意的是，心脏栓塞病因或大动脉粥样硬化的患者被排除在外。

脑卒中后预防—血压（Prevention After Stroke-Blood Pressure，PAST-BP）研究是最新的非盲随机对照试验，研究了脑卒中二级预防中的血压目标问题[141]。作者试图澄清与低于 140mmHg 的标准收缩压目标相比，基于人群的队列中较低的收缩压目标是否真的会导致 1 年随访时的血压降低。超过 500 例收缩压＞125mmHg 的患者参加了 99 个社区实践，并对 370 多例患者进行了主要结局分析。患者被随机分配到低于 130mmHg 的较低目标（如果已经低于 140mmHg，则低于基线 10mmHg）或低于 140mmHg 的标准目标。随访时，较低目标组的收缩压平均下降 16.1mmHg（平均 127.4 mmHg），收缩压平均下降 12.8mmHg（平均 129.4mmHg），组间的差异 2.9，具有统计学意义。两个患者组的血压都在临床和研究方案中得到积极管理，在研究年度进行了多次血压检查。较低目标组的患者需要比标准目标组更多的就诊次数。较低目标组的患者大约 50% 的时间在范围内，而标准目标组的大约 80% 的时间在范围内。

该研究得出结论，社区环境中的积极管理显著降低了两组的血压。尽管较低目标组的降低幅度更大，但标准目标组在 1 年时达到了合理的收缩压，在范围内的时间更长，并且因药物调整而就诊的次数较少。

在对既往脑卒中或 TIA 患者进行最大降压的试验（PROGRESS）中，基线平均血压为 147/86mmHg，只有 10%～20% 的患者基线血压低于（120～130）/70mmHg[142]。尽管在 PROGRESS 中降低血压的益处与基线血压无关，但没有单独列出血压处于底部 1/5 的患者结果。结合上面讨论的内容，对于那些血压已经持续保持在（120～130）/70mmHg 或更低的人来说，没有明确的证据表明可以进一步降低血压。对于血压高于此值的患者，我们通常会建议将血压降至（120～130）/70mmHg 的目标，只要能够耐受必要的药物，尤其是腔隙性脑卒中患者。

一个重要的提醒是，包括颅外动脉严重动脉粥样硬化性狭窄疾病患者的血压目标。随机试验没有具体的指导，但观察数据表明，在患有严重双侧颈动脉狭窄的人中，正常血压和脑卒中风险之间的关系可能会逆转（见本章"药物降压"）。因此，我们目前建议对已知有多根颅外颈动脉严重狭窄的患者谨慎行事，并且我们倾向于避免将此类患者的血压降低至低于 140mmHg 收缩压。对于因颈动脉疾病接受手术治疗的患者，逐渐达到收缩压低于 140mmHg 的目标是合理的。

> 建议将腔隙性脑卒中患者的血压降至 140/90mmHg 以下，收缩压可能低于 130mmHg。然而，对于未经治疗的多于 1 根颅外颈动脉严重狭窄的患者，避免将收缩压降低至 140mmHg 以下是合理的。

（五）急性脑卒中后何时开始降压治疗

支持既往缺血性脑卒中或 TIA 后常规降压

的随机对照试验通常在患者最近一次事件发生后至少 2 周或更长时间进行招募，有时甚至长达数年[96]。观察性数据表明，急性脑卒中后早期的高血压和低血压均与预后不良独立相关（见第 11 章"脑卒中后的高血压和低血压"）[143, 144]。恶性高血压（收缩压＞220mmHg）患者应仔细监测并紧急降压。对于出血性脑卒中患者，INTERACT2 试验表明，与＜180mmHg 的标准治疗相比，快速将血压降至＜140mmHg 是安全的，并且可能有效改善功能结果。然而，对血肿扩大的影响没有差异，死亡或严重残疾的主要结果没有达到统计学意义[145]。相比之下，缺血性脑卒中患者的治疗是将降压药物常规在 24～72h 开始。如果已经服用抗高血压药物的患者出现脑卒中，通常的做法是恢复他们的家庭药物治疗。如果患者正在服用 β 受体拮抗药，剂量可能会急剧减少，但在入院时不会完全保持。出院前开始适当的抗高血压治疗很重要。有时，出院时血压已降至满意水平的患者在出院后就诊时血压升高。因此，建议患者在家中进行血压测量，并在随后的预约中报告。这样可以进行更密切的管理，并可能避免"白大褂"效应。由于家庭测量的准确性通常存在问题，因此患者最好将设备带到他们的诊所以验证准确性。

> 缺血性脑卒中后 24～72h 开始降低血压是合理的。如果患者接受了 tPA，则血压必须保持在收缩压＜180mmHg 和舒张压＜105mmHg 以下。在出血性脑卒中，立即将目标控制在＜140mmHg 是合理的，除非颅内压升高引起对脑灌注的担忧。

四、降脂治疗

（一）观察性研究中胆固醇与脑卒中的关系

前瞻性研究表明，血液中胆固醇与缺血性心脏病风险之间存在密切关系；降低总胆固醇浓度与缺血性心脏病的相对减少有关，其每降低 0.6mmol/L，在 40 岁时缺血性心脏病相对减少 50%，在 50 岁时减少 40%，在 60 岁时减少 30%，在 70 岁时减少 20%[146]。对比之下，前瞻性研究综述发现，胆固醇和脑卒中风险之间没有总体关联，尽管它们通常只记录致命的脑卒中，其中缺血性和出血性各占一半（见第 6 章"缺血性脑卒中的危险因素"）[147]。随后的综述能够分别分析缺血性和出血性脑卒中的数据，发现低密度脂蛋白胆固醇浓度每降低 1.0mmol/L，缺血性脑卒中风险相对降低 20%（见下文和第 6 章"缺血性脑卒中的危险因素"）[98, 148, 149]。这些相反的影响可以解释为什么在主要考虑致命脑卒中时，所有类型的脑卒中结合起来没有总体关系[147]。

（二）降胆固醇药物的随机试验

随机对照试验和非他汀类降胆固醇治疗的系统评价，特别是贝特类药物可使缺血性心脏病显著减少，但没有减少脑卒中[150-155]。然而，更有效的降胆固醇药物 3- 羟基 -3- 甲基戊二酰辅酶 A（3-hydroxy-3-methylglutaryl coenzyme AHMG-CoA）还原酶抑制药（他汀类药物）的开发使得总胆固醇，尤其是低密度脂蛋白胆固醇浓度的大幅降低成为可能。胆固醇治疗试验协作组对 2004 年关于他汀类药物的大型随机对照试验进行的一项 Meta 分析，包括超过 90 000 例参与者，其中约 50% 有缺血性心脏病病史，约 15% 患有其他血管疾病（包括数千例患有既往脑卒中或 TIA），大约 50% 没有血管疾病史；参加者一般为中老年人。平均基线低密度脂蛋白胆固醇浓度为 3.8mmol/L。使用他汀类药物治疗约 5 年，导致低密度脂蛋白胆固醇降低约 1.0mmol/L，在主要血管事件（非致死性心肌梗死、冠状动脉疾病死亡、冠状动脉血运重建）减少约 1/5，具有显著的统计学意义。血管和全因死亡率也显著降低。脑卒中风险的降低几乎完全是由于缺血性或未知类型的脑卒中减少了 1/5，对出血性脑卒中没有显著性影响（图 17-19）。无论年龄和性别、冠状动脉疾病、糖尿病或高血压病史，以及总胆固醇、低密度脂蛋白或高密度脂蛋白胆固醇或甘油三酯的基线浓度如何，主要血管事件及其组成结果的相对减少都是相似的。Meta 回归分析发现低密度脂蛋白胆固醇降低幅度越大，其导致主要血管事件及其组成结果的风险降低幅度也更大，这表明坚持他汀类药物治疗方案可使低密度脂蛋白胆固醇降低 1.5mmol/L，将导致主要血管事件的相对风险降低约 1/3（图 17-20）。使用他汀类药物降低胆固醇的全部益处出现在治疗的前 2~3 年，并在此后继续治疗的每年都持续[156]。

这项 Meta 分析中最大的随机对照试验是心脏保护研究（Heart Protection Study，HPS），包括超过 20 000 例有缺血性心脏病、包括脑卒中或糖尿病在内的其他动脉闭塞性疾病，随机接受每日 40mg 辛伐他汀或安慰剂治疗 5 年[157]。在亚组分析中，主要血管事件（脑卒中、主要冠状动脉事件或血运重建）、主要冠状动脉事件和血运重建的总体相对减少，在有和没有脑血管疾病病史的患者中相似且分别具有统计学意义。然而，对于有脑血管病史的患者来说，似乎对脑卒中没有影响，而没有脑血管病史的患者脑卒中发生率降低了 1/4。

在随后的随机对照试验——积极降低胆固醇水平预防脑卒中（Stroke Prevention by Aggressive Reduction in Cholesterol Levels，SPARCL） 中，未被纳入 Meta 分析，近期患有脑卒中（几乎都是缺血性）或 TIA 且没有已知冠状动脉疾病的患者被随机分配到阿托伐他汀 80mg/ 天或安慰剂约 5 年。HPS 和 SPARCL 试验中脑卒中和 TIA 患者的主要特征和结果如表 17-4 所示。与 HPS 一样，SPARCL 发现冠状动脉疾和主要血管事件显著减少。令人欣慰的是，与 HPS 相比，SPARCL 还发现脑卒中相对减少了约 15%。HPS 和 SPARCL 中有脑卒中或 TIA 病史的患者的脑卒中影响方面的显著差异，可以通过以下因素解释：偶然；不同的治疗方案（SPARCL 中实现的低密度脂蛋白胆

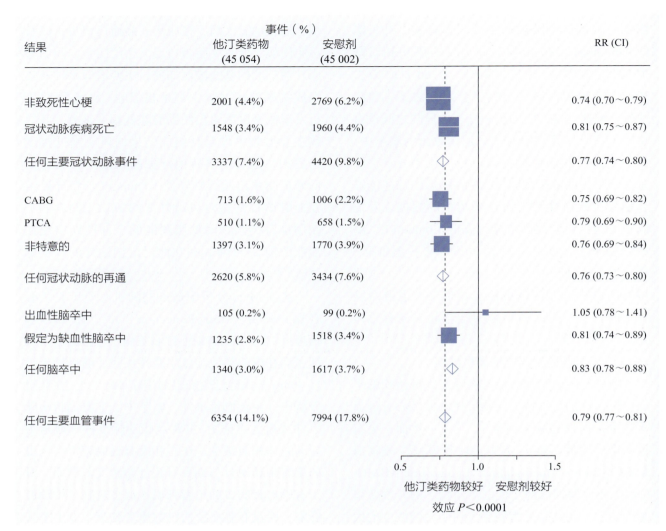

结果	事件（%）		RR (CI)
	他汀类药物 (45 054)	安慰剂 (45 002)	
非致死性心梗	2001 (4.4%)	2769 (6.2%)	0.74 (0.70～0.79)
冠状动脉疾病死亡	1548 (3.4%)	1960 (4.4%)	0.81 (0.75～0.87)
任何主要冠状动脉事件	3337 (7.4%)	4420 (9.8%)	0.77 (0.74～0.80)
CABG	713 (1.6%)	1006 (2.2%)	0.75 (0.69～0.82)
PTCA	510 (1.1%)	658 (1.5%)	0.79 (0.69～0.90)
非特意的	1397 (3.1%)	1770 (3.9%)	0.76 (0.69～0.84)
任何冠状动脉的再通	2620 (5.8%)	3434 (7.6%)	0.76 (0.73～0.80)
出血性脑卒中	105 (0.2%)	99 (0.2%)	1.05 (0.78～1.41)
假定为缺血性脑卒中	1235 (2.8%)	1518 (3.4%)	0.81 (0.74～0.89)
任何脑卒中	1340 (3.0%)	1617 (3.7%)	0.83 (0.78～0.88)
任何主要血管事件	6354 (14.1%)	7994 (17.8%)	0.79 (0.77～0.81)

0.5　　1.0　　1.5

他汀类药物较好　　安慰剂较好

效应 *P*＜0.0001

▲ 图 17–19　他汀类药物与安慰剂随机试验的 Meta 分析

每降低 1mmol 低密度脂蛋白胆固醇，主要血管事件的相对减少。正方形代表各个类别的相对风险（RR），每个正方形的大小与该类别中的统计信息量成正比。菱形代表总计和小计的相对风险，以及它们的 95%CI（菱形的宽度）。RR 被加权以表示每降低 1.0mmol/L 低密度脂蛋白胆固醇降低率。CABG. 冠状动脉旁路移植术；PTCA. 经皮腔内血管成形术（经 Elsevier 许可转载，引自 Cholesterol Treatment Trialists' Collaborators 2005[156]）

固醇大幅度降低）；SPARCL 招募患者为事件发生后早期（尽管患者后 6 个月内被随机招募，仍处于脑卒中复发的高风险时期，特别是对于脑卒中的大动脉粥样硬化病因），或缺血性和出血性脑卒中结果之间的不同平衡。两项试验均发现类似的缺血性脑卒中相对减少约 20%，出血性脑卒中的相对风险增加 70% 或更多，但由于事件数量少且置信区间较宽，后者的估计值不确定。两项试验均发现他汀类药物相对减少约 20% 主要血管事件，尽管他们对该结果使用的定义略有

不同，在 HPS 和 SPARCL 中，每治疗 1000 例患者 5 年，分别约减少约 50 和 70 例血管事件（表 17–4）[158, 159]。

　　一项对安慰剂对照试验的多重治疗 Meta 分析[160] 包括来自 SPARCL 和 HPS 的数据，共有 61 项试验和超过 187 000 例患者。作者旨在确定他汀类药物对个体主要脑血管事件的影响，定义为致命或非致命性脑卒中和 TIA。研究的平均随访时间为 2.7 年，28 项试验研究他汀类药物作为二级预防对心血管疾病的影响，而 12 项试验调

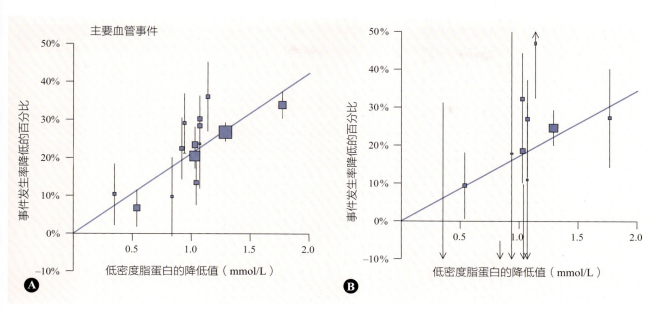

▲ **图 17-20**　主要血管事件和脑卒中发生率的相对降低与 1 年时平均绝对低密度脂蛋白胆固醇降低之间的关系

A. 主要血管事件发生率；B. 脑卒中发生率。每个方块代表一项他汀类药物与安慰剂的单次随机试验，该试验针对 1 年时的平均绝低密度脂蛋白胆固醇降低情况作图，上下垂直线对应于未加权事件发生率降低的一个标准误差。试验按 1 年时低密度脂蛋白胆固醇差异的大小顺序绘制。对于每个结果，回归线（被迫通过原点）表示每 1mmol/L 低密度脂蛋白胆固醇降低的加权事件发生率降低（经 Elsevier 许可转载，引自 Cholesterol Treatment Trialists' Collaborators 2005[156]）

查一级预防的影响，13 项试验纳入了一级和二级预防的混合人群，8 项试验纳入了急性冠状动脉综合征（acute coronary syndrome，ACS）患者。总体而言，与安慰剂相比，他汀类药物的 OR 为 18%，但各个药物之间没有明显差异（阿托伐他汀、普伐他汀和辛伐他汀达到显著性，而氟伐他汀、洛伐他汀和瑞舒伐他汀没有）。他汀类药物也被证明对没有或先前存在心血管疾病的患者有效，OR 分别是 17% 和 20%。有趣的是，对于二级预防，阿托伐他汀在个体药物水平上达到了显著性，而在一级预防中阿托伐他汀和瑞舒伐他汀达到显著性。总体而言，作者能够得出结论，他汀类药物在心血管疾病患者的脑卒中一级和二级预防中均有效。药物剂量的影响则无法明确。

关于他汀类药物使用和出血风险增加的问题挥之不去。一项 Meta 分析包括 31 项随机对照试验（包括 SPARCL 和 HPS）分析超过 180 000 例患者[161]。大多数研究将患者随机分配到使用他汀类药物与安慰剂，6 项研究将患者随机分配到低剂量与高剂量他汀类药物。中位随访时间为 46.8 个月。当对 30 项研究进行分析时（一项研究 CARDS，没有任何出血性脑卒中结局），治疗组中 0.39% 的患者发生脑出血，与对照组 0.35% 的患者无显著差异。敏感性研究未揭示积极治疗与脑出血之间的任何关联。所有类型脑卒中的概率显著性降低 20%，全因死亡率显著性降低 8%。使用他汀类药物降低低密度脂蛋白水平，或达到目标低密度脂蛋白水平后，脑出血的风险没有显著增加（OR=1.08）。当按预防类型（一级与二级）对患者进行分层时，服用他汀类药物进行二级预防的患者发生脑出血风险的趋势不显著。作者得出结论，脑出血风险增加可忽略不计，其趋势被所有脑卒中类型和全因死亡率的降低所取代。他们还指出，在大多数情况下，脑出血并未更具体地定义为出血性脑卒中、硬膜下或硬膜外出血或缺血性脑卒中的转化。

表 17-4　在既往脑卒中或短暂性脑缺血发作（TIA）患者中使用他汀类药物降低胆固醇的随机试验

试　验	SPARCL[159]	HPS[157, 158]
招募人群	18 岁以上的成年人在最近 1～6 个月有脑卒中或短暂性脑缺血发作且无已知的缺血性心脏病。出血性脑卒中患者只有在被认为是缺血性脑卒中或缺血性心脏病的高危人群时才包括在内	40—80 岁的成年人，有缺血性脑卒中或短暂性脑缺血发作、缺血性心脏病、外周动脉疾病、糖尿病或高血压病史
	基线低密度脂蛋白 2.6～4.9mmol/L	基线总胆固醇＞3.5mmol/L
治疗对比	阿托伐他汀 80mg/d vs. 安慰剂	辛伐他汀 40mg/d vs. 安慰剂
总人数	4731	20 536
既往有脑卒中或短暂性脑缺血发作的人数	4731	3280
基线特征 [a]		
从脑卒中 / 短暂性脑缺血发作到随机化的平均时间	3 个月	4 年
平均年龄（岁）	63	66
男：女（%）	60：40	75：25
平均基线总 / 低密度脂蛋白胆固醇（mmol/L）	5.5/3.4	5.9/3.4
平均随访（年）[a]	4.9	4.8
治疗组之间 / 低密度脂蛋白胆固醇的平均差异（安慰剂—他汀类药物，mmol/L）[b]	1.4	1

对各种结果的影响 [b]（每个结果的数量和百分比，以及他汀类药物与安慰剂的相对风险）					
	阿托伐他汀（*n*=2365）	安慰剂（*n*=2366）	RR（95%CI）	辛伐他汀（*n*=1645）	安慰剂（*n*=1635）	RR（95%CI）
所有脑卒中	265（11%）	311（13%）	0.85（0.73～0.99）	169（10%）	170（10%）	0.99（0.81～1.21）
缺血性脑卒中	218（9%）	274（12%）	0.80（0.67～0.94）	100（6%）	122（7%）	0.81（0.63～1.05）
出血性脑卒中	55（2%）	33（1%）	1.7（1.1～2.6）	21（1%）	11（0.7%）	1.9（0.9～3.9）
主要冠状动脉事件 [c]	81（3%）	120（5%）	0.68（0.51～0.89）	171（10%）	218（13%）	0.78（0.65～0.94）
主要血管事件 [d]	530（22%）	687（29%）	0.77（0.74～0.86）	406（25%）	488（30%）	0.83（0.74～0.93）

SPARCL. 积极降低胆固醇水平预防脑卒中研究；HPS. 心脏保护研究；RR. 相对风险

a. 既往脑卒中或 TIA 患者

b. 既往脑卒中或 TIA 患者

c. 非致死性心肌梗死或冠状动脉死亡

d. SPARCL 研究中的脑卒中、重大冠状动脉事件、血运重建、冠状动脉缺血紧急住院或临床上显著的外周动脉疾病；HPS 中的脑卒中、主要冠状动脉事件或血运重建

有很好的证据表明，无论基线胆固醇水平如何，所有有任何类型主要血管事件的高风险患者，包括既往有缺血性脑卒中或短暂性脑缺血发作的患者，都常规考虑使用长期他汀类药物治疗来降低胆固醇水平。用他汀类药物治疗 1000 例既往有缺血性脑卒中或短暂性脑缺血发作的人 5 年，将避免 50 多例主要血管事件。他汀类药物治疗似乎没有显著的出血风险，因此建议积极降低低密度脂蛋白水平。

（三）他汀类药物降低胆固醇的其他好处

有几项随机对照试验评估了他汀类药物对颈动脉粥样硬化进展的影响。Meta 分析发现，低密度脂蛋白胆固醇每降低 10%，颈动脉内膜中层厚度每年就会降低 0.7%[162]。尽管降低胆固醇可以预防血管性痴呆和缺血性脑卒中是合理的，但HPS 发现，辛伐他汀和安慰剂在发生认知障碍的参与者比例方面没有差异[157]，其他随机对照试验尚未报道这一结果。有一些证据表明，他汀类药物的作用可能是通过其抗炎特性和降低胆固醇来介导的。两项针对缺血性心脏病患者的他汀类药物强化降脂与非强化治疗的子研究表明，强化治疗可降低 C 反应蛋白水平和低密度脂蛋白胆固醇，并且这些影响与更好的临床结果独立相关[163, 164]。

（四）降胆固醇治疗的不良反应

早期有担忧胆固醇降低可能与自杀和癌症风险增加有关，这已经通过对随机对照试验的大型系统评价得到缓解[148, 156]。然而，他汀类药物还有一些其他罕见但具有临床意义的不良反应：横纹肌溶解症、肝炎引起的肝衰竭和周围神经病变。

1. 肌肉问题

随机对照试验的系统评价和随后的 SPARCL 试验均未发现他汀类药物与安慰剂相比有任何明显过多的横纹肌溶解（在系统评价中，9 名患者分配了他汀类药物，6 名分配了安慰剂；在SPARCL 中，2 名分配了阿托伐他汀，3 名安慰剂）[156, 159]。升高的血清肌酸激酶活性没有显著性过量[148, 159]。美国的一项队列研究发现，服用辛伐他汀、普伐他汀或阿托伐他汀单药治疗的患者横纹肌溶解的发生率为 0.5/10 000 人 / 年，而未使用他汀类药物或贝特类药物的患者则没有。服用西立伐他汀或贝特类药物的患者发病率较高，并且因联合使用他汀类药物或贝特类药物而显著增加，因此西立伐他汀和贝特类药物的联合使用每年会带来约 1/10 的接受治疗的人面临风险[165]。西立伐他汀不是系统评价中纳入的随机对照试验中评估的他汀类药物之一，现已退出市场[166]。当由细胞色素 P450 代谢的他汀类药物（辛伐他汀和阿托伐他汀）与该酶的抑制药（例如，"唑类"抗真菌药、HIV 蛋白酶抑制药、胺碘酮、维拉帕米、地尔硫䓬和葡萄柚汁）联合使用时，横纹肌溶解的风险也会增加，在开处方时考虑这种可能性很重要。

2. 肝脏问题

美国 FDA 报道了每百万人年使用他汀类药物引起的肝衰竭发生率，但随机对照试验中没有报道肝衰竭病例，与安慰剂相比，肝功能指标升高的情况非常少（0.2%）[148, 157, 159]。但是，通常建议在开始服用他汀类药物后 6～8 周检查肝酶。

3. 周围神经病变

病例对照研究发现，他汀类药物使用者发生多发性神经病的风险增加至少是背景人群风险的2.5 倍，长期治疗后这种风险显著增加。假设特发性多发性神经病的背景人群风险约为 1/10 000人 / 年，这意味着每 10 000 人 / 年至少有 2.5 人的超额绝对风险。然而，在最大的他汀类药物试验中，没有报道明显过多的周围神经病变[167, 168]。

4. 总结

这些数据通常非常令人放心。除 SPARCL试验外，大型试验评估的他汀类药物剂量相当于 40mg 或更少的辛伐他汀，但强化和中度降胆固醇他汀类药物方案的比较试验的安全性数据也普遍令人放心，他汀类药物的剂量也更高（见本章"降脂治疗"）。然而，重要的是要记住，随机对照试验通常筛查和排除肝酶升高、肌酸激酶升高或肾功能受损的个体，最大的试验有一个为期数周的随机化前磨合期，其中包括一段时间的积极治疗，旨在识别和排除那些不太可能在几年内继续接受分配治疗的人。他们关于不良反应的结果应该在这种情况下进行解释，因为发生早期不良反应或被认为有不良反应风险的患者不再随机化[157]。

> 降胆固醇治疗不会增加癌症或自杀的风险，他汀类药物单一疗法的严重不良反应（如横纹肌溶解或肝衰竭）极为罕见。然而，他汀类药物与贝特类药物的联合使用会显著增加横纹肌溶解症的风险，因此应避免或极其谨慎地使用。

（五）谁该治疗，谁不该治疗

来自 HPS 和 SPARCL 试验的既往脑卒中或 TIA 患者的具体证据，以及在广泛的主要血管事件风险增加的个体中进行他汀类药物与安慰剂的随机对照试验的系统评价表明，每个有缺血性脑血管事件病史的人都应考虑使用他汀类药物。亚组分析表明，无论基线胆固醇或低密度脂蛋白胆固醇水平如何，降低胆固醇的效果都是相似的。HPS 参与者的非空腹基线胆固醇水平 >3.5mmol/L，SPARCL 参与者的低密度脂蛋白胆固醇 >2.6mmol/L[157, 159]。对有脑出血病史但没有缺血性血管事件的患者开他汀类药物的处方并不常规，因为只有极少数此类患者被纳入随机对照试验。此外，与既往有缺血性脑血管事件的患者相比，这些患者发生后续脑出血的风险更高（见本章"未来血管事件的预后和预测"）。对于有脑出血病史且被认为未来发生缺血性脑卒中或冠状动脉事件的风险特别高的患者，则开具他汀类药物可能是合理的。对于疑似或已知有脑淀粉样血管病伴

有缺血性脑卒中或冠状动脉疾病病史或风险的患者，维持他汀类药物治疗并考虑减少剂量是合理的。他汀类药物的随机对照试验可能包括这些患者，尽管他们没有被单独列举，并且在这组患者中没有直接证据。他汀类药物试验参与者的平均年龄约为 60 岁，而高龄者（超过 80 岁）相对较少。然而，亚组分析没有发现治疗的相对效果受年龄影响的证据[156]。此外，苏格兰常规临床实践中他汀类药物使用的一项观察性研究发现，尽管研究人群中接受他汀类药物治疗的患者平均年龄大于试验参与者，但其总体效果与试验中发现的相似[169]。因此，老年本身不应成为使用他汀类药物治疗的障碍，但应始终考虑多种药物可能存在的问题，尤其是老年患者（见本章"落实二级预防"）。

（六）治疗下限和使用哪种他汀类药物

来自随机对照试验的间接证据表明，更大程度地降低低密度脂蛋白胆固醇会带来更大的益处（见本章"降脂治疗"和图 17-20）。此外，近期直接比较强化和中度降脂他汀类药物方案的随机对照试验表明，更强化的方案可显著降低低密度脂蛋白胆固醇，减少冠状动脉粥样硬化的进展，并降低包括脑卒中在内的主要血管事件的风险[170-173]。其中最大的两项试验包括约 20 000 名患者，发现阿托伐他汀 80mg/d 与阿托伐他汀 10mg 或辛伐他汀 20mg/d 在死亡、癌症、暴力或创伤性死亡、横纹肌溶解或肌病的风险方面没有显著差异。在这两项试验中，较高剂量的阿托伐他汀导致转氨酶持续升高的绝对风险小幅增加（不超过 1%），但没有报道肝衰竭病例[171, 173]。其中一项试验发现，较高剂量的阿托伐他汀会轻微加重肌痛和胃肠道症状[173]。额外降低胆固醇和同型半胱氨酸的有效性研究（Study of the Effectiveness of Additional Reductions in Cholesterol and Homocysteine，SEARCH）试验对 12 000 例缺血性心脏病患者进行了随机分组，分别接受每日 80mg 和 20mg 辛伐他汀治疗 5 年，较高剂量组确实导致肌病增加。有时，不能耐受

一种特定他汀类药物的患者可以耐受另一种，并且如有必要，使用别的他汀类药物替代辛伐他汀或阿托伐他汀是合理的。其他他汀类药物与辛伐他汀类药物 40mg 的近似等效剂量（就低密度脂蛋白胆固醇降低作用而言）见表 17-5 [148]。

表 17-5　各种其他他汀类药物与每日 40mg 辛伐他汀的近似等效剂量（就低密度脂蛋白胆固醇降低作用而言）	
他汀类药物方案	低密度脂蛋白胆固醇的降低绝对值 [mmol/L（%）] a
辛伐他汀 40mg/d	1.8（37）
瑞舒伐他汀 5mg/d	1.8（38）
阿托伐他汀 10mg/d	1.8（37）
洛伐他汀 40mg/d	1.8（37）
氟伐他汀 80mg/d	1.6（33）
普伐他汀 80mg/d	1.6（33）

a. 标准化预处理血清低密度脂蛋白胆固醇浓度为 4.8mmol/L。汇总估计为在 38 000 人中 164 项他汀类药物与安慰剂的随机安慰剂对照试验（改编自 Law et al. 2003 [148]）

推荐的他汀类药物方案是基于 80mg/d 阿托伐他汀的 SPARCL 研究。为了与不同他汀类药物治疗方案的间接和直接比较保持一致，我们预测阿托伐他汀 80mg 在胆固醇、低密度脂蛋白胆固醇水平降低和临床结果方面的优于 HPS 研究的辛伐他汀 40mg。针对特定低密度脂蛋白胆固醇水平（<70mg/dl vs. <100mg/dl）的治疗策略正在达到目标脑卒中治疗（Treat Stroke to Target）试验中进行研究。SPARCL 试验的事后分析发现，<70mg/dL 和初始低密度脂蛋白胆固醇降低 ≥50% 的受试者未来脑卒中的风险降低 28%，导致脑卒中显著性降低 35%[174]。在这项事后分析中没有增加出血风险。然而，由于没有直接研究这个结果，结果应该谨慎解读。

（七）何时开始治疗

据报道，在 ACS 的最初几天内使用他汀类药物，可以显著减少包括脑卒中在内的缺血性血管事件，这表明在脑血管事件后早期使用他汀类药物也可能是有益的 [175]。然而，没有来自随机对照试验的具体证据表明在缺血性脑卒中或 TIA 后的早期使用他汀类药物。目前没有理由认为他汀类药物治疗的潜在不良反应在缺血性脑卒中或 TIA 后早期会更大，而此时复发的高绝对风险应该使治疗的绝对益处增大。一旦诊断为缺血性脑卒中或 TIA，我们倾向于开始使用他汀类药物治疗。

> 所有既往有缺血性脑卒中或短暂性脑缺血发作的患者都应考虑接受他汀类药物治疗。40mg/d 的辛伐他汀和 80mg/d 的阿托伐他汀均已被证明对这些患者有益。我们一般确诊之后就开始治疗。

（八）非他汀类降脂药的作用

由于他汀类药物的证据比其他降脂药物更广泛和更有说服力，因此这些药物通常应该是降脂药物的首选。对于对他汀最大剂量反应不足的血脂异常（非常高的胆固醇、甘油三酯或两者兼有）的患者，可以使用其他降脂药物，如阴离子交换树脂（防止胆汁酸重吸收，从而增加低密度脂蛋白胆固醇的清除率）、依折麦布（抑制肠道对胆固醇的吸收）或贝特类药物（通过增加高密度脂蛋白和降低甘油三酯浓度起作用）也可以使用。这通常最好在脂质专家的监督下完成。对于不能耐受他汀类药物的患者，尽管随机对照试验缺乏减少脑卒中的证据，也没有大型随机对照试验专门针对既往脑卒中或 TIA 的患者，使用替代药物尝试在一定程度上降低低密度脂蛋白胆固醇浓度似乎是合理的，因为这似乎很有可能降低未来发生血管事件的风险。

一项系统回顾和 Meta 分析质疑贝特类药物对心血管结局的影响 [176]。贝特类药物增加高密度脂蛋白（主要作用），减少甘油三酯、低密度脂蛋白和乳糜微粒残留物。纳入的研究跨越了数十年；所有这些都是前瞻性随机对照试验，检验贝特类药物与安慰剂的心血管结局，对超过 45 000 例患者的 18 项试验进行了审查。由于可用的报道信息，早期研究的质量无法评估或被赋予低质量分数；评估的结局包括主要心血管事件、冠状动脉事件、脑卒中、心力衰竭、冠状动脉血运重建、全因死亡率和特定死因、白蛋白尿和药物相关不良反应。研究使用了几种不同的贝特类药物。许多分析必须在较小的试验集群上进行，其中 11 项研究的目标是包括脑卒中在内的心血管结局的二级预防。结果发现，主要心血管事件的风险降低了 10%（研究了 5 项试验），冠状动脉事件的风险降低了 13%（16 项试验），蛋白尿进展的风险降低了 14%，没有脑卒中风险降低的获益。除了血清肌酐升高外，没有与药物相关的不良事件。作者得出结论，在经过其他干预措施（如他汀类药物）优化心血管危险因素的高危患者中，加用贝特类药物可以减少冠状动脉事件介导的附加风险。

另一项 Meta 分析对近 200 000 例患者的 64 项随机对照试验，并未发现甘油三酯水平降低与脑卒中和（或）颈动脉内膜和中层厚度风险之间存在关联[177]。同样，2010 年的一项 Meta 分析还发现，积极管理胆固醇水平和胆固醇变化程度，可降低总的非致命性脑卒中的风险[178]。由于这种胆固醇降低（尤其是低密度脂蛋白降低），他汀类药物作为一种干预措施提供了统计学上显著的益处，而包括贝特类药物在内的其他干预措施没有达到统计学上显著效果。此外，这项研究没有发现血清低密度脂蛋白或甘油三酯的变化之间存在关联。随后，AIM-HIGH 研究人员进行的一项随机试验，将接受辛伐他汀用于胆固醇管理的参与者随机分配到安慰剂或缓释烟酸组[179]，依折麦布可根据需要在任一组中使用。由于缺乏疗效，该试验提前停止。有趣的是，在烟酸组中，尽管血清高密度脂蛋白（由 35mg/dl 上升至 42mg/dl）水平显著上升，甘油三酯（由

164mg/dl 下降至 122mg/dl）和低密度脂蛋白（由 72 下降至 64mg/dl）下降，对研究的主要结果首次致命性冠心病、非致命性心肌梗死、缺血性脑卒中以及需要冠状动脉或脑动脉血运重建没有影响。有趣的是，作为复合结局中的第一个事件，烟酸组的缺血性脑卒中患者多于安慰剂组。当考虑所有脑卒中时，烟酸组发生更多事件的趋势并不显著：29 vs. 18（HR=1.61）。在没有其他研究数据的情况下，很难得出与烟酸有任何潜在关联的结论。此外，安慰剂组接受依折麦布的患者明显多于烟酸组（21.5% vs. 9%），而且由于烟酸组明显降低了胆固醇水平，因此同样难以就药物的任何潜在非胆固醇降低特性得出结论。

较新的疗法包括注射单克隆抗体作为前蛋白转化酶枯草杆菌蛋白酶 kexin 9 型（proprotein convertase subtilisin kexin type 9，PCSK9）的抑制药，并显著降低已经接受他汀类药物治疗的患者的血清低密度脂蛋白水平。PCSK9 降解肝脏中的低密度脂蛋白受体，在血清中留下过量的低密度脂蛋白。因此，抑制这个过程可以减少血清低密度脂蛋白水平。FOURIER RCT 研究了依洛尤单抗及其降低复合心血管结局的能力，结果表明接受该药物的患者血清低密度脂蛋白水平降低近 60%，心血管结局风险降低，HR 为 0.85（95%CI 0.73～0.88，$P < 0.001$）[180]。

总体而言，大量证据支持他汀类药物在缺血性脑卒中一级和二级预防中的作用。他汀类药物也被认为具有额外、非降低胆固醇的抗炎和溶栓特性。有一些证据表明贝特类药物可用于最大限度地进行药物治疗和高危心血管疾病的患者，对于这些患者，任何加大胆固醇的降低幅度都非常重要。没有明确的证据支持常规使用烟酸，AIM-HIGH 研究中缺血性脑卒中风险增加的轻微趋势值得进一步探讨[179]。

五、抗血小板药物

血小板不仅参与动脉和静脉急性血栓形成的病理生理学，还可能参与动脉粥样硬化形成过程

本身（见第 6 章 "动脉粥样硬化和大血管疾病"）。因此，理论上，抗血小板药物不仅可以降低缺血性脑卒中的风险，还可以降低心肌梗死和其他严重的动静脉血栓事件的风险，例如，颅内静脉血栓形成和肺栓塞。它们最重要的潜在不良反应是出血，最重要的是颅内出血，因为它经常致命或致残，严重的颅外出血（主要来自胃肠道）导致住院，有时需要输血或手术。因此，评估抗血小板治疗总体获益的最佳结果可能是 "脑卒中、心肌梗死和血管死亡"（以先发生者为准）的复合结果，我们将其称为 "严重血管事件"。这一结果不仅包括抗血小板治疗应预防的严重缺血事件，还包括最重要的潜在不良反应、所有颅内和致命的颅外出血。因为事件的数量更多，所以这种复合结果在估计治疗效果方面也提供了比任何单个组成部分更高的统计功效，因此也提供了更高的精度。然而，如果结局事件的数量足够多，则单独探索治疗对个体结局（如脑卒中或心肌梗死）的影响并非不合理[181]。人们对阿司匹林能否降低高危受试者进行性认知障碍和血管性痴呆的风险也越来越感兴趣[182]。

从历史上看，抗血小板治疗在预防血管疾病高风险患者（包括既往缺血性脑卒中或 TIA 患者）的严重血管事件的最全面证据是抗血栓试验合作组织（Antithrombotic Trialists' Collaboration，ATT）对随机对照试验的系统评价[183]。该小组对随机对照试验进行了 Meta 分析，研究了接受阿司匹林进行一级预防与二级预防的患者的获益程度。

（一）抗血小板治疗用于严重血管事件的长期二级预防

对超过 40 000 例急性缺血性脑卒中患者立即进行抗血小板治疗（主要是每天 160～300mg 阿司匹林），大部分在发病后 48h 内随机分配到两项大型试验之一中，其随机对照试验的证据显示出明显的净获益[183-185]。这已在第 13 章 "常规使用：阿司匹林" 中详细讨论。

1. 对各种高危患者的益处

最初的 ATT 综述包括 195 项随机对照试验超过 140 000 例血管疾病高风险患者，比较了抗血小板方案（主要是阿司匹林）与安慰剂或开放对照。在所有类型的高危患者中，抗血小板治疗使严重血管事件的风险相对降低了约 1/4，不包括降低幅度相对较小的急性缺血性脑卒中患者。无论患者是否有既往缺血性脑卒中或 TIA、既往或急性心肌梗死、稳定或不稳定心绞痛、外周动脉疾病、心房颤动或其他一些高危疾病，相对影响都是相似的（图 17-21）[183]。此外，之前的分析发现，男性和女性、糖尿病患者和非糖尿病患者、老年患者和年轻患者，以及高血压患者和非高血压患者的血管事件相对减少的情况相似[186]。

随后由 ATT 进行的 Meta 分析使用来自随机对照试验的患者数据，来研究阿司匹林降低严重血管事件的主要风险与非糖尿病患者因颅内或严重颅外出血造成伤害的风险[187]。此外，将结果与在参加二级预防试验的患者中计算的相同值进行了比较。分析中使用了 6 项一级预防试验，总计 660 000 人 / 年的数据。阿司匹林组严重血管事件的比例降低了 12%，尽管绝对风险降低幅度很小（每年严重血管事件的风险为 0.51% vs. 0.57%）。大部分风险降低是由于心肌梗死发生率降低（每年 0.18% vs. 0.23%）。阿司匹林对脑卒中的净影响并不显著。出血性脑卒中发生率没有显著增加（0.04% vs. 0.03%，P=0.05）。作者没有发现血管死亡率有任何差异。然而，颅外（主要是胃肠道）出血率显著增加（每年 0.10% vs. 0.07%）。值得注意的是，根据患者年龄、性别、血压和吸烟等，将患者分为 5 年内患冠状动脉疾病的极低风险（<2.5%）、低风险（2.5%～5%）、中等风险（5%～10%）和高风险（>10%）。由于并非所有试验的数据都延长至或超过 5 年，因此在初始事件发生率保持不变的情况下，计算发生率以估计缺乏长期结果的试验数量。分析未发现基于上述性别或风险类别的风险差异，尽管重要的是要注意在较短的试验中估计的事件发生率的局限性，以及在解释这些结果时高风险组的总体事件较少。在该分析中，风险的主要预测因素

655

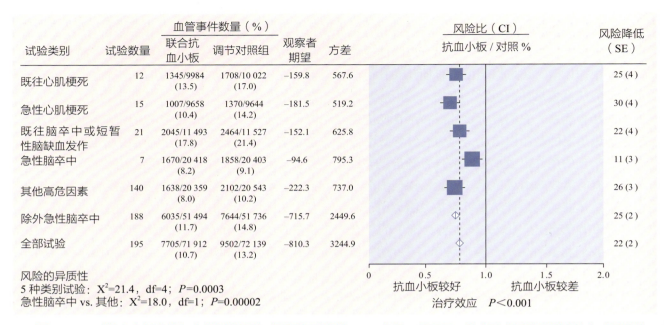

试验类别	试验数量	血管事件数量（%）		观察者期望	方差	风险比（CI） 抗血小板/对照 %	风险降低（SE）
		联合抗血小板	调节对照组				
既往心肌梗死	12	1345/9984（13.5）	1708/10 022（17.0）	−159.8	567.6		25 (4)
急性心肌梗死	15	1007/9658（10.4）	1370/9644（14.2）	−181.5	519.2		30 (4)
既往脑卒中或短暂性脑缺血发作	21	2045/11 493（17.8）	2464/11 527（21.4）	−152.1	625.8		22 (4)
急性脑卒中	7	1670/20 418（8.2）	1858/20 403（9.1）	−94.6	795.3		11 (3)
其他高危因素	140	1638/20 359（8.0）	2102/20 543（10.2）	−222.3	737.0		26 (3)
除外急性脑卒中	188	6035/51 494（11.7）	7644/51 736（14.8）	−715.7	2449.6		25 (2)
全部试验	195	7705/71 912（10.7）	9502/72 139（13.2）	−810.3	3244.9		22 (2)

风险的异质性
5 种类别试验：X^2=21.4，df=4；P=0.0003
急性脑卒中 vs. 其他：X^2=18.0，df=1；P=0.00002

▲ 图 17-21　对抗血小板药物与安慰剂或开放对照随机试验的 Meta 分析，显示了 5 种主要高风险类别中抗血小板药物对血管事件（心肌梗死、脑卒中或血管死亡）的比例影响

对于每组试验（紫色正方形）及其 99%CI（水平线），绘制了治疗组与对照组事件概率的分层比例。所有试验结果的 Meta 分析（和 95%CI）用空心菱形表示。调整后的控制总数是在将任何不均匀的随机试验转换为偶数后计算的，通过对对照组进行多次计数，但其他统计计算是基于单个试验的实际数字

SE. 标准误差（经 BMJ Publishing 许可转载，引自 Antithrombotic Trialists' Collaboration 2002[183]）

是年龄。

　　对于阿司匹林的二级心血管预防，使用 16 项试验进行了类似的分析。6 项试验纳入了既往有心肌梗死的患者，10 项试验纳入了有脑卒中或 TIA 病史的患者。阿司匹林组的严重血管事件发生率显著下降（每年 6.7% vs. 8.2%）。在阿司匹林组中，所有脑卒中（每年 2.08% vs. 2.54%）和冠状动脉事件（每年 4.3% vs. 5.3%）显著减少，出血性脑卒中风险没有显著增加。

　　总体而言，ATT Meta 分析的作者得出结论，阿司匹林在一级预防中确实降低了风险，并且与统计学上显著增加的出血风险相关。然而，对这一结论的反驳包括这样一个事实，即第一次 ATT 分析分别提供了男性和女性的数据，而 2009 年的重新分析没有，并且许多调查结果具有基于性别的单独发生率，这可能会改变风险/收益合并分析男女性别时的比例[188]。阿司匹林再次被证明是一种有效的心血管事件二级预防药物，而不会显著增加出血性脑卒中风险（图 17-21 和图

17-22）[187]。胃肠道出血的风险随着联合抗血小板治疗（见本章"抗血小板药物"）、年龄、胃肠道出血史或消化性溃疡病史的增加而增加，同时使用 NSAID 或 COX-2 抑制药[189, 190]。幽门螺杆菌感染也会增加出血风险，但当感染被清除后，出血风险会大大降低[191]。有人建议，对于所有接受阿司匹林且有胃肠道出血危险因素的患者（包括所有接受双重抗血小板治疗的患者），应通过使用质子泵抑制药和根除幽门螺杆菌，将出血风险降至最低[190]。然而，该建议并非基于具有临床意义的随机试验证据，虽然对于被认为有胃肠道出血高风险的患者，始终值得考虑胃保护，但并不常规向患者开出质子泵抑制药。

严重血管事件（既往缺血性脑卒中或短暂性脑缺血发作）的高风险患者应接受长期抗血小板治疗，除非有明确的抗血栓治疗禁忌证或明确的抗凝药使用指征。

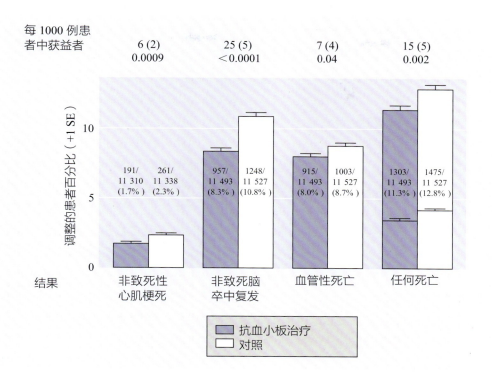

▲ 图 17-22　显示抗血小板药物对既往脑卒中或短暂性脑缺血发作患者各种结局的绝对影响的 Meta 分析（21 项随机试验，平均治疗持续时间 3 年）
在将任何不均匀的随机试验转换为偶数试验后，通过对对照组进行多次计数，计算出调整后的对照总数。在"任何死亡"列中，非血管性死亡由较低的水平线表示（并且可以通过从任何死亡中减去血管性死亡来计算）
SE. 标准误差（经 BMJ Publishing 许可转载，引自 Antithrombotic Trialists' Collaboration 2002[183]）

2. 对心房颤动患者的益处

心房颤动会增加血管事件的风险，尤其是患有缺血性脑卒中或 TIA 的患者的心源性缺血性脑卒中和全身性栓塞（见本章"抗凝药"）。许多随机对照试验评估了抗血小板治疗（主要是阿司匹林，每日剂量为 75mg～325mg）对心房颤动患者的影响。

一项 Meta 分析发现，与安慰剂（0%～38%）相比，心房颤动患者使用阿司匹林的血管事件相对风险降低了 21%[192]。然而，有心房颤动和缺血性脑卒中或 TIA 病史的患者需要使用口服抗凝药。本章"抗凝药"讨论了抗凝药与对照和抗血小板治疗相比的效果，但可以说单独或联合使用抗血小板药物的效果不如抗凝药，并且联合使用时与更高的出血风险相关[193]。本章"治疗特定的根本原因"讨论了恢复和维持窦性心律或左心房闭塞作为进一步避免需要抗凝的方法。

3. 对其他心源性栓塞风险患者的益处

第一次 ATT 综述分析表明，患者心房颤动以外的潜在心脏栓塞来源，包括二尖瓣（瓣叶）脱垂、孤立的主动脉瓣狭窄、二尖瓣环钙化、心力衰竭和生物人工心脏瓣膜，也可能受益于抗血小板药物[183]。抗凝药的风险可能大于其益处，使抗血小板治疗成为更合适的选择的情况包括患有缺血性脑卒中或无其他明显原因 TIA 的二尖瓣脱垂患者、主动脉瓣疾病且无其他抗凝适应证的患者、非心房颤动生物人工心脏瓣膜患者的长期初级预防治疗[194]。

4. 动脉夹层

颈动脉或椎动脉夹层导致缺血性脑卒中患者的历史实践是使用肝素与华法林桥接进行抗凝。然而，这种做法正在改变，因为有证据表明其复发率很低，并且阿司匹林对这种疾病的保护作用与华法林接近。颈动脉夹层（cervical artery dissection，CADISS）试验是一项针对 250 例受试者为期 3 个月的抗血小板药物与抗凝药的随机试验，发现所有受试者的脑卒中复发率为 2%。抗血小板组的脑卒中或死亡为 2%，而抗凝组为 1%（OR=0.335，95%CI 0.006～4.233；P=0.63）[195]。

5. 主动脉弓粥样硬化

尸检提供的证据表明，在 500 例连续性患者中，溃疡性主动脉斑块在脑血管疾病患者中更为常见。在调整其他已知危险因素后，脑血管疾病患者中，57% 的隐源性脑卒中亚型存在主动脉弓病变，而对照组这一比例为 20.2%（OR=5.7，P<0.001）[196]。在前瞻性队列中，斑块大小≥4mm是脑卒中复发的独立危险因素。主动脉弓相关脑损伤（aortic arch-related cerebral hazard，ARCH）试验是一项随机试验，比较作为脑血管事件和死亡的二级预防的阿司匹林联合氯吡格雷与华法林治疗剂量（调整 INR 2～3）。结果事件没有差异：双重抗血小板组为 7.6%，而华法林组为 11.3%（P=0.2）[197]。该试验的功效不足以发现差异；然而，没有强有力的证据表明抗血小板方案在脑卒中预防方面不如华法林。不建议手术治疗主动脉弓粥样硬化。

6. 无症状的血管疾病

在患有临床明显血管疾病的高危患者中，尽管阿司匹林（或其他一些抗血小板治疗方案）的益处已被明确证明超过了风险，但预测阿司匹林对没有已知动脉疾病患者的益处和危害远没有那么简单。在总共近 100 000 例无症状个体中，有六项随机对照试验用于血管事件的一级预防。尽管对这些的 Meta 分析表明，血管事件相对减少了 12%，但在未治疗组中发生严重血管事件的风险仅为每年每 1000 例中的 5 或 6 例，尽管在几项试验中有意采取政策招募高危无症状个体。因此，风险的绝对降低幅度很小，每 1000 例接受约 6 年的治疗仅约 3 或 4 次血管事件（即每年每 1000 例预防的事件少于 1 次）。对此，必须考虑大出血风险的增加，虽然风险很小，但在幅度上与绝对收益相似。进一步的不确定性来自以下事

实，即血管事件的明显减少似乎是由于女性脑卒中风险减少，对心肌梗死没有影响；男性心肌梗死风险降低，对脑卒中没有影响[198]。这与男性和女性，以及其他亚组对高危患者的一致影响形成鲜明对比，对这种差异的解释尚不确定[183, 198, 199]。

因此，在没有症状的血管疾病的个体中非选择性使用阿司匹林可能会对健康个体造成伤害，我们不推荐这样做[200]。然而，阿司匹林可能适用于一些估计血管事件风险显著增加的无症状个体；例如，大多数患有无症状颈动脉狭窄的人，其中许多人在动脉系统的其他部位有许多其他血管危险因素和（或）血管疾病症状。在大多数情况下，需要来自正在进行的随机对照试验的进一步证据，以便可靠地识别从阿司匹林中获得净收益的明显健康的人[201]。

7. 对痴呆和认知功能的影响

通过降低脑卒中的发生率，抗血小板治疗可降低血管性痴呆的频率和严重程度，尽管没有来自随机对照试验的直接证据[183]。此前，对观察性研究的系统评价表明，阿司匹林和其他 NSAID 可以减少痴呆发生率[202]。此外，血栓预防试验中阿司匹林、华法林或两者在血管事件一级预防中的一项小型子研究报道称，被分配接受抗血栓治疗的有血管事件风险的男性，具有更高的语言流利度和心理灵活性[203]。然而，一项随机对照试验将有血管危险因素的患者随机分为 5 年肠溶阿司匹林（每天 100mg）和安慰剂组，并在 5 年时进行初始和随访认知测试，在意向治疗分析中没有显示出益处。在登记的 3000 多例参与者中，有 1000 多例参与者失访，限制了研究结论的强度。失访者主要包括风险因素较高的老年男性[204]。

（二）不能治疗的情况

近期有胃肠道出血（呕血或黑便）、症状提示活动性消化性溃疡或其他近期大出血的患者，不应接受抗血小板药物治疗。那些对阿司匹林或其他抗血小板药物有明确过敏反应的人显然应该避免使用，并尽可能使用替代药物。中性粒细胞

减少症或血小板减少症患者应避免使用噻吩并吡啶类抗血小板药物（见本章"抗血小板药物"）。

由于抗血小板药物会增加颅内出血的风险，因此将其用于自发性或外伤性脑出血患者似乎是不合逻辑的。尽管对随机对照试验的系统评价表明，对脑出血患者进行抗血栓治疗没有明确的危害，但数据非常有限，因此我们避免在急性脑出血患者中进行抗血栓治疗[205]。以脑淀粉样血管病为出血原因的患者应避免使用抗血栓药物。尽管脑出血患者发生进一步脑出血的风险大约是缺血性脑卒中的 2 倍（见本章"未来血管事件的预后和预测"），但有些患者可能有明确的阿司匹林适应证，例如，缺血性心脏病或既往缺血性脑卒中。在一项针对脑出血幸存者的观察性研究中，22% 的患者接受了抗血小板治疗，最常用于预防缺血性心脏病。令人欣慰的是，这与进一步脑出血的风险增加无关，事件的数量非常少，使风险估计不精确[206]。

尽管缺乏来自随机对照试验的直接证据，但对我们来说，对脑出血患者使用抗血小板治疗进行二级预防似乎是合理的，但前提是他们未来发生缺血性血管事件的风险很高[207]。

（三）阿司匹林

阿司匹林是迄今为止在最初的 ATT 综述中研究最广泛的抗血小板药物，也是第二次 ATT Meta 分析中唯一的抗血小板药物。它不可逆地抑制环加氧酶，从而抑制花生四烯酸产生前列腺素 H_2。前列腺素 H_2 在血小板中代谢为血小板激动药血栓烷 A_2（图 17-23）[208]。

1. 好处

在近 60 000 例高危患者中，不包括急性缺血性脑卒中患者，单用阿司匹林可将严重血管事件的概率降低约 1/4。这些患者中有近 10 000 例（在 11 项随机试验中）既往缺血性脑卒中或 TIA。在这些患者中，阿司匹林将严重血管事件的相对概率显著降低了 17%，相当于在大约 3 年内绝对风险为每 1000 例降低了 30 例（与一般抗血小板治疗的结果相似，见本章"抗血小板药物"）。

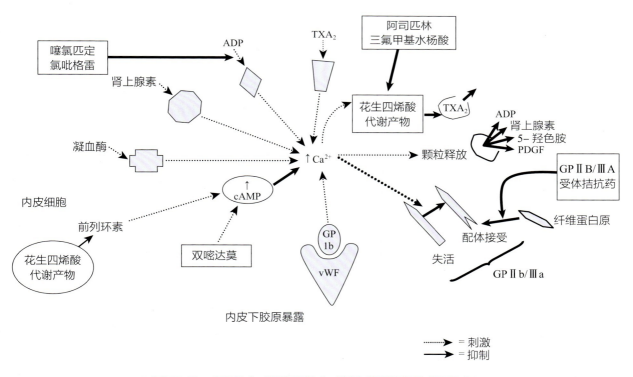

▲ 图 17-23　各种抗血小板药物的血小板内代谢途径和作用位点
GP. 糖蛋白；PDGF. 血小板衍生生长因子；vWF. 血管性假血友病因子；cAMP. 环磷酸腺苷；ADP. 二磷酸腺苷；TXA_2. 血栓素 A_2

不同剂量阿司匹林的好处：争论围绕着最合适的阿司匹林剂量，有人认为每日剂量为低至 30mg 到高达 1500mg[209-211]。有理论支持的理由，低剂量实际上可能比高剂量提供更大的净效益。

• 首先，虽然在人类中没有被证明相关，但有人认为较低剂量应抑制血小板产生血栓素 A_2，而对内皮细胞产生前列环素（一种血小板抗聚集药和血管扩张药）没有太大影响，其中，与血小板不同，它具有再生环氧合酶供应的生物合成机制。单次口服 100mg 剂量足以几乎完全抑制人体内血栓素 A_2 的产生。由于阿司匹林抑制血小板环氧合酶的不可逆性质，低至 $30\sim50$mg 的每日剂量具有累积抑制作用，并导致在 $7\sim10$ 天后几乎完全抑制血栓素 A_2 的生物合成[208, 212]。

• 其次，由于阿司匹林对环氧合酶的抑制作用，也会抑制保护胃肠道黏膜的前列腺素产生，因此较低剂量的阿司匹林可能会产生较小的过度出血，至少从胃肠道出血。

• 最后，即使大出血的风险不取决于阿司匹林的剂量，任何以较低剂量减少轻微不良反应都会提高耐受性和依从性，从而提高有效性，尤其是长期治疗。

不同剂量阿司匹林相对效应的最可靠证据来自第一次 ATT 综述中（其中大约 50% 患者有缺血性脑卒中或 TIA 病史）中的 3197 例高危患者的阿司匹林每日剂量 $75\sim325$mg 和 $500\sim1500$mg 之间的直接随机比较（图 17-24A），以及一项纳入接受颈动脉内膜切除术的 2849 例患者的额外随机对照试验。这些剂量在预防严重血管事件方面同样有效[183, 213]。在第一次 ATT 综述中，对 3750 例患者的每日剂量>75mg 和<75mg 的直接比较发现对血管事件的影响没有显著差异（图 17-24A）[183]。这些患者中的大多数被纳入一项随机对照试验，比较了近期 TIA 或轻度缺血性脑卒中患者每日阿司匹林 283mg 和 30mg 的影响[214]。然而，由于置信区间非常宽，在这些直接比较的基础上，不能排除这些剂量>75mg 和<75mg 之间在有效性方面存在小的（但具有临床意义的）差异的可能性。

与对照相比，不同剂量效果的间接比较不太可靠，但结局事件的数量要高得多。在 ATT 综述中比较高风险患者（不包括急性缺血性脑卒中患者）每日不同阿司匹林剂量 $500\sim1500$mg、$160\sim325$mg、$75\sim150$mg 和<75mg 与对照组的试验显示，3 个较高日剂量的相对风险降低幅度相似，但每日<75mg 的影响稍小（图 17-24B）[183]。另外的 Meta 分析基于间接比较不同阿司匹林剂量对脑卒中的影响，未发现不同剂量之间存在差异的明确证据[215]。

考虑到对高危患者进行直接和间接比较的所有可用证据，似乎有理由得出结论，每天 $75\sim150$mg 剂量的阿司匹林与更高剂量的阿司匹林一样有效。每天低于 75mg 的剂量可能同样有效，但这仍然有些不确定。

2. 不同剂量阿司匹林的风险

一项对参与者随机接受阿司匹林或对照治疗的试验 Meta 分析发现，阿司匹林颅内出血的风险每 1000 例接受 3 年治疗的患者中增加约 1 例（与一般抗血小板治疗的风险相似；见本章"抗血小板药物"）。剂量的风险没有明显的变化[216]。在直接比较不同日剂量的随机对照试验中，颅内出血风险没有显著差异，但事件数量非常少，置信区间很宽[138]。相比之下，观察性研究表明风险可能与剂量有关，但它们的方法限制得出明确的结论[217, 218]。

在 ATT 综述中，阿司匹林导致严重颅外出血的风险略有增加，类似一般抗血小板治疗的风险（见本章"抗血小板药物"）。间接和直接比较均发现不同剂量的颅外出血风险相似[183]。另一项 Meta 分析发现，阿司匹林导致胃肠道出血的相对风险约为 70%，剂量或不同制剂之间的风险没有明确的差异[219]。另外，直接比较不同剂量的随机对照试验显示，每日高剂量（$500\sim1500$mg）与中剂量（$75\sim325$mg）相比有更多胃肠道出血的趋势，但每天 283mg 和 30mg 没有差异（表 17-6）[183]。对 15 项观察性研究的综述，包括超

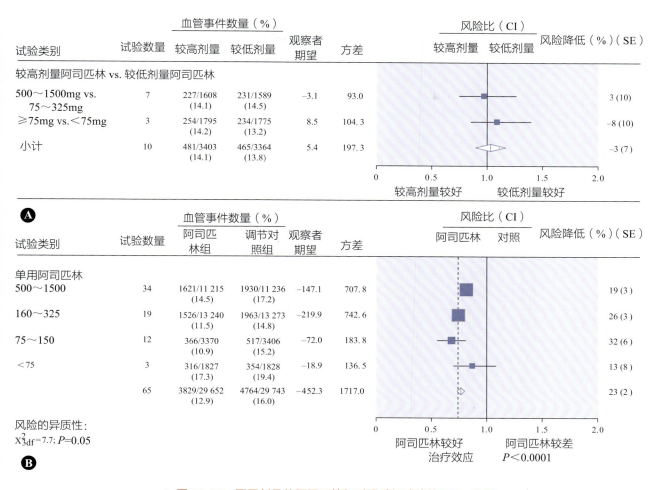

▲ 图 17-24 不同剂量的阿司匹林与对照随机试验的 Meta 分析

A. 一种剂量阿司匹林与另一种剂量的随机试验的 Meta 分析，显示了不同每日阿司匹林剂量对高危患者血管事件的比例效应的直接比较。对于每组试验（面积与统计权重成正比的紫色正方形）及其 99%CI（水平线），绘制了较高剂量组与较低剂量组事件概率的分层比率。所有试验结果的 Meta 分析（和 95%CI）用空心菱形表示；B. 阿司匹林与对照随机试验的 Meta 分析，显示了不同每日阿司匹林剂量对高危患者（不包括急性脑卒中患者）血管事件的比例效应的间接比较。对于每组试验（面积与统计权重成正比的紫色正方形）及其 99%CI（水平线），绘制了阿司匹林组与对照组事件发生概率的分层比例。所有试验（和 95%CI）结果的 Meta 分析用空心菱形表示。调整后的控制总数是在将任何不均匀的随机试验转换为偶数后计算的，通过对对照组进行多次计数，但统计计算是基于单个试验的实际数字
SE. 标准误差（经 BMJ Publishing 许可转载，引自 Antithrombotic Trialists' Collaboration 2002[183]）

过 10 000 例需要住院的上消化道出血或穿孔病例，发现阿司匹林的相对风险几乎是随机对照试验的 2 倍。检查不同剂量阿司匹林效果的研究发现，每日剂量＞300mg 的风险比低剂量的风险更大。报道阿司匹林制剂的研究发现，肠溶衣和普通制剂的相对风险相似[220]。

直接比较不同阿司匹林剂量的随机试验表明，与中剂量（每天 75～325mg）相比，大剂量（每天 500～1500mg）阿司匹林显著增加上消化

道症状的概率，而中等剂量（每天 283mg）与低剂量（每天 30mg）相比，也有增加这些症状的趋势（表 17-6）[183]。

阿司匹林每天 75～150mg 可能是长期二级预防严重血管事件的最合适剂量，以最大限度地提高益处并最大限度地减少不良反应。

表 17–6 不同日剂量阿司匹林对消化道的影响				
A. 不同日剂量阿司匹林对胃肠道出血的影响之间的直接随机比较				
	事件 / 患者		高与低剂量	
	高剂量（%）	低剂量（%）	优势比（95%CI）	*2P*
高 vs. 中 2ª	58/2224（2.6）	41/2201（1.9）	1.4（0.9～2.1）	0.09
中 vs. 低 1ᵇ	30/1576（1.9）	25/1555（1.6）	1.2（0.7～2.0）	NS
B. 不同日剂量阿司匹林对上消化道症状影响的直接随机比较				
	事件 / 患者		高与低剂量	
	高剂量（%）	低剂量（%）	优势比（95%CI）	*2P*
高 vs. 中 2ª	583/2224（26.2）	483/2201（21.8）	1.3（1.1～1.5）	0.0007
中 vs. 低 1ᵇ	179/1576（11.4）	164/1555（10.6）	1.1（0.9～1.4）	NS

a. UK-TIA 研究组，1991 [221]；Taylor et al. 1999 [213]（ACE 试验）

b. 荷兰 TIA 试验研究组 1991 [214]

大剂量阿司匹林 = 每天 500～1500mg（UK-TIA 试验中为 1200mg[221]；ACE 试验中为 650 mg 或 1300mg）

中等剂量阿司匹林 = 每天 75～325mg（UK-TIA 试验中为 300mg[221]；ACE 试验中为 81mg 或 325mg[213]；荷兰 TIA 试验中为 283mg[214]）

低剂量阿司匹林 = 每天 <75mg（荷兰 TIA 试验为 30mg[214]）

NS. 不显著（*P*>0.1）；CI. 置信区间

（四）阿司匹林治疗"失败"怎么办

因为阿司匹林只能预防大约 1/4 的血管事件，尽管服用阿司匹林，但一些患者不可避免地会发生事件，无论是否进行其他二级预防治疗。这可能并不一定代表治疗"失败"，因为在服用阿司匹林期间确实发生进一步事件的患者，可能在没有阿司匹林的情况下发生更多或更早的事件。尽管如此，人们对阿司匹林反应的个体间差异的可能性越来越感兴趣，并且现在可以使用大量所谓的"阿司匹林抵抗"的实验室测量方法。这些测试目前在临床实践中没有用处，因为它们尚未标准化，尽管一些研究表明阿司匹林抵抗与随后的血管事件风险之间存在关联，但方法学问题限制了其结果的可靠性 [222]。血栓素 A_2 的非血小板来源（特别是在炎症状态下）或血栓素代谢改变（如吸烟者），可以改变阿司匹林抵抗实验室测试中的血栓素测量值。此外，尽管这些实验室措施可

能会预测血管事件的风险增加，但尚不清楚阿司匹林是否仍能降低这种风险。

患者在服用阿司匹林期间可能继续发生事件的潜在原因有很多 [222]。

• 依从性差：多达 40% 的血管疾病患者不坚持阿司匹林治疗，这使其成为阿司匹林"失败"的常见且经常被忽视的原因 [222]。依从性差可能与其他二级预防药物一样是一个问题，这需要与患者讨论 [223]。

• 不正确的临床诊断：尽管实施了所有合理的二级预防措施，包括常规阿司匹林，但对于反复发生事件的患者，总是值得重新诊断。有时，复发事件（如局灶性癫痫发作、偏头痛）的实际原因只有在随访、进一步发作的发生，以及患者或其他人（心房颤动检测）的其他关键信息出现时才会被发现（见第 3 章"突发脑部局灶性症状的鉴别诊断"）。

- 非动脉粥样硬化血栓栓塞病理，如动脉炎或感染性心内膜炎。并非所有血管事件都是由动脉粥样硬化血栓栓塞引起的（见第 6 章"期待什么"和第 7 章）[224]，此外，动脉粥样硬化血栓形成和栓塞过程的复杂病理生理学，意味着我们不期望阿司匹林能够预防所有缺血事件。

- 基因决定的阿司匹林作用减弱：编码环氧合酶和其他参与血小板途径的蛋白质的基因中的多态性，可以改变阿司匹林的抗血小板作用，并可能解释阿司匹林抗性实验室测量的个体间差异，以及临床上明显的阿司匹林治疗"失败"。

- 血小板代谢率增加，例如，在感染、炎症或手术后，可能会降低阿司匹林的有效性。

一些临床医生的策略是添加另一种抗血小板药物，例如，缓释双嘧达莫，或者甚至用氯吡格雷等替代品代替阿司匹林（替代方案的证据在本章"抗血小板药物"中讨论）。然而，在服用阿司匹林时发生事件的特定患者组中，尚无替代抗血小板策略的随机对照试验。也没有证据表明对于没有心房颤动的患者，单用口服抗凝药或与阿司匹林联合使用比单用阿司匹林有任何明确的净优势（见本章"抗凝药"）。然而，考虑到疑似脑卒中病因，我们会考虑将阿司匹林转换为氯吡格雷，或在单独服用阿司匹林时经常发生脑缺血事件的患者用抗凝药替代抗血小板治疗。

> 对于在服用阿司匹林期间发生缺血事件的患者，重要的是要检查患者是否有动脉粥样硬化血栓栓塞发作，如果是的话，他们是否真的在服用阿司匹林以及其他二级预防策略。考虑改用氯吡格雷 75mg/d 或双嘧达莫 200mg/d、每天两次是合理的。没有随机证据支持增加阿司匹林剂量。

（五）阿司匹林的替代抗血小板方案

阿司匹林仅作用于导致血小板活化和血栓形成的众多途径中的一种。因此，如果作为阿司匹林的替代品或与阿司匹林联合使用，通过不同途径发挥作用的抗血小板药物可能比阿司匹林更有效（图 17-23）。然而，两种抗血小板方案对临床结果的影响可能很小，为了可靠地检测这种差异，随机试验需要包括非常大量（数万）的患者。

1. 噻吩并吡啶与阿司匹林

噻吩并吡啶类抗血小板药物（噻氯匹定和氯吡格雷）可防止 ADP 与其血小板受体结合，从而减少糖蛋白 II b-III a 复合物的 ADP 依赖性激活，糖蛋白 II b-III a 复合物是血小板表面纤维蛋白原的主要受体（图 17-23）[212]。

对高危患者应用噻吩并吡啶与阿司匹林的系统综述纳入了 10 项 26 865 例患者的随机对照试验，其中一项对 19 185 例缺血性脑卒中、心肌梗死或外周动脉疾病患者进行的试验中，将阿司匹林与氯吡格雷进行了比较，在其余 9 项试验中对总共 7633 例患者进行了与噻氯匹定的比较，其中大多数患者近期有 TIA 或轻度缺血性脑卒中。与阿司匹林相比，噻吩并吡啶类仅显著降低了严重血管事件的 OR（OR=0.92；95%CI 0.85～0.99；每治疗 1000 例患者避免 10 次事件，95%CI 0～20 例事件/1000 例患者），但宽 CI 包括没有额外益处的可能性。当仅考虑根据缺血性脑卒中或 TIA 病史对患者进行随机分组时，结果相似，但无统计学意义[225]。CAPRIE 试验将 19 000 例脑卒中、心肌梗死或血管疾病患者随机分配到氯吡格雷和阿司匹林组。氯吡格雷组缺血事件的年发生率为 5.32%，而阿司匹林组为 5.83%（95%CI 0.3%～16.5%，P=0.043），因此需要治疗的人数相当大，为 196 例[226]。

在不良反应方面，系统评价发现噻吩并吡啶类和阿司匹林在颅内或颅外大出血方面没有显著差异。另一方面，与阿司匹林相比，噻吩并吡啶类药物的胃肠道不适和出血的风险较低。然而，与阿司匹林相比，约 2 倍的噻氯匹定和氯吡格雷，使皮疹和腹泻的风险增加了约 1/3。与阿司匹林相比，噻氯匹定（而非氯吡格雷）与过量的中性粒细胞减少症相关，但噻吩并吡啶类和阿司匹林在血小板减少症风险方面没有显著差异[225]。在观察性研究中，噻氯匹定与血小板减少症有关，在上市后监测研究中，噻氯匹定和氯吡格雷也与血栓性血小板减少性紫癜有关，尽管这种情况非常罕见[227-229]。直接比较两种噻吩并吡啶的少数试验表明，氯吡格雷与噻氯匹定相比具有更好的安全性和耐受性[230-232]，这使得氯吡格雷成为基于安全性的噻吩并吡啶选择。

尽管在系统评价中噻吩并吡啶类药物的胃肠道不适和出血发生率明显低于阿司匹林，但试验中最常用的阿司匹林剂量 325mg 高于目前推荐的每日剂量 75～150mg，即与较少的胃肠道不良反应相关，并且可能与噻吩并吡啶相比更有利[225]。

也许最重要的是，携带 CYP2C19（*2 和 *3）功能丧失等位基因的患者可能对氯吡格雷无反应，CYP2C19 是一种将氯吡格雷代谢成活性的细胞色素 P450 系统代谢物。功能丧失等位基因在亚洲人群中非常普遍（超过 50%），在墨西哥和非裔美国人群中也很普遍（分别为 18% 和 33%）。功能丧失携带者状态影响的直接证据来自氯吡格雷在急性非致残性脑血管事件的高危患者（Clopidogrel in High-Risk Patients with Acute Nondisabling Cerebrovascular Events，CHANCE）试验的一个子集（见下文），产生了基因分型的论据，特别是如果氯吡格雷将为特定患者或患者群体提供最佳风险 / 收益比[233]。

总之，氯吡格雷在预防缺血事件方面似乎比阿司匹林更有效，并且可能与阿司匹林一样安全。在将阿司匹林与氯吡格雷进行比较时，需要进行大量治疗才能看到结果的差异，这表明阿司匹林仍然是所有高血管风险患者的首选抗血小板药物。有人建议，对于不耐受或对阿司匹林过敏的患者，氯吡格雷应作为阿司匹林的替代品。然而，我们没有直接证据表明噻吩并吡啶类药物与阿司匹林相比在这一特定患者亚组中的相对有效性，因为它们被排除在随机对照试验之外。

氯吡格雷似乎与阿司匹林一样有效且安全。对于有缺血性脑卒中或短暂性脑缺血发作病史的患者，或对真正对阿司匹林过敏的其他血管事件高危人群，它是一种合理的替代抗血小板药物。对于因上消化道症状而无法耐受阿司匹林的患者，加用 H_2 阻滞药可能比改用氯吡格雷更安全。一些患者可能是 CYP2C19（*2，*3）功能丧失携带者。

2. 噻吩并吡啶与阿司匹林 + 双嘧达莫

PRoFESS 研究组[234] 着手确定阿司匹林 + 缓释双嘧达莫与氯吡格雷的非劣效性，然后确定非劣效性标准的有效性。最初的研究设计旨在研究阿司匹林 + 缓释双嘧达莫与阿司匹林加氯吡格雷的比较，但根据 MATCH 试验的结果进行了调整，该结果表明阿司匹林和氯吡格雷一起使用会显著增加出血风险。超过 20 000 名患者被随机分配到每组；主要结局是任何类型的复发性脑卒中，次要结局是脑卒中、心肌梗死或血管性死亡的复合结局。平均随访时间是 2.5 年。因为 PRoFESS 研究中的患者也被随机分配到替米沙坦组和安慰剂组，进行了交互测试，没有检测到交互作用。复发性脑卒中的主要结局发生在 9.0% 的阿司匹林加缓释双嘧达莫患者和 8.8% 的氯吡格雷患者中，HR 为 1.01，95%CI 为 0.92～1.11。该试验的预设非劣效性界值设置为 1.075，因此不符合非劣效性标准。阿司匹林 + 缓释双嘧达莫组又发生了 38 次出血性脑卒中，但两组中致命或致残性脑卒中的数量仍然相似（4.1% vs. 3.9%）。两组的次要复合结局相同（阿司匹林 + 缓释双嘧达莫为 13.1%，而氯吡格雷为 13.1%）。在安全性方面，阿司匹林 + 缓释双嘧达莫组与氯吡格雷相比发生了更多的主要出血事件（4.1% vs. 3.6%，HR=1.42；95%CI 1.00～1.32）。

根据研究人员提出的标准，未确定阿司匹林 + 双嘧达莫与氯吡格雷相比的非劣效性；因此，没有进行优势分析。有趣的是，在三级分析中，阿司匹林＋缓释双嘧达莫组降低了新发或心力衰竭恶化的风险。但是，应谨慎解释亚组分析结果。因此，阿司匹林＋缓释双嘧达莫在预防脑卒中复发方面与氯吡格雷相似，但有出现更多并发症的趋势。

3. 噻吩并吡啶＋阿司匹林 vs. 阿司匹林

由于噻吩并吡啶类药物通过与阿司匹林不同的机制发挥作用，它们的作用可能是叠加的，因此阿司匹林与噻吩并吡啶的组合在理论上具有吸引力，只要任何过度出血的风险不超过额外的获益。几项随机对照试验评估了在阿司匹林中添加氯吡格雷，与单独使用阿司匹林相比，联合使用氯吡格雷在心脏病中的严重血管事件明显减少，尽管这是以小幅增加主要风险（但不会危及颅内或危及生命）为代价的出血[235-238]。

然而，氯吡格雷和阿司匹林联合用药的相同益处尚未在长期二级脑卒中预防中观察到。氯吡格雷用于高动脉粥样硬化血栓形成风险和缺血稳定、管理和避免（Clopidogrel for High Atherothrombotic Risk and Ischemic Stabilization，Management and Avoidance，CHARISMA）的随机试验，招募了超过 15 000 例在过去 5 年内有缺血性心脏病、缺血性脑卒中、TIA 或外周动脉疾病症状或多种动脉粥样硬化血栓形成危险因素的患者，治疗组之间严重血管事件的发生率无统计学差异，但联合治疗增加了中度至重度出血的风险。有人建议，在既往有血管症状的患者亚组中联合治疗可能会获得净收益，而具有多种危险因素的无症状患者可能会受到伤害[239]。另一项随机对照试验，即高危患者中使用氯吡格雷治疗动脉粥样硬化血栓形成（Management of AtheroThrombosis with Clopidogrel in High-risk patients，MATCH）试验，在 7000 多例近期（3 个月内）缺血性脑卒中或 TIA 的高危患者中比较了氯吡格雷＋阿司匹林与单独使用氯吡格雷，发现没有 3.5 年时缺血性脑卒中、心肌梗死、血管死亡或因急性缺血再住院的综合显著结果，但与单独使用氯吡格雷相比，联合用药的危及生命出

血的绝对风险增加了 1.3%[240]。基于这些试验，没有明确的证据支持长期使用氯吡格雷联合阿司匹林（而不是单一的抗血小板治疗）治疗既往缺血性脑卒中或 TIA 患者，或其他有稳定、既往症状性血管疾病的患者。

然而，有一些迹象表明，氯吡格雷和阿司匹林的组合最终可能被证明在缺血性脑卒中或 TIA 后短期内具有净效益，因为此时复发风险最高。在 MATCH 试验中，亚组分析表明，在症状发作 1 周内随机分组的患者可能从联合治疗中获得净获益，而 MATCH 试验的总体阴性结果可能反映，与大动脉疾病患者相比，很大一部分患有腔隙性缺血事件的患者强化抗血小板治疗可能获益较少，但脑内出血风险较高[240]。此外，一项针对近期出现症状的颈动脉狭窄和经颅多普勒超声检测到的持续无症状栓塞患者，采用氯吡格雷联合阿司匹林与单独使用阿司匹林的随机对照试验，发现在减少无症状栓塞方面，联合使用比单独使用阿司匹林更有效[43, 241]。

用于预防颅内狭窄复发性脑卒中的支架植入和积极药物治疗（Stenting and Aggressive Medical Management for Preventing Recurrent Stroke in Intracranial Stenosis，SAMMPRIS）试验在指标事件发生后 30 天内随机对 451 例患者进行了支架植入与积极药物治疗症状性动脉狭窄（＞70%）的研究。药物组患者每天接受 325mg 阿司匹林和 75mg 氯吡格雷治疗 90 天，同时进行风险因素管理。药物组患者在 30 天内的脑卒中和死亡率为 5.8%，相比之下，支架组比例为 14%，因此试验提前停止[242]。由于脑卒中和死亡率低于历史队列，有症状的颅内狭窄患者使用双重抗血小板药物治疗 90 天，然后单药治疗超过 90 天是合理的。

最近，CHANCE 研究人员假设，与单用阿司匹林相比，TIA 或轻度缺血性脑卒中患者急性期接受氯吡格雷加阿司匹林治疗，复发风险会降低[243]。他们在中国 114 个中心招募了超过 5000 例患者，参加了一项双臂随机对照试验。根据轻度缺血性脑卒中（NIHSS＜4）或高危 TIA（定义

为 ABCD2＞3）后 24h 内患者被随机分组。一组患者将接受氯吡格雷双重抗血小板治疗 90 天加阿司匹林 21 天，随后是安慰剂直至第 90 天。另一组接受安慰剂代替氯吡格雷联合阿司匹林 90 天。主要结局是 90 天内任何新的脑卒中，次要疗效结局是任何脑卒中、心肌梗死或血管性死亡的复合结局。主要安全性结局是中度至重度颅内或颅外出血。联合治疗组脑卒中复发率显著性降低；8.2% 发生脑卒中，而单用阿司匹林组为 11.7%。联合治疗组 5.2% 的患者和仅阿司匹林组 6.8% 的患者发生致命或致残性脑卒中。同样，联合治疗组发生复合血管事件的率为 8.4%，而单用阿司匹林组为 11.9%。关于安全性结果，两个治疗组的中度或重度出血发生率均不显著，均为 0.3%。然而，对于任何出血，联合治疗组的出血率都有增加的趋势（2.3% vs. 1.6%，95%CI 0.95～2.10；P=0.09）。与之前的试验相比，本试验的新发现是，与阿司匹林相比，在轻度脑卒中或高危患者 24h 内使用阿司匹林加氯吡格雷的联合治疗 21 天（随后氯吡格雷单药治疗至第 90 天），较单药治疗显著降低了复发率。在联合治疗阶段，有出血增加的趋势，尽管总体颅内出血、任何类型的中度或重度出血，以及其他不良事件的发生率相似。在 TIA 后早期阶段，如 CHANCE 试验中所述，采用更积极的双重抗血小板治疗可降低风险，这一结果为现有的大量证据作了补充，即短暂性脑损伤或轻微脑卒中后事件复发的风险在最初几个月内很高，在最初的 1～2 天最高。

新 TIA 和轻型缺血性脑卒中（Platelet-Oriented Inhibition in New TIA and Minor Ischemic Stroke，POINT）试验中的血小板导向抑制（ClinicalTrials.gov NCT00991029）是美国国立卫生研究院赞助的随机对照试验，目前在美国招募 TIA 或轻型脑卒中后超急性期（指标事件发生后 12h 内）的患者，研究双重抗血小板治疗与更高负荷剂量氯吡格雷单药治疗（600mg vs. CHANCE 试验中的 75mg）。POINT 试验将有助于确定这种早期、积极的抗血小板治疗，在更大、人口结构不同的人群中是否

会产生同样显著的复发减少效果。CHANCE 研究人员随后对近 3000 例患者进行了一项预先计划的子研究，以确定 CYP2C19 功能丧失携带者状态对随后脑卒中风险降低的影响。双重抗血小板治疗降低了非携带者的脑卒中复发率（6.7% vs. 12.4%），但没有降低携带者的脑卒中复发（9.4% vs. 10.8%，无显著差异）。

一项 Meta 分析支持 CHANCE 的研究结果，即早期双联抗血小板治疗的益处 [244]。超过 20 000 例患者参加了 8 项试验，研究比较了氯吡格雷和阿司匹林双重抗血小板治疗与氯吡格雷或阿司匹林单药治疗。作者试图具体解决短期（＜3 个月）、中期（3～12 个月）和长期（＞12 个月）期间双重抗血小板治疗的疗效和安全性。没有中期研究可供分析。当所有数据一起分析时，双重抗血小板治疗将脑卒中复发的风险降低了 18%，将主要血管事件的风险降低了 16%。出血性脑卒中和任何大出血的相对风险增加（分别为 59% 和 83%）是显著的。短期治疗患者的数据再次证实，双重抗血小板治疗可将脑卒中复发的相对风险降低 31%，将任何大血管事件的相对风险降低 30%，而总体上不会增加出血性脑卒中或大出血事件。有趣的是，一旦对数据进行分层以研究长期双重抗血小板治疗与单药治疗，脑卒中复发或大血管事件的风险并未降低，出血性脑卒中和大出血的相对风险总体上增加了（分别为 67% 和 90%）。这项 Meta 分析的结果与 CHANCE 试验的结果一起考虑，表明双重抗血小板治疗的短期治疗（CHANCE 中为 21 天，Meta 分析中长达 3 个月）可以显著降低脑卒中复发，不会增加颅内或颅外出血的风险。然而，鉴于纳入 Meta 分析的试验与临床之间人口统计学特征的异质性，考虑到潜在的出血风险增加，对 TIA 或轻度脑卒中患者应谨慎考虑双重抗血小板治疗。如前所述，POINT 试验的结果有望阐明可能从早期双重抗血小板治疗中受益的理想患者概况，以及可能不会受益的患者（如患有腔隙性脑卒中的高血压患者）。此外，鉴于 CYP2C19 在某些人群中

的高流行率，在正在进行的和未来的研究中，需要更多关于 *CYP2C19* 功能丧失等位基因携带者状态的信息。来自 CHANCE 子研究的数据显示 *CYP2C19* 功能丧失的非携带者脑卒中复发风险降低，但在携带者中则没有，从而突出了将基因和其他生物标志物数据纳入随机试验的重要性。

> 来自随机试验的证据表明，早期氯吡格雷联合阿司匹林治疗可预防轻度缺血性脑卒中或高危短暂性脑缺血发作患者的缺血性血管事件长达 3 个月，而不会增加出血风险。同样，对有症状的颅内狭窄患者进行 3 个月的双重抗血小板治疗也是合理的。3 个月后，有益的脑卒中或其他主要血管事件的风险降低并不明显，并且有证据表明出血风险增加。此外，选择的患者群体可能不是氯吡格雷反应者，因此需要替代治疗策略，直到基因分型的广泛应用。

4. 双嘧达莫 vs. 阿司匹林

双嘧达莫是一种具有抗血小板和血管扩张药特性的嘧啶并吡啶衍生物，其对血小板的作用机制仍存在争议。在体外已观察到几种可能的抗血小板作用，包括抑制血小板磷酸二酯酶、直接刺激内皮细胞释放前列环素和抑制血小板对腺苷的摄取。所有这些推定的机制都会增加血小板内的环 AMP，从而抑制游离钙的动员，这是血小板活化的核心（图 17-23）。然而，尽管双嘧达莫被广泛认为是一种抗血小板药物，但在临床实践使用的剂量下，这些作用均未在体内试验得到证实[212]。它也是一种血管扩张药，这就是为什么在这些程序中快速静脉内给药时，它往往会导致低血压[245]。然而，在对大约 600 例近期脑缺血患者进行的阿司匹林与阿司匹林加 400mg 双嘧达莫口服的随机比较中，它似乎不会长期影响血压[246]。

ATT Meta 分析在总共约 3500 例高危患者中对单独使用双嘧达莫和单独使用阿司匹林进行直接随机比较，发现其对严重血管事件的影响没有显著差异（双嘧达莫 vs. 阿司匹林：OR=1.02；95%CI 0.85～1.21）[183]。由于使用任何单一抗血小板药物的最大证据是阿司匹林（图 17-24B），并且宽 CI 包括双嘧达莫的效果不如阿司匹林的可能性，这意味着通常不应考虑单独使用双嘧达莫作为阿司匹林的替代品。

> 对于高危患者（包括有缺血性脑卒中或短暂性脑缺血发作病史的患者）的严重血管事件的二级预防，通常不应将双嘧达莫单独作为阿司匹林的替代品。

5. 双嘧达莫 + 阿司匹林 vs. 阿司匹林

在 ATT 综述的高危患者中，25 项随机对照试验比较了双嘧达莫加阿司匹林与单用阿司匹林。总体而言，该组合在预防严重血管事件方面没有显著作用。当评估复合结局的单独组成部分时，该组合似乎在减少非致死性脑卒中特别有效，但对非致死性心肌梗死或血管性死亡没有影响[183]。

这一非致命性脑卒中结果主要来自一项大型研究，即第二次欧洲脑卒中预防研究（the second European Stroke Prevention Study，ESPS-2），其中约 6000 例既往缺血性脑卒中或 TIA 患者在析因设计中被随机分配至每天服用 50mg 阿司匹林，一组再加上每天 400mg 双嘧达莫，或两者都不用[247]。与单用阿司匹林相比，双嘧达莫联合阿司匹林显著降低了血管事件的相对风险约 1/5，这是由于脑卒中显著减少，对心肌梗死或血管性死亡没有可检测到的影响（尽管非脑卒中结果的数量很少）（图 17-25）[183,248]。仅包括缺血性脑卒中和 TIA 患者试验或仅考虑 ESPS-2 的分析表明，与单独使用阿司匹林相比，联合用药可减少血管事件[247,249]。

进一步的随机对照试验，欧洲 / 澳大利亚可逆性缺血试验（European/Australasian Stroke Prevention in Reversible Ischemia Trial，ESPRIT）在大约 3000 例既往缺血史患者中比较了阿司匹

林（中位日剂量 75mg）加双嘧达莫（主要是改良释放剂，每天 2 次，每次 200mg）与单独使用阿司匹林，用于假定动脉起源的脑卒中或 TIA（心房颤动患者被排除在外）[248]。与 ESPS-2 一样，由于缺血性脑卒中、心脏事件和血管性死亡均减少（尽管这些单独的结果均无独立统计学意义），该组合使血管事件相对减少了 1/5，具有统计学意义（图 17–25）。ESPRIT 还表明，益处持续累积长达 5 年，并且根据包括年龄、性别、缺血性心脏病史和阿司匹林剂量在内的若干特征，治疗的相对效果没有显著性差异[248]。

一项对所有随机对照试验的 Meta 分析比较了阿司匹林联合双嘧达莫与阿司匹林单药治疗既往缺血性脑卒中或 TIA 患者，很大程度上反映了 ESPS-2 的结果，ESPRIT 显示血管事件显著减少

1/5（图 17–25）。在 ESPRIT 中，仅阿司匹林组发生血管事件的年风险为 5%，阿司匹林联合双嘧达莫组降至 4%，因此在这种风险水平的阿司匹林中添加缓释双嘧达莫 200mg、每天 2 次应该可以预防每年治疗的每 1000 名患者中约 10 起血管事件（即 100 名患者必须接受 1 年的治疗才能预防 1 次事件）[248]。

> 在阿司匹林中加入双嘧达莫（缓释制剂，200mg，每天 2 次）可使既往缺血性脑卒中或短暂性脑缺血发作患者的血管事件相对风险降低约 1/5，其绝对降低相当于平均每年大约每治疗 100 人减少 1 次（在已经接受其他经证实的二级预防治疗的患者中）。

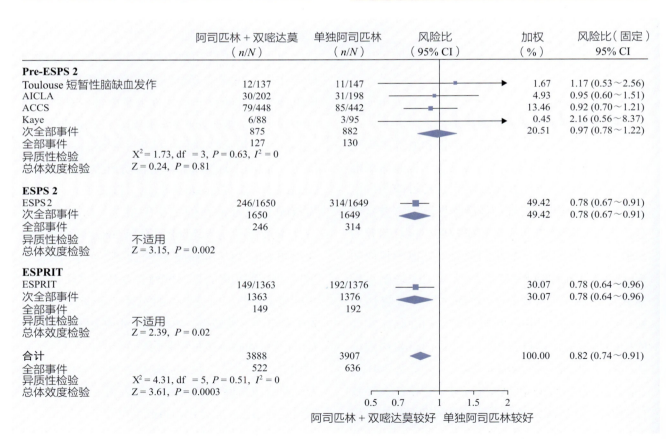

	阿司匹林 + 双嘧达莫 (n/N)	单独阿司匹林 (n/N)	风险比 (95% CI)	加权 (%)	风险比（固定） 95% CI
Pre-ESPS 2					
Toulouse 短暂性脑缺血发作	12/137	11/147		1.67	1.17 (0.53～2.56)
AICLA	30/202	31/198		4.93	0.95 (0.60～1.51)
ACCS	79/448	85/442		13.46	0.92 (0.70～1.21)
Kaye	6/88	3/95		0.45	2.16 (0.56～8.37)
次全部事件	875	882		20.51	0.97 (0.78～1.22)
全部事件	127	130			
异质性检验	$X^2 = 1.73$, df = 3, $P = 0.63$, $I^2 = 0$				
总体效度检验	$Z = 0.24$, $P = 0.81$				
ESPS 2					
ESPS 2	246/1650	314/1649		49.42	0.78 (0.67～0.91)
次全部事件	1650	1649		49.42	0.78 (0.67～0.91)
全部事件	246	314			
异质性检验	不适用				
总体效度检验	$Z = 3.15$, $P = 0.002$				
ESPRIT					
ESPRIT	149/1363	192/1376		30.07	0.78 (0.64～0.96)
次全部事件	1363	1376		30.07	0.78 (0.64～0.96)
全部事件	149	192			
异质性检验	不适用				
总体效度检验	$Z = 2.39$, $P = 0.02$				
合计	3888	3907		100.00	0.82 (0.74～0.91)
全部事件	522	636			
异质性检验	$X^2 = 4.31$, df = 5, $P = 0.51$, $I^2 = 0$				
总体效度检验	$Z = 3.61$, $P = 0.0003$				

0.5　0.7　1　1.5　2
阿司匹林 + 双嘧达莫较好　单独阿司匹林较好

▲ 图 17–25　阿司匹林 + 双嘧达莫与阿司匹林单独用于既往缺血性脑卒中或 TIA 患者的随机试验的 Meta 分析
结局为血管事件（脑卒中、心肌梗死或血管死亡）。紫色方块代表试验特定风险比，每个方块的面积与该研究的统计权重成比例，水平线表示 95%CI。合并风险比显示为菱形，其宽度表示 95%CI。ESPS-2. 第二次欧洲脑卒中预防研究；ESPRIT. 欧洲 / 澳大利亚可逆性缺血试验中的脑卒中预防（经 Elsevier 许可转载，引自 The ESPRIT Study Group et al. 2006[248]）

与单用阿司匹林相比，ESPS-2 和 ESPRIT 均未发现联合用药的患者有任何过多的大出血。然而，两者都报道了联合治疗组过早停止治疗的情况过多，这主要是由于不良反应，特别是双嘧达莫引起的头痛，多达 1/3 的接受双嘧达莫治疗的患者可能会出现这种情况 [247, 248, 250]。

由于快速静脉注射双嘧达莫可降低血压（见上文），因此人们对其在缺血性心脏病患者中的使用感到担忧 [245]。然而，在 ESPRIT 中，长期口服双嘧达莫不会影响血压，在有和没有缺血性心脏病的患者中，使用双嘧达莫＋阿司匹林中的益处相似 [246, 248]。

> 应警告患者双嘧达莫相关头痛的风险，多达 1/3 的接受双嘧达莫治疗的患者可能会出现这种情况。

6. 替格瑞洛 vs. 阿司匹林

替格瑞洛是一种有效的血小板 P2Y12 受体拮抗药。与氯吡格雷相比，它不受可变代谢或酶激活遗传变异的影响。因此，进行了用阿司匹林或替格瑞洛治疗的急性脑卒中或 TIA 及患者结果（Acute Stroke or Transient Ischemic Attack Treated With Aspirin or Ticagrelor and Patient Outcomes，SOCRATES）随机双盲临床对照试验，以比较阿司匹林与替格瑞洛预防复发性脑卒中和心血管事件的效果。该跨国试验招募了 13 199 例在症状发作后 24h 内患有轻度至中度缺血性脑卒中或高危 TIA 且无心源性栓塞的受试者。与阿司匹林 300mg 负荷剂量和每天 100mg 相比，替格瑞洛的负荷剂量为 180mg，然后 90mg，每天 2 次，持续 90 天。治疗之间的事件发生率没有显著差异，替格瑞洛为 6.7%，阿司匹林为 7.5%（HR=0.89；95%CI 0.78～1.01）。大出血或颅内出血的风险也没有显著差异。替格瑞洛不是脑卒中或 TIA 患者的标准疗法 [251]。

（六）抗血小板治疗应该持续多久

很难从现有的随机对照试验中确定治疗应该持续多长时间，因为在不同治疗持续时间之间没

有大的直接随机比较，很少有试验评估超过 2 年或 3 年的抗血小板治疗效果，也没有评估无血管事件一段时间后停止治疗的影响。在他们早期的分析中，ATT 在连续几年的随访期间对治疗效果进行了间接比较。尽管在早些年有明显影响更大的模式，但这可能是由于随着时间的推移对治疗的依从性降低，以及由于高危患者进行积极治疗，其血管事件延迟较长而导致的后期比较中的偏倚。因此，在没有相反的直接证据的情况下，对于仍处于严重血管事件高风险的患者，无限期继续治疗似乎是明智的，除非出现某些禁忌证 [186]。值得注意的是，从 12 项汇集了超过 15 700 例患者的试验中，以询问阿司匹林对缺血性脑卒中复发的影响，发现最显著的风险降低出现在 0～6 周，12 周后风险降低最小 [252]。

六、抗凝药

血小板和纤维蛋白都是血栓的重要组成部分。凝血级联的最后一步是将纤维蛋白原转化为纤维蛋白，其抑制药应能减少血栓形成和血栓栓塞事件。抗凝药于 20 世纪 50 年代首次用于临床，此后一直广泛用于缺血性脑卒中和 TIA 患者。心房颤动的一级和二级预防脑卒中的一大进展是开发了非维生素 K 拮抗药，即直接口服抗凝药（direct oral anticoagulant，DOAC），也称为新型口服抗凝药（novel oral anticoagulant，NOAC），在疗效和安全性方面已与传统口服抗凝药华法林进行了比较。和抗血小板药物一样，直接口服抗凝药抗凝的主要风险也是大出血。因此，作为抗血小板治疗，评估抗凝药获益和风险平衡的最合适结果通常是严重血管事件的组合：脑卒中、心肌梗死或血管性死亡。

（一）用于非心源性缺血性脑卒中或短暂性脑缺血发作患者血管事件的长期预防的抗凝药

1. 抗凝药 vs. 对照

一项对 29 项随机对照试验 [253] 的 Meta 分析表明，华法林与安慰剂相比可将心房颤动患者的脑卒中风险降低 60%，比阿司匹林与安慰剂相比

多 40%，而大出血的绝对风险略有增加（≤0.3%/年）。本研究中包括的试验相当不同。华法林被广泛用于心房颤动、高凝状态（如抗磷脂抗体综合征）或深静脉血栓形成的患者，因为它已被证实能够预防缺血性脑卒中（更多讨论见下文）。

2. 抗凝药 vs. 抗血小板治疗

6 项随机对照试验比较了 5000 多例非心源性缺血性脑卒中或 TIA 患者采用不同强度的口服抗凝药（主要是华法林）和抗血小板治疗（主要是阿司匹林），随访时间为 1~2 年 [254-256]。这些患者中有超过 90% 被纳入了 4 个最大试验之一，记录的结果如图 17-26。3 项试验的华法林组的目标 INR 为 低（INR 1.4~2.8）、中（INR 2.0~3.0） 和 高（INR 3.0~4.5）[255-258]。在所有试验中，没有任何证据表明抗凝药可带来净获益，但使用中强度和高强度抗凝药的大出血发生率和死亡风险在统计学上显著增加。大出血的过度风险似乎与剂量有关（图 17-26）。尽管华法林—阿司匹林复发性脑卒中研究（Warfarin Aspirin Recurrent Stroke Study，WARSS）试验比较低强度抗凝药与阿司匹林，发现治疗组之间大出血没有显著差异，但轻微出血的相对概率显著增加了 60%[258]。对可逆性脑缺血预防试验（Stroke Prevention in Reversible Ischemia Trial，SPIRIT）中的患者数据和欧洲心房颤动试验（European Atrial Fibrillation Trial，EAFT）中非消融性脑缺血伴心房颤动患者的数据进一步分析发现，抗凝强度、动脉导致（非心源性）脑缺血、治疗前脑部扫描存在白质疏松，以及年龄超过 65 岁是抗凝药相关大出血风险增加的独立预测因素 [259]。

上述试验中，并没有提出抗凝强度在非心源性缺血性脑卒中或 TIA 患者的获益超过了其导致严重出血的风险 [256, 258]。

> 非心源性缺血性脑卒中或短暂性脑缺血发作的患者不应长期使用抗凝药来预防脑卒中复发和其他血管事件，因为与对照组或阿司匹林相比，它们会增加出血风险，而没有任何明确的净获益证据。

（二）用于既往缺血性脑卒中或短暂性脑缺血发作的心房颤动患者血管事件的长期预防的抗凝药

心房颤动是脑卒中的重要危险因素，主要是缺血性心源性脑卒中，风险增加约 5 倍（见第 6 章 "来自心脏的栓塞"）[260, 261]。然而，心房颤动患者的脑卒中绝对风险因年龄、危险因素和血管病史而有 20 倍的差异。CHA2DS2-VASc 评分（0~9 分）允许将心房颤动患者依据脑卒中的风险分为低（0 分）、中度（1 分）或高风险（2 分或更高）患者（表 17-7），连同来自随机对照试验的证据（见下文和本章 "抗血小板药物"）以及对患者可能出血风险的评估（HAS-BLED 评分，表 17-7），这些有助于为个体患者提供抗血栓治疗的最佳选择 [262, 263]。

心房颤动患者的治疗建议也适用于阵发性心房颤动或心房扑动患者，因为现有证据表明这些同样增加了脑卒中的风险 [266]。

1. 口服抗凝药 vs. 对照

在近 3000 例心房颤动患者中，对调整剂量华法林（平均达到 INR 约为 2.5）与对照的随机对照试验进行系统评价表明，华法林可明显且持续地降低约 2/3 的脑卒中风险，以及约 1/2 的所有严重血管事件（图 17-27）。有和没有既往缺血性脑卒中或 TIA 病史的患者相对风险减少相似。然而，有缺血性脑卒中或 TIA 病史的对照组患者，每年的绝对脑卒中风险为 12%，而没有此类病史的患者每年<5%，因此二级预防试验中脑卒中的风险绝对降低远高于一级预防试验（>8% vs. 每年约 3%）。大出血的额外风险很小，颅内出血每年约 2‰，颅外大出血每年约 3‰ [189, 250, 267]。

由于随机对照试验排除了大量具有各种抗凝药禁忌证的患者（例如，有胃肠道出血史、有跌倒风险、治疗依从性差、酗酒等的患者），因此人们一直担心该药物能否普遍应用到日常临床实践。令人欣慰的是，在非试验的临床环境中对心房颤动患者的观察性研究证实了它们的相对有效

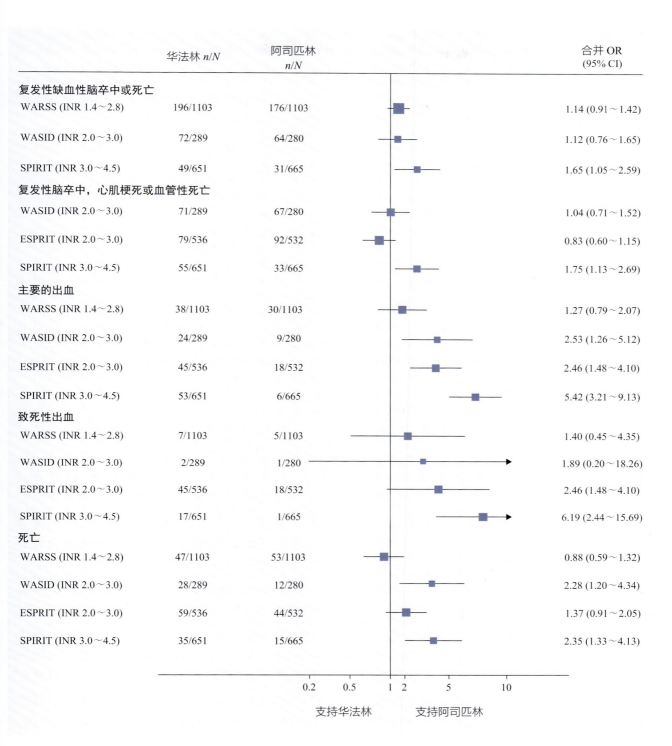

▲ 图 17-26　华法林与阿司匹林在既往假定为非心源性缺血性脑卒中或短暂性脑缺血发作患者中的各种结果的 Meta 分析
每个结果的优势比（OR）显示为各个试验的正方形，其大小与结果的试验统计权重成正比，水平线表示 95% CI。INR，国际标准化比率
WARSS. 华法林 – 阿司匹林复发性脑卒中研究；WASID. 华法林 – 阿司匹林症状性颅内疾病试验；ESPRIT，欧洲 / 澳大利亚可逆性缺血试验中的脑卒中预防；SPIRIT. 可逆性缺血试验中的脑卒中预防（改编自 The Stroke Prevention in Reversible Ischemia Trial（SPIRIT）Study Group 1997 [257]；Mohr et al. 2001 [258]；Chimowitz et al. 2005 [255]；The ESPRIT Study Group 2007 [256]）

CHA2DS2-VASc	评 分	HAS-BLED	评 分
充血性心力衰竭	1	高血压（＞160mmhg）	1
高血压	1	肾功能异常	1
年龄≥75 岁	2	肝功能异常	1
糖尿病	1	脑卒中	1
脑卒中 /TIA	2	出血倾向	1
血管疾病（心肌梗死、外周动脉疾病）	1	不稳定的国际标准化比值	1
年龄 65—74 岁	1	老年人，年龄＞65 岁	1
女性	1	药物或酒精	各 1

表 17–7　CHADS2-VASc 评分 [264, 265]

TIA. 短暂性脑缺血发作
肾功能异常为慢性透析、肾移植或血肌酐≥200mmol/L；肝功能异常为肝硬化等慢性肝病，胆红素正常 2 倍，谷草转氨酶正常，丙氨酸氨基转移酶 / 碱性磷酸酶正常 3 倍；出血倾向是出血或贫血病史。不稳定的国际标准化比值为＜60% 的时间在治疗范围内；药物是伴随的抗血小板或非甾体抗炎药或过量饮酒

性，并且通常显示的大出血率与随机对照试验相似 [269-271]。HAS-BLED 评分有助于评估接受华法林抗凝治疗的患者 1 年出血风险（表 17–7）[265]。如果患者的评分为 3 分或更高，则应谨慎抗凝。然而，需要对华法林抗凝进行高质量的监测和管理，以保持净效益和低不良反应发生率，特别是因为患者平均只有大约 65% 的时间接受治疗性抗凝治疗。

2. 口服抗凝药 vs. 抗血小板治疗

已将调整剂量的华法林（平均 INR 约为 2.5）与阿司匹林进行了直接比较，其中一种是纳入既往缺血性脑卒中或 TIA 患者。对超过 28 000 例患者的 29 项试验 [包括厄贝沙坦用于预防血管事件的心房颤动氯吡格雷试验（Atrial Fibrillation Clopidogrel Trial with Irbesartan for prevention of Vascular Events-W，ACTIVE-W）] 的 Meta 分析，以确定当时使用或可用的抗血栓药物的疗效和安全性，研究发现在心房颤动和二级预防患者中，与抗血小板药物相比，华法林显著降低房颤患者脑卒中的风险（每年相对风险降低 3%，初级预防中需要治疗的人数为 81 例），用于二级预防每年相对风险降低 10%，需要治疗的人数 24 例（表 17–8）[253]。由于他们服用阿司匹林后脑卒中的风险大大增加，与既往无缺血性脑卒中或 TIA 病史的患者相比，调整剂量华法林与阿司匹林相比，脑卒中风险的绝对降低要高得多。颅外出血的绝对增加幅度很小，每年仅增加 0.3%。

ACTIVE-W 试验的结果加强了调整剂量华法林优于抗血小板治疗的优势。该试验将 6700 例患有心房颤动和一个其他危险因素的患者随机分配到华法林（目标 INR 为 2～3）或氯吡格雷和阿司匹林的联合治疗组。大约 1000 例参与者有脑卒中或 TIA 病史。当中期分析显示调整剂量的华法林具有明显优势时，该试验提前停止，在脑卒中和脑卒中、全身性栓塞、心肌梗死或血管性死亡的主要结局方面显著减少了 1/3 [272]。

随后的 ACTIVE-A 试验 [273] 将 7500 多例心房颤动加上至少 1 个脑卒中危险因素的患者随机分为两组，每组均含有阿司匹林，治疗组中添加氯吡格雷。患者因多种原因无法使用维生素 K 拮

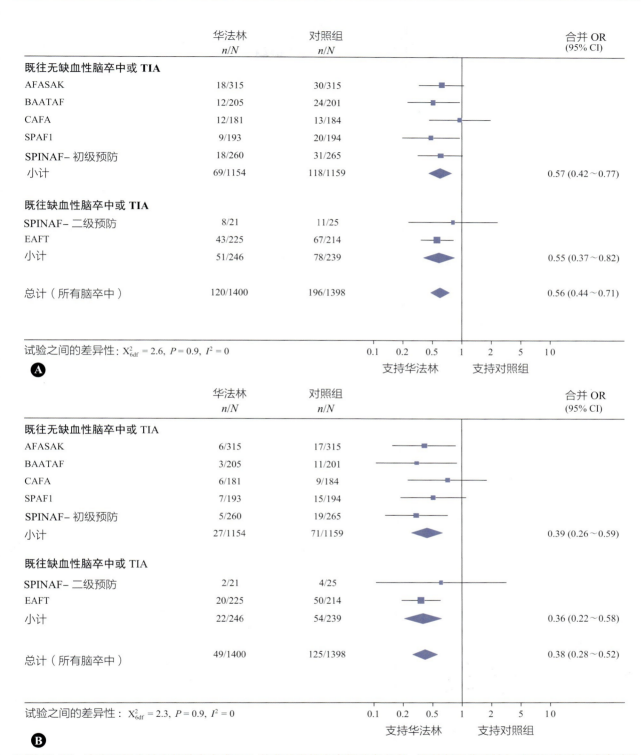

▲ 图 17-27　在有和没有缺血性脑卒中或 TIA 的非风湿性心房颤动患者中，调整剂量华法林与对照组的随机试验对严重血管事件（A）和所有脑卒中（缺血性和出血性）的影响（B）的 Meta 分析

每个试验的优势比（OR）显示为正方形，其大小与相关结果的试验统计权重成正比，水平线表示 95%CI。亚组和总体的汇总结果显示为菱形（95%CI）

AFASAK. 哥本哈根心房颤动，阿司匹林和抗凝研究；BAATAF. 波士顿地区心房颤动抗凝试验；CAFA. 加拿大心房颤动抗凝研究；SPAF. 心房颤动研究中的脑卒中预防；SPINAF. 非风湿性心房颤动的脑卒中预防；EAFT. 欧洲心房颤动试验（改编自 Hart et al. 1999 [263]; Aguilar and Hart 2005 [268]; Saxena and Koudstaal 2004 [269]）

表 17-8 比较抗血小板、安慰剂或华法林的心房颤动患者脑卒中一级和二级预防的 Meta 分析（例）

药　物	一级预防所需治疗患者	二级预防所需治疗患者
华法林 vs. 对照组	40	14
抗血小板 vs. 对照组	111	34
华法林 vs. 抗血小板	81	24

抗药，例如，大出血史、药物相互作用或患者偏好。患者平均随访 3.6 年，与单独使用阿司匹林相比，联合治疗组的主要血管事件的年发生率较低，主要是由于脑卒中减少（6.8% vs. 7.6%）。然而，联合治疗组的大出血风险显著增加（仅阿司匹林为 2.0% vs. 1.3%）。脑卒中预防和出血事件的综合结果显示，阿司匹林联合氯吡格雷与单用阿司匹林相比没有差异。

在这些试验和抗凝药与对照试验（见上文）被随机分配的患者类型中，很明显，只要没有使用抗凝药的禁忌证，目标 INR 约为 2.5 的调整剂量华法林的益处远远超过有缺血性脑卒中或 TIA 病史患者的风险。不幸的是，许多患者确实有这样的禁忌证。可能使临床医生不愿开具长期抗凝药的因素包括近期胃肠道出血、酒精性肝病、精神错乱或痴呆、跌倒倾向、难以进入抗凝药诊所，以及脑部扫描发现广泛的白质疏松症[274]。这些因素和已知的脑淀粉样血管病增加了过度抗凝和大出血的可能性[275]。对于这些患者，阿司匹林在历史上是一种合理的替代方案，尽管效果较差，抗血栓治疗（见本章"抗血小板药物"）及双联抗血小板治疗不适用于脑卒中预防。直接口服抗凝药的研发提供了额外的选择，因为这些药物不需要经常监测，而且许多药物的出血风险降低，尤其是颅内出血。表 17-9 显示了在批准用于心房颤动患者脑卒中预防的各种抗凝药之间的估计年度出血风险比较。

来自观察性研究的数据支持来自随机对照试验的数据，并表明目标 INR 约为 2.5 是最佳的。低于约 2.0 时，缺血性脑卒中的风险增加，并且确实发生的脑卒中更可能是严重或致命的，而高于约 3.0 时，大出血的风险增加。75 岁以上的患者使用口服抗凝药发生大出血的风险更高，但脑卒中的风险也增加，目前没有证据表明他们的目标 INR 应该更低[266, 275-277]。

表 17-9 口服抗凝药大出血的潜在发生率

抗凝药	年大出血率	每年每 1000 例 65 岁以上潜在大出血患者数
达比加群，150mg，2 次 / 天	3.32%	60.4
利伐沙班，20mg/d	3.6%	65.6
阿哌沙班，5mg，2 次 / 天	2.13%	38.8
华法林	3.09%～3.57%	56.2～65.0

既往有缺血性脑卒中或短暂性脑缺血发作的心房颤动患者发生后续脑卒中风险非常高。他们通常应该用口服抗凝药治疗。根据积累的数据，直接口服抗凝药通常是首选疗法，尤其是对于不能服用维生素 K 拮抗药的患者。如果禁忌抗凝，阿司匹林是一种不太有效的替代方案，而双重抗血小板治疗会增加大出血的风险。应评估心房颤动患者脑卒中和抗凝药相关出血的风险。在没有禁忌证的情况下，抗凝药适用于 CHA2D2-VASc 评分为 2 分或以上的患者。抗凝药或阿司匹林可能适合低风险个体（CHA2D2-VASc 评分为 1），这取决于风险和获益的平衡及患者的偏好。

3. 抗凝药中添加抗血小板治疗

在近 4000 例缺血性心脏病或人工心脏瓣膜患者中的 6 项随机对照试验的系统评价，对比阿司匹林联合华法林与单独使用相同强度的华法林相比，发现加用阿司匹林会使颅内出血的风险增加约 1 倍[278]。对于大多数类型的患者，尤其是那些已经有抗凝药出血高风险的患者，理想情况下应避免联合使用。然而，在某些血栓栓塞风险特别高的患者中（如那些有机械人工瓣膜的患者），联合用药的更大抗血栓益处可能超过额外的出血风险[183, 194, 279]。

患有非瓣膜性心房颤动并伴有心脏病的患者是双联或三联疗法（抗血小板加华法林）的特殊考虑因素，特别是在 ACS 和经皮介入支架置入的情况下。数据受限于关于各种治疗方案的头对头比较。例如，一项开放标签、15 个中心的随机试验调查了在需要抗凝治疗也需要经皮冠状动脉介入治疗的患者的治疗方案中添加氯吡格雷或氯吡格雷＋阿司匹林联合应用的安全性和有效性。与阿司匹林加氯吡格雷（三联疗法）组相比，仅氯吡格雷（双联疗法）组的出血率显著降低（19.4% vs. 44.4%）。三联疗法组较双联疗法有更

多患者出现多处出血（12.0% vs. 2.2%）。两者的颅内出血情况相同（1.1%），血栓形成没有增加。有趣的是，三联治疗组有增加缺血性脑卒中的趋势[280, 281]。本研究中的出血率明显高于其他报道，因为作者将任何出血作为主要终点进行评估，并且因为正在研究的患者群体（如需要药物洗脱支架的患者）。

大多数国际指南使用现有数据为患有需要抗凝和抗血小板治疗并发症的患者提出建议，以在成本、可用性和患者偏好等其他因素的背景下优化风险和收益比。相对较新的抗凝治疗方案中添加直接口服抗凝药为未来的潜在研究方向提供了可能，这可能会增加我们对如何安全地管理高危患者的理解，这些患者有许多致残或致命的结果。

联合使用口服抗凝药（目标 INR 2.5）和阿司匹林或其他抗血小板药物应产生叠加作用，增加严重出血的风险。然而，在某些患者中也可能产生更大的获益，即血栓栓塞或血栓的风险特别高（如药物洗脱支架、急性冠状动脉综合征）。

4. 华法林之外的抗凝药

华法林和其他维生素 K 拮抗药与大出血风险增加有关，需要定期仔细监测抗凝强度（通过测量 INR），并根据需要适当调整剂量。这对卫生服务和患者来说都是一项重大的成本和时间负担。华法林的另一个缺点是大多数患者大约 60% 的时间都在治疗范围内。几乎 50% 的心房颤动患者脑卒中风险升高，甚至没有服用抗凝药，这可能是因为他们的医生认为他们的出血风险太高或监测负担太高[281]。

非维生素 K 拮抗药抗凝药的研发是非瓣膜性心房颤动治疗的重大进展。已批准的两类直接口服抗凝药是直接凝血酶抑制药和 Xa 因子抑制药。

5. 直接凝血酶抑制药

达比加群：达比加群酯是一种直接的凝血酶

抑制药，以其前体药形式摄入，随后被血清酯酶快速代谢为其活性形式达比加群。80% 的药物通过肾脏排泄。半衰期为 12~17h，无须监测。长期抗凝治疗的随机评估（Randomized Evaluation of Long-Term Anticoagulation Therapy，RE-LY）试验是一项 3 期非劣效性试验，研究达比加群与华法林的安全性和有效性[282]。该研究在 44 个国家的 951 个临床中心进行，超过 18 000 例患者入组。入选标准包括非瓣膜性心房颤动加上至少 1 个其他脑卒中危险因素。重要的排除标准包括肌酐清除率低于 30ml/min。允许每天服用少于 100mg 的阿司匹林（大约 20% 的参与者大致均匀地分布在研究组中）。对照组包括了解华法林使用和标准监测的患者和提供者。干预组包括达比加群 110mg 或 150mg 每天 2 次的盲法分配。主要结局是脑卒中或全身性栓塞。服用华法林的患者 64% 的研究时间都在治疗性 INR 范围内。

较低剂量的达比加群产生的结局率为 1.53%，与对照组的 1.69% 相比，被认为在预防脑卒中或全身性栓塞方面不劣于华法林。全剂量达比加群的结局发生率为 1.11%，被认为优于华法林。华法林的大出血发生率为每年 3.36%，达比加群 110mg 每天 2 次的发生率为 2.71%，这在统计学上显著降低了风险。在全剂量中，150mg 达比加群每天 2 次，出血风险为 3.11%，与华法林无差异。然而，与华法林相比，两种剂量的达比加群都减少了出血性脑卒中风险（华法林 0.38%/年，低剂量达比加群 0.12%/年，全剂量达比加群 0.1%/年）。华法林组患者的死亡率为每年 4.13%，低剂量达比加群的死亡率为每年 3.75%，两组相比没有显著降低。然而，全剂量达比加群的死亡率为每年 3.65%，这表明了重要的趋势。

值得注意的是，两个达比加群组的心肌梗死发生率增加，可能的原因，要么是达比加群潜在的矛盾的血小板激活特征，要么是华法林减轻冠状动脉疾病的能力提高。大剂量达比加群的胃肠道出血率增加（可能是由于药物中的酒石酸核心

为胃吸收提供必要的酸度）。该研究的一些担忧包括比先前报道的研究更高的出血率，作者将其归因于大出血的更广泛定义，以及使用阿司匹林的患者比例相当大。从最初的研究开始，达比加群的解毒药就被批准用于治疗出血性并发症的患者。重要的是，没有证据表明存在与另一种直接凝血酶抑制药西美加群一样的肝毒性。达比加群至少与华法林一样安全，而且 150mg、每天 2 次的方案在预防脑卒中或全身性栓塞方面优于华法林。

6. X a 因子抑制药

（1）阿哌沙班：阿哌沙班是一种口服 X a 因子抑制药，具有良好的生物利用度、快速吸收和 12h 的半衰期。30% 的药物通过肾脏排泄。与其他直接口服抗凝药一样，不需要监测。阿哌沙班用于减少心房颤动中的脑卒中和其他血栓栓塞事件（Apixaban for Reduction in Stroke and Other Thromboembolic Events in Atrial Fibrillation，ARISTOTLE）试验[283] 旨在确定阿哌沙班的非劣效性，能否优于华法林。该研究在 39 个国家的 1034 个临床中心进行，超过 18 000 例患者入组。入选标准包括非瓣膜性心房颤动加上至少 1 个其他脑卒中危险因素。重要的排除标准包括肌酐清除率低于 25ml/min（低于 RE-LY）和如果在前 7 天内发生脑卒中则不合格。允许每天服用少于 165mg 的阿司匹林（上限高于 RE-LY）。研究设计为双盲、双安慰剂。对照组接受剂量调整的华法林以将 INR 保持在 2~3。干预组接受阿哌沙班 5mg（每天 2 次）或 2.5mg（每天 2 次）的较低剂量。适用于 80 岁以上、血清肌酐 > 1.5 或未达到一定体重阈值的患者。主要结局是脑卒中或全身性栓塞。服用华法林的患者有 62%~66% 的时间在治疗性 INR 范围内。

与华法林相比，阿哌沙班将脑卒中和全身栓塞率降低了 21%，并符合优效性标准。与华法林相比，它还显著降低了 31% 的大出血率。与华法林相比，死亡率和出血性脑卒中的发生率也有所降低。阿哌沙班组和华法林组的致死性或致残性

脑卒中总体发生率为 0.5%，华法林组为 0.71%，但差异无统计学意义。值得注意的是，非糖尿病患者和中度至重度肾功能不全患者的脑卒中发生率明显下降。

(2) 利伐沙班：利伐沙班是一种口服 X a 因子抑制药，半衰期为 5～13h。66% 的药物通过肾脏排泄。与其他直接口服抗凝药一样，没有常规监测。ROCKETAF 试验[284]旨在确定利伐沙班是否不劣于华法林。该研究在 45 个国家的 1178 个临床中心进行，超过 14 000 例患者入组。入选条件包括非瓣膜性心房颤动以及其他因素导致的中度至高度脑卒中风险。重要的排除标准包括肌酐清除率低于 30ml/min（与 RE-LY 相同）。研究中约 30% 的患者在不同时间服用阿司匹林。研究设计为双盲、双安慰剂。对照组接受剂量调整的华法林以将 INR 保持在 2～3。干预组接受每天 20mg 的利伐沙班，当肌酐清除率为 30～49ml/min 时，每天服用 15mg 的较低剂量。主要结局是脑卒中或全身性栓塞。服用华法林的患者 55% 的时间在治疗性 INR 范围内，低于大多数华法林治疗范围的报道，以及 RE-LY 和 ARISTOTLE 研究范围。

利伐沙班在预防主要终点方面不劣于华法林。利伐沙班组脑卒中或全身栓塞的年发生率为 1.7%，而华法林组为 2.2%。利伐沙班的出血率（主要和临床相关）为每年 14.9%，而华法林为每年 14.5%，没有差异。然而，与华法林相比，利伐沙班的脑出血发生率显著降低（分别为每年 0.5% 和每年 0.7%）。与华法林相比，利伐沙班的致死性出血率也显著降低（分别为 0.2% 和 0.5%）。总体而言，利伐沙班在预防脑卒中和全身栓塞方面不劣于华法林，但出血风险相似，尽管脑出血和致命性出血较低。值得注意的是，分析中不包括来自一个临床站点的数据。此外，研究人群在治疗范围内花费的时间较短可能表明在解释研究结果时需要谨慎。

(3) 艾多沙班：艾多沙班是一种可逆的口服 X a 因子抑制药，具有 62% 的口服生物利用度和

10～14h 的半衰期。50% 的药物通过肾脏排泄。ENGAGE AF-TIMI 48 试验[285]旨在确定两种剂量的艾多沙班与剂量调整的华法林的非劣效性。该研究在 46 个国家 1393 个临床中心进行，纳入超过 21 000 例患者入组。入选资格包括 21 岁或以上患有非瓣膜性心房颤动，以及其他因素导致中至高脑卒中风险的患者。重要的排除标准包括肌酐清除率低于 30ml/min 和入组前 30 天内有脑卒中。研究设计是盲法和安慰剂对照的。对照组接受剂量调整的华法林以将 INR 保持在 2～3。高剂量干预组每天接受 60mg 艾多沙班，低剂量干预组每天接受 30mg 艾多沙班，但如果肌酐清除率降低至 30～50ml/min 或患者需要维拉帕米、奎尼丁或决奈达隆（dronaderone），两个剂量都可以减半。服用华法林的患者有 68% 的时间处于治疗性 INR 范围内。

艾多沙班在预防主要终点方面不劣于华法林。意向治疗分析中脑卒中或全身性栓塞的年发生率方面，大剂量艾多沙班组为 1.57%，低剂量艾多沙班组为 2.04%，在华法林组为 1.80%。与华法林（0.47%）相比，大剂量（0.26%）和低剂量艾多沙班（0.16%）的出血性脑卒中发生率显著降低。华法林（1.25%）与高剂量艾多沙班（1.25%）的缺血性脑卒中发生率没有差异，而低剂量艾多沙班（1.77%）较华法林组在统计学上更高。艾多沙班组的一般出血率较低，并且与剂量相关，但大剂量艾多沙班组的胃肠道出血除外。

在一项 Meta 分析[286]中，包括 RE-LY、ROCKETAF、ARISTOTLE 和 ENGAGE AF-TIMI 48，超过 42 000 例患者接受了直接口服抗凝药，超过 29 000 例患者接受了华法林。与华法林相比，直接口服抗凝药显著减少了 19% 的脑卒中或血栓栓塞事件，这主要是由于出血性脑卒中的减少。直接口服抗凝药还降低了全因死亡率和任何颅内出血，但确实增加了胃肠道出血。与华法林相比，低剂量直接口服抗凝药方案在脑卒中或全身性栓塞事件和胃肠道出血发生率方面提供了相似的减少，尽管以更高的缺血性脑卒中发生率为

代价（图 17-28）[286]。

华法林在降低高危人群心房颤动引起的脑卒中发生率方面非常成功，但代价是大量饮食和药物相互作用、频繁监测和缩短治疗范围的时间。然而，它是一种广泛使用且经过充分研究的药物，具有易于解释的血液测试参数和药物逆转。相比之下，现有和新出现的数据表明，直接口服抗凝药提供了类似的脑卒中风险降低效果，但颅内出血更少（尽管在某些情况下胃肠道出血增加）、更简单的给药选择且无须监测。有一个达比加群的逆转药和 Xa 因子抑制药正在通过 2 期试验进行。急性肾衰竭患者应停用直接口服抗凝药，因为它们通常通过肾脏排泄。临床医生和患者应该意识到直接口服抗凝药的半衰期相对较短，因为停药或药物转换时脑卒中的风险可能会增加。开始使用这些直接口服抗凝药的患者在首次给药后也被认为是抗凝药，因为没有滴定时间，就像华法林一样。

> 对于肌酐清除率＞25ml/min 的非瓣膜性心房颤动而有脑卒中风险的患者，我们建议开始使用阿哌沙班 5mg、每日 2 次或达比加群 150mg、每日 2 次。如果病情稳定且不存在出血转化的高风险，则在首次缺血性脑卒中后几天内开始治疗是合理的。

7. 来源不明栓塞性脑卒中（正式名称为隐源性脑卒中）

来源不明栓塞性脑卒中（embolic stroke of unknown source，ESUS）的定义为不是由小血管疾病、大血管狭窄、已知的心脏血栓 / 赘生物或心房颤动引起的缺血性脑卒中[287]。ESUS 估计占所有缺血性脑卒中的 20%～25%，在美国和欧洲每年约有 300 000 例脑卒中[5]。众所周知，ESUS 代表缺血性脑卒中年复发率 3%～4% 的高危人群。在 WARSS 试验的亚组分析中，对于不明原因脑卒中，与使用阿司匹林相比，服用华法林的受试者似乎有获益的趋势[288]。然而，华法林的出血风险可能减轻了可能的益处。由于直接口服抗凝药被证明具有较低的出血性脑卒中风险，因此两个随机对照试验正在招募 ESUS 受试者接受直接口服抗凝药或阿司匹林。RESPECT-ESUS 试验将达比加群与阿司匹林进行了比较，结果尚未公布。NAVIGATE ESUS 评估了利伐沙班与阿司匹林，但未发现在预防脑卒中复发方面存在显著差异，并且与更多出血事件相关[289]。正在进行的 ARCADIA 研究，研究有左心房扩大证据的 ESUS 患者群体中的阿哌沙班效用。

（三）机械性心脏瓣膜患者的抗凝药

具有机械性心脏瓣膜的患者发生栓塞的风险非常高，无论他们是否有缺血性脑卒中或其他栓塞的病史，都需要抗凝治疗。对于有某些类型

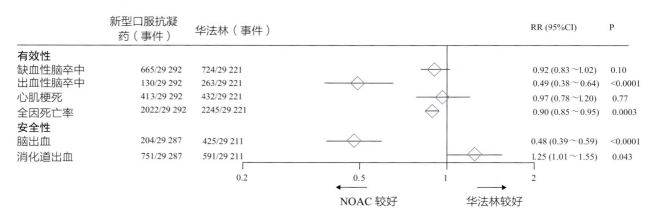

	新型口服抗凝药（事件）	华法林（事件）		RR (95%CI)	P
有效性					
缺血性脑卒中	665/29 292	724/29 221		0.92 (0.83～1.02)	0.10
出血性脑卒中	130/29 292	263/29 221		0.49 (0.38～0.64)	<0.0001
心肌梗死	413/29 292	432/29 221		0.97 (0.78～1.20)	0.77
全因死亡率	2022/29 292	2245/29 221		0.90 (0.85～0.95)	0.0003
安全性					
脑出血	204/29 287	425/29 211		0.48 (0.39～0.59)	<0.0001
消化道出血	751/29 287	591/29 211		1.25 (1.01～1.55)	0.043

0.2　　0.5　　1　　2

NOAC 较好　　华法林较好

▲ 图 17-28　在随机试验的综合 Meta 分析中，与华法林相比，新型口服抗凝药（NOAC）的安全性和有效性次要结果（引自 Ruff et al. 2014 [286]. © 2014 Elsevier）

的机械性人工瓣膜，以及有其他风险因素的患者，例如有栓塞病史、心房颤动或心力衰竭，结合低剂量阿司匹林的更高目标 INR 为 3（范围 2.5～3.5）是必要的[194]。第 13 章"选择性使用：抗凝药"讨论了已经使用抗凝药的机械性人工瓣膜患者的急性脑卒中管理。

由于证据有限，在使用机械人工心脏瓣膜的孕妇中，缺血性脑卒中和其他血栓栓塞事件的处理存在争议，这将在别处详细讨论[290]。简而言之，由于口服抗凝药会增加胎儿畸形的风险，因此应在孕早期避免使用。此外，由于它们会增加分娩过程中胎儿出血的风险，因此在分娩前几周也应避免使用它们。这些患者在妊娠期间的抗凝选择包括整个妊娠期间采用低分子量肝素，在整个妊娠期间非常仔细地监测调整剂量的普通肝素或低分子肝素，直到妊娠第 13 周，然后改为华法林，直到妊娠晚期的中期，然后在妊娠最后几周重新开始肝素，直到分娩之后。在非常高风险的病例中，可能需要加用小剂量阿司匹林[290]。直接口服抗凝药需要更多数据，但达比加群、利伐沙班和依度沙班被评为妊娠 C 类（胎儿伤害的可能性），而阿哌沙班被评为 B 类妊娠（没有证据表明胎儿畸形风险增加，但可能性很小胎儿伤害）。

（四）低分子量肝素

1. 妊娠

如果女性有脑卒中病史或需要抗血栓治疗的疾病并妊娠，建议每天 2 次基于体重的低分子量肝素给药来预防脑卒中。由于患者的体重在整个妊娠期间发生变化，因此必须调整低分子肝素的剂量以达到 0.35～0.70U/ml 的抗 X a 因子水平。如果脑卒中的二级预防不需要完全抗凝（如机械心脏瓣膜），则可以在妊娠 3 个月后使用阿司匹林代替。使用低剂量阿司匹林对出血或胎儿发育的风险似乎没有增加[291]。然而，阿司匹林的妊娠类别为 D，这意味着胎儿风险的证据，被认为在孕早期最高。脑卒中的最高风险期是产后[292]。由于妊娠期脑卒中复发的风险相对较低，

约为 2%，因此使用普通肝素、低分子量肝素或不进行治疗是合理的[293]。如果使用低分子量肝素，则应在计划分娩前 24h 停药以避免出血并发症。由脑静脉窦血栓形成引起的脑卒中患者并不常见，患者常出现脑出血。这种脑卒中的病因是使用肝素与华法林桥接的抗凝治疗 3 个月，除非发现凝血障碍，否则需要长期抗凝。仅对两项试验进行的 Meta 分析显示，与安慰剂相比，抗凝治疗在预防死亡（RR=0.33；95%CI 0.08～1.21）或依赖性（RR=0.46；95%CI 0.16～1.31）方面的证据不足[294]。在最初的 3～12 个月的抗凝治疗后，患者通常只开始抗血小板治疗。抗凝治疗的持续时间尚不清楚，因为 1 年时静脉血栓栓塞事件的复发率为 5.8%，脑静脉血栓形成的复发率为 2.2%[295]。

2. 癌症

癌症患者经常发生脑卒中，在尸检时，15% 有脑卒中的证据[296]。癌症患者并发脑卒中的临床结果更差。癌症患者的大多数脑卒中风险可归因于传统的风险因素。然而，腺癌等恶性肿瘤与血栓栓塞并发症的风险增加有关。这种潜在的脑卒中可能来自分泌黏蛋白等分子的癌症、肿瘤栓塞或在心脏瓣膜上形成非细菌性血栓性心内膜炎。低分子肝素与口服抗凝药用于静脉血栓栓塞癌症患者长期抗凝治疗的比较（Comparison of Low Molecular Weight Heparin Versus Oral Anticoagulant Therapy for Long Term Anticoagulation in Cancer Patients With Venous Thromboembolism，CLOT）研究使用低分子肝素达肝素与华法林相比，以预防复发性静脉血栓栓塞，并在 6 个月时显示出显著差异[297]。低分子量肝素与华法林预防脑卒中复发的具体比较尚未得到充分研究。直接口服抗凝药用于癌症患者的长期抗凝治疗也有前景，但尚无重要证据支持。

（五）禁忌证

一般来说，口服抗凝药的主要禁忌证是高出血风险（见本章"抗凝药"）。然而，许多增加出血风险的特征（如年龄）也会增加血栓栓塞的风

险，因此必须在个体患者的风险和获益之间进行权衡，对于已知有脑淀粉样血管病的患者应避免抗凝治疗。活动性感染性心内膜炎患者发生脑出血的风险很高，即使他们有严重的栓塞风险，也不应使用抗凝药治疗[298]。

如果可能，我们总是在开始使用抗凝药之前进行脑 CT（或 MRI）以排除颅内出血，因为颅内出血患者的抗凝治疗至少在短期内可能是不明智的。脑部 CT 需要在任何颅内出血证据消失之前在脑卒中的最初几天内进行，但对于较晚就诊的患者，需要使用适当序列的 MRI 来检测先前的脑出血（见第 5A 章"第 1 步：排除颅内出血"）。正如前面讨论的抗血小板治疗（见本章"抗血小板药物"），有时有令人信服的理由对有颅内出血病史的患者长期使用抗凝药，在这种情况下，必须根据个体情况考虑潜在的益处和危害。例如，患有心房颤动的患者，特别是患有风湿性瓣膜疾病或具有随后发生缺血事件高风险的机械心脏瓣膜的患者，尽管有颅内出血病史，但可能需要长期使用抗凝药[207]。

目前尚不清楚脑梗死出血性转化的存在是否是使用抗凝药的绝对禁忌证。如果患者有明确立即抗凝的指征，如果扫描显示有轻微的出血性转化（如一些瘀点），则不应延迟。另一方面，如果合并出血或实质血肿，等待 1～2 周是合理的。

（六）长期抗凝的实施

1. 开始使用抗凝药

如果要将口服抗凝药用于长期二级预防，则应在治疗前检测基线全血细胞计数、血小板计数、INR、血清生化指标、肌酐水平、肌酐清除率和肝功能。

极少数情况下急需立即抗凝，可静脉给予普通肝素或低分子肝素。大多数医院都有自己的当地指南来管理这些药物（以及在静脉内普通肝素的情况下进行监测），应遵循这些指南。

在选择华法林的起始剂量方面有一定的灵活性。老年人或患有肝病、充血性心力衰竭或出血风险增加的患者，可使用 5mg 或更少的起始剂量。起始剂量通常需要每天给药持续 2～5 天，直到 INR 在治疗范围内，随后根据 INR 反应给药。合适的给药方案可用于指导这一过程[299]。同样，阿哌沙班可调整为 2.5mg、每天 2 次，艾多沙班可调整为 30mgd。

2. 监测抗凝效果

在住院患者中，如果开始使用华法林直至达到治疗性 INR 并维持至少连续 2 天，则每日监测是合适的，然后每周 2～3 次，持续 1～2 周，然后减少频率，具体取决于稳定性的 INR。一旦 INR 稳定，监测频率可以减少到每几周 1 次。美国胸科医师学会建议 2 次检测时间间隔不超过 4 周，而英国血液病学会的指南建议 12 周，尽管无论出于何种原因，对于 INR 不稳定的患者可能需要更频繁的监测[299, 300]。目前不需要对直接口服抗凝药进行血清学监测。

3. 不同模式的抗凝管理

由于抗凝强度的不稳定性会增加出血和栓塞并发症的风险，因此仔细管理抗凝对于维持益处和降低风险至关重要。关键原则是抗凝管理应有良好的组织和协调，包括患者教育、必要时的系统 INR 检测、跟踪、随访，以及与患者有效沟通结果和剂量决定。有许多不同的方法可以实现这一目标，其中一些可以有效地结合起来，包括在医院或社区的抗凝诊所、一般实践中的 INR 检测与医院专科部门的剂量建议、患者自我监测与来自医院的剂量建议或患者对剂量决定的自我管理，以及帮助调整剂量的计算机软件程序[299]。随机对照试验的系统评价表明，与标准监测相比，患者自我监测或自我管理改善了结果，血栓栓塞事件更少，死亡率更低，INR 值在范围内的比例更高，但出血风险没有明显降低。然而，自我管理仅适用于能够自我监测和自我调整治疗的患者，因此需要对其进行识别和教育[301]。几乎没有来自随机对照试验的明确证据表明一种抗凝管理方法优于另一种方法[299]。最佳选择可能取决于患者、他们的医生和当地卫生服务机构。

（七）治疗应该持续多久

与抗血小板治疗（见本章"抗血小板药物"）一样，大多数试验只测试了几年的抗凝药，没有直接比较不同的治疗持续时间。因此，尚不清楚风险和收益的平衡是否会随着治疗的延长而改变，尤其是随着患者年龄的增长及出血风险的增加。如果患者出现严重出血，而不存在过度抗凝，则应审查给予抗凝药的原因，并重新评估血栓栓塞的风险。由于胃肠道和泌尿生殖系统的隐匿性病理病变经常表现为出血，因此通常有理由对此类患者进行调查（即使明显过度抗凝）[275]。同时，如果我们认为患者仍然处于高风险中（无论其年龄如何），没有发生出血事件，也没有出现可能增加出血风险的因素（如跌倒或痴呆倾向），我们大多数人都会让患者服用抗凝药无限期。随着越来越多的患者使用直接口服抗凝药，随着治疗时间的延长，出血风险的长期数据将变得可用。

七、生活方式的改变

（一）戒烟

1. 吸烟的风险

吸烟（主动和被动，或二手烟）是首次缺血性脑卒中（见第6章"缺血性脑卒中的危险因素"）和蛛网膜下腔出血（见第9章"蛛网膜下腔出血的基本概述"）的已知危险因素。

2. 戒烟的好处

由于所有形式的烟草消费（香烟、烟斗、雪茄和嚼烟）都有明确的不良反应，而且戒烟的指征非常明显，因此在二级预防脑卒中方面没有成功的"继续吸烟"与"停止吸烟"的随机对照试验。然而，观察性研究表明，戒烟对所有年龄段的吸烟者都有显著的早期和长期健康益处。戒烟后超额死亡率很快下降，并持续至少10～15年。在大约35岁之前戒烟可以避免几乎所有随后的超额死亡率，但在以后的生活中戒烟仍然可以带来巨大的好处[302]。戒烟后1年内因缺血性心脏病死亡的风险减半，脑卒中风险在2～5年大幅

下降[303–306]。

3. 帮助戒烟的最佳方法

系统评价证明了帮助人们戒烟的各种干预措施的有效性，总体而言，这些措施可将戒烟率提高1.5～2倍（图17-29）。医生的建议、护士的结构化干预及个人和团体咨询均有效，但程度不同[307–310]。2012年的Cochrane评价对住院的当前吸烟者或近期戒烟者（定义为在住院前至少1个月戒烟）的随机和半随机试验进行了回顾和Meta分析，以确定有效的戒烟策略。干预是在住院期间开始的，并结合了各种行为、药物或多因素策略[311]。该Meta分析包含至少6个月随访数据的50项研究。在住院期间开始并在出院后持续至少1个月的强化咨询与在6～12个月的随访时间点进行的较少强化咨询相比，将戒烟率提高了37%。此外，与单独的强化咨询相比，添加尼古丁替代疗法可将戒烟率提高54%（在6项试验中得到证实），而伐尼克兰或安非他酮没有任何显著的益处（伐尼克兰表现出提高戒烟率的趋势）。

其他调查发现，二手烟或烟草烟雾环境也会增加脑卒中的风险。在一项包含885 307例受试者的20项研究的Meta分析中，0.7%的人发生脑卒中，估计风险为1.25（95%CI 1.12～1.38）。每天接触5～40支香烟的脑卒中的风险持续升高[312]。

> 应建议所有吸烟者，包括有脑卒中或短暂性脑缺血发作病史的吸烟者停止吸烟，并建议他们接受强化戒烟计划，同时使用尼古丁替代品。应利用因脑卒中（或任何与吸烟相关的疾病）住院治疗的机会，启动强化咨询、尼古丁替代疗法和参加随访计划。

（二）避免过量饮酒

观察性研究表明，与不饮酒相比，轻度至中度饮酒（每天1～3U）可降低死亡、缺血性心脏

干预措施	试验	受试者	OR (95% CI)
医生的简单建议 vs. 无建议 / 日常看护	17	12 499	1.7 (1.5～2.1)
医生的强烈建议 vs. 无建议 / 日常看护	8	6923	2.0 (1.7～2.4)
医生的强烈建议 vs. 最少的建议	15	9775	1.4 (1.2～1.7)
护理干预（建议 / 咨询）vs. 对照 / 日常看护	20	10 289	1.5 (1.3～1.7)
自助材料 vs. 没有材料	11	13 733	1.2 (1.1～1.5)
个体化的自助材料 vs. 没有材料	3	7790	1.4 (1.1～1.7)
电话咨询 vs. 不太强烈的干预	13	16 462	1.6 (1.4～1.8)
个体化的行为咨询 vs. 最少接触的控制	17	6384	1.6 (1.3～1.8)
群体行为治疗 vs. 无干预措施	7	815	2.2 (1.4～3.5)
群体行为治疗 vs. 自助材料	16	4395	2.0 (1.6～2.6)
尼古丁替代治疗 vs. 对照 / 安慰剂	105	39 503	1.8 (1.7～1.9)
口香糖	52	17 783	1.7 (1.5～1.8)
贴片	38	16 691	1.8 (1.6～2.0)
鼻用喷雾	4	887	2.4 (1.6～3.4)
吸入剂	4	976	2.1 (1.4～3.2)
舌下用	5	2739	2.1 (1.6～2.6)
安非他酮 vs. 安慰剂	19	6443	2.1 (1.8～2.4)
去加替林 vs. 安慰剂	4	703	2.8 (1.7～4.6)

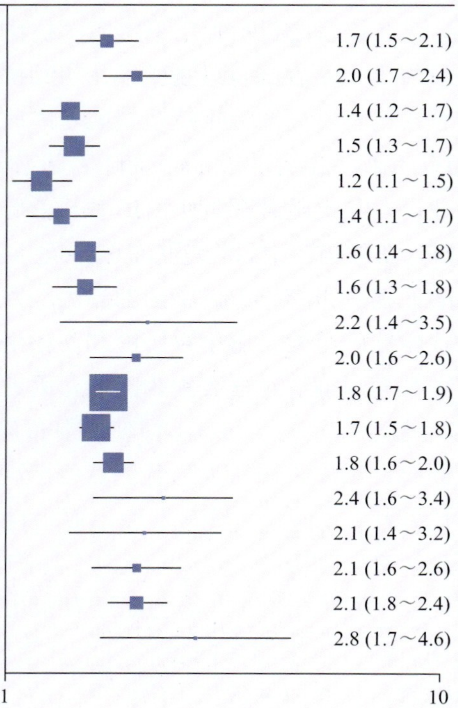

▲ 图 17-29　对各种戒烟干预措施的随机试验的 Meta 分析显示了对戒烟的影响

正方形代表所示各种干预措施的汇总优势比（OR），每个正方形的大小与该干预的统计信息量。水平线是 95%CI（改编自 [307-310]，Stead LF et al. *Cochrane Database Syst Rev* 2003;(1):CD002850; Silagy C et al. *Cochrane Database Syst Rev* 2004;(3):CD000146; Hughes J et al. *Cochrane Database Syst Rev* 2004;(4):CD000031)

病和脑卒中的风险，而过量饮酒会增加这些结果的风险，上升到 J 形关系（见第 6 章 "缺血性脑卒中的危险因素" 和第 8 章 "其他"）[56, 313-315]。几项研究比较了啤酒、葡萄酒和烈性白酒的效果，总的来说，不同类型酒精的效果非常相似[316-319]。2011 年对心血管疾病患者的前瞻性队列研究进行的回顾和 Meta 分析，与先前的数据一致，即每天少量饮酒对心血管疾病的潜在净益处为每天 1～2 杯，对脑卒中的潜在净效益为每天≤1 杯。根据 17 项研究，总体心血管死亡率 RR 为 0.75（0.70～0.80），脑卒中 RR 为 0.98（0.91～1.06）[320]。

根据观察性证据，因此建议所有人避免大量饮酒是明智的，包括脑卒中或 TIA 患者，但可以想象，每天喝几杯酒可能会为进一步的血管事件提供净保护。然而，由于在观察性研究中很难完全排除残留的混杂因素，而且由于平均饮酒水平与人群中大量饮酒的流行率之间存在关联，因此不应把推荐使用酒精来预防血管事件当作一项公共卫生措施[321-323]。

每个人，包括脑卒中或短暂性脑缺血发作的人，都应避免大量饮酒。女性每天喝一杯或男性每天喝两杯酒与风险增加无关。但是，不鼓励饮酒作为降低脑卒中风险的预防措施。

（三）饮食调整

1. 通过改变盐摄入量来降低血压的饮食建议

观察数据表明每日盐（钠）的摄入量和血压之间存在相关性，大多数发达国家的公共卫生建议是将盐摄入量减少到每天 5g 以下，尽管美国指南建议风险人群的摄入量低于 2.4g/d 甚至更少[324]。这种减少可以通过相对简单的饮食调整来实现（不在餐桌上或烹饪中添加盐，并避免吃咸的食物）。最近一项包括 13 项研究和超过 177 000 例患者的 Meta 分析，以确定对盐摄入量和脑卒中或心血管疾病发病率的影响。较高的盐摄入量与脑卒中风险增加 23% 和心血管疾病风险增加 14% 相关。"高"和"低"盐摄入量之间的差异是每天 5g。脑卒中风险和盐摄入量可能与血压有关，但不能排除长期钠摄入量升高的其他长期影响[325]。

> 减少膳食盐摄入量可降低血压，尤其是在患有高血压的老年人中，可能导致血管事件的长期减少。它还可以帮助那些服用抗高血压药物的人在血压不升高的情况下停止治疗。然而，人们很难坚持低盐饮食。

观察性流行病学研究表明，钾的增加与血压降低和脑卒中风险的降低之间存在关联[326]。对增加膳食钾的随机对照试验的系统评价发现，短期增加相当于每天约 5 根香蕉，将降低收缩压约 3mmHg，降低舒张压 2mmHg，并且对于钠摄入量较高的人似乎更有效，这表明补充钾可能有助于降低无法减少钠摄入量的人的血压[327]。最近的一项系统评价和 Meta 分析还得出结论，较高的钾摄入量可将脑卒中风险降低 24%[328]。增加膳食钾的最佳方法是增加新鲜水果和蔬菜的摄入量[326]。

2. 降低胆固醇的饮食建议

一项针对旨在降低健康志愿者胆固醇水平的饮食代谢病房研究的 Meta 分析发现，饮食改变可使血液胆固醇浓度降低约 0.8mmol/L（即降低 10%～15%）。实现这一目标需要用其他脂肪代替 60% 的饱和脂肪，并在典型的英国饮食中避免约 60% 的膳食胆固醇[329]。在现实世界中，不是在精心控制的条件下，这种幅度的减小是不可能

实现的。对自由生活受试者的随机对照试验的几项系统评价发现，饮食建议仅使总胆固醇降低约 5%（约 0.3mmol/L，基线胆固醇为 6.3mmol/L），并且更强化的饮食比一般饮食更有效。人们很难遵守规定的饮食改变，解释了现实世界和基于病房的研究之间的差异[330]。

因此，尽管通过饮食建议可以降低胆固醇水平，但重要的是要现实地考虑可能导致的血管事件的减少。对血管结果影响的系统评价的 27 项试验，其中饮食干预包括在几年内为试验参与者提供大部分食物，关于饮食脂肪限制或调整的饮食建议，以及提供饮食建议和补充。Meta 分析显示血管死亡率降低的趋势，致命和非致命血管事件（包括心肌梗死、心绞痛、脑卒中、心力衰竭、外周血管事件和计划外心血管干预）略有减少（OR=0.84；95%CI 0.72～0.99）[331]。然而，饮食建议可能不会造成重大伤害，因此尽管在个人层面影响很小，向所有脑卒中和 TIA 患者推荐降低胆固醇的饮食建议似乎是合理的。

> 建议所有既往脑卒中或短暂性脑缺血发作的患者减少饱和脂肪的饮食摄入似乎是明智的，因为这会适度降低胆固醇水平，这可能与随后的血管事件的小幅减少有关。

3. 减重

在观察性研究中，体重指数高于 $21～22kg/m^2$ 与缺血性心脏病、高血压、脑卒中、糖尿病、癌症和骨关节炎的风险增加相关（见第 6 章"缺血性脑卒中的危险因素"）。对缺血性心脏病和脑卒中的影响主要通过对血压、糖尿病和血脂变化的影响，而不是体重指数本身的升高[332, 333]。然而，研究表明，从体重指数正常的 $21kg/m^2$ 开始，体重指数每增加 $1kg/m^2$，脑卒中风险就会增加 5%，中年人的风险比老年人更高，缺血性脑卒中比出血性脑卒中多[334]。一项对超重和肥胖人群体重减轻的各种非手术干预的随机对照试验的系统评

价发现，饮食和药物干预均导致体重适度减轻，并且如预期的那样，对血管危险因素产生有利影响。研究最广泛的饮食干预是低脂肪或低热量饮食，在 1 年时受试者体重减轻约 5kg，同时总胆固醇、舒张压和收缩压以及空腹血糖略有降低。运动计划和行为疗法与饮食干预相结合会产生额外的体重减轻，但没有明确的证据表明个体疗法比团体疗法或家庭疗法更有效。然而，有限的样本量和随访时间意味着没有可靠的证据表明这些干预措施对血管结果或死亡率的影响 [335]。另一项对病态肥胖人群（体重指数＞40kg/m² ）的随机对照试验的系统评价发现，与传统治疗相比，手术干预可导致长期体重减轻 23～37kg，并提高生活质量、减少并发症，胃旁路手术是最有效的外科手术 [336]。

4. 地中海饮食

观察性流行病学研究表明，水果和蔬菜摄入量的增加、鱼类摄入量的增加（尤其是富含 Ω-3 脂肪酸的油性鱼）和膳食纤维的增加，都与降低脑卒中和缺血性心脏病的风险有关 [337-343]。这些明显具有保护作用的饮食成分与所谓的"地中海饮食"中的低饱和脂肪摄入联系紧密，地中海饮食的特点是摄入大量水果、蔬菜和谷类食品，适量摄入鱼类，摄入少量饱和脂肪，但不饱和脂类（尤其是橄榄油）摄入量高，乳制品摄入量低至中等，肉类摄入量低，酒精摄入量适中，主要是葡萄酒。在观察性研究中，这种地中海饮食与降低所有原因血管疾病和癌症的死亡率有关 [344, 345]。然而，没有任何观察证据研究或随机对照试验表明，饮食或补充 Ω-3 脂肪酸会改变患有血管疾病或高风险人群或普通人群的总死亡率、合并血管事件、脑卒中或癌症 [346, 347]。一项针对 605 例缺血性心脏病患者的地中海饮食小型随机对照试验确实发现，全因死亡率、心肌梗死和癌症风险降低了 50% 以上，但结果事件如此之少并且研究也提前停止，意味着这些结果很可能过于乐观 [348]。

西班牙的一项随机对照试验将患者随机分为低脂饮食、每周补充 1L 特级初榨橄榄油的地中海饮食（橄榄油组）或补充坚果的地中海饮食（坚果组）。低脂饮食患者患心血管疾病的风险很高。补充橄榄油的饮食将心肌梗死、脑卒中和心血管死亡的风险降低了 30%，而补充坚果的饮食将心肌梗死、脑卒中和心血管死亡的风险降低了 28%[349]。两种地中海饮食都将脑卒中风险显著降低了 33%（橄榄油组）和 46%（坚果组），但复合结果的其他组成部分则没有。与研究相关的各种问题包括：在研究中途修改对照组以匹配干预组的随访强度、基线特征的差异、结果数量少，以及干预饮食影响已知心血管危险因素（如低密度脂蛋白和高血压）的可能性。

对饮食建议的随机对照试验的系统评价（鼓励减少脂肪、饱和脂肪酸、胆固醇或钠中至少一种的摄入，或增加水果、蔬菜、多不饱和脂肪酸、单不饱和脂肪酸、鱼、纤维或钾）发现对饮食摄入和一些血管危险因素有适度的益处，但对血管结果的长期影响尚不清楚 [350]。

> 应评估脑卒中患者的肥胖情况。对肥胖患者应鼓励个人饮食控制，或必要时进行手术干预。所有患者应该接受关于健康饮食的一般建议，低饱和脂肪和低盐，还有大量的鱼、纤维素、水果和蔬菜摄入（地中海饮食）。这些干预对血管危险因素有有益的影响，并且似乎可能会导致血管后果的小幅减少，尽管没有明确的证据表明它们确实存在。

（四）锻炼

观察性研究表明，体力活动与较低的心肌梗死和脑卒中风险相关，但大多数是在没有血管疾病的中年人群中进行，限制了其他群体的适用性（见第 6 章 "缺血性脑卒中的危险因素"）[351, 352]。一项对随机对照试验的系统评价发现，有氧运动可降低血压，但对血管结果的任何影响尚不确定[352]。心脏康复计划（运动只是其中的一部分）可减少心肌梗死后的死亡率和主要心脏事件[353]。然而，心肌梗死或脑卒中后单独运动计划对进一步血管事件发生的影响尚不清楚。建议有能力的脑卒中患者每周进行 3～4 次中等强度的运动，平均每次约 40min。运动可能带来其他好处；例如，肌肉强化和平衡再训练计划可降低老年人跌倒的风险[354]。由于单独的建议通常不足以改变患者的体育锻炼模式，有组织的锻炼计划可能更有效、更合理。

八、膳食补充剂：B 族维生素和抗氧化剂

（一）叶酸和其他 B 族维生素

观察性研究的系统评价表明，血浆同型半胱氨酸浓度升高与缺血性心脏病和脑卒中之间存在关联[355, 356]。尽管这并不一定是因果关系，但这些发现得到了支持，即甲基四氢叶酸还原酶（methyltetrahydrofolate reductase，MTHFR）的基因编码中常见功能多态性 C677T 与缺血性心脏病和脑卒中相关。*MTHFR* 是一种参与同型半胱氨酸代谢的酶，在具有 *TT* 基因型的个体中观察到的脑卒中和缺血性心脏病风险的增加，与预测由该变体引起的同型半胱氨酸浓度增加的结果接近[356-358]。然而，明显的关联可能是由于另一个附近的基因与 *MTHFR* 基因连锁不平衡，病例和对照的不同种族组成（人口分层）混淆，或发表偏倚（正面研究比负面研究更有可能发表，因此包含在系统评价中）（见第 6 章"缺血性脑卒中的危险因素"）[359, 360]。

如果同型半胱氨酸浓度与血管疾病之间存在因果关系，那么降低同型半胱氨酸浓度应该会降低脑卒中和缺血性心脏病的风险。这种降低相对容易实现，如随机对照试验，每天 0.5～5mg 叶酸（约 0.5mg 维生素 B_{12} 以最大限度地减少由于维生素 B_{12} 缺乏引起的神经系统并发症的可能性）可使同型半胱氨酸浓度降低约 1/4～1/3（例如，同型半胱氨酸浓度约 12μmol/L 降至 8～9μmol/L）[361]。

维生素干预脑卒中预防（Vitamin Intervention for Stroke Prevention，VISP）研究的主要结果是将缺血性脑卒中患者随机分配到高剂量或低剂量叶酸、维生素 B_6 或维生素 B_{12} 补充剂组，但未发现高剂量组脑卒中发生率降低[362]。然而，在排除不太可能从补充维生素中受益的受试者的亚组分析中，未校正分析显著降低了 21% 的缺血事件或死亡（$P=0.049$），但校正分析则没有（$P=0.056$）[363]。应谨慎解释这一发现，因为它不是主要研究结果，而是亚组分析。

对总共 17 000 例既往患有血管疾病的参与者进行的叶酸补充随机对照试验的 Meta 分析发现，没有证据表明全因死亡率或血管结局降低[364]。来自维生素预防脑卒中（VITAmins TO Prevent Stroke，VITATOPS）研究组的一项 2010 年随机对照试验将超过 8000 例在入组前 7 个月内有脑卒中或 TIA 病史的患者，随机分配至 B 族维生素（2mg 叶酸、25mg 维生素 B_6、0.5mg 维生素 B_{12}）与安慰剂组，以确定 B 族维生素对非致命性脑卒中或心肌梗死或死亡的复合结果的影响。与安慰剂相比，B 族维生素并未显著降低脑卒中的风险[365]。随后的一项 Meta 分析[366]使用来自 15 项随机对照试验的数据，涉及超过 55 700 例患者，以确定补充叶酸对脑卒中一级预防的影响。总体而言，补充叶酸与脑卒中相对风险降低 8% 相关；在通过区域饮食接受部分强化或不强化的患者人群中，与不补充叶酸相比，补充叶酸的效果是脑卒中减少了 11%。有趣的是，在接受较少他汀类药物治疗的分组中，补充叶酸的效果更为显著。高达 0.8mg 的叶酸足以产生上述效果，而更高的剂量并没有带来额外的好处。未评估对脑卒中亚型的影响，未评估干预前后的同型半胱氨酸水平或同型半胱氨酸水平的变化。对前两点的澄清可能会导致在特定患者群体中进行有针对性的补充。

目前，来自随机试验的相互矛盾的证据支持无论是在初级预防中还是在脑卒中或短暂性脑缺血发作，常规使用叶酸和维生素 B_{12} 补充剂降低同型半胱氨酸来预防血管事件。然而，在没有或部分膳食强化的地区，使用叶酸和维生素 B_{12} 补充剂进行一级或二级预防是合理的。未来的研究需要确定最佳目标人群和同型半胱氨酸水平，以及与 *MTHFR* 基因型的关联。

（二）抗氧化剂

实验室研究表明，抗氧化剂通过限制动脉壁中低密度脂蛋白的氧化来预防动脉粥样硬化 [367, 368]。与此一致，观察性流行病学研究发现低摄入量和低水平的抗氧化剂（主要是 β- 胡萝卜素、维生素 C 和维生素 E）与脑卒中和缺血性心脏病的风险之间存在关联（见第 6 章 "缺血性脑卒中的危险因素"）[342, 369]。这表明膳食抗氧化补充剂可能会降低缺血性脑卒中和其他血管结果的风险。许多膳食成分具有抗氧化特性，包括某些矿物质（如硒、铜、锌、锰）、维生素（C、E）、维生素原（β- 胡萝卜素）和类黄酮。然而，数以万计的人现在已经在几项试验中随机分组，评估抗氧化补充剂（主要是维生素 E、C 及 β- 胡萝卜素）在一级和二级预防环境中对血管结果的影响。系统评价未发现任何益处的证据，即使随访超过 7 年 [370, 371]。事实上，β- 胡萝卜素似乎与血管死亡率增加有关 [371]。因此，没有迹象表明在脑卒中后使用抗氧化补充剂进行二级预防。

随机试验不支持在脑卒中或短暂性脑缺血发作后使用抗氧化补充剂。

九、糖尿病和葡萄糖耐受不良的管理

糖尿病（HbA1c≥6.5% 或空腹血糖≥126mg/dl）、糖耐量受损（口服 75g 葡萄糖负荷后 2h 导致≥140～199mg/dl）和空腹血糖受损（100～125mg/dl）是缺血性脑卒中和其他血管疾病的重要危险因素。60%～70% 的脑卒中患者有血糖异常状态 [372]。在糖尿病和脑卒中患者中，调查发现在年轻人群、有心肌梗死或高血压病史的人群，以及黑种人中患病率更高 [373]。

2 型糖尿病患者每年发生脑卒中、心肌梗死或血管性死亡的风险约为 6%（见第 6 章 "缺血性脑卒中的危险因素"）[374-377]。有充分的证据表明，降血压药物、降低胆固醇的他汀类药物和抗血小板治疗，对糖尿病患者和非糖尿病患者产生相似的相对益处，因此无论患者是否患有糖尿病，在脑卒中后使用这些治疗显然是合适的 [156, 186, 378]。有很好的证据表明糖尿病患者的高血压治疗应从 ACE 抑制药或 ARB 类药物开始 [379, 380]。

随机试验发现，在超重患者中使用二甲双胍控制血糖可减少微血管并发症，并降低死亡、心肌梗死和脑卒中的风险（后者无显著性），与使用磺脲类药物或胰岛素相比，体重增加和低血糖的额外风险更低 [381]。随后对降血糖药物吡格列酮进行的一项随机安慰剂对照试验包括超过 5000 例有脑卒中、缺血性心脏病或外周动脉疾病病史的 2 型糖尿病患者，发现该治疗降低了患者死亡、心肌梗死或脑卒中的风险，这样对 1000 例受试者（如试验中的受试者）进行 3 年的治疗将避免或延迟 21 次心肌梗死、脑卒中或死亡。积极治疗也减少了胰岛素的需要。然而，这种益处是以增加低血糖发作、体重增加和心力衰竭的风险为代价的，尽管治疗组之间严重不良事件的风险没有总体差异 [382]。脑卒中后胰岛素抵抗干预（Insulin Resistance Intervention after Stroke，IRIS）试验 [383] 是一项随机对照试验，研究了 3800 多例近期脑卒中或 TIA 的胰岛素抵抗患者（随机分组后 6 个月内）采用吡格列酮与安慰剂的效果。主要复合结局是致命性或非致命性心肌梗死或脑卒中。4.8 年后，与安慰剂相比，吡格列酮将主要结局的相对风险降低了 24%（分别为 9% 和 11.8%），全因死亡率没有差异。然而，吡格列酮也增加了体重增加、水肿和骨折的风险。

由于仔细控制糖尿病患者的血糖可以改善血管并发症的结果，因此检测和治疗未确诊的糖尿病并确保对脑卒中或 TIA 患者的已知糖尿病进行充分治疗是适当的。在超重患者中，二甲双胍可能是最合适的首选，但除此之外，实现血糖控制的最佳方法仍存在一些不确定性。糖尿病的管理可能最好在有专门的糖尿病诊所进行协调。第 11 章"代谢紊乱"讨论了脑卒中急性期高血糖和糖尿病的管理。

> 对血糖异常患者进行良好的血糖控制，可降低微血管（可能还有大血管）并发症的风险。

十、治疗特定的根本原因

第 7 章讨论了罕见原因脑卒中的具体治疗。本节概述了一些常见的脑卒中原因的具体治疗。

（一）心房颤动：心率控制 vs. 尝试复律为窦性心律

理论上，心房颤动患者可以通过尝试电或药物复律至窦性心律，或通过控制心率及长期抗血栓（抗凝药或抗血小板）治疗来管理，以降低栓塞的风险。复律的优点是成功恢复窦性心律可以提高左心室射血分数和最大运动能力，并可以降低栓塞并发症的风险，从而避免长期抗凝治疗带来的不便和风险。然而，尚不确定窦性心律的恢复是否会降低栓塞风险。此外，大约 3/4 的患者在电复律后 1 年内自发地恢复为心房颤动，而这种情况在最初使用药物恢复为窦性心律的患者中占 1/4～1/2。最后，无论是电复律还是用于药物复律都没有风险[384, 385]。

对电复律后使用抗心律失常药物维持窦性心律的系统评价纳入了 3 个随机对照试验，包括通常在电复律前后使用口服抗凝药几周，与地高辛、β 受体拮抗药或钙通道阻滞药 + 口服抗凝药相比，死亡、脑卒中和 TIA 或外周栓塞没有显著差异。生理方面的生活质量在节律对照组中明显更好，这可能是因为窦性心律的比例更大，但由于生活质量只报道了患者总数的一半多一点，所以这个结果可能不是可靠[385]。另一项关于药物复律与心率控制的系统评价纳入了两项已完整发表的随机对照试验，其中包括约 4300 例平均年龄为 70 岁的受试者，其中几乎 95% 的受试者仅包含在一项试验中[384]。在该系统评价中，复律组接受了首选的药物（最常见的是胺碘酮或索他洛尔，超过一半接受地高辛、β 受体拮抗药或钙通道拮抗药作为初始治疗），必要时进行电复律（这发生在约 1/3 的受试者），并鼓励抗凝（并在整个试用过程中接受 70%）。心率控制组接受地高辛、β 受体拮抗药或钙通道阻滞药，并且强制进行抗凝治疗（在整个试验过程中接受抗凝治疗的比例为 85%）。随访时间平均为 3.5 年。同样，两个治疗组在死亡、缺血性脑卒中、全身性栓塞、颅内出血或颅外出血方面没有显著差异。与心率控制组相比，更多的患者需要住院治疗，在随访期间，节律控制组发生了轻微的恶性心律失常[386]。

因此，现有证据并未表明电复律或药物复律优于长期抗凝的心率控制，并表明药物控制节律存在一些额外风险。然而，这些结果仅适用于有资格使用抗凝药的患者，并不能指导我们为明确禁忌使用抗凝药的患者选择最合适的治疗策略。目前，对于有抗凝禁忌证的患者，我们倾向于选择心率控制加抗血小板治疗（通常是阿司匹林）的策略。然而，左心耳封堵技术可能是预防栓塞性脑卒中的合理替代方案。此外，该结果不能推广到新发心房颤动的年轻患者中。

> 在心房颤动的老年患者中，控制心率的策略（如果可能，加抗凝药，否则给予抗血小板治疗）是一种高度可接受的主要策略。

（二）阻塞性睡眠呼吸暂停

阻塞性睡眠呼吸暂停（obstructive sleep apnea，OSA）是最常见的睡眠相关呼吸障碍，见于大约 60% 的脑卒中患者（至少是普通人群患病率的 2 倍）。特定的脑卒中亚型也可能导致其他或伴随的睡眠相关呼吸障碍，例如中枢性睡眠呼吸暂停和潮式呼吸，但 OSA 仍然是最普遍和研究最多的心血管风险。根据每小时睡眠呼吸暂停事件的数量 [呼吸暂停—低通气指数（Apnea–Hypopnea Index，AHI）]，OSA 被广泛定义为轻度至重度：AHI<5 为正常，5～14 为轻度，15～30 为中度，>30 为重度。

OSA 的发生是由于吸气时上气道塌陷，导致物理密封和随后的胸内负压。短暂的结构、化学和血流动力学变化包括扩张导致心律失常的可能性、交感神经系统的启动与随后的副交感神经反跳作用、低氧血症和高碳酸血症引起的 pH 值变化以及高血压 [387]。慢性变化包括具有心律失常倾向的持续心房腔重塑、持续高血压及慢性炎症和高凝状态。OSA 可能会阻碍心房颤动、高血压和代谢综合征的常规电生理或药物干预 [388]。

越来越多的证据表明，OSA 与包括脑卒中在内的首次和复发性心血管事件有关，并且可能对风险升高存在剂量反应（OSA 的严重程度对应更高的风险）[389, 390]。尽管 OSA 与心律失常和高血压等其他血管危险因素相互关联，但在一些研究中，它已成为首次和复发事件的独立预测因素，为一级和二级预防产生了另一个可改变的危险因素 [391]。此外，OSA 可能不会在具有典型临床特征的脑卒中患者（事件之前或之后）中出现，例如白天过度嗜睡、疲劳和非恢复性睡眠，因此需要更积极的方法来评估高危患者。

OSA 的干预措施是持续气道正压通气（continuous positive airway pressure，CPAP）。除了最大限度地减少上述触发的瞬时和慢性变化外，CPAP 还可以降低血压，从而降低脑卒中的风险 [392]。从历史上看，没有很多研究详细说明 CPAP 对脑卒中复发的影响。此外，降低风险因

素在短期内是有希望的，但对于长期影响变化却模棱两可，目前尚不清楚这是否是由于长期坚持 CPAP 所致。

最近，一项随机对照试验旨在评估夜间 CPAP 对心血管事件（包括脑卒中）复合结局的影响。随机分组的患者有冠状动脉疾病或脑血管疾病病史，并接受常规护理或常规护理加 CPAP，平均随访患者 3.7 年。在 CPAP 组中，AHI 从中度 / 重度范围显著降低至正常范围，平均 CPAP 依从性为每晚 3.3h。结果事件发生在 CPAP 组 17% 和对照组 15.4% 的参与者中，无统计学意义。尽管二次分析显示患者白天嗜睡、生活质量和情绪得到改善，但 CPAP 对复合结果的各个组成部分也没有统计学上的显著益处。其他研究使用 4h 的标准来确定 CPAP 的良好依从性和益处。当作者对坚持 CPAP 的患者进行分析时，每晚至少 4h 与类似的对照匹配，结果事件反映了与上述类似的非统计学显著模式 [388]。

总体而言，越来越多的文献支持 OSA 作为独立危险因素在首发或复发的心脑血管事件中的作用 [393]。OSA 的典型临床表现可能不存在于有首次或复发性脑卒中风险的患者中，因此需要对特定患者采取更积极的评估和干预方法。需要更多的随机对照研究来确定通过 CPAP 降低 AHI，每晚接受至少 4h 治疗的患者是否会比已知的降低风险策略降低更多的风险。

十一、用于症状性颈动脉狭窄的颈动脉内膜切除术

（一）概述

在引入导管血管造影术并重新发现颈内动脉起始处的动脉粥样硬化血栓性狭窄可能导致缺血性脑卒中后不久，外科医生开始设计切除动脉病变或进行旁路手术的方法 [394]。在中国和阿根廷进行了早期手术尝试后，DeBakey 于 1953 年完成了第一次成功的颈动脉内膜切除术，但直到 20 多年后才被报道 [395-397]。然而，Felix Eastcott 报道在伦敦圣玛丽医院，为一名频繁出现"低流量"TIA

的患者成功重建颈动脉，至少在北美，推动了颈内膜切除术在治疗无症状和症状性颈动脉狭窄上的兴起[398-400]。通常认为颈内动脉闭塞是不可手术的，并且没有任何好的证据支持通过手术尝试纠正颈动脉迂曲、扭结和肌纤维发育不良。

很快就有很多手术病例的发表，两项早期随机对照试验也没有明确的定论[401,402]。毫不奇怪，鉴于缺乏可靠的数据，各国之间的手术率很快就会出现巨大差异，甚至在一国之内也是如此[403,404]。因此，医生开始公开质疑颈动脉内膜切除术的效用，实施不恰当的手术被记录在案，手术数量开始下降[400,401,403,405,406]。最终，20世纪80年代初期，这些压力说服外科医生和内科医生进行了足够大的随机对照试验以得出结论，并在20世纪90年代初期获得症状性狭窄患者的第一个结果[407-409]。手术显然确实可以预防最近出现症状的严重颈内动脉狭窄患者的脑卒中，但代价是手术导致的脑卒中风险、手术导致的其他并发症的风险、手术费用，以及筛选合适患者产生的费用（见本章"用于症状性颈动脉狭窄的颈动脉内膜切除术"和第6章"检查"）。直到那时，颈动脉内膜切除术正迅速成为有史以来研究最多的外科手术之一，包括经济分析（见本章"用于症状性颈动脉狭窄的颈动脉内膜切除术"）、估计对手术对公共健康影响（见第20章"预防既往脑卒中或短暂性脑缺血发作患者脑卒中复发"），甚至机构和机构之间、个别外科医生之间的手术风险的比较（见本章"用于症状性颈动脉狭窄的颈动脉内膜切除术"）。毫不奇怪，在随机对照试验之后，手术率再次开始上升，现在北美担心这种上升在很大程度上与对无症状狭窄和症状并不特异性的患者进行手术有关（见本章"无症状颈动脉狭窄的动脉内膜切除术"）[400,410,411]。与此矛盾的是，至少在英国[412,413]，人们还担心手术不能满足需求。如今，挑战已成为如何准确判定应该为哪些人提供手术。

（二）颈动脉内膜切除术

暴露颈动脉分叉的动作应尽可能轻柔，并在颈内动脉、颈外动脉和颈总动脉周围放置吊带（图17-30）。在此过程中，栓塞物质可能会不经意地从动脉管腔中脱落，动脉周围的神经可能会受损。在尽可能远离粥样斑块的位置钳夹阻断这3根动脉，纵向切开分叉处，取出整个狭窄病变，确保动脉远端内膜边缘整齐，缝合动脉切口，开放阻断钳夹，恢复大脑血流。大多数患者在术前已经服用了抗血小板药物，应该在术后继续服用，因为患者的其他动脉区域仍然处于缺血性脑卒中和冠状动脉事件的高风险中（见本章"未来血管事件的预后和预测"）。此外，大多数外科医生在手术过程中对患者进行肝素化。控制术前、术中和术后的全身血压至关重要，要避免低血压，因为低血压会加重任何脑缺血，也要避免可能导致脑水肿甚至脑出血的高血压。对颈动脉窦神经的手术损伤，或颈动脉窦本身的变化，可能会使术后血压的控制成为一个问题，但从长远来看几乎没有影响[415]。这是非常简单的手术，50多年来，外科医生一直试图通过对基本技术进行各种改良来使其更加安全。

外翻式动脉内膜切除术，是一种特殊的术式，正变得越来越流行[416-420]。一项对5项随机对照试验的系统评价比较了外翻式与常规动脉内膜切除术，无论是直接缝合血管还是使用补片血管成形术[419]。总体而言，两者在围术期脑卒中风险、死亡或局部并发症发生率无显著性差异，这些事件的绝对风险相当低（外翻式脑卒中或死亡风险为1.7%，而常规动脉内膜切除术为2.6%）。

对支架保护血管成形术与颈动脉内膜切除术（Stent-Protected Angioplasty Versus Carotid Endarterectomy，SPACE-1）试验数据的事后分析，评估了随机化进入手术组的563例患者的结果：外翻 vs. 常规动脉内膜切除术[421]，认为常规颈动脉内膜切除术与更好的围术期神经学结果相关，外翻式颈动脉内膜切除术对同侧脑卒中的长期预防更为有效。

1.脑保护（分流）

理论上，在颈动脉阻断过程中，应该通过手

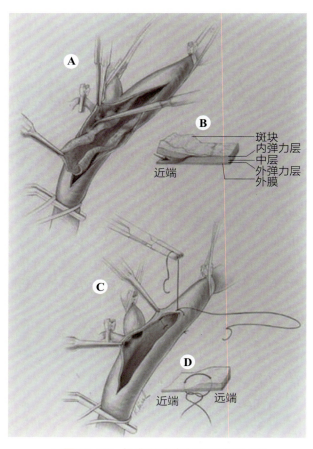

栓并栓塞。

• 分流本身可能使手术在技术上更加困难和时间更长，并且需要更广泛的手术暴露，增加神经损伤、术后血肿和感染的机会。

一种折中方案是仅在可能因低流量而导致或实际上正在经历脑缺血的患者选择性地使用分流。然而，确定需要分流的患者的许多努力都没有定论，并且在常规实践中存在相当大的差异[422-428]。一些人认为，如果对侧颈内动脉闭塞，或者患者近期发生过缺血性脑卒中，则应使用分流术。其他人在颈内动脉"残端"压力低（在颈内动脉阻断远端测量）的患者进行分流，这可能表明流向同侧大脑半球的侧支血流不良，可以通过经颅多普勒技术在术前预测侧支循环[429]。术中监测脑电图、感觉诱发电位、局部脑血流、大脑中动脉血流及经颅多普勒检测栓子、颈静脉氧饱和度、近红外光谱的脑血管血红蛋白氧饱和度，以及在局部麻醉下手术时患者的神经状态，都可能提供脑缺血发生的早期预警。插入分流管可能会防止由于低流量导致的脑卒中，但可能无法防止由于栓塞导致的脑卒中。然而，没有好的证据表明这些方法中的任何一种都有助于降低手术风险，而且不同分流策略的随机试验太小也太少，无法提供可靠的答案[430]。因此，对于手术监测或分流管的使用没有标准的政策，外科医生依靠自己的经验、常识，以及他们现有和熟悉的任何监测技术。

▲ 图 17-30　标准颈动脉内膜切除术示意
在 A 处，正在取出动脉粥样硬化斑块，解剖平面通常在 B 处的中层和外弹力层（EEL）之间。在 C 处，动脉正在关闭，特别注意在 D 处固定远端内膜瓣（经 Elsevier 许可转载，引自 Zarins and Gewertz 1987[414]）

> 没有标准方法可以可靠地预测哪些患者在颈动脉阻断期间会发生缺血性脑卒中。因此，很难选择在颈动脉内膜切除术中应该进行分流的患者，这就是实践中存在如此多差异的原因。

2. 再狭窄和补片血管成形术

颈动脉内膜切除术后，手术动脉同侧缺血性脑卒中的长期风险非常低，以至于复发性狭窄不

术部位向远端插入一条从颈总动脉到颈内动脉的临时管腔内分流管来防止降低脑血流量，从而防止缺血性脑卒中。一些外科医生出于这个原因经常分流，以便有充足的时间进行手术教学，但存在问题。

• 可能存在插入困难，特别是对于动脉直径较细，分流管可能造成动脉夹层或引起动脉粥样硬化斑块或血栓的脱落。

• 可能在分流管中形成血栓并引起脑血管栓塞，甚至完全阻塞分流管。

• 如果末端紧靠动脉壁，分流管可能会扭结或阻塞。

• 在插入分流管过程中，损伤颈总动脉引起血

会成为重大的临床问题，至少在引起脑卒中的意义上[431]。这是幸运的，因为如果狭窄确实复发，那么第二次动脉内膜切除术更加困难，风险也更大[432]，血管成形术或支架植入术可能更可取，尽管没有随机证据表明症状性或无症状再狭窄适合任何一种手术[433]。事实上，报道的再狭窄率差异很大，这取决于研究是前瞻性的还是回顾性的，随访的完整性和长度，所用成像方法的敏感性和特异性，以及再狭窄的定义[434]。有时，再狭窄甚至根本不是再狭窄，而是技术上不充分的颈动脉内膜切除术造成的残余狭窄。当然，可能会发生动脉粥样硬化血栓性狭窄的复发，但通常不会持续几年，而早期再狭窄（1年左右）更可能是由于新内膜增生造成的[435]。因此，总的来说，重复临床或超声随访只是为了检测无症状的再狭窄没有意义，但如果手术动脉再次出现症状，并且狭窄再次发生，那么重复动脉内膜切除术或支架植入术可能是合理的。许多外科医生通常使用一段自体静脉或合成材料来修复关闭动脉，以扩大管腔并降低再狭窄的风险，更重要的是，减少脑卒中的风险。修补增加了手术时间，缝合线是两条而不是一条，并且有并发症，尽管很少见。例如，静脉补片的中心可能会坏死和破裂，从而导致危及生命的颈部血肿，更少的情况是，如果从大腿而不是足踝切取静脉，可能发生颈动脉分叉处的动脉瘤样膨胀和扩张；合成的补片移植物可能会感染。此外，在某些早期的冠状动脉手术后，可能无法找到足够的下肢静脉，并且切除剩余的静脉可能会导致局部血肿、感染、溃疡和不适。随机试验对于确定风险和收益的平衡是必要的。

最近对直接缝合、静脉补片或合成补片的随机对照试验的 Meta 分析，包括来自几项质量相对较差的试验中的 2157 次手术的数据[436]。随访从出院到 5 年不等。颈动脉补片血管成形术与围术期（OR=0.31，95%CI 0.15～0.63，P=0.001）及长期（OR=0.32，95%CI 0.16～0.63，P=0.001）同侧脑卒中风险降低相关。在 8 项试验的长期随访期间，它还与围术期动脉闭塞风险降低（OR=0.18，95%CI 0.08～0.41，P<0.0001）和再狭窄减少相关（OR=0.24，95%CI 0.17～0.34，P<0.00001）。然而，样本量相对较小，并非所有试验的数据都可用，并且随访有重大损失。使用补片或直接缝合几乎没有记录到动脉并发症，包括出血、感染、脑神经麻痹和假性动脉瘤形成。尽管如此，有证据表明颈动脉补片血管成形术利大于弊。

某些外科医生偏爱自体静脉制成的修补物，而其他人则更喜欢使用合成材料。最近对 13 项不同类型补片的随机对照试验进行的 Meta 分析包括 2083 次手术的数据，认为结果事件的数量太少，无法得出可靠的结论。需要更多数据来确定是否存在任何真正的差异[437]。

3. 全身麻醉与局部麻醉

目前的证据表明，麻醉的选择对颈动脉内膜切除术后的临床重要结果没有显著影响。传统上，最常在全身麻醉下进行手术，但局部麻醉正变得越来越普遍。这两种方法都有其支持者和反对者。在全身麻醉下，患者完全静止不动，对心血管系统有很好的控制，但可能会出现更多的心脏和肺部并发症。使用局部麻醉时，分流管的使用要少得多，因为当需要分流管来恢复颈动脉远端的血流时，分流管的使用会立即显而易见，不需要进行详细的术中监测，并且患者住院时间可能会更短。另一方面，一些患者不能耐受该过程，可能需要快速改为全身麻醉。最近对 14 项比较使用局部麻醉与全身麻醉进行颈动脉内膜切除术的随机试验进行了系统评价，包括 4596 例手术，其中 3526 例来自颈动脉手术全身麻醉与局部麻醉（General Anaesthesia versus Local Anaesthesia for carotid surgery，GALA）试验[438]，结果显示，局部麻醉组和全身麻醉组术后 30 天内脑卒中的发生率，没有显著差异（分别为 3.2%、3.5%）[439]。在术后 30 天内发生脑卒中或死亡的患者比例也没有显著性差异，尽管该分析可能没有足够的能力来可靠地检测麻醉的选择对死亡率的影响。

4. 早期技术失败

偶尔，由于血栓形成、动脉壁夹层或手术部位过度扭曲，颈动脉在手术后立即或几天后发生闭塞。这不一定会导致脑卒中，前提是大脑的侧支血液供应充足。血栓形成和夹层被认为是由于手术技术问题，特别是如果远端内膜片未能固定或由于缝合不佳导致动脉内膜欠光滑。斑块的残留是血栓形成的另一个原因。因此，在缝合皮肤之前，一些外科医生会通过常规超声、血管造影或血管内超声检查动脉内膜切除部位，必要时重新打开动脉予以处理。这是否对手术或后期脑卒中风险有很大影响尚不清楚。

（三）围术期脑卒中

颈动脉内膜切除术最可怕的并发症是脑卒中，而这正是该手术所要预防的事情（表 17–10）[440, 441]。最近估计颈动脉内膜切除术总体围术期脑卒中的发生率为 2%～4%[442-444]。然而，先前报道的风险范围从难以相信的低至 1% 以下，到不可接受的 20% 以上[445]。这种差异可以通过多种因素来解释，包括脑卒中的定义，是否包括全部或部分脑卒中，脑卒中诊断的准确性，研究是回顾性的还是前瞻性的，脑卒中的诊断是否基于患者观察或只是病历审查，病例组合，手术和麻醉方式的变化，比例是按照患者还是每个手术的动脉计算，机会和随机化的变化以及发表偏倚[446]。围术期致命性脑卒中不超过 20%，主要是完全或部分前循环梗死，两者 30 天病死率分别约为 40% 和 5%（表 10–3）。因此，非致命性脑卒中的数量不到致命性脑卒中的 4 倍的报道几乎可以肯定是低估了轻型脑卒中[447]。

尽管对服务计划有明显的影响，但几乎不可能弄清楚外科医生或机构之间的风险是否存在系统性差异。这主要是由于调整病例组合的问题，以及由于每个外科医生或在每个机构中不可避免地进行的手术数量很少而导致的机会效应[448]。人们可能会预料到"熟能生巧"，并且至少有一些病例组合调整的证据表明，手术量大的

表 17–10　颈动脉内膜切除术的并发症

缺血性脑卒中或短暂性脑缺血发作（几乎总是与手术动脉同侧）由于以下原因
- 手术过程中来自手术部位的栓塞
- 术后手术部位栓塞
- 颈动脉夹层
- 围术期颈内动脉闭塞
- 手术期间脑血流量低
- 围术期全身性低血压

出血性脑卒中（几乎总是与手术动脉同侧）由于以下原因
- 围术期高血压
- 动脉内膜切除术后脑高灌注
- 抗血栓药物

死亡原因
- 脑卒中
- 心肌梗死
- 肺栓塞
- 动脉手术部位破裂

心血管和呼吸系统并发症
- 心肌梗死
- 心绞痛
- 低血压 / 高血压
- 心律失常
- 心力衰竭
- 胸部感染

局部并发症
- 脑神经和周围神经损伤（经常发生，通常为喉上神经、迷走神经、舌下神经、面部下颌缘支、脊柱附件、耳大神经、颈横神经）
- 伤口感染
- 颈部血肿
- 手术部位动脉瘤样扩张
- 斑块破裂和出血
- 瘢痕处的恶性肿瘤
- 乳糜漏

其他
- 深静脉血栓形成和肺栓塞
- 跨半球脑水肿
- 头痛
- 局灶性癫痫发作
- 面部（腮腺）疼痛
- 静脉补片血管成形术后静脉供区疼痛

外科医生比手术量小的外科医生具有更低的手术风险[449, 450]。但是，无论怎么说，即使根据所引用的研究中脑卒中风险的数据，该手术毫无疑问存在脑卒中和死亡的风险，实际上为3%～10%，具体多少取决于各种因素。

围术期脑卒中原因有多种，但很难确定，尤其是发生在全身麻醉期间甚或全身麻醉结束之后。在外科病房的紧急情况下，找不到神经专科医生，也无法足够迅速地进行脑部CT、颈动脉超声和血管造影，因而难以采取有效的纠正措施（见下文）。临床细节的记录通常很差，以至于回顾病历资料也不可能确定原因。此外，尽管尝试这样做，很难确定任何脑卒中，更不用说围术期脑卒中是由于栓塞还是低流量（见第6章"从症状、体征和临床综合征到病因"）[451-454]。

1. 来自手术部位的栓塞

这可能是手术期间脑卒中的最常见原因。当颈动脉分叉被牵拉、钳夹阻断颈动脉、插入或者撤出分流管，就可能引起动脉粥样硬化血栓碎片的脱落。事实上，手术过程中的气泡或颗粒栓子通常可以通过经颅多普勒超声检测到，尽管大多数似乎没有什么临床后果[455, 456]。术后缺血性脑卒中通常是由于残余但破裂的动脉粥样硬化斑块部位的血栓形成，在动脉内膜斑块切除形成的表面或缝合之处形成血栓，更大可能是在病变剥除不彻底形成的松散内膜上。钳夹造成动脉壁的损伤、分流管造成动脉夹层、颈内动脉远端的内膜瓣松动等均可继发血栓形成。术后经颅多普勒监测常可见微栓子信号，但脑卒中数量非常少，因此难以确切地预测缺血性脑卒中[457]。

2. 急性颈内动脉闭塞

急性颈内动脉闭塞是由闭塞性血栓形成或夹层引起的，通常是术中技术失误所致（见上文）。如果侧支血供充足，未必引起脑卒中。

3. 低流量缺血性脑卒中

如果对侧颈内动脉和椎基底动脉系统通过大脑动脉环的侧支供血不足，特别是在脑血管已经达到最大舒张（即脑血管储备耗尽）的情况下，颈动脉阻断期间颈内动脉血流暂时减少可能导致同侧缺血性脑卒中。极少数情况下，如对侧颈内动脉已经闭塞，全身性低血压可能会导致手术对侧缺血性脑卒中和低流量梗死。

4. 出血性脑卒中和脑过度灌注

颅内出血约占围术期脑卒中病因的5%[441, 458]。自手术至术后1周均可能发生，几乎总是在手术动脉的同侧。这可能是由于解除严重颈内动脉狭窄后，脑灌注压和脑血流量的增加，特别是如果最近发生脑梗死导致脑自动调节功能缺陷[459]。抗血栓药物和不受控制的高血压也可能起作用[458, 460-463]。

有趣的是，在颈动脉内膜切除术后，持续数天的同侧但有时是双侧的短暂脑过度灌注是很常见的，特别是如果病变严重狭窄且脑血管储备已经很差，自动调节受损时[464]。这可能是偶有同侧半球脑水肿、脑出血、局灶性癫痫发作和头痛的原因，这些都可能在手术后几天发生。该综合征不同于低流量或栓塞造成的缺血性脑卒中，前者特点是起病较慢，脑部和动脉影像学检查有助于鉴别[464-470]。更复杂的是一种非常相似的临床综合征，被描述为脑血管收缩的结果[470]。

> 颈动脉内膜切除术并发脑卒中最常见的原因是在术中或术后早期手术部位发生栓塞。由于手术期间颈动脉血流阻断而导致的缺血性脑卒中不太常见，脑出血则非常罕见。

5. 围术期脑卒中的管理

如果不是在局部麻醉下进行手术，或者术中监测怀疑脑缺血，否则患者发生脑卒中第一个线索通常是延迟或未能从全身麻醉中苏醒。然后，如果可能，在几分钟内确定原因是否是手术部位的血栓形成至关重要，因为这是可以纠正的。如果在手术过程中使用了经颅多普勒监测，大脑中动脉血流速度信号的变化，可能表明动脉内膜切除术部位存在问题（脑出血也可导致多普勒信号的变形，但两者几乎不可能混淆）。理想情况下，应尽快进行床边超声扫描，如果怀疑颈内动脉闭塞，并立即重新打开颈部切口，即使在非常少的情况下是发生了脑出血。在某些情况下，通过 Fogarty 导管恢复流量，纠正任何导致血栓形成的技术失误，神经功能也有完全恢复的概率。从临床实际或有效性的角度，术后脑卒中发生的时间越晚，返回手术室的可能性越小，但到底多久算是"为时已晚"目前还是一个猜测而已。如果术后的颈内动脉仍然通畅，那么下一个问题是确定有无脑出血。因此，需要进行脑 CT，进一步的管理与自发性脑卒中相同，如有可能，尽早让神经科医生或脑卒中医生参与。

（四）其他并发症

除了脑卒中以外，颈动脉内膜切除术还有很多潜在并发症（表 17-10）[441]。1%～2% 的患者在术后几天内死亡，通常是由于脑卒中、心肌梗死或其他一些常见的冠心病并发症，极少数是肺栓塞[446]。在"管理数据库"中可以发现更高的风险，这可能比大型随机对照试验更真实地反映了临床实践，但任何比较都会因病例组合的变化而混淆，特别是无症状狭窄患者所占的比例，因其较低的病死率[432, 471, 472]。

心血管和呼吸系统并发症

有 1%～2% 的患者在手术期间或术后早期发生心肌梗死，如果是症状性冠心病患者，尤其是在前几个月发生心肌梗死或不稳定型心绞痛时，其发生率更高[441]。围术期心肌梗死可能是无痛性的，因此诊断的线索是无法解释的低血压、心动过速和心律失常。也偶尔引起充血性心力衰竭、心绞痛和心律失常[408, 441, 473, 474]。术后高血压和低血压可能是同一个问题，可能是由于手术影响了颈动脉压力感受器，多为暂时的。术后肺部感染发生率不到 1%。

高达 20% 的病例会因牵拉、压迫或切断而导致脑神经和周围神经损伤，发生率部分取决于手术的难易程度（图 17-31）。幸运的是，这些损伤不一定有症状，也极少有长期不良后果[476]。

- 迷走神经的喉返支和喉上支受损，或者更可能是迷走神经本身受损，会导致音质改变、声音嘶哑、咳嗽困难，有时由于声带麻痹而导致劳力性呼吸困难。如果同时或分期进行双侧颈动脉内膜切除术，并导致双侧声带麻痹，则可能发生气道阻塞。
- 舌下神经损伤会导致同侧舌头无力，这可能导致暂时甚至永久性的构音障碍、咀嚼困难或吞咽困难。同样，双侧损伤会导致更严重的言语和吞咽问题，有时甚至会导致上气道阻塞。
- 面神经下颌缘支的损伤会导致嘴角出现轻微的无力。
- 副神经损伤很少见，会导致肩部和颈部疼痛和僵硬，同时伴有胸骨乳突肌和斜方肌无力。
- 高切口可能会切断耳大神经，导致耳垂和下颌角麻木，这可能会持续存在，患者难以忍受。
- 颈横神经损伤几乎是不可避免的，会导致瘢痕区域周围麻木，但很少成为问题。

神经损伤造成的永久性残疾可能与轻度脑卒中一样有害，在考虑手术的风险和益处时考需要认真对待[476-479]。

> 颈部神经损伤造成的永久性残疾非常罕见，但可能与许多手术脑卒中一样严重或更糟，在评估手术风险时必须考虑到这一点。

如果患者出现与两条严重狭窄的颈动脉相关的症状，需要双侧颈动脉内膜切除术，则相隔几周进行手术可能比在同一麻醉下进行手术更安全，主要是因为双侧舌下神经或迷走神经损伤的危险。

> 在分期进行第二次颈动脉内膜切除术之前，检查舌头和声带始终是明智的，以确保第一次手术没有亚临床的单侧神经损伤。如果发生损伤，应推迟第二次手术。

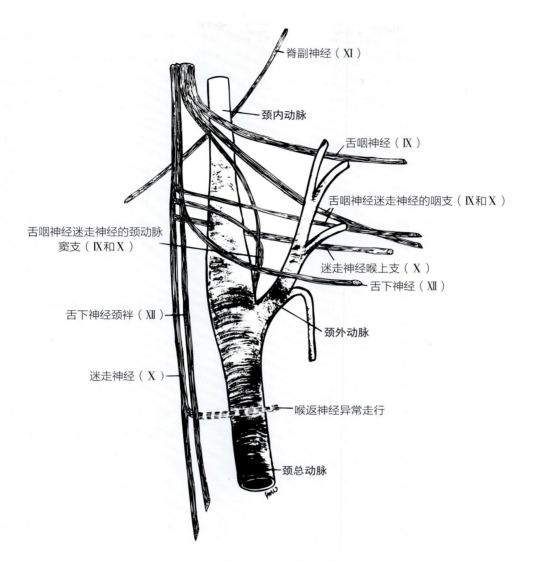

▲ 图 17-31 颈动脉内膜切除手术中可能损伤的神经图示

经 Elsevier 许可转载，引自 Schroeder and Levi 1999[475]

局部伤口并发症包括感染、血肿或罕见的大出血，原因是动脉切开处或补片的渗漏或破裂，如果导致气管受压、数周或数年后形成动脉瘤以及瘢痕中的恶性肿瘤，可能会危及生命。这些并发症都很罕见[441, 480-482]。尽管外科医生经常注意到术前阿司匹林引起的凝血困难，但这可能不会增加因出血而再次手术的可能性[482]。在极少情况下，胸导管受损并导致乳糜漏。

手术同侧的头痛可能预示着脑过度灌注，但也可能是由于颈动脉周围的交感神经丛受到轻微损伤而引起的类似于丛集性头痛的情况[464, 469, 483, 484]。

很少发生局灶性癫痫发作和头痛[485, 486]。当然，癫痫发作有时会类似脑卒中的发作，其表现与脑卒中一样（见第 6 章"从症状、体征和临床综合征到病因"和第 11 章"癫痫发作"）。

手术同侧与进食有关的面部疼痛最不常见，在某种程度上可能是由于腮腺神经受到干扰[487]。

（五）获益的证据

作为大型随机对照试验的结果，现在非常清楚的是，对于近期出现症状的严重颈动脉狭窄，颈动脉内膜切除术几乎完全消除了随后 2 或 3 年手术动脉同侧缺血性脑卒中的高风险。此外，这种效果至少可以持续 10 年 [407–409, 488–490]。事实上，同侧脑卒中的风险变得如此之低，以至于栓塞性脑卒中和低流量脑卒中可能都得到了预防（图 17–32B）。因为此类这些患者的脑卒中，罕有不是同侧和缺血性的（图 17–32C），即使把手术本身的死亡及脑卒中的风险考虑在内（图 17–32A），权衡手术风险和长期获益，与单独使用最佳药物治疗（即治疗高血压、他汀类药物、戒烟、

抗血栓药物等）相比，手术加上最佳药物治疗还是更有优势（图 17–32D）。

平均而言，ECST 对于有症状的动脉狭窄，其管腔直径狭窄超过 80% 时，手术明显具有优势，这与北美症状性颈动脉内膜切除术试验的 70% 大致相同（NASCET）（图 6–28）。在所有狭窄程度下，手术的风险大致相同。由于狭窄＜ 60%（ECST）的患者其本身脑卒中的风险非常

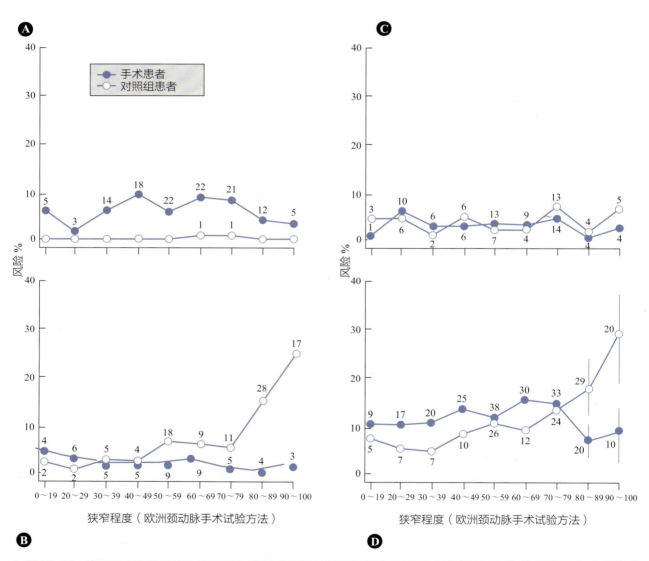

▲ 图 17–32　欧洲颈动脉手术试验（ECST）中按颈动脉直径狭窄严重程度划分的手术组与未手术对照组 3 年各种结局事件的风险（%）

A. 手术风险：脑卒中持续超过 7 天的风险和试验手术后 30 天内所有死亡的风险；B. 手术益处：同侧缺血性脑卒中风险持续超过 7 天；C. "干扰"：所有其他脑卒中持续超过 7 天的风险；D. 综合手术风险、手术收益和干扰的净收益：任何脑卒中持续超过 7 天的风险和脑卒中持续超过 7 天或手术导致死亡的风险。垂直线是 95%CI（经 Elsevier 许可转载，引自 European Carotid Surgery Trialists' Collaborative Group 1998[488]）

低，因此手术风险对他们来说是不值得的（图17-34）。据推测，某些既往 TIA 的患者在未来会继续发生脑卒中，其原因不只是轻度病变的颈动脉分叉引起的栓塞，还有可能是其他部位有潜在的（影像学检查未能发现）动脉粥样硬化血栓形成，要不就是心脏来源的栓塞，或者颅内小血管病变引起。对于狭窄 60%～80%（ECST）或 50%～70%（NASCET）的患者，仍然存在一些不确定性，因为可能有少数脑卒中风险足够高的患者可以从手术中获益，只要我们能识别他们。

对于严重狭窄如果不采取手术，其脑卒中的高风险会在发病后的 2 年内迅速降低，3 年内与轻度狭窄患者相同（图 17-33）。这也可以通过未手术和手术患者的生存曲线来推测，这些曲线在大约 2 年后变得平行（图 17-34）。如果曲线在大约 6 个月时交叉，手术和非手术患者的脑卒中风险是相等的，但是，由于手术脑卒中发生得更早，并且可能导致持续的残疾，手术组要等到该点之后的 6 个月后才能获得优势。两组的"脑卒中残疾"年数相似。

近期出现症状的严重颈动脉狭窄进行成功手术后，手术动脉同侧缺血性脑卒中的高风险几乎完全消失。对于近期出现症状的轻度和中度狭窄患者，采取保守治疗，其脑卒中的风险并不高到足以值得立即进行手术。

由于中度狭窄患者脑卒中的风险在几年内保持在较低水平（图 17-33），因此如果狭窄变得更严重，则没有必要再进行超声随访。毫无疑问，有时会发展为严重的狭窄，但除非有进一步的症状，否则此时的狭窄基本上是无症状的，并且脑卒中的风险很低，因此手术没有总体优势（见本章"无症状颈动脉狭窄的动脉内膜切除术"）。如果有任何问题，最好要求患者进行进一步的脑血管评估，如果狭窄达到 80%（ECST）或 NASCET 的 70%，考虑颈动脉内膜切除术是合理的。

1. 认知的表现

颈动脉内膜切除术可能通过增加脑血流量

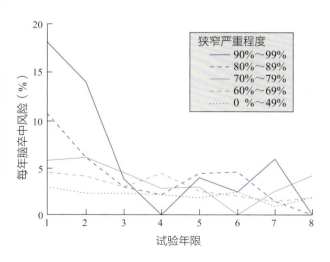

▲ 图 17-33 在欧洲颈动脉外科试验（ECST）中，根据颈动脉直径狭窄的严重程度和随机分组后 8 年中的每年，非手术患者发生持续 7 天以上（首次或随后）的任何脑卒中风险（%）

经 Elsevier 许可转载，引自 European Carotid Surgery Trialists' Collaborative Group 1998[488]

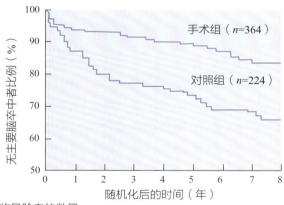

面临风险者的数量									
手术组	364	335	326	306	286	249	195	143	100
对照组	224	189	172	165	158	128	92	63	43

▲ 图 17-34 在欧洲颈动脉外科试验（ECST）中，有症状的颈动脉直径狭窄率为 80%～99% 的手术和非手术对照患者中，持续 7 天以上的无脑卒中生存率（检查手术后 30 天以上发生的非脑卒中死亡）的 Kaplan-Meier 生存曲线

经 Elsevier 许可转载，引自 European Carotid Surgery Trialists' Collaborative Group 1998[488]

或通过减少亚临床栓子的频率来改善认知能力[491, 492]。另外，如果仅有轻微的认知困难而无明显的脑卒中，可能会使手术的选择复杂化，并且有证据表明，既往颈动脉内膜切除术与长期认知能力的快速下降有关[493-496]。不幸的是，解决这个问题的研究一直受到方法学困难的困扰，无法得出任何结论[497]。事实上，很难想象这种认知上的获益和风险的平衡能够一劳永逸地解决，因为可能永远不会进行进一步的随机对照试验，至少不会在有症状的狭窄患者中进行。

2. 脑血管反应性

可以想象，脑血管反应性受损和氧摄取分数升高的患者在不进行手术的情况下特别容易发生脑卒中，并且这种受损可以通过颈动脉内膜切除术来纠正，但此类研究太少而无法确定[498-505]。此外，新近出现症状的严重颈动脉狭窄患者如果发生脑卒中，实际上我们并不知道有多大比例是由于脑反应性受损，还是低流量的直接结果，抑或是由于急性动脉闭塞而侧支循环不足的间接后果。与那些脑反应性没有受损的患者相比，我们既不知道反应性受损的患者手术风险是否更高，也不知道颈动脉内膜切除术是否能降低脑卒中的风险。最后，测量脑血管反应性的技术种类繁多，它们之间不一定相互关联（见第 6 章"检查"）。

（六）颈动脉内膜切除术患者的选择

在患者眼中，颈动脉内膜切除术除了带来不便，有些可怕，而且还总是有一些诸如神经麻痹之类的小问题，并且总是存在脑卒中和偶尔死亡的风险。平均而言，患有严重狭窄的患者也不太可能获得超过 1～2 年的无脑卒中生活[488]。因此，很明显，在推荐手术之前，必须满足几个基本条件（表 17–11）。

例如，如果在常规临床实践中手术的脑卒中风险为 7%，而不是一些外科医生更乐观的估计，如果 2 年后未经手术的脑卒中风险为 20%，这是严重狭窄的平均情况，并且如果成功的手术将这种脑卒中的风险降低到零，事实差不多如此，那么做大约 15 次手术会导致 1 次脑卒中，避免 3

表 17–11　推荐患者进行颈动脉内膜剥脱术前应满足的条件
• 在过去几个月内有 1 个或多个颈动脉分布[a]的短暂性脑缺血发作或非致残性缺血性脑卒中发作，且大脑半球重度脑卒中患者将引起严重症状。血管危险因素应得到控制，大多数患者应服用抗血小板药物
• 双功能超声显示有症状的严重颈动脉分叉病变（根据欧洲颈动脉手术血管造影术的试验测量，至少有 70% 的狭窄）
• 为了长期的利益，患者准备考虑并接受手术的早期风险和不便
• 患者适合手术：近期无心肌梗死；心绞痛控制良好；无心力衰竭；控制高血压；合理的肺功能；并且生物学上不会太老
• 如果仍在使用血管造影，该机构拥有一支经验丰富、并发症发生率低的神经放射学团队，最好接受前瞻性和独立评估
• 该机构拥有一支经验丰富的手术和麻醉团队，手术并发症发生率低，最好接受前瞻性和独立评估

a. 颈动脉和椎基底动脉分布发作的区别见第 4 章表 4–3

次脑卒中。净收益则为避免了 2 次脑卒中。如果只考虑致残性脑卒中，约占脑卒中总数的 50%，那么"所需手术的数量"会翻倍。显然，为了减少必须接受手术以预防脑卒中的患者数量，从而最大限度地提高成本效益和个体患者受益的机会，我们需要更准确地了解哪些患者手术脑卒中风险最高，以及如果不进行手术的话，哪些患者同侧缺血性脑卒中的风险最高。

至关重要的是，要为那些获益最多的患者（即那些如果不手术，同侧缺血性脑卒中的风险最高的患者）和最有可能存活数年以享受这种获益的患者提供安全手术。理想情况下，我们必须将手术重点放在会发生脑卒中的少数患者上，而不是针对可能发生脑卒中的大量患者，因为在后一组中会有很多不必要的手术。毕竟，即使狭窄程度超过 90%，10 例患者中有 7 例在 3 年内不会发生脑卒中（图 17–32B）。

此外，为颈动脉手术确定合适患者的成本很

高，超过30%的成本归于神经血管诊所的初次会诊。即使排除在大量TIA和脑卒中患者寻找5%～10%适合手术的患者成本，手术本身仍然不便宜：约16 000美元。

（七）谁的手术风险更高（或更低）

影响围术期脑卒中风险（以及少数源于心脏的非脑卒中性死亡风险）的因素有：外科医生的技能；麻醉师的技能；手术技术方面；患者的年龄和性别；发病的性质；基础疾病，如冠心病；大脑状态和任何缺血性损伤；大脑的动脉供应状态。

1. 外科医生和手术因素

尽管手术和麻醉技能一定很重要，但手术的风险并不一定与每位外科医生进行的手术次数有关。无论如何，都很难准确量化风险，特别是当手术脑卒中的风险如此之低，以及多数外科医生每年对相对较少的患者手术[448]。每周进行一次手术的外科医生可能不会期望在2年内出现超过5次脑卒中并发症（即5%，但95%CI为2%～11%）。在接下来的2年里，他的并发症发生率可能只是偶然地达到2%或11%。手术技术的变化——使用分流管、补片等，对于围术期脑卒中风险的益处大多不确定（见本章"用于症状性颈动脉狭窄的颈动脉内膜切除术"）。有趣的是，尽管多年来为改进手术和麻醉技术做出了相当大的努力，近年来，没有证据表明脑卒中或死亡的手术风险有任何系统性降低[506]。

2. 发病情况

无症状狭窄患者手术后脑卒中和死亡的风险不仅低于症状性狭窄患者，而且风险还取决于出现症状的性质（表17-12）[432,471]。例如，眼部事件患者的手术风险与无症状狭窄患者的手术风险大致相同，低于脑卒中和脑TIA患者。因此，鉴于脑卒中的手术风险在很大程度上取决于临床适应证，所以必须根据症状的性质对风险进行评估和分层，并且应告知患者与其自身发病相关的风险。

3. 性别和年龄

在针对症状性和无症状颈动脉狭窄的随机对照试验中，女性的获益低于男性，部分原因是女性的手术风险较高，而且年龄增长几乎没有影响[507,508]。尽管这些基于试验的观察结果可能无法推广到临床实践，但在对所有报道相关数据的出版物的系统评价中，女性发生手术后脑卒中和最终死亡的风险高于男性（OR=1.31；95%CI 1.17～1.47），但手术死亡率没有增加（OR=1.05；95%CI 0.81～0.86）[509]。

在同一系统评价中，与年轻患者相比，老年人的手术死亡率更高，例如，在≥75岁时，OR为1.36（95%CI 1.07～1.68）。然而，相比之下，单纯计算非致命性脑卒中的手术风险并未增加。因此，在≥75岁时，围术期脑卒中和死亡的总体风险仅略有增加（OR=1.18；95%CI 0.94～1.44）。

因此，在已发表的病例系列中，年龄和性别对手术风险的影响与试验中观察到的结果大体一致。女性患者手术的脑卒中风险增加，≥75岁的患者手术死亡率增加，但脑卒中的风险并不增加。

4. 患者的其他因素

很少有人认真尝试找出哪些其他与患者相关的因素会影响围术期脑卒中风险，以及哪些因素是相互独立的，以至于可以将它们组合起来用于预测个体的手术风险[440,449,453,510-513]。几乎可以肯定，风险因素包括高血压、外周血管疾病、对侧颈内动脉闭塞以及同侧颈外动脉和颈动脉虹吸段狭窄[514]。与右侧相比，左侧颈动脉手术似乎与更高的术后并发症相关。最近一项使用来自5项颈动脉内膜切除术试验数据的Meta分析，左侧与右侧手术的脑卒中或死亡风险调整率比为1.36（1.18～1.56）[515]。这可能与语言比非语言认知缺陷更容易检测有关，或者与感觉左侧手术操作更困难有关[440,449,489]。需要进一步研究潜在机制来解决这一发现。

在对ECST和NASCET数据的汇总分析中，患者的独立手术风险因素是女性、就诊症状、糖尿病、溃疡斑块和既往脑卒中[508]。相较于NASCET，ECST中还提出其他预测因子包括收缩压和外周血管疾病[441]。

表 17-12　根据发病症状的性质、出版年份分层报道颈动脉内膜切除术导致的脑卒中或死亡的手术风险研究的系统评价

事　件	时间段	研究数量	手术例数	脑卒中或死亡的绝对风险（%，95%CI）
症状性	＜1995 年	57	17 597	5.0（4.4～5.5）
	≥1995 年	38	18 885	5.1（4.7～5.6）
	全部	95	36 482	5.1（4.6～5.6）
急性	＜1995 年	9	143	16.8（8.0～25.5）
	≥1995 年	4	65	24.6（17.6～31.6）
	全部	12	208	19.2（10.7～27.8）
脑卒中	＜1995 年	27	3071	7.3（6.1～8.5）
	≥1995 年	23	4563	7.0（6.2～7.9）
	全部	50	7634	7.1（6.1～8.1）
TIA	＜1995 年	11	4279	4.6（3.9～5.2）
	≥1995 年	13	3648	6.9（6.2～7.5）
	全部	24	8138	5.5（4.7～6.3）
眼事件	＜1995 年	9	1050	3.0（2.5～3.4）
	≥1995 年	9	734	2.7（1.9～3.3）
	全部	18	1784	2.8（2.2～3.4）
非特异性	＜1995 年	16	1275	4.2（3.2～5.3）
	≥1995 年	8	476	4.3（3.4～5.2）
	全部	24	1751	4.2（3.2～5.2）
无症状	＜1995 年	29	3197	3.4（2.5～4.4）
	≥1995 年	28	10 088	3.0（2.5～3.5）
	全部	60	14 399	2.8（2.4～3.2）
二次手术	＜1995 年	3	215	3.8（2.7～4.9）
	≥1995 年	9	699	4.4（3.1～5.8）
	全部	12	914	4.4（2.4～6.4）

引自 Bond et al.2003[432]

围术期脑卒中的风险不仅仅取决于外科医生和麻醉师的技能，也受到各种患者相关因素，如年龄、女性、发病情况、外周血管疾病、对侧颈内动脉闭塞、高血压等。

5. 手术时机

手术的最佳时机一直是一个极具争议的话题[516, 517]。然而，越来越清楚的是，鉴于症状性颈动脉狭窄患者在出现 TIA 或脑卒中后的最初几天和几周内脑卒中的早期风险非常高，因此应在合理安全的情况下尽快进行手术[41, 518]。当然，任何早期手术增加的手术风险都必须与延迟手术期间的脑卒中风险相权衡[518, 519]。如果手术风险与手术时机无关，则需要紧急手术。事实上，对症状性颈动脉狭窄的动脉内膜切除术随机对照试验数据的分析表明，在最后一次缺血事件后早期随机分配的患者中，手术的获益最大，并且随着延迟的增加而迅速下降[508]；对于狭窄为 50% 的患者，在 5 年内预防一次同侧脑卒中所需的手术数量对于在 2 周内随机分组的患者仅为 5 例，而在 12 周以上随机分组的患者中为 125 例。这一趋势的部分原因是，试验中的手术风险并未在最后一次事件发生后 1 周内接受手术的患者增加[507, 508]。对所有已发表的手术病例系列的系统评价还发现，稳定患者的早期（前 3～4 周）和晚期手术之间没有差异（OR=1.13；95%CI 0.79～1.62）[432]。因此，适用于神经稳定的 TIA 和轻微疾病患者脑卒中，如果在事件发生后 1 周内进行，则从动脉内膜切除术中获益最大。

然而，在同一系统评价中，对于症状不断变化的患者（进展中的脑卒中、渐强 TIA、"紧急病例"）患者的急诊颈动脉内膜切除术具有较高的脑卒中和死亡风险（19%），远高于在相同研究中症状稳定的患者手术风险（OR=3.9；95%CI 2.7～5.7）[432, 520]。

最近的一项研究进一步阐明了这个问题，并对 2009—2014 年在德国为症状性颈动脉狭窄进行的 56 336 例择期颈动脉内膜切除术进行了二

次数据分析。根据发病到手术时间的间隔将患者队列分为四组（0～2 天、3～7 天、8～14 天和 14～180 天），并发现从发病到颈动脉内膜切除术之间的时间间隔与任何院内脑卒中或死亡的风险无关，总体风险为 2.5%[521]。

因此，在出现症状后 24～72h，手术的风险和获益的平衡仍然存在一些不确定性，特别是在脑卒中患者中，在此时间范围内早期与延迟手术的随机对照试验将是合乎伦理的[518, 522, 523]。

目前的专家共识指南建议，当 TIA 或脑卒中患者有颈动脉血运重建指征且无早期血运重建禁忌证时，在指标事件发生后 2 周内进行干预是合理的，而不是延迟手术[524]。2007 年英国国家脑卒中战略更进一步建议，神经系统稳定的患者最好在 TIA 或轻微脑卒中后 48h 内进行症状性颈动脉狭窄手术。

不幸的是，目前在许多国家的常规临床实践中，手术延迟动辄几个月，因此手术应该延迟多少小时的问题在这些医疗保健系统中具有一定的理论意义[518, 525-527]。

6. 审核和监测手术结果

如果在不同时间在同一医院，或者在引入特定技术的前后，如果不针对病例组合进行充分调整，换句话说，考虑不同患者的固有手术风险，完全不可能比较外科医生或机构之间的手术并发症。此外，必须收集足够大的数字以避免随机错误[448]。这种复杂程度从未达到过，而且在日常工作中也可能也没有足够的数据收集方法予以支持。然而，了解在自己的医院日常进行的手术风险显然很重要（以及任何先前的导管血管造影，见第 6 章"检查"）。

如果没有对病例组合进行调整，每个比较组的患者达不到数百以上，就不可能有效比较不同外科医生或机构之间或同一地点不同时间的手术脑卒中风险。这样一个有价值的理想从未实现过，也可能永远不会实现。

（八）谁从症状性颈动脉狭窄手术中获益最多

并非所有症状性狭窄患者都会继续患同侧缺血性脑卒中，甚至极严重的患者也非如此。在 ECST 中，尽管狭窄程度在 90%～99% 约 30% 的患者在 3 年内发生了脑卒中，但仍有 70% 没有发生脑卒中，而这 70% 的人如果进行手术，除了受到伤害，不会有任何帮助（图 17-32B）。ECST 和 NASCET 都非常清楚地表明，脑或眼部症状同侧的颈动脉狭窄严重程度增加，在预测该动脉分布的缺血性脑卒中上具有重要性，但是这种关系也不是直截了当的，因为如果颈内动脉在极端狭窄的远端"塌陷"，脑卒中的风险大大降低[521, 529]。血管造影显示的斑块"溃疡"或"不规则"，会进一步增加脑卒中的风险[530, 531]。这些和确定的获益因素将在下面讨论。更为复杂化的情况是，还必须避免为不太可能存活足够长的时间以享受无脑卒中生活的患者提供手术，因此对他们而言，不值得承担直接的手术风险，其中包括非常年长和晚期癌症患者。对于可能在 1～2 年死于心源性死亡的严重症状性心脏病患者避免手术似乎也是明智的。

> 症状性颈动脉狭窄患者其同侧缺血性脑卒中的风险随着狭窄程度的严重而增加，特别是当狭窄超过约 80%（ECST 方法）的血管直径。另一方面，围术期脑卒中的风险在很大程度上独立于狭窄程度。因此，平均而言，狭窄程度越严重，患者从成功的颈动脉内膜切除术中获益也越多。在实践中，如果狭窄< 70%～80%（ECST），手术风险则不可接受，但准确的风险—获益平衡点实际上取决于如果不手术，患者有无其他预测脑卒中的因素，例如大脑缺血而不是眼缺血。

1. 狭窄程度

为了选择适当的患者实施颈动脉内膜切除术，首先需要尽可能准确地确定手术的总体平均获益与颈动脉狭窄程度的关系。尽管对症状性颈动脉狭窄的动脉内膜切除术的每项主要试验的分析，都按症状性颈动脉狭窄的严重程度进行了分层，但随机化前使用了不同的血管造影测量方法。与 ECST 方法相比，NASCET 方法低估了狭窄[532]。NASCET 中狭窄 70%～99% 相当于 ECST 中的 82%～99%，而 ECST 中狭窄 70%～99% 在 NASCET 中是 55%～99%[533]。毫不奇怪，两个试验报道的每个狭窄级别的数量是不同的。鉴于这种明显的差异，ECST 组重新测量了他们的血管造影照片，以便与 NASCET 相比较[533]。之后就有了一个对来自 ECST、NASCET 和 VA#309 试验数据进行的综合分析，后者对症状性颈动脉狭窄程度超过 95% 的患者随机分配接受内膜切除术与药物治疗[490]。该汇总分析表明，这 3 个试验在各个狭窄组进行的随机化治疗分配对任何主要结果的相对风险的影响方面没有统计学上显著的异质性。因此，合并了 6092 例患者的数据，随访时间为 35 000 例患者 / 年[490]。总体手术死亡率为 1.1%（95%CI 0.8～1.5），手术后脑卒中或死亡的风险为 7.1%（95%CI 6.3～8.1）。手术对主要试验结果的影响如图 17-35[490] 中的狭窄组所示。颈动脉内膜切除术降低了 NASCET 狭窄 50%～69% 患者的 5 年脑卒中或死亡绝对风险（绝对风险降低 7.8%；95%CI 3.1～12.5），并且对 NASCET 狭窄 70%～99% 患者非常有益（绝对风险降低 15.3%；95%CI 9.8～20.7），但对次全闭塞患者没有获益。次全闭塞治疗效果估计值的置信区间很宽，但该组与≥70% 狭窄但未达到次全闭塞的患者之间的手术效果差异在脑卒中或死亡方面均具有统计学意义。对于致残性脑卒中，也观察到了相似的结果。

这些结果表明，除了近闭塞外，手术获益的狭窄程度为 NASCET 50%（相当于 ECST 65% 的狭窄）。鉴于在原始试验中使用不同的狭窄测量方法产生的混乱，有人建议在未来采用 NASCET 方法作为测量标准[490]。尽管有一些观点支持在选择进行动脉内膜切除术的患者时继续使用导管血管造影[534, 535]，但如果使用无创技术来选择患者进行手术，则必须在各个中心使用导管血管造影进行适当的验证[536]。还需要做更多的工作来评估非侵入性颈动脉成像方法在评估次全闭塞方面的准确性[537, 538]。

2. 次全闭塞怎么办

在 NASCET 中发现了次全闭塞（图 17-36），因为当颈内动脉因狭窄后血流显著减少而变窄或塌陷时，无法使用 NASCET 方法测量狭窄程度。ECST 还发现了颈内动脉"异常的狭窄后变窄"的患者[528]。在这两项试验中，这些患者在接受药物治疗时发生脑卒中的风险低得不可思议，这很可能是由于存在良好的侧支循环，这在颈动脉严重狭窄脑血管造影上常可清楚地看到。在 NASET 试验中，次全闭塞患者的手术获益很少，对 ECST 的再分析，以及汇总分析均表明，该组手术在预防脑卒中方面根本没有益处（图 17-35）[490, 533]。然而，在 ECST 的重新分析中，动脉

内膜切除术确实降低了 TIA 复发的风险，因此一些患者可能希望接受手术，特别是如果他们经历复发性 TIA，即使动脉内膜切除术不能预防脑卒中[533]。

3. 哪些亚组受益最多

总体上说，试验结果对患者和临床医生做出手术决定的帮助有限。尽管动脉内膜切除术在未来 3 年内将近期出现症状的严重狭窄患者脑卒中的相对风险降低了约 30%，但只有 20% 的此类患者因仅仅只有药物治疗而发生脑卒中。对于另外 80% 的患者来说，手术没有任何价值，尽管他们属于症状性狭窄，但不进行手术的情况下也不会有脑卒中，手术只能带来伤害。因此，提前识别药物治疗后脑卒中风险仍高但手术风险相对较低的患者，并仅对这些患者进行手术是有用的。狭窄程度是动脉内膜切除术获益的主要决定因素，但还有一些其他临床和血管造影特征可能会影响手术的风险和获益。

NASCET 发表了 11 份不同单变量亚组分析的

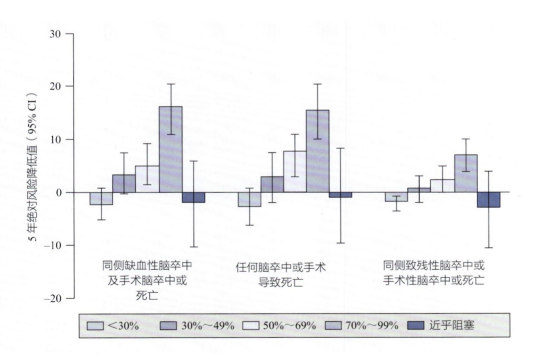

▲ 图 17-35　通过对动脉内膜切除术与单纯药物治疗最近出现症状的颈动脉狭窄的 3 项主要随机试验数据的汇总，分析颈动脉内膜切除手术对每项主要试验结果的 5 年绝对风险的影响（按狭窄程度）
经 Elsevier 许可转载，引自 Rothwell et al. 2003[490]

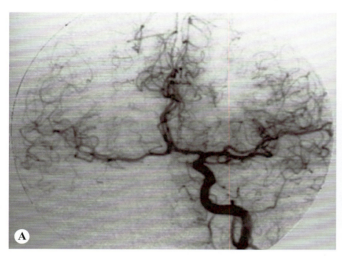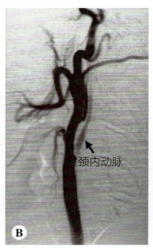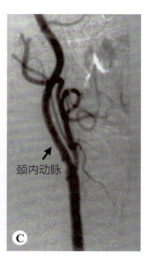

▲ 图 17-36　近期有症状的颈动脉"次全闭塞"（A）和对侧颈动脉分叉处轻度狭窄（B 和 C）患者的双颈动脉循环选择性导管血管造影

次全闭塞的颈内动脉显著变窄，对比剂流入颈内动脉远端延迟。在对侧颈动脉选择性注射对比剂后，可以看到明显的侧支血流穿过前交通动脉，充盈有症状的半球大脑中动脉（A）

报告，别处也有总结[1]。其结果虽然有趣，但难以解释，因为有几个亚组只包含几十名患者，手术效果的估计仅基于每个治疗组中的 1～2 个结果事件，多数 95%CI 没有给出每个亚组的绝对风险降低值，也没有对亚组变量和治疗效果之间的相互作用进行正式测试。因此，无法确定亚组之间手术效果的差异是真实的还是偶然的。来自 ECST 和 NASCET 的汇总数据的亚组分析更能可靠地确定亚组—治疗相互作用，几个重要的临床因素包括性别、年龄、从最后一个症状发作到随机化的时间，都改变了手术的有效性（图 17-37）[508]。对于患有≥50% 的狭窄，5 年内预防 1 次同侧脑卒中所需的手术数量为：男性 9 人，女性 36 人；年龄≥75 岁为 5 人，<65 岁为 18 人；在最后一次缺血事件后 2 周内手术，需要的患者为 5 人；而在>12 周后手术就需要 125 人。

这些观察结果在狭窄 50%～69% 和狭窄 ≥70% 组中是一致的，并且在 ECST 和 NASCET 中都存在类似的趋势。从最后一次发作开始，手术的绝对获益随时间的推移而下降（图 17-38），这对于审计常规临床工作中脑卒中预防的绩效而言尤为重要。

与男性相比，女性在接受药物治疗后患同侧缺血性脑卒中的风险立即降低，而手术风险较高。对于最近出现症状的颈动脉狭窄，对狭窄≥70% 的女性，手术能带来非常明显的获益，但对狭窄 50%～69% 的女性则不然（图 17-37）。相比之下，手术将狭窄 50%～69% 男性的 5 年脑卒中绝对风险降低了 8.0%。这些相同的论述已发表在无症状颈动脉狭窄的动脉内膜切除术大型试验中[539]。

在汇总分析中，手术的益处随着年龄的增长而增加，特别是在 75 岁以上的患者中（图 17-37）。尽管在试验中随机分配的患者通常预后良好，并且有一些证据表明在常规临床实践中老年患者的手术死亡率增加，如上所述，但老年组脑卒中和死亡的手术风险并未增加。因此，对于被认为身体健康的 75 岁以上的患者，没有理由不进行手术。证据表明这一群体的获益可能最大，因为他们在不进行手术的情况下发生脑卒中的风险很高。

最后，脑卒中患者的手术获益可能最大，脑 TIA 患者的手术获益中等，眼部事件患者的手术获益最低（图 17-37）。在试验中，不规则斑块患

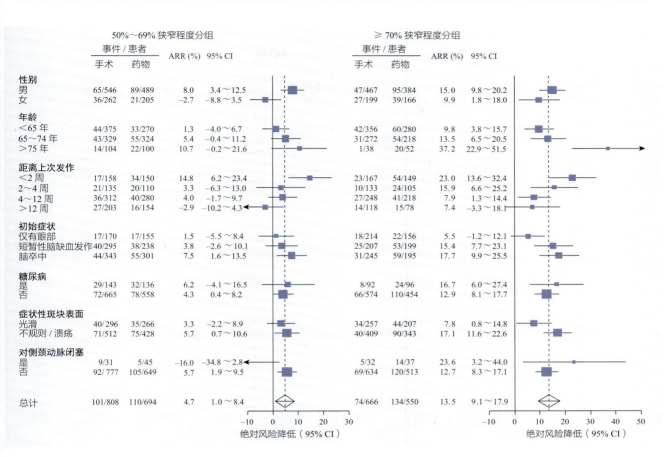

▲ 图 17-37 根据预先定义的亚组变量：狭窄 50%～69% 的患者、狭窄≥70% 的患者，手术后同侧颈动脉区域缺血性脑卒中和术后 30 天内任何脑卒中或死亡的 5 年风险绝对降低

紫色框的大小与每个框所代表的数据量成正比，水平线代表 95%CI（经 Elsevier 许可转载，引自 Rothwell et al. 2004[508]）

者的获益也比光滑斑块患者更大。

4. 哪些人受益最多

尽管在试验的汇总分析中有一些临床上有用的亚组观察结果，但单变量亚组分析在临床试验中的用途通常有限。个体患者经常有几个重要的风险因素，每个因素都会相互影响，而无法使用单变量亚组分析描述，所有这些因素都应该被考虑在内，以权衡手术风险和可能获益[540]。例如，对于一名狭窄 70%（获益增加）且在眼部缺血事件（获益减少）后 2 周内（获益增加）就诊的 78 岁（获益增加）女性（获益减少），手术可能带来的益处是什么？谁是有溃疡的颈动脉斑块（增加获益）？患者的个体化特征对治疗可能的获益经常相互冲突，其解决方法是使用预后模型，根据每种治疗方案的不良结果预测的绝对风险做出

决定。

一种用于预测近期有症状的颈动脉狭窄患者的脑卒中风险的模型来自 ECST（表 17-13）[1, 540]。该模型使用来自 NASCET 的数据进行了验证，在预测和观察到的医疗风险之间显示出非常好的一致性，可靠地区分了 5 年随访后同侧缺血性脑卒中风险为 10% 的个体和风险超过 40% 的个体（图 17-39）。重要的是，图 17-39 还显示在 NASCET 中随机接受手术的患者，其脑卒中或死亡的风险与药物治疗风险无关。因此，当考虑到手术风险和内膜切除术成功后仍然有小脑卒中的风险时，5 年时动脉内膜切除的益处在五分位数之间存在显著差异，而在预测药物治疗风险的下 3 个五分位数的患者中没有益处（绝对风险降低 0%～2%），第 4 个五分位数的中等收益（绝对风

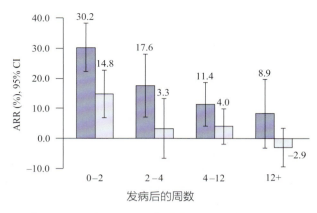

▲ 图 17-38　按从最后一个症状事件到随机化的时间分层 [508]，在没有次全闭塞、狭窄 50%～69% 和狭窄 ≥70% 患者术后 30 天内同侧颈动脉区域缺血性脑卒中和任何脑卒中或死亡的 5 年风险中的绝对风险降低（ARR）
条形上方的数字表示实际的绝对风险降低
浅紫色条为狭窄 50%～69%；紫色条为狭窄 ≥70% 患者

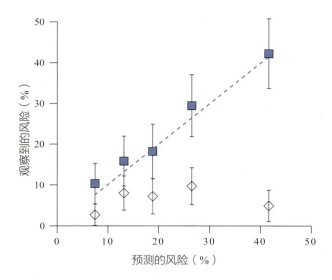

▲ 图 17-39　欧洲颈动脉手术试验（ECST）模型（表 17-13）对北美症状性颈动脉内膜切除术试验（NASCET）中狭窄 50%～99% 患者药物治疗的 5 年脑卒中风险进行验证 [1]
与 NASCET 中随机接受治疗的患者观察到的脑卒中风险（正方形）和随机接受手术治疗的患者观察到的脑卒中或死亡的手术风险（菱形）对比，做出预测药物治疗风险的关系图。组是预测风险的五分位数。误差线代表 95%CI（经 Elsevier 许可转载，引自 Rothwell et al. 2005 [1]）

险降低 12%）和最高的五分位数（绝对风险减少 32%）的实质收益。

使用模型预测风险需要计算机、具有指数函数的袖珍计算器或互联网访问（ECST 模型网址为 www.stroke.ox.ac.uk）。作为替代方案，简化的风险评分基于可以推导出从相关风险模型得出的风险比（表 17-13）。如示例所示，总风险得分是每个风险因素得分的乘积。图 17-40 显示了总风险评分与源自完整模型的同侧颈动脉区域缺血性脑卒中 5 年预测风险的关系图，并用作将评分转换为风险预测的线图。

要么，使用一个仅考虑少量几个的重要变量风险表，具有不需要临床医生或患者计算任何分数的主要优点。图 17-41 显示了来自 ECST 模型的近期症状性颈动脉狭窄患者接受药物治疗时同侧缺血性脑卒中 5 年风险的风险表。

ECST 风险模型的一个潜在问题是，由于药物治疗的改进，例如他汀类药物的使用增加，它可能高估当前患者的风险。然而，与风险建模方法相比，这对整体试验结果的普遍性提出了更多的问题。例如，只需要相对适度地改善药物治疗的有效性，就可以削弱狭窄 50%～69% 患者的动

脉内膜切除术的总体益处。相比之下，需要对药物治疗进行重大改进才能显著降低图 17-39 中高预测风险五分位数患者从手术中获益。因此，辅助治疗已经改善并可能继续改善的可能性是支持基于风险的靶向治疗方法的论据。但是，对于接受他汀类药物治疗的患者，例如，将风险模型得出的风险相对降低 20% 是合理的（图 17-42）。

其他的预测工具，例如脑反应性和经颅多普勒栓塞负荷的测量（见第 6 章 "检查"）在临床实践中并未广泛使用，目前尚不清楚它们可能在多大程度上增加 ECST 模型的预测价值 [43, 542, 543]。

（九）其他潜在脑卒中原因和颈动脉狭窄患者的管理

偶有腔隙性缺血性脑卒中或 TIA 患者可能合并同侧严重颈动脉狭窄（见第 6 章 "颅内小血管病变"）。然后出现的问题是狭窄是否是 "症状性的"（即一个小的深部腔隙性梗死，在不常见情况下，确实是由动脉到动脉引起的栓塞或低流

表 17-13 近期有症状的颈动脉狭窄患者接受药物治疗时患同侧缺血性脑卒中的 5 年风险预测模型 [1]。评分系统使用从模型中得出的 HR。脑卒中 5 年风险评分是存在的每个风险因素的个人评分的乘积。使用图 17-40 中的图形将分数转换为风险，同时显示了一个示例

模 型			评分系统		
风险因素	HR（95%CI）	P 值	风险因素	评 分	示 例
狭窄（每 10%）	1.18（1.10～1.25）	<0.0001	狭窄		
			50%～59%	2.4	2.4
			60%～69%	2.8	
			70%～79%	3.3	
			80%～89%	3.9	
			90%～99%	4.6	
次全闭塞	0.49（0.19～1.24）	0.1309	次全闭塞	0.5	否
男性	1.19（0.81～1.75）	0.3687	男性	1.2	否
年龄（每 10 岁）	1.12（0.89～1.39）	0.3343	年龄		
			31—40 岁	1.1	
			41—50 岁	1.2	
			51—60 岁	1.3	
			61—70 岁	1.5	1.5
			71—80 岁	1.6	
			81—90 岁	1.8	
自上次事件以来的时间（每 7 天）	0.96（0.93～0.99）	0.0039	自上次事件以来的时间		
			0～13 天	8.7	8.7
			14～28 天	80	
			29～89 天	6.3	
			90～365 天	2.3	
发生事件		0.0067	发生事件		
眼	1.000		眼	1.0	
单次 TIA	1.41（0.75～2.66）		单次 TIA	1.4	
多次 TIA	2.05（1.16～3.60）		多次 TIA	2.0	
轻微脑卒中	1.82（0.99～3.34）		轻微脑卒中	1.8	
脑卒中	2.54（1.48～4.35）		脑卒中	2.5	2.5

（续表）

模　型			评分系统		
风险因素	HR（95%CI）	*P* 值	风险因素	评　分	示　例
糖尿病	1.35（0.86～2.11）	0.1881	糖尿病	1.4	1.4
既往心肌梗死	1.57（1.01～2.45）	0.0471	既往心肌梗死	1.6	否
外周血管疾病	1.18（0.78～1.77）	0.4368	外周血管疾病	1.2	否
已治疗高血压	1.24（0.88～1.75）	0.2137	已治疗高血压	1.2	1.2
不规则/溃疡斑块	2.03（1.31～3.14）	0.0015	不规则/溃疡斑块	2.0	2.0
总风险评分					263
使用列线图预测医疗风险（图 17–40）					37%

在次全闭塞的情况下，输入狭窄程度为 85%。目前的事件被编码为最近 6 个月内最严重的同侧症状事件（严重程度按上面的顺序排序，即眼部事件最轻，重大脑卒中最严重）。重度脑卒中被定义为症状持续至少 7 天的脑卒中。已治疗高血压包括以前治疗过的或新诊断的

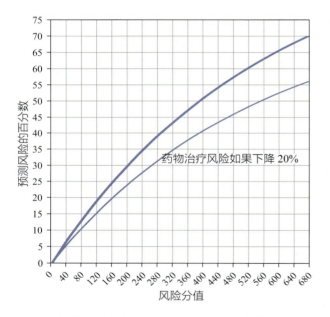

▲ 图 17–40　从表 1713 与来自欧洲颈动脉手术试验（ECST）患者表中完整模型的同侧颈动脉区域缺血性脑卒中的 5 年预测风险（粗线）总风险评分图表

细线表示与 20 世纪 80 年代后期和 20 世纪 90 年代 ECST 中可用的更密集的药物治疗相比，风险降低了 20%（经 Elsevier 许可转载，引自 Rothwell et al. 2005[1]）

量所致）或"无症状"（即狭窄是偶然的，梗死确实是由于颅内小血管疾病）。观察性研究表明，腔隙性脑卒中患者有症状一侧的颈动脉和对侧颈

动脉同样都罕见严重狭窄。

支持狭窄只是巧合这一概念[544]，但这并不意味着手术仍然不会有益。事实上，已发表的随机对照试验数据表明，内膜切除术对腔隙性 TIA 或脑卒中同侧重度狭窄患者有益，但对中度狭窄患者无效[545]。

如果同时存在主要来自心脏的栓塞源（如非风湿性心房颤动），同样的论点也可能适用，在这种情况下，可以合理地为患者提供手术和抗凝治疗（见本章"抗凝药"）。随着 MR DWI 的广泛使用，现在可以从急性缺血性病变的分布推断脑卒中的可能病因。

十二、无症状颈动脉狭窄的动脉内膜切除术

（一）概述

大约 20% 的缺血性脑卒中患者既往有 TIA，即使脑卒中很可能是由于严重颈动脉狭窄的栓塞或低流量后果所致。直到脑卒中那一刻，其他 80% 患者的任何狭窄都是"无症状的"。因此，如果可以在脑卒中之前检测到这些无症状的狭窄，那么可以通过颈动脉内膜切除术来预防脑卒

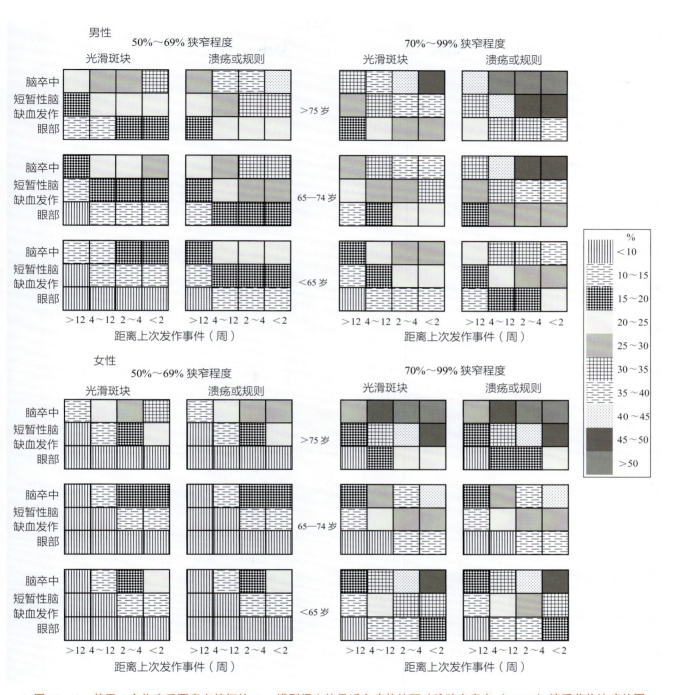

▲ 图 17-41 基于 6 个临床重要患者特征的 Cox 模型得出的最近有症状的颈动脉狭窄患者（ECST）接受药物治疗的同侧颈动脉区域缺血性脑卒中的 5 年预测绝对风险表

经 Elsevier 许可转载，引自 Rothwell et al. 2005[1]

中，特别是因为手术对那些通过成为"症状"而出现狭窄的患者是有益的（见本章"用于症状性颈动脉狭窄的颈动脉内膜切除术"）。

当无症状的颈动脉狭窄确实引起注意时，会出现 4 个问题：对其进行手术的风险是什么？如果狭窄处不进行手术，（脑卒中）的风险有多大？手术会降低脑卒中的风险吗？如何权衡手术的即刻风险与长期获益？

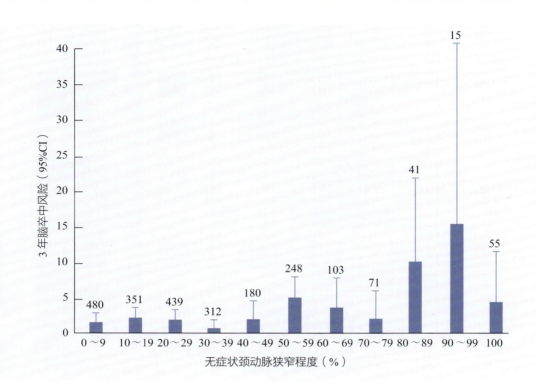

▲ 图 17-42　在欧洲颈动脉外科试验（ECST）中，通过颈动脉狭窄直径的十分位数，对患者无症状颈动脉分布中持续 7 天以上脑卒中风险的 Kaplan-Meier 3 年估计（95%CI）

每个误差条上方的数字是指每个狭窄组中的患者数量（经 Elsevier 许可转载，引自 European Carotid Surgery Trialists'Collaborative Group 1995[541]）

（二）获益的证据

颈动脉内膜切除术对无症状狭窄患者的益处是否证明其风险和成本的合理性，目前仍不清楚，尤其是在药物治疗进步的时代[546, 547]。早期指南主要基于无症状颈动脉粥样硬化研究（Asymptomatic Carotid Atherosclerosis Study，ACAS）和其他一些小型试验的结果[547, 548]。ACAS 报道手术组同侧脑卒中或围术期死亡的相对风险降低了 47%，但即使患者有中度或重度狭窄，在不进行手术的情况下，其 5 年同侧脑卒中的风险也仅为 11%。因此，即使在这种最佳试验环境下，在广泛使用他汀类药物之前，动脉内膜切除术将脑卒中的绝对风险每年仅降低约 1%，而他汀类药物的使用可能会改善药物治疗组的结果。同样重要的是，要承认 ACAS 的低手术风险在常规临床实践中可能无法达到，因为 ACAS 只接受具有出色安全记录的外科医生[549]。

要想参加后来更实用的无症状颈动脉手术试验（Asymptomatic Carotid Surgery Trial，ACST），外科医生必须证明他们最近 50 例因无症状狭窄而接受动脉内膜切除术患者的手术风险为 6% 或更低，在试验期间，没有一个外科医生因手术风险而被排除在外[550]。患者的选择基于"不确定性原则"，排除标准很少。

尽管他们的方法不同，但两项试验术后 5 年脑卒中风险的绝对降低相似：ACST 为 5.3%（95%CI 3.0%～7.8%），而 ACAS 为 5.1%（95%CI 0.9%～9.1%）。此外，虽然 ACAS 报道的手术致残性或致命性脑卒中的绝对风险仅降低了 2.7%，但 ACST 报道的绝对风险显著降低了 2.5%（95%CI 0.8%～4.3%），尽管为了预防 5 年后发生一次致残性或致命性脑卒中所需进行手术的数量约为 40 例。这些试验之间的主要区别在于 ACAS 的 30 天手术死亡风险为 0.14%，而 ACST

为 1.11%，合并计算 ACAS 中手术的脑卒中和死亡风险为 1.5%，而 ACST 为 3.0%。

（三）颈动脉内膜切除术患者的选择

如前所述，考虑到接受手术的患者不可避免地出现焦虑和承担风险，不应轻易做出进行颈动脉内膜切除术的决定。应用与症状性狭窄相同的计算方法，如果在常规临床实践中手术脑卒中的风险为 4%，未手术的患者 5 年的强化药物治疗后脑卒中风险为 10%，并且成功的手术将这种脑卒中风险降低到几乎为零，然后进行大约 100 次手术会导致 4 次脑卒中并避免多达 10 次脑卒中，预防一次脑卒中所需的手术人数将是 17 例，需要手术 34 例才能预防一次致残性脑卒中。因此，为了减少需要手术的人数并增加个体患者受益的机会，我们必须知道谁的手术脑卒中的风险最高，以及谁在不做手术的情况下存活到患同侧缺血性脑卒中的风险会达到最高。此外，考虑到即使是症状性颈动脉狭窄的手术费用也很高，我们需要了解与无症状狭窄手术相关的健康经济和公共卫生问题[551, 552]。

（四）颈动脉内膜切除术治疗无症状颈动脉狭窄的风险

由于与症状性颈动脉狭窄相同的原因，有大量病例系列报道的手术脑卒中的风险差异很大。尽管风险约为症状性颈动脉狭窄的一半，但仍有一些风险[432, 471]。事实上，风险不一定非常低，例如，在准备冠状动脉手术期间发现颈动脉狭窄的心绞痛患者，或已经接受一侧动脉内膜切除术的患者，如果两侧都进行了颈动脉内膜切除术，则有双侧迷走神经或舌下神经麻痹的风险（见本章"用于症状性颈动脉狭窄的颈动脉内膜切除术"）。

就像症状性狭窄一样，手术的风险同样不能从文献中延伸到自己所在的机构，应在当地了解该风险。即使从文献来看，系统评价也发现风险比 ACAS 报道的要高一些[432]。在 ACAS 后发表的 28 项研究中，脑卒中和死亡的总体风险为 3.0%。在 12 项由神经科医生评估结果的研究

中，风险（4.6%）是 ACAS 中的 3 倍。手术死亡率（1.1%）是 ACAS 中的 8 倍。在同一机构报道有症状和无症状狭窄的动脉内膜切除术后结果的研究中，无症状狭窄的手术死亡率并没有降低（OR=0.80；95%CI 0.6～1.1）。因此，已发表的无症状狭窄手术导致的脑卒中和死亡风险明显高于 ACAS，尤其是在神经科医生评估结果的情况下。即使在社区范围内进行绩效评估和反馈后，美国 10 个州的无症状狭窄行内膜切除术后脑卒中或死亡的总体风险仍为 3.8%[553]。

（五）谁从无症状颈动脉狭窄手术中获益最多

考虑到手术风险（在某种程度上取决于所选患者的类型及手术技巧）及未手术患者脑卒中的风险似乎非常低（即使他们在颈部以下进行了大手术），显然没有理由推荐对无症状狭窄进行常规颈动脉内膜切除术。因此，对明显健康的人进行颈动脉狭窄筛查也是不明智的。需要一个预后模型来挑选出极少数特别容易引起脑卒中的无症状狭窄患者，然后只对他们进行手术。

> 尽管颈动脉内膜切除术甚至可以将无症状严重狭窄患者的脑卒中风险减半，但这些患者不做手术的脑卒中绝对风险通常非常低，以至于几乎不值得进行手术。

1. 哪个狭窄范围

尽管药物治疗中同侧缺血性脑卒中的风险随着颈动脉狭窄程度的增加而增加（图 17-42），但与症状性颈动脉狭窄患者中进行的内膜切除试验相比，ACST 和 ACAS 显示，在 60%～99% 的狭窄范围内，手术的益处并未随着狭窄程度增加而增加。对此有几种可能的解释。

第一，在测量狭窄程度方面，超声可能不如导管血管造影准确。在 ACAS 中，只有随机接受手术的患者接受了导管血管造影，而在 ACST 中，所有成像都是通过超声进行的，没有任何集中审

核 [554]。一项针对 ECST 非手术组患者的研究强调了精确测量狭窄的重要性，该研究表明，在给予选择性颈动脉对比剂双平面投照时，血管造影测量的狭窄在预测复发性脑卒中方面最为可靠，且要用两个独立观察者进行测量的平均值 [555]。

第二，在无症状狭窄试验中未发现颈动脉次全闭塞患者，这是超声不易检测到的。例如，在 ECST 中，只有当次全闭塞被剔除时，狭窄程度从 70% 增加到 99%，手术的益处才会明显增加 [490]。最近的研究令这一问题变得更加复杂，当使用 ECST 标准测量狭窄时，超声上增加的无症状狭窄与同侧半球缺血事件的风险呈正相关，但在使用 NASCET 标准时却没有这种相关 [556]。

第三，狭窄进展的速度可能决定无症状狭窄患者脑卒中的风险，考虑到与症状性狭窄相比，脑卒中发生的时间更晚，这可能很重要。在 ECST 中，仅计算随机分组后第 1 年发生的脑卒中，同侧脑卒中的风险与颈动脉狭窄程度之间存在密切相关性，而初始狭窄与 2 年后发生的脑卒中之间未见相关性 [488, 528]。虽然这可能部分归因于斑块"愈合"，但可以想象，在一些患者中狭窄已经进展，并且这种进展的速度，而不是基线时的狭窄程度，是脑卒中风险的重要决定因素。

2. 哪些亚组受益最多

尽管 ACAS 报道了一些亚组分析，但该试验的功效不足以可靠地分析亚组—治疗效果的相互作用。ACST 因其更大的样本量，具有更大的功效，尽管方案中没有预先指定分析，并且分别报道了非围术期脑卒中风险（即益处）和围术期风险（即危害）的降低 [550]。没有报道对患者和临床医生最重要的危害和益处的总体平衡。在一项关于 ACAS 和 ACST 的 Meta 分析中，动脉内膜切除术对 5 年内脑卒中和围术期死亡年风险的影响（图 17-43），男性从手术中获益大于女性。在 ACST 随访 10 年后，75 岁以下的女性获益增加，但低于相似年龄的男性 [557]。在有症状狭窄 70%～99% 的患者中，在对侧闭塞的情况下，手术并发症的风险更高，尽管证据仍然支持这些患者的内膜切除术 [508]。然而，来自 ACAS 的事后分析发现，对侧闭塞患者没有从动脉内膜切除术中获得长期益处，这主要是由于长期药物治疗者的风险较低，但该分析的效力不足（163 例患者），

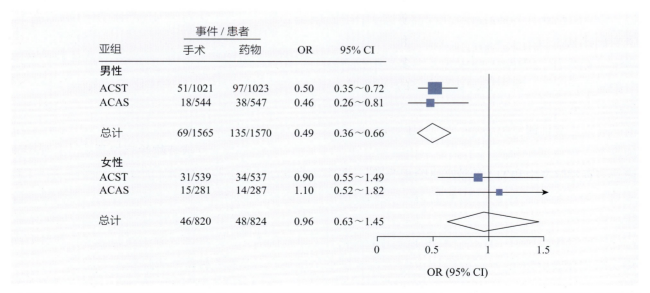

▲ 图 17-43　无症状颈动脉外科试验（ACST）和无症状颈动脉粥样硬化研究（ACAS）中，无症状颈狭窄的动脉内膜切除术对任何脑卒中或手术死亡风险的影响（按性别）

每个试验结果由一个紫色方框表示，其大小与该结果的统计权重成比例，水平线表示 95%CI。合并结果用菱形表示，其宽度代表 95% CI。经 Elsevier 许可复制，引自 Rothwell 2004[539]

并且在 ACST 中没有得到证实^[550]。

3. 哪些人受益最多

鉴于 ACST 和 ACAS 研究脑卒中风险的绝对降低幅度很小，并且对女性缺乏明确的影响，因此迫切需要确定哪些个体患者的脑卒中风险最高，那些个体风险如此之低冒着手术的风险是则不合理。目前，"仅仅因为患者属于无症状的严重狭窄"就为患者进行手术似乎是不合理的，预防一次脑卒中所需的手术数量太高，对任何个体患者的优势太低。需要一种类似于用于症状性颈动脉狭窄的风险建模方法，可能将患者的临床特征与潜在的预后结合起来，例如，经颅多普勒检测到的栓子、脑反应性受损、狭窄处斑块的形态、斑块进展的速度，以及神经影像学上无症状栓塞性梗死的存在。越来越多的证据表明，经颅多普勒超声扫描检测到的栓塞信号可提供对预后有用的信息^[43, 558-560]。来自无症状颈动脉栓塞研究（Asymptomatic Carotid Emboli Study，ACES）的最新数据，以及对类似先前研究的 Meta 分析表明，无症状颈动脉狭窄患者检测到栓塞信号时同侧脑卒中的风险增加了 7 倍（HR=6.6，95%CI 2.9～15.4）^[560]。有趣的是，在一项对 468 例 60%～99% 颈动脉狭窄患者的前瞻性研究中，在进行强化药物治疗后，检测到微栓子和心血管事件显著减少^[561]，这进一步证明经颅多普勒作为一种潜在的工具，可以监测药物治疗的疗效和识别高危患者。

几项观察性研究表明，超声或 MRI 上斑块回声增加（斑块脂质和出血含量的标志物）与颈动脉狭窄远端脑卒中和 TIA 的较高风险相关^[562]。在最近一项对 435 例无症状颈动脉狭窄患者的研究中，斑块回声与同侧脑卒中风险增加相关（HR = 6.43，95%CI 1.36～30.44）^[563]。在同一项研究中，结合微栓子检测和斑块形态，确定了高风险组的每年脑卒中风险为 8%，而低风险组的风险为每年<1%。其他斑块成像方法也可能具有预后价值。在一项对 154 例无症状颈动脉狭窄患者进行的研究中，通过增强 MRI 成像，纤维帽薄

或破裂、斑块内出血和大脂质核心均与随访时同侧 TIA 和脑卒中有关^[564]。在另一项对 75 例男性、98 条颈动脉中度狭窄的男性进行的研究中，MRI 发现的斑块内出血与脑血管事件风险增加相关（HR=3.59，95%CI 2.48～4.71）^[565]。然而，需要大型前瞻性研究来确定这些影像学特征是否可以充分预测脑卒中风险，以帮助选择无症状的狭窄患者进行动脉内膜切除术。

神经影像学检查在无症状颈动脉狭窄同侧发现的梗死性结果，在临床上可能是"沉默"的，这可能预示着患者较高的脑卒中风险。在多中心前瞻性 ACSRS 研究中，每 6 个月监测 462 例无症状颈动脉狭窄 60%～99% 的患者，他们在入组时接受了脑 CT，监测时间最长为 8 年。在入组时存在无症状栓塞性梗死证据的患者中，同侧脑卒中的年发病率显著较高（1.0% vs. 3.6%，P=0.002）^[556]。是否存在同侧无症状梗死有助于识别高危患者，但需要更多数据来证实这种方法的实用性。

有关在≥70% 严重狭窄的无症状患者中应用动脉内膜切除术的更多信息，将通过美国和加拿大正在进行的 CREST2 试验获得。该试验将随机分配患者接受统一的强化药物治疗或内膜切除术。颈动脉血运重建组将随机接受栓塞保护的颈动脉支架置入术或动脉内膜切除术。该研究将跟踪患者约 4 年以评估脑卒中和死亡（clinicaltrials.gov/ct2/show/NCT02089217）^[566]。在欧洲，ECST2 试验将近期脑卒中或 TIA 且狭窄>50% 患者随机分配至最佳药物治疗或药物治疗加颈动脉血运重建术（颈动脉内膜切除术或颈动脉血管成形术/支架置入术）以预防未来的脑卒中或死亡，观察 30 天和 2 年患者的结果（http://s489637516.websitehome.co.uk/ ECST2/protocolsummary.htm）^[567]。同样在欧洲，ACST-2 试验正在招募中，评估严重的无症状颈动脉狭窄与颈动脉血管成形术/支架置入术或颈动脉内膜切除术。ACAS 试验排除了>80 岁的患者，因此没有提出该年龄组的循证建议。CREST2、ACST-2 和 ECST2 将在亚组分析中使

用各种风险模型和斑块的放射学特征，帮助确定老年人群和一般患者的风险和益处。

十三、颈动脉血管成形术和支架置入术

血管内治疗于 20 世纪 60 年代首次用于肢体动脉，随后用于肾动脉和冠状动脉[568]，在 20 世纪 90 年代初期才开始谨慎地用于治疗颈动脉狭窄，因为手术过程中的动脉粥样硬化碎片栓塞可能导致脑卒中的高风险。有观点认为，如果最近出现症状的严重颈动脉狭窄的颈动脉内膜切除术，或多或少地消除了同侧缺血的脑卒中风险，那么经皮腔内球囊血管成形术（图 17–44），特别是支架置入术（图 17–45）以保持动脉通畅，也可以达到相同目的[569]。事实上，颈动脉血管成形术 / 支架置入术现在已得到广泛应用，特别是当颈动脉病变使动脉内膜切除术变得困难时（如

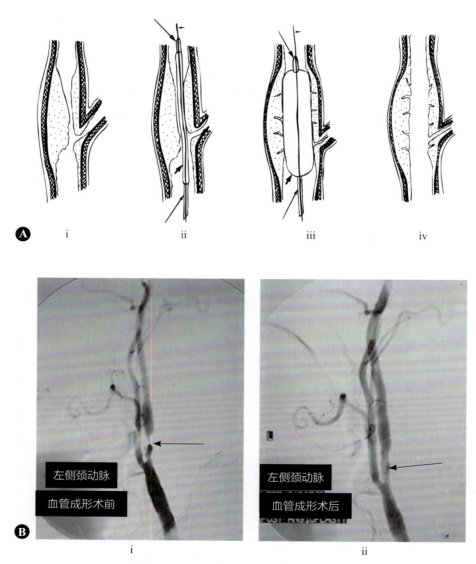

▲ 图 17–44　颈动脉经皮腔内球囊血管成形术

A. 血管成形术原理的示意：（i）颈动脉分叉处伴有严重的动脉粥样硬化血栓性狭窄；（ii）带有可抽空（短粗箭）球囊导管（长箭）的导丝（小短箭）穿过狭窄；（iii）球囊被充盈（在某些系统中，导丝可能在充盈前被撤回，而在其他系统中，它被留在里面）并且斑块被向外推，因此拉伸动脉壁并使斑块破裂；（iv）球囊抽空并取出后，管腔变宽，动脉壁保持拉伸状态，斑块仍然存在。B. 狭窄的导管颈动脉血管造影：（i）血管成形术之前（箭）和（ii）之后（箭）。狭窄的管腔已转变为更正常（看起来）的管腔

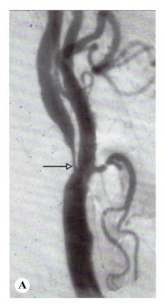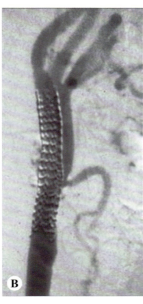

▲ 图 17-45　支架置入之前和之后的选择性导管血管造影
A. 支架置入之前；B. 支架置入之后。在置入支架之前，颈内动脉有严重狭窄（箭），之后可以看到不锈钢支架的网状物跨越颈动脉分叉（现代支架不那么容易看到）（经 Professor Martin Brown，London. 许可）

高位分叉或放射后狭窄），尽管由于对比剂过敏、血管解剖困难或管腔内血栓并不总是可行的。

当然，颈动脉血管成形术／支架置入术通常比颈动脉内膜切除术侵袭性更小，而且通常更方便、快捷，不太可能引起神经损伤、伤口感染、静脉血栓栓塞或心肌梗死，住院时间可能较短。然而，存在围术期栓塞、血管夹层、支架再狭窄等造成缺血性脑卒中以及腹股沟血肿等潜在并发症的缺点。

越来越多的随机对照试验比较了症状性和无症状颈动脉狭窄患者颈动脉血管成形术／支架置入术和颈动脉内膜切除术。基于这些研究，颈动脉血管成形术／支架置入术似乎具有较高的围术期（通常为 30 天）死亡和脑卒中风险，尤其是在老年人中，但似乎具有相似的同侧脑卒中的长期风险。

早期研究之一，SPACE 试验，旨在研究 1900 例患者，其中 50%～99% 为近期有症状的颈动脉狭窄，但由于资金和招募有限，随机分组

提前停止。血管成形术／支架置入术组的 30 天脑卒中或死亡风险没有显著增加，584 例随机接受手术的患者中有 37 例（6.3%）脑卒中和死亡，而 599 例随机接受支架置入术的患者中有 41 例（6.8%）发生脑卒中和死亡[570]。在 2 年的随访中，两个治疗组报告的同侧缺血性脑卒中复发率相似，但颈动脉血管成形术／支架置入术后复发性颈动脉狭窄≥70% 的患者显著增多[571]。

症状性严重颈动脉狭窄患者的动脉内膜切除术对比血管成形术（Endarterectomy versus Angioplasty in Patients With Symptomatic Severe carotid Stenosis，EVA-3S）评估了 60%～99% 的近期症状性颈动脉狭窄的颈动脉血管成形术／支架置入术与颈动脉内膜切除术[572]。动脉内膜切除术后 30 天脑卒中或死亡发生率为 3.9%，支架置入术后为 9.6%，支架置入术后脑卒中或死亡的相对风险为 2.5（95%CI 1.2～5.1）。在发现颈动脉血管成形术／支架置入术后 30 天的高风险后，该试验提前停止。4 年随访后，颈动脉血管成形术／支架置入术组的围术期脑卒中或死亡和非手术组同侧脑卒中的累积概率，高于颈动脉内膜切除术组（11.1% vs. 6.2%，HR=1.97，95%CI 1.06～3.67）。重要的是，风险函数分析显示，支架置入术和动脉内膜切除术之间 4 年累积结局概率的差异，主要是由于与动脉内膜切除术相比，支架置入术的围术期风险更高。围术期后，两个治疗组的同侧脑卒中风险较低且相似[573]。

最近的国际颈动脉支架研究（International Carotid Stenting Study，ICSS）试验招募了 1713 名近期有症状的颈动脉狭窄＞50% 的成年人，随机分配接受颈动脉血管成形术／支架置入术或颈动脉内膜切除术治疗。3 个月的中期分析显示，与颈动脉内膜切除术组（5.2%）相比，颈动脉血管成形术／支架置入组的脑卒中、死亡或心肌梗死发生率（8.5%）更高（HR 1.69，95%CI 1.16～2.45）[574]。然而，支架置入术和动脉内膜切除术的致死性或致残性脑卒中次数（52 vs. 49）和累积 5 年风险没有显著差异（6.4% vs. 6.5%；

HR=1.06，95%CI 0.72～1.57）[575]。

最后，最大和最近的随机对照试验——颈动脉血管重建术与支架植入试验（Carotid Revascularization Endarterectomy versus Stenting Trial，CREST）将 2502 例有症状和无症状的患者随机分配接受颈动脉血管成形术 / 支架置入术或颈动脉内膜切除术，并随访长达 10 年 [576]。在围术期，支架组的脑卒中风险较高（4.1% vs. 2.3%，P=0.01），但心肌梗死风险较低（1.1% vs. 2.3%，P=0.03）。其主要终点包括治疗后 30 天内发生任何脑卒中、心肌梗死或死亡，以及 10 年随访期间发生任何同侧脑卒中的发生率，没有显著差异，支架组为 11.8%，而动脉内膜切除术组为 9.9%（HR=1.10，95%CI 0.83～1.44）。 在 10 年的随访中，支架置入术组和动脉内膜切除术组的术后同侧脑卒中没有显著差异（6.9% vs. 5.6%）。当分别分析有症状和无症状患者时，未检测到任一终点事件的组间显著差异。改良 Rankin 量表评分在 1 年、5 年或最终随访时的分布，在治疗组之间也没有显著差异。

目前所有比较颈动脉内膜切除术与血管成形术 / 支架置入术的随机试验的可用证据，血管内方法似乎具有较高的脑卒中风险，虽然不太确定，但积累的数据似乎表明患同侧脑卒中的长期风险在两种方法之间相似。最近对上述 4 项试验的 Meta 分析强调的另一个重点是，老年人颈动脉血管成形术 / 支架置入术的结果比颈动脉内膜切除术更差 [577]。这项研究报道了 65—69 岁接受颈动脉血管成形术 / 支架置入术治疗的患者，其围术期 HR 与 60 岁以下患者相比为 2.16，70 岁或以上患者 HR 约为 4。没有证据表明颈动脉内膜切除术组的不同年龄组的围术期风险增加（图 17-46）。与颈动脉内膜切除术相比，这种效应导致 70 岁以上接受颈动脉血管成形术 / 支架置入术的患者脑卒中或死亡风险估计增加了 2 倍。年龄与组内或组间术后脑卒中风险增加无关。

在目前的实践中，当需要血运重建时，颈动脉内膜切除术仍然是治疗颈动脉狭窄的首选。颈动脉血管成形术 / 支架置入术已成为那些没有血管内介入禁忌证的患者，以及具有麻醉和手术并发症高风险的患者，例如患有严重肺病或心脏病患者的替代方法。其他颈动脉血管成形术 / 支架置入术优于颈动脉内膜切除术的情况，还包括既往接受过颈部手术或放射治疗、既往接受过同侧颈动脉内膜切除术、双侧狭窄或对侧颈动脉闭塞的患者，但支持这一点的高质量数据有限。对于老年患者，尤其是 70 岁以上的患者，当需要血运重建时，颈动脉内膜切除术应优于颈动脉血管成形术 / 支架置入术。重要的是，无论使用哪种治疗，早期干预，根据预测的脑卒中风险选择患者，对于有效预防脑卒中仍然至关重要。

十四、冠状动脉手术之前、同期或之后的颈动脉内膜切除术

接受冠状动脉旁路移植术（coronary artery bypass grafting，CABG）和其他心脏手术的患者通常会筛查颈动脉，如果发现颈动脉狭窄，则进行血运重建。然而，这种做法是有争议的，积累的数据和专家共识已经出现，可以提供更详细的指导 [578-582]。主要考虑哪些患者需要筛查颈动脉及确定其狭窄是否为症状性。如果计划进行血运重建，还应考虑选择哪种治疗方式，颈动脉内膜切除术或颈动脉血管成形术 / 支架置入术以及治疗时机（CABG 之前、同期或之后）。

在接受 CABG 的患者中，颈动脉狭窄超过 50% 的患病率为 2%～20%[583]。根据目前的指南，心脏手术前颈动脉超声筛查对于具有高风险特征的患者是合理的，例如，年龄>65 岁、左主干狭窄、外周动脉疾病、TIA 或脑卒中病史、动脉粥样硬化危险因素（如高血压），吸烟和糖尿病 [578, 579]。尽管通常建议在心脏手术前对无症状颈动脉狭窄进行动脉内膜切除术或支架置入术，但几乎没有证据支持这种做法。对已发表病例系列的系统评价发现，CABG 后最初几周的脑卒中风险约为 2%，并且从 1970—2000 年保持不

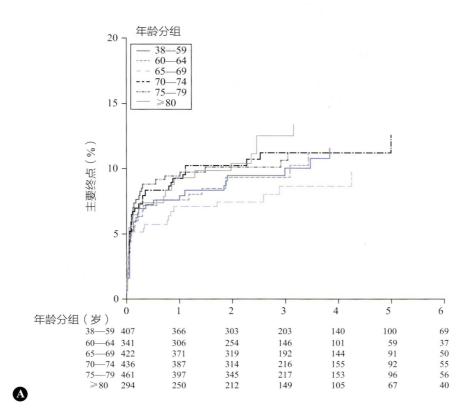

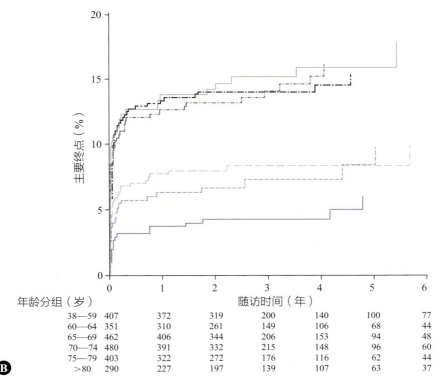

▲ 图 17-46 颈动脉内膜切除术（A）与颈动脉血管成形术 / 支架置入术（B）中基于年龄的预测事件发生率

引自 Howard et al. 2016 [577]. © 2016 Elsevier

变；10 例接受筛查的 CABG 患者中有 9 例没有明显的颈动脉疾病。在无症状的单侧颈动脉狭窄 50%～99% 的患者中，脑卒中风险约为 3%，双侧狭窄 50%～99% 者脑卒中风险为 5%，颈动脉闭塞者脑卒中风险为 7%～11%。CABG 后脑卒中的重要危险因素包括颈动脉杂音、既往脑卒中 /TIA 和严重颈动脉狭窄 / 闭塞。然而，半数围术期脑卒中患者没有明显的颈动脉疾病，CT 扫描 / 尸检中 60% 的区域性梗死不能仅归因于颈动脉疾病 [584]。因此，尽管颈动脉疾病是 CABG 后脑卒中的重要病因之一，假设预防性颈动脉内膜切除术没有额外的风险，它最多也只能预防约 40% 的 CABG 术后脑卒中。此外，最近的研究甚至表明，在接受心脏手术的患者中，严重的颈动脉狭窄与术后脑卒中之间没有直接的因果关系 [585]。目前的专家共识指南不支持对接受心脏手术的无症状颈动脉狭窄（即使是严重狭窄）患者进行常规颈动脉血运重建，而仅仅对双侧严重颈动脉狭窄或单侧严重颈动脉狭窄伴对侧闭塞的患者予以考虑 [578, 579]。

对于近期有症状的颈动脉狭窄且有症状的冠状动脉疾病需要手术的患者，几乎没有证据表明是否应该在颈动脉内膜切除术之前（并且在手术过程中存在脑卒中风险）、之后（以及在颈动脉过程中存在心脏并发症的风险）进行 CABG，或同期手术（同时有脑卒中和心脏并发症的风险）[39, 586, 587]。最近的一项随机试验检查了 185 例接受 CABG 的无症状严重颈动脉狭窄患者的上述时间安排。在 A 组中，94 例患者在既往或同时进行颈动脉内膜切除术的情况下接受了 CABG。B 组 91 例患者行 CABG，然后行颈动脉内膜切除术。A 组和 B 组的 90 天脑卒中和死亡率分别为 1.0% 和 8.8%（OR=0.11；95%CI 0.01～0.91；P=0.02）。Logistic 回归分析显示，延迟颈动脉内膜切除术可显著预测 90 天时的脑卒中和死亡（OR=14.2；95%CI 1.32～152.0）。研究人员得出结论，与延迟颈动脉内膜切除术相比，CABG 之前或同时进行颈动脉内膜切除术可降低脑卒中的

风险。对于颈动脉介入和 CABG 的顺序和时间，尚无明确的专家共识。一些专家建议应该由患者的脑和心脏功能障碍的相对程度来确定时机 [579]，而另一些专家则建议在心脏手术之前或同时进行颈动脉血运重建 [578]。

尚未确定接受心脏手术患者的颈动脉血运重建的最佳方式。最近一项使用全美住院患者样本的研究，评估了 2000—2004 年同时进行颈动脉和冠状动脉血运重建术后出院的 27 084 例患者。其中，96.7% 接受了颈动脉内膜切除术 +CABG，而只有 3.3% 接受了颈动脉血管成形术 / 支架置入术 +CABG。患者接受颈动脉血管成形术 / 支架置入术—CABG 的术后脑卒中发生率（2.4% vs. 3.9%）、合并脑卒中和死亡的发生率（6.9% vs. 8.6%），低于颈动脉内膜切除术—CABG 联合组（P <0.001），尽管住院死亡率相似（5.2% vs. 5.4%）。风险分层后，与颈动脉血管成形术 / 支架置入术 +CABG 患者相比，颈动脉内膜切除术后行 CABG 患者，术后脑卒中的风险增加 62%（OR= 1.62；95%CI 1.1～2.5；P=0.02）。未观察到合并脑卒中和死亡的风险存在差异。正如前面提到的非随机研究中所指出的，颈动脉血管成形术 / 支架置入术是否能降低需要 CABG 患者亚群的脑卒中发生率，仍有待前瞻性随机对照试验进一步检验。目前的专家共识建议是颈动脉血管成形术 / 支架置入术或颈动脉内膜切除术是合理的 [578]。需要考虑的一个因素是颈动脉血管成形术 / 支架植入术后通常需要使用双重抗血小板药物，这会增加心脏手术期间大出血的风险。

总之，现有数据表明，只有少数 CABG 并发的脑卒中可归因于颈动脉疾病。对于有高危特征的患者，心脏手术前筛查颈动脉狭窄是合理的。没有明确的证据表明单侧无症状颈动脉狭窄患者的常规血运重建可降低接受心脏手术的患者的脑卒中风险。根据目前的指南和现有数据，对于有症状的严重颈动脉狭窄、双侧无症状的严重颈动脉狭窄或单侧无症状的严重狭窄合并对侧颈动脉闭塞的 CABG 患者，建议进行颈动脉血运重建似

乎是合理的。虽然没有强有力的证据表明接受心脏手术的患者颈动脉介入治疗的选择和时机，但似乎有利于在心脏手术之前或同时进行颈动脉内膜切除术或颈动脉血管成形术 / 支架置入术。

十五、颅外 - 颅内搭桥手术

大约有 10% 轻微颈动脉缺血事件的患者，颈内动脉闭塞或狭窄位于颅内段、分叉远端，或是大脑中动脉闭塞或狭窄。这些位置不适合传统的颈动脉内膜切除术。通过开颅手术将颈外动脉的分支（通常是颞浅动脉）与大脑中动脉的皮质分支吻合，可以绕过这些病变。预计这种"外科侧支"将改善大脑中动脉远端的血液供应，降低了脑卒中风险，并减轻发生任何脑卒中的严重程度。该治疗的好处可能取决于患者的侧支供应以及静息态脑血流或大脑反应是否受到抑制。与重度狭窄（≥70%）相比，完全闭塞的脑卒中风险可能更低[588-592]。

仅有一项已完成的随机试验中评估了风险—收益关系，未能显示常规手术的任何益处[593]。然而，有人认为，脑血管反应性受损或摄氧量最大的患者未被发现，也许正是这些患者可能从手术中受益[594, 595]。颈动脉闭塞手术研究（Carotid Occlusion Surgery Study，COSS）旨在调查最近 120 天内发生过 TIA 或缺血性脑卒中且颈动脉闭塞同侧半球 OEF 降低的患者是否通过颞浅动脉—大脑中动脉旁路手术而改善。2 年结果发现旁路的通畅性和 OEF 改善，但脑卒中预防的主要结果无差异，手术为 21%，药物治疗为 22.7%（P=0.78）。目前，不推荐常规的颅外 - 颅内搭桥手术。

对于有症状的严重颅内动脉狭窄（这是全世界脑卒中的主要原因并且具有高复发风险），血管成形术和支架置入术被研究作为药物治疗的替代方案[596]。在华法林 - 阿司匹林症状性颅内疾病（Warfarin-Aspirin Symptomatic Intracranial Disease，WASID）试验中，患有 TIA 或脑卒中且颅内狭窄 50%～99% 的患者被随机分配至阿司匹林 1300mg 或华法林（INR 2～3），该试验由于抗凝组发生过多不良事件而提前终止[255]。1 年时狭窄≥70% 的患者亚组的脑卒中发生率为 18%，而狭窄 50%～69% 的患者亚组中脑卒中发生率为 8%[597]。SAMMPRIS 试验调查了使用 Wingspan 系统支架置入的颅内血管成形术，是否优于使用阿司匹林 325mg/d、氯吡格雷、使用他汀类药物强化低密度脂蛋白胆固醇管理以达到<70mg/dl、收缩压<140mmHg，糖尿病患者收缩压<130mmHg 的药物治疗和生活方式改变计划的医疗管理。由于支架组在治疗后 30 天内的脑卒中和死亡率较高（14.7% vs. 5.8%，P=0.002）[598]，该研究提前终止。SAMMPRIS 试验的长期随访发现，强化药物治疗比支架植入术具有持久的益处[599]。基于最好的证据，不建议对严重颅内狭窄进行支架和血管成形术。在实践中，SAMMPRIS 试验导致了针对颅内动脉狭窄实行强化药物治疗的趋势。

十六、椎基底动脉缺血的手术和血管成形术

没有好的证据表明手术可以改善椎基底动脉缺血患者的预后。在后循环疾病中没有外科手术的随机对照试验；数据仅来自案例系列。对于近端椎动脉重建，围术期死亡率为 0～4%，脑卒中或死亡风险为 2.5%～25%[600]。据报道，远端椎动脉重建的死亡率为 2%～8%。

近端椎动脉狭窄是颅外狭窄的第二常见部位，可能占后循环梗死的很大一部分。然而，椎基底动脉系统在解剖学上与颈动脉不同，因为对侧椎动脉通常可以代偿狭窄的血管。然而，有时椎动脉会终止于小脑后下动脉，在出现症状时为患者提供特异性治疗方案时，要考虑到这种个体差异。一项对 27 项评估椎动脉近端狭窄支架置入术研究的 Meta 分析发现，围术期脑卒中（1.1%）和 TIA（0.8%）风险较低，技术成功率很高（99.3%），与裸金属支架相比，药物洗脱支架的再狭窄率更低（11.2% vs. 2 年时的 30%）[601]。

然而，支架与最佳药物治疗的比较尚未得到充分评估，因此不建议常规使用支架。

锁骨下动脉（和无名动脉）盗流（见第 6 章"检查"）虽然通常通过超声检查发现，但很少引起神经系统症状。然而，如果有明显的单侧或双侧椎动脉血流逆行到严重锁骨下或无名病变远端时，频繁的椎基底动脉 TIA 有时可以通过以下方法得到缓解：锁骨下动脉内膜切除术或血管成形术；颈动脉至锁骨下动脉或股动脉至锁骨下动脉搭桥术；锁骨下动脉转位至颈总动脉；椎动脉转位至颈总动脉；腋—腋动脉旁路移植术。所有这些手术都有风险，目前尚不清楚哪种最合理。无论神经状况如何，如果手和手臂在锁骨下动脉或无名动脉疾病的远端缺血，则可能需要某种血管外科手术。

十七、其他外科手术

（一）卵圆孔未闭与隐源性脑卒中

普通人群中约 1/3 存在卵圆孔未闭，约 20% 的病例与房间隔动脉瘤（atrial septal aneurysm，ASA）相关[602]。病例对照研究的 Meta 分析发现，在较年轻（＜55 岁）的受试者中，患有卵圆孔未闭与大约 3 倍的缺血性脑卒中的风险相关，患有房间隔动脉瘤与大约 6 倍的风险相关，如果两者并存则与大约 16 倍的风险相关。如果仅考虑隐源性缺血性脑卒中时，其相对风险较高，但在老年受试者中患有卵圆孔未闭、房间隔动脉瘤或两者兼有时，并没有很明确的额外缺血性脑卒中的风险[603]。然而，不确定这些关联是否是因果关系。如果是，则其机制可能是血栓从静脉到动脉循环的反常栓塞、卵圆孔未闭或相关房间隔动脉瘤内局部形成的血栓栓塞，或与卵圆孔未闭、房间隔动脉瘤相关的心房颤动，或两者兼而有之。即使在某些情况下存在因果关系，由于其具有较高患病率，卵圆孔未闭一定在许多患有缺血性脑卒中的年轻人中偶然共存，并且很可能在大多数被检测到的老年患者中成为"无辜的旁观者"（见第 6 章"来自心脏的栓塞"）[602, 604]。

先前已经评估了有无卵圆孔未闭和（或）房间隔动脉瘤的患者脑卒中复发的风险。一项研究连续招募了近 600 例≤55 岁新近发生隐源性缺血性脑卒中的成年患者。其中，24 例患者在平均约 3 年的随访期间发生脑卒中，卵圆孔未闭和房间隔动脉瘤并存的患者脑卒中复发风险增加约 4 倍；不合并房间隔疾病者脑卒中的年平均发生率为 1.1%，仅有卵圆孔未闭为 0.6%，卵圆孔未闭和房间隔动脉瘤并存则为 4%[605]。另一项研究 [隐源性脑卒中研究中的卵圆孔未闭研究（Patent foramen ovale In Cryptogenic Stroke Study，PICSS）] 跟踪了 601 例近期在 WARSS 试验中随机分组的缺血性脑卒中患者。患者的平均年龄为 59 岁，250 例患有隐源性脑卒中，203 例患有卵圆孔未闭。在大约 2 年的随访中，有 71 例复发性脑卒中和 21 例死亡。卵圆孔未闭不会明显增加脑卒中复发或死亡的风险，无论其大小或与房间隔动脉瘤的关联如何，无论是在整个研究人群中还是在隐源亚组中。然而，这可能是因为受试者年龄较大，把死亡和复发性脑卒中合并计算增加了测量结果的"干扰"[606]。

卵圆孔未闭和（或）房间隔动脉瘤患者脑卒中二级预防的最佳治疗策略仍不确定。治疗选择包括抗血小板治疗、口服抗凝药或封堵手术，通常使用几种可能的装置之一经皮（图 17-47[607]）或偶尔进行心脏直视手术[607]。尽管经皮封堵看起来是一种有吸引力、确定性的治疗方法，但它也存在风险，包括早期装置迁移（需要手术干预）和围术期心脏压塞，以及从长远来看，装置排列失效和显著的分流[608]。RESPECT、PC 试验和 CLOSURE 试验研究了卵圆孔未闭封堵是否优于药物治疗以预防复发性缺血事件[609-611]。这些试验使用了不同的装置，有些试验将 TIA 列为缺血事件。药物治疗可能因抗血小板或抗凝而不同。在意向治疗分析中，这些试验的综合分析未发现药物治疗（抗血小板或抗凝）与经导管封堵术之间存在统计学差异（RR=0.73；95%CI 0.45～1.17）。脑卒中预防的结果和仅使用

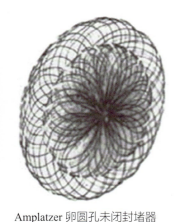

Amplatzer 卵圆孔未闭封堵器

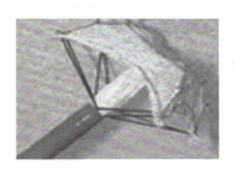

STARFlex

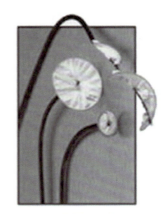

Helex 间隔封堵器

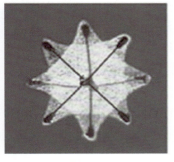

PFO Star

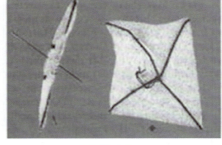

按钮式装置

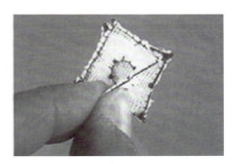

Angel-Wings

▲ 图 17-47　用于基于经皮导管的卵圆孔未闭闭合的各种装置

经 BMJ Publishing 许可转载，引自 Meier 2005[607]

Amplatzer 装置的组也没有发现差异。汇总分析中新发心房颤动的风险增加（RR=3.50；95%CI 1.47～8.35）[612]。

一项包含 4251 例患者的 14 项前瞻性研究的 Meta 分析评估了既往隐源性脑卒中或 TIA 合并卵圆孔未闭的患者，在没有卵圆孔未闭封闭的情况下接受药物治疗后复发性脑血管事件的风险。与无卵圆孔未闭的脑卒中患者相比，合并卵圆孔未闭的患者脑卒中复发或 TIA 的综合结局风险（RR=1.18；95%CI 0.78～1.79；P=0.43）或复发性脑卒中发病率均无增加（RR=0.85；95%CI 0.59～1.22；P=0.37）[613]。

评估不同抗血栓治疗对预防卵圆孔未闭和隐源性缺血性脑卒中患者复发性脑卒中的有效性的数据有限。在 PICSS 中，与阿司匹林相比，华法林对卵圆孔未闭患者脑卒中或死亡的主要结局的影响没有显著差异，但在隐源性亚组中，有或没有卵圆孔未闭的患者中，存在华法林优于阿司匹林的趋势，尽管以显著更高的轻微出血风险为代价。一项对多项观察性研究的 Meta 分析，估计了口服抗凝药与抗血小板治疗在隐源性脑卒中和卵圆孔未闭患者脑卒中二级预防方面的有效性。分析包括 804 名口服抗凝药患者和 1581 例抗血小板药物患者。两组在脑卒中、TIA 或死亡的主要复合结局（HR=0.76，95%CI 0.52～1.12）或仅脑卒中的次要结局（HR=0.75，95%CI 0.44～1.27）没有统计学显著差异[614]。

2017 年的 3 项研究发现封堵卵圆孔未闭有好处，这可能会改变未来的专业推荐。CLOSE 试验将 16—60 岁的患者随机分组，与单独使用抗血小板或单独口服抗凝药相比，经导管卵圆孔未闭封堵联合长期抗血小板。这些患者近期因卵圆孔未闭相关房间隔动脉瘤或大量心房内分流而发生脑卒中。663 例患者的结果显示，在该患者群体中，封闭治疗优于单纯抗血小板治疗（HR=0.03，95%CI 0～0.26；P<0.001）。卵圆孔未闭封堵组的并发症发生率为 5.9%，心房颤动发生率较高（4.6%，P=0.02）[615]。前面提到的 RESPECT 试验的长期结果也显示卵圆孔未闭封堵对隐源性脑卒中患者（18—60 岁）有益（HR=0.55，95%CI 0.31～0.999；P=0.046）。静脉血栓栓塞（肺栓塞和深静脉血栓形成）的发生率在卵圆孔未闭封堵时更为常见（HR=3.48；95%CI 0.98～12.34；P=0.04）。试验中的亚组分析显示，与不存在房间隔动脉瘤时相比，对房间隔动脉瘤封堵治疗有益（HR=0.20，95%CI 0.06～0.7；P=0.005）。与无、微量或中等大小相比，对大量分流的患者也显示出益处（HR=0.96，95%CI 0.44～2.11；P=0.04）[616]。同样，REDUCE 试验纳入了主要患有中度或大量心房分流且平均年龄为 45 岁的隐源性脑卒中患者，显示与抗血小板治疗相比，卵圆孔未闭封堵在预防脑卒中复发方面具有显著获益（HR=0.23，95%CI 0.09～0.62；P=0.002）。卵圆孔未闭封堵装置相关并发症为 1.4%，心房颤动发生率为 6.6%[617]。

总之，对于没有抗凝指征的年轻隐源性脑卒中患者，可以考虑卵圆孔未闭封堵术。考虑到最近试验的入组标准和亚组分析，那些有大量分流或房间隔动脉瘤的患者更有可能获益。对于同时患有卵圆孔未闭和静脉源栓塞或高凝状态的患者，应采取抗凝治疗[614]。如果发现卵圆孔未闭，则建议评估深静脉血栓形成，因为它可能需要抗凝而不是抗血小板治疗。应讨论封堵装置的并发症、静脉血栓形成的风险以及发生心房颤动的可能性。

（二）左心房封堵预防心房颤动相关栓塞事件

如前所述，根据风险分层，可能有 50% 的心房颤动患者不需要抗凝治疗。这可能是因为患者的偏好或抗凝治疗的长期出血风险。从心脏脱落并进入大脑的所有血栓中，近 90% 来自左心

耳[618, 619]。在这种退化、不必要的心房腔中形成凝块，通常是由于与年龄、高血压和瓣膜疾病相关的左心房进行性扩大而导致血流停滞[620]。因此，切除心耳可降低脑卒中风险。外科医生可以在心脏手术时候将心耳切除，血管外科医生可以使用各种经静脉 / 经间隔技术行心耳封堵。PROTECT 心房颤动试验将 WATCHMAN 装置与华法林进行了比较，采用血管内手术将该装置放置在左心耳口。装置组接受围术期抗凝治疗，但在 45 天后停用。结果发现该设备不劣于香豆素，其每 100 例患者年发病分别为 3 次和 4.9 次（RR=0.62；95%CI 0.35～1.25）[621]。

左心房封堵对于不能抗凝治疗心房颤动的患者来说是理想的预防脑卒中方法；然而，PROTECT 心房颤动试验并未专门针对此类患者。有两种替代方法可用于左心耳封堵：直接手术（通过开胸术）或血管内封堵术（LARIAT 手术，一种经皮联合血管内手术）[622]。通过开胸入路，无须切开心脏，使用缝合线或吻合器直接封堵心耳，已被心胸外科医生接受。一种较新的装置（Atria-clip，AtriCure，Inc.）可用于在开胸后无须切开心脏来封闭心耳，而不是使用吻合器或简单缝合线。LARIAT 血管内技术使用圈套器经皮封堵心耳，该圈套通过直接剑突下穿刺和联合血管内经间隔导管进入心耳，该技术正在研究作为心房颤动消融的辅助技术（AMAZE 研究，NCT02513797）[623]。关于 LARIAT 技术疗效的大部分信息来自一项多中心观察研究，该研究对 135 例心源性脑卒中高风险但有口服抗凝药禁忌证的心房颤动患者进行了 LARIAT 手术[624]。在这项研究中，在手术后没有任何口服抗凝药治疗的情况下，任何原因的脑卒中和全身性栓塞的年事件率为 1%。平均随访时间为（2.9±1.1）年，达到 405 人年的随访。这种脑卒中复发率很低，表明 LARIAT 手术有好处。然而，尚未对这些手术中的任何一个进行研究，以确定它们是否可以预防非抗凝治疗的心房颤动患者群体中的缺血性脑卒中，也没有关于这些手术相互比较的有效性

的信息。

十八、落实二级预防

（一）让患者和护理人员参与治疗决策

1. 影响治疗依从性的因素有哪些

让患者和护理人员参与治疗决策是医疗保健的重要组成部分。患者需要了解他们发生了什么，以及为什么要为他们推荐各种治疗方案。众所周知，在临床试验之外，对药物的依从性较差，尤其是长期预防性治疗[625-627]，但如果患者了解每种治疗的用途，以及他们个人将如何受益，似乎可能会得到改善。然而，一项针对心肌梗死幸存者和无心血管疾病受试者的研究表明，患者对药物绝对益处的期望通常高于实际益处，因此提供有关特定药物可能益处的准确信息治疗虽然很重要，但不一定会增加理解和长期依从性[628]。

在美国，每年超过 20% 的缺血性脑卒中为复发性脑卒中。本章重点介绍了预防这些事件发生的二级脑卒中预防策略。然而，限制这些策略有效性的恰恰是患者对药物或治疗依从性差。1年时，65.9 的脑卒中患者继续使用所有二级预防药物，86.6% 的患者根据医疗保健工作者的建议停用了 1 种或多种药物[629]。这一观察结果的原因存在多种可能的解释，例如不良反应、提供者之间或与患者之间的沟通不畅、脑卒中后抑郁、药物成本和提供者缺乏知识。一项 Cochrane 评价评估了 26 项随机对照试验（15 项组织干预和 11 项针对患者的教育 / 行为）以确定是否对依从性和实施二级脑卒中预防策略发挥影响。行为干预与控制可改变风险因素的显著差异无关。然而，组织干预可能会改善血压和体重指数等风险因素，但汇总的估计并不准确且没有结论性。这些干预措施对血脂、糖尿病管理或药物依从性没有影响[630]。负责任的护理组织对预防的重视可能会导致更多的努力，通过发现有效的长期脑卒中预防管理策略来更好地减少可避免的脑卒中复发。

2. 沟通利益和风险

与脑卒中或 TIA 患者交流可能特别具有挑战性。脑卒中导致的残疾可能直接（如由于语言障碍）或间接（如由于疼痛、视野缺损、失禁、注意力不集中或忽视、认知缺陷等）影响与患者的交流过程，还有听力及经常影响老年患者的视力障碍和其他与年龄有关的问题。在与医生或其他卫生专业人员进行任何讨论时，如果亲戚、朋友或护理人员也能在场，通常会很有帮助。使用简单的语言做成小册子通常很有帮助，并为患者或看护人以后参考。有关为患者和护理人员提供最有用、最准确和最新信息的网站的指南也很重要。确保其他相关卫生专业人员知道所说的内容也至关重要，以确保一致性并避免混淆。

由于医生的治疗建议应权衡任何治疗的估计绝对益处和危害（见本章"预防脑卒中复发和其他严重血管事件的一般做法"），我们还必须尝试向患者和（或）护理人员传达有关治疗选择的相同类型的信息。我们应该清楚，在提供某项治疗益处的信息时，如果采用降低相对风险的说法（例如，"在您的阿司匹林中添加这种新的双嘧达莫片剂，您再次脑卒中、心脏病发作或死亡的风险将降低 20%"）而不是采用降低绝对风险的说法（例如，"如果像你这样的 100 例同时服用这种新药片双嘧达莫以及阿司匹林，那么这些人中的脑卒中、心脏病发作或死亡的人数每年就会减少 1 例"），可能给患者的决定或行为带来不恰当的影响。我们应始终尝试根据患者或护理人员的理解、需求和愿望来调整提供有关益处和危害信息的方式。用自然频率而不是百分比来引用收益和风险（例如，"1/10 的人会发展 ×"，而不是"10%的人会发展 ×"或"× 的风险是 10%"）并使用图表或图片可以使概念更容易理解[628, 631, 632]。最后，我们必须意识到患者和护理人员对此类信息的解释和反应，取决于他们对医生或其他医疗保健专业人员提供信息的信任程度，以及他们可能获得的其他信息来源（其他医疗保健专业人员、朋友、媒体等），他们对健康相关问题的背景知识，以及许多社会和心理因素[633, 634]。

（二）针对不同患者有哪些干预措施

本章讨论了许多预防性干预措施，图 17-48 给出了不同患者应该考虑哪些干预措施的总体总结。显然，介绍每种治疗都应考虑获益和风险的平衡以及特定患者的个人偏好，考虑到他们的年

龄、并发症，以及所有已经服用的药物，药物的调整对依从性的影响，药物相互作用和不良反应[635]。脑卒中后的治疗应从无脑卒中生存和干预后多年随访预防死亡率的角度来理解。只有通过选择正确的个体化疗法并保持对这些干预措施的依从性来实现长期预防，急性脑卒中治疗的改进才能真正有意义。

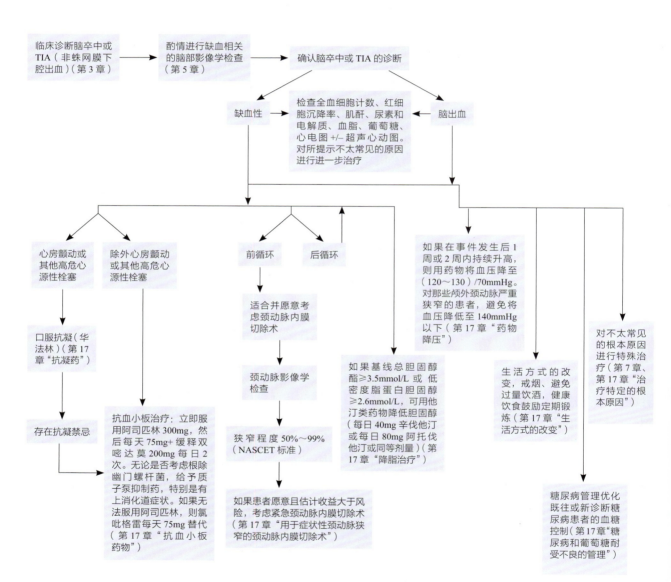

▲ 图 17-48　脑卒中或短暂性脑缺血发作后要考虑的长期预防性干预措施总结

注意：降低胆固醇的他汀类药物和抗血栓治疗可能偶尔适用于未来缺血事件风险特别高的脑出血患者（第 17 章 "降脂治疗" "抗血小板药物" "抗凝药"）
TIA. 短暂性脑缺血发作；NASCET. 北美症状性颈动脉内膜切除术试验

第18章 脑卒中后的康复：证据、实践和新方向

Rehabilitation after stroke: evidence, practice, and new directions

Coralie English Audrey Bowen Debbie Hébert Julie Bernhardt **著**

贺迎坤 何艳艳 段 林 **译**

一、什么是康复，为什么它很重要

康复与预防、促进、治疗和姑息治疗一样，是连续护理的重要组成部分，因此应被视为综合卫生服务的重要组成部分[1]。尽管溶栓和血管内血栓清除技术的进步降低了脑卒中后的死亡率和残疾，但全球估计脑卒中患者中遗留持续性残疾的比例为 45%～65%[2, 3]。

（一）康复和恢复的定义

世界卫生组织呼吁采取行动[1]将康复定义为"（支持）那些有健康状况的人尽可能保持独立、参与教育、经济生产和履行有意义的生活角色"。但什么是康复，什么是脑卒中后的恢复？脑卒中康复和恢复圆桌会议小组[4]提出以下定义：康复是"残疾人获得最佳身体、心理和社会功能所需知识和技能的积极变化过程[5]"。恢复是"身体结构和功能以及活动恢复到脑卒中前状态的程度"。

康复过程包括利用和优化恢复过程，使脑卒中患者能够在社区中过上积极、独立的生活。在不太可能恢复独立生活安排的破坏性脑卒中病例中，康复是为了优化功能，以使脑卒中患者获得最佳的生活质量，并尽量减少持续的护理负担。脑卒中恢复是一个持续的过程，可能会持续

数月或数年，通常远远超过任何正式康复服务的期限。更长期的康复对于支持人们在脑卒中后过上良好的生活、最大限度地减少并发症、降低复发事件的风险和最大限度地减少护理负担非常重要。

（二）脑卒中康复的证据状态

脑卒中康复研究领域正在迅速发展。多年来，我们有强有力的证据表明，在脑卒中专科病房的治疗（包括由熟练的医疗保健专业人员组成的多学科团队）可显著改善脑卒中后患者的结局[6]，并且旨在促进功能和活动能力恢复的身体康复是有效的[7]。该领域的大型、多中心和国际试验数量正在迅速增加，脑卒中康复临床试验质量不断提高。更好的报告指南和共识声明，例如脑卒中康复和恢复圆桌会议发表的关于干预制订和报告的基本方面[8]、共同结局指标[9]的指南和共识声明，并呼吁在从基础科学到临床试验的连续统一体中加强合作[10]，这意味着康复研究的未来是光明的。

（三）更新的脑卒中康复临床指南

鉴于可获得的大量研究证据，采用方法学严谨性制订的高质量临床指南使临床医生能够掌握干预的当前证据。近 2 年来，澳大利亚、英国、

加拿大和美国均更新了其脑卒中康复的临床指南（表 18-1）。

临床指南提供了干预措施的建议，但由于一些试验中干预措施的详细信息报道有限[8]，因此不能始终提供关于如何在临床实践中提供这些建议的详细信息。已经测试了特定干预措施的一些实施方案示例的有效性（例如，自我指导上肢锻炼的 GRASP 方案[16,17]），但需要更多此类方案。

本章借鉴了最新的国际脑卒中康复临床指南，对目前有效康复干预的证据进行概述。空间不允许对康复的所有方面进行全面审查，而是强调几个关键领域，重点是身体康复。强烈建议读者参考已出版的临床指南，以获取有关特定干预措施的更多详细信息，以及本章未涵盖领域的指导，特别是在沟通、神经心理功能、疲劳、性别、驾驶和重返工作岗位的康复方面。最后，重要的是要承认脑卒中对个人的影响。由于亲人脑卒中，照顾者、家人和朋友经常会产生不良的健康结果和大量未满足的需求。

二、脑卒中康复的主要例子

（一）什么时候开始康复

术语也很重要，关于脑卒中后的重要时间框架也达成了共识。脑卒中康复和康复圆桌会议小组考虑了康复的生物学，并制订了脑卒中后关键时间点的框架和一致的术语（图 18-1）[4]。本章考虑这些时间段内康复的关键方面的例子，重点是前 3 个月。

（二）超急性期康复（脑卒中后 0~24h）

极早期活动

超急性期康复的一个例子是非常早期的活动，即在脑卒中发作后 24h 内让患者下床活动[18]。第一项大型国际试验极早期康复试验（A Very Early Rehabilitation Trial，AVERT）的结果让许

国　家	发行年份	参　考
澳大利亚	2017	脑卒中基金会。2017 年脑卒中管理临床指南。澳大利亚墨尔本[11]
加拿大	2015	加拿大心脏和脑卒中基金会：加拿大脑卒中最佳实践建议：脑卒中康复实践指南[12]
美国	2016	成年人脑卒中康复和康复指南。美国心脏协会/美国脑卒中协会的医疗保健专业人员指南[13]
英国[a]	2016	校际脑卒中工作组，国家脑卒中临床指南，第 5 版。皇家伦敦医师学院[14]

表 18-1　更新的脑卒中后康复临床指南总结

a. 不包括拥有自己的脑卒中康复指南[15]的苏格兰，该指南最后更新于 2010 年

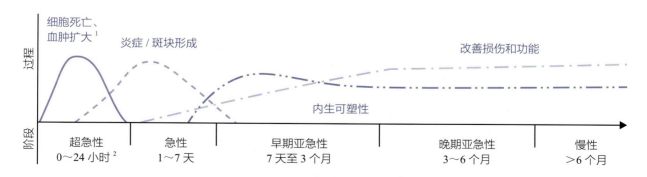

▲ 图 18-1　脑卒中后的关键时间点映射到当前对生物学的理解

1. 出血性脑卒中特异性；2. 延长至 24h 以适应前后循环，以及基底动脉闭塞的选择（经 SAGE 许可转载，引自 Bernhardt et al. 2017[4]）

多人惊讶，发现在脑卒中发作后 24h 内开始强化、频繁的下床活动，降低了获得良好结果的概率（即脑卒中后 3 个月无残疾或几乎无残疾）[19]。进一步预先计划的探索性分析表明干预的频率和数量对相关结果的影响不同[20]。临床指南[21]的制订者很难解释 AVERT 试验的证据，但最终国际临床指南的建议是相似的（表 18-2）。

有一些迹象表明，更严重的脑卒中和（或）颅内出血患者可能需要更谨慎的方法来进行早发性活动。AVERT 试验的预设剂量反应分析提供的见解表明，更短、更频繁的疗程与更好结果的概率相关[20]。为不同患者群体确定最佳治疗方法的进一步工作正在进行中。最近的急性脑卒中试验中的头部定位（Head Positioning in Acute Stroke Trial，HeadPoST）比较了第一个 24h 平躺与头部抬高至少 30° 的坐姿方案，发现 90 天的结果没有差异[23]。目前，有证据表明我们应该尽早开始一些离床训练，而不是在脑卒中后的前几天进行强化训练。

（三）急性期康复（脑卒中后 1～7 天）

到脑卒中后第 2 天，除非有医学禁忌，否则脑卒中患者应该开始下床活动和其他干预措施以促进和优化其康复。在许多情况下，脑卒中后的第 1 周是医疗团队确定下一阶段护理的时间，以及正式的住院康复是否是该患者的最佳方法。对一些患者来说，急性护理的第 1 周是他们接触完整跨学科团队的唯一时间，此时对康复需求进行全面评估非常重要，针对特定缺陷的康复干预措施应尽快开始。

1. 康复需求综合评估

应尽快对康复需求进行早期、全面的评估[13, 14]，最好在入院 48h 内进行[11]。没有证据表明脑卒中后的任何特定亚群，包括患有严重脑卒中和（或）认知缺陷的患者，都不能从康复中受益，但国际上在获得康复方面存在相当大的不平等[24]。并不是每个人都能获得康复服务，不幸的是，评估患者进行康复的决定可能是由对服务可用性的感知而不是患者需求驱动的[25]。对所有脑卒中患者的康复需求进行全面评估可以突出服务不足的地方，这至关重要。澳大利亚评估等康复工具[26]可用于减少多学科团队不同成员的重复评估。

2. 开始特定的康复干预

下一节概述了一些脑卒中后遗症基于证据具体康复干预。下文讨论了这些干预应该何时开始（时间）以及应该提供多少（剂量）。

（四）亚急性期早期康复（脑卒中后 7 天至 3 个月）

对于那些有持续康复需求的人，一系列不同的康复模式是可能的。2012 年的 Cochrane 综述[27]发现，与传统服务相比，资源和人员配备适当的早期支持出院服务（患者从急诊医院出院并接受家庭康复服务）可带来更有利的结果。无论康复服务是在医院还是在社区，关键要素都包括一个技能适当的多学科团队，其中包括护理（最好专科康复训练）、职业治疗、言语和语言治疗、理

表 18-2　极早期活动的关键建议				
主要建议	澳大利亚[11]	加拿大[12]	英国[14]	美国[22]
不建议在脑卒中发病 24h 内进行频繁、密集的离床活动	•	•	•	•
除非另有禁忌，所有脑卒中患者应在脑卒中发作 48h 内开始下床活动		•		•
对于行动不便的患者，应在脑卒中后 24～48h 每天频繁地短时间下床活动	•	•	•	

• 表示哪些指南包含此建议

疗和社会工作。表 18-3 总结了脑卒中康复服务的主要建议。

（五）一般原则

从超急性期到慢性期，有效脑卒中康复的关键一般原则是以患者为中心的目标设定和重复的任务特定训练。使患者目标和卫生专业人员对可以实现的目标的期望保持一致，是一项不容易满足的挑战[29]。一些小型、主要是观察性的试验发现，使用深思熟虑的过程来设定以患者为中心的目标可以改善心理结果[30]。目标设定的 SMART 原则提供了一个有用的框架[31]。

有强有力的证据[32, 33]表明，功能性任务的特定任务训练可以提高一个人在脑卒中后执行该任务的能力。简而言之，这意味着在尽可能多的不同环境中，尽可能多地练习困难的任务。这适用于重新训练坐姿平衡[32]、从坐姿移动到站姿[7, 33]、站立平衡[33, 34]和行走[33, 35]。因此，重复性任务特定训练是脑卒中后康复的核心原则[11-14]。

从患者和家属的角度考虑康复经验是很重要的。最近两项定性系统评价的关键主题包括：员工需要培养自主性、控制力和动力，患者经常感到厌倦、沮丧和疲劳，以及从家庭的角度来看，希望更积极地参与康复过程，以及需要随时了解和倾听[36, 37]。

（六）时间和剂量的问题

恢复轨迹研究表明，大多数恢复发生在脑卒中后的最初 14～30 天[38, 39]。这符合已知的脑卒中恢复生物学，包括减少炎症和内源性可塑性[4]，并表明某些康复干预措施在脑卒中后早期开始时可能对促进恢复最有效。然而，缺乏最佳时机的直接证据。然而，生物学只是对康复反应的一个因素，应在脑卒中后的亚急性（3～6 个月）和慢性（>6 个月）阶段继续提供干预措施。

自系统评价[40]和荟萃回归分析论文[41]的证据表明，治疗时间越长越好。然而，这些评价中的大多数试验规模较小，并且是在脑卒中后早期或晚期亚急性期的人群中进行的，此时生物恢复过程与超急性期和急性期完全不同的阶段。这使

表 18-3　脑卒中专家康复服务的主要建议				
主要建议	澳大利亚[28]	加拿大[12]	英国[14]	美国[13]
康复团队应包括受过脑卒中康复培训的医师、职业治疗师、物理治疗师、言语和语言病理学家、护士、社会工作者、营养师、心理学家和矫形师[a]	•	•	•	•
脑卒中康复团队的成员应接受脑卒中护理和康复方面的专业培训，并遵循循证的最佳实践		•	•	•
所有专业团队成员都应接受支持性对话培训，以便能够与失语症等沟通受限的患者进行互动		•	•	
理想情况下，患者应该在专门的脑卒中单元接受治疗，或者在一个治疗单元集中或分组	•	•	•	
应有机制在急症护理、康复服务和社区护理之间顺利转移护理	•	•	•	•
应使用标准化、有效的评估工具对损伤、功能活动限制、角色参与限制和环境因素进行评估	•	•	•	•
团队设定的目标应以患者为中心，让患者、家人和护理人员及早参与	•	•	•	•

a. 仅在英国指南中提及矫形师

得对证据的解释变得困难。

表 18-4 总结了国际临床指南中的治疗建议数量。指南之间关于推荐的具体治疗量的差异反映了证据基础的不确定程度。区分与治疗师相处的时间和从事积极、有意义的任务练习的时间也很重要。一种不一定与另一种相关，估计至少有 30% 的治疗方案没有从事积极的任务实践[42]。

（七）提高移动性（步行能力、转移）和平衡

特定任务训练的原则适用于提高脑卒中后的步行能力（表 18-5）。具体方式包括循环课治疗[35]和有或无体重的跑步机训练支持[43]，可能特别有用。步行的虚拟现实训练是一个相对较新的概念，涉及使用模拟并允许患者与现实世界环境互动的技术[44]。对于步行训练，这通常涉及结合视频屏幕或头戴式设备，在跑步机上行走或站在平衡板上时提供视觉输入[44, 45]。最近的系统综述报道了这种方法在用于替代标准治疗或增加额外治疗时间时的益处[44, 45]。目前尚不清楚跑步机和虚拟现实训练的好处是由于增加了练习独行行为的时间，还是由于干预本身的一些内在特征。

如果肌肉无力限制了功能，并且至少有一些

表 18-4 关于治疗量的主要建议				
主要建议	澳大利亚[11]	加拿大[12]	英国[14]	美国[13]
专门康复机构应提供每周 5 天、每天至少 3h 的治疗（包括物理治疗、职业治疗和言语和语言治疗），确保在此期间进行至少 2h 的主动任务练习 ª	•			•
每天应为每种适当的治疗累积至少 45min 的治疗，频率应使他们能够达到康复目标			•	
患者应有机会在非治疗期间与医疗团队的所有成员一起练习技能，以确保有机会重复并将技能转移到他们的日常生活中	•	•	•	
治疗的强度和持续时间应根据个体患者的需要和耐受性确定，并进行相应分级以实现最大效益	•	•	•	•

a. 2h 主动任务练习的规范仅出现在澳大利亚指南中

表 18-5 提高流动性的主要建议				
主要建议	澳大利亚[11]	加拿大[12]	英国[14]	美国[13]
应使用特定任务训练来改善脑卒中患者的活动相关目标	•	•	•	•
跑步机训练，无论是否有身体支撑都应该用于提高步行速度和距离 ª		•	•	•
虚拟现实训练、机械辅助（如机器人）步态训练、有节奏的听觉刺激 ᵇ 和生物反馈 ᵇ 可被视为下肢功能和步态训练的辅助干预	•	•		•
足下垂患者应考虑踝足矫形器和功能性电刺激 ᶜ	•	•	•	•

a. 美国和英国指南更加谨慎，建议跑步机训练"可能被使用"（美国指南）作为"某些人的辅助工具"（英国指南）

b. 仅在澳大利亚和加拿大指南中推荐

c. 仅在美国和英国指南中推荐的功能性电刺激

保留的意志运动的情况下，遵循渐进超负荷原则的力量训练可能是有用的，并且不会影响张力或痉挛[11-14]。

（八）有氧训练和身体活动

脑卒中患者的心肺水平非常低，即使在脑卒中后 6 周内进行测量[46]。这意味着脑卒中患者经常在有氧能力的极限下进行工作，以进行日常生活活动。常规理疗疗程，即使是那些旨在改善步行功能的疗程，也不足以促进心肺适应性的改善[47]。因此，建议在脑卒中后尽早开始特定的有氧训练（表 18-6）。鉴于体力活动不足是脑卒中的最高风险因素之一[48]，还应支持脑卒中患者长期进行有规律的体力活动。有针对脑卒中后锻炼的全面、具体的指南[49]。

（九）改善上肢功能

与改善活动能力和步行一样，改善手臂功能使用的治疗基石是重复性、针对特定任务的功能性任务实践[33]。使用商业或定制的视频游戏，需要特定的手臂动作，并通过沉浸的游戏品质来吸引患者的兴趣，有望成为一种新颖的疗法。重复性任务练习和游戏的参与性相结合，可能对增强大脑恢复和功能改善特别有益。

在保留一些自主运动的情况下，遵循超负荷和渐进原则的力量训练可能是有益的[50]。将电刺激设置为允许脑卒中患者自愿协助运动的参数对于肌肉非常虚弱的人很可能有用[51]。对于感觉减退的患者，感觉意识的特定再训练可以改善手的感觉和功能[52]。

可以使用一系列提供力量训练和重复性任务特定训练的特定模式，表 18-7 总结了这些模式。其中，使用约束诱导运动疗法具有最有力的证据基础。这种干预仅适用于保留有一定意志的腕部和手指伸展的人，包括在醒着的大部分时间将非偏瘫手臂束缚在吊带中，并进行大量（每天 6h，至少 2 周）任务特异性治疗。

严重的手臂瘫痪使肩部和手臂容易受到疼痛

表 18-6 有氧训练和身体活动的主要建议				
主要建议	澳大利亚[11]	加拿大[12]	英国[14]	美国[13]
个体化设计的有氧训练应用于被认为是医学上稳定且无禁忌证的患者，以改善心血管健康和肌肉，以适应步行和轮椅移动性	·	·	·	·
应建议和支持脑卒中患者进行适当的、有规律的身体活动	·	·	·	·

表 18-7 改善上肢功能的主要建议				
主要建议	澳大利亚[11]	加拿大[12]	英国[14]	美国[13]
患者将从以目标为导向的、重复性的、特定任务的培训中获益最多	·	·	·	·
对于患手主动伸腕 20° 和主动伸手指 10° 的患者，应考虑进行约束性运动疗法	·	·	·	·
机械辅助手臂训练（如机器人）、虚拟现实[a]、功能性电刺激[a]、心理练习和镜像疗法[b] 可被视为潜在的辅助干预措施	·	·	·	·
对于那些感觉丧失的人，可以考虑进行感觉训练	·	·	·	·

a. 仅在澳大利亚、加拿大和美国指南中推荐
b. 仅在澳大利亚和加拿大指南中推荐

和其他并发症的影响，包括盂肱关节半脱位。每天使用数小时产生肌肉收缩的电刺激，可能有助于预防或减少半脱位[53]。建议谨慎手臂定位，包括坐着时肘部下方的坚固支撑装置、直立时支撑手臂的吊索，以及对员工和家人进行有关处理手臂的教育，以保护肩关节[11-14]。

（十）改善沟通障碍

脑卒中后的沟通障碍可能包括运动性言语障碍（构音障碍、言语失用）和语言障碍[接受性和（或）表达性失语]。沟通困难，尤其是失语症，会影响情绪、自我形象、幸福感、人际关系、就业、休闲和社交机会[14]。表 18-8 总结改善言语和语言功能的关键建议。干预措施和证据评估的详细描述见指南和 Cochrane 系统综述[54, 55]。

（十一）痉挛和挛缩

在严重痉挛影响功能或卫生的情况下，靶向注射肉毒杆菌毒素 A 可减少痉挛但不会改善运动功能[11-14]，因此应尽可能与主动运动训练相结合。包括定制夹板、拉伸和被动运动在内的干预措施在预防或减少包括脑卒中在内的神经系统疾病患者的挛缩（关节范围丧失）方面无效[56]。

（十二）疲劳

估计有 50% 的脑卒中患者会出现超越肌肉疲劳或嗜睡，并影响生活质量的疲劳[57]。迄今为止，我们几乎没有证据表明脑卒中后疲劳的病理生理学或有效干预措施[58]。初探性和可行性研究发现药物莫达芬定[59]、有氧运动[60]和量身定制的心理干预[61]有一些潜在的好处，但这些都需要在稳健的临床试验中进一步评估[58]。

（十三）脑卒中的心理和社会心理影响的管理

脑卒中是一种毁灭性的生活事件，对许多人来说，影响是长期的。高达 87% 的脑卒中患者报告称，康复需求未得到满足，例如，认知、活动能力、疲劳、抑郁和对二级预防的支持[62, 63]。这些未满足的需求对脑卒中患者及其护理人员的生活质量产生负面影响[64]。自我管理干预、同伴支持小组和心理支持可以提供显著的益处[65]。心理治疗干预，包括解决问题和动机性访谈，可以减少情绪困扰和患抑郁症的概率[66]。应尽早考虑转诊至心理支持服务和同伴支持小组，并在康复路径的不同阶段进行。有关管理脑卒中心理影响的优秀资源，请参阅 Lincoln 等（2012）[67]。工作年龄的脑卒中患者重返工作岗位的比例很低[62, 68]，身体损伤、疲劳、注意力集中和沟通困难被认为是主要障碍[69]。量身定制的职业再培

表 18-8 改进通信功能的主要建议				
主要建议	澳大利亚[11]	加拿大[12]	英国[14]	美国[13]
患有沟通障碍的脑卒中患者应由语言病理学家进行评估和治疗[a]	•	•	•	•
失语症和构音障碍的治疗应包括对沟通伙伴的教育，以及支持的会话技巧和功能性干预	•	•	•	•
约束诱导语言疗法[b]、增强和替代交流，以及计算机化语言疗法也可考虑用于治疗失语症	•	•	•	•
对于患有运动语言障碍的脑卒中患者，可以使用量身定制的干预措施，例如，建模和视觉提示、电脑游戏、增强和替代交流方式[c]	•	•	•	•

a. 英国指南强调了替代沟通伙伴在失语症发作后早期提供干预方面的作用

b. 仅在澳大利亚和加拿大指南中推荐

c. 加拿大和美国指南仅推荐使用增强和替代通信

训计划和对工作场所保留的持续支持可以提供帮助 [70] 并且应该提供。

三、关键证据空白和新出现的证据

关于脑卒中后的康复过程，以及我们如何通过康复疗法最好地利用和优化这一过程，我们仍然需要了解很多。有几个有希望的药理学靶点可以促进脑卒中后恢复（参见 Cramer 2015[71] 进行全面审查），但迄今为止，临床试验证据不足以推荐它们在临床实践中的常规使用 [11, 13]。用于脑卒中恢复的干细胞研究领域尚处于起步阶段，但可能具有未来的希望 [72]。

脑刺激的作用，包括经颅磁刺激和直流电刺激，作为脑卒中康复的潜在辅助疗法，在研究文献中受到了极大的关注。然而，尽管在小型试验中取得了一些有希望的结果，但其他试验显示出有限的益处和最佳的刺激参数在很大程度上是未知的 [73, 74]。因此，目前不建议在常规实践中使用脑刺激 [11, 13, 14]，尽管加拿大指南建议它可以用作上肢康复的辅助治疗 [12]。

环境丰富是一种概念，已被证明可以在脑卒中动物模型中提供增强的恢复 [75]，医院康复环境通常被描述为环境匮乏。来自小型试验的新证据表明，环境丰富可能会增加医院环境中的活动水平 [76,77]。

四、未来方向和理想目标

脑卒中康复和恢复圆桌会议小组 [4] 等国际联盟的努力，包括世界卫生组织行动呼吁 [1] 对康复的关注，意味着未来有望在脑卒中康复领域取得突破和康复。我们需要进一步了解脑卒中恢复的生物学和行为驱动因素，以便开发和测试有希望的干预措施来利用和优化这一过程。再加上更好地了解对干预措施或多或少有反应的人的表型，我们可以希望在未来能够以正确的剂量向正确的人在正确的时间推荐和提供最好的（最有效的）干预措施。

第 19 章　脑卒中服务的组织
The organization of stroke services

Peter Langhorne　Jeyaraj Durai Pandian　Cynthia Felix　著

杨博文　译

一、背景

（一）脑卒中的影响

政府，尤其是负责提供医疗保健的政府，已经越来越意识到脑卒中对人群健康的影响，以及造成的整个社会的成本。在英国，脑卒中患者医疗费用约占医院总费用的 6%，约占国家医疗服务费用的 5%[1]（www.nao.org.uk/stroke）。来自其他国家（如瑞典、美国、加拿大、荷兰和日本）的研究表明，其财政负担可能比英国更大，这可能是因为卫生服务总支出的增加[2-10]。此外，人口变化可能会导致发展中国家的脑卒中死亡率和发病率增加[11, 12]。

直到 1988 年国王基金共识会议[13]发表之前，英国对脑卒中的关注相对较少。这次会议强调了为脑卒中患者提供的服务中存在许多缺陷，得出的结论是："服务通常是无序的，而且很少契合病人的需要"。从那时起，脑卒中已被提上政治议程，并被确定为英格兰（www.nao.org.uk/stroke）和苏格兰（http://www.scotland.gov.uk/Topics/Health/Services/Long-Term-Conditions/Stroke）需要改善的关键领域。在许多其他国家，脑卒中也受到了类似的和持续的重视。这些变化引起了人们对脑卒中，特别是脑卒中服务的巨大兴趣。在过去的 20 年里，越来越多的有关为脑卒中患者提供最佳和最经济有效护理方法的研究已经完成。

本章将介绍为患有 TIA 或脑卒中的患者提供服务的组织工作。不可避免地，讨论将倾向于反映英国及在某种程度上其他北欧和澳大利亚的护理模式，但我们希望它能与其他地方的服务相关联。

（二）脑卒中服务的宗旨

脑卒中服务的总体目标是以最有效、最公平和最人道的方式提供患者及其家属所需的护理。此类服务不一定是针对脑卒中的；它们可能是内科、老年人护理、神经病学、康复或持续护理的一部分。

良好的组织可能是决定服务有效性的最重要因素。照顾脑卒中和 TIA 患者时考虑主要目标，对准确考虑应该如何最好地组织脑卒中服务是有用的（表 19-1 和图 19-1）。此外，鉴于我们的许多干预措施缺乏证据，服务应促进研究和教育。我们没有将初级预防纳入护理的组成部分，尽管这可能是减少脑卒中相关死亡、残疾和残障的最有效方法，至少从长期来看是这样。脑卒中初级预防与其他血管疾病的预防有很多共同之处，因此将这些预防服务联系起来更有意义，特别是因为它们的成功可能更多地依赖于政治和社会变革，而不是卫生服务。

表 19-1　管理脑卒中和短暂性脑缺血发作的关键部分
• 公众认识预警症状并及时寻求帮助（第 19 章 "改善获得早期专家评估的干预措施和治疗"）
• 及时准确的评估和诊断（包括运输）
• 特殊的急性内科和外科治疗
• 识别和评估患者的问题
• 进一步血管事件的二级预防
• 一般护理，包括解决问题的干预措施（包括康复的许多方面）
• 提供信息和建议（第 19 章 "脑卒中服务提供中的一般问题"）
• 为不太可能存活的患者提供临终关怀
• 出院和重返社区（第 19 章 "从医院转移到社区"）
• 严重残疾患者的持续或长期护理（第 19 章 "继续康复和重新融入正常生活"）
• 随访以发现和处理迟发性问题（第 19 章 "长期随访和慢性病管理"）

（三）建立脑卒中服务的有效性

在一个理想的世界里，我们关于提供脑卒中服务的决定总是以来自随机试验的有力证据，并优先考虑那些已被证明有效的护理方面。然而，开展脑卒中服务等复杂干预措施的随机试验具有挑战性[14]，而且这些试验的数量通常很少且难以解释。没有理由说稳健的临床试验（随机治疗分配、治疗分配隐藏、随访盲法、意向治疗分析）的大多数重要的方法学原则（www.cochrane.org/resources/handbook）不应适用于脑卒中服务。然而，诸如脑卒中服务等复杂干预措施的随机试验提出了一些独特的挑战。特别是，通常很难开发和充分描述干预措施，实现试验参与者与他们的治疗双盲，并排除其他护理方面的混淆。因此，即使一项服务在一个环境中表现良好，特定的当地因素也可能会影响结果。基于这些原因，我们通过提出以下问题来评估脑卒中服务。

• 此类服务是否被证明在特定情况下（在一项随机试验中）有效？

• 它是否被证明可以在多种环境中发挥作用（临床试验的系统评价）？

• 我们是否知道收益与成本相符与否（经济分析）？

科克伦合作组织的脑卒中审查小组是这类信息的极好来源，提供了越来越多的系统回顾（http://www.dcn.ed.ac.uk/csrg）。

重要的是，负责计划服务的人员应了解所有有关干预措施有效性的现有证据，以及向适当的患者提供这些干预措施的方法。然而，因为上述方法学上的挑战，我们通常不会从随机试验中获得任何可靠的证据来指导决定。规划者应该意识到，"缺乏患者受益的证据"与"患者缺乏受益的证据"是不同的。如果有关于干预成本和服务的各个其他方面的可靠数据，这可以让医疗保健计划者就应该提供哪些服务做出更明智的选择。与此同时，他们不应仅仅因为缺乏随机试验证据而拒绝那些被普遍接受为有效和安全的患者服务。

服务的临床试验可能是复杂且具有挑战性的。请记住，缺乏"有益处的证据"与"缺乏益处"的证据不同。

（四）可能影响脑卒中服务的压力

除了有效性或成本效益的证据之外，还有几个因素可能会影响脑卒中服务的提供，并限制临床医生和服务规划者的选择。这些可以包括以下内容。

• 当地医疗保健文化和经济：提供医疗保健的传统方法及它获得资金或报销的方式将影响提供服务的方式。在美国或德国开展脑卒中服务将面临与在斯堪的纳维亚半岛、荷兰或英国开展脑卒中服务所不同的挑战。低收入和中等收入国家可能会面临特殊挑战，在这些国家，许多关于医疗资源可用性的基本假设可能根本不适用。

• 不同患者群体的需求：脑卒中对服务规划者提出了复杂的挑战，因为大多数患者需要类似的一般服务，但少数（如蛛网膜下腔出血或有符合

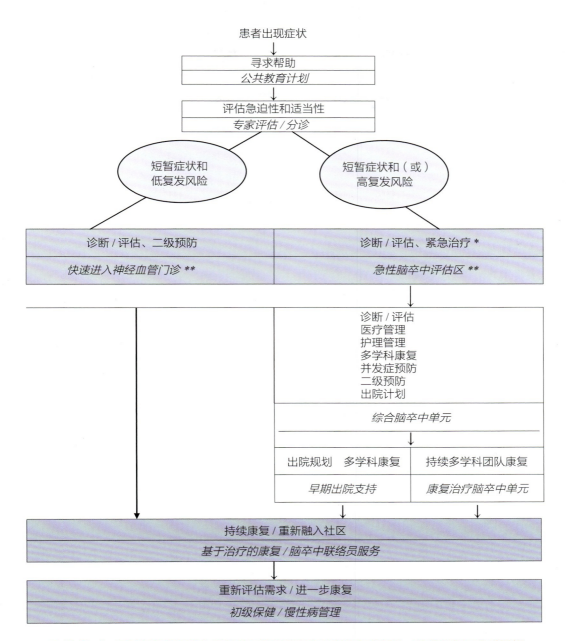

▲ **图 19-1 与社区服务相结合的基于医院的脑卒中服务的组成部分、功能和相互关系图解**

上框表示服务的目标，下框（斜体）表示建议的解决方案。我们相信，即使在脑卒中发作当天，康复过程的要素也很重要

*. 可以在脑卒中单元或脑卒中中心。**. 可以在综合脑卒中单元继续

静脉溶栓条件的患者）可能需要更多的专业服务。为少数人集中特殊服务的需要与为大多数人将更多的一般服务下放给当地医院和社区的需要之间，经常存在紧张关系。

• 患者和家属的意见：患者和护理人员的常见抱怨之一是他们接受的服务不连续（http:// www.chss.org.uk/pdf/research/Improving_services_patients_and_carers_views.pdf），导致护理的碎片化和对服务的不满。

• 可用资源：如果已经有基本人员配备水平和检查服务，即使其分布在医院或社区周围，组织或重组脑卒中服务仍会更容易。因此，我们的大部分讨论将主要与发达国家资源充足的服务相关。然而，我们将在本章"有组织的住院（脑卒中单元）护理"中讨论更多全球性的挑战。

> 局部脑卒中服务必须因地制宜；没有广泛适用的完美蓝图。

二、规划和发展脑卒中服务

提供最佳服务的方式将取决于当地的历史、地理、需求、资源、人员和政治。因此，任何脑卒中服务都必须因地制宜，以达到最大效果。出于这个原因，很难对应该如何组织服务进行教条化。本章将尝试为临床医生、公共卫生医师或卫生服务管理者（管理员）在规划服务时应使用的原则提供一般性指导。

在计划或审查脑卒中服务时，首先要解决以下几个问题。

• 我们想去哪里（见下文）？现有和计划中的脑卒中服务的组成部分的有效性（和成本效益）的证据是什么？

• 我们现在在哪里（见下文）？脑卒中服务所服务人群的需求是什么？目前致力于管理 TIA 和脑卒中患者的资源、人员和设施有哪些？

• 我们将如何到达我们想去的地方（见下文）？目前提供服务的主要差距是什么（即未满足的需求和未能提供有效的干预措施）？需要什么资源、人员和设施来满足人口的需求？假设资源是有限的，人口的需求能在多大程度上得到现实的满足？应该如何最好地组织这些资源？

• 我们如何知道我们是否成功了（见下文）？如何监控和维持脑卒中服务的表现？

在本章中，我们将从"综合脑卒中服务"开始，回顾脑卒中服务组成部分的有效性（以及可能的成本效益）。在第二部分（从"规划、开发和维护脑卒中服务"开始），我们将讨论规划、开发、监测和维持脑卒中服务的实用方法。

三、综合脑卒中服务

我们使用"综合脑卒中服务"一词来表示涵盖脑卒中或 TIA 患者大部分需求的脑卒中服务，并以提供贯穿患者病程的方式进行整合——"无缝服务"（表 19-2 和图 19-1）。在这样做时，它应该提供表 19-1 中列出的所有功能。图 19-1 概述了我们认为是综合脑卒中服务的重要组成部分，在本章中，我们将讨论其中一些建议的证据和基本原理。

> 全面的脑卒中服务应满足大多数患者的大部分需求，并在"无缝服务"中做到这一点。

四、讨论脑卒中综合服务时的一般原则

在提出各种服务提供方法并建议综合脑卒中服务的特定组成部分时，我们尝试采用一些一般原则。

• 基本需求优先：脑卒中服务应首先确保为所有脑卒中患者及其家人提供基本的基础护理（来自医疗、护理和治疗人员）。

• 基于证据的选择：应优先考虑那些被普遍接受为有效或已被证明有效的护理方式。科克伦合作组织的脑卒中审查小组是这类信息的一个很好的例子（http://www.dcn. ed.ac.uk/csrg）。

• 患者和护理人员的意见：对患者和护理人员意见的调查经常强调，希望由了解脑卒中患者及其护理人员所面临挑战的专家人员，协调和提供护理（http://www.nhssurveys.org/Filestore/CQC/2004_ stroke_key_findings.pdf）。

• 对替代方案的认识：在可能的情况下，我们已经努力承认可能存在有效的替代方法来实现相同的目标。但是，通常没有研究证据可以帮助做出有关最佳服务选择的此类决定。

• 发展水平：我们的大部分讨论反映了发达经济体的经验。目前很难为其他医疗保健机构提供

表 19-2　管理脑卒中和短暂性脑缺血发作（TIA）患者的主要目标和服务解决方案

目　标	建议的服务选项	
公众认识预警症状并及时寻求帮助	公共教育活动	第 19 章 "公共教育计划"
及时准确的评估和诊断	运输（救护车和直升机）协议	第 19 章 "运输协议（院前评估和运输）" 至 "服务协调"
	急诊科和医院规程	第 19 章 "远程医疗服务（网络）" 和 "短暂脑缺血发作的服务"
	指定的脑卒中中心	
	远程医疗网络	
	快速访问的 TIA 门诊	
特殊的急性内科和外科治疗	指定的脑卒中中心	第 19 章 "指定的脑卒中中心" 和 "远程医疗服务（网络）"，"有组织的住院（脑卒中单元）护理"
	远程医疗网络	
	脑卒中单元（有时侧重于超急性脑卒中单元）	
识别和评估患者的问题	指定的脑卒中中心	第 19 章 "指定的脑卒中中心" 和 "远程医疗服务（网络）"，"有组织的住院（脑卒中单元）护理"
	远程医疗网络	
	脑卒中单元（有时侧重于超急性脑卒中单元）	
进一步血管事件的二级预防	脑卒中单元	第 19 章 "指定的脑卒中中心" 和 "远程医疗服务（网络）"，"有组织的住院（脑卒中单元）护理"
	指定的脑卒中中心	
	快速访问的 TIA 门诊	
一般护理，包括解决问题的干预措施（包括康复的许多方面）	脑卒中单元	第 19 章 "有组织的住院（脑卒中单元）护理"
为不太可能存活的患者提供临终关怀	脑卒中单元	第 19 章 "讨论脑卒中综合服务时的一般原则" "有组织的住院（脑卒中单元）护理" "讨论脑卒中综合服务时的一般原则"
出院和重新融入社区	早期支持的出院服务	第 19 章 "从医院转移到社区"
	出院计划	
严重残疾患者的持续或长期护理	基于治疗的康复和相关服务	第 19 章 "继续康复和重新融入正常生活"
跟进以检测和管理迟发性问题	慢性病管理	第 19 章 "长期随访和慢性病管理"
	门诊	

具体的建议，尽管上述许多一般原则都将适用于他们。我们将在本章"有组织的住院（脑卒中单元）护理"中讨论其中的一些挑战。

（一）为什么将脑卒中和短暂性脑缺血发作患者送往医院

在依次讨论每个服务组成部分之前，还需要考虑为什么我们强调基于医院而不是基于社区的服务系统（至少在疾病的早期阶段）。

绝大多数患者的 TIA 或脑卒中是在社区而不是在医院发生的。基于社区的发病率研究表明，脑卒中入院率差异很大，从 20 世纪 80 年代英国的 55% 到 90 年代瑞典和德国的 95% 以上不等 [15-17]。过去住院的主要是为了护理而不是诊断和治疗 [15]。然而，现在已经接受了早期成像以确定脑卒中是缺血性还是出血性的需求，并且即时成像似乎是最具成本效益的选择 [18]。早期干预以限制脑损伤和预防脑卒中复发的潜力 [19-21] 得到越来越多认可（见第 13 章和第 17 章）。最后，有少量研究比较（在临床试验中）将大多数患者收治入院的传统政策与通过在社区提供快速响应服务以支持患者在家中来避免入院的政策。尽管证据有限 [22-24]，但主要的实际问题被确定为医院避免政策 [23, 24]，且直接入住脑卒中病房的患者临床结果最好。

短暂性事件、TIA 和可能与它们混淆的发作（表 19-3）的诊断不如脑卒中可靠，并且更经常需要专家的意见，尤其是当诊断对未来的决策至关重要时，例如，在区分严重颈动脉狭窄患者的颈动脉和后循环 TIA 之间的关系（见第 4 章和第 5 章）。因此，即使只是作为门诊患者，转诊到医院进行评估也是此类患者的公认标准。

（二）有谁可能不需要住院治疗

鉴于上述讨论，我们能否确定一组脑卒中或 TIA 后不需要住院的患者？在缺乏比较不同护理策略的随机试验的直接证据的情况下，我们只能根据逻辑理性做出决定。住院似乎对快速诊断和评估、及时急性治疗、二级预防，以及有效的早期多学科康复很有价值 [23]。因此，我们建议以下

表 19-3　全科医生在 5 年内向我们的神经血管门诊转诊的一些非脑血管问题。当然，有无数的患者有短暂的症状，无法做出明确的诊断
一般医疗问题
• 心源性晕厥（心律失常、主动脉瓣狭窄）
• 血管迷走性晕厥
• 咳嗽性晕厥
• 体位性低血压
• 过度通气
• 睡眠呼吸暂停
• 低血糖
神经问题
• 偏头痛（伴有和不伴有头痛）
• 癫痫
• 短暂性完全性遗忘
• 胶质瘤
• 脑膜瘤
• 脑转移瘤
• 硬膜下血肿
• 淋巴细胞性脑膜炎
• 周围神经病变
• Guillain-Barré 综合征
• 颈椎病
• 臂神经炎
• 单神经病
• 带状疱疹神经病
• 面瘫
• 脊髓空洞症
• 重症肌无力
• 多发性硬化症
• 运动神经元病
• Creutzfeldt-Jakob 病
精神问题
• 躯体化障碍
眼科问题
• 视网膜静脉阻塞
• 青光眼

人群可以在不住院的情况下进行管理。

• 早期复发风险低的 TIA 患者：如果我们能够可靠地识别这些人，在一站式神经血管门诊 [25-29] 进行早期评估是合理的（见第 17 章）。

• 早期复发或其他并发症（如神经功能恶化）

风险较低的脑卒中患者（见第 10 章和第 17 章）：这再次需要准确识别低风险个体。在实践中，预测神经功能恶化和其他并发症是困难的，因此该组可能仅包括那些延迟转诊数天的人，因此已经过了出现问题的高风险期。

- 拒绝住院的人：在一站式神经血管门诊进行快速评估可能适合该群体。

（三）为什么需要快速的专家评估和治疗

只有在评估改善患者预后（包括"更温和的"结果，如安慰和建议）的情况下，才能真正证明对出现急性脑卒中或 TIA 症状的患者进行快速专家评估是合理的。以下支持对急性脑卒中和 TIA 患者进行快速评估的论点。

- 急性脑卒中溶栓治疗在美国已获许可数年，自 2003 年以来在欧洲已获得限制许可。然而，溶栓并没有产生许多人预期的影响。首先，这是一项复杂的干预措施，需要大量使用资源和人员，但治疗的时间窗口狭窄。当前的适应证将其使用限制在症状出现后 4.5h 内。这需要非常快速的专家评估，以确保在开始治疗之前准确诊断缺血性脑卒中。这样做时，需要证明脑部扫描没有出血、血压控制良好、NIHSS 评分＞4 分，排除了溶栓治疗出血高风险的患者。必须在症状出现后 4.5h 内给予治疗，越早给予治疗效果越好。美国最初的热情导致大量中心开始使用 rt-PA 进行急性治疗。然而，这证明了当实施控制不佳时溶栓的一些重大危险。其出血率高达 16%，这种高风险与违反治疗方案密切相关 [30]。脑卒中质量改善计划的实施与方案偏差率和有症状颅内出血率降低有关。由于这些经验，脑卒中联盟等团体提出了指定允许提供 rt-PA 治疗的脑卒中中心的标准 [31]。

- 现在有大量证据表明机械取栓（机械血凝块取出）可以挽救重度缺血性脑卒中后的缺血半暗带并改善功能预后 [32]。这种益处可以是静脉溶栓之外的。一些脑出血患者可能受益于早期手术干预，但在撰写本文时，试验证据尚无定论（见第 14 章）。

- 流行病学研究表明，TIA 或轻微脑卒中患者的快速诊断和治疗可能会出现类似问题 [33, 34]。脑血管事件的极早期复风险似乎比以前认为的要高得多（第 1 周约 10%，第 1 个月高达 20%；见第 17 章），这强调了极早期诊断评估和预防的重要性。最近，有研究报道了根据目前的临床特征 [21, 34] 或 MRI 发现 [35] 报道了识别高危个体的系统。快速访问 TIA 门诊的 EXPRESS 研究明确证实了一个潜在的假设，即识别复发性脑卒中或 TIA 高危个体将有助于有效预防这些复发性事件 [36]。还有很好的证据表明，极早期的颈动脉内膜切除术（2 周内）不会增加手术风险，并能改善脑卒中预防（见第 17 章）[37, 38]。此外，没有令人信服的论据可将其他二级预防治疗的实施推迟到脑卒中后最初几天。目前正在进行一些关于非常早期的二级预防的随机试验。

（四）快速评估和治疗的障碍

如果我们接受快速专家评估和治疗是值得的，至少对于一部分脑卒中或 TIA 患者而言，那么我们需要考虑如何最好地实现这一点（表 19-4）。对 54 项观察性研究的系统综述探究了急性脑卒中溶栓的障碍，其考虑到更全面的脑卒中评估和治疗的障碍，包括 TIA [39]。

障碍包括以下内容。

- 患者或家属未能识别脑卒中症状或寻求紧急帮助。

- 最初寻求初级保健医生的帮助，而不是叫救护车。

- 辅助医疗和急诊科工作人员将脑卒中分类为非紧急情况。

- 延迟获得脑成像。

- 住院急诊脑卒中护理过程效率低下。

- 难以获得治疗同意（溶栓）。

- 医生对治疗的不确定性（溶栓）。

- 血栓切除术（机械血栓切除术）的神经介入服务缺乏 [32]。

这些潜在的障碍正好贯穿最初的患者路径，如果要有效、公平地提供急性治疗，可能需要一

表 19-4 快速专家评估和治疗的潜在障碍，以及旨在克服这些障碍的干预措施			
潜在障碍		**与观察性研究的一些改进相关的建议解决方案**	
认出	患者或家属未能识别脑卒中症状或寻求紧急帮助	公共教育计划（第 19 章"改善获得早期专家评估的干预措施和治疗"）	
反应	公共及初级医疗护理服务未能将脑卒中识别为紧急情况	公共和初级保健服务的教育计划（第 19 章"改善获得早期专家评估的干预措施和治疗"）	
响应	救护车和紧急医疗服务未能将脑卒中视为医疗紧急情况	培训护理人员和紧急医疗服务；快速运输系统（第 19 章"改善获得早期专家评估的干预措施和治疗"）	集中脑卒中中心倡议（指定脑卒中中心）
诊断	诊断评估延误（尤其是脑成像）	急诊科工作人员的培训和医院系统的重新设计（第 19 章"改善获得早期专家评估的干预措施和治疗"）	远程医疗网络（促进远程专家评估和管理）（第 19 章"改善获得早期专家评估的干预措施和治疗"）
再灌注	（适用的）急诊药物治疗的延迟进行，包括医生的不确定性	专业知识的集中化（指定脑卒中中心）（第 19 章"改善获得早期专家评估的干预措施和治疗"）	
	缺乏神经介入服务	需要培训神经介入医师和支持人员；血管内介入服务的集中化	

系列解决方案。

五、改善获得早期专家评估的干预措施和治疗

在考虑克服早期评估和治疗障碍的必要组成部分时，研究人员制订了一份清单（基于"5R"）来描述关键阶段。

- 识别症状。
- 急症的应急反应。
- 应急服务的响应。
- 明确诊断。
- 再灌注治疗。

我们可以使用这个列表来考虑那些障碍的潜在解决方案。当您采用这种方法时（表 19-4），令人惊讶的是，对于早期患者病程的特定组成部分，通常没有真正可靠的证据，而且许多已测试的干预措施具有重叠的作用。

（一）公共教育计划

院前脑卒中评估和治疗最一致的障碍之一是患者或家属对脑卒中的了解较差。对脑卒中症状[40]的意识不足和未能认识到其严重性[41]，往往延迟了紧急医疗帮助[42]的请求。

即使有了充分的知识，公众也可能必须相信，应当呼叫紧急服务机构，而不是呼叫往往导致管理延误的初级保健服务机构。人们为公共教育计划提出了一些建议，以增加对脑卒中症状的了解[43, 44]，希望能够减少延误，从而提高溶栓治疗率，以及任何其他新出现的急性脑卒中的治疗率。然而，急性心肌梗死的经验引起了人们对媒体宣传活动有效性的担忧[45]，并且几乎没有经验证据表明[46]知识的提高会改变脑卒中后[46]的行为。由于在教育运动中传播给公众的症状相对非特异性，公众的识别和立即行动可能会导致向急诊科报告的非脑卒中患者数量大幅增加。出

于这个原因，活动旨在提供相对具体的建议（如 http://www.nhs.uk/actfast/Pages/stroke.aspx）。只有少数对照研究评估了针对"处于危险中"的公众、紧急医疗服务、急诊科医师、神经科医生或初级保健提供者的社区教育项目[47]。研究结果好坏参半，虽然针对公众的运动可能会提高对脑卒中症状和体征的认识，但它们对行为的影响可能有限。看起来这项针对公众和专业人士的运动可能仅对专业人士产生更大的影响。

（二）运输协议（院前评估和运输）

转诊链的下一阶段是救护车和紧急医疗服务的快速反应，将脑卒中视为医疗紧急情况。观察性研究描述了使用快速识别仪器[48, 49]，使辅助医疗人员能够对疑似脑卒中的患者进行分诊。这些仪器似乎具有可接受的诊断准确性，但尚不清楚对患者结果的影响。此外，救护车方案的实施和评估通常被包括在更广泛的服务变化的评估中（例如，公共教育计划的实施和脑卒中中心的建立）。

直升机运输似乎是一种可行的运输方式（表 19-5），并且有人声称它具有成本效益。然而，值得注意的是，即使在高度选择患者的直升机运输报道中，只有少数以这种方式运输的患者真正接受了溶栓治疗。

（三）紧急服务协议和治疗

许多热心人士提倡医院成立急性"脑卒中团队"，以增加符合溶栓治疗条件的患者比例。我们同样缺乏这种策略的随机试验，尽管已经描述了几项观察性研究（表 19-5）。一般来说，这些研究表明，协议与急诊科内的时间延迟的减少有关，特别是当患者曾受相关教育和快速获得适当专家建议的情况下。然而，很明显这些系统很复杂，并且经常发生其他可能影响结果的更改（例如，将 CT 和附近患者的生化检测转移到急诊科）。最近，为了减少就诊到用药的时间，在休斯顿和德国等地使用了救护车 CT。在赫尔辛基和墨尔本的研究中，采取了一系列干预措施来减少治疗延误（①救护车预先通知患者详细信息，提醒脑卒中团队在到达时与患者会面；②患者治疗地点直接从分诊台更改为救护车担架上的 CT 台上；③组织纤溶酶原激活药在 CT 成像后立即使用），从而减少了就诊到用药的时间[59]。因此，更好地组织院内脑卒中服务可以减少溶栓延迟。

（四）服务协调

上述任何举措的主要挑战之一是如何在提供

表 19-5 旨在促进急性脑卒中患者快速获得专家评估和治疗的干预措施

干预	公共和初级保健服务教育计划	培训护理人员和紧急医疗服务；快速运输系统	培训紧急服务人员和重新设计医院系统（包括安装在救护车上的 CT）	指定的脑卒中中心（公共教育、快速运输、急诊科培训、医院系统重新设计）	远程医疗网络（站点之间的网络，包括当地员工培训）
国家	美国、加拿大、德国	英国、美国、奥地利	美国、德国	美国、加拿大、德国、芬兰	美国、德国
主要意见	针对公众的运动可以提高对脑卒中症状/体征的认识，但对行为的影响有限	救护人员在识别脑卒中患者方面可接受的诊断准确性	减少住院延误和入门—用药时间	减少院前和医院内的延误。在一些研究中改善了结果	远程医疗方法可行且可接受会诊时间适度增加
参考文献	[47]	[49-51]	[52, 53]	[53-55]	[56-58]

一系列研究结果的总结，描述了急性脑卒中患者转诊和治疗链的变化。这些都不是随机对照试验

脑卒中护理的更广泛范围内协调它们，特别是如何让能够在很短的时间内获得专家建议和诊断成像。一般来说，似乎已经采用了两种方法来尝试解决这个问题。

• 指定的脑卒中中心，一种将患者运送到单一中心（"枢纽"模式）的集中式方法；描述急性脑卒中患者转诊和治疗链变化的一系列研究结果的总结。这些都不是随机对照试验。

• 远程医疗网络，其作为专家建议的媒介，通常由使用电话会议技术的某种形式的专业中心提供（"中心辐射"模式）。

我们将依次考虑这些不同方法的基本原理和证据。

（五）指定的脑卒中中心

根据美国的报道，如果不仔细控制溶栓管理，就会有很高的违反协议和治疗并发症的风险[30]，故由此制订了脑卒中质量改进计划。这些使方案偏差从 50% 下降到 19% 和症状性出血从 16% 下降到 6%。由于这一点和其他经验，脑卒中联盟（Brain Attack Coalition；一个由美国参与脑卒中护理的主要专业和倡导组织的代表组成的团体）提出了以下指定脑卒中中心的标准[31, 60]。

• 急性脑卒中团队。
• 脑卒中单元或团队。
• 书面护理协议。
• 综合应急系统。
• 支持服务（特别是 CT 和快速实验室检测）。

然而，批评者[61]评论说，上述组织的建议并未强调脑卒中单元的建立。存在大量随机试验证据并被视为赫尔辛堡宣言核心的脑卒中单元，竟然未列为初级脑卒中中心的绝对要求。相比之下，缺乏有效性证据的急性脑卒中团队[62]却被包括在关键要素中。在美国的医院调查中[63]，只有少数中心建立了脑卒中单元，这种情况也存在于加拿大[64]。由于脑卒中单元护理适用于所有患者，因此对结果的总体影响可能远大于急性脑卒中护理对溶栓和取栓的影响。

没有评估指定脑卒中中心的随机或对照临床试验。然而，前瞻性观察研究（表 19-5）报道了与建立脑卒中中心相关的患者预后改善。此类中心的建立很复杂，如下。

• 组建"脑卒中"团队。
• 建立护理路径[基于"5R"：识别（recognition）、反应（reaction）、应答（response）、诊断（revealing）和再灌注治疗（reperfusion）；表 19-4]。
• 在脑卒中单元中建立保护床。
• 开展公共教育活动。
• 通过紧急医疗服务提高脑卒中的优先级。
• 救护车绕过其他医院前往脑卒中中心。

关于患者预后是否因这些变化而得到改善的可用数据有限，但在这些研究中，症状发作至治疗时间有所减少，rt-PA 的给药量略有增加（表 19-5）。来自芬兰[54]和英国的研究[65]表明患者预后有所改善，但尚不清楚这在多大程度上是由于建立了脑卒中单元。几乎没有研究分析这些变化对脑卒中护理其他方面的影响，如获得康复服务和患者转移的数量。

总之，指定的脑卒中中心已在北美、德国、芬兰和英国部分地区取得进展。有一个风险是脑卒中中心有可能使护理更加分散（由不同的提供者提供急性护理和康复服务）且住院时间相对较短。还有人担心不稳定的患者不必要地转移到脑卒中中心，因为大多数人不会接受预期的治疗（溶栓），而且脑卒中中心模型缺乏强调通过脑卒中单元提供最佳服务的证据[60]。欧洲脑卒中组织[56]的最新指南试图澄清其中一些问题。除其他担忧外，这引起了人们对提供专家评估和诊断的替代方法的兴趣。其中最流行的似乎是远程医疗服务。

> 由于脑卒中单元护理适用于所有患者，因此对结果的总体影响可能远大于组织纤溶酶原激活药的影响，急性脑卒中护理的患者比接受溶栓和取栓的患者要多得多。

在美国，ASA 工作组 2005 年推荐了一个三层急性脑卒中系统：①具备急性脑卒中能力的医院：资源有限，但具备提供紧急脑卒中治疗的能力；②初级脑卒中中心医院：在急性期后有额外的脑卒中患者护理能力；③综合性脑卒中中心医院：拥有专门的资源和人员来提供超过初级脑卒中中心预期的脑卒中治疗和康复[66]。

（六）远程医疗服务（网络）

远程医疗被广泛定义为"使用电信技术提供医疗信息和服务"[57, 66]。关于脑卒中，它可以被定义为"使用电子视频和音频通信为远距离的从业人员提供诊断和咨询支持、协助，或直接为患者提供医疗服务，并提高受助医务人员的知识和技能"。远程医疗咨询已被纳入现代医疗保健的各个方面，但最近才纳入急性脑卒中服务。与传统电话咨询相比，此类系统的一些优点[66]如下。

• 专家可协助进行神经学评估。

• 可协助识别神经功能恶化并提供对治疗的即时反馈。

• 协助确定不需要 rt-PA 的患者。

• 可以直接与患者家属一起评估风险和收益问题，减少时间延误。

• 对专家程序进行直接监督，如 rt-PA 的使用。

• 在患者运送到脑卒中中心之前，可以监测血流动力学状态和进行神经系统检查。

• 专家可以就患者的治疗需求向运输团队提供建议。

急性脑卒中远程医疗的支持者指出，美国一半以上的医院位于农村地区，目前全国缺乏神经科医生和放射科医生提供的专家建议[66]。此外，对美国神经科医生的调查显示，只有不到一半的人对静脉注射 rt-PA 感到满意[66]。远程医疗也非常符合建立初级和综合性脑卒中中心的概念，该中心为相关站点提供覆盖网络。最后，远程医疗可能允许网络内的其他站点参与临床试验；从同意到随访，高质量脑卒中试验的所有组成部分都可以通过远程医疗实现。报道中许多障碍基本上是人为的（例如，服务的报销和合适设备的可

用性）。

尚无完整的急性脑卒中远程医疗服务随机试验来提供任何可靠证据证明其对患者预后的影响。然而，一些研究已经解决了几个相关关键问题[57, 66]。这些表明（表 19-5）急性脑卒中的远程医疗服务具有以下特点。

• 实用性：美国和德国的经验[57, 66, 67]证明了建立远程医疗网络的可行性。这些系统通常使用与脑卒中中心相连的某种形式的电话会议设施。技术故障并不常见（0～4%）。

• 可靠性：如果远程医疗服务要发挥作用，它们必须对患者的临床症状和脑成像提供可靠的诊断评估。评估神经系统状态（使用 NIHSS、斯堪的纳维亚脑卒中量表或欧洲脑卒中量表）的可靠性与面对面评估一样好[57]。2 项研究[67, 68]表明，从溶栓纳入和主要排除的角度来看，CT 的远程医疗评估与传统神经放射学完全一致。

• 可行且可接受性：平均而言，远程医疗会诊比传统的床边会诊长约 10min。虽然这似乎被转移到其他医院的需求的减少所抵消，但没有明确的研究。据报道，患者和临床医生对远程医疗服务的满意度良好[57, 66]。

• 与 rt-PA 应用的改善相关：接受 rt-PA 的患者比例的增加与远程医疗服务有关。

远程医疗（远程会诊）服务似乎提供了一种有希望的方法来改善急性评估和治疗的可及性，特别是在医疗保健经济无法支持脑卒中中心成立、人口分散，以及当地医院脑卒中服务可以提供良好的急性后脑卒中护理（但不是快速评估和治疗）时。最后一点是，远程医疗服务可以通过允许一大批经验丰富的脑卒中专家，他们可能位于不同的医院，覆盖一个地区，来开发可行的即刻应答的医疗周转。

对改善院前管理策略的综合回顾[69]得出的结论是，院前脑卒中链中的所有环节都必须通过以下方式进行优化。

• 持续的公众宣传运动。

• 急诊医学人员的教育。

- 对脑卒中症状患者的早期识别和分类的标准验证量表。

- 提前通知接收医院。

在 60min 内启动治疗的未来选择包括：用于紧急医疗服务和医院之间互动的远程医疗技术和直接在急救现场进行治疗的策略。

（七）短暂性脑缺血发作的服务

大多数讨论都集中在为脑卒中患者提供的服务上。然而，大量的患者患有 TIA，且在寻求帮助之前临床症状已完全缓解。

TIA 后脑卒中或第一次发作后复发的风险在早期非常高，随后逐渐降低（见第 17 章）。因此，尽早开始二级预防是最有益的。此外，由于 TIA 的准确诊断取决于信息完整的病史，因此在事件发生后尽快评估患者很有意义。传统上，TIA 的服务因国家而异。

在美国，TIA 患者在急诊室就诊是相对常见的。在斯堪的纳维亚和德国，TIA 患者经常住院。在英国，这一举措已转向门诊的早期专家评估，即所谓的"一站式"神经血管、TIA 或脑卒中诊所，其特点如下。

- 快速获得关于 TIA、轻微脑卒中和可能类似它们发作的专家意见。

- 简化的必要检查（这需要与放射科密切联系）。

- 与能够及时提供颈动脉内膜切除术的外科医生保持密切联系。

这些门诊应尽量减少不必要的住院和尽快获得专家意见、检查和治疗。然而，它们吸引了具有广泛其他神经系统疾病的患者（表 19-3），因此临床医生必须接受神经系统培训，或者患者至少可以轻松获得合理的神经学建议[25, 26]。

> 快速获取的"一站式"神经血管门诊为可能患有短暂性脑缺血发作或轻微脑卒中的患者提供快速临床评估，并通过简化且具有成本效益的检查和早期干预来降低严重血管事件的风险。

然而，由于 TIA 患者在前 2 周内可能有 20% 的早期脑卒中发生风险，且其中大多数发生在第 1 天[34]，这就引起了人们对评估和诊断延迟的担忧，即使在有快速应答门诊的情况下也是如此。此外，在症状出现后 2 周内进行颈动脉内膜切除术的效果最佳[38]。这些发展挑战我们更快地诊断和治疗 TIA 和轻微脑卒中。一般来说，以下 3 种方法似乎是可行的（尽管尚未在临床试验中进行测试）。

- 门诊管理：通过每日脑卒中门诊，大多数 TIA 和轻微脑卒中患者可在症状发作 48h 内就诊[38]。然而，这是资源密集型的[27]，并对研究组织提出了挑战。英国的一项观察性研究[36]表明，这种方法可以大大降低脑卒中复发的风险。

- 急诊科内的评估：如果急诊科可以快速进行检查，包括超声和 CT，那么就有可能提供快速的检查周转和早期二级预防。这种方法在美国似乎很常见[27]，但如果由非专业人员计划患者护理，则存在不适当处理和治疗的风险。

- 住院：在一些国家（如斯堪的纳维亚半岛），让 TIA 患者住院是一种习惯做法，但在其他地方（包括英国）不太常见。部分地区已经开发了可以识别早期高复发风险的个体的评分系统[34, 35]。英国的指南[19]目前建议，被判断为具有高早期脑卒中复发风险的个体应在症状出现后 24h 内接受专家评估和问诊。这通常需要短期住院。大多数人会接受早期高复发风险（如第 1 周超过 20%）的患者需要住院这一理念。事实上，拒绝让患有急性冠状动脉综合征的类似高危患者入院，将被认为是不可接受的。

在过去的几年里，TIA 和轻微脑卒中患者的快速评估和治疗有了很大的进展。但具体采用的解决方案往往因地区而异。然而，至关重要的是，我们有充分的证据证明哪些形式的早期评估和治疗能有效减少早期复发。

六、有组织的住院（脑卒中单元）护理

医院传统上提供的脑卒中服务类型因当地

利益和政治而异。然而，现在人们普遍接受以医院为基础的脑卒中服务应在脑卒中单元内组织[28, 29]。这方面的大部分证据来自对临床试验的系统回顾，该试验对比了在脑卒中专科病房护理的脑卒中患者与在普通病房护理的脑卒中患者的结果。在脑卒中单元管理的患者更有可能存活、回家并重新独立生活（表19-6）。脑卒中单元还可以改善患者的生活质量，并且结果的改善可能会持续多年[69]。

> 与在普通内科或普通神经病房管理的脑卒中患者相比，在脑卒中病房管理的脑卒中患者更有可能存活、回家和重新独立生活。

通常情况下，这些试验测试的干预措施比药物试验要多得多，药物试验中的干预措施是根据化学物质、剂量和时间来精确定义的。由于干预的这种异质性而不是结果的异质性，有时很难从脑卒中单元的概述中概括出来，并且在将结果应用于日常临床实践时仍然存在一些重要问题。

（一）什么是脑卒中单元护理

尽管脑卒中单元护理是一项复杂且多方面的干预措施，但其关键组成部分已得到合理的描述[70]（表19-7）。

- 病区基础：有效的脑卒中病房通常设在有专门护理人员的独立病房内。流动脑卒中团队似乎并未改善患者预后[62]。
- 专家人员配备：他们配备了具有专业兴趣和专业知识的脑卒中和（或）康复的医疗、护理和治疗人员。
- 多学科团队合作：它们始终包括良好的多学科沟通（定义为所有员工每周1次的正式会议，以计划对个别患者的管理）。
- 教育和培训：他们已纳入了员工教育和培训计划，并为患者和护理人员提供信息。

尽管许多脑卒中单元没有被详细描述，但已经描述了护理过程的几个一致特征[28, 69, 70]（表19-7）。这通常不依赖于高科技设施，而是实施了一种系统的护理方法，包括如下内容。

- 仔细评估和监测：医疗、护理和治疗需求。
- 早期积极管理，包括食物和液体的管理，控制发热、缺氧、高血糖、早期活动、仔细定位和处理，避免导尿。
- 持续进行多学科康复，早期目标设定，护理人员早期参与康复，并向患者和照顾者提供信

表 19-6　脑卒中单元试验中的患者预后总结

	脑卒中单元[a]	普通病房[a]	优势比[b]（95%CI）	绝对风险差[c]（95%CI）	每1000例入院患者的结果数量差异[d]
家（独立）	44%	38%	1.28（1.11～1.47）	0.06（0.02～0.09）	60
家（非独立）	20%	20%	1.06（0.90～1.25）	0.01（-0.02～0.04）	10
机构护理	13%	15%	0.84（0.68～1.01）	-0.02（0.00～0.05）	-20
死亡	23%	27%	0.81（0.69～0.95）	-0.04（-0.01～-0.07）	-40

a. 在脑卒中单元护理与普通病房的随机试验中，在预定随访结束时（中位1年）出现各种结局的患者比例（%）
b. 该结果的优势比（95%CI）
c. 脑卒中单元护理达到（+）或避免（-）的结果比例
d. 假设人群中结局的绝对风险与试验中的相似，则在脑卒中单元中每1000例接受治疗的患者中达到（+）或避免（-）结果的数量
结果基于19项试验（3458例患者）的未发表数据，这些试验可提供可比较的结果数据[69]

表 19-7　脑卒中单元护理大纲
结构
• 地理上离散的病房
• 对脑卒中和康复有专业兴趣的医务人员
• 对脑卒中和康复有专业兴趣的护理人员
• 多学科人员配备（护理、医疗、物理治疗、职业治疗、言语治疗、社会工作）
护理协调
• 定期多学科团队会议（所有员工每周 1 次正式会议，每周 2～3 次非正式会议）
• 护理和多学科团队护理的紧密联系
• 员工教育计划
评估和监测
• 快速进入脑卒中病房
• 病史和检查
• 常规检查（生化、血液学、心电图、CT）
• 进一步的选择性检查（颈动脉超声、超声心动图、MRI）
• 护理评估（生命体征、一般护理需求、吞咽测试、体液平衡、压力区、神经监测）
• 损伤和残疾的治疗评估
早期管理
• 仔细管理食物和液体
• 发热管理，对乙酰氨基酚用于发热，抗生素用于疑似感染
• 缺氧管理，缺氧时的氧气，嗜睡或心肺疾病
• 血糖管理，高血糖用胰岛素
• 早期动员，尽快起坐、站立和行走
• 谨慎的定位和处理
• 压力区域护理
• 尽可能避免导尿
持续的多学科康复
• 早期目标设定
• 照顾者早期参与康复
• 向患者和照顾者提供信息
出院计划
• 出院需求的早期评估
• 涉及患者和护理人员的出院计划

息。这还包括出院需求的早期规划[72]。

许多这样的护理过程对于那些有脑卒中护理经验的人来说并不奇怪，但有些研究[73]担忧，许多护理过程并未以系统和全面的方式常规提供（http://www.rcplondon.ac.uk/projects/sentinel-stroke-national-audit-programme）。

除了描述脑卒中单元护理的基本组成部分外，很难确定脑卒中单元的有效性是由于整个护理过程还是特定护理部分。一些单独的护理组成部分可以在随机试验中进行评估（如预防深静脉血栓形成的指南、早期活动、强化物理治疗）。例如，最近的试验 AVERT 和 HeadPoST 表明，脑卒中后非常早期和更密集的活动是有害的[74]，但初始体位并不影响恢复[75]。随机试验可以被系统地审查，以提供可靠的数据。但脑卒中单元护理的一些定义不太明确的组成部分及它们之间任何可能的协同作用都不太适合这种评估。例如，卫生专业人员、脑卒中患者和他们的护理人员之间更好地沟通，这往往是不足的，也是患者对非专业病房不满意的主要原因。这可能部分解释了脑卒中单元的成功，但这一点这很难通过研究来证明[74, 76]。

（二）脑卒中单元的类型

尽管脑卒中病房护理的基本原则得到了很好的描述，但它们已经以多种方式提供，而且"脑卒中病房"一词对不同的人可能意味着不同的意义。所以定义我们的术语很重要（表 19-8）。这里不可避免地会出现一个问题，即哪种类型的脑卒中单元最有效。这很难自信地回答，并且尝试这样做[71]容易产生偏见。这确实表明（表 19-9）有效的脑卒中单元通常在合理的时间内提供有组织的多学科护理。我们将更详细地讨论这个问题。

> 有组织的高效住院（脑卒中单元）护理模式能够为大多数住院护理路径提供专业的多学科护理。

1. 急性脑卒中单位

"急性"是指脑卒中患者迅速进入脑卒中病房的政策。将所有急性脑卒中患者直接纳入一个单元可以更容易地引入评估和治疗方案，使专业

表 19-8 有组织的住院（脑卒中单元）护理分类

类型	护理理念	患者组	MDT 基础	入院时间	从脑卒中单元出院时间	护理类型
急性(重症监护)脑卒中单元	急性护理；生命保障	脑卒中	病房	急性（几小时）	早期（3~7 天）	超急性医疗 & 护理（人员配备水平高）
急性（半强化）脑卒中单元（也称为"超急性单元"）	急性护理；密切监测	脑卒中	病房	急性（几小时）	早期（3~7 天）	超急性医疗 & 护理（人员配备水平高）；监测和管理生理变量
综合脑卒中单元	急性护理和多学科康复	脑卒中	病房	急性（几小时）	晚期（几天至几周）一些转诊到专科康复	急性医疗和护理；生理变量的非强化管理；早期主动多学科康复
康复脑卒中单元	多学科康复	脑卒中	病房	延迟（几天）	晚期（几周）	多学科康复
混合康复单元	多学科康复	脑卒中和其他致残疾病	病房	早期（几小时至几天）	晚期（几周）	多学科康复
流动脑卒中单元	急性护理和（或）多学科康复	脑卒中	移动（无病房）基地	早期（几小时至几天）	晚期（几周）	急性医疗和（或）多学科康复；没有专业护理

该表概括了不同类型的脑卒中单元的特征

MDT. 多学科团队

表 19-9 不同类型脑卒中单元的有效性：不同脑卒中单元护理模式的直接和间接比较总结

脑卒中比较类型	对比研究次数	控制服务比较器	减少病死率的估计效果
急性（密集）脑卒中单元	无	没有数据	未知
急性（半强化）脑卒中单元	3	混合康复单元、综合脑卒中单元	大概有效
综合脑卒中单元	14	普通病房、流动脑卒中团队	可能有效的康复
脑卒中单元	9	普通病房、混合康复单元	有效的
混合康复单元	11	普通病房、康复脑卒中病房	不确定
流动脑卒中团队	5	普通病房、综合脑卒中单元	可能没有效果
普通内科病房	24	上述所有的	无效

不同类型脑卒中单元护理的一系列比较结果[71]。这种方法试图在试验使用不同对照组的情况下提供脑卒中单位效应的标准测量。数据分析使用的方法[53]将直接比较（直接比较脑卒中单元与普通病房的试验）与间接比较（例如，脑卒中单元与普通病房的效果从脑卒中单元与流动团队的试验中推断出来）相结合。请注意，这些估计部分基于治疗的间接比较，并可能存在偏差（例如，来自不同试验的不同患者组）

知识更加集中，并促进确定有效治疗所需的急性干预的大型随机试验 [65, 77]。急症室似乎缺乏康复文化 [78, 79]。然而，它们可以促进积极的早期活动、水合作用、温度控制、避免缺氧和进行血压管理（见第 10 章和第 11 章）。尽管没有来自随机试验的可靠数据表明这些干预措施中的任何一种可以改善预后，但它们得到了合理的理论依据和一些观察数据的支持 [80-83]。

在一些中心，特别是在北美和德国，有将脑卒中患者收治到有生理功能（心脏、呼吸和神经）密集监测设施的病房的传统。引入干预措施来纠正这些异常（如颅内压升高、全身性高血压），相信这将改善预后 [84]。从广义上讲，这已经描述了两种方法。

• 可以提供所有监测（包括颅内监测）和高级生命支持（如呼吸支持）的重症监护病房。尽管已经有几项关于脑卒中重症监护病房的非随机研究 [85-88]，但几乎没有证据表明这些研究可以改善患者的预后。这种方法最近受到了更严格的审查，大概是由于人员配备水平高和设备昂贵，它不可避免地需要额外的资源。此外，目前几乎没有来自随机试验的证据表明所采用的各种个体干预措施是有效的。因此，尽管脑卒中重症监护病房可能有所帮助，但我们需要随机试验来评估它们。

• 半重症病房（现在也称为"超急性脑卒中病房"）类似于冠状动脉监护病房，其中监测和干预侧重于生理变量，而不是生命支持。有两项关于半强化单位的小型随机试验，其结果相当不确定 [69]。一个表明在不太密集的环境中进行护理没有任何好处，而另一个表明有潜在的好处。如上所述，关于监测和干预的各个要素的证据有限，尽管一项研究表明强化监测可减少脑卒中后的早期神经功能恶化。

2. 综合脑卒中单元

最成功实施的模型之一是综合脑卒中单元，该单元接纳急性患者，然后提供至少几周的康复。这种模式在挪威和瑞典很普遍，得到了大量

包括临床试验在内的系统评价（图 19-2）和瑞典国家脑卒中登记结果 [73, 89] 的支持。

虽然我们认为康复应该在脑卒中当天开始，但这些单元确实存在一些实际挑战。例如，病重的脑卒中患者可能需要护理，但这种护理会扰乱康复单元，而此时患者不太可能从康复环境中受益。然而，将急性评估和康复区分开的模式可能会使一些患者（及其家属）迷失方向，并影响护理的连续性。

综合单元方法似乎非常适合那种一个团队可以在一个单元内管理大多数脑卒中患者的中型医院。在实践中，尽管这些脑卒中单元为大多数患者提供了多数护理，但将一些具有持续复杂康复需求的患者转诊到其他康复服务机构仍是很常见的。

3. 脑卒中康复单元

几项试验表明，在脑卒中发作后几天让患者入院并继续康复数周的康复单元有益。这些试验不可避免地审查了更多的高度选择性的患者组，这些患者组对于该环境足够稳定并且具有持续的康复需求。

4. 混合康复单元

对有组织的住院（脑卒中病房）护理的 Meta 分析主要包括比较脑卒中特定病房的有组织护理与普通病房（普通内科或普通神经病学）护理的试验。然而，一些试验探讨了在通用康复服务（如老年医学或神经康复服务）中组织脑卒中护理的影响；与没有多学科团队护理的普通病房相比，患者在混合康复病房取得更好的结果 [90]。与脑卒中特异性单元的比较表明脑卒中特异性单元有更好结果的趋势（表 19-9），但没有足够的数据来确定脑卒中特异性单元是否明显更有效。

混合康复单元可能在较小的医院或非常专业的服务（如年轻成年人康复）中发挥作用，因为脑卒中患者可能太少而无法提供针对脑卒中的服务。然而，针对脑卒中的服务当然可以让团队成员更加专业化，从而提高教育水平和研究潜力。如果所有脑卒中患者都由一个团队管理，初级医

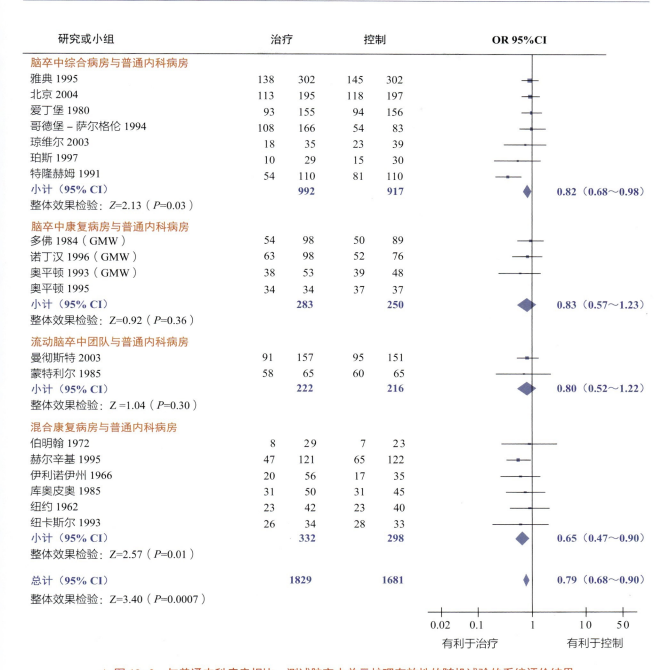

研究或小组	治疗		控制		OR 95%CI
脑卒中综合病房与普通内科病房					
雅典 1995	138	302	145	302	
北京 2004	113	195	118	197	
爱丁堡 1980	93	155	94	156	
哥德堡－萨尔格伦 1994	108	166	54	83	
琼维尔 2003	18	35	23	39	
珀斯 1997	10	29	15	30	
特隆赫姆 1991	54	110	81	110	
小计（95% CI）	**992**		**917**		**0.82（0.68～0.98）**
整体效果检验：Z=2.13（P=0.03）					
脑卒中康复病房与普通内科病房					
多佛 1984（GMW）	54	98	50	89	
诺丁汉 1996（GMW）	63	98	52	76	
奥平顿 1993（GMW）	38	53	39	48	
奥平顿 1995	34	34	37	37	
小计（95% CI）	**283**		**250**		**0.83（0.57～1.23）**
整体效果检验：Z=0.92（P=0.36）					
流动脑卒中团队与普通内科病房					
曼彻斯特 2003	91	157	95	151	
蒙特利尔 1985	58	65	60	65	
小计（95% CI）	**222**		**216**		**0.80（0.52～1.22）**
整体效果检验：Z=1.04（P=0.30）					
混合康复病房与普通内科病房					
伯明翰 1972	8	29	7	23	
赫尔辛基 1995	47	121	65	122	
伊利诺伊州 1966	20	56	17	35	
库奥皮奥 1985	31	50	31	45	
纽约 1962	23	42	23	40	
纽卡斯尔 1993	26	34	28	33	
小计（95% CI）	**332**		**298**		**0.65（0.47～0.90）**
整体效果检验：Z=2.57（P=0.01）					
总计（95% CI）	**1829**		**1681**		**0.79（0.68～0.90）**
整体效果检验：Z=3.40（P=0.0007）					

0.02　0.1　　　1　　　10　50

有利于治疗　　　有利于控制

▲ 图 19-2　与普通内科病房相比，测试脑卒中单元护理有效性的随机试验的系统评价结果

每个单独试验的结果，以优势比（OR）表示，由紫色框表示，水平线表示95%CI。数据块的大小与试验中的信息量成正比。垂直线左侧的优势比表明，脑卒中单元护理的结局（在这种情况下，事件是指随机化后 6～12 个月的死亡或依赖）比普通病房护理要少。基于所有试验概述的估计值用实心菱形表示（经 BMJ Publishing 许可转载，引自 Stroke Unit Trialists' Collaboration，Langhorne 1997[69].）

生和其他工作人员的培训可能会受到影响，但可以通过组织人员轮转来保护并改善。此外，脑卒中专家比全能或其他专家更热衷于向学生和教职员工教授脑卒中知识。

5.流动脑卒中团队

总体而言，Meta 分析中的试验表明，跨多个普通病房工作的脑卒中团队可能会改善护理过程的各个方面（如获得专家评估），但不能像脑卒中单元中的团队那样获得更好的患者预后[24, 61, 62]。可能最重要的优势是患者集中在一处后，护理人员可以在康复过程中发挥更大的作用。

当患者分散时，护士的本质作用就更难发挥了。此外，在急诊一般区域管理的脑卒中患者，必须与可能被认为有更紧急需求（如胸痛）的患者竞争护理时间。例如，脑卒中患者可能需要定期如厕以保持节制和尊严。这些方面的护理非常重要，但可以被视为不那么紧迫。一个地理上定义的脑卒中单元消除了这种对护理时间的竞争，并允许护士承担新的角色，不仅仅是作为照顾者，而且并在整个 24h 期间作为患者独立的促进者。脑卒中团队的主要作用可能是为那些无法进入脑卒中单元的人提供外展护理，并优先考虑其进入脑卒中单元。

> 在同一个地方照顾脑卒中患者的主要优势是护士可以在康复过程中发挥主要作用。

（三）谁应该进入脑卒中单元

Meta 分析中按脑卒中严重程度对患者进行分层表明，轻度、中度和重度脑卒中患者都可能受益于脑卒中单元护理[90, 91]。就绝对结果而言，重症患者在脑卒中单元治疗中的生存优势最大；但在恢复独立方面，轻症患者获益更多。来自可能存在偏倚的脑卒中病房或普通护理院后结局的非随机比较数据，支持脑卒中病房护理更有益于未经选择的脑卒中患者[73, 92-96]。当然，床位短缺可能会迫使工作人员做出分类决定。脑卒中的许多严重早期并发症（包括早期神经功能恶化）在重症脑卒中更为常见，并且可能经脑卒中病房治疗有获得更好预后。轻症脑卒中（如那些行动不便的患者）可能不会因不入住脑卒中病房而改善预后。

几乎没有证据表明特定年龄的患者可以在脑卒中单元的护理中或多或少地获益[92, 97]。有充分的理由相信，老年脑卒中患者发生某些并发症的风险可能更高，因此进入脑卒中病房可以获得更多收益。尽管我们认为应该由"需求"而不是"年龄"来决定患者在哪里治疗和由谁来管理，但当地条件通常会决定哪种服务是最佳选择。例如，与年龄相关的老年病服务（例如，接纳任何 75 岁以上的患者，无论有什么问题）可以提供有效的脑卒中康复，他们可能有理由为年轻的脑卒中患者增加一个新的康复服务，而不是取消目前的服务。

（四）患者应留在病房多长时间

一些单元，特别是那些急症患者的单元，定义了最长住院时间。这样做的唯一原因似乎是便于接纳新病例。如果该单元的规模足以满足人群的需求，工作灵活并且可以有效地使患者出院，则不需要规定最长住院时间。如果确实坚持最长住院时间，则必须确保其他地方有设施和工作人员提供适当的持续护理（如"慢流"康复设施[97]），并且不会让该患者在急诊病房逐渐加重。有人可能会争辩说，那些不再好转但必须等待安置在社区或机构中的患者不应该被留在脑卒中病房。但是，对于某些人来说，该单元可能会提供最佳环境来保持已经获得的任何功能改进。只有在床位有限且被认为可能从病房环境中获得更多收益的患者正在等待入院时，才应考虑在这些情况下进行患者外迁。

（五）脑卒中单元应该有多大

特定年龄和特定性别的脑卒中发病率数据和医院辐射人口数量的详细信息，连同医院活动数据，应该可以用于估计每年可能需要住院的患者数量（见本章"规划、开发和维护脑卒中服务"）。不幸的是，偶然性或季节变换可能使其有所变化。尽管基于社区的研究尚未证实脑卒中发病率存在一致的季节性差异，但至少在温带地区，冬季住院和脑卒中死亡人数最多[98, 99]。无论对季节性变化的解释如何，都会在规划脑卒中服务时造成困难。在一个医疗单元进行的一项调查表明，脑卒中住院人数在 1 年中的任何一天都可能变化 4 倍（9～35）。因此，无论建立何种组织来管理这些患者，它都必须足够灵活，以应对患者数量的大幅波动。单元应该能够容纳不同比例的男女患者。可以通过确保脑卒中单元是更大病区的一部分来应对床位数量的限制，它可以随需求扩展，然后再次收缩。这样的安排还意味着，有时非脑卒中患者会在脑卒中病房得到照顾。不可避免的是，有时资源不足以满足患者的所有需求，因此，团队支持其成员考虑（换言之，定量分配）完成优先护理的艰巨任务是很重要的。

在一个医疗单位进行的一项调查表明，1 年中任何 1 天的脑卒中住院患者人数为 9～35 例。因此，脑卒中服务必须足够灵活，以应对转诊患者数量和类型的大幅波动。

（六）谁应该配备和运行脑卒中单元

系统评价中包含的脑卒中单元由老年病学家、神经病学家、普通（内科）医师和康复师管理。对不同专家组运营的单元的患者获益进行间接比较没有显示出任何显著差异[28, 92]。我们相信，任何负责的人都应该具备必要的知识、培训和最重要的热情态度来承担这项任务。最合适的专业组因地而异。例如，在荷兰，几乎所有急性脑卒中患者都由神经科医生管理，而在英国，大多数患者由普通内科医生和老年科医生管理[74, 100]。在英国，许多服务现在都纳入了一系列专家，以在整个护理路径中提供最佳护理。老年科医生通常处于最能发挥领导作用的位置，尽管大多数人需要额外的神经病学培训和当地神经科医生的积极参与，他们可以为患者的诊断和管理做出非常有用的贡献，尤其是对那些有不寻常脑卒中原因的患者、"有趣的反转"患者，以及许多因不同的神经系统问题脑卒中而住院或至门诊治疗的患者（表 19-3）。溶栓的出现需要额外的培训、专业知识和支持，以评估"脑损伤"患者和解读急诊脑部影像。在英国，已经实施了对脑卒中专家的培训[100]，越来越多的医院正在任命

脑卒中专科医师（来自不同的专家背景）来协调脑卒中服务。

（七）规划脑卒中单元发展

脑卒中单元有效性的充足证据意味着在许多国家，它们的发展得到了国家倡议的支持。然而，这些单元的发展常常遭到那些将其视为威胁的人的抵制。在当地的讨论中，有些观点值得考虑。

• 脑卒中单位通常更有效地利用现有人员和床位，因此最终甚至可能增加其他专科的可用资源。

• 他们的初级医疗、护理和准医疗人员的去技能化可以通过在该单元中轮换工作人员和学生来克服。

• 采用渐进式方法开发服务可能会遇到较小的阻力，例如，在尝试建立急诊评估区之前可能会引入脑卒中评估方案，或者在尝试建立地理定义上的脑卒中单元之前，先引入脑卒中团队在普通内科病房工作。脑卒中单元不仅仅是一种干预研究，它们已在广泛的环境中实施，并改善了患者的预后[73, 89, 92, 94, 95]。

• 人们可以尝试影响资助医疗保健的当地组织（即英国的卫生当局和全科医生或家庭医生；其他国家的健康保险公司）施加变革压力，因为他们通常热衷于资助有科学依据的服务。（奇怪的是，对于我们这些关注脑卒中的人来说，冠心病护理病房和区域肿瘤学服务几乎都没有得到像脑卒中病房一样好的评估，但它们的效用被认为是"显而易见的"，并且被广泛鼓励使用。）

可能存在影响当地服务提供的重大压力（除了有效性证据之外），因为其结构必须根据当地需求、资源、地理、人民和政治进行调整。人们需要考虑在当地情况的限制下提供全面脑卒中护理的最佳方式是什么。我们建议 3 个因素发挥作用．

• 证明特定模型的脑卒中单元是有效的（表 19-9）。

• 脑卒中单元模型提供所需护理的所有方面的

能力。

• 脑卒中单元为最广泛的脑卒中患者提供服务的能力（即满足脑卒中人群的需求）。

以下内容概述了一些常见的解决方案。

• 综合脑卒中单元：在可能的情况下，综合脑卒中单元可能是首选，它结合了大多数患者的急症护理和康复治疗。这可能包括在急诊室进行溶栓治疗或接管溶栓后患者的护理。该选项有良好的证据基础来支持它，并且最适合中小型医院（如每年 100～500 例脑卒中患者）。

• 急诊脑卒中病房和康复脑卒中病房：在较大的医院中，可能难以在一个地方提供所有脑卒中病房床位。在这种情况下，急诊脑卒中单元和康复脑卒中单元相结合的模式经常被采用[65]。理论上，这种模式应该可以提供全面的脑卒中单元护理，但其有效性很大程度上未经临床试验测试。如果采用这种模式，我们建议必须在患者的整个病程中提供综合脑卒中单元护理的组成部分（例如，在急诊脑卒中单元应用早期活动和早期多学科计划，康复脑卒中单元的患者应该能够获得急诊医疗保障）。此外，患者和家属应该经历一个连续的护理过程，而不是不连续的、碎片化的护理。

• 混合康复单元：在人口分散的小型偏远医院（如每年少于 100 例脑卒中患者入院），通过在普通病房提供急诊护理方案并在混合康复环境中提供康复服务可能是合适的。此外，还可以通过远程医疗服务（见本章"改善获得早期专家评估的干预措施和治疗"）从较大的脑卒中中心获取专家建议和支持。

在脑卒中单元建设中，将计划服务的特征与脑卒中单元试验中的特征进行比较非常重要，以确保提供的护理尽可能基于证据（表 19-8 和表 19-9）。

（八）在低收入环境中发展脑卒中单元护理

前面的大部分讨论都集中在高收入国家进行的研究，这些国家可以获得组织良好的卫生服务、大量训练有素的工作人员，以及昂贵的技术和药物。然而，低收入和中等收入国家（low-and middle-income country，LMIC）目前占全球脑卒中死亡率的 85% 以上[12]，目前在医疗资源更有限的地区，脑卒中负担最为严重。因此，尝试开发与这些人群相关的解决方案显得尤为重要。

在应对这一挑战时，我们需要面对 3 个基本问题。

• 我们能描述一下脑卒中单元的基本组成部分吗？

• 潜在的健康收益是否足以证明投资于医疗服务变革的合理性？

• 我们如何在资源较低的环境中实施已被证明有效的措施？

1. 我们能描述一下脑卒中单元的基本组成部分吗

本节确定了综合脑卒中单元的关键组成部分，它可以定义为"医院内脑卒中患者在专门从事脑卒中诊疗的多学科团队管理的区域内诊治"[29, 69]。以下组成部分得到了很好的描述并且可能很重要：①病房为基础；②专家人员配备；③教育和培训；④护理协议。所有这些组件都可能适用于中低收入国家。

2. 潜在的健康收益是否足以证明投资于医疗服务变革的合理性

至少有两项研究分析[101]计算了脑卒中不同干预措施对人群的影响，结果表明脑卒中单元护理的基本模式可以为促进独立生存提供最有效的人群干预（表 19-25）。在实施这一方案则存在重大挑战。在资源匮乏的环境中，关键挑战可能是提供足够的熟练员工和基本基础设施的成本。

3. 我们如何在低资源环境中实施已被证明有效的措施

现在有几个基于观察中低收入国家脑卒中病房发展影响的研究[101]表明，与传统服务相比，脑卒中病房可以降低医院的病死率。来自南非开普敦[90]和印度旁遮普[91]的个案样本提供了具体的样板。

当考虑在资源匮乏的环境中实施脑卒中单元护理时，我们可以推测如何最好地适应当地情况。表19-10概述了脑卒中病房护理的基本方面，以及在低收入环境中应对这些挑战的一些潜在方法。当再次讨论关键的多学科技能、培训和沟通的主题时，我们发现在高收入地区的随机试验中描述的脑卒中单元护理模式可能不容易转化适应于资源匮乏地区。

但是，我们可以就如何做到这一点提出一些合理的建议。资源匮乏地区的主要限制之一可能是缺乏熟练的工作人员，在许多低收入环境中，可能有必要补充现有的工作人员，并提供对家庭

表 19-10 低收入和中等收入国家脑卒中单元发展的具体考虑

脑卒中单元护理的组成部分	资源匮乏环境中的注意事项（人员配备水平可能有限）
人员配备水平	
护理	补充培训和家庭 / 护理人员参与日常患者护理
医疗	指导护理人员和初级医务人员的护理协议（在监督下）
物理治疗	补充培训和家庭 / 护理人员参与日常患者护理
职业治疗和言语治疗 [a]	允许其他员工担任角色的护理协议（护理、物理治疗）
社会工作人员配备	允许其他员工担任角色的护理协议（护理、物理治疗）
技能和培训	
员工在脑卒中和康复方面的技能	访问现有的培训资源（包括在线材料）
脑卒中和康复的定期教育	
多学科团队工作	
每周举行 1 次正式的多学科团队会议，讨论个别	纳入查房常规
患者的进展情况、商定治疗目标和计划管理	护士和物理治疗师可以与护理人员交流
家庭参与	
家庭（照顾者）早期参与该过程，并提供有关脑卒中原因、损伤、康复、康复和预防的信息	纳入查房常规，访问现有培训资源（包括在线材料）
出院计划	
早期评估出院需求	可能需要对员工（和护理人员）进行培训 使用设备
与患者和护理人员确定康复目标	可能需要员工（和护理人员）培训
涉及患者和护理人员的出院计划	家庭护理人员培训很重要 服务可能不可用
家庭环境中的重要康复投入	家庭护理人员培训很重要

改编自 Stroke Unit Trialists' Collaboration et al.[91]
a. 资源匮乏的国家可能没有职业和言语治疗师；另一种方法是培训护士、物理治疗师和护理人员

和其他形式的护理人员的额外培训和补助。这可以得到书面护理协议的支持，以指导工作人员解决吞咽问题和行动不便等常见并发症。上面概述的许多建议有些推测性，但都是根据在低收入环境中建立脑卒中病房的临床医生的经验编制的[93]。

最近在低收入和中等收入国家环境下的里程碑式研究采用家庭主导的脑卒中康复[94]，该项目在研究其组织工作后进行，可能会更了解在资源有限环境下的标准化需求。

总之，尽管大多数脑卒中单元的开发都是在高收入国家进行的，但我们相信可以确定"低科技"脑卒中单元的许多重要组成部分，包括在中低收入国家中建立的例子。这些发展可能带来巨大的健康收益，但我们需要了解并解决在中低收入国家建立此类脑卒中单元的障碍。

七、从医院转移到社区

患者和护理人员关注的主要领域之一是出院的组织（或更确切地说是缺乏组织）[72, 102]。我们可以很好地理解这种担忧。前一天，患者还在医院接受专业团队的护理，后一天，他们就在家里承担起照顾者的责任。这里可以尝试一些方法来减轻从医院到家过渡的压力。

• 为患者出院后护理人员提供足够的信息（见本章"脑卒中服务提供中的一般问题"）并在患者住院期间培训上述护理人员。例如，邀请护理人员参加治疗课程，并让他们参与医院对患者的护理。不幸的是，信息提供和患者教育的试验并没有提供明确的证据来指导实践。

• 为患者和 1 名或多名团队成员安排出院前家访，以确保家庭环境适合患者的需求。非正式的家访，最初是一天，然后是过夜和周末住宿，这也可以让患者和护理人员获得信心，发现潜在问题，并帮助保持士气。虽然这是一种行之有效的方法，但目前尚缺乏对此类策略有效性的临床试验。

• 组织出院前病例会议，让患者及其护理人员

与医院团队和任何将参与社区护理的专业人员会面。同样的，这是一种行之有效的方法，但我们尚未进行任何临床试验。

• 提供有关在出现问题时与谁联系的明确指南。家庭医生或他们的团队之一是理想的接触点，但只有在患者出院前得到充分的沟通，他们才能履行这一职责。因此，必须将患者问题的详细记录和社区支持计划转达给那些希望监测家庭情况的人。

一个培训护理人员管理其新角色的项目已经在一个中等规模的随机试验[103]中进行了测试。这包括脑卒中单位的工作人员对脑卒中和实际的护理技能的培训。出院后，短期培训仍继续进行。尽管这种方法出奇地有效，但并未在更大的整群随机实施试验中得到证实[104]。

在某些情况下，通过组织患者定期去日间病房或门诊接受医学检查或接受进一步的康复治疗，进而打破医院与家庭之间的界限可能是适当的。

早期支持的出院服务

据报道，传统医院出院安排的局限性鼓励了一些服务，以改善医院和社区之间的过渡。最值得注意的是，这种需要早期支持的出院服务旨在加速患者出院回家，且其在家庭环境中提供更多的康复连续性。迄今为止，14 项随机试验已经在世界各地的各种环境中测试了这种护理方法[72, 105, 106]。大多数都是基于一个由物理治疗、职业治疗、护理和助理人员组成的小型多学科团队及医疗、言语和语言治疗，以及社会工作人员的投入。这些团队要么以医院为基础（并前往患者家中），要么以社区为基础（并进入医院招募患者）。所有这些都纳入了定期的多学科团队会议，以计划患者护理。典型的护理途径如表 19-11 所示。

通常，这些服务投入的时间长达 3 个月，但在某些情况下，这可能会随着移交给其他社区服务而缩短[72, 105, 106]。

即使与医院脑卒中单元的高质量护理相比，

	表 19–11　提供早期出院支持服务的说明性护理途径
入院	早期识别符合条件的住院患者
	由早期支持的出院团队的"关键工作人员"（监督该患者护理的个人）进行早期评估
	通过家访评估家庭需求（有或没有患者在场）
	与患者和护理人员确定康复目标
	计划出院
	在早期出院团队成员的支持下实现非常早期的出院（24h 内）
	实施康复计划
	在家庭环境中继续康复（如有必要，每周最多 4～5 天）
出院	访问相关服务
	多学科团队审查进展
	随着恢复目标的实现，团队协商退出
	计划从服务中退出，随后进行随访和审查
从早期支持的出院团队中退出	

早期支持的出院团队不仅可以加速出院回家（平均住院时间减少 7 天），而且还可能提高患者留家和自理概率（图 19-3）。总体而言，每 100 例患者随机分配到早期支持的出院服务，额外 4 例（95%CI 0～7）留在家中，另外 5 例（95%CI 0～9）在脑卒中后 6～12 个月独立生活。良好的结果最有可能与资源充足、协调的多学科支持的出院团队，以及患者为轻中度脑卒中相关（即在第 1 周内达到至少 10/20 的 Barthel 指数，相当于迅速恢复站立平衡）。有迹象表明，此类服务在更分散的农村人口中可能效果不佳，但这需要进一步确认。

经济分析[105]表明，医院成本（减少住院天数）的潜在节省大于社区的额外成本增加。在实践中，通常很难实现这种成本节约，但至少早期支持的出院服务似乎提供了一种改善患者护理和优化使用有限数量的病床的方法。除了上述"更难"的结果之外，值得注意的是，分配到早期支持出院服务的患者和护理人员更有可能对他们的服务表示满意[72, 105]。早期支持的出院服务似乎是真正全面的脑卒中服务的重要组成部分，尤其应针对轻度至中度脑卒中的患者而言。

> 早期支持的出院服务，基于专业的多学科团队，可以帮助加速出院回家并改善特定脑卒中患者的长期康复，而不会产生过多的费用。

八、继续康复和重新融入正常生活

即使脑卒中患者在医院和出院前后得到了良好的护理，他们仍可能难以保持独立和重新融入正常生活（表 19-12）。在患者病程的这个阶段，护理服务通常多变，甚至可能完全不存在。这可能反映了不同国家的方法的多样性，但也有有限的证据基础表明有效的干预措施确实可以改善康复。总的来说，在这一后期阶段至少测试了两种广泛的方法。

- 基于治疗的康复服务（由物理治疗、职业治

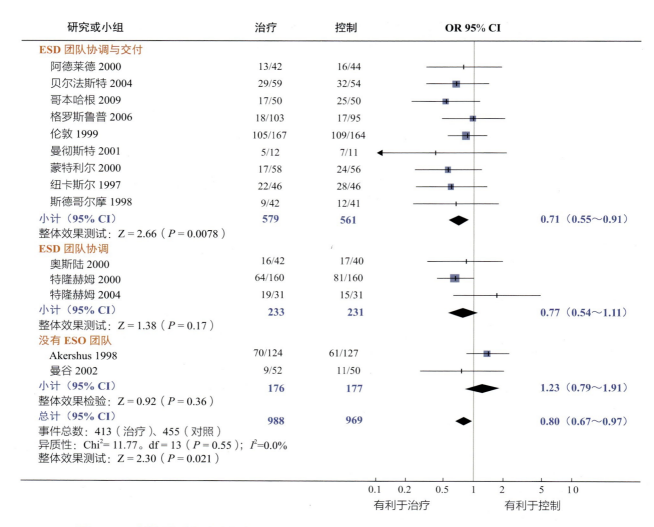

研究或小组	治疗	控制	OR 95% CI
ESD 团队协调与交付			
阿德莱德 2000	13/42	16/44	
贝尔法斯特 2004	29/59	32/54	
哥本哈根 2009	17/50	25/50	
格罗斯鲁普 2006	18/103	17/95	
伦敦 1999	105/167	109/164	
曼彻斯特 2001	5/12	7/11	
蒙特利尔 2000	17/58	24/56	
纽卡斯尔 1997	22/46	28/46	
斯德哥尔摩 1998	9/42	12/41	
小计（95% CI）	**579**	**561**	**0.71（0.55～0.91）**
整体效果测试：$Z = 2.66$（$P = 0.0078$）			
ESD 团队协调			
奥斯陆 2000	16/42	17/40	
特隆赫姆 2000	64/160	81/160	
特隆赫姆 2004	19/31	15/31	
小计（95% CI）	**233**	**231**	**0.77（0.54～1.11）**
整体效果测试：$Z = 1.38$（$P = 0.17$）			
没有 ESO 团队			
Akershus 1998	70/124	61/127	
曼谷 2002	9/52	11/50	
小计（95% CI）	**176**	**177**	**1.23（0.79～1.91）**
整体效果检验：$Z = 0.92$（$P = 0.36$）			
总计（95% CI）	**988**	**969**	**0.80（0.67～0.97）**
事件总数：413（治疗）、455（对照）			
异质性：$Chi^2 = 11.77$。$df = 13$（$P = 0.55$）；$I^2 = 0.0\%$			
整体效果测试：$Z = 2.30$（$P = 0.021$）			

0.1　0.2　0.5　1　2　5　10

有利于治疗　　　　　　有利于控制

▲ 图 19–3　系统评价随机试验的结果，测试早期出院支持（ESD）服务与传统出院服务相比的有效性

每个单独试验的结果，以优势比表示，由紫色框表示，水平线表示 95%CI。方框的大小与试验中的信息量成正比。垂直线左侧的优势比表明，ESD 服务的结局（在这种情况下，事件是指随机化后 6～12 个月的死亡或依赖）低于传统护理。基于所有试验概述的估计值用菱形表示（经许可转载，引自 Early Supported Discharge Trialists 2005[105]）

疗或多学科工作人员提供，主要旨在增加日常生活活动）。在实践中，这可能包括一系列旨在改善行动能力、日常生活活动或特定任务（如穿衣）的任务相关干预措施。物理治疗中最近的概念旨在针对脑卒中患者进行功能性任务训练，以提高生活质量，而不是顺序的以解剖学为导向的恢复过程。

· 脑卒中联络员服务（由脑卒中护士、家庭支持人员或专业社会工作者提供，主要旨在提高对正常生活的参与和生活质量）[107]。在实践中，这些包括多种干预措施，可以提供康复计划或对已

确定的问题做出反应。

这些广泛的方法存在相当大的差异，但它们确实提供了一个考虑证据的框架。

一个特别重要的问题是可能导致或指示血管性认知障碍性脑卒中后患者会发生认知变化，以及抑郁 / 情绪或个性变化。这两者都会影响患者参与康复的能力，因此其必须成为常规随访的一部分，尤其是在最初的几周和几个月内。因此，在常规随访时筛查此类情况下变得势在必行。

（一）基于治疗的康复服务

在对基于治疗的康复服务的系统评价中[108]，

表 19-12	脑卒中后晚期出现的常见问题，往往是在患者不再住院时发生

患者

- 由于以下原因导致功能恶化
  - 不活动
  - 进展性并发症
  - 缺乏持续的康复投入
  - 抑郁或焦虑，甚至是广场恐惧症
  - 对照顾者的过度保护
- 社会孤立
- 财务困难（第 11 章"财务问题"）
- 性功能障碍（第 11 章"性生活"）
- 未被发现的血压升高
- 脑卒中后疼痛（第 11 章"疼痛"）

照顾者（第 11 章"照顾者问题"）

- 因照顾压力而导致的身体不健康
- 抑郁或焦虑
- 因患者性格改变而关系不佳
- 因无法出门见人而被社会孤立
- 经济困难

大多数试验评估了职业治疗师在患者家中的投入，尽管审查还包括物理治疗或多学科团队服务（如社区团队和日间医院服务）。以治疗为基础的康复服务（与无常规干预相比）有助于防止脑卒中患者进行日常生活活动的能力下降（图 19-4），并提高日常生活活动评分。这篇综述探讨了脑卒中后第 1 年的投入，而最近对后期投入（脑卒中后超过 1 年）的回顾没有结论[109]。目前尚不清楚这些服务的绝对收益可能是什么，以及这些服务的成本效益。然而，它们确实表明，在全面的脑卒中服务中，一些回顾系统和治疗师的进一步干预是有价值的。

> 全面的脑卒中服务应包括能够审查患者进展并在需要时由治疗师提供进一步干预的系统。

上述讨论并未说明应如何提供此类治疗服务（例如，在患者家中、门诊、日间医院）。在随机试验中对比了家庭物理治疗和日间病房提供的物理治疗的有效性[110-114]，其结果仅有微小差异[115]。在这些环境中提供护理的相对成本因研究而异，并没有明确的结论。

（二）脑卒中联络员服务

"脑卒中联络员"的总称可以定义为"为脑卒中患者及其家人提供情感和社会支持和信息，并与服务机构联络以减少脑卒中患者的障碍和提高生活质量的人和（或）他们的护理人员"[116]。这些服务（也被称为"专科护士支持"、"脑卒中家庭护理人员"和"脑卒中家庭支持组织者"）通常涉及在住院期间接触患者和家属，因为他们可以提供有关脑卒中的信息和教育。这些服务也可在出院后进行介入，特别是在识别问题或这未得到满足的需求等方面，并制订解决方案[116]。在英国、澳大利亚、美国和荷兰，至少有 16 项随机试验测试了此类服务。尚不清楚它们对患者的影响[107, 116]，但它们似乎确实受到患者和护理人员的重视。

总之，在全面的脑卒中服务中，应该有审查系统关注患者的进展并在需要时提供治疗介入。提供此类服务的方式可能有多种（家庭、门诊、日间病房）。

九、长期随访和慢性病管理

脑卒中现在已被公认为需要持续管理的疾病之一，即所谓的慢性病管理。基本原理是提供一个管理各种需求的系统，特别是预防疾病和管理残疾。

提供此类慢性病管理的最佳环境可能取决于当地的医疗保健系统。在英国和荷兰等初级保健服务发达的国家，由患者自己的全科医生提供大部分持续护理可能是合适的。在没有发达的初级保健服务的国家，这可能需要通过医院门诊来完成。无论采用何种系统，重要的是它不仅提供二级预防，而且提供了重新评估、识别和治疗可能在几周或几个月后才变得明显的问题的机会（表 19-12）。后续检查清单应确保不会忽视后期问题（表 19-13）。

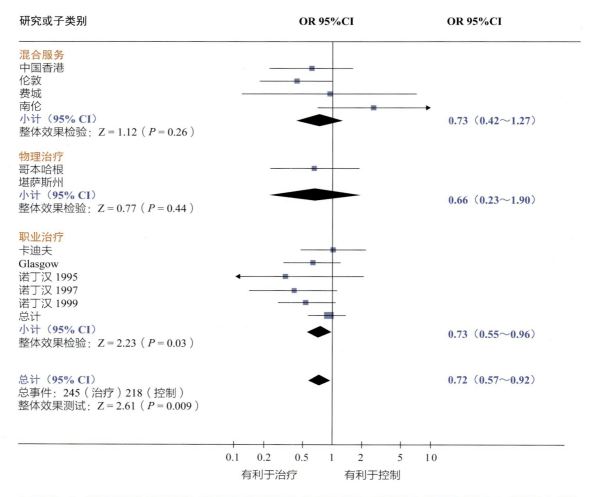

▲ 图 19-4　测试基于治疗的康复（提供给居家患者）与传统服务（通常没有常规治疗输入）相比的有效性的系统评价随机试验的结果

每个单独试验的结果，以优势比表示，由紫色框表示，水平线表示 95%CI。方块大小与试验中的信息量成正比。垂直线左侧的优势比表明，治疗服务比传统护理的结果（在这种情况下，事件是指不良结局如死亡、日常生活活动恶化或随机分组后 6～12 个月的依赖）的概率较小。基于所有试验概述的估计在图的底部用菱形表示（经许可转载，引自 The Outpatient Service Trialists 2003[109]）

一些患者在脑卒中后的最初几个月内几乎没有好转（可能是由于并发症）并出院到支持的环境中，但随后出乎意料地开始好转。理想情况下，此类患者应被识别并重新进入康复计划，但很少被很好地组织护理服务，或有充足的资源来提供这一点。

> 二级预防将是终身的，可以在医院诊所提供，但在初级保健部门（对患者）更方便管理。

十、脑卒中服务提供中的一般问题

（一）给患者和护理人员的信息

脑卒中管理与整个患者病程相关的一个通用主题是信息交流。患者及其护理人员对一般医疗服务，尤其是脑卒中服务的态度研究表明，不满意的最大来源之一是医患沟通[76, 100]。患者及其护理人员可能很少收到有关脑卒中性质、病因、治疗和可能预后的信息[117, 117a]。即使提供了信息，它也可能采用难以理解或有所保留的形式。

表 19-13　脑卒中随访检查表	
损伤	询问虚弱、平衡、言语、疼痛
残疾	你每天的活动都需要帮助吗
	你需要任何帮助吗
辅助和适应	它们已经给予帮助了吗
	你在使用它们吗
	它们是否处于良好的工作状态
支持服务	它们到位了吗
	它们是否适当和充分
新问题	自上次见面之后有什么新问题吗
强烈意愿	有什么想做却做不到的事
工作	你回来上班了吗
驾驶	你在开车吗
照顾者	你有看护人吗
	你的照顾者如何应对
预防	检查血压、胆固醇、糖尿病控制、吸烟、饮食、运动、服药依从性

患者和护理人员对脑卒中服务的看法可能不仅取决于康复程度，还取决于沟通质量。尽管很容易看到许多患者收到的信息很少，但也必须记住，对于某些人来说，这可能就足够了。一些患者不想要太多信息，更愿意相信专业人士的判断[118, 119]。因此，重要的是要调整提供个人的需求和愿望的信息。这些复杂性可能部分解释了信息和教育干预临床试验的模棱两可的结果[114]。有一些证据表明，信息提高了患者和护理人员对脑卒中的了解、患者满意度方面的知识，并降低了患者的抑郁评分。然而，这些影响的临床意义尚不清楚。积极参与患者和护理人员中并强化加入的策略，可能对患者情绪产生更大的影响。

在没有更好的证据指导的情况下，目标是使用多种不同的媒体提供信息，包括脑卒中单元上的布告栏（图 19-5）；适当传单的资料包；录音带和录像带；团队成员对患者和护理人员进行单独面谈；患者和照顾者集会。

但是，上述方式可能无法替代脑卒中团队成员与患者及其家人，在 1 次或多次坐下来解释情况并回答任何具体问题，然后可以用书面材料进行备份。已在其他领域（如肿瘤学）使用的一种方法是记录采访并将录音提供给患者或家人，以便可以在他们希望的时候查看所说的内容[120]。这可能会克服患者和家属一时只能理解一小部分信息的问题。与脑卒中护理的所有其他领域一样，服务机构需要建立一个系统，确保输入，在这种情况下是信息的提供，适合患者和护理人员的个人需求（表 19-14）。

（二）服务整合

不可避免地，大多数脑卒中患者在患病的某个阶段需要社区和医院资源。他们甚至可能需要不止一种基于医院的服务。因此，重要的是要考虑如何将这些整合在一起，以确保患者在疾病的

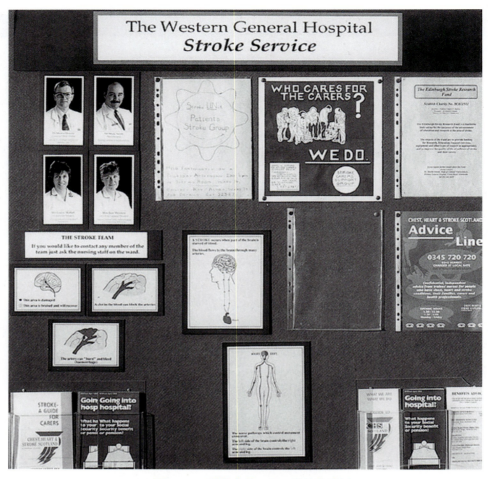

▲ 图 19-5　脑卒中单元入口处的布告栏

通常，它会介绍脑卒中团队的成员，说明他们可能会如何联系。它简单地介绍了脑卒中是什么及如何影响患者。还包括有用的小册子和与患者和护理人员群体相关的信息

表 19-14　改善与住院脑卒中患者护理人员沟通的技巧
• 在单位入口处设置布告栏，介绍工作人员并告知亲属如何联系团队成员
• 在探视期间进行查房
• 举办一个定期的"开放式"门诊，护理人员可以在那里与顾问会面
• 邀请护理人员参与患者护理（包括治疗课程）
• 设立照顾者小组
• 在笔记中记录与亲属讨论的内容，并在团队会议上报告这些内容以确保一致性
• 安排出院前病例会议或家庭会议
• 用书面或音频材料备份口头交流

每个阶段都得到适当的安置，并且服务的每个部分之间尽可能无缝衔接。脑卒中服务的各部分如何组合在一起如图 19-1 所示。

许多地方拥有必要的设施和技能，可以为脑卒中患者提供优质服务。更多时候，问题在于这些设施的组织和整合。可能出现问题的关键领域如下。

• 从社区到医院的转移：本章"讨论脑卒中综合服务时的一般原则"总结了许多改进此类转移的举措。初级和二级护理之间商定的协议是必不可少的。

• 转移到专科医院服务（如神经外科和神经放射科）：这些设施应该随时可用，因为急诊神经

外科有时可以挽救生命并产生良好的功能结果（见第14章）。神经放射干预现在是蛛网膜下腔出血管理（见第15章）的关键组成部分，并且越来越多地用于某些类型的缺血性脑卒中（见第13章）。不可避免地，许多较小的医院没有这些设施。然而，对于1%～2%的脑卒中患者，他们有快速恶化的风险并伴有可手术治疗的并发症（如急性脑积水），对此应该有一个管理计划。这应包括一项政策，以确保及早识别合适的患者并将其安全转移到神经外科中心。

• 转移以进行持续康复：如果患者在一家急症医院接受治疗，但必须转到另一家单独的康复机构，就会造成不必要的延误。在这种情况下，人们经常会在病程中读到"等待康复"，当然，康复应该在脑卒中的那天就开始了（见第11章和第18章）。因此，需要组织服务，使患者的需求与在其疾病各个阶段提供的护理相匹配。

• 从医院到社区的转移：本章"从医院转移到社区"考虑了这些挑战。

> 当患者从一项服务转移到另一项服务时，可能会出现许多问题。请记住，康复是一段旅程，而不是目的地。

（三）转移的危害

如果患者必须在机构（或团队）之间转移以接受适当的护理，则存在非常现实的危险，即护理的连续性会受到影响。如果相关专业人员之间没有良好的沟通，就无法对患者及其家人采取一致的方法。患者的医疗记录应通过系统跟踪，理想情况下，至少应有1名卫生专业人员参与患者从入院到出院的护理，甚至可能更久。

十一、规划、开发和维护脑卒中服务

在本章的其余部分中，我们将重点关注规划、开发、建立、监控和维护脑卒中服务的实际方面。提供最佳服务的确切方式将取决于当地历史、地理、需求、资源、人员和政治。因此，任何脑卒中服务都必须因地制宜，以达到最大效果。对于应该如何组织服务很难保持教条主义的态度。国家指导方针可能因地区而异（如美国与欧洲），这反过来将决定当地的护理服务。而且，在世界某些地区，由于缺乏大量研究，可能没有大量的证据基础。这可能会限制服务的规划。

然而，随着现代医疗保健的进步和日益增长的流行病学需求，以应对全球日益增加的非传染性疾病负担[117]，在规划脑卒中服务时需要一些通用性。

在过去10年左右的时间里，医疗技术的进步步伐一直很快。因此目前患者会期望享有更高质量的护理。脑卒中护理指南和专家服务也根据这种需要而改变。

（一）确定人群的需求

如果该服务的目的是为人群中所有需要它的人提供护理，而不仅仅是那些有能力支付的人，那么首先要考虑的因素是该人群中脑卒中和TIA作的发病率。这为"需求评估"提供了基础，也确定应提供多少脑卒中服务的基础。

即使在无法获得可靠发病率数据的人群中，慢性非传染性疾病护理的重要性也正逐渐显现在立法者面前。例如，在印度，国家癌症、糖尿病、心血管疾病和脑卒中预防和控制计划（National Programme on Prevention and Control of Cancers，Diabetes，Cardiovascular Diseases and Stroke，NPCDCS）于2008年启动，尽管缺乏足够的发病率来定义护理，但人们普遍认识到需求正不断增加。

在全球范围内，脑卒中发病率发生了很大变化，在过去的40年中，脑卒中发病率呈统计学显著差异趋势，高收入国家的脑卒中发病率下降，中低收入国家的脑卒中发病率上升。在过去的40年中，全球范围内，高收入国家的年龄标准化脑卒中年发病率下降了1.1%，但中低收入国家增加了5.3%[121]。人们还认为，发展中国家脑卒中患者的平均年龄明显低于发达国家。印度的研究表明，10%～15% 的脑卒中发生在 40 岁以下的人群中[12]。

最近对脑卒中病率和患病率的估计见表 19–15。

急性脑卒中和短暂性脑缺血发作的发生率

尽管在过去 40 年的文献中出现了大量的"发病率"研究，但许多研究存在方法上的缺陷，这使得他们的结果至少在一定程度上不可靠。"理想"研究的标准列于表 19–16。

然而，由于 WHO 的举措，例如，逐步监测方法（STEPwise approach to surveillance，STEPS）和在发展中国家建立的国家登记处，过去几年中，世界各地的许多国家的发病率数据都得到了改善。表 19–17 给出了 WHO 不同区域的脑卒中发病率估计值。

（二）评估需求的可能方法

当缺乏可靠的脑卒中发病率数据（即在确定的时间段内人群中发生的一生中首次脑卒中病例的数量）时，规划初中服务的人员可能决定根据常规收集的死亡率数据（即在确定的时间段内人群中因脑卒中死亡的人数）来估计需要。然而，他们应该意识到采取这一政策的潜在问题。

1. 死亡率统计

死亡率统计取决于死亡证明中数据的整理。因此，死亡率依赖于死亡证明的准确性，即使在验尸率很高的国家，死亡证明的准确性也很差（见第 20 章）。死亡率统计的准确性还取决于所使用的人口分母的准确性，因此取决于最近一次人口普查的可靠性和时机。此外，死亡率统计仅包括归因于脑卒中的死亡（而不包括脑卒中发作的次数），并且在估计对卫生服务的需求方面本身并没有多大价值。尽管它们至少可以间接地反映人群中脑卒中的发病率，但病死率可能因地而异，因此脑卒中死亡率和发病率之间不会存在统一的关系。此外，如果死亡率低，不一定意味着脑卒中护理服务差；事实上，这可能表明有效的脑卒中护理服务，其减少了死亡的机会。

表 19–18 显示了 2000 年全球疾病负担[124] 数据，显示了 WHO 各个区域的脑卒中死亡率。

2. 入院或出院统计

入院或出院统计数据是可以反映脑卒中发病率的另一种信息来源。诊断编码可能因国家 / 地区而异，这会反过来影响准确性。

印度医学研究委员会正在印度各地开发基于人群的脑卒中登记（包括脑卒中的门诊患者和住院患者）。记录登记的准确性可能在全球范围内

表 19–15 脑卒中发病率和患病率的区域模式		
地　区	发病率（百万 / 每年）	患病率（百万）
全球	9.0	30.7
非洲	0.7	1.6
美洲	0.9	4.8
东地中海	0.4	1.1
东南亚	1.8	4.5
西太平洋	3.3	9.1
1260 万人患有中重度残疾		
890 万（在 1260 万人中）在低收入和中等收入国家		

改编自 Scott et al. 2000[122]

表 19-16　　"理想"脑卒中和短暂性脑缺血发作（TIA）发病率研究的标准 [55, 123]

- 庞大、稳定且定义明确的研究人群；人口中的人数和性别应在研究期间至少以 10 年的年龄间隔提供。这通常需要最近的人口普查
- 完全确定该人群中发生中卒或 TIA 的所有患者，无论是否转诊到医院。这需要多种重叠的方法来发现病例，包括联系初级卫生团队、审查入院情况、影像记录和死亡证明
- 准确评估双向患者量
- 应将首次脑卒中和 TIA 与复发性脑卒中和 TIA 区分开来
- 对所有疑似病例进行前瞻性评估，以便在患者就诊后立即严格应用标准诊断标准（WHO 定义）（所谓的"紧追"）
- 研究应登记患有 TIA 和脑卒中的患者，以确保轻度脑卒中（在常规临床实践中被转诊医生可能被错误归类为 TIA）不会被低估
- 脑成像以确定脑卒中的病理类型。这应该在脑卒中发作后及早进行，以可靠地区分缺血性和出血性脑卒中
- 全年病例确定，以避免因发病率的任何季节性波动而产生偏差
- 发病率采用标准的数据呈现方法，即平均不超过 5 年的数据，如果可能，85 岁以上人群男性和女性的发病率分别呈现。发病率呈现为 10 岁左右的年龄区间（如 55—64 岁），但也可用 5 年区间，95%CI

以及在同一国家的城市与农村或偏远医疗机构内有所不同。重复计算也可能导致数据失真，这种情况经常发生在患者从急诊中心转移到康复或持续护理机构时。

由于多种原因，出院数据也可能不准确 [125, 126]。

- 常规临床诊断不准确，尤其是 TIA。
- 入院率的变化 [15, 16, 38, 125, 126]
- 缺乏脑部 CT 来确认脑卒中诊断并排除其他诊断。
- 在医疗记录和出院摘要中使用模糊的术语（如"急性偏瘫""脑血管病"），可以从中得出常规代码。
- 编码错误。
- 未能区分因早期脑卒中并发症而入院的急性脑卒中。
- 未能对在医院或其他诊断中发生的脑卒中进行编码。

3. 患病率数据

脑卒中患病率是另一种衡量脑卒中频率的指标，一些人认为这对规划服务很有用。患病率是在任何一个时间点居住在人群中的曾经发送脑卒中的人数。如果准确记录患病率数据，可能有助于确定社区对长期支持服务的需求。脑卒中的患病率可用于衡量发病率、存活率和持续时间 [124]。

患病率研究帮助我们了解社区中生活不能自理或残疾的程度。然而，在一些国家，自我报告的残疾和生活不能自理程度较高，而自我报告的脑卒中患病率较低，这可能表明对不太严重的病例报道不足 [127]。审查患病率数据以评估脑卒中护理提供的另一个问题是，由于根据定义，患病率包括所有曾经发生过脑卒中的人，使用此参数可能无法识别那些因治疗效果良好而从疾病中恢复良好的人。

患病率数据可用于确定社区对长期支持服务的需求。然而，急性脑卒中或 TIA 后经过的时间越长，针对特定疾病的服务就越不重要。如果有兴趣确定对长期支持服务的需求，估测所有原因导致的残疾患病率更有用，而不仅仅是与脑卒中有关的残疾患病率。此外，脑卒中患病率永远不能反映脑卒中的真实负担，因为脑卒中后不久死亡的患者没有被包括在内。测量脑卒中和 TIA 的患病率也存在许多重要的方法学难题，尤其有时需要在实际事件发生数年后做出准确诊断并检查数千人。作为一种更快的选择，人们可以使用"浴缸定律"（图 19-6）从脑卒中的发病率和病死率来估计脑卒中的患病率。在新西兰以白种人为主的人群中进行了这项研究，估计 15 岁及以上的患病率为每 1000 例中有 8 例（男 9 例，女 7

表 19-17　估计的 17 个世界卫生组织地区的脑卒中发病率

年龄组	非洲-D M	非洲-D F	非洲-E M	非洲-E F	美洲-A M	美洲-A F	美洲-B M	美洲-B F	美洲-D M	美洲-D F	东地中海-B M	东地中海-B F	东地中海-D M	东地中海-D F	欧洲-A M	欧洲-A F	欧洲-B1 M	欧洲-B1 F
0—4岁	2	3	2	3	1	1	1	1	2	6	2	2	20	12	1	0	6	6
5—14岁	1	0	1	0	0	0	1	0	1	2	1	1	8	5	0	0	2	1
15—29岁	4	4	5	5	1	0	2	12	14	4	2	1	8	3	1	1	6	5
30—44岁	47	50	89	30	30	31	54	53	40	40	34	28	23	20	39	24	66	68
45—59岁	249	342	274	329	219	180	335	240	247	197	192	204	233	174	174	94	498	269
60—69岁	792	1095	781	1115	651	491	1067	708	721	507	878	680	698	870	700	384	1917	1284
70—79岁	1654	2369	1693	2539	1137	1043	1868	1312	1446	1087	2011	1622	1947	1797	1816	1326	3410	2716
80岁以上	2936	5418	2995	5233	2091	1956	2846	2694	2453	2297	3825	3545	3145	2997	3181	2845	4935	4518

年龄组	欧洲-B2 M	欧洲-B2 F	欧洲-C M	欧洲-C F	东南亚-B M	东南亚-B F	东南亚-D M	东南亚-D F	西太平洋-A M	西太平洋-A F	西太平洋-B1 M	西太平洋-B1 F	西太平洋-B2 M	西太平洋-B2 F	西太平洋-B3 M	西太平洋-B3 F
0—4岁	0	0	1	1	2	2	2	3	0	0	2	1	2	2	6	5
5—14岁	0	0	0	0	1	1	1	1	0	0	0	0	0	0	2	1
15—29岁	1	1	4	2	3	2	2	1	1	1	2	2	2	1	8	3
30—44岁	58	34	122	50	45	31	20	13	59	28	46	29	50	40	56	36
45—59岁	544	312	765	404	341	278	378	248	323	138	450	302	403	257	546	415
60—69岁	2000	1547	3009	1723	1222	1048	1736	1434	934	442	2003	1226	1931	1362	1774	1651
70—79岁	3088	2784	5150	3694	2546	2355	2840	2724	1930	1123	4116	3260	3656	2899	4361	3551
80岁以上	4840	4374	7360	7529	2885	2846	3148	3224	3427	2680	5793	5321	4694	4638	4254	3101

M. 男性；F. 女性引自 The Global Burden of Disease(GBD) 2000 (cerebrovascular disease 21-06-06). Truelsen et al. 2000 [124]

表19-18 估计的世界卫生组织17个地区脑卒中死亡率

年龄组	非洲–D M	非洲–D F	非洲–E M	非洲–E F	美洲–A M	美洲–A F	美洲–B M	美洲–B F	美洲–D M	美洲–D F	东地中海–B M	东地中海–B F	东地中海–D M	东地中海–D F	欧洲–A M	欧洲–A F	欧洲–B1 M	欧洲–B1 F
0—4岁	2	3	2	3	1	1	1	1	2	6	2	2	20	12	1	0	6	6
5—14岁	1	1	1	0	0	0	1	0	1	2	1	1	8	5	0	0	2	1
15—29岁	4	4	5	5	1	1	2	2	4	4	1	1	8	3	1	1	6	5
30—44岁	24	17	31	15	5	4	13	13	13	12	6	6	9	5	5	4	21	17
45—59岁	87	113	89	104	22	17	75	57	60	48	41	46	56	46	25	16	111	73
60—69岁	274	366	269	377	78	60	257	177	193	142	209	173	257	242	117	66	467	327
70—79岁	778	1086	781	1155	270	230	666	499	544	429	680	614	752	741	453	338	1206	1041
80岁以上	2091	3696	2092	3591	1018	1180	1792	1792	1595	1554	2318	2221	1963	1967	1779	1797	3227	3182
所有年龄段	37	60	36	57	46	74	52	53	35	35	32	33	41	43	89	130	134	158

年龄组	欧洲–B2 M	欧洲–B2 F	欧洲–C M	欧洲–C F	东南亚–B M	东南亚–B F	东南亚–D M	东南亚–D F	西太平洋–A M	西太平洋–A F	西太平洋–B1 M	西太平洋–B1 F	西太平洋–B2 M	西太平洋–B2 F	西太平洋–B3 M	西太平洋–B3 F
0—4岁	0	0	1	1	2	2	3	2	0	0	2	1	2	2	6	5
5—14岁	0	0	0	0	1	1	1	1	0	0	0	0	0	0	2	1
15—29岁	1	1	4	2	3	2	2	1	1	1	2	1	2	1	8	3
30—44岁	16	9	31	14	12	10	6	4	8	4	11	7	10	8	20	16
45—59岁	131	92	188	101	79	73	96	67	42	21	104	73	100	70	137	112
60—69岁	550	433	767	451	319	309	476	408	139	68	519	333	521	384	518	465
70—79岁	1156	1157	1809	1451	941	951	1140	1141	435	257	1537	1273	1413	1214	1606	1400
80岁以上	3346	3155	4772	5219	1902	1968	2086	2207	1840	1549	3725	3700	3126	3185	2791	2212
所有年龄段	78	103	229	347	54	62	65	68	99	109	116	124	80	81	61	55

M. 男性；F. 女性引自 The Global Burden of Disease (GBD) 2000 (cerebrovascular disease 21-06-06). Truelsen et al. 2000[124]

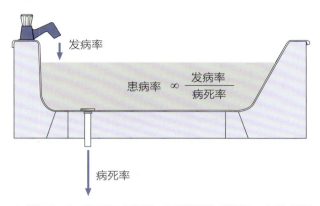

▲ 图 19-6　浴缸有水流入（代表事故病例）、水位（代表流行情况）和水从塞孔流下（代表流行病例中的死亡人数）

在流行病例中，患病率与发病率成正比，与病死率成反比，尽管数学关系相当复杂

例）[128, 129]。在流行病例中，约 55% 的脑卒中患者尚未完全康复，21% 的患者需要帮助进行自我保健活动。

> 脑卒中患病率难以直接测量，并且在规划脑卒中服务时用途有限。

4. 伤残调整生命年

估计因残疾而损失的年数对于为特定疾病组规划服务非常有用。在实践中，这很难实现，但已尝试对脑卒中进行估计。最近的系统评价[124]表明全球疾病负担从传染性疾病转移到非传染性疾病，也从过早死亡转移到残疾生活年。与 1990年的第五位相比，到 2000 年，脑卒中已成为全球残疾调整生命年的第三大原因。

（三）一种估算脑卒中负担的实用方法

基于美国和澳大利亚的国家疾病负担脑卒中模型，2000 年全球疾病负担[124] 开发了一种新模型来估计全球脑卒中负担（图 19-7）。该模型允许在不同人群中表达全球脑卒中流行病学情况。

可能是一个比我们之前描述的更普遍适用的模型（将白种人人群的发病率数据外推到其他种族的人群）。作为一个有效的工具，它有一些要

求，例如，一个良好的生命登记系统，其中在脑卒中事件发生后 28 天内的所有死亡都被证明为脑卒中死亡。

本章早期版本中概述的另一种方法在表19-19 中进行了描述。这需要获得有关可能的局部脑卒中发病率的信息。应该从在地理、种族构成和文化方面最接近当地人群的特定年龄和特定性别的脑卒中发病率开始[121]。然后可以将这些比率应用于当地人口数量，以获得特定年龄和性别标准化的发病率。将来自脑卒中发病率研究的地区的常规收集数据与来自自己附近的等效数据进行比较，可能会进一步证明发病率数据的相关性。特定原因死亡率数据可能是最可靠和最容易获得的。然后可以判断当地的发病率是否可能高于或低于现有发病率研究中的发病率。

（四）规划服务所需的信息

在计划服务之前，需要对以下内容进行估计。

• 特定年龄和性别的发病率：年轻患者的需求与年长患者不同（如就业再培训）。老年妇女更经常独居，可能需要社区更正式的支持。

• 类型特异性发病率（即 TIA、缺血性脑卒中、原发性脑内出血和蛛网膜下腔出血）：这些数据可能有助于更详细地规划人群的需求。TIA 和轻度缺血性脑卒中患者需要及时诊断、检查、启动和监督二级预防，但不需要长期住院护理、康复或社区支持服务。蛛网膜下腔出血患者需要紧急住院、神经介入和神经外科设施（见第 15 章）。出血性脑卒中的早期病死率较高，因此在早期阶段可能需要更多的护理。大约 80% 的脑卒中是缺血性的，10%～15% 来自脑内出血，5% 来自蛛网膜下腔出血，其余来自其他原因（图 19-8）。来自亚洲国家的数据显示，脑出血的比例高于白种人人群[121, 131-133]。但亚洲人群中脑出血的比例较高，也可能是由于缺乏 CT 和不标准的脑卒中识别准则。

• 脑卒中及其亚型的预后：从特定类型的发病率和病死率来看，评估和诊断服务、急症护理、

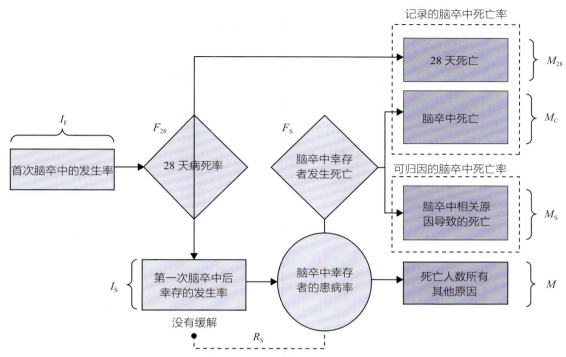

▲ 图 19-7　估计脑卒中流行病学模型的示意

使用的指标和解释：I_F. 首次脑卒中的发生率；I_S. 首次脑卒中后幸存者的发生率；F_{28}. 28 天病死率；M_C. 脑卒中死亡总数；M_{28}. 脑卒中后 28 天内脑卒中死亡人数；M_S. 在 28 天幸存者中脑卒中被证明是死因的死亡人数：$M_C=M_{28}+M_S$
脑卒中幸存者的剩余死亡率是由于：与脑卒中 M 密切相关的原因（如缺血性心脏病）和与脑卒中无关的原因
改编自 World Health Organization Global Burden of Disease 2000 (Cerebrovascular disease 21-06-06) [124]

表 19–19　估计当地目标人群脑卒中次数的分步指南
步骤 1：为每个性别和年龄范围的目标人口获取最准确的人口普查数据
步骤 2：确定可能在与目标人群相似的人群（如地理、种族）中进行的"理想"发病率研究
步骤 3：将每个特定年龄和特定性别的发病率乘以相关人群中该年龄和性别的人数 [例如，如果 65—74 岁男性的发病率为 690/100 000，若该年龄段的相关人群中有 11 000 名男性，则预计约有 76 名男性（690×11 000/10 万）在感兴趣的人群中，年龄为 65—74 岁，每年都会发生脑卒中]
步骤 4：将每个年龄段中每个性别的预期脑卒中患者人数相加，得出总体中预期的总人数
步骤 5：考虑对任何显著差异进行调整，例如，目标人群和进行发病率研究的人群之间的原因特异性死亡率
步骤 6：如果对短暂性脑缺血发作感兴趣，那么其发病率通常约为脑卒中的 30%
步骤 7：复发性脑卒中的数量约为一生中首次脑卒中的 30%，因此为了估计感兴趣人群中可能发生的脑卒中总数，应膨胀 30%
如果对可能被转诊到您的服务机构的疑似脑卒中或 TIA 患者总数感兴趣，则添加预计诊断为非脑卒中的额外转诊患者数量（TIA 可能为 50%，急性脑卒中可能为 30%）[48, 130]

康复和临终关怀服务、长期护理、社区支持和二级预防的可能需求可以大致估计。脑卒中及其亚型的预后已在别处讨论（见第 3 章和第 4 章）。

有关脑卒中严重程度和并发症的信息将非常宝贵，因为这些将是患者使用医疗服务的主要决定因素。然而，除非保留脑卒中记录，否则此类数

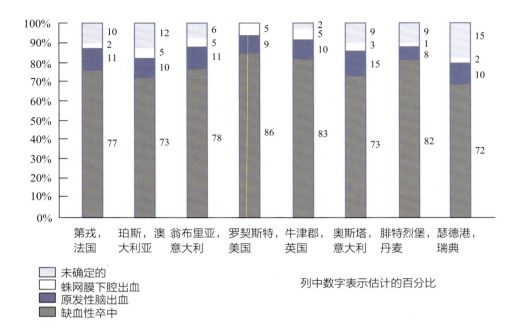

▲ 图 19-8　年龄为 45—84 岁，因缺血、原发性脑出血、蛛网膜下腔出血和不确定而首次脑卒中的患者的比例

只有在 70% 以上的患者中进行了脑部 CT，包括蛛网膜下腔出血患者的研究才被纳入

据不太可能常规获得。

• 随时间的变化：在计划脑卒中服务时，必须考虑到未来可能发生的任何变化，因为服务需要做出相应的改变。近年来，高收入国家脑卒中发病率的下降和中低收入国家脑卒中发病率的上升发生了流行病学逻辑上的转变[117, 121]。

除了不断变化的发病率外，还应考虑不断变化的人口统计数据。世界各地的人口中老年人的数量一直在增加。对于像脑卒中这样在老年人中发病率更高的疾病，除非被发病率下降所抵消，否则脑卒中的总数将会增加。

临床实践的变化可能会迫使脑卒中临床服务的形式发生快速且不可预测的变化。到目前为止，脑卒中管理的变化很小且是渐进的，但随着最近研究工作的增加，很可能发生重大变化，并且人群的需求可能会迅速且不可预测地发生变化。

人们对医疗保健的期望，通常是由媒体对医疗成功和失败的报道驱动的，也可能会迫使服务发生超出有效性证据的变化。在世界许多地方，人们也强烈倾向于在一开始就寻求专家级护理，而不是通过全科医生。在某些情况下，这导致了护理的碎片化，也导致了初级预防的问题，而初级预防本应该成为解决慢性病的支柱。

（五）当资源有限时，人口的需求将在多大程度上得到满足

在获得了对当地特定年龄、特定性别和特定类型的脑卒中和 TIA 发病率和结果的估计后，要确定人群的需求还有很长的路要走。毕竟，这一估计并没有表明这些人将需要的实际资源，当然，在某个阶段，必须有人就如何完全满足民众的需求做出政治决定。不可避免地，在卫生服务资源有限的情况下，优先排序变得至关重要。

大规模的医疗服务决策通常由政治家做出，但由于决策依赖于有关脑卒中服务组成部分有效性的信息，因此政治家们必须接受合理的医疗建议。随着发展中国家脑卒中负担的增加和人口老龄化，最近的流行病趋势对经济的影响是相当可怕的。

开发脑卒中服务的特定组成部分所感受到的

压力以及这些服务服务的发展方式，除了所提供的服务的有效性外，还可能反映出许多因素。

1. 当地医疗文化和经济

发达经济体为脑卒中患者提供的服务类型差异很大。在德国，服务通常集中在神经病学中心或脑卒中中心，在这些中心，患者将接受急诊护理但不进行持续康复。有些人认为某些患者群体（如老年人）获得这些服务[134]的机会可能会减少。相比之下，斯堪的纳维亚半岛的国家倾向于通过更分散的投入来处理脑卒中服务，并在全国各地提供类似的服务。在英国，脑卒中服务从现有的康复设施发展而来，这些设施传统上由老年医学或普通医学服务提供。然而，在过去几年里，急性脑卒中患者获得脑卒中单元护理的情况发生了巨大变化。

在美国，综合脑卒中中心的发展使情况变得复杂[61]。如果资金侧重于奖励专家护理，这可能会导致最具成本效益的护理政策发生冲突。

2. 患者群体的需求

在脑卒中护理中，就像在一般的医疗保健中一样，为有非常专业需求的个人（如蛛网膜下腔出血）提供集中服务的需求和在尽可能靠近患者家的地方提供尽可能多的高质量护理的愿望之间经常存在紧张关系。

3. 患者愿望

在集中和分散护理的压力之间再次存在紧张关系，例如，在急诊和康复服务之间以及在整个患者病程中提供连续性，这通常受到患者和护理人员的重视。世界各地的文化偏好也可能因地区而异。世界上的某些地方可能会提倡传统疗法（如阿育吠陀按摩）而不是现代医学。伦理和文化影响也可能决定护理。例如，根据当地的价值观和态度，世界上的某些地区可能比某些其他地区更喜欢对脑卒中患者进行"姑息治疗"，尤其是对老年人群而言。"老年"本身的定义也可能因国家而异。

4. 成本和资源

控制医疗保健服务成本的压力越来越大，在考虑由高级医务人员负责紧急情况时，这一点尤其重要。集中式服务再次通过拥有大量的工作人员群体，或至少是可随时待命的工作人员网络来应对这些挑战。

（六）计划脑卒中服务

在确定了服务的目标、人群的需求，以及人们期望实现这些目标的程度之后，就可以规划服务的发展了。通常这从现有服务开始，即使现有的服务不充分且混乱，我们假设您是从基本服务级别开始的，但如果您已经有了一部分，则同样的原则也适用。然后在进行任何更改之前考虑以下两个问题很有用。

- 目前用于管理 TIA 和脑卒中患者的资源有哪些？
- 目前提供服务的主要差距是什么（即未满足的需求和未能提供具有成本效益的干预措施）？

需要确定当前服务的优势和劣势，以确定需要改进的最重要领域。应优先考虑为所有患者提供基本护理（如满足基本需求的护理），并提供经证实有效的干预措施。尽管有关当前服务的信息可能已经可用，但除了常规收集的数据外，进行调查以确定。

- 目前正在管理多少和什么样的患者（即人口统计和临床数据）？
- 他们在哪里进行管理（即医院或社区、急诊科、神经病学、内科或老年医学）？
- 他们由谁管理（即全科医生或家庭医生、神经科医生、全科医生）？
- 他们是如何被管理的（即护理过程）？
- 目前正在使用哪些资源？

以社区为基础的登记册可以识别人群中所有患有脑卒中或 TIA 的患者，这将是回答这些问题的理想但昂贵且不切实际的方法。基于医院的脑卒中登记是一种实用的替代方法，可以帮助回答大多数问题，尽管它显然无法提供有关未转诊到医院的患者的详细信息。登记册是监控服务绩效和规划服务的宝贵工具。

> 建立一个基于医院的脑卒中登记册，以了解当地脑卒中服务的现状，无论它多么分散和混乱。

最简单、最快和最实用的方法是根据某些标准对当前服务进行调查。那些在服务中工作的人通常完全能够意识到它的不足，他们的知识不应该被忽视（尽管很遗憾经常如此）。这只有在相关方愿意承认缺陷并改变实践的情况下才有效。这种方法可以识别优势和劣势领域，并可以确定首先关注哪个领域（例如，Sentinel Audit，https://audit.rcplondon. ac.uk/sentinelstroke）。

> 提供服务的相关方根据一些商定的标准对服务进行诚实、客观地评估，或许由独立观察员推动，这可能是服务发展的最佳刺激。

改善服务的优先级还取决于解决特定问题的难易程度或成本是否低廉。例如，通过对初级医务人员制订方案和对初级医务人员的教育，可以改善糟糕的医疗评估标准，而在没有资源的情况下提供职业治疗部门则有重大的资源影响。在资源充足的医院环境中重新组织人员和工作模式时，规划脑卒中单元的难度可能较小。但是，如果关键员工不在，障碍仍旧是巨大的，即使有，许多员工也不喜欢在没有充分理由和适当支持的情况下进行重组。

（七）一级预防在改善脑卒中服务中的作用

超过 70% 的脑卒中是首发事件；预防将节省大量的财政和医疗资源，并避免残疾。因此，从长远来看，一级预防提供了一项重要的成本和残疾节约策略[135]。在英国牛津郡的一项研究中，一级预防的相关性很明显，在 20 年的时间里，重度脑卒中的年龄特定发病率下降了 40%，与预防性治疗的使用增加和脑血管危险因素的减少有关[15]。负责脑卒中服务的工作人员很少能对一级

预防政策产生重大影响，因此重点是脑卒中治疗和二级预防。

十二、评估和监测脑卒中服务

我们认为，确定干预措施相对有效性的最可靠方法是，在可行的情况下进行适当设计的随机试验，或者对多个试验进行系统评价。当然，在评估本地脑卒中服务而不是一般的脑卒中服务时，这不是一种选择，因此我们必须依赖不太可靠的方法。

对护理过程或通过服务实现患者和护理者的结果进行非随机比较是唯一实用的评估方法。如果一个人在医院建立一项新服务，那么这个过程或结果可以与附近医院没有新服务的情况进行比较。或者，可以衡量现有服务实现的过程和结果，然后衡量在新服务建立后这些是否得到改进（即前后研究）。然而，这样的评估可能会产生误导。他们可能表现出改进（或恶化），或护理过程与结果的差异，但他们无法提供可靠的数据来表明任何变化实际上是由于新服务造成的。人们不能依靠这种非随机的评估来影响其他地方的实践，但可能会履行重要的局部功能。人们可以合理地争论，只要新服务的运行成本不高，观察到的任何改进是否可以直接归因于该服务并不重要。显然，如果新服务的成本非常高，人们将需要确定改进不是自发发生的。但是，如果非随机评估显示没有改善甚至引发更糟的结果，则很难知道如何应对：这些变化是否由于新服务引起？在这种情况下应该对其进行修改，还是由于某些不可预见的混杂因素造成了这个结果？

还有其他几个影响随机和非随机比较的方法学问题需要考虑。

• 少量患者：应包括足够数量的患者，以避免观察到的任何变化被偶然因素解释或错过真正有价值的变化。

• 评估过程或结果时的观察者偏倚：观察者通常对评估结果感兴趣，这可能会影响他们的判断。

那么我们可以衡量服务的哪些方面呢？监控服务的最简单方法是衡量正在执行的工作的数量和性质。不幸的是，政治家和那些资助医疗保健的人仍然过分强调服务的数量而不是服务的质量。脑卒中服务可能包括一些对其有效性毋庸置疑的部分（例如，过程用于脑梗死的阿司匹林、低风险颈动脉手术）。因此，在评估绩效时，最重要的是监控服务交付于那些已确定有效性的部分的情况。

在评估护理质量时（或通常称为"临床审核"），应考虑服务的 3 个方面[136]：结构或可用设施、护理过程及治疗的结果。

（一）结构

综上所述，很明显脑卒中服务机构需要某些基本设施来提供护理脑卒中和 TIA 患者所需的所有组件（表 19-1 和表 19-2）。这使得标准的设置和结构性能的测量相对简单。一些基本标准（纳入苏格兰服务标准；http://www.nhshealthquality.org/ nhsqis/1288.html）的结构可能包括如下内容。

- 已确定负的责组织脑卒中服务的人。
- 及早进入脑卒中单元。
- 脑卒中单元的多学科人员配备 [见第 19 章"有组织的住院（脑卒中单元）护理"]。
- 无须住院的患者可尽早接受专家门诊评估（即"一站式"神经血管门诊）。
- 快速进入 CT。
- 及时进行无创血管成像，必要时进行颈动脉手术（见第 6 章和第 7 章）。
- 持续护理设施，包括社区和机构。

但是，在定义这些标准时必须小心。例如，"快速访问"的真正含义是什么，什么是专家，脑卒中单元由什么组成？个人可以通过简单地重新标记一个普通的医疗病房来非常迅速地满足对脑卒中病房的要求，但当然，他不太可能获得脑卒中病房护理的好处。

（二）过程

护理过程的某些方面很容易监控（如预约等待时间）。定义一个标准可能相对容易（例如，

TIA 和缺血性脑卒中患者应服用阿司匹林以降低进一步血管事件的风险，除非有禁忌证），但对于其他没有太科学的理由的程序，则难以检测。通过使用公认的专家综合观点（即共识），可以并且克服缺乏科学依据的问题。虽然这似乎是一个相当直接的标准，但由于一些原因，例如患者不能遵守评估，其不能直接应用于每个患者。这个问题可以通过在每个标准中附加一个"没有例外……"条款来解决（例如，Sentinel Audit https://audit.rcplondon.ac.uk/sentinel）。这对于在不同患者组间比较护理过程至关重要。

另一个困难是，通过直接观察护理，一个人可能会改变其行事方式（所谓的 Hawthorne 效应）。此外，如果对所有脑卒中入院进行直接观察，可能会非常昂贵。另一种方法是审核护理记录，但这会立即引发医疗记录有效性的问题（即记录是否反映所提供的实际护理）。然而，大多数人会同意，良好的记录可能确实反映了良好的护理，这是衡量护理过程的合理方法。表 19-20 总结了护理记录审计中所涉及的其他方法问题。

> 通过病例记录审查来监控护理过程提出了许多重要的方法学问题，如果人们的评估要想有用和有效，就必须解决这些问题。

尽管性能是根据一些"理想"标准来衡量的，但人们可能希望比较在同一服务中长期的性能，或者比较不同服务之间的性能。为了有意义地做到这一点，有必要对性能进行有效和可靠的衡量，审核足够多的病例以产生统计上稳健的结果，并能够考虑服务之间的病例组合或随时间变化的差异。脑卒中审计包（Stroke Audit Package）最初的开发是为了克服这些方法上的问题，并能够进行有效的比较[138]，但由于该包只处理了护理中有限的医学方面的问题，伦敦皇家医师学院也开发了国家哨兵审计（National Sentinel Audit），这包括由多学科团队不同成员提供的护

表 19-20　护理记录审计中的重要方法问题
患者选择偏倚 审核的病例记录应该是所有处理的样本的代表性样本（连续系列或随机样本）。请注意遗漏的记录，因为这些患者经常对某人更"有趣"，可能是因为他们患有罕见的脑卒中，或者死亡
案例记录检索偏差 质量差的病例记录或死亡患者的记录可能更难检索，这可能会使统计偏向有利的方向。高比例的检索到是减少偏差的重要一步[137]
缺乏精确度 应审核足够多的病例记录，以提供对绩效的精确估计，并允许与其他中心进行精确比较，或者与同一中心在不同时间进行的审核进行比较
观察者偏倚 审计师可能对审计结果感兴趣，这可能会影响他们对绩效的评估；如有可能，应使用盲法或选择公正的观察员
观察者间测量的可靠性差 如果绩效衡量标准不可靠，那么证明中心之间的真正差异将更加困难。此外，如果不同审计师应用审计措施的方式存在一致的差异，这可能会产生无效的比较
个体差异 适用于 1 名患者的标准可能不适用于另 1 名患者。重要的是，标准应根据案例组合的差异进行调整

理的其他重要方面（https://www.rcplondon.ac.uk/projects/stroke-improvement-national-audit-programme-sinap）。

（三）结果

"结果"一词以不同的方式使用，因此会引起混淆。临床医生使用该术语来指代患者或护理人员的临床结果。因此，结果包括生存率、功能状态、并发症或不太容易定义的概念，如生活质量。其他人，特别是那些具有管理背景的人，使用"结果"一词来指代干预的任何结果（如减少等待时间或再入院率）。在本节中，我们使用"结果"来指代患者的临床结果（即身体、功能、认知、情感等）。

由于脑卒中服务的主要目的是优化患者和护理人员的结果，结果的测量显然是判断服务绩效的最相关标准。这种认知促进了结果分析的发展，例如，Dr. Faster 的笔记（http://drfosterintelligence.co.uk）。不幸的是，使用结果来反映护理质量是脑卒中审核中最具挑战性的领域。尽管最近出现了使用更多结果数据来推断护理质量的趋势（http://www.rcplondon.ac.uk/projects/stroke-improvement-national-audit-programme-sinap），但仍

有许多众所周知的困难需要克服[139-144]。在此之前，参与提供和监测卫生服务的人员必须非常小心，不要误解结果数据。

在接受特定服务治疗的一组患者中观察到的结果将由 4 个因素决定。

- 所提供护理的质量和有效性。
- 测量结果的方法（例如，谁在测量它，如何测量）。
- 偶然性（或随机错误）。
- 病例组合（或基线预后因素的组合）。

（四）护理的质量和有效性

这是我们希望结果能够反映的方面。然而，重要的是要记住，大多数干预措施只有很小或中等程度的影响，即使在大型随机试验中也可能难以检测到。例如，在开设脑卒中病房后，死亡率从 30% 相对降低到 15%，这一难以置信的相对降低的 50% 需要在开设脑卒中病房前后抽取 200 例患者样本，以消除偶然性的影响，而这本身对消除各种各样的偏倚没有任何帮助。脑卒中单元护理的影响远小于此（表 19-6）。

有几个脑卒中单元服务的研究表明[95]，即使在调整病例组合后，在脑卒中单元的医院接受治

疗也与改善结果相关。然而，它们是基于数千名患者的大量样本，而较小的研究往往未能显示过程和结果之间的明确联系[145]。

（五）结果的测量方法

许多通过测量患者结果来监测服务质量的尝试都依赖于死亡率数据，这可能是因为它们通常是常规可用、合理、客观的，并且可能表明存在重大问题的地方。不幸的是，死亡率不太可能受许多护理组成部分的影响（出院计划就是一个明显的例子）。表19-21显示了一些可能更好地反映护理质量的结果指标，它们测量不同疾病水平的结果——病理、损伤、活动、参与度和生活质量。重要的是，它们应该具有可接受的有效度（即它们测量到打算测量的东西）和可靠性（即它们在不同的环境中和被不同的人使用时是可重复的）。

许多不同类型的量表已经被开发出来并用于测量脑卒中后的结果，在选择结果测量时应该寻找一些特征（表19-22）[147]。脑卒中后的结果测量可以大致地分为以下标题。

1. 脑卒中量表

所谓的"脑卒中量表"（如斯堪的纳维亚脑卒中量表、加拿大脑卒中量表、NIHSS）主要用于描述急性脑卒中的严重程度并监测患者病情的变化[149, 150]。大多数人专注于神经损伤的类型和严重程度。它们被批判为缺乏与患者的相关性、

结　　果	有前景的测量工具
表 19-21　可能与评估脑卒中服务相关的结果方面，以及测量这些结果的一些工具	
生存	特定时间段内的病死率，如脑卒中发作后 30 天或 6 个月
并发症	发生压疮或骨折的患者比例；难以定义这些并可靠地记录它们；矛盾的是，更好地服务可能会识别更多并更频繁地记录它们
残余损伤	可能不是很有用，出院后也不容易收集
行动能力	10m 步行速度
手臂功能	九孔测试
心理结果	医院焦虑抑郁量表 一般健康问卷 许多严重残疾的患者将无法对心理结果的测量做出反应
残疾	Barthel 指数 功能独立性测量 3 个简单的问题（图 19-9） 牛津障碍量表（也称为改良的 Rankin 量表），应在脑卒中后的定义点进行测量，如 6 个月；出院后容易收集
缺陷	伦敦障碍量表[146]，一个没有经过充分测试措施的困难领域；牛津障碍量表并没有真正孤立地解决障碍
患者或护理人员满意度	医院和家园[102]，这是结果还是过程测量
一般健康或与健康相关的生活质量	Nottingham 健康档案 简表 36 EuroQol，可能很有趣，因为它可以与其他疾病状态进行比较；然而，由于认知问题，许多脑卒中患者无法完成问卷

表 19-22　脑卒中后预后测量量表的重要特征

有效性，不同类型包括
- 标准有效性，当测量与公认的"黄金标准"相关时
- 结构有效性，其中测量与结果相似方面的现有测量相关
- 内容（或表面）有效性，它依赖于专家一致认为该测量是对其应该测量的内容的合理反映

证明特定措施的有效性可能存在相当大的困难 [148]

可靠性
这是测量的可重复性，最常见于观察者之间（观察者间可信度）和一段时间内（观察者内或重复测量可信度）

关联性
该量表应衡量与患者或护理人员，以及医生相关的结果的某些方面。因此，脑部 CT 中脑梗死的大小无关紧要，而患者自理能力对患者和护理人员来说非常重要

实用性
量表的复杂性和完成评估所需的时间各不相同。涉及数百名患者的长期结果研究需要非常简单的措施，可以通过邮寄或电话调查问卷来完成，而在医院进行的小型研究可以使用更复杂的措施

灵敏度
量表应区分具有不同结果的患者或检测特定患者的重要变化。通常，更敏感的量表更复杂，不幸的是不太可靠

可传播性
理想情况下，该措施将对其他卫生专业人员甚至患者有意义。例如，知道患者感觉"很好"比被告知他们在特定脑卒中量表上的得分是 23 分（满分 100 分）更有用

复杂且因此不切实际，以及总结"楼梯"[147]。它们依赖于临床检查，尽管减少的量表可以从病例记录中完成[151]。我们不认为它们在评估脑卒中服务方面特别有用，但它们可以用作病例组合的衡量标准。

> "对正确问题的近似答案（通常是模糊的）比对错误问题的准确答案要好得多，因为错误问题总是可以精确的"[152]。

2. 功能量表（活动）

这些指标包括残疾或日常生活活动依赖性的测量，如 Barthel 指数、Nottingham 日常生活活动量表和功能独立性测量（Functional Independence Measure，FIM）[153, 154]。在这个标题下，还可以包括所谓的扩展日常生活活动量表，例如，Frenchay 活动指数和Nottingham 扩展日常生活活动量表[155-157]，它们可以确定患者是否能够参与更复杂的活动，如购物、休闲或工作。这些量表似乎衡量了结果的相关方面，尽管一些展示了上限效应（如 Barthel 指数），并且可能不会发现特定领域的问题（如沟通）。事实上，一个人可以在 Barthel 上获得最高分，但却是失明的、失聪的和哑巴。这些量表通常是"有序的"，因此必须小心选择合适的统计方法来描述或比较患者组。其中一些量表非常简单，可以纳入邮寄或电话调查问卷中，因此可用于长期结果的大型研究[158]。

3. 障碍（参与）

生活障碍，或其更可接受的反面，生活参与，难以定义，因此难以衡量，但无疑与脑卒中患者及其护理人员有关。牛津障碍量表（表 19-21）是 Rankin 量表的改良版，从名字听上去就好像它测量了障碍，但它实际上测量了症状、依赖性和生活方式变化的组合[159, 160]。然而，它已被广泛使用，其简单实用，可以通过电话可靠地使用，因此在大型研究中很有用[161]。使用结构化访谈可以提高评估的准确性[162]。

4. 生活质量

与障碍一样，生活质量也难以定义和衡量。

目前已经开发了大量通用测量（也称为多维测量），试图测量与各个方面相关的结果，包括身体功能、心理功能、疼痛和社会功能。它们包括简表 36、Nottingham 健康概况、EuroQol、疾病影响概况、脑卒中影响量表和生活质量评估（Assessment of Quality of Life，AQoL）工具[163, 164]。上述大多数提供的是结果而不是整体的测量，因此组间比较是很复杂的。

然而，EuroQol 和 AQoL 提供了一个"效用"的单一衡量标准，研究人员在得出其他衡量标准的汇总分数方面取得了一些进展。因为它们是通用的（即可以在许多不同的健康状态下使用），它们为健康经济学家和其他人提供了比较不同疾病对不同健康结果的效用的机会。有些冗长而复杂的部分（如疾病影响概况），不适合无法面对面治疗的大规模研究。此外，它们都依赖于患者对健康状况的看法，这限制了它们在严重沟通和认知障碍的患者中的使用。目前尚不清楚护理人员代表患者对这些问卷的回答是否有效[165]。

> 就像母亲一样，生活质量备受推崇，难以定义，甚至更难以衡量。

5. 3 个简单的问题

"3 个简单问题"可用于将患者分类为脑卒中后预后不良、一般和良好的患者（图 19-9）[108, 166]。这种方法似乎是合理有效和可靠的，而且在需要测量大量患者的结果时是非常实用的。但需要进一步的工作来确定简单问题的最佳措辞，并以不同的语言和设置进行测试[167]。

6. 患者满意度

许多医疗保健系统正受到市场力量和患者是消费者的观念的影响。这越来越重视我们的"客户"（即患者）对其医疗保健的满意度。许多卫生服务管理人员将患者满意度视为一个重要的结果，尽管有些人认为满意度是一个过程的衡量标准；他们已经制订了患者和护理人员对医院和家

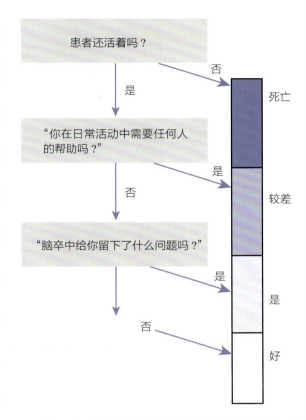

▲ 图 19-9 "3 个简单的问题"可用于将脑卒中患者分为 4 个不同的结果类别[168]

庭护理的满意度测量方法[102]。

患者和护理人员的满意度似乎反映了护理过程和患者的结果。在职业治疗[169] 和早期出院支持服务[76] 的试验中观察到满意度的提高。正如人们所预料的那样，身体状况较差和抑郁的人可能报告对护理的满意度较低[170]。然而，患者，尤其是女性和老年患者，似乎期望值低，并且通常对专业人士认为的不良治疗感到满意[71, 170]。

7. 什么时候应该衡量结果

脑卒中后几个月的结果可能与患者最相关，但这比早期阶段更难测量，也更昂贵。许多服务机构监测患者在出院时的功能状态，这些信息可以很容易和廉价地被收集。然而，由于患者在脑卒中后通常会在几个月内得到改善，因此他们住院的时间越长，出院时的结果就越好。此外，患者出院时往往残疾程度大致相同。因此，这些措施很容易被操纵并且难以解释。在脑卒中后以固

定间隔监测结果更为相关，但出院后这将不可避免地更加耗时和昂贵。然而，一些更简单的措施可以通过电话或邮寄问卷来完成[158, 161, 168]。一些措施（如 EuroQol）似乎非常适合用作邮政调查问卷，例如，视觉模拟量表，但这些在脑卒中患者中似乎特别不可靠[171]。

8. 如何对死亡患者进行评分

由于许多患者在脑卒中后死亡，结果测量只能应用于幸存者。如果对这些测量值进行平均，并对患者组进行比较，那么如果一组中的幸存者多于另一组，则可能存在严重的解释问题。有些人试图通过给死去的患者打最差的分数，然后把他们纳入分析中，但这取决于样本量，并不一定有效。

一种解决方案是测量"死亡或残疾 / 残障"患者的比例，但这可能会牺牲敏感度。尽管如此，在样本量较大的研究中，这种预后的二分法可能就足够了[172]。

（六）偶然性（或随机错误）

对于较小的样本量，性能估计的不精确性可能会妨碍进行有用性的比较。因此，在一个大的、有代表性的患者或护理人员样本中测量结果是很重要的。这对所使用的结果测量类型有影响，因为它必须简单实用，能够对大量患者进行管理，就像在大型随机试验中一样。医院可能需要几年的时间来积累足够的数据，以提供对结果的精确估计，例如，它的病死率。因此，护理质量的变化与测量结果的任何统计学显著变化之间，可能存在相当大的延迟。尽管大型观察性研究[173]显示了组织护理与生存率之间的关系，但病例死亡率估计值的置信区间非常宽，尤其是在调整混杂因素后。我们建议在发起任何审计以证明服务修改后结果的变化之前，应进行功效计算（对于随机试验）。

> 在计划审计时，需预估可能包括的病例数量，以便可靠地识别差异（即进行功效计算）。

尽管具有更多病例数的医院具有更好的结果的证据尚无定论（如对于颈动脉内膜切除术），但规定每年最低患者数量的一个论据是确保绩效衡量可以相当精确。如果一个当地的外科医生在前一年进行了 50 次手术，只有 2 例死亡或围术期脑卒中，这是一个非常可接受的 4% 并发症发生率。然而，95%CI 延伸到非常不可接受的 14%。因此，很难确切地知道当地外科医生所取得的结果是否能够证明颈动脉内膜切除术是值得的。

> 如果结果是在相对较少的患者或护理人员中衡量的，那么糟糕的结果可能反映的是运气不佳而不是糟糕的护理，相反，好的结果也可能反映的是好运而不是良好的护理。

（七）病例组合

患者预后最重要的决定因素可能不是护理的质量甚至有效性，而是治疗的患者类型。患者的年龄、脑卒中前状态、并发症和脑卒中的严重程度必然会对结果产生压倒性的影响，并且很可能会掩盖治疗可能产生的任何实际效果。这就是为什么需要大型随机试验来证明适度的治疗效果。

随着时间的推移，不同服务和同一服务中的病例组合可能会有很大差异，这意味着原始数据根本不能用来反映护理的质量或有效性；必须根据案例组合的差异进行调整。不幸的是，这需要我们知道如何调整脑卒中的病例组合，但事实并非如此。好的病例组合描述包括那些对预后具有高度预测性的因素。但正如我们已经看到的，我们预测脑卒中后结果的能力，即使在生存方面，也相对较差（见第 11 章）。此外，我们只能纠正那些可以可靠地识别和测量的预后因素。毕竟，依靠随机对照试验来提供干预措施有效性的证据，仅仅是因为随机化确保了不同的治疗组在已识别、未识别和不可测量的预后因素方面保持平衡，并且治疗分配没有偏倚。在比较苏格兰医院脑卒中后结果的报道中，唯一常规收集并因此可以调整的预后因素是年龄、性别和社会剥夺程度[144]。

如果考虑到更强大的预测因素，医院之间在病死率方面的大部分差异就会消失，仅凭偶然性就可以解释[144]。不幸的是，这些变量通常无法进行此类调整。如果预后的变化仍然存在，则不可能知道它们是由于未能完全调整病例组合，还是由于所给予的护理的某些方面[88]。在考虑随机变化时，还必须认识到所使用的任何统计模型的不精确性，这将取决于模型所源自的群组的规模。

如果考虑其他相关结果，如生活质量，则调整病例组合的问题会更大，因为我们对预测这一点的因素几乎一无所知。在使用预后来反映护理的有效性和质量并因此改变服务之前，我们必须开发出可靠的方法来解释它们。看这是否有可能发生将是一件很有趣的事情。

> 对患者结果的粗略衡量不一定反映所提供护理的质量或有效性。即使调整案例组合也可能无法解决这个问题。

与其试图解释脑卒中后在特定时间间隔内出现的测量结果，不如将患者病情的变化作为一种"结果"。例如，一些研究小组使用 FIM 来评估患者入院和出院的治疗计划。FIM 的任何变化至少在一定程度上可以被认为是衡量治疗计划有效性的指标，尽管大多数改善实际上可能是自发的。FIM 的变化可以除以所提供的治疗量（如住院时间）的某种度量，以给出"效率"的概念。不幸的是，病例组合的差异，如年龄、严重程度和脑损伤和其他医疗问题的位置，以及脑卒中后的时间间隔，可能会影响 FIM 的变化率。因此，要将 FIM 的变化解释为有效性或效率的反映，仍需要衡量病例组合[174]。还有一个问题是 FIM 等测量不是"间隔"尺度（表 19-20）。因此，量表一端

的 10 分变化并不等同于另一端的 10 分变化。这使得分数的变化难以解释。

（八）一种实用的方法

鉴于使用结构、过程或结果测量的局限性，最好不要依赖任何一种方法，而是使用组合方法。这样做的优点是反映了服务的大多数方面。此外，如果仅依赖少数绩效指标，可能会对卫生服务产生许多不利影响。努力和资源可能用于改进一项服务或服务的一个方面，而损害其他领域（所谓的"测量固定"）。

收入或声誉取决于指标的临床医生和管理人员，可能会改变他们的做法（如拒绝治疗病情较重的患者）或操纵数据以提高他们的表现（如博弈）。例如，通过改变用于调整病例组合（如脑卒中严重程度）因素的编码，可以增加患者的预期死亡率，从而提高患者的表现（即观察/预期死亡率）。这种博弈的最好例子之一是在纽约公布了特定机构和外科医生的心脏手术死亡率[175]。报道的并发症患者比例，如肾衰竭和慢性阻塞性肺病，用于调整病例组合的结果在 2 年内增加了数倍。患者类型发生变化的可能性很小，外科医生只是报道了更多的并发症。

无论采用何种措施，重要的是审核涵盖所有脑卒中患者，而不仅仅是那些到脑卒中单元入院的患者。

我们建议采用以下方法来评估脑卒中服务的质量，尽管随着我们理解的提高，这可能会改变。

(1) 执行结构性审计，以确保服务包括访问表 19-7 中所示的设施。

(2) 通过使用经过充分测试且可靠的审计工具，对具有代表性的病例记录样本进行定期审计来评估护理过程，该审计工具将允许与其他单位进行比较，或者随着时间的推移在同一单位进行比较（http://www.rcplondon.ac.uk/projects/stroke-improvement-national-audit-programme-sinap）。

结果应确定问题所在[142]。此外，通过设定

具有挑战性的目标，人们可以使用这种方法来推动服务的改进。

（3）收集脑卒中服务的购买者或委托人需要的任何结果数据。以最小化的成本保持这些数据简单，因为它们可能更容易解释。任何解释都需要有关接受该服务治疗的患者的更复杂的数据。病例组合和预后数据一起可以构成最小数据集的基础；我们在表 19-23 中针对建议进行了概述，其中包括我们发现对预测脑卒中后结果有用的变量（见第 11 章）。这些项目包括一些人口统计数据，这些数据通常是常规收集的（如年龄、婚姻状况），并且可能与预后有关。脑卒中前功能也将反映并发症，与功能预后密切相关，并且在较小程度上增加了死亡风险。脑卒中严重程度的其他可能指标是意识水平、尿失禁、运动无力的严重程度或完全前循环综合征患者的比例（见第 11 章）。

不良结果最多只能反映护理不善，但与流程审计不同，不能确定需要改进的服务的领域。

（4）监测脑卒中后并发症的频率。尽管这不太可能提供有关护理质量的任何定量信息，但这些数据可用于识别问题。例如，压疮患者比例高或上升，可能表明护士人数不足、护理质量差或不能自理患者的出院延迟。不幸的是，在定义并发症和提供可靠的诊断标准以进行监测方面存在相当大的问题 [22, 176, 177]。关键事件记录系统可能会关注这些问题和其他问题，并提供一个简单的指标，表明服务可能表现不佳。

（5）提供一个鼓励而不是惩罚发现问题的环境。在服务中工作或使用服务的人做出的"可能存在质量问题"的非正式判断，可能与上述讨论的任何一种识别主要问题的方法一样敏感。这种方法只有在服务中的工作人员客观和诚实并且系统不惩罚医护人员，而是鼓励每个人不断提供更好的服务时才会有效。

（6）开发一个系统，由另一个中心的专业人员对服务进行外部和独立的审查。这可以有效地识别需要解决的问题。

表 19-23　脑卒中的最小数据集。这反映了影响脑卒中后结果的已知因素，以及卫生服务人员可能常规获得的数据

案例组合数据
- 年龄
- 性别
- 婚姻状况或脑卒中前独居
- 脑卒中前功能，即患者是否能够独立进行日常生活活动

脑卒中严重程度
- 意识水平（正常或降低）
- 患者能说话吗
- 患者是否以时间、地点和人为导向
- 虚弱的严重程度——他能抵抗重力抬起受影响的肢体吗
- 他能独立行走吗
- 脑卒中后第 1 周是否有尿失禁

过程
- 负责脑卒中护理的医生人数，数字越少表明专业化程度越高
- 由多学科团队讨论的患者比例
- 脑卒中单元管理的患者比例
- 接受脑 CT 或 MRI 的患者比例
- 出院时服用阿司匹林的缺血性脑卒中患者比例
- 缺血性脑卒中和心房颤动患者出院时使用抗凝药的比例
- 适当患者的颈动脉成像
- 延迟访问上述项目

结果
- 存活 30 天
- 6 个月时独立 / 依赖日常生活活动
- 并发症（如压疮）
- 6 个月时的居住地

政治家和卫生服务管理人员必须明白解释过程和预后的困难及其局限性。他们不能在对粗略数据的简单分析的基础上就资源的分配做出重要决定。然而，不同脑卒中服务在表面表现上的巨大差异应该引发对可能的解释的详细调查。另外，重要的是不要使用本地脑卒中服务的非随机评估结果来指导其他地方的服务开发。

十三、脑卒中指南

近年来，已经编写了大量关于如何管理脑卒中患者的指南[19-21, 178]。这些旨在描述最常见临床情况下的最佳实践，而不一定要描述每个患者应该如何治疗。它们提供了有用的标准，至少可以根据这些标准监控护理过程。过去，指南基于对干预有效性证据的不完整评估，因此可能存在偏倚和误导。然而，制订指南的方法学正变得越来越严格（http://www.gradeworkinggroup.org），建议基于对文献的系统评价。有一些标准可以用来评估临床指南的质量（Scottish Intercollegiate Guidelines Network No. 50；http://www. show.scot. nhs.uk/sign/home.htm）。

如果指南要改善临床实践，那么它们得到有效的实施很重要。根据指南[179]，已经确定了几个可以改进实践的因素（表 19-24）。

> 当一个人必须决定是否实施临床指南时，重要的是评估制订指南的方法学严谨性。不这样做可能会导致采用无效甚至有害的做法。

十四、综合护理途径

显然，必须采取多方面的方法来确保脑卒中患者的管理符合指南，除非个别患者有正当理由偏离指南。在脑卒中病房中越来越多地使用的一种方法是综合护理途径，它通常会促进当地学术活动，这些活动很可能会增加脑卒中病房对指南的依从性。

综合护理路径的开发通常需要当地对现有指南进行审查，并讨论如何管理患者，并且引入这些指南涉及当地的教育课程。它们通常包含针对患者的提醒（即如何管理常见问题）。它们通常是当地审计的重点，衡量对途径的遵守程度以及任何偏差的原因，并将这些反馈给单位的工作人员。没有来自随机试验的有力证据表明综合护理

表 19-24　与根据指南改进实践的更大机会相关的因素

持续有效的干预措施
- 教育外展访问（用于在北美开处方）
- 患者特定提醒（手动或计算机化）
- 多方面干预（包括以下 2 项或多项的组合：审计和反馈、提醒、当地共识流程或市场化）
- 互动式教育会议（医疗保健提供者参与包括讨论或实践的研讨会）

效果不确定的干预
- 审核和反馈（或任何临床表现总结）
- 使用当地意见领袖（同事认为有影响力的从业者）
- 当地共识过程（包括参与的从业者参与讨论，以确保他们同意所选的临床问题很重要并且管理问题的方法是适当的）
- 以患者为媒介的干预措施（任何旨在改变医疗保健提供者绩效的具体信息的干预措施）

影响很小或没有影响的干预措施
- 教育材料（分发临床护理建议，包括临床实践指南、视听材料和电子出版物）
- 教育会议（如讲座）

改编自 Davis et al. 1999[148]

途径可以带来更好的患者结果，尽管它们至少可以改善医疗文档[180, 181]。

十五、综合脑卒中服务的影响

在提出建立和维持全面脑卒中服务的理由时，有必要考虑这些变化可能带来的潜在影响。以下论点证明建立和维护全面的脑卒中服务是合理的。

- 临床标准和指南：许多国家现在都有标准或指南，明确要求了需配备的服务组件（如脑卒中单元）（表 19-7）。

- 护理质量：如果没有协调的服务（如协调的多学科团队护理），就无法充分满足许多临床标准。

- 患者预后：表 19-25 概述了综合脑卒中服务的潜在影响的估计，使用的数据来自随机试验的系统综述。这些数字是近似的，并假设您的患者群体与临床试验中的患者群体相似。然而，它

表 19-25　综合脑卒中服务的组成部分对假设人群 100 万人的潜在影响（每年有 3500 例脑血管患者；1000 例患有短暂性脑缺血发作，2500 例患有脑卒中）

组　成	如果所有患者都有复合治疗条件，那么每年都会有额外的独立幸存者		符合接受治疗条件的人口比例	脑卒中人群的实际健康收益（每年）		假　设
	幸存者	独立的幸存者		幸存者	独立的幸存者	
溶栓服务 （0～3h 的 rt-PA） （3～4.5h 的 rt-PA）	0 0	280 125	20%	0	40	20% 的脑卒中人群是符合条件的（10% 0～3h 和 10% 3～4.5h）
机械取栓	0	320	10%	0	32	基于 Meta 分析
非常快速的 TIA/ 轻微脑卒中服务	(1)	(25)	所有 TIA 中 10% 的脑卒中	<1	20	1/4 可预防的早期复发性脑卒中正在致残
综合脑卒中单元	75	125	80%	60	100	大多数脑卒中患者符合条件
早期支持的出院服务	0	125	30%	0	40	大约一半的脑卒中患者有资格
后期康复服务	0	(20)	30%	0	6	根据对可能产生的影响的估计
全部的	–	–		60	206	

所提供的数据是根据服务的系统评价 [32, 36, 70, 105, 108, 109] 或其他数据的预测（括号中的数字）计算得出

们确实揭示了对临床结果的潜在影响。这些估计中的脑卒中单元部分也得到流行病学观察的支持，即实施脑卒中单元护理可以改善脑卒中恢复 [94, 95, 101]。

• 成本效益：对脑卒中服务成本效益的研究表明，它们不仅成本中性，而且实际上可以为整个社会节省资金。因此，值得更详细地考虑脑卒中服务的成本效益。

十六、脑卒中服务的成本效益

由于其在大多数人群中的高发病率、由此导致的严重残疾和长期机构护理的需要，脑卒中给大多数社会带来了非常巨大的经济负担（见本章"背景"）。因此，在规划脑卒中服务时，重要的是不仅要以最大效率为目标，为患者及其家人实现最佳结果，而且要尽可能有效地做到这一点。

正如我们所见，关于许多干预措施的有效性几乎没有可靠的信息，但关于治疗的相对成本的有效信息则更少。人们可以使用几种不同类型的经济分析来将治疗效果与其相关成本联系起来（表 19-26）。理想情况下，治疗效果和治疗成本的数据应该来自同一项研究，但很少能够获得。更多时候，我们必须使用来自各种来源的数据。此外，经济分析的任何结论都可能对所做的假设以及是否估计直接和间接成本非常敏感。

医院护理占了急性脑卒中相关的大部分直接费用，至少在医疗保健系统完善的国家是这样 [6-8, 182]。图 19-10 显示了我们的一个机构中急性脑卒中患者住院治疗费用各组成部分的相对规模。看来，至少在英国的护理模式中，也可能在其他模式中，大部分的直接医院成本都是由护士工资和医院管理费用构成的，而用于检查或特定治疗的费

表 19-26　卫生经济学中使用的一些术语

经济分析的类型

- 成本最小化是指不同治疗组的健康结果相似的情况，分析旨在确定哪个组与较低的成本相关，即实现特定目标的最有效方法是什么
- 成本效益旨在将使用自然单位的健康结果改善（如获得的生命年、避免复发性脑卒中）与实现这些结果的成本联系起来
- 成本效用分析与健康结果的改善相关，以健康结果增益的非财务价值表示（如质量调整生命年、健康年当量）
- 成本效益分析仅与竞争策略的财务总成本相关；例如，治疗的好处表现为由此产生的减少支出

直接成本的类型

- 卫生服务成本：员工时间、医疗用品、酒店服务、资本设备的使用（包括折旧、支付的利息）和间接费用，如供暖、照明；一些成本是固定的（即独立于活动），而另一些成本是可变的（如取决于接受治疗的患者数量）
- 患者和亲属承担的费用：就诊的交通费、家庭护理费用
- 一般由其他机构和社会承担的费用：提供家庭护理或疗养院护理的社会服务

间接成本的类型

- 患者或家庭成员的收入损失
- 社会生产的损失
- 遭受心理困扰或痛苦的"成本"
- 除非在法庭上，否则这些费用是不可能计算出来的

其他条款

- 与未来可能产生的相同成本或节约相比，现金补贴更重视现在的成本或节约未来更大的支出
- 边际成本是指提供更多服务所产生的额外成本。每个额外操作的成本可能与每个操作的总体平均成本相差很大。提供医疗保健的组织可能征收的费用，可能包括利润或补贴另一项服务的费用，而不等同于成本
- 敏感性分析用于考虑对治疗的成本和有效性的不确定性。评价的组成部分是不同的，以检验对经济分析结论的任何影响

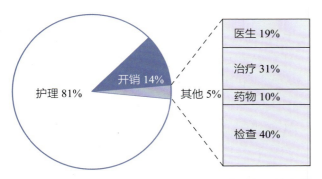

▲ 图 19-10　苏格兰爱丁堡提供的不同护理方面的直接医院成本比例

这些数据与组织脑卒中服务之前的一段时间有关。脑卒中团队和单元的发展可能改变了比例，尽管其变化可能不大 [184]

用相对较少 [3, 7, 8, 183, 184]。即使在美国，患者在急诊医院只停留几天，评估、检查和治疗的费用也不到一半，而住院时间是医院成本最重要的预测指标 [185]。因此，管理脑卒中患者的医疗服务成本在很大程度上取决于住院时间，假设护理投入的强度保持不变的情况下 [186]。

> 由于医院脑卒中护理的大部分成本都由护理服务和间接费用构成，因此浪费时间争论检查和治疗成本的相当大的变化也是没有意义的。

促进更快或完全恢复的干预措施可能非常具有成本效益，只要它们本身不是很昂贵。一项对脑卒中单元治疗成本效益的分析表明，在最坏情况下适度增加成本（最好是小幅降低成本）的情况下，可以获得更好的患者预后，并且脑卒中单元护理比一般医疗环境更具成本效益 [187]。因此，通过在单元中提供更好协调的脑卒中护理，似乎

可以降低在医院管理脑卒中患者的成本。

试图限制或合理化检查或药物治疗的使用，只会对整体医院成本产生很小的影响。美国的几项非随机研究表明，为脑卒中患者引入护理路径可以降低住院成本（或收费），主要是通过缩短住院时间[183, 188-190]。加速出院的政策似乎大大降低了人均成本，尽管根据资金安排，这可能会转移到另一个预算中（如社区护理和家庭）[76]。事实上，从随机试验中获得的证据表明，早期支持的出院计划总体上比更长时间的医院康复更便宜（见本章"从医院转移到社区"）。

监测脑卒中服务成本效益的实用方法可能包括收集住院总时间（即在急诊病房和康复病房）的数据，因为这似乎，至少在某些国家，可以合理地反映直接住院费用[6-8, 184]。但是，必须注意护理费用或与检查和治疗有关的任何重大变化。

住院时间需要根据出院目的地和患者功能状态的数据来解释。将患者送入疗养院而不是自己的家，以及将更严重的依赖患者送入社区很容易缩短住院时间，但这会增加家庭的成本（经济、身体和情感）和社会服务。除了计费目的，建立系统来收集关于患者接受的检查、药物和治疗的详细数据将非常耗时且昂贵，并且可能几乎不会提供有关整体护理费用的额外信息。仅将住院时间缩短一天可能就可以支付所有普通患者的基本检查和药物费用。

> 有组织的脑卒中服务可能比无组织的脑卒中服务便宜，并且可以为其他领域释放资源。

第 20 章　减少脑卒中的影响并改善公共健康

Reducing the impact of stroke and improving public health

Graeme J. Hankey　Philip B. Gorelick　著

朱良付　贺迎坤　段　林　译

一、脑卒中的影响

脑卒中对个人、其照顾者和人群的影响可以通过脑卒中的发病率（每年新发脑卒中病例的数量）、脑卒中的患病率（社区脑卒中幸存者的数量），以及脑卒中的死亡率、致残疾、残疾寿命年（lived with disability，YLD）和残疾调整生命年（disability-adjusted life years，DALY）损失衡量。

本章将讨论减少脑卒中影响和改善公共卫生的策略，还讨论了这些策略如何影响假设的 100 万人。下面讨论的指标将在不同的种族群体中有所不同。

（一）发病率

2013 年，全球每 10 万人的年龄调整发病率，缺血性脑卒中约为 115[95% 不确定区间（uncertainty interval，UI）107~123]，出血性脑卒中为 54（50~58），所有脑卒中约 170[1, 2]。这意味着 2013 年全球 71.5 亿人口中新增 1030 万例新脑卒中（67% 缺血性），即每百万人中约有 1400 例新脑卒中。

（二）患病率

2013 年，全球每 10 万人的年龄调整患病率，缺血性脑卒中约为 299（95%UI 290~309），出血性脑卒中为 117（113~120），所有脑卒中为 415/10 万人[1, 3]。这导致 2013 年全球有近 2570 万流行脑卒中幸存者（71% 患有缺血性脑卒中）。

（三）结果

1. 死亡率

所有脑卒中后的病死率在 1 个月、1 年和 5 年病死率分别约为 15%、25% 和 50%[4]。

脑卒中是世界第二大死亡原因，仅次于缺血性心脏病[5]。它也是因过早死亡而导致生命损失年数（years of life lost，YLL）的第三大原因。

2013 年，全球每 10 万人的年龄调整死亡率，缺血性脑卒中约为 57（95%UI 49~63），出血性脑卒中为 53（48~62），所有脑卒中为 110（95%UI 102~122）[1]。每 10 万人的年龄调整死亡率在发达国家约为 67（62~78），在发展中国家约为 137（125~150）[1]。这意味着全世界有 650 万人死于脑卒中（51% 死于缺血性脑卒中）（2013 年人口为 71.5 亿），即每百万人中约有 910 人死亡。

2. 残疾

大约 40% 的脑卒中幸存者在脑卒中后 1 个月至 5 年期间残疾并依赖他人帮助进行日常生活活动（mRS 评分 3~5 分）；20% 在脑卒中前残疾[4]。脑卒中是全球范围内导致 DALY（生命损失年数和残疾寿命年的总和）的第三大原因[6]。2013 年，全球每 10 万人中经年龄校正，DALY 发生率约为 1800（95%UI 1670~1990）[1]。这在 2013

年的 71.5 亿世界人口中实现了 1.13 亿 DALY 因脑卒中（58% 因缺血性脑卒中），或每百万人约 15 800 DALY。在 100 万人口中，每年发生脑卒中的 1400 人中约有 770 人（65%）可能在脑卒中后 1 年内死亡（25%，n=350）或残疾（40%，n=420）[4]。

二、减少脑卒中影响和改善公共卫生的策略

减少脑卒中的影响和改善公共卫生主要有两种策略。第一，有效救治急性脑卒中患者，将死亡和残疾降至最低；第二，预防首次脑卒中和脑卒中复发[7]。

三、急性脑卒中的治疗——尽可能减少死亡和残疾

急性缺血性脑卒中有 5 种治疗方法可有效降低死亡和残疾：溶栓、血管内血栓切除术、阿司匹林、脑卒中单元有组织的多学科护理和去骨瓣减压术（表 20–1）。

（一）溶栓

在缺血性脑卒中后 4.5h 内开始静脉给予阿替普酶（rt-PA）进行溶栓治疗，增加了各种年龄段患者（包括 80 岁以上的患者）和研究的所有严重程度脑卒中患者获得功能改善的机会，开始治疗的时间越早，获益越大。

1. <3h

在缺血性脑卒中 3h 内使用阿替普酶溶栓（平均延迟 2.3h），与死亡或依赖性减少（mRS 评分 3～6 分）相关，从 67.5%（对照）降至 57.5%（rt-PA）；绝对风险降低率（absolute risk reduction，ARR）：10.0%；RR=0.77，95%CI 0.67～0.87（表 20–1）；或无依赖生存率提高 [mRS 评分为 0～2（vs. 3～6 分）；对照组的 32.5% 到阿替普酶的 42.5%，RR=1.30，95%CI 1.14～1.48][8, 9]。

有序分析表明，阿替普酶在 3.0h 内（平均 2h 20min）治疗与每 1000 名接受治疗的 122 名患者（95%CI 61～171）的净获益相关，这是通过

1 个或多个 mRS 分区的任何改善来衡量的（移位分析）[8, 9]。

2. 3～4.5h

在缺血性脑卒中 3～4.5h 内使用阿替普酶溶栓（平均延迟 3.9h），与死亡或依赖减少相关，从 56.0%（对照）降至 53.8%（rt-PA）；ARR 2.2%；RR=0.95，95%CI 0.88～1.03；或无依赖性生存率提高 [mRS 评分为 0～2（vs. 3～6 分）；对照组的 44.0% 到阿替普酶的 46.3%，RR=1.05，95%CI 0.97～1.14][8, 9]。

3. <4.5h

在缺血性脑卒中 4.5h 内用阿替普酶溶栓（平均延迟 3h 20min），2162 名接受阿替普蛋白酶治疗的患者中 744 人（34.4%）获得了良好的结果（mRS 0～1 分），而 2199 名接受对照治疗的患者中 608 人（27.6%）获得了良好的结果 [RR=1.24，95%CI 1.13～1.36；绝对发生率增加（absolute rate increase，ARI）6.8%]；（RR=0.80，95%CI 0.73～0.88 表示结果不佳）[8, 9]。

对于在 4.5h 内接受治疗的患者，达到 mRS 为 0 或 1 分（极好结局）的比例 [6.8%（4.0%～9.5%）] 的绝对增加，超过了致死性脑出血风险的绝对增加 [2.2%（1.5%～3.0%）] 和 90 天内任何死亡的风险增加 [0.9%（−1.4%～3.2%）][10]。

序数分析显示，接受阿替普酶在 4.5h（平均 3h 20min）内治疗与每 1000 名治疗中 55 名患者（95%CI 13～91）的净获益相关，这是通过 mRS 的 1 个或多个部门的任何改善进行衡量。年龄和脑卒中严重程度均不影响获益与治疗开始时间之间关系的斜率。

4. <6h

阿替普酶在缺血性脑卒中 6h 内（平均延迟 4.0±1.2h）溶栓，与死亡或依赖减少相关，从 58.0%（对照）降至 54.3%（rt-PA）；ARR 3.7%，RR=0.92，95%CI 0.87～0.97，这等同于无依赖性生存率提高 [mRS 0～2 分（vs. 3～6 分），对照组的 42.0% 到阿替普酶的 45.7%，OR=1.16，95%CI 1.05～1.28]（表 20–1）[8, 9]。

表 20-1 每年在 100 万人中治疗 400 名新（突发）脑卒中患者的有效性总结

策略 / 干涉	目标人群（占所有脑卒中患者的百分比）	死亡或依赖（mRS 3～6）		相对风险（95%CI）	绝对风险降低（ARR）	在 100 万人口中，每年避免的死亡和脑卒中依赖幸存者人数	在 100 万人口中，每年避免 770 例死亡和脑卒中依赖幸存者百分比
		对照	干涉				
溶栓	170（12%）<3h	67.5%	57.5%	0.77（0.67～0.87）	10.0%	17	2.2%
	<6h	58.0%	54.3%	0.92（0.87～0.97）			
血管内血栓切除术	140（10%）<6h	70.2%	52.5%	0.63（0.55～0.71）	17.7%	25	3.2%
阿司匹林	1120（80%）	46.2%	45.0%	0.95（0.91～0.99）[b]	1.2%	13	1.7
脑卒中单元	1120（80%）	61.5%	56.2%	0.79（0.68～0.90）[b]	5.3%	59	7.6
去骨瓣切除术	28（2%）	87.1%[a]	73.3%[a]	0.63（0.41～0.98）	13.8%	4	0.5

mRS. 改良 Rankin 评分；CI. 置信区间

a. mRS 4～6

b. 优势比

阿替普酶增加了 2 型脑实质出血的概率 [阿替普酶组 3391 例患者中的 231 例（6.8%）与对照组 3365 例患者中的 44 例（1.3%）发生脑实质出血；OR=5.55（95%CI 4.01～7.70）；绝对过量 5.5%（4.6～6.4）]；以及致死性脑出血 [阿替普酶组的 91 例（2.7%）vs. 对照组的 13 例（0.4%）；OR=7.14（3.98～12.79）；绝对过量 2.3%（1.7～2.9）]。无论治疗延迟、年龄或基线脑卒中严重程度如何，脑出血的比例增加相似，但脑出血的绝对超额风险随着脑卒中严重程度的增加而增加。

序数分析显示，阿替普酶治疗超过 4.5h（平均 5h 20min）与每 1000 例治疗中仅有 20 例患者（95%CI –31～75）的净获益相关，通过 mRS1 个或多个部分的任何改善来衡量[8, 9]。

如果在 100 万人口中每年发生的 1400 例急性脑卒中病例中，有 12%（n=170）符合静脉阿替普酶[11, 12] 的条件，可以在脑卒中发病 3h 内接受溶栓治疗，那么死亡或依赖的人数可以减少 17[170×10.0%（ARR）]，这大约是 100 万人口中每年因缺血性脑卒中导致的所有 770 例新死亡和依赖病例的 2%（表 20-1）。

（二）血管内血栓切除术

来自 10 项开放标签随机对照试验（n=2925）的中等至高质量证据表明，与选定的一组患者中单独进行医疗护理相比，前循环中的大血管缺血性脑卒中后 6～8h 进行血管内血栓切除术作为静脉溶栓治疗的补充，可提供有益的功能结果，而不会增加不利影响。

最近的研究（7 项随机对照试验，2015 年发表）证明更适合评估辅助动脉内机械血栓切除术对其指标疾病的影响，因为患者选择更准确，静脉 rt-PA 的给药速度更高率和更早，并使用更有效的血栓切除装置。在这些研究中的大多数中，超过 86% 的患者接受了支架取栓器治疗，再通率高于（>58%）。

在 2015 年发表或展示的 7 项随机对照试验中，通过支架取栓器在缺血性脑卒中发病 6h 内随机分配开放标签静脉阿替普酶加动脉内机械血栓切除术，与 90 天时良好功能结果（mRS<2 分）的增加相关（29.8% 的药物治疗 vs. 47.5% 的血管内治疗 + 药物治疗；RR=1.56，95%CI 1.38～1.75），这相当于在 90 天时死亡或依赖（mRS>3 分）从 70.2%（对照）降低到 52.5%（阿司匹林），ARR 17.7%，RR=0.63，95% CI 0.55～0.71），研究结果之间无异质性（I_2=0）（表 20-1）[13]。

只有约 10% 的急性缺血性脑卒中患者可能适合血管内血栓切除术 [11, 12, 14, 15]；在阿德莱德脑卒中发病率研究（Adelaide Stroke Incidence study）中 7%（95%CI 4%～10%）可能符合限制性标准（mRS 0～1 分，就诊延迟<3.5h，目标不匹配半影）和 13%（95%CI 9%～18%）符合许可标准（mRS 0～3 分，就诊延迟<5h）[14]。

如果在 100 万人口中每年发生的 1400 例急性脑卒中病例中，有 10%（n=140）可能符合静脉阿替普酶联合血管内血栓切除术的条件 [11, 12, 14] 可以在脑卒中后 6h 内接受治疗，死亡或依赖的人数可减少 25 例 [140×17.7%（ARR）]，这约占 100 万人口中每年因缺血性脑卒中导致的所有 770 例死亡和依赖新病例的 3%（表 20-1）。

（三）阿司匹林

在缺血性脑卒中发病 48h 内开始早期阿司匹林治疗，160～300mg，每天一次，通过降低复发性脑卒中的风险和严重程度，可将随访结束时的死亡或依赖性从 46.2%（对照组）降至 45.0%（阿司匹林）（ARR 1.2%，OR=0.95，95%CI 0.91～0.99）（表 20-1）[16][17]。

如果 1400 例急性脑卒中患者中的 80%（n=1120）可以立即接受阿司匹林治疗，则死亡或依赖者人数可减少 13 例 [1120×1.2%（ARR）]，即所有 770 例新患者的 2% 死亡和依赖病例（表 20-1）。

（四）在脑卒中单元进行有组织的多学科护理

脑卒中单元护理中有组织的多学科护理与最终随访（中位 1 年）死亡或依赖性减少相关，从 61.5%（普通病房）降低到 56.2%（脑卒中单元）（ARR 5.3%，OR=0.79；95%CI 0.69～0.90）（表 20-1）[18]。

如果 2000 例急性缺血性脑卒中患者中有 80%（n=1120）可以通过有组织的住院脑卒中单元护理来治疗，那么死亡或依赖的人数可以减少 59 人 [1120×5.3%（ARR）]，即所有 770 例新死亡和依赖病例的 8%（表 20-1）。

脑卒中单位的定义可能因国家或地区而异。然而，尚不确定脑卒中病房护理是否相关和适用于低收入和中等收入环境，以及哪些组件在低技术单位中很重要 [19]。

（五）去骨瓣减压术

在恶性大脑中动脉供血区梗死症状出现后 48h 内进行去骨瓣减压术，与死亡或严重残疾（mRS 4～6 分）率降低有关，从 87.1%（保守）降低至 73.3%（手术）（ARR 13.8%，RR=0.63，95%CI 0.41～0.98）[20]。去骨瓣减压术的可及性通常仅限于具有全面或至少初级脑卒中中心能力或同等能力的中心。

如果 1400 名急性脑卒中患者中有 2%（28 例）发生恶性中脑梗死导致神经功能恶化，并通过去骨瓣减压治疗，死亡或依赖的人数可减少 4 例 [28×13.8%（ARR）]，约占所有 770 例死亡和依赖新病例的 0.5%（表 20-1）。

（六）康复

物理康复改善脑卒中后的功能恢复，包括功能性任务训练，主动和被动肌肉骨骼、神经生理和心肺干预，以及辅助设备和方式 [21]。

然而，与常规护理相比，非常早期、高强度和频繁的活动在脑卒中后 3 个月的结果不如常规护理，特别是在脑出血患者中，这表明在脑卒中后最初 24h 内对患者进行活动时应谨慎和谨慎。仅限于几次，每次少于 10min[22]。

资源充足且团队协调的早期支持出院服务，

可以减少患有轻度至中度残疾的老年脑卒中患者的长期依赖，而不会对患者或护理人员的情绪或主观健康状况产生不利影响[23]。

（七）急性缺血性脑卒中治疗的人群效应总结

上述计算表明，每年对所有 1400 例缺血性脑卒中事件进行最佳急性治疗，可以预防 770 例新死亡或依赖病例中的多达 115 例（15%）。这种适度的效果与其他作者的建议一致[24]。

四、预防既往脑卒中或短暂性脑缺血发作患者的脑卒中复发

缺血性脑卒中和 TIA 后，未经治疗的脑卒中复发风险在 1 周时约为 10%，1 个月时为 15%，3 个月时为 18%[25]。通过紧急评估和适当的治疗，脑卒中复发的风险可降低 80%[26, 27]。脑卒中复发的长期风险在 1 年时约为 10%，在 5 年时为 25%，在 10 年时为 40%[28]。

在 100 万人口中，至少有 4150 例脑卒中幸存者（如果年龄调整后的流行率为 415/10 万[3]），其中约 200 例（5%）可能每年发生脑卒中复发。在当年的 1400 例脑卒中患者中，每年也可能发生另外 140 次（10%）复发性脑卒中，在 5550 名发生脑卒中的个体（$n=1400$）和流行脑卒中（$n=4150$）中每年总共发生约 340 次复发性脑卒中（即每年 1400 例新发脑卒中中约有 25% 是复发性脑卒中）。

已被证明可有效预防脑卒中复发的策略包括通过动脉内膜切除术[29]或支架[30-32]进行早期颅外颈动脉血运重建；使用阿司匹林、氯吡格雷、阿司匹林和缓释双嘧达莫的组合，以及在亚洲患者中使用西洛他唑的抗血小板治疗[33-39]；用华法林[40-42]或新型直接口服抗凝药[43]或左心耳封堵术[44]抗凝治疗心房颤动，逐渐和持续降低血压[45-48]和低密度脂蛋白胆固醇[49-51]，以及治疗胰岛素抵抗[52]。

（一）颈动脉血运重建

颈动脉内膜切除术，加上最佳药物治疗（在

25 年前的试验中），在近期有症状的颅外动脉粥样硬化性颈内动脉狭窄 70%～99% 的患者中，将 5 年时脑卒中或死亡的风险降低了 50%，从大约 6% 年（无手术）至每年约 3%（有手术）（RR=0.53，95%CI 0.42～0.67；ARR 3.0%）[29]。ECST-2 目前正在比较在现代医学治疗中增加即刻颈动脉手术（或支架置入术）的风险和益处。

与颈动脉内膜切除术(carotid endarterectomy，CEA）相比，有症状的颅外颈动脉狭窄的颈动脉支架置入术（carotid artery stenting，CAS）会增加围术期脑卒中或死亡的风险（9.2% vs. 5.8%；OR=1.66，95%CI 1.17～2.35；I_2=38%），主要是因为与 CAS 相关的围术期脑卒中或死亡风险随着患者年龄的增加而增加，尤其是 70 岁以上（CAS vs. CEA 患者围术期脑卒中或死亡：>70 岁患者 OR=2.20，95%CI 1.47～3.29 vs.<70 岁患者 OR = 1.16，95%CI 0.80～1.67；相互作用 P=0.02），而接受 CEA 的患者围术期脑卒中和死亡风险并不随着年龄的增加而增加[30]。然而，CAS 和 CEA 后致死性或致残性脑卒中的长期发生率、主要血管事件的复合以及功能结果相似[30-32]。

由于近期有症状的颅外颈动脉狭窄患者（即在发生缺血性脑卒中或 TIA 的数天至数周内）仅占发生脑卒中和 TIA10%～15%，因此 CEA 或支架可能适用于约 210 例（1400 例中的 15%）脑卒中患者。通过 CEA 或支架治疗 210 例患者，可能会预防每年 340 例脑卒中复发中的 6 例 [210×3%（ARR）]（即 1.7%）（表 20-2）。

（二）阿司匹林

与对照组相比，阿司匹林可将复发性脑卒中和其他主要血管事件的相对风险降低约 17%（95%CI 4%～28%）[33, 34]。在首次缺血性脑卒中或 TIA 后的前 12 周内，阿司匹林的获益可能最大[17]。

在 5550 例常见的脑卒中幸存者中，约 80%（4440 例）可能患有缺血性脑卒中，约 65%（$n=2886$）的缺血性脑卒中可能有动脉病变，因此需要服用阿司匹林，约 90%（$n=2600$）可能能

够耐受阿司匹林。

预计用阿司匹林治疗 2600 例缺血性脑卒中幸存者 1 年，可使脑卒中发生率从 4.7%（对照）降低到 3.9%（阿司匹林）（RRR 17%，ARR 0.8%）。每年可避免 21 次复发性脑卒中 [2600 例患者 × 0.8%（ARR）]，约占每年所有 340 次复发性脑卒中的 6%（表 20-2）。

（三）阿司匹林和缓释双嘧达莫

与阿司匹林相比，阿司匹林和缓释双嘧达莫将既往 TIA 或动脉源性缺血性脑卒中患者的脑卒中和其他主要血管事件的相对风险降低约 18%（95%CI 8%～28%）[35]。

在能够耐受阿司匹林的 2600 例缺血性脑卒中幸存者中，可能有大约 2200 例（85%）能够耐受阿司匹林和缓释双嘧达莫的联合用药，因为双嘧达莫引起的头痛足以使 10%～15% 的患者停药。

使用阿司匹林加缓释双嘧达莫治疗 2200 例缺血性脑卒中幸存者 1 年，预计可使脑卒中发生率从 4.35%（阿司匹林）降低到 3.6%（阿司匹林和缓释双嘧达莫）（RRR 18%，ARR 0.65%）。每年可避免 14 次复发性脑卒中 [2200 例患者 × 0.65%（ARR）]，约占所有 340 次复发性脑卒中的 4%（表 20-2）。

（四）氯吡格雷

阿司匹林联合缓释双嘧达莫的效果可能也适用于氯吡格雷，因为直接比较了每天 75mg 氯吡格雷与阿司匹林 25mg 和缓释双嘧达莫 200mg（每天 2 次）的组合。在 20 332 例缺血性脑卒中患者中，两种方案在预防脑卒中方面，2.5 年的随访复发方面没有显著差异（9.0% 阿司匹林 + 缓释双嘧达莫 vs. 8.8% 氯吡格雷；HR 1.01；95%CI 0.92～1.11）[36-38]。

（五）其他有效的抗血小板药物

在亚洲血统的患者中，与阿司匹林相比（每年 ARR 0.9%），西洛他唑（一种磷酸二酯酶Ⅲ抑制药）100mg、每天 2 次可将复发性脑卒中减少 1/3，3 年时从 8.3%（阿司匹林）降低到 5.5%（西洛他唑）（RR=0.67，95%CI 0.52～0.86）[39]。

（六）抗凝药

对于因心脏血栓栓塞，特别是心房颤动导致 TIA 或缺血性脑卒中的患者，口服调整剂量华法林抗凝以维持 INR 2.0～3.0，可降低复发性脑卒中或全身性栓塞的相对风险约 61%（95%CI 37%～75%），从每年约 12%（对照）至 4.7%（华法林）（ARR 7.3%）[40-42]。

与华法林治疗非瓣膜性心房颤动相比，4 种直接口服抗凝药包括抑制凝血酶药（达比加群酯）和 X a 因子抑制药（利伐沙班、阿哌沙班和依度沙班），可将复发性脑卒中和全身性栓塞风险减少约 1/6，从 2 年时的 5.7%（华法林）降至 4.9%（DOAC）（RR=0.86，95%CI 0.76～0.98），且没有增加大出血的风险 [43]。

在 4440 例缺血性脑卒中幸存者中，至少 900 例（20%）有潜在的心脏栓塞，需要抗凝治疗（如心房颤动）。

900 例缺血性脑卒中幸存者口服抗凝治疗 1 年，预期可将脑卒中发生率从约 12.0%（对照）降至 4.7%（抗凝）（RRR 61%，ARR 7.3%）。每年可避免 66 例复发性脑卒中（900 例患者 × 7.3% ARR），约占所有 600 例复发性脑卒中的 19%（表 20-2）。

如果禁忌使用抗凝治疗心房颤动，可选择左心耳封堵，因为其在其他非脑卒中患者人群中的疗效与华法林相当 [44]。在心房颤动患者中，氯吡格雷和阿司匹林联合治疗的疗效低于华法林，但比阿司匹林更有效。

（七）降低血压

收缩压持续降低 5.1mmHg 和舒张压持续降低 2.5mmHg，可使 3 年时脑卒中复发减少约 1/5，从 9.9%（对照）降至 8.6%（干预）[3 年内 RRR 22%，95%CI 10%～32%；ARR 1.3%（每年 0.4%）][45]。将收缩压降低 10mmHg 或舒张压降低 5mmHg，可使脑卒中复发减少约 1/3（34%；95%CI 21%～44%）[46]。血压降幅越大，复发性脑卒中风险的降幅越大 [47]。无论既往高血压和

表 20-2 在 100 万人口中，5550 例（4150 例流行和 1400 例事件）脑卒中和短暂性脑缺血发作幸存者中（二级）预防脑卒中复发的干预措施的有效性总结

策略 / 干涉	目标人群（占 5550 例脑卒中事件和流行病例的百分比）	每年脑卒中风险		相对风险（95%CI）	绝对风险降低（ARR）	目标人群每年避免的脑卒中次数	在 100 万人口中，每年避免 340 例复发性脑卒中百分比
		对照	干涉				
症状性颈动脉狭窄 70%～99% 的颈动脉血运重建	210（1400 例的 15%）	6.0%	3.0%	0.53（0.42～0.67）	3.0%	6	2%
阿司匹林	2600	4.7%	3.9%	0.83（0.72～0.96）	0.8%	21	6%
阿司匹林和缓释双嘧达莫（与阿司匹林相比）	2200	4.3%	3.5%	0.78（0.68～0.90）	0.8%	14	4%
氯吡格雷（与阿司匹林相比）	2600	5.8%	5.3%	0.90（0.80～1.00）	0.5%	13	4%
阿司匹林和缓释双嘧达莫（与氯吡格雷相比）	2200	3.6%	3.6%	1.01（0.92～1.11）	0		
心房颤动的抗凝治疗	900（8%）	12.0%	4.7%	0.39（0.25～0.63）	7.3%	66	19%
降低血压（收缩压降低 5mmHg）	5000（90%）	3.3%	2.9%	0.78%（0.68～0.90）	0.4%	20	6%
使用他汀类药物降低低密度脂蛋白胆固醇（每降低 1mmol/L 低密度脂蛋白）	2600	2.4%	2.1%	0.88（0.78～0.99）	0.3%	8	2%

大多数脑卒中亚型如何，该效应一致。最佳目标血压尚不确定，但腔隙性脑卒中后收缩压可能为 120～128mmHg，舒张压可能为 65～70mmHg[48]。

在 5550 例脑卒中幸存者中，几乎所有患者（除了少数，如患有严重的双侧颈动脉闭塞性疾病或可能有高级别基底动脉狭窄的患者）并且至少有 90% 的患者（5000 例）可以耐受。

通过抗高血压治疗 [药物和（或）生活方式干预，如体育锻炼、减少酒精摄入、低盐饮食和补钾]5000 例脑卒中幸存者，并将收缩压降低

5.1mmHg 和舒张压降低 2.5mmHg，可避免每年约 20 例脑卒中复发（5000 例患者 ×0.4%ARR），约占所有 340 例复发性脑卒中的 6%（表 20-2）。

（八）降低血液胆固醇

使用他汀类药物降低低密度脂蛋白胆固醇浓度约 1mmol/L，可使脑卒中复发风险至少降低 12%[49]。更密集地降低低密度脂蛋白胆固醇浓度可进一步降低脑卒中风险 [50]。在脑卒中治疗达标（Treat Stroke to Target，TST）试验中评价了最佳低密度脂蛋白胆固醇目标浓度（2.59mmol/L vs.

1.8mmol/L）[51]。

在 5550 例脑卒中现患和新发幸存者中，约 80%（4440 例）可能患有缺血性脑卒中，约 65%（n=2886）的缺血性脑卒中可能有动脉病变作为他汀类药物的适应证，约 90%（n=2600）可能耐受他汀类药物。使用他汀类药物治疗 2600 例缺血性脑卒中幸存者 1 年，预期可将 5 年时的脑卒中发生率从 11.9%（对照）降至 10.5%（他汀类药物）（5 年内 RRR 为 12%，ARR 为 1.4%，或每年 0.3%）。每年可避免 8 例（2600 例患者 × 0.3%ARR）复发性脑卒中，约占所有 340 例复发性脑卒中的 2%（表 20-2）。

（九）其他二级脑卒中预防策略

通过过氧化物酶体增殖物激活受体 γ（proliferator-activated receptor γ，PPAR-γ）激动药吡格列酮治疗胰岛素敏感性可降低脑卒中或心肌梗死复发风险[52]，但可增加体重增加、踝关节水肿和骨折风险，并可能增加膀胱癌风险（尽管仍不确定），这可能会妨碍其使用[53]。否则可通过运动、饮食和减轻体重改善胰岛素敏感性。

定期体力活动、低风险饮食（如地中海饮食）、低饮酒量、戒烟、避免被动吸烟、酌情减重，尽管缺乏可靠的证据证明其对减少脑卒中复发的疗效。解决生活方式和行为的多模式干预可改善药物依从性并降低血压，但其对主要血管事件的影响尚不清楚[54, 55]。

在观察性研究中，对于隐源性脑卒中和卵圆孔未闭患者，抗血小板治疗和抗凝治疗与复发性脑卒中相似的发生率相关。[56]。在卵圆孔未闭和隐源性脑卒中或 TIA 患者中，与药物治疗相比，经导管器械卵圆孔未闭闭合与复发性缺血性脑卒中发生率显著降低相关，但新发心房颤动的风险增加[57]。目前有 6 项随机试验在共计 3560 例年龄＜60 岁（平均年龄 45 岁）的隐源性缺血性脑卒中和卵圆孔未闭患者中，比较了卵圆孔未闭闭合器械加药物治疗与单纯药物治疗，随访时间为 13 850 例患者 / 年。总体而言，与单独药物治疗相比，器械闭合加药物治疗使复发性缺血性

脑卒中的发生率降低了约 2/3（HR=0.30，95%CI 0.13～0.68；P=0.004）。但是，不同器械类别的治疗效果存在异质性 [P（亚组差异）=0.02]。Doubledisk 器械使脑卒中复发风险降低了 80%（HR 0.20，95%CI 0.08～0.54；P=0.001），而伞 - 蛤壳样轮廓（umbrella-clamshell）器械无效（HR=0.90，95%CI 0.41～1.98；P=0.79）。在 5 项双盘器械试验中，药物治疗与器械闭合加长期抗血小板治疗的 5 年缺血性脑卒中复发率分别为 6.0% 和 1.8%，5 年 ARR 为 4.2% 或每年 0.84%[57]。根据标准化临床、成像和超声心动图评价，仔细选择入组卵圆孔未闭闭合随机对照试验的参与者，标准化临床、成像和超声心动图评价增加了通过卵圆孔未闭反常栓塞导致合格性脑卒中的概率。参与者年龄＜60 岁（平均年龄 45 岁），患有非腔隙性缺血性脑卒中，几乎没有血管风险因素，没有其他可证明的栓塞性缺血性脑卒中原因（如动脉粥样硬化、夹层或心房颤动），且具有卵圆孔未闭的超声心动图特征，多数有较大的右向左分流或房间隔动脉瘤。参与者还接受了经验丰富的心脏病学家的治疗，并发症发生率可能无法推广。患有隐源性缺血性脑卒中和卵圆孔未闭的年轻患者（＜60 岁）接受封堵术对脑卒中总体负担的潜在影响尚不确定，但考虑到大多数脑卒中发生在 60 岁以上的人群中，可能影响不大。

（十）脑卒中复发二级预防策略的效果总结

上述计算表明，每年对所有 5550 例脑卒中流行和新发病例进行最佳二级预防可以挽救每年 340 例复发脑卒中的很大一部分（表 20-2）。

尽管表 20-2 表明每年避免的复发性脑卒中总数加起来可能达到 148 例，但这显然是高估了，因为并非所有策略都适用于所有患者（例如，患者不会服用抗血小板药物和抗凝药），并非所有策略都可能相互排斥，相互独立。另一方面，在更理想的情况下，有人提出，通过应用一种全面、多因素的方法来实施 5 种已被证实的策略——饮食调整、运动、阿司匹林、他汀类药物，可以预防脑血管疾病患者中至少 4/5 的复发

性血管事件，以及抗高血压药物，用于初次脑卒中或 TIA 的幸存者[58]。

五、预防高危人群和普通人群的首次脑卒中

在 100 万从未经历过脑卒中的 99.5 万人中，首次脑卒中的风险约为每年 0.14%。因此，这一人群每年占所有脑卒中的大多数（70%；n=1400）。

预防脑卒中有两种主要策略。第一，"高风险"方法，旨在降低高风险个体中因果风险因素的流行和水平；第二，"人群（质量）"方法，旨在降低因果风险的流行和水平一般人群中的因素[7]。前者通常由临床医生和护士实施，因此将进行讨论，而后者通常由政府、卫生组织和公共卫生医生实施。

（一）"高风险"方法

10 种可治疗的风险因素约占人群可归因于脑卒中的风险的 90%（表 20-3）[59, 60]。

已被证明可有效预防首次脑卒中的"高风险"策略包括降低血压[46, 47]和低密度脂蛋白胆固醇[49, 50]，以及对心房颤动患者进行抗凝治疗[42, 43]。其他可能有效的策略包括戒烟和其他不健康的生活方式，降低 HbA1c[64, 65]，在没有强制强化食物的国家使用 B 族维生素降低同型半胱氨酸[66-68]，使用阿司匹林[34]，一种与他汀类药物结合的多肽、血管紧张素 II 受体抑制药和钙通道阻滞药，以及颈动脉内膜切除术和支架置入术[69-74]。

1. 降低血压

2015 年，全球年龄标准化的血压升高患病率（定义为收缩压≥140mmHg 或舒张压≥90mmHg）在男性中为 24.1%（21.4%～27.1%），在女性中为 20.1%（17.8%～22.5%）[61]。

因此，在 99.5 万名无脑卒中人群中，约有 22 万人出现血压升高，承认人口患病率估计值因地区和种族而异[61]。

自诉有高血压病史或血压＞140/90mmHg 的社区人群中脑卒中的调整优势比约为 3.0（95%CI 2.7～3.3）[59]。在高血压患病率为 47.4% 的人群中，脑卒中优势比 3.0 相当于脑卒中风险比 1.54[59]。

如果无脑卒中人群中首次脑卒中的总体风险约为 0.14%，则高血压患者的平均年脑卒中风险约为每年 0.22%（0.14%×1.54）。

如果 22 万名高血压患者的年脑卒中风险为 0.22%，那么他们每年可能导致 1400 例（35%）首次脑卒中的 484 例（35%）。高血压所致脑卒中的人群归因风险估计值（35%）与其他估计值一致[59]。

整个人群的收缩压持续降低 10mmHg 或舒张压降低 5mmHg 与首次脑卒中的相对风险降低 46%（35%～55%）相关[46]。

如果 22 万例高血压患者可以通过改变生活方式或通过药物使收缩压持续降低 10mmHg 或舒张压持续降低 5mmHg 来识别和治疗，则脑卒中发生率可从 0.22%（对照）降低至 0.12%（抗高血压）（RRR 46%，ARR 0.10%）。这可能导致每年避免 220 例脑卒中（22 万×0.10%），占 100 万人口中所有 1400 例首次发生脑卒中的 16%（表 20-4）。

2. 降低血胆固醇

在英国 35%～64% 的成年人中，高胆固醇血症（总血胆固醇＞6.5mmol/L 或已治疗的高胆固醇血症）的患病率约为 40%[62]。在整个人群中，高胆固醇血症的患病率约为 20%，约为 99.5 万名无脑卒中人群中有 20 万人患高胆固醇血症。

与低密度脂蛋白胆固醇升高 1mmol/L 相关的首次脑卒中的相对风险约为 1.27（95%CI 1.07～1.50）。该估计值来自于他汀类药物治疗的临床试验，165 792 例接受他汀类药物联合其他预防策略（与对照组）治疗的无脑卒中患者中，低密度脂蛋白胆固醇浓度降低 1mmol/L，首次脑卒中 RR 降低 21.1%（95%CI 6.3%～33.5%）的倒数[49]。主要通过上调低密度脂蛋白受体表达以降低低密度脂蛋白胆固醇（即饮食、胆汁酸螯合药、回肠旁路和依折麦布）的非他汀类药物疗法与每次低密度脂蛋白胆固醇变化的主要血管

表 20–3　2007—2015 年在 32 个国家的 INTERSTROKE 研究[59] 中评估了 13 447 例急性首次脑卒中（症状发作后 5 天内）病例的所有脑卒中风险因素，与 13 472 例无脑卒中史的对照病例进行年龄和性别匹配

风险因素	对照中的患病率（%）	优势比（99%CI）	风险比率	人群归因风险（99%CI）
高血压病史或血压＞140/90mmHg	47%	3.0（2.7～3.3）	1.54	48%（0.45～0.51）
有规律的体育活动	16%	0.6（0.5～0.7）	0.64	36%（0.28～0.45）
载脂蛋白 B/A1 比例				
T2 vs. T1	34%	1.3（1.1～1.4）	1.17	
T3 vs. T1	33%	1.8（1.6～2.1）	1.44	27%（0.22～0.32）
饮食（mAHEI 评分）				
T2 vs. T1	34%	0.8（0.7～0.9）	0.84	
T3 vs. T1	33%	0.6（0.5～0.7）	0.69	23%（0.18～0.29）
腰臀比				
T2 vs. T1	34%	1.2（1.1～1.4）	1.15	
T3 vs. T1	33%	1.4（1.3～1.6）	1.26	19%（0.13～0.25）
社会心理因素	....	2.2（1.8～2.7）	....	17%（0.13～0.23）
目前吸烟	22%	1.7（1.5～2.9）	1.45	12%（0.10～0.15）
心脏原因 a	5%	3.2（2.7～3.8）	2.86	9%（0.08～0.10）
酒精摄入量				
低或中等	25%	1.1（1.0～1.3）	1.10	
高或重的情节	2.5%	2.1（1.6～2.7）	2.03	6%（0.03～0.10）
糖尿病史或 HbA1c＞6.5%	22%	1.2（1.1～1.3）	1.12	4%（0.02～0.08）
复合人群归因风险：可归因于 10 个风险因素的所有脑卒中的比例				91%（0.89～0.92）

mAHEI. 修改后的替代健康饮食指数
针对年龄、性别和地区调整的多变量逻辑模型
a. 心脏原因包括心房颤动或扑动、既往心肌梗死、风湿性瓣膜病或假体瓣膜病
T1= 最低三分位数；T2= 中间三分位数；T3= 最高三分位数

事件的 RR 相似，与他汀类药物疗法有关。低密度脂蛋白胆固醇水平每降低 1mmol/L（38.7mg/dl），对于他汀类药物，主要血管事件的 RR 为 0.77（95%CI 0.71～0.84；$P<0.001$），对于非他汀类药物干预，RR 为 0.75（95%CI 0.66～0.86；

$P=0.002$）（组间差异，$P=0.72$）[63]。对于非他汀类药物联合治疗，低密度脂蛋白胆固醇水平每降低 1mmol/L[63]，重大血管事件的 RR 为 0.77（95%CI 0.75～0.79，$P<0.001$），而 LDL 胆固醇水平每降低 1mmol/L，脑卒中事件的 RR 为 0.79

策略 / 干预	目标人群（占 100 万人口的百分比）	风险比例	年脑卒中风险		相对风险（95%CI）	绝对风险降低（ARR）	目标人群每年避免的脑卒中次数	100 万人口中每年避免 1400 例首次脑卒中的百分比
			对照	干预				
无	995 000		0.14%					
降低血压（收缩压 10mmHg）	220 000（22.1%）	1.54	0.22%	0.12%	0.54（0.45～0.65）	0.10%	220	16%
降低低密度脂蛋白胆固醇（每降低 1.0mmol/L）	200 000（20%）	1.27	0.18%	0.14%	0.79（0.66～0.94）	0.04%	80	6%
抗凝（治疗心房颤动）	4400（9800 例的 50%）	5.00	0.70%	0.25%	0.36（0.26～0.51）	0.45%	20	1%
戒烟	15 1000（19%）	1.45	0.20%	0.14%	31%	0.06%	91	7%

表 20-4　药物疗法在 100 万人中（一级）预防首次脑卒中的有效性总结

（0.66～0.94）[49]。

如果无脑卒中人群中首次脑卒中的总体风险为 0.14%（见上文），则高胆固醇血症患者的平均年度脑卒中风险约为每年 0.18%（0.14%×1.27）。

如果 20 万高胆固醇血症患者的年脑卒中风险为 0.18%，他们每年可能会导致 1400 例首次发生缺血性脑卒中的 360 例（26%）。

如果能够识别出 20 万高胆固醇血症患者，并使用足以将低密度脂蛋白胆固醇浓度降低 1mmol/L 的他汀类药物进行治疗，则可将脑卒中降低 21%，从 0.18%（对照）降至 0.14%（他汀类药物）（ARR 0.04%），从而每年避免 80 例脑卒中（200 000×0.04%），即 100 万人口中所有 1400 例首次发生脑卒中的 6%（表 20-4）。

3. 糖尿病患者强化降血糖

在 58 160 例 2 型糖尿病患者的 13 项随机对照试验中，与常规血糖控制治疗相比，强化降糖治疗对脑卒中发生率无显著影响（RR 0.94；95%CI 0.84～1.06；P=0.333）[64, 65]。

4. 心房颤动的抗凝治疗

40 岁以上成年人心房颤动的患病率约为 2.3%[75, 76]。在 99.5 万名脑卒中人群中，约 43%（428 000 例）年龄＞40 岁，其中约 2.3%（9800 例）患有心房颤动[75, 76]。

与未经治疗的心房颤动相关的缺血性脑卒中的 RR 约为 5.0[77]。如果无脑卒中人群中首次发生缺血性脑卒中的总体风险为 0.14%（见前文），则心房颤动患者中缺血性脑卒中的平均年风险可能约为 0.7%/ 年（0.14%×5）。然而，心房颤动患者的脑卒中发生率会有所不同，具体取决于人群的风险特征，随着 CHADS2 评分的增加而分级增加：CHADS2 评分为 0～6 分时，每 100 人年脑卒中发生率分别为 0.36、0.89、1.89、2.96、4.31、5.37 和 6.62（P＜0.001）[78]。与 CHA2DS2-VASc 评分的相关性同 CHADS2 评分相似[78]。事实上，在来自 8 个地理区域（北美、西欧和澳大利亚，南美，东欧，中东和地中海新月形，撒哈拉以南非洲，印度，中国，东南亚）的 47 个国家的 15 400 例患者中，以心房颤动或心房扑动为主要或次要诊断就诊于医院急诊科，并在 2007 年 12 月 24 日至 2011 年 10 月 21 日入组前瞻性登记研究；15 361 例（99.7%）随访 1 年，死亡 1758 例（11%）[脑卒中导致 148 例（8%）死亡]，604 例（4%）在 1 年内发生脑卒中；6825 例患者中 170 例（3%）主要诊断为心房颤动，8536 例患者中 434 例（5%）次要诊断为心房颤动（$P<0.0001$）[79]。非洲 [89/1137 例（8%）]、中国 [143/2023 例（7%）] 和东南亚 [88/1331 例（7%）] 的脑卒中患者最多，印度 [20/2536 例（<1%）= 最低；北美、西欧和澳大利亚的 94/3800 例（3%）患者发生脑卒中 [79]。

如果 9800 例无脑卒中的心房颤动患者的年脑卒中风险为（至少）0.7%，那么他们每年可能导致 1400 例（5%）首次脑卒中至少有 69 例（5%）。

如果 9800 名心房颤动患者中的一半（$n=4400$）可以被识别并用华法林或直接口服抗凝药治疗，那么脑卒中可以从 0.7%（对照）降低到 0.25%（抗凝）（RRR 64%，ARR 0.45%），从而每年减少 20 次脑卒中（4400×0.45%），即 100 万人口中所有 1400 次首次脑卒中的 1.4%（表 20-4）。

5. 戒烟

2014 年，英国 >16 岁成年人的吸烟率为 19%，低于 1974 年的峰值 46%[80]。因此，在 995 000 例无脑卒中个体人群中，约 80%（796 000 例）的患者年龄 >16 岁，约有 15.1 万例（19%）吸烟者 [80]。

与吸烟相关的脑卒中 RR 约为 1.45（表 20-3）[59, 81]。

如果无脑卒中人群的首次脑卒中总体风险为 0.14%（见前文），则吸烟者的平均年风险约为 0.20%（0.14%×1.45）。

如果 15.1 万名无脑卒中吸烟者的年脑卒中风险为 0.20%，那么他们每年可能导致 1400 例（22%）首次脑卒中的 302 例。

如果与吸烟相关的脑卒中 RR 为 1.45，那么在 15.1 万名无脑卒中的吸烟者中戒烟可以将脑卒中的年风险从 0.20% 降低到 0.14%（RRR 31%，ARR 0.06%），每年可减少约 91 例脑卒中，或每年 1400 例首次脑卒中的 6.5%（表 20-4）。

尝试戒烟的人可以通过市售的尼古丁替代疗法（口香糖、透皮贴剂、鼻喷雾剂、吸入器和舌下片剂 / 锭剂）增加成功戒烟的机会。尼古丁替代疗法将戒烟成功率提高 50%～70%，无论设置如何 [82]。

可以帮助不想戒烟的人减少吸烟的数量，并使用尼古丁替代疗法长期戒烟，尽管最初的意图是不这样做。然而，按照 GRADE 标准，有助于尼古丁替代疗法停止结果的证据是"低"的 [83]。

6. 饮食和生活方式的改变

流行病学研究，如 INTERSTROKE 和全球疾病负担研究 [59, 60, 84] 表明，很大一部分脑卒中及其负担可归因于不健康的生活方式行为（表 20-3）。

停止不健康的生活方式行为（如吸烟和酗酒），规律的体育活动，最佳 / 正常体重，并坚持谨慎的饮食，符合地中海或 DASH（停止高血压的饮食方法）饮食，低盐，含糖饮料和添加糖；富含钾、全谷物、水果和蔬菜；在流行病学研究中，满足但不超过能量需求与首次脑卒中和复发性脑卒中风险降低相关，但尚未通过随机对照试验证明 [59, 60, 84-89]。

7. 阿司匹林

阿司匹林在脑卒中一级预防中的净值不确定。

对 9.5 万名低平均血管风险个体的 6 项长期阿司匹林与对照的一级预防试验进行 Meta 分析，并随访 66 万人年，结果显示与对照组相比，随机分配阿司匹林与首次缺血性脑卒中（RR=0.86，95%CI 0.74～1.00），和任何首次脑卒中（RR=0.95，95%CI 0.85～1.06）的显著减少无关 [34]。尽管阿司匹林与任何严重血管事件（脑卒中、心肌梗死或血管死亡）的显著降低相关，从每年 0.57%（对照）降至每年 0.51%（阿司匹林）（RR=0.88，95%CI 0.82～0.94），它与颅外大出血的显著增加相关（RR=1.54，95%CI 1.30～1.82[34]。

在随后的日本一级预防项目（Japanese Primary Prevention Project，JPPP）中，14 464 例高血压、血脂异常和糖尿病患者（年龄 60—85 岁）随机接受 100mg 阿司匹林或不接受阿司匹林，中位随访 5.02 年后，5 年时阿司匹林组致死性或非致死性脑卒中的累积发生率（2.07%；95%CI 1.75～2.44）与无阿司匹林组（2.30%；95%CI 1.96～2.69）相似（HR=0.93，95%CI 0.74～1.16；P=0.51）[90]。

ASPREE 试验将澳大利亚和美国 19 114 名年龄在 70 岁或以上且没有心血管疾病、痴呆或残疾的社区居住男性和女性随机分为两组，分别接受 100mg 肠溶阿司匹林或安慰剂。中位随访 4.7 年后，心血管疾病（定义为致死性冠心病、非致死性心肌梗死、致死性或非致死性脑卒中，或因心力衰竭住院）方面，阿司匹林组为 10.7 例事件 /1000 人年，安慰剂组为 11.3 例事件 /1000 人年（HR=0.95，95%CI 0.83～1.08）。阿司匹林组与安慰剂组大出血的发生率分别为 8.6 例事件 /1000 人年和 6.2 例事件 /1000 人年（HR=1.38，95%CI 1.18～1.62；P<0.001）。ASPREE 试验的结论是，与安慰剂相比，老年人使用低剂量阿司匹林作为一级预防策略可显著增加大出血风险，但不会显著降低心血管疾病风险[90a]。

自对 6 项使用阿司匹林的一级预防试验进行 Meta 分析以来，共发表了 14 项此类试验，包括上述 JPPP 和 ASPREEE 试验[90b]。这些研究总体上不支持阿司匹林用于心血管疾病的一级预防，当全因死亡率为关注的主要结局时，观察到风险比为 0.97（95%CI 0.93～1.01），这表明阿司匹林与安慰剂相比在降低死亡率方面无统计学获益[90b]。

8. 颈动脉内膜切除术

根据所研究的人群，大约 1/5 的缺血性脑卒中是由同侧颅外颈内动脉起源的动脉粥样硬化血栓栓塞引起的。通过颈动脉内膜切除术或 CAS 等血运重建疗法治疗颅外颈内动脉动脉粥样硬化可降低脑卒中风险，但手术风险可抵消收益。

2000 年之前共招募了 5223 例无症状颈动脉狭窄患者的 3 项随机对照试验表明，与单独的药物治疗相比，颈动脉内膜切除术与围术期脑卒中风险增加相关（RR=5.94，95%CI 2.06～17.12）；但从长远来看，与单独药物治疗相比，颈动脉内膜切除术与同侧脑卒中低风险（4.93%CEA vs. 6.85% 药物；RR=0.72，95%CI 0.58～0.90）和任何脑卒中（RR=0.68，95%CI 0.56～0.82）低风险相关，但在任何脑卒中（RR=0.94，95%CI 0.85～1.03）或死亡（RR=1.05，95%CI 0.97～1.14）方面没有显著差异[69-71]。

9. 颈动脉支架术与颈动脉内膜切除术

3 项随机对照试验比较了 CAS 加药物治疗与 CEA 加药物治疗[72-74]。CAS 术后 30 天内脑卒中或死亡的围术期风险（约 3%）高于 CEA（约 2%），但此后，CAS 和 CEA 治疗无症状颈动脉狭窄的脑卒中或死亡的长期风险相似，约为每年 0.5%。证据不足以明确支持在无症状颈动脉狭窄成人中一种干预策略优于另一种干预策略。

CEA 和 CAS 在脑卒中一级预防中的总体净值可能很小。这是因为目前最佳药物治疗对神经系统无症状性颈动脉狭窄的预后非常有利（年脑卒中率<0.5%～1%），颈动脉血运重建的即刻风险（2% 围术期脑卒中率）太大，无法为无症状性颈动脉狭窄提供 CEA 的任何整体受益[91]。

但是，很可能会选择脑卒中风险增加的无症状性颈动脉狭窄患者进行预防性颈动脉血运重建，例如有对侧脑卒中 /TIA 病史、TCD 检测到微栓子、脑 CT/MRI 显示无症状性栓塞性梗死的患者。脑血管储备减少，尽管进行了药物治疗，但颈动脉斑块仍进展，近腔斑块面积≥8mm²，无可见回声帽[92]。

10. 筛查无症状颈动脉狭窄

鉴于一般人群中严重颈动脉狭窄的患病率较低，筛查无症状人群可能会导致确诊脑卒中比预防更多[93]。

11. 首次脑卒中的一级预防的策略效果总结

上述计算表明，通过降低血压和胆固醇，以及对患有心房颤动的高危个体进行抗凝治疗，准确识别和适当治疗有脑卒中风险的个体（"高危"方法）可以挽救相当一部分人的生命，每年可挽救 1400 例首次脑卒中的相当一部分病例

（表 20-4）。

对此，英国卫生部实施了英国国民健康服务健康检查，该计划邀请年龄在 40—79 岁且未曾被诊断出患有脑卒中、心脏病或肾脏疾病的人，每 5 年 1 次，使用绝对风险预测工具评估他们的心血管风险，并给予支持和建议以提供帮助管理和降低他们的心血管风险 [94, 94a]。这种干预的模拟增量成本效益是每获得 QALY 2480 英镑，远低于每获得 QALY 约 3 万英镑的门槛。

（二）"人口"或"群体"方法

"人口"或"群众"方法，例如通过机构政策、立法、法规、税收和社区规划，最大限度地减少人口对因果血管风险因素的暴露，可能是有效的，并且是对"高风险"的补充预防方法和有效的二级脑卒中预防 [95-98]。

（三）脑卒中发病率和结局的趋势

在上述模型中，在过去 40 年中，高收入国家基于人群的脑卒中发生率和结局流行病学研究中，与治疗策略相比，脑卒中一级预防策略的潜在获益与观察到的首次脑卒中发生率降低一致，首次脑卒中发生率降低大于病死率降低 [99]。然而，在全球范围内，1990—2010 年，脑卒中的发生率保持稳定，首次脑卒中事件的数量增加了 68%[100]。脑卒中患病率略有上升，脑卒中幸存者增加 84%。

每次脑卒中损失的 DALY 数量减少，但损失的 DALY 总数增加了 12%。死亡率下降，但脑卒中相关死亡的数量增加了 26%[100]。尽管比例有所下降，但人数的增加可能反映了全球人口增长、预期寿命的延长以及大多数人口年龄结构的变化。

但是，发生率的降低可能归因于脑卒中预防和管理的改善，尤其是在高收入国家。例如，在过去 40 年中，1975—2015 年，高收入国家和一些中等收入国家的血压升高患病率下降，但其他国家保持不变。由于相反的趋势，全球最高血压水平从高收入国家转变为南亚和撒哈拉以南非洲的低收入国家，而中欧和东欧的血压持续较高 [61]。

六、将证据转化为实践

如前所述，有令人信服的证据表明，几种干预措施在减少急性脑卒中后死亡和残疾，以及在理想情况下（即解释性临床试验环境）预防首次发生和复发脑卒中方面是有效的（即可以起作用）。

但是，没有令人信服的证据表明这些干预措施是有效的（即在"现实世界"临床实践中，在通常情况下实施时，确实有效，且产生的益处大于危害）且具有成本效益（即其相对于其消耗资源的影响是值得的）。

几项研究表明，由于广泛未能将基于证据的建议适当转化为临床实践，脑卒中预防的有效性可能欠佳 [101-105]。

在 3 个高收入国家、7 个中上收入国家、3 个中下收入国家和 4 个低收入国家的 628 个城市和农村社区的 2292 例既往发生过脑卒中 [4.0 年前（2.0～8.0）] 的成年人中，很少有人服用抗血小板药物（24.3%）、降压药（40.0%）和他汀类药物（9.0%）[105]。高收入国家的药物使用率最高（抗血小板药物 53.1%、降压药 60.6% 和他汀类药物 51.6%），低收入国家的药物使用率最低（分别为 3.8%、13.0% 和 0.6%），且随着国家经济状况的降低而降低 [每种药物类型 P（趋势）< 0.0001]，尽管大多数脑卒中发生在低收入和中等收入国家。尽管在脑卒中后存活，但健康生活方式行为（戒烟、健康饮食和进行常规体力活动）的患病率也较低，在较贫穷国家甚至更低 [106]。

脑卒中患者二级预防药物依从性差的预测因素包括：①年龄较小；②对药物的具体担忧增加；③认知功能降低；④药物的感知益处低；⑤不稳定常规用药 [107, 108]。

脑卒中 /TIA 后的即时和长期预防护理需要系统和协调的计划，并正在评估中，以减少证据与实践之间的差距并改善健康生活方式行为的适当长期吸收和使用廉价、有效的药物 [109-114]。策略提高对出院药物的依从性应针对患者对药物和脑卒中的错误信念，以减少故意不依从，以健忘为目标以减少非故意依从。其他潜在策略包括由医院药剂师实施系统方法，如在入院和出院时将药物彼此相邻列出，并在初级保健医生的出院信中提供住院期间所有药物变化的详细信息。还需要补充战略来提高低收入和中等收入国家甚至仿制药的可得性、可及性和可负担性；解决不依从性的原因，包括临床医患互动不足、关于正确摄入的指导不充分、复杂的用药方案、不良反应和患者服药行为（未按处方服用、未按规定服药），并提高患者及其医生对终身预防性治疗必要性的认识。

七、结论

在发达和发展中地区，脑卒中仍然是导致死亡和残疾的主要原因。然而，脑卒中是可以预防和治疗的。在过去的 20 年中，尽管全球人口增长、预期寿命增加以及大多数人口的年龄结构发生变化，但全球脑卒中发病率保持稳定；每次脑卒中损失的 DALY 数量和死亡率均有所下降。发病率的降低可能归因于脑卒中预防和管理的改善，尤其是在高收入国家。由于脑卒中预防的高发病率和患病率、可改变的风险因素导致的高人群归因风险，以及临床试验和流行病学数据表明，通过适当的干预措施可以显著降低脑卒中风险，因此脑卒中预防有进一步改善的潜力。"高风险"和大规模方法是实现脑卒中和心血管疾病预防的互补策略。

一盎司的预防，胜过一磅的治疗——Benjamin Franklin

附录 缩略语
Abbreviations

ACA	anterior cerebral artery	大脑前动脉
ACE	angiotensin-converting enzyme	血管紧张素转换酶
AChA	anterior choroidal artery	脉络膜前动脉
ACoA	anterior communicating artery	前交通动脉
ACS	acute coronary syndrome	急性冠状动脉综合征
ACST	Asymptomatic Carotid Surgery Trial	无症状颈动脉手术试验
ADC	apparent diffusion coefficient	表观扩散系数
ADH	antidiuretic hormone	抗利尿激素
ADL	activities of daily living	日常生活活动
ADP	adenosine diphosphate	二磷酸腺苷
ADPKD	autosomal dominant polycystic kidney disease	常染色体显性多囊肾病
AF	atrial fibrillation	心房颤动
AFx	amaurosis fugax	一过性黑矇
AH	ataxic hemiparesis	共济失调性偏瘫
AICA	anterior inferior cerebellar artery	小脑前下动脉
AIDS	acquired immune deficiency syndrome	获得性免疫缺陷综合征
AION	anterior ischemic optic neuropathy	前部缺血性视神经病变
AMI	acute myocardial infarction	急性心肌梗死
ANCA	antineutrophil cytoplasmic antibody	抗中性粒细胞胞浆抗体
ANF	antinuclear factor	抗核因子
APS	antiphospholipid syndrome	抗磷脂综合征
APT	antiplatelet trialists' collaboration	抗血小板试验者的协作
APTT	activated partial thromboplastin time	活化部分凝血活酶时间
ARAS	ascending reticular activating system	上行网状激活系统

ARB	angiotensin Ⅱ receptor (AT$_1$) blockers	血管紧张素Ⅱ受体（AT1）抑制药
ARD	absolute risk difference	绝对风险差
ASA	atrial septal aneurysm	房间隔瘤
ASD	atrial septal defect	房间隔缺损
ATⅢ	antithrombin Ⅲ	抗凝血酶Ⅲ
ATP	adenosine triphosphate	三磷酸腺苷
ATT	antithrombotic trialists' collaboration	抗血栓试验者的合作
AVF	arteriovenous fistula	动静脉瘘
AVM	arteriovenous malformation	动静脉畸形
BA	basilar artery	基底动脉
BAD	branch atheromatous plaque disease	分支动脉粥样斑块病
BIH	benign intracranial hypertension	良性颅内压增高
BMI	body mass index	体重指数
BOLD	blood oxygenation level-dependent	血氧水平依赖
BP	blood pressure	血压
C	celsius	摄氏度
CAA	cerebral amyloid angiopathy	脑淀粉样血管病
CADASIL	cerebral autosomal dominant arteriopathy with subcortical infarcts and leukoencephalopathy	伴皮质下梗死和白质脑病的常染色体显性遗传性脑动脉病
CARASAL	cathepsin a related arteriopathy with strokes and leukoencephalopathy	组织蛋白酶A相关动脉病伴脑卒中和脑白质病
CARASIL	cerebral autosomal recessive arteriopathy with subcortical infarcts and leukoencephalopathy	伴皮质下梗死和白质脑病的常染色体隐性遗传性脑动脉病
CAST	Chinese Acute Stroke Trial	中国急性脑卒中试验
CAVATAS	Carotid and Vertebral Artery Transluminal Angioplasty Study	颈动脉和椎动脉腔内血管成形术研究
CBF	cerebral blood flow	脑血流量
CBFV	cerebral blood flow velocity	脑血流速度
CBV	cerebral blood volume	脑血容量
CCA	common carotid artery	颈总动脉
CDU	carotid duplex	双颈动脉
CEA	carotid endarterectomy	颈动脉内膜切除术
CE-MRA	contrast-enhanced MR angiography	对比增强磁共振血管造影
CHD	coronary heart disease	冠状动脉心脏疾病

CI	confidence interval	置信区间
CJD	Creutzfeldt-Jakob disease	克 – 雅病
CK	creatine kinase	肌酸激酶
CMB	cerebral microbleed	脑微出血
$CMRO_2$	cerebral metabolic rate of oxygen	脑氧代谢率
CMRglu	cerebral metabolic rate of glucose	脑葡萄糖代谢率
CNS	central nervous system	中枢神经系统
COX 2	cyclo-oxygenase 2 inhibitors	环加氧酶 2 抑制药
CPP	cerebral perfusion pressure	脑灌注压
CPSP	central post-stroke pain	脑卒中后中枢性疼痛
CSF	cerebrospinal fluid	脑脊液
CT	computed tomography	计算机断层扫描
CTA	computed tomography angiography	计算机断层扫描血管造影
CTP	cerebral perfusion imaging with CT	计算机断层扫描脑灌注显像
CTP	computed tomography perfusion	计算机断层扫描灌注
CVR	cerebrovascular resistance	脑血管阻力
CVST	cerebral venous sinus thrombosis	脑静脉窦血栓形成
DALY	disability-adjusted life year	伤残调整生命年
DAVF	dural arteriovenous fistula	硬脑膜动静脉瘘
DBP	diastolic blood pressure	舒张压
DCHS	dysarthria clumsy-hand syndrome	构音障碍笨手综合征
DIC	disseminated intravascular coagulation	弥散性血管内凝血
DNA	deoxyribose nucleic acid	脱氧核糖核酸
DOAC	direct oral anticoagulants	直接口服抗凝药
DPM	diffusion-perfusion mismatch	扩散灌注不匹配
DSA	digital subtraction angiography	数字减影血管造影
DSC	dynamic susceptibility contrast	动态磁化率对比
DSM	diagnostic and statistical manual of mental disorders	心理诊断与统计手册障碍
DVT	deep venous thrombosis (in the legs or pelvis)	深静脉血栓形成（在腿部或骨盆）
DWI	diffusion-weighted (mr) imaging	弥散加权（磁共振）成像
EACA	epsilon-aminocaproic acid	ε– 氨基己酸
EADL	extended activities of daily living	日常生活的延伸活动

EAFT	european atrial fibrillation trial	欧洲心房颤动试验
ECA	external carotid artery	颈外动脉
ECASS	European Cooperative Acute Stroke Study	欧洲合作急性脑卒中研究
ECG	electrocardiogram	心电图
EC-IC	extracranial-intracranial	颅外 – 颅内
ECST	European Carotid Surgery Trial	欧洲颈动脉手术试验
EEG	electroencephalogram	脑电图
EMG	electromyography	肌电图
ESR	erythrocyte sedimentation rate	红细胞沉降率
FAST	Face-Arm-Speech Test	面部 – 手臂 – 语音测试
FAT-SAT	fat saturation sequences	脂肪饱和序列
FDA	Food and Drug Administration	食品药物管理局
FIM	functional independence measure	功能独立性测量
FLAIR	fluid attenuated inversion recovery	流体衰减反转恢复
FMD	fibromuscular dysplasia	肌纤维发育不良
fMRI	functional magnetic resonance imaging	功能磁共振成像
FMZ	flumazenil	氟马西尼
GCS	Glasgow coma scale	Glasgow 昏迷量表
GEF	glucose extraction fraction	葡萄糖提取分数
GKI	glucose, potassium and insulin	葡萄糖、钾和胰岛素
GRE	gradient-recalled echo	梯度召回回声
HACP	homolateral ataxia and crural paresis	同侧性共济失调和小腿麻痹
Hg	mercury	汞
HI	hemorrhagic infarction	出血性梗死
HIT	heparin-induced thrombocytopenia	肝素诱导的血小板减少症
HITS	high intensity transient signals	高强度瞬态信号
HIV	human immunodeficiency virus	人类免疫缺陷病毒
HMPAO	hexamethylpropyleneamine oxime	六甲基丙烯胺肟
HTI	hemorrhagic transformation of an infarct	梗死出血转化
HU	Hounsfield units	Hounsfield 单位
IAA	internal auditory artery	内耳动脉
IAA	intra-arterial angiography	动脉内血管造影
IAT	intra-arterial treatment	动脉内治疗
IC	infarct core	梗死核心

ICA	internal carotid artery	颈内动脉
ICH	intracerebral hemorrhage	脑出血
ICIDH	International Classification of Impairments, Disabilities and Handicaps	国际损伤、残疾和障碍分类
ICP	intracranial pressure	颅内压
ICVT	intracranial venous thrombosis	颅内静脉血栓形成
IADSA	intra-arterial digital subtraction angiography	动脉内数字减影血管造影
INR	International Normalized Ratio	国际标准化比率
IST	International Stroke Trial	国际脑卒中试验
IVDSA	intravenous digital subtraction angiography	静脉数字减影血管造影
IVIG	intravenous immunoglobulins	静脉注射免疫球蛋白
IVIM	intravoxel incoherent motion	体素内不相干运动
IVM	intracranial vascular malformation	颅内血管畸形
kPa	kilopascal	千帕
L	litre	升
LAA	left atrial appendage	左心耳
LACI	lacunar infarction	腔隙性梗死
LACS	lacunar syndrome	腔隙综合征
LGN	lateral geniculate nucleus	外侧膝状体核
LP	lumbar puncture	腰椎穿刺
LSA	lenticulostriate artery	豆纹动脉
M	molar	磨牙
MAC	mitral annular calcification	二尖瓣环钙化
MAOI	monoamine oxidase inhibitor	单胺氧化酶抑制药
MAST-I	Multicentre Acute Stroke Trial - Italy	意大利多中心急性脑卒中试验
MCA	middle cerebral artery	大脑中动脉
MCTT	mean cerebral transit time	平均脑传输时间
MELAS	mitochondrial encephalopathy, lactic acidosis, and stroke-like episodes	线粒体脑肌病伴高乳酸血症和脑卒中样发作
MES	microembolic signals	微栓子信号
MFV	mean flow velocities	平均流速
MI	myocardial infarction	心肌梗死
MLF	medial longitudinal fasciculus	内侧纵束

MLP	mitral leaflet prolapse	二尖瓣小叶脱垂
MMSE	mini mental state examination	简易精神状态检查
MND	motor neuron disease	运动神经元病
MR	magnetic resonance	磁共振
MRA	magnetic resonance angiography	磁共振血管造影
MRC	Medical Research Council	医学研究委员会
MRI	magnetic resonance imaging	磁共振成像
MRS	magnetic resonance spectroscopy	磁共振波谱
MRV	magnetic resonance venogram	磁共振静脉造影
MTT	mean transit time	平均通过时间
NAA	n-acetyl aspartate	N-乙酰天冬氨酸
NASCET	North American Symptomatic Carotid Endarterectomy Trial	北美症状性颈动脉内膜切除术试验
NCCT	noncontrast CT	平扫计算机断层扫描
NELH	National Electronic Library for Health	国家卫生电子图书馆
NG	nasogastric	鼻胃管
NIHSS	National Institutes of Health Stroke Score	美国国立卫生研究院脑卒中评分
NINDS	National Institute of Neurological Disorders and Stroke	国家神经疾病和脑卒中研究所
NIRS	near infrared spectroscopy	近红外光谱
NNT	number-needed-to-treat	需要治疗的人数
NO	nitric oxide	一氧化氮
NSAID	nonsteroidal anti-inflammatory drug	非甾体抗炎药
OA	ophthalmic artery	眼动脉
OCSP	Oxfordshire Community Stroke Project	牛津郡社区脑卒中项目
OCP	oral contraceptive	口服避孕药
OEF	oxygen extraction fraction	氧气提取分数
OHS	Oxford Handicap Scale	牛津残疾量表
OR	odds ratio	优势比
PACI	partial anterior circulation infarction	部分前循环梗死
$PaCO_2$	arterial partial pressure of carbon dioxide	动脉二氧化碳分压
PaO_2	arterial partial pressure of oxygen	动脉血氧分压
PACS	partial anterior circulation syndrome	部分前循环综合征
PCA	posterior cerebral artery	大脑后动脉

PCC	prothrombin complex concentrate	凝血酶原复合浓缩物
PChA	posterior choroidal artery	脉络膜后动脉
PCoA	posterior communicating artery	后交通动脉
PCV	packed cell volume	填充细胞体积
PD	proton density	质子密度
PE	pulmonary embolism	肺栓塞
PEG	percutaneous endoscopic gastrostomy	经皮内镜胃造口术
PET	positron emission tomography	正电子发射断层扫描
PFE	papillary fibroelastomas	乳头状弹性纤维瘤
PFO	patent foramen ovale	卵圆孔未闭
PH	parenchymatous hematoma	实质性血肿
PICA	posterior inferior cerebellar artery	小脑后下动脉
PMS	pure motor stroke	纯机动行程
PNH	paroxysmal nocturnal hemoglobinuria	阵发性睡眠性血红蛋白尿
POCI	posterior circulation infarction	后循环梗死
POCS	posterior circulation syndrome	后循环综合征
PRES	posterior reversible encephalopathy syndrome	后部可逆性脑病综合征
PSE	present state examination	现状检查
PSS	pure sensory stroke	纯感觉性脑卒中
PT	prothrombin time	凝血酶原时间
PTA	percutaneous transluminal angioplasty	经皮腔内血管成形术
PVD	peripheral vascular disease	周边血管疾病
PWI	perfusion weighted (MR) imaging	灌注加权（磁共振）成像
QALY	quality-adjusted life year	质量调整寿命年
QSM	quantitative susceptibility mapping	定量磁化率作图
RAH	recurrent artery of Heubner	Heubner 返动脉
RCT	randomized controlled trial	随机对照试验
RCVS	reversible cerebral vasoconstriction syndrome	可逆性脑血管收缩综合征
RIND	reversible ischemic neurological deficit	可逆性缺血性神经功能缺损
RLS	right-to-left shunt	右向左分流
RNA	ribonucleic acid	核糖核酸
ROR	relative odds reduction	相对概率降低
RR	relative risk	相对风险

RRR	relative risk reduction	相对风险降低
rt-PA	recombinant tissue plasminogen activator	重组组织纤溶酶原激活药
SADS	schedule for affective disorders and schizophrenia	情感障碍和精神分裂症时间表
SAH	subarachnoid hemorrhage	蛛网膜下腔出血
SBP	systolic blood pressure	收缩压
SCA	superior cerebellar artery	小脑上动脉
SD	standard deviation	标准偏差
SDH	subdural hematoma	硬膜下血肿
SEPIVAC	studio epidemiologico sulla incidenza delle vasculopatie acute cerebrali	急性脑血管病发病的流行病学调查
SF36	short form 36	SF-36 量表
SIADH	syndrome of inappropriate secretion of antidiuretic hormone	抗利尿激素分泌异常综合征
SK	streptokinase	链激酶
SLE	systemic lupus erythematosus	系统性红斑狼疮
SMS	sensorimotor stroke	感觉运动脑卒中
SPAF	stroke prevention in atrial fibrillation (trial)	心房颤动中的脑卒中预防（试行）
SPECT	single-photon emission computed tomography	单光子发射计算机断层扫描
STA	superior temporal artery	颞上动脉
SVD	small-vessel disease	小血管病
SWI	susceptibility-weighted imaging	磁敏感加权成像
TACI	total anterior circulation infarction	全前循环梗死
TACS	total anterior circulation syndrome	全前循环综合征
TCCD	transcranial color-coded duplex sonography	经颅彩色编码双工超声检查
TCD	transcranial Doppler	经颅多普勒
TEA	tranexamic Acid	氨甲环酸
TEE	transesophageal echocardiography	经食管超声心动图
TENS	transcutaneous electrical nerve stimulation	经皮神经电刺激
TGA	transient global amnesia	短暂性全面失忆症
TIA	transient ischemic attack	短暂性脑缺血发作
TIBI	thrombolysis in brain ischemia	脑缺血溶栓
Tmax	time to maximum	达到最大值的时间
TMB	transient monocular blindness	一过性单眼失明
tPA	tissue plasminogen activator	组织纤溶酶原激活物

TOAST	trial of ORG 10 172 in Acute Stroke Therapy	ORG 10172 在急性脑卒中治疗中的试验
TOF-MRA	time-of-flight MRA	飞行时间 – 磁共振血管造影
TTE	transthoracic echocardiography	经胸超声心动图
TTP	thrombotic thrombocytopenic purpura	血栓性血小板减少性紫癜
TTP	time to peak	达到峰值的时间
US	ultrasound	超音波
VA	vertebral artery	椎动脉
VB	vertebrobasilar	椎 – 基底动脉
VMR	vasomotor reactivity	血管舒缩反应性
WHO	World Health Organization	世界卫生组织
WFNS	World Federation of Neurological Surgeons	世界神经外科医生联合会

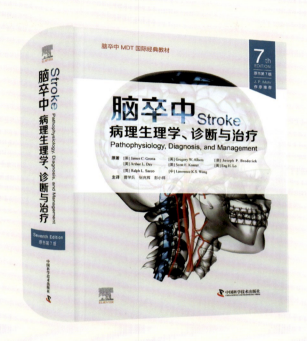

原著　[美] James C. Grotta 等

主译　曹学兵　张兆辉　彭小祥

定价　798.00 元

　　Stroke: Pathophysiology, Diagnosis, And Management, 7E，引进自 ELSEVIER 出版集团，全书共六篇 78 章，由多名国际脑卒中界领军人物撰写，重视脑卒中多学科管理，囊括专业的临床指南、全面的病理生理学分析、新近的诊断试验进展、卓越的预防研究、新疗法等当今脑卒中的医学全貌。尤其值得关注的是，书中用了近 30 章的篇幅，探索了重组脑卒中中心、资源和人员配置的不同模式和方法，更新了内科治疗、外科手术、介入治疗的特色内容，以及院前和紧急救护，凝聚了大量权威人士的新鲜视角和综合经验。每一章都会让读者有所收获，有助于我国神经病学内科、外科医师，尤其是专门从事脑卒中防治工作的医师及相关工作者学习和掌握脑卒中领域的全新科研成果和管理方法，对推动我国脑卒中中心建设及规范脑卒中的科学管理具有十分重要的意义。

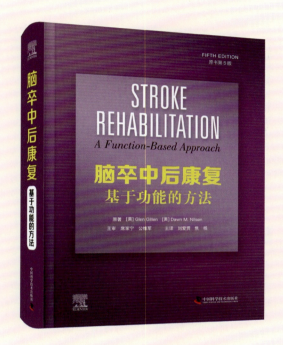

原著　[美] Glen Gillen 等

主审　席家宁　公维军

主译　刘爱贤　焦　杨

定价　298.00 元

　　本书引进自 Elsevier 出版社，由美国哥伦比亚大学医学中心的 Glen Gillen 教授和 Dawn M. Nilsen 教授联合全球专家共同打造。

　　1998 年初版至今，24 年里，本书广受赞誉，现更新至第 5 版，分为三篇 30 章。全书以患者为中心的理念贯穿每个康复环节，强调多学科团队合作的治疗模式对脑卒中患者的巨大价值，明确最大限度参与生活是脑卒中患者康复的首要目标，采用循证医学的评估和治疗方法（包括矫正和适应方法）、任务导向性训练，既对脑卒中后上肢控制、躯干控制、平衡等运动障碍进行标准化评估和循证干预，又对心理障碍和神经行为缺陷（如抑郁、视觉及视空间功能障碍、认知障碍、知觉障碍、语言障碍和吞咽障碍）进行有效管理，是脑卒中后康复相关专业临床医生、研究人员、理疗师、护理人员和医学生难得的学习教材。